ATLAS DE
Patologia Oral e Maxilofacial

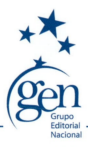

O GEN | Grupo Editorial Nacional – maior plataforma editorial brasileira no segmento científico, técnico e profissional – publica conteúdos nas áreas de ciências da saúde, exatas, humanas, jurídicas e sociais aplicadas, além de prover serviços direcionados à educação continuada e à preparação para concursos.

As editoras que integram o GEN, das mais respeitadas no mercado editorial, construíram catálogos inigualáveis, com obras decisivas para a formação acadêmica e o aperfeiçoamento de várias gerações de profissionais e estudantes, tendo se tornado sinônimo de qualidade e seriedade.

A missão do GEN e dos núcleos de conteúdo que o compõem é prover a melhor informação científica e distribuí-la de maneira flexível e conveniente, a preços justos, gerando benefícios e servindo a autores, docentes, livreiros, funcionários, colaboradores e acionistas.

Nosso comportamento ético incondicional e nossa responsabilidade social e ambiental são reforçados pela natureza educacional de nossa atividade e dão sustentabilidade ao crescimento contínuo e à rentabilidade do grupo.

ATLAS DE
Patologia Oral e Maxilofacial

Brad W. Neville, DDS
Distinguished University Professor
Director, Division of Oral and Maxillofacial Pathology
Department of Stomatology
James B. Edwards College of Dental Medicine
Medical University of South Carolina
Charleston, South Carolina

Douglas D. Damm, DDS
Emeritus Professor
Oral and Maxillofacial Pathology
College of Dentistry
University of Kentucky
Lexington, Kentucky

Carl M. Allen, DDS, MSD
Emeritus Professor
Division of Oral and Maxillofacial Pathology and Radiology
College of Dentistry
The Ohio State University
Columbus, Ohio;
Staff Oral and Maxillofacial Pathologist
Central Ohio Skin & Cancer, Inc.
Westerville, Ohio

Angela C. Chi, DMD
Professor
Division of Oral and Maxillofacial Pathology
Department of Stomatology
James B. Edwards College of Dental Medicine
Medical University of South Carolina
Charleston, South Carolina

Tradução e Revisão Técnica
Renata Tucci
Cirugiã-Dentista. Mestre e Doutora em Patologia Bucal pela Faculdade de Odontologia da Universidade de São Paulo.
Professora Adjunta das disciplinas de Patologia Oral e Estomatopatologia do Instituto de Saúde de
Nova Friburgo da Universidade Federal Fluminense.

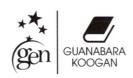

- Os autores deste livro e a editora empenharam seus melhores esforços para assegurar que as informações e os procedimentos apresentados no texto estejam em acordo com os padrões aceitos à época da publicação, *e todos os dados foram atualizados pelos autores até a data do fechamento do livro.* Entretanto, tendo em conta a evolução das ciências, as atualizações legislativas, as mudanças regulamentares governamentais e o constante fluxo de novas informações sobre os temas que constam do livro, recomendamos enfaticamente que os leitores consultem sempre outras fontes fidedignas, de modo a se certificarem de que as informações contidas no texto estão corretas e de que não houve alterações nas recomendações ou na legislação regulamentadora.

- Data do fechamento do livro: 10/12/2020

- Os autores e a editora se empenharam para citar adequadamente e dar o devido crédito a todos os detentores de direitos autorais de qualquer material utilizado neste livro, dispondo-se a possíveis acertos posteriores caso, inadvertida e involuntariamente, a identificação de algum deles tenha sido omitida.

- **Atendimento ao cliente: (11) 5080-0751 | faleconosco@grupogen.com.br**

- Traduzido de:
  COLOR ATLAS OF ORAL AND MAXILLOFACIAL DISEASES, FIRST EDITION
  Copyright © 2019 by Elsevier, Inc.
  All rights reserved.
  This edition *Color Atlas of Oral and Maxillofacial Diseases, 1st edition,* by Brad W. Neville, Douglas D. Damm, Carl M. Allen, Angela C. Chi is published by arrangement with Elsevier Inc.
  ISBN: 978-0-323-55225-7
  Esta edição de *Color Atlas of Oral and Maxillofacial Diseases, 1ª edição,* de Brad W. Neville, Douglas D. Damm, Carl M. Allen, Angela C. Chi é publicada por acordo com a Elsevier Inc.

- Direitos exclusivos para a língua portuguesa
  Copyright © 2021 by
  EDITORA GUANABARA KOOGAN LTDA.
  Uma editora integrante do GEN | Grupo Editorial Nacional
  Travessa do Ouvidor, 11
  Rio de Janeiro – RJ – CEP 20040-040
  www.grupogen.com.br

- Reservados todos os direitos. É proibida a duplicação ou reprodução deste volume, no todo ou em parte, em quaisquer formas ou por quaisquer meios (eletrônico, mecânico, gravação, fotocópia, distribuição pela Internet ou outros), sem permissão, por escrito, do GEN | Grupo Editorial Nacional Participações S/A.

- Capa: Bruno Sales

- Imagem da capa: Henvry

- Editoração eletrônica: Adielson Anselme

Nota

Este livro foi produzido pelo GEN | Grupo Editorial Nacional, sob sua exclusiva responsabilidade. Profissionais da área da Saúde devem fundamentar-se em sua própria experiência e em seu conhecimento para avaliar quaisquer informações, métodos, substâncias ou experimentos descritos nesta publicação antes de empregá-los. O rápido avanço nas Ciências da Saúde requer que diagnósticos e posologias de fármacos, em especial, sejam confirmados em outras fontes confiáveis. Para todos os efeitos legais, a Elsevier, os autores, os editores ou colaboradores relacionados a esta obra não podem ser responsabilizados por qualquer dano ou prejuízo causado a pessoas físicas ou jurídicas em decorrência de produtos, recomendações, instruções ou aplicações de métodos, procedimentos ou ideias contidos neste livro.

- Ficha catalográfica

CIP-BRASIL. CATALOGAÇÃO NA PUBLICAÇÃO
SINDICATO NACIONAL DOS EDITORES DE LIVROS, RJ

A891

Atlas de patologia oral e maxilofacial/Brad W. Neville... [et al.]; tradução e revisão técnica Renata Tucci. – 1. ed. – Rio de Janeiro: GEN | Grupo Editorial Nacional S.A. Publicado pelo selo Editora Guanabara Koogan Ltda., 2021.
  546 p.: il.; 28 cm.

Tradução de: Color atlas of oral and maxillofacial diseases
Inclui bibliografia e índice
ISBN 9788595157576

  1. Boca – Doenças – Atlas. 2. Arcada óssea dentária – Doenças - Atlas. I. Neville, Brad W. II. Tucci, Renata. III. Título.

20-67622	CDD: 617.52
	CDU: 616.31(084.4)

Leandra Felix da Cruz Candido – Bibliotecária – CRB-7/6135

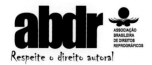

Aos nossos colegas, muitos dos quais compartilharam esses casos conosco.

Por sua própria natureza, a disciplina de patologia abrange não apenas o diagnóstico microscópico das doenças, mas também o reconhecimento e o diagnóstico das lesões com base nas características clínicas e radiográficas.

Como patologistas orais e maxilofaciais, nós passamos boa parte do nosso tempo no laboratório, examinando amostras de tecido para o diagnóstico. Contudo, também temos a grande oportunidade e o privilégio de ver muitos pacientes na clínica, tanto para diagnóstico como para tratamento de diversas doenças bucais. De fato, este fascínio com os aspectos clínicos da doença é o que estimulou inicialmente nosso interesse em optar pela patologia oral e maxilofacial.

Com isso em mente, temos o prazer de oferecer esta coleção de fotografias e imagens radiográficas de patologias orais e da região de cabeça e pescoço. Essas figuras representam uma compilação do que consideramos ser os melhores materiais de ensino clínico acumulados ao longo de nossas carreiras. O livro foi concebido principalmente para o dentista clínico, mas também deve ser útil a outros profissionais de saúde que tratam de doenças da boca, como otorrinolaringologistas e dermatologistas.

Como o formato de um atlas, decidimos incluir mais fotos que palavras. Os capítulos são organizados por amplas categorias de doenças, correspondentes à sequência utilizada para abordar esses tópicos na sala de aula. Uma grande variedade de lesões foi incluída, mas tentou-se enfatizar as lesões mais comuns e importantes. Nenhuma fotomicrografia foi inclusa. Embora nós, obviamente, reconheçamos a importância da histopatologia no diagnóstico das doenças, o propósito deste livro é mais bem atingido utilizando-se somente fotografias clínicas e radiografias.

Somos profundamente gratos a nossos amigos e colegas que compartilharam muitas das imagens inclusas neste atlas ou que nos encaminharam pacientes para examinar e fotografar. Tentamos dar crédito a todos nas legendas das figuras; no entanto, se o nome de alguém foi inadvertidamente omitido, por favor, aceite nossas desculpas.

Gostaríamos de agradecer a alguns dos muitos professores que nos orientaram durante nossas carreiras, principalmente aqueles que estimularam e fomentaram nosso interesse na patologia oral clínica: Drs. George Blozis, Jerry Bouquot, George Gallagher, Susan Müller, Charles Waldron e Ronnie Weathers.

Gostaríamos também de agradecer a Alexandra Mortimer, Jennifer Flynn-Briggs, Kate Mannix, Caroline Dorey-Stein e Taylor Ball, da Elsevier, por sua *expertise* editorial e paciência com nosso trabalho neste projeto.

Por fim, agradecemos mais uma vez nossas famílias pelo amor e suporte durante o preparo deste livro.

1 Defeitos de Desenvolvimento das Regiões Oral e Maxilofacial, *1*

2 Patologia Dentária, *41*

3 Doenças da Polpa e Periapical, *79*

4 Patologia Periodontal, *93*

5 Infecções Bacterianas, *109*

6 Infecções Causadas por Fungos e Protozoários, *125*

7 Infecções Virais, *141*

8 Lesões Físicas e Químicas, *169*

9 Doenças Alérgicas e Imunológicas, *205*

10 Patologia Epitelial, *223*

11 Patologias da Glândula Salivar, *273*

12 Tumores de Tecidos Moles, *299*

13 Doenças Hematológicas, *347*

14 Patologia Óssea, *365*

15 Cistos e Tumores Odontogênicos, *409*

16 Doenças Dermatológicas, *455*

17 Manifestações Orais de Doenças Sistêmicas, *501*

Índice Alfabético, *525*

Defeitos de Desenvolvimento das Regiões Oral e Maxilofacial

Fendas labial e palatina, 2
Úvula bífida (úvula fendida), 2
Lábio duplo, 2
Fossetas da comissura labial, 4
Fossetas labiais paramedianas e síndrome de van der Woude, 4
Grânulos de Fordyce, 6
Leucoedema, 8
Anquiloglossia, 8
Tireoide lingual, 10
Língua fissurada, 10
Língua pilosa, 12
Varicosidades (varizes), 14
Artéria de calibre persistente, 14
Hiperplasia coronoide, 16
Hiperplasia condilar, 16
Côndilo bífido, 16
Exostoses, 18
Exostose subpôntica reacional (hiperplasia óssea subpôntica), 18
Tórus mandibular, 20
Tórus palatino, 22
Síndrome de Eagle, 22
Defeito de Stafne (depressão mandibular lingual da glândula salivar; cisto ósseo latente; cisto ósseo estático), 24
Pérolas de Epstein, 26
Cisto do canal nasopalatino (cisto do canal incisivo), 26
Cisto epidermoide (cisto infundibular), 28
Cisto pilar, 28
Cisto dermoide, 30
Cisto do ducto tireoglosso, 30
Cisto da fenda branquial (cisto linfoepitelial cervical), 30
Cisto linfoepitelial oral, 32
Atrofia hemifacial progressiva (síndrome de Parry-Romberg), 32
Hemi-hiperplasia, 34
Displasia odontomaxilar segmentar, 36

Fendas labial e palatina

Figura 1.1

A **fenda labial** (FL) é uma anomalia congênita comum causada por defeito na fusão dos processos nasal medial e maxilar durante o desenvolvimento embrionário. Aproximadamente 80% dos casos são unilaterais e 20% são bilaterais. A **fenda palatina** (FP), que resulta da falha da fusão das cristas palatinas, frequentemente ocorre junto com a FL, ainda que possa se desenvolver como defeito isolado. A FL isolada e a FL associada à FP são condições etiologicamente relacionadas que podem ser agrupadas conjuntamente como FL ± FP (FL com ou sem FP). A FP isolada representa uma entidade separada da FL ± FP. A fenda orofacial é encontrada com maior frequência em várias síndromes genéticas específicas, embora ocorra mais frequentemente de modo esporádico devido a combinação de fatores genéticos e ambientais. Os fatores que sabidamente aumentam o risco de fendas incluem tabagismo, consumo de álcool e uso de fenitoína durante a gravidez.

A frequência de FL ± FP varia consideravelmente entre diferentes grupos étnicos/raciais. A frequência estimada em brancos é de 1 em cada 700 a 1.000 nascimentos. A prevalência em negros é muito menor, com uma taxa de 0,4 casos por 1.000 nascimentos. Em contraste, a taxa na população asiática é cerca de 1,5 vezes maior que a dos brancos. A maior taxa ocorre em americanos nativos, com a frequência de 3,6 por 1.000 nascimentos. FL ± FP é mais comum em homens, enquanto a FP isolada é mais comum em mulheres.

A fenda orofacial pode resultar em vários distúrbios relacionados a aparência, alimentação, fala, audição e habilidades de socialização. O manejo envolve uma equipe craniofacial específica, que deve incluir especialistas em genética, cirurgia oral e maxilofacial, ortodontia, otorrinolaringologia, odontopediatria, pediatria, cirurgia plástica, prótese dentária, psicologia e fonoaudiologia. O tratamento pode exigir múltiplas cirurgias, com o reparo da FL, em geral, ocorrendo cerca de 2 a 3 meses após o nascimento. Já a correção cirúrgica da FP é realizada entre 6 e 12 meses de vida.

Úvula bífida (úvula fendida)

Figura 1.2

Durante a formação embriológica dos palatos duro e mole, as cristas palatinas laterais normalmente se fusionam na linha média. Essa fusão começa na região anterior do palato e progride posteriormente para a úvula. Se a fusão não for completa, pode ocorrer a **úvula bífida**, que representa a menor expressão de uma FP. Às vezes, uma úvula bífida está associada a uma FP submucosa, na qual a mucosa sobrejacente está intacta, mas há um defeito na formação da musculatura do palato mole. As fendas submucosas também podem estar associadas a uma chanfradura óssea na linha média da parte posterior do palato duro. A úvula bífida é mais comum que a FP completa, com uma prevalência global estimada de 1 a 2%. A frequência é muito maior nas populações asiáticas e americanas nativas. Na maioria dos casos, a úvula bífida é um achado incidental sem repercussões. Se houver uma FP submucosa associada, pode ocorrer insuficiência velofaríngea, que pode resultar em fala hipernasal (hipernasalidade). A úvula bífida pode estar associada a algumas condições genéticas, como a síndrome de van der Woude e síndrome de Loeys-Dietz (hipertelorismo, úvula bífida ou FP e aneurisma da aorta com tortuosidade).

Lábio duplo

Figura 1.3

O **lábio duplo** é uma anomalia oral incomum na qual existe uma dobra excessiva de tecido ao longo da superfície mucosa do lábio superior. Pode ser congênita ou se desenvolver ao longo da vida. O lábio superior é afetado com mais frequência do que o lábio inferior, embora, às vezes, ambos os lábios estejam envolvidos. O tecido redundante pode ser visto bilateralmente de forma simétrica, ou pode aparecer predominantemente em um lado. Quando os lábios estão em repouso, o lábio duplo pode não ser perceptível; no entanto, quando o paciente sorri, o excesso de tecido se torna evidente. O lábio duplo é, ocasionalmente, um componente da síndrome de Ascher, que é caracterizada pela seguinte tríade: (1) lábio duplo, (2) blefarocalásia (edema e flacidez da pálpebra superior) e (3) aumento atóxico da tireoide.

Nenhum tratamento é necessário para as formas leves de lábio duplo. Entretanto, formas mais graves podem ser tratadas por excisão cirúrgica do excesso de tecido para fins estéticos.

Capítulo 1 Defeitos de Desenvolvimento das Regiões Oral e Maxilofacial

■ **Figura 1.1**
Fenda labial
Fenda labial unilateral no lábio superior esquerdo. (Cortesia da Dr. Cathy Flaitz.)

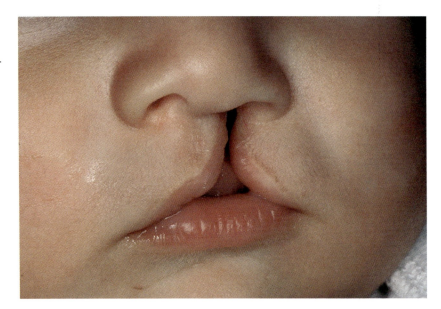

■ **Figura 1.2**
Úvula bífida
Uma fenda na linha média divide a úvula em dois lobos.

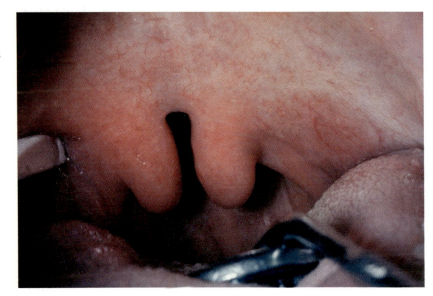

■ **Figura 1.3**
Lábio duplo
Dobra extra de tecido fica evidente no lábio superior à esquerda.

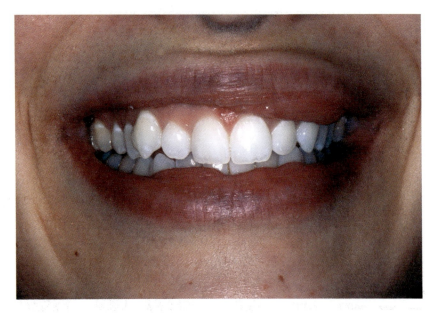

Fossetas da comissura labial

Figura 1.4

As **fossetas da comissura labial** são minúsculas invaginações mucosas que ocorrem nos cantos da boca, perto do vermelhão do lábio. Tais depressões são observadas em 12 a 20% da população adulta, enquanto nas crianças a prevalência relatada é de apenas 0,2 a 0,7%. Embora tais fossetas sejam frequentemente consideradas defeitos congênitos, a frequência aumentada em pacientes adultos sugere que só aparecem em grupos etários mais velhos. As fossetas da comissura labial ocorrem mais frequentemente em homens do que em mulheres.

As fossetas da comissura labial são, tipicamente, lesões unilaterais ou bilaterais assintomáticas que são achados incidentais. Aparecem como pequenas depressões puntiformes que se estendem a uma profundidade de 1 a 4 mm nas comissuras do vermelhão do lábio. Como ductos de glândulas salivares menores podem drenar para uma fosseta, um pouco de secreção mucoide pode ser espremido da mesma. As fossetas da comissura labial têm sido associadas a uma maior prevalência de fossetas pré-auriculares, mas não estão associadas à fenda orofacial. Devido à sua natureza assintomática, raramente é necessário tratamento. No entanto, se secreções salivares excessivas ocorrerem ou se houver infecção secundária em uma fosseta profunda, a excisão cirúrgica pode ser considerada.

Fossetas labiais paramedianas e síndrome de van der Woude

Figuras 1.5 e 1.6

As **fossetas labiais paramedianas** são invaginações congênitas raras que são vistas no vermelhão do lábio inferior, lateralmente à linha média. Tais lesões são geralmente bilaterais, embora em alguns casos, uma única cavidade possa ser encontrada mais centralmente posicionada ou lateralmente à linha média. As fossetas labiais paramedianas são significativas porque geralmente estão associadas à **síndrome de van der Woude**, uma condição autossômica dominante que também inclui FL e/ou FP. A síndrome de van der Woude é a forma mais comum de fissura orofacial sindrômica, ocorrendo em 1 a cada 40.000 a 100.000 nascimentos. Estima-se que 2% de todos os casos de FL e FP façam parte da síndrome de van der Woude, causada por mutações do gene que codifica o fator regulador de interferona 6 (IRF6). Algumas pessoas com fossetas labiais paramedianas e síndrome de van der Woude não apresentam fendas ou apresentam apenas uma FP submucosa; entretanto, esses indivíduos podem transmitir a síndrome completa para seus descendentes. As fossetas labiais paramedianas também podem ser uma manifestação de duas outras síndromes que incluem a fenda orofacial: síndrome do pterígio poplíteo e síndrome de Kabuki.

As fossetas labiais paramedianas aparecem como depressões semelhantes a fístulas, em fundo cego, que podem se estender até uma profundidade de 1,5 cm. Edema convexo circunda, às vezes, o poro central. Secreções salivares podem ser espremidas por causa de ductos de glândulas salivares menores que drenam para a fosseta. Se as cavidades forem um problema estético para o paciente, a excisão cirúrgica pode ser realizada.

Figura 1.4
Fosseta de comissura labial
Depressão puntiforme na comissura labial direita.

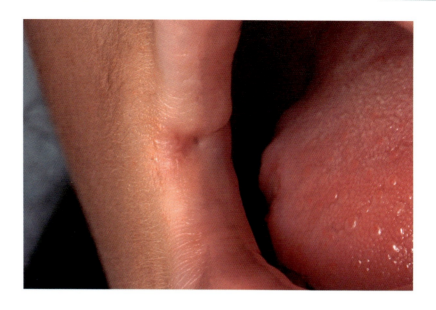

Figura 1.5
Fosseta labial paramediana na síndrome de van der Woude
Fossetas bilaterais adjacentes à linha média do vermelhão do lábio inferior. (Cortesia do Dr. Nadarajah Vigneswaran.)

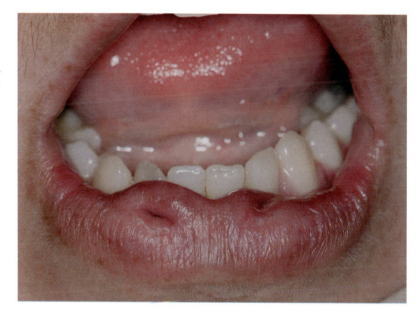

Figura 1.6
Fissura palatina na síndrome de van der Woude
Mesmo paciente, como mostrado na Figura 1.5, com uma fenda no palato mole. (Cortesia do Dr. Nadarajah Vigneswaran.)

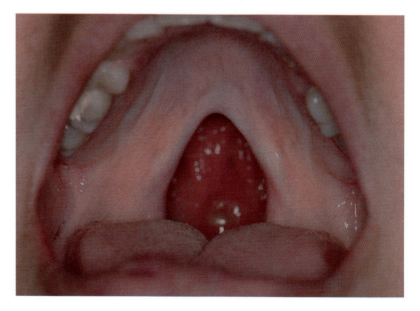

Grânulos de Fordyce

Figuras 1.7 a 1.9

As glândulas sebáceas são estruturas anexiais comuns na pele, onde tipicamente estão associadas aos folículos pilosos. No entanto, as glândulas sebáceas também podem ser encontradas nas superfícies mucosas, nas quais são conhecidas como **grânulos de Fordyce**. Na cavidade oral, os grânulos de Fordyce são vistos mais frequentemente no vermelhão do lábio superior e na mucosa jugal, embora também possam aparecer no coxim retromolar e nos pilares tonsilares. O termo *grânulos de Fordyce* também é usado para descrever as glândulas sebáceas encontradas na genitália. Embora os grânulos de Fordyce orais frequentemente sejam considerados estruturas ectópicas, eles são encontrados em mais de 80% dos adultos, sugerindo que essas glândulas representam uma variação anatômica normal. Sua prevalência é maior em adultos do que em crianças, provavelmente por causa de influências hormonais. Clinicamente, aparecem como minúsculas pápulas amareladas ou cor de camurça, variando de 1 a 3 mm de diâmetro. Alguns pacientes exibem apenas lesões isoladas, enquanto outros podem ter mais de 100 pápulas que focalmente podem apresentar-se compactadas e quase confluentes. Como os grânulos de Fordyce são estruturas anatômicas normais assintomáticas, nenhum tratamento é necessário. Ocasionalmente, essas glândulas se tornam hiperplásicas ou formam pseudocistos preenchidos de queratina, o que poderia levar a biopsia para confirmar o diagnóstico. Já foram descritos exemplos extremamente raros de tumores sebáceos na cavidade oral, que podem ter surgido a partir de grânulos de Fordyce.

Capítulo 1 Defeitos de Desenvolvimento das Regiões Oral e Maxilofacial

■ **Figura 1.7**
Grânulos de Fordyce
Pápulas amarelas confluentes no vermelhão do lábio superior.

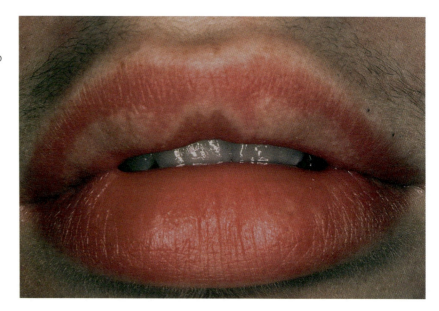

■ **Figura 1.8**
Grânulos de Fordyce
Aglomerado de pápulas amarelas na mucosa jugal esquerda.

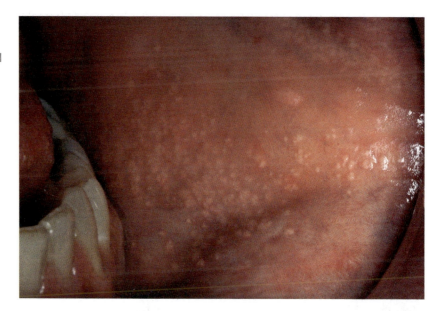

■ **Figura 1.9**
Grânulos de Fordyce
Múltiplas glândulas sebáceas proeminentes na mucosa bucal à direita. A papila parotídea está localizada perto do centro, e uma variz pode ser vista em direção à mucosa bucal anterior.

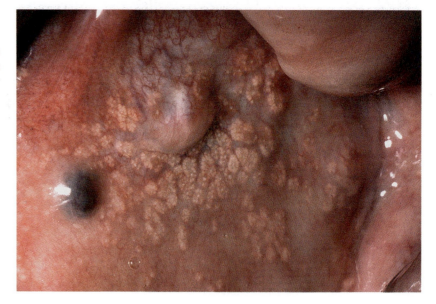

Leucoedema

Figuras 1.10 e 1.11

O **leucoedema** é o aspecto branco, opalescente e bilateral da mucosa jugal que representa uma variação anatômica normal. O aspecto branco é criado pelo aumento da espessura do epitélio da superfície, que inclui numerosas células com edema intracelular proeminente. O leucoedema exibe predileção pelos negros, nos quais foi descrito em 70 a 90% dos adultos e 50% das crianças. Nos brancos, a condição manifesta-se, com frequência, de modo mais leve e mal é notada. O leucoedema em negros pode parecer mais óbvio devido ao contraste entre a mucosa edemaciada e a pigmentação de fundo. Embora o leucoedema seja considerado uma lesão de desenvolvimento, a cor branca pode ser mais proeminente em fumantes e se tornar menos evidente após o abandono do tabagismo.

O leucoedema se manifesta como uma alteração difusa, leitosa e cinza-esbranquiçada na mucosa jugal, que deve ser bilateral e simétrica. Muitas vezes, a superfície da mucosa aparece um pouco dobrada, resultando em listras brancas ou pregas. O diagnóstico pode ser confirmado facilmente pela distensão e eversão da mucosa jugal, que resultará no desaparecimento da alteração branca opalescente. Nenhum tratamento ou biopsia é necessário.

Anquiloglossia

Figura 1.12

Anquiloglossia ("língua presa") refere-se à fixação curta ou rígida do frênulo da língua na região ventral da língua, o que resulta em mobilidade limitada da mesma. A anquiloglossia tem sido relatada em 2 a 16% dos recém-nascidos, com predileção pelo sexo masculino. Todavia, como a língua normalmente é curta ao nascimento e posteriormente torna-se mais alongada na ponta, a prevalência é muito menor em adultos. O termo *anquiloglossia anterior* é usado para exemplos nos quais a fixação do frênulo da língua se estende em direção à ponta da língua. A a*nquiloglossia posterior* é frequentemente mais difícil de ser avaliada, sendo causada por fibras colágenas submucosas curtas na linha média posterior do assoalho da boca que impedem o movimento completo da língua. Embora, já se tenha atribuído à anquiloglossia dificuldades da fala, a maioria dos pacientes apresenta apenas pequenas dificuldades e consegue compensar quaisquer limitações no movimento da língua. Também já foi aventado que a anquiloglossia poderia contribuir para a recessão gengival se a inserção do frênulo da língua for alta na mucosa alveolar lingual. Com o aumento da prevalência da amamentação ao longo das últimas décadas, os especialistas em lactação acreditam que a anquiloglossia pode contribuir para dificuldades de alimentação, bem como com a incapacidade dos recém-nascidos/lactentes de sugar corretamente e causar dor nos mamilos.

Como a maioria dos casos de anquiloglossia não resulta em problemas clínicos significativos, o tratamento é muitas vezes desnecessário. Para lactentes com dificuldade de aleitamento materno, a frenotomia (secção e liberação do frênulo da língua) pode melhorar a capacidade de amamentação. No entanto, não há evidências suficientes para apoiar a correção cirúrgica profilática de anquiloglossia para melhorar o desenvolvimento da fala.

Capítulo 1 Defeitos de Desenvolvimento das Regiões Oral e Maxilofacial

■ **Figura 1.10**
Leucoedema
Aspecto branco leitoso afetando quase toda a mucosa bucal.

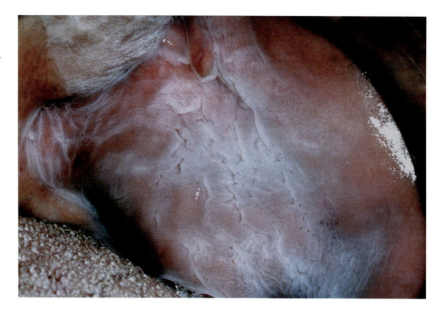

■ **Figura 1.11**
Leucoedema
Desaparecimento da lesão branca quando a mucosa jugal é esticada no mesmo paciente da Figura 1.10.

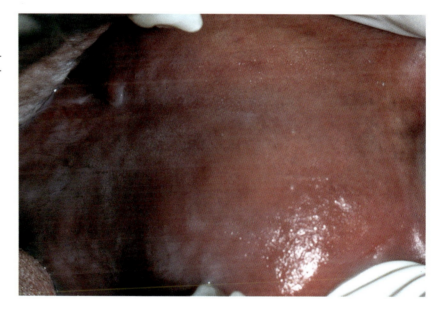

■ **Figura 1.12**
Anquiloglossia
O frênulo da língua une a ponta da língua à mucosa alveolar lingual.

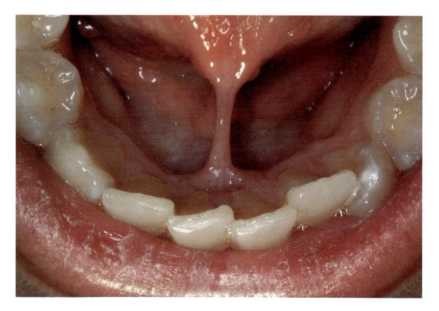

Tireoide lingual

Figuras 1.13 e 1.14

A glândula tireoide originalmente se desenvolve na base da língua na região do forame cego e, depois, migra para sua localização pré-traqueal normal durante a vida embrionária inicial. Entretanto, se a glândula embrionária não for submetida à migração normal, **uma tireoide lingual** pode se desenvolver na linha média do dorso da língua na junção dos dois terços anteriores com o terço posterior. Outros locais potenciais para a ocorrência do tecido tireoidiano ectópico incluem o assoalho da boca e a região anterior do pescoço. A prevalência de tireoide lingual sintomática ou clinicamente evidente tem sido estimada em 1 a cada 100.000 pessoas, com uma razão de mulheres para homens de 5:1. No entanto, estudos de necropsia revelaram resquícios incidentais de tecido tireoidiano na região dorsal posterior da língua em até 10%, tanto de homens como mulheres. Hipotireoidismo ocorre em 33 a 62% dos pacientes com tireoide lingual, e alguns exemplos são descobertos em recém-nascidos como parte do rastreamento do hipotireoidismo congênito. Outros casos são diagnosticados em fases mais tardias da infância ou durante a vida adulta. Na maioria dos casos, a tireoide lingual é o único tecido tireoidiano.

Muitos exemplos de tireoide lingual são assintomáticos e serão descobertos incidentalmente no exame oral de rotina ou durante a avaliação de amigdalectomia ou infecções do sistema respiratório superior. Pacientes sintomáticos podem relatar nódulo ou sensação de corpo estranho, rouquidão, tosse, disfagia ou roncos. O diagnóstico pode ser mais acurado se for realizada cintilografia com iodo radioativo. Outros exames de imagem são: ressonância magnética (RM), ultrassonografia (US) ou tomografia computadorizada (TC).

As tireoides linguais assintomáticas não exigem tratamento, mas quando há hipotireoidismo associado, a reposição do hormônio tireoidiano é necessária. A terapia de reposição hormonal, por vezes, resulta em diminuição da tireoide lingual. Para casos sintomáticos, a terapia com iodo radioativo ou ressecção cirúrgica pode se tornar necessária se a reposição hormonal não promover remissão. O risco de desenvolvimento de carcinoma a partir de uma tireoide lingual é baixo, ocorrendo em aproximadamente 1% dos casos.

Língua fissurada

Figura 1.15

A **língua fissurada** é uma condição benigna caracterizada por múltiplos sulcos ou fissuras no dorso da língua. A causa é desconhecida, embora fatores genéticos possam estar envolvidos. A língua fissurada tem forte associação com eritema migratório (língua geográfica), e muitos pacientes apresentam as duas condições simultaneamente. É possível que uma língua geográfica de longa data contribua para o desenvolvimento de língua fissurada. Vários outros fatores também têm sido associados a maior prevalência de língua fissurada, incluindo psoríase e uso de tabaco. A língua fissurada também pode ser um componente da síndrome de Melkersson-Rosenthal (em associação com granulomatose orofacial e paralisia do nervo facial). A prevalência relatada de língua fissurada varia muito, provavelmente relacionada ao rigor dos critérios usados para fazer o diagnóstico. A frequência varia de 2 a 5% da população geral em alguns estudos, enquanto outros estudos indicam uma prevalência na faixa de 10 a 20%. A língua fissurada é incomum em crianças, mas sua frequência aumenta com a idade, chegando a atingir 30% ou mais em adultos mais velhos.

Pacientes com língua fissurada exibem múltiplos sulcos no dorso da língua, que podem variar de 2 a 6 mm de profundidade. Alguns pacientes têm uma fissura central na linha média, com fissuras menores se ramificando em ângulos de 90°. Outros pacientes apresentam vários sulcos que cruzam a língua, separando a superfície em ilhotas. Às vezes, uma ou mais dessas ilhotas se assemelham a fibromas. A língua fissurada geralmente é assintomática, ainda que alguns pacientes se queixem de queimação leve ou dor. Nenhum tratamento é necessário, embora a escovação diária da língua possa ajudar a remover quaisquer alimentos ou detritos que possam atuar como fonte de irritação.

■ Figura 1.13
Tireoide lingual
Menina de 4 anos de idade com um nódulo na linha média posterior do dorso da língua.

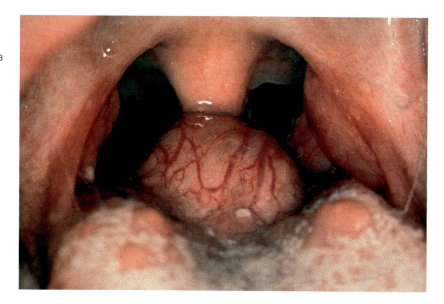

■ Figura 1.14
Tireoide lingual
Cintilografia da paciente da Figura 1.13 mostrando forte captação no nódulo da língua (centro) com mínima captação na parte inferior do pescoço.

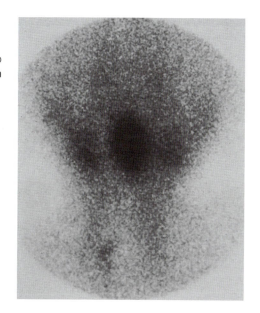

■ Figura 1.15
Língua fissurada
A língua exibe várias fissuras e sulcos na superfície dorsal.

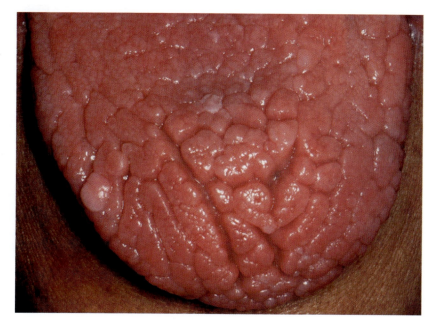

Língua pilosa

Figuras 1.16 a 1.19

A **língua pilosa** é uma condição benigna comum do dorso de língua caracterizada pelo alongamento e hiperqueratose das papilas filiformes, mimetizando a aparência de pequenos pelos. Dependendo da população estudada, a prevalência varia de 0,5 a 11,3%. Como as papilas alongadas geralmente são pigmentadas secundariamente por tabagismo, consumo de café/chá ou bactérias cromogênicas, esta condição geralmente é chamada de *língua pilosa negra*. No entanto, em muitos casos, a coloração é marrom ou amarela. O fator mais comum associado ao desenvolvimento da língua pilosa é o tabagismo, embora outras causas incluam debilitação geral, má higiene oral, xerostomia e história de irradiação da cabeça e do pescoço. Formas leves de língua pilosa envolverão apenas a região da linha média posterior do dorso da língua. Exemplos mais graves podem resultar em aspecto emaranhado, espesso e generalizado que envolve a maior parte da superfície dorsal da língua. A língua pilosa é geralmente assintomática, embora o alongamento extremo das papilas sabidamente provoque sensação de engasgo em alguns pacientes. Por causa do acúmulo de bactérias na superfície áspera, halitose é uma sequela possível.

Alguns pacientes exibem acúmulo de bactérias e células epiteliais mortas na superfície dorsal da língua sem o desenvolvimento de alongamento semelhante ao pelo das papilas filiformes – uma condição às vezes conhecida como *língua saburrosa*. Uma "pseudolíngua pilosa negra" temporária pode ocorrer em pacientes que usaram subsalicilato de bismuto para tratar desconforto gástrico, porque o bismuto nessas formulações pode reagir com traços de enxofre na saliva e produzir sulfeto de bismuto.

Embora a língua pilosa seja uma condição benigna, é desagradável e pode contribuir para halitose. O tratamento inclui a eliminação de fatores causais (se possível) e melhora da higiene oral. A escovação/raspagem periódica da língua com uma escova de dentes ou raspador de língua pode promover descamação da camada excessiva de queratina e detritos bacterianos. Como a língua pilosa não é uma infecção por fungos, os médicos devem evitar tratamentos desnecessários com medicamentos antifúngicos.

■ **Figura 1.16**
Língua pilosa
A língua exibe múltiplas papilas filiformes alongadas com pigmentação marrom.

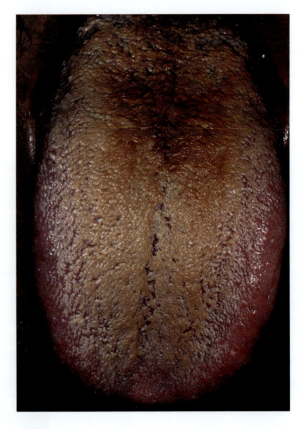

■ Figura 1.17
Língua pilosa
As papilas filiformes mostram proeminente alongamento na região dorsal posterior (linha média). (Cortesia do Dr. Scott Wietecha.)

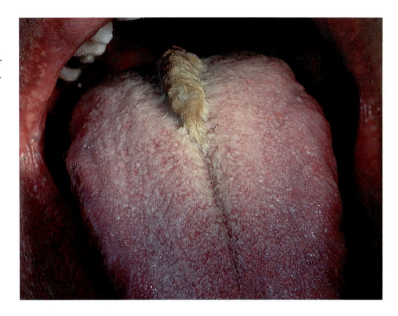

■ Figura 1.18
Língua pilosa
Mesmo paciente da Figura 1.17 mostrando a resolução da lesão após a escovação regular da língua. (Cortesia do Dr. Scott Wietecha.)

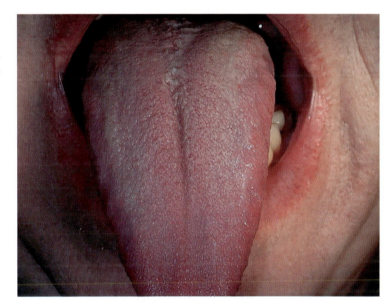

■ Figura 1.19
Pigmentação por bismuto
O dorso de língua exibe pigmentação enegrecida, que se desenvolveu após o uso de subsalicilato de bismuto para desconforto gástrico.

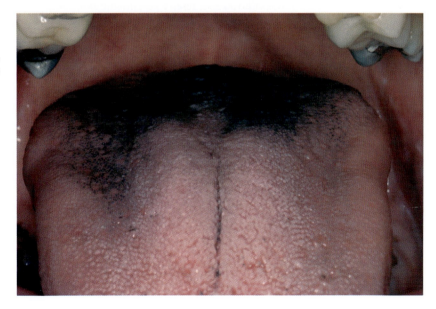

Varicosidades (varizes)

Figuras 1.20 e 1.21

Uma **varicosidade**, ou **variz**, é uma veia anormalmente dilatada e tortuosa. Na cavidade oral, as varicosidades desenvolvem-se mais frequentemente na superfície ventrolateral da língua, embora tais lesões possam ocorrer em outros locais, principalmente na mucosa labial e jugal. São raras em crianças, mas comuns em adultos mais velhos, o que sugere que a idade é um fator importante em seu desenvolvimento. Varicosidades sublinguais são descritas em dois terços das pessoas com mais de 60 anos de idade. O enfraquecimento da parede dos vasos sanguíneos e a perda de tônus relacionados à idade no tecido conjuntivo circunjacente contribuem para essa dilatação vascular. Além disso, varizes orais foram relatadas com mais frequência em pacientes com varizes nos membros inferiores e naqueles com história de tabagismo, doença cardiovascular e/ou hipertensão arterial.

Clinicamente, as varicosidades orais aparecem como bolhas azuis a roxas ou nódulos macios, que empalidecem à compressão. O clareamento pode ser demonstrado clinicamente pressionando-se a lesão com uma lâmina de vidro, uma técnica conhecida como *diascopia*. As varicosidades sublinguais geralmente são múltiplas e bilaterais, embora varizes em outros locais possam ocorrer como lesões isoladas. As varicosidades são propensas à trombose, porque o fluxo de sangue alentece no vaso dilatado. Trombose tipicamente não clareia sob pressão, porque o trombo não pode ser pressionado para a vasculatura adjacente. Uma variz trombosada tem consistência mais firme, semelhante a tecido metaplásico sob a superfície da mucosa. No entanto, ao contrário das tromboses venosas profundas nos membros inferiores, uma variz oral trombosada representa risco mínimo de embolia.

As varicosidades orais são geralmente lesões inócuas que podem ser diagnosticadas clinicamente e, portanto, não exigem tratamento. No entanto, a excisão cirúrgica pode ser realizada em varizes trombosadas, em varizes esteticamente desfavoráveis nos lábios ou quando o diagnóstico precisa ser confirmado.

Artéria de calibre persistente

Figura 1.22

Artérias maiores normalmente são encontradas nos tecidos conjuntivos mais profundos. No entanto, ocasionalmente, um ramo grande de uma artéria se estende próximo à superfície da mucosa sem redução em seu diâmetro – uma anomalia vascular conhecida como **artéria de calibre persistente**. Essa lesão é vista com maior frequência em adultos mais velhos, sugerindo que seja um fenômeno relacionado à idade consequente à perda de tônus nos tecidos conjuntivos circunjacentes. As artérias de calibre persistente quase sempre ocorrem na mucosa labial inferior ou superior; alguns pacientes desenvolvem lesões em ambos os lábios ou bilateralmente. A lesão aparece como uma elevação curva ou papular de coloração azulada. A artéria se torna menos evidente quando o lábio é esticado. Pulsação pode ser observada dentro do vaso, embora possa ser difícil sentir esse pulso através de dedos enluvados. A lesão é geralmente assintomática, embora ulceração da mucosa tenha sido relatada em alguns exemplos. Devido a sua natureza benigna, nenhum tratamento é necessário. No entanto, às vezes uma biopsia é realizada porque a lesão pode ser confundida com mucocele ou hemangioma. Em tais casos, pode-se observar sangramento significativo.

Capítulo 1 Defeitos de Desenvolvimento das Regiões Oral e Maxilofacial

■ **Figura 1.20**
Varicosidades
Veias roxas dilatadas múltiplas encontradas bilateralmente na região ventrolateral da língua.

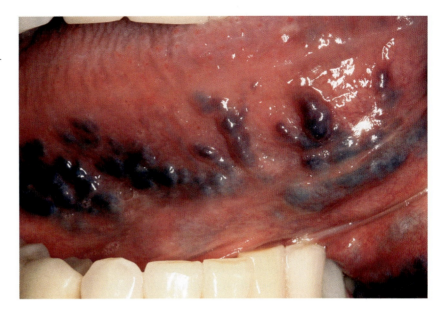

■ **Figura 1.21**
Varicosidades
Três varizes separadas podem ser observadas na pele e no vermelhão do lábio superior.

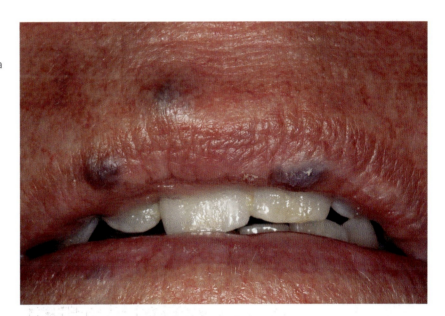

■ **Figura 1.22**
Artéria de calibre persistente
Um vaso arqueado levemente azul pode ser observado na mucosa do lábio superior.

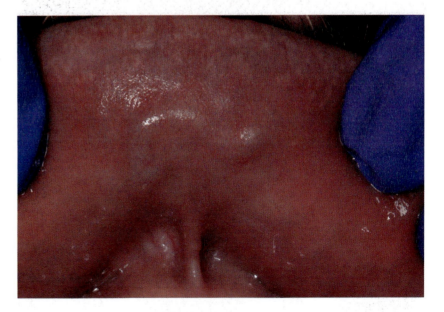

Hiperplasia coronoide

Figura 1.23

A hiperplasia do processo coronoide da mandíbula é uma anomalia óssea incomum que limita a abertura da boca. Como a mandíbula projeta-se para frente quando o paciente tenta abrir a boca, o processo coronoide alongado colide com o corpo ou o arco do osso zigomático. A **hiperplasia coronoide** é diagnosticada com mais frequência em adolescentes, embora alguns exemplos tenham sido documentados em recém-nascidos e adultos mais velhos. A idade por ocasião do diagnóstico é de 23 a 25 anos. Os casos bilaterais são quatro a cinco vezes mais comuns que os unilaterais. A hiperplasia coronoide também é três a cinco vezes mais comum em homens do que em mulheres, o que sugere influência endócrina. A hereditariedade também pode ser um fator, porque casos foram observados em irmãos.

A hiperplasia coronoide bilateral manifesta-se como comprometimento progressivo da capacidade de abertura da boca, que tipicamente se desenvolve ao longo de um período de vários anos. Em exemplos unilaterais, a mandíbula desvia para o lado afetado. O exame radiográfico revelará alongamento do(s) processo(s) coronoide(s), que é frequentemente mais bem demonstrado na TC. O tratamento consiste em coronoidectomia ou coronoidotomia, que geralmente é realizada por via intraoral. A fisioterapia pós-operatória é importante na tentativa de preservar o aumento da abertura da boca.

Hiperplasia condilar

Figura 1.24

A **hiperplasia condilar** é uma malformação óssea incomum caracterizada pelo crescimento excessivo de um ou ambos os côndilos mandibulares. O sistema de classificação desenvolvido por Wolford *et al.* descreve quatro categorias principais: tipo 1 – uma alteração acelerada e prolongada do mecanismo de crescimento condilar "normal" que pode ser bilateral (tipo 1A) ou unilateral (tipo 1B); tipo 2 – aumento unilateral causado por um osteocondroma; tipo 3 – aumento unilateral causado por outros tumores benignos do côndilo; e tipo 4 – aumento unilateral causado por tumores malignos do côndilo. Os tipos 1 e 2 são as formas mais comuns de hiperplasia condilar; os tipos 3 e 4 são muito mais raros. Aproximadamente 60% dos casos de hiperplasia condilar tipo 1 ocorrem em mulheres; essa predileção pelo sexo feminino é ainda maior no tipo 2 (76%). A condição geralmente é descoberta em adolescentes e adultos jovens.

A hiperplasia condilar apresenta-se classicamente como assimetria facial progressiva, que pode estar associada a prognatismo, mordida cruzada e mordida aberta. Em alguns casos, há crescimento compensatório da maxila ocorre com inclinação do plano oclusal. As radiografias mostrarão alongamento ou aumento do côndilo afetado. Além disso, alguns casos apresentam algum grau de expansão ou assimetria de todo o ramo da mandíbula. O tratamento geralmente demanda condilectomia, que pode ser combinada com terapia ortodôntica e osteotomias da mandíbula e da maxila.

Côndilo bífido

Figura 1.25

O **côndilo bífido** é uma anomalia óssea incomum na qual a cabeça do côndilo mandibular é dividida em dois lobos por um sulco central. A prevalência relatada de côndilo bífido varia de 0,02 a 4,5%, provavelmente relacionada aos critérios utilizados e se o estudo foi realizado com base em radiografias simples, TC por feixe cônico ou mandíbula seca. Independentemente disso, a lesão geralmente é descoberta como um achado radiográfico incidental e assintomático. Em alguns casos, o paciente relata estalido ou ruído na articulação temporomandibular.

Na maioria dos côndilos bífidos há lobos medial e lateral divididos por um sulco anteroposterior. Cabeças anterior e posterior separadas por um sulco transversal são pouco observadas. Os côndilos bífidos geralmente são unilaterais, embora, ocasionalmente, ambos os côndilos possam ser afetados. A etiologia é incerta, ainda que várias teorias tenham sido sugeridas. Alguns exemplos de lobos anteriores e posteriores são consequentes de traumatismo, como uma fratura na infância. Como a maioria dos côndilos bífidos é assintomática, nenhum tratamento é necessário. No entanto, se o paciente tiver queixas articulares, terapia temporomandibular apropriada pode ser considerada.

Capítulo 1 Defeitos de Desenvolvimento das Regiões Oral e Maxilofacial

■ **Figura 1.23**
Hiperplasia coronoide
TC de feixe cônico, plano coronal, e reconstrução tridimensional mostram alongamento dos processos coronoides. (Cortesia do Dr. Peter Green.)

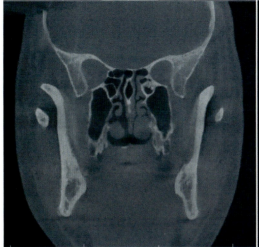
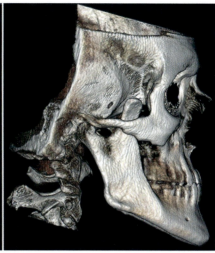

■ **Figura 1.24**
Hiperplasia condilar
O côndilo mandibular esquerdo mostra aumento proeminente.

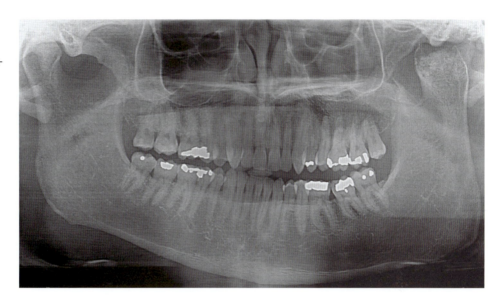

■ **Figura 1.25**
Côndilo bífido
A cabeça do côndilo do lado direito mostra dois lobos divididos por um sulco central.

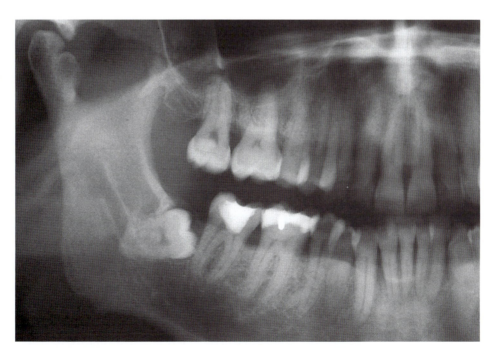

Exostoses

Figuras 1.26 e 1.27

Exostose é uma protuberância nodular do osso cortical denso. As exostoses mais comuns e mais conhecidas das mandíbulas são o tórus mandibular e o tórus palatino, que serão discutidos mais adiante neste capítulo. No entanto, exostoses podem surgir da superfície cortical em outras áreas das mandíbulas, especialmente ao longo da face vestibular dos processos alveolares ou face palatina dos molares superiores. A causa específica das exostoses é incerta, embora, provavelmente, estejam relacionadas tanto a fatores genéticos quanto a estresses locais impostos ao osso por função oclusal.

Exostoses vestibulares aparecem como uma fileira bilateral de nódulos ósseos lisos ao longo do processo alveolar da mandíbula e/ou maxila. A prevalência de exostoses vestibulares em diferentes estudos varia de 0,09 a quase 19%, provavelmente dependendo dos critérios diagnósticos utilizados e da população estudada. As exostoses palatinas ocorrem ao longo da face lingual dos molares superiores. Essas lesões são mais comuns no sexo masculino e podem ser unilaterais ou bilaterais. A prevalência relatada de exostoses palatinas também varia muito, indo de 8 a 69% em diversos estudos. Muitos pacientes com exostoses vestibulares ou palatinas também apresentam tórus palatinos e/ou mandibulares. Se a exostose for grande o suficiente, densidade relativamente aumentada do osso pode ser observada nas radiografias.

As exostoses geralmente são assintomáticas, embora traumatismo da fina mucosa sobrejacente às vezes resulte em ulceração superficial. Nenhum tratamento é necessário para a maioria das exostoses. No entanto, a remoção cirúrgica pode ser realizada se houver ulceração repetida e dor ou se a localização da lesão interferir na confecção de uma prótese dentária.

Exostose subpôntica reacional (hiperplasia óssea subpôntica)

Figura 1.28

A **exostose subpôntica reacional** é um tipo raro de hiperplasia óssea que se desenvolve abaixo do pôntico de uma prótese fixa. Em quase todos os casos, tais lesões ocorrem em associação com um pôntico mandibular posterior. Aventa-se que as tensões oclusais através dos dentes de suporte da prótese podem estimular a formação de novo osso cortical sob o pôntico central. Tais exostoses geralmente são descobertas incidentalmente e não exigem tratamento. No entanto, se o crescimento continuado da exostose comprimir o pôntico ou interferir na higiene oral, a remoção cirúrgica pode ser realizada.

■ Figura 1.26
Exostose vestibular
Nódulos ósseos confluentes nos processos alveolares maxilar e mandibular.

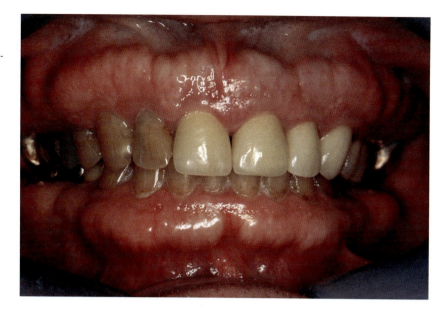

■ Figura 1.27
Exostose palatina
Massa nodular proeminente de osso denso na face lingual dos molares superiores. O paciente também tem tórus palatino na linha média.

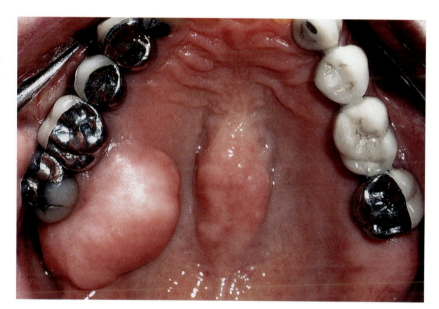

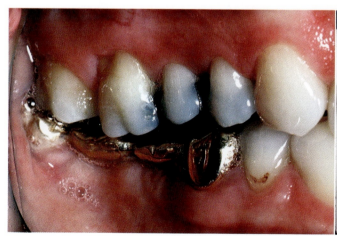
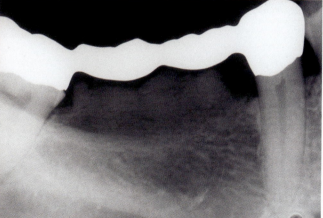

■ Figura 1.28
Exostose subpontina reativa
Uma massa nodular de osso surgiu sob os pônticos desta prótese fixa mandibular.

Atlas de Patologia Oral e Maxilofacial

Tórus mandibular

Figuras 1.29 a 1.32

O **tórus mandibular** é uma forma comum de exostose que se desenvolve ao longo da face lingual da mandíbula acima da linha milo-hióidea. Como em outras exostoses mandibulares, a etiologia é provavelmente multifatorial, estando relacionada à suscetibilidade genética e a fatores ambientais (como tensões oclusais). A prevalência relatada de tórus mandibular varia amplamente, o que pode estar relacionado à população estudada e aos critérios diagnósticos utilizados. Em vários estudos de todo o mundo, a frequência variou de 3% na Malásia até 58% no Japão.

O tórus mandibular tipicamente ocorre na região dos pré-molares, mas também podem envolver a região de caninos e do primeiro molar. Na maioria dos casos, os tórus são bilaterais e simétricos, embora alguns exemplos unilaterais possam ser observados. A maioria consiste em nódulos ósseos únicos; casos mais extensos podem aparecer como uma fileira de lóbulos de tamanho variável que podem resultar em radiopacidade sobreposta às raízes dos dentes inferiores. Em casos raros, os tórus crescem tanto que se encontram na linha mediana ("tórus se beijando"). Os tórus mandibulares geralmente são achados incidentais, embora traumatismo possa resultar em ulceração ou abrasão superficial transitória. Os tórus assintomáticos não exigem tratamento, mas a remoção cirúrgica pode ser necessária para a instalação de uma prótese mandibular. Ocasionalmente, os tórus mandibulares reaparecem se ainda houver dentes na região.

■ Figura 1.29
Tórus mandibular
Nódulos ósseos bilaterais na face lingual da mandíbula na região dos pré-molares.

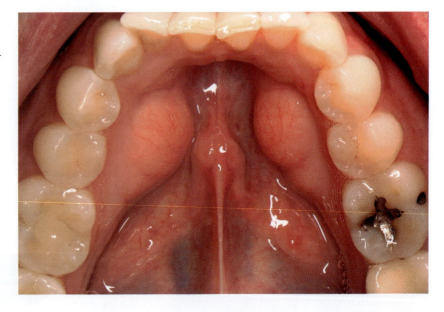

Capítulo 1   Defeitos de Desenvolvimento das Regiões Oral e Maxilofacial

■ **Figura 1.30**
Tórus mandibular
Tórus mandibular com aparência multilobulada.

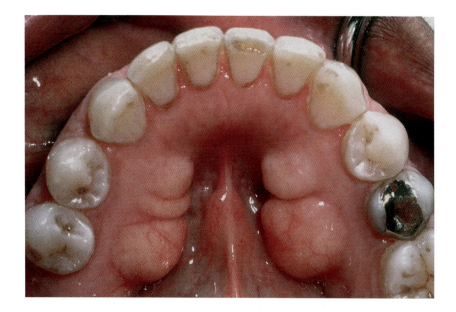

■ **Figura 1.31**
Tórus mandibular
Tórus mandibulares acentuados "se beijando".

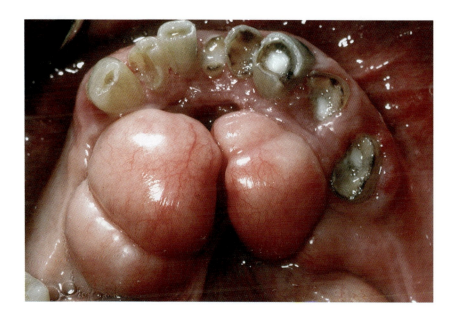

■ **Figura 1.32**
Tórus mandibular
Radiografia periapical mostra uma imagem radiopaca sobreposta nas raízes dos dentes mandibulares.

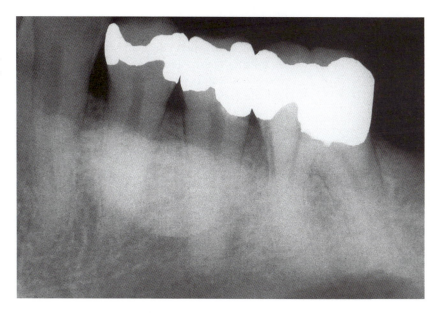

Tórus palatino

Figura 1.33

O **tórus palatino** é uma exostose comum que se desenvolve na região da linha média do palato duro. A prevalência relatada de tórus palatinos, assim como a de tórus mandibulares, varia de 4% a mais de 60%. Essa variação pode refletir diferenças genéticas entre populações, critérios clínicos usados para fazer o diagnóstico e se a determinação foi feita em pacientes vivos ou crânios secos. Parece haver uma maior prevalência nas populações asiáticas e inuítes. Quase todos os estudos mostram que o tórus palatino ocorre mais frequentemente em mulheres (a razão mulheres:homens é igual a 2:1).

O tórus palatino tem um espectro de manifestações clínicas, variando desde discreta elevação da linha média do osso palatino até grandes massas multilobulares. Às vezes, foram categorizados com base na morfologia em subtipos *planos, fusiformes, nodulares* e *lobulares*. A maioria dos tórus palatinos é assintomática e alguns pacientes nem percebem sua existência. Tórus maiores são mais suscetíveis ao trauma da mastigação, o que ocasionalmente resulta em abrasão superficial ou ulceração. A maioria dos tórus palatinos não demanda tratamento. No entanto, a remoção cirúrgica pode ser necessária antes da confecção de uma prótese maxilar ou se o trauma repetido for incômodo para o paciente.

Síndrome de Eagle (síndrome estilo-hióidea; síndrome da artéria carotídea; síndrome estilocarotídea)

Figuras 1.34 e 1.35

A síndrome de Eagle é uma condição incomum de dor na qual o alongamento do processo estiloide do osso temporal ou calcificação do ligamento estilo-hióideo provoca várias manifestações clínicas. O processo estiloide, uma projeção delgada da porção inferior do osso temporal, está conectado ao osso hioide no pescoço pelo ligamento estilo-hióideo. Os ramos interno e externo da artéria carótida estão localizados em ambos os lados. Algum grau de alongamento do processo estiloide ou calcificação do ligamento estilo-hióideo não é incomum, embora a prevalência relatada varie amplamente, de 4% a mais de 40%. Independentemente disso, apenas cerca de 4% dos indivíduos com evidências radiográficas de tal calcificação desenvolvem a síndrome de Eagle.

A síndrome de Eagle é caracterizada por dor unilateral na região lateral anterior do pescoço, que pode ser precipitada pela deglutição, ao virar a cabeça ou pelo bocejo. Essa dor pode irradiar para a orelha ou articulação temporomandibular (ATM). Outros sintomas podem incluir disfagia e sensação de corpo estranho na garganta. Além disso, a compressão das artérias carótidas adjacentes podem resultar em síncope, ataques isquêmicos transitórios (AITs) e até dissecção da artéria carótida. Alguns autores fazem a distinção entre a síndrome de Eagle "clássica" e a síndrome estilo-hióidea. Na síndrome de Eagle clássica, os sintomas se desenvolvem após tonsilectomia (amigdalectomia), presumivelmente devido ao desenvolvimento de tecido cicatricial ao redor do complexo estilo-hióideo calcificado. A **síndrome estilo-hióidea (síndrome estilocarotídea)** não está associada a tonsilectomia (amigdalectomia) prévia, mas acredita-se que seja decorrente do impacto direto do complexo estilo-hióideo calcificado nas artérias carótidas e nas fibras nervosas simpáticas adjacentes.

O tratamento depende da gravidade dos sintomas. Exemplos leves da síndrome de Eagle podem ser tratados conservadoramente usando anti-inflamatórios não esteroides (AINEs) e injeção local de corticosteroides e anestésicos. Casos mais graves exigem a remoção cirúrgica parcial do processo estiloide alongado, que pode ser realizado por um acesso tonsilar transoral ou por um acesso cervical extraoral. O prognóstico após a cirurgia é bom.

Capítulo 1 Defeitos de Desenvolvimento das Regiões Oral e Maxilofacial

■ **Figura 1.33**
Tórus palatino
Crescimento ósseo multilobulado do palato duro.

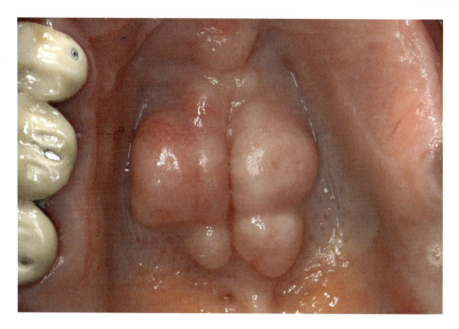

■ **Figura 1.34**
Síndrome de Eagle
Radiografia panorâmica mostra calcificação bilateral do ligamento estilo-hióideo.

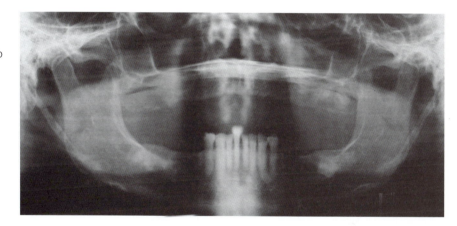

■ **Figura 1.35**
Síndrome de Eagle
Reconstrução radiográfica tridimensional mostra completa ossificação do ligamento estilo-hióideo, que se insere no osso hioide. (Cortesia da Dr. Vicki Tatum.)

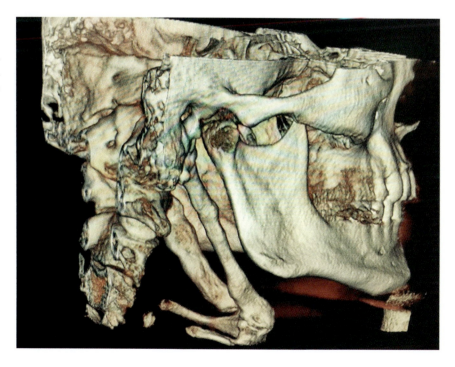

Defeito de Stafne (depressão mandibular lingual da glândula salivar; cisto ósseo latente; cisto ósseo estático)

Figuras 1.36 a 1.39

O **defeito de Stafne** é uma anomalia radiográfica incomum da mandíbula caracterizada por depressão côncava do córtex ósseo adjacente a uma glândula salivar maior. A lesão geralmente está relacionada à glândula submandibular, embora exemplos raros associados às glândulas sublingual e parótida também tenham sido descritos. Embora os defeitos de Stafne geralmente sejam considerados distúrbios "de desenvolvimento", raramente são encontrados em crianças, o que indica que essas concavidades ósseas se desenvolvem gradualmente ao longo do tempo em pacientes adultos. O tipo submandibular lingual posterior tem sido encontrado em 0,08 a 0,48% das radiografias panorâmicas. Há predileção pelo sexo masculino, com 80 a 90% dos casos sendo encontrados em homens.

Os defeitos de Stafne são lesões assintomáticas, tipicamente achados incidentais em radiografias dentárias convencionais. O tipo submandibular posterior clássico aparece como uma radiotransparência bem circunscrita, perto do ângulo da mandíbula e abaixo do canal mandibular. Ocasionalmente, a lesão ocorre na margem inferior da mandíbula, resultando em uma depressão palpável nessa área. Os defeitos das glândulas sublinguais anteriores apresentam radiotransparências bem circunscritas localizadas apicalmente aos dentes pré-molares ou anteriores. Tal lesão pode ser confundida com uma lesão periapical. Exemplos extremamente raros de defeitos de Stafne da glândula parótida produzem uma grande radiotransparência no ramo mandibular. A TC, bem como a TC de feixe cônico, podem ser úteis para confirmar que a suspeita de defeito de Stafne representa uma concavidade cortical, em vez de alguma outra lesão intraóssea.

Uma vez descoberto, as dimensões de um defeito de Stafne geralmente permanecem estáveis – daí o termo *cisto ósseo estático*. No entanto, se descoberto precocemente em sua formação, é possível ver evidências radiográficas de aumento ao longo do tempo antes que a lesão se torne estável. Nenhum tratamento é necessário para os defeitos de Stafne e o prognóstico é excelente.

■ **Figura 1.36**
Defeito de Stafne
Radiotransparência circunscrita localizada abaixo do canal mandibular próximo à borda inferior da mandíbula. (Cortesia do Dr. Caleb Poston.)

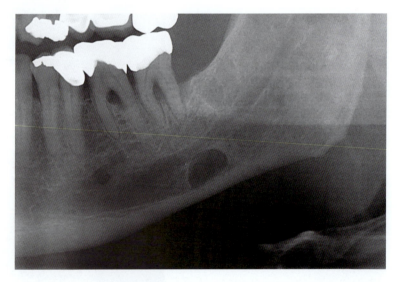

Capítulo 1 Defeitos de Desenvolvimento das Regiões Oral e Maxilofacial

■ **Figura 1.37**
Defeito de Stafne
Grande radiotransparência perto do ângulo da mandíbula, região posterior. (Cortesia do Dr. Terry Day.)

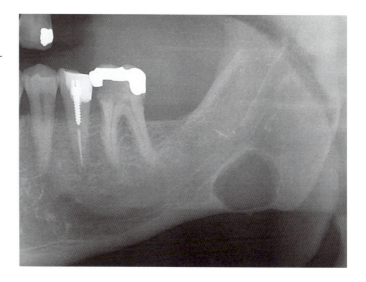

■ **Figura 1.38**
Defeito de Stafne
TC, plano axial, mostra defeito côncavo na superfície lingual da mandíbula (seta). (Cortesia do Dr. Kim Tambini.)

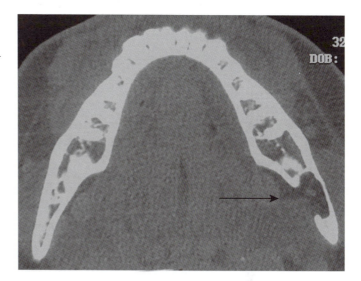

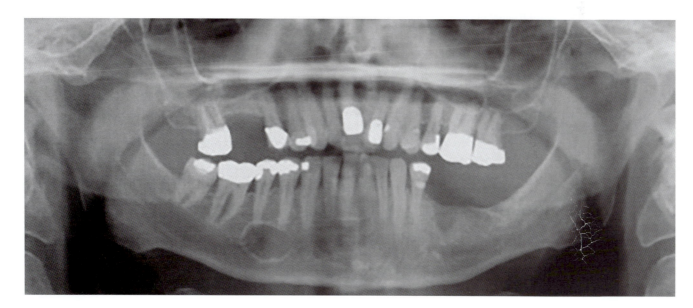

■ **Figura 1.39**
Defeito de Stafne
Defeito de Stafne anterior, associado à glândula sublingual. A lesão aparece como uma radiotransparência com bordas corticadas bem circunscrita apical aos pré-molares inferiores direitos.

Pérolas de Epstein

Figura 1.40

As **pérolas de Epstein** são pequenos cistos congênitos, preenchidos por queratina, encontrados na junção dos palatos duro e mole perto da linha média. Essas lesões são bastante comuns, tendo sido relatadas em 55 a 89% dos recém-nascidos. A terminologia associada a vários cistos orais congênitos é confusa. Teoricamente, as pérolas de Epstein se desenvolvem a partir do epitélio aprisionado ao longo da linha de fusão das cristas palatinas laterais. O termo *nódulos de Bohn* tem sido utilizado para descrever cistos cheios de queratina dispersos na junção dos palatos duro e mole presumivelmente originados dos remanescentes epiteliais das glândulas salivares menores em desenvolvimento. No entanto, ao longo dos anos, esses dois termos têm sido usados como sinônimos, às vezes, também em referência aos cistos gengivais do recém-nascido.

As pérolas de Epstein se apresentam clinicamente como uma ou várias pápulas brancas na região da linha média posterior do palato duro na junção com o palato mole. Nenhum tratamento é necessário porque as lesões são assintomáticas e tipicamente desaparecem em algumas semanas.

Cisto do canal nasopalatino (cisto do canal incisivo)

Figuras 1.41 e 1.42

O cisto não odontogênico mais comum da cavidade oral é o cisto do ducto **nasopalatino**, cuja frequência estimada é 1% da população. Esse cisto de desenvolvimento surge de resquícios dos ductos nasopalatinos, que são estruturas embrionárias pareadas que atravessam o canal incisivo entre a cavidade oral e a cavidade nasal. Normalmente, esses ductos degeneram e desaparecem antes do nascimento, embora remanescentes epiteliais possam permanecer na região do canal incisivo e, posteriormente, dar origem a um cisto. Os cistos do ducto nasopalatino podem se desenvolver em qualquer idade, porém, são mais comumente diagnosticados em adultos jovens a adultos de meia-idade. Eles ocorrem duas vezes mais em homens do que em mulheres. Vários casos de cisto do ducto nasopalatino, após a colocação de um implante dentário na área, já foram relatados.

Pequenos cistos do ducto nasopalatino podem ser descobertos incidentalmente em radiografias dentárias, embora lesões maiores possam produzir sinais/sintomas como edema, dor, sensação de pressão ou drenagem. A lesão aparece como uma radiotransparência unilocular bem circunscrita, que pode variar de menos de 6 mm a mais de 6 cm de diâmetro. Na maioria dos exemplos varia de 1,0 a 2,5 cm. Às vezes, é difícil distinguir um pequeno cisto do ducto nasopalatino de um grande canal incisivo. Geralmente, uma radiotransparência menor que 6 mm de diâmetro é considerada um canal normal, a menos que existam outros sinais ou sintomas. Tipicamente, a radiotransparência é encontrada na região da linha média da maxila, superiormente aos ápices dos incisivos centrais, embora alguns exemplos se estendam lateralmente de modo assimétrico. Na maioria dos casos, a radiotransparência é arredondada a oval com uma borda esclerótica. No entanto, em alguns pacientes tem formato de pera invertida ou coração por causa da resistência das raízes dos dentes adjacentes ou da sobreposição da espinha nasal. Ocasionalmente, um cisto do ducto nasopalatino ocorrerá apenas no tecido mole do palato anterior ("cisto da papila incisiva"). Essas lesões podem apresentar uma coloração azulada devido à presença de líquido dentro do lúmen do cisto.

Os cistos do ducto nasopalatino são tratados por enucleação cirúrgica, geralmente por acesso palatino. A lesão raramente apresenta recidiva. Exemplos extremamente raros de transformação maligna do revestimento cístico já foram relatados.

■ Figura 1.40
Pérolas de Epstein
Recém-nascido com múltiplas pápulas brancas encontradas na região da linha média na junção dos palatos duro e mole.

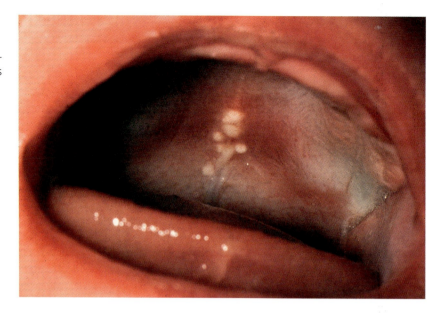

■ Figura 1.41
Cisto do ducto nasopalatino
Radiotransparência ovoide bem circunscrita na maxila anterior, localizada apicalmente aos incisivos centrais.

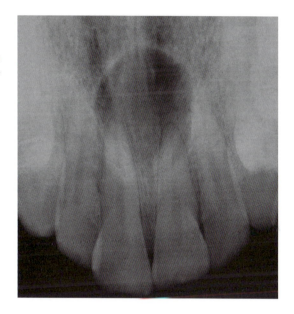

■ Figura 1.42
Cisto do ducto nasopalatino ("cisto da papila incisiva")
Tumefação de tecido mole de coloração discretamente azulada, localizada logo atrás da papila incisiva.

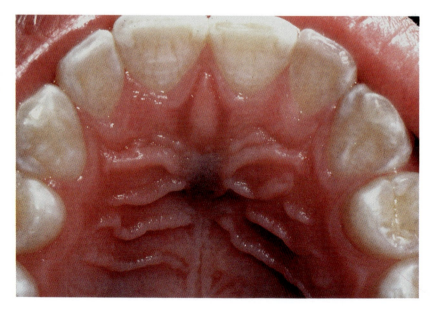

Cisto epidermoide (cisto infundibular)

Figuras 1.43 e 1.44

Cistos da pele preenchidos por queratina são lesões comuns que surgem dos folículos pilosos. O exemplo mais comum é o **cisto epidermoide**, derivado do infundíbulo folicular. Tais lesões podem se desenvolver secundariamente à inflamação do folículo piloso, e são encontradas mais frequentemente em locais propensos à acne, como a cabeça, o pescoço e as costas. Embora os cistos foliculares da pele muitas vezes sejam referidos como *cistos sebáceos*, esse termo é incorreto porque nem o cisto epidermoide nem o cisto pilar (tópico a seguir) surgem das glândulas sebáceas. Outro tipo de cisto da pele com queratina não está relacionado aos folículos pilosos, mas surge secundariamente à implantação traumática do epitélio superficial. Tais lesões também podem se desenvolver na mucosa oral e são designadas como **cistos de inclusão epitelial** (ou **epidérmicos**).

Cistos epidermoides na pele ocorrem mais frequentemente em homens do que em mulheres. Apresentam-se como nódulos subcutâneos que são frequentemente flutuantes à palpação. Se o cisto se tornar inflamado ou infectado, a superfície epidérmica aparecerá avermelhada. A ruptura do cisto pode liberar queratina, que tipicamente provocará uma resposta pronunciada do tipo corpo estranho, resultando em dor e edema. Os cistos epidermoides raramente se desenvolvem durante a infância, a menos que o paciente tenha a síndrome de Gardner. É mais provável que adultos jovens apresentem esses cistos no rosto, enquanto os adultos mais velhos tendem a apresentá-los no dorso. Os cistos de inclusão epitelial relacionados à implantação do epitélio geralmente aparecem como pequenas pápulas branco-amareladas.

Os cistos de inclusão epidermoide e epitelial geralmente são tratados por excisão cirúrgica conservadora, e a recorrência é incomum. Exemplos extremamente raros de transformação maligna de cistos epidermoides foram relatados.

Cisto pilar

Figura 1.45

Além do cisto epidermoide, o **cisto pilar** é o segundo tipo de cisto folicular que surge da bainha externa do folículo piloso. Também conhecido como cisto triquilemal ou cisto istmo-catágeno, representa aproximadamente 10 a 15% dos cistos cutâneos. Ao contrário do cisto epidermoide, o cisto pilar ocorre com mais frequência no couro cabeludo e exibe predileção pelo sexo feminino. Uma tendência para desenvolver tais cistos pode ocorrer em determinadas famílias, e alguns pacientes desenvolverão múltiplas lesões. Os cistos pilares aparecem como nódulos móveis que tipicamente são de fácil excisão cirúrgica.

Capítulo 1 Defeitos de Desenvolvimento das Regiões Oral e Maxilofacial

■ **Figura 1.43**
Cisto epidermoide
Cisto amarelo preenchido por queratina localizado no lóbulo da orelha. (Agradecimento ao Dr. Kevin Riker)

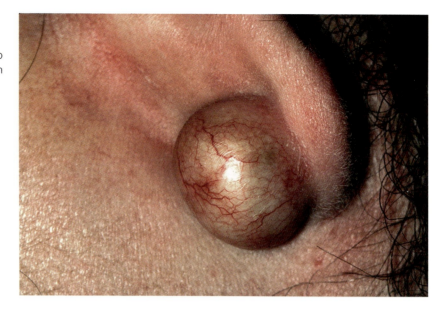

■ **Figura 1.44**
Cisto de inclusão epitelial
Pápula branco-amarelada na margem lateral da língua secundária à implantação traumática de epitélio.

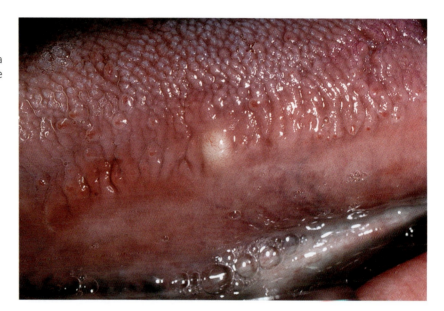

■ **Figura 1.45**
Cisto pilar
Massa nodular localizada na linha de implantação do cabelo.

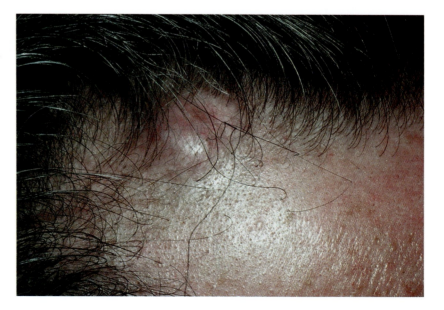

Cisto dermoide

Figura 1.46

O **cisto dermoide** é uma malformação de desenvolvimento rara caracterizada principalmente por uma cavidade preenchida por queratina revestida por epitélio semelhante à epiderme. Além disso, a parede do cisto circundante contém um ou mais fâneros cutâneos, como folículos pilosos, glândulas sebáceas ou glândulas sudoríparas. A lesão é geralmente considerada como uma forma cística simples do *teratoma*, mesmo que não contenha tecido de todas as três camadas germinativas.

Cistos dermoides orais se desenvolvem mais frequentemente na região da linha média do assoalho da boca. São observados com maior frequência em crianças e adultos jovens, com 15% dos casos relatados sendo congênitos. Se a lesão ocorrer acima do músculo gênio-hióideo, ela se apresentará como tumefação intraoral que tende a elevar a língua. Exemplos que se desenvolvem abaixo do músculo gênio-hióideo aparecem como massas submentonianas. Clinicamente a lesão varia de apenas alguns milímetros a 12 cm de diâmetro. A massa exibe frequentemente uma consistência macia, pastosa ou elásticas. TC ou RM são úteis para determinar a extensão da lesão. O tratamento consiste em remoção cirúrgica, que pode ser realizada por via intraoral ou extraoral, dependendo da relação do cisto com o músculo gênio-hióideo. A recorrência é incomum.

Cisto do ducto tireoglosso

Figura 1.47

Durante a vida embrionária inicial, a glândula tireoide inicia seu desenvolvimento na base da língua. Em seguida, desce para sua localização anatômica normal anterior à traqueia e abaixo da cartilagem tireóidea. Ao migrar para baixo, forma-se um ducto epitelial que mantém uma ligação da língua ao forame cego. Embora esse ducto geralmente involua e desapareça entre a 7ª e a 10ª semana de gestação, resquícios desse ducto epitelial podem ser encontrados em até 7% da população. Acredita-se que esses resquícios epiteliais sejam a fonte de um cisto de desenvolvimento conhecido como **cisto do ducto tireoglosso** na região da linha média do pescoço.

Os cistos do ducto tireoglosso ocorrem mais frequentemente em crianças e adultos jovens. Não há predileção por sexo. A lesão apresenta-se como uma massa flutuante indolor que se desloca verticalmente quando o paciente deglute ou faz protrusão da língua. O cisto pode se desenvolver em qualquer lugar ao longo do ducto tireoglosso, mas a localização mais comum é na região do osso hioide. Aproximadamente 75% dos casos serão infra-hióideos e 25% serão supra-hióideos. Cistos intralinguais são raros. Infecção secundária ou fístulas se desenvolvem em alguns casos. O tratamento dos cistos do ducto tireoglosso consiste na remoção cirúrgica pelo procedimento de Sistrunk, que inclui a remoção de parte do osso hioide. A taxa de recorrência é baixa, estimada em cerca de 3%, com esse procedimento. De 1 a 3% dos cistos do ducto tireoglosso apresentarão desenvolvimento de carcinoma, geralmente carcinoma papilífero de tireoide.

Cisto da fenda branquial (cisto linfoepitelial cervical)

Figura 1.48

O **cisto da fenda branquial** é um cisto de desenvolvimento que parece surgir de resquícios dos arcos branquiais embrionários. Como tecido linfoide é encontrado na parede do cisto, também é conhecido como **cisto linfoepitelial cervical**. Cerca de 70 a 95% dos casos se desenvolvem a partir do segundo arco branquial, com o restante surgindo do primeiro, terceiro e quarto arcos branquiais. Os cistos da fenda branquial do segundo arco geralmente estão localizados anteriormente ao músculo esternocleidomastóideo, entre o ângulo da mandíbula e a clavícula. Eles são vistos com mais frequência em adultos jovens, embora exemplos também sejam encontrados em crianças. A lesão apresenta-se como um edema compressível indolor que pode aumentar e diminuir de tamanho. Às vezes, ocorrerão inflamações secundárias e drenagem na superfície da pele. Cistos bilaterais são raros; no entanto, podem estar associados a uma condição autossômica dominante conhecida como síndrome brânquio-otorrenal.

Os cistos da fenda branquial são tratados por excisão cirúrgica e a recorrência é incomum. Muito cuidado tem de ser tomado, tanto no exame clínico como no exame histopatológico, para distinguir esta lesão do carcinoma metastático da orofaringe, que frequentemente produz metástases císticas para os linfonodos cervicais.

Capítulo 1 Defeitos de Desenvolvimento das Regiões Oral e Maxilofacial

■ **Figura 1.46**
Cisto dermoide
Grande tumefação no assoalho da boca que eleva a língua. (Cortesia do Dr. Michael Bobo.)

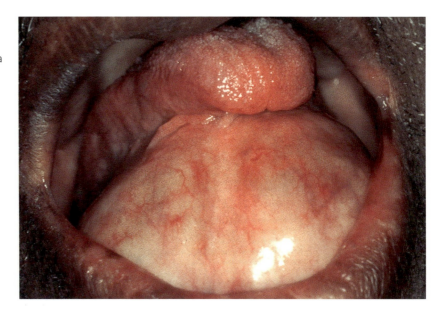

■ **Figura 1.47**
Cisto do ducto tireoglosso
Tumefação nodular na linha média do pescoço.

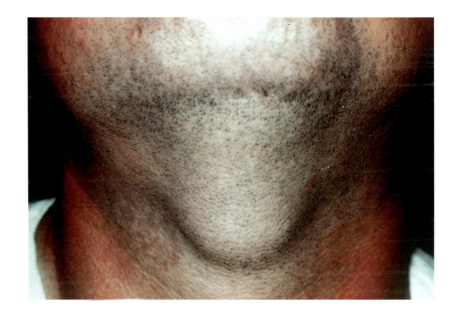

■ **Figura 1.48**
Cisto da fenda branquial
TC, plano axial, mostra uma massa cística arredondada e circunscrita na lateral do pescoço (*seta*). (Cortesia do Dr. Seth Stalcup.)

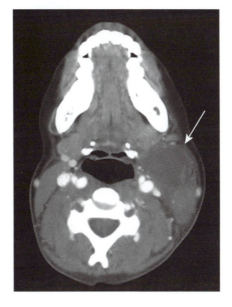

Cisto linfoepitelial oral

Figuras 1.49 e 1.50

O **cisto linfoepitelial oral** é um cisto incomum cheio de queratina que se desenvolve dentro do tecido linfoide oral acessório ou tonsilar. O tecido tonsilar normal está localizado imediatamente abaixo da superfície da mucosa. O epitélio de superfície tipicamente demonstra invaginações no tecido linfoide subjacente, conhecido como *criptas tonsilares*. Uma cripta revestida de epitélio pode ficar preenchida de restos de queratina e formar um pequeno cisto cheio de queratina abaixo da superfície da mucosa. No entanto, também foi aventado que alguns cistos linfoepiteliais orais surgem de ductos excretores de glândulas salivares que estão aprisionados no tecido tonsilar ou induzem uma reação linfoide adjacente.

Os cistos linfoepiteliais orais podem ocorrer em qualquer idade, mas são mais frequentemente diagnosticados em adultos jovens. A lesão aparece como um pequeno nódulo perolado, branco ou amarelo, com menos de 1 cm de diâmetro. Os cistos linfoepiteliais orais se desenvolvem mais frequentemente na tonsila palatina ou tonsila lingual, embora alguns exemplos ocorram no assoalho de boca em associação com agregados linfoides acessórios. A lesão frequentemente é um achado incidental assintomático.

Muitos cistos linfoepiteliais orais podem ser diagnosticados clinicamente com razoável certeza e não exigem biopsia. No entanto, se o diagnóstico for incerto, a biopsia excisional conservadora pode ser realizada e a lesão não deve recorrer.

Atrofia hemifacial progressiva (síndrome de Parry-Romberg)

Figura 1.51

A **atrofia hemifacial progressiva** é uma condição rara e pouco conhecida que resulta em atrofia dos tecidos de um lado da face. Como este processo compartilha muitas características com a esclerodermia localizada, essas patologias podem ser relacionadas. A doença geralmente tem seu início durante as primeiras duas décadas de vida, inicialmente aparecendo como atrofia da pele e tecidos subcutâneos em uma área localizada. A pele atrófica pode ter uma aparência brilhante e hiperpigmentada. Alguns pacientes desenvolverão uma depressão linear semelhante à cicatriz, perto do meio da testa, conhecida como *esclerodermia linear "en coup de sabre"* ("golpe de sabre"). Conforme a doença progride, a face pode apresentar uma aparência caída devido a atrofia muscular, perda de gordura e hipoplasia do osso subjacente. O envolvimento orbital geralmente resulta em enoftalmia. Outras complicações potenciais incluem alopecia, parestesia facial, epilepsia e neuralgia do trigêmeo. Intraoralmente, atrofia unilateral da língua pode se desenvolver e a atrofia do lábio superior pode resultar em exposição dos dentes superiores. Os dentes do lado afetado exibem mordida aberta, formação incompleta da raiz ou reabsorção radicular.

A atrofia hemifacial progressiva progride lentamente durante um período de 2 a 20 anos, mas depois se torna estável. A doença ativa pode ser tratada com metotrexato, que, muitas vezes, é combinado com corticosteroides sistêmicos. Cirurgia plástica pode ser usada para melhorar a deformidade estética, e a terapia ortodôntica é frequentemente necessária para qualquer forma de má oclusão associada.

Figura 1.49
Cisto linfoepitelial oral
Pápula amarela assintomática na margem lateral da língua, região posterior esquerda.

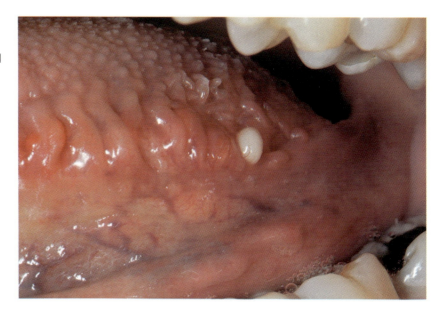

Figura 1.50
Cisto linfoepitelial oral
Nódulo amarelo pequeno na fossa tonsilar.

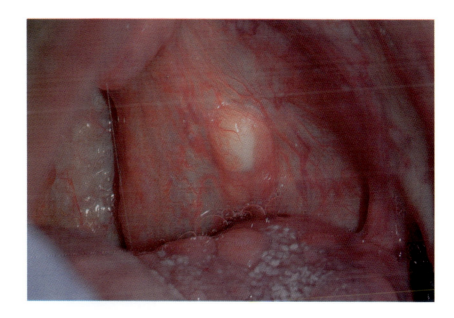

Figura 1.51
Atrofia hemifacial progressiva
Mulher que desenvolveu atrofia da pele e osso subjacente da hemiface esquerda durante a infância.

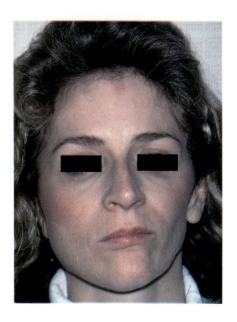

Hemi-hiperplasia

Figuras 1.52 a 1.55

Hemi-hiperplasia é uma condição de desenvolvimento rara que resulta em supercrescimento unilateral de parte do corpo. Embora, às vezes, seja referida como *hemi-hipertrofia*, esse processo representa, na verdade, uma hiperplasia (aumento no número de células) em vez de hipertrofia (aumento no tamanho das células). A etiologia da hemi-hiperplasia é incerta e a maioria dos exemplos é esporádica. Várias causas sugeridas incluem anormalidades vasculares, distúrbios neurológicos e disfunções endócrinas. Deve-se notar que a hemi-hiperplasia pode ser observada em uma variedade de síndromes, como a síndrome de Beckwith-Wiedemann, neurofibromatose do tipo I e síndrome de Proteus.

A hemi-hiperplasia afeta as mulheres duas vezes mais que os homens, e ocorre mais frequentemente no lado direito do corpo. Muitas vezes, a assimetria é observada ao nascimento, embora alguns exemplos sejam percebidos mais tarde, na infância. A condição pode variar em gravidade, desde *hemi-hiperplasia simples*, que envolve apenas um único membro, até *hemi-hiperplasia complexa*, que afeta todo o corpo. Quando o aumento ocorre em um lado da face, é denominado *hiperplasia hemifacial*. O processo geralmente envolve todos os tecidos da área, incluindo a pele, tecidos subcutâneos e o osso subjacente. A pele espessa, por vezes, demonstra hiperpigmentação, hipertricose, vasos sanguíneos telangiectásicos ou uma malformação vascular em vinho do Porto (nevo flâmeo). O envolvimento oral pode incluir macroglossia unilateral com aumento das papilas linguais no lado afetado. Expansão e assimetria da mandíbula podem ser observadas, incluindo desenvolvimento precoce e aumento dos dentes na região.

Uma das complicações mais significativas associadas à hemi-hiperplasia é o aumento do risco de malignidades abdominais, como tumor de Wilms, hepatoblastoma e carcinoma adrenocortical. Tais tumores foram relatados em 5,9% dos pacientes com hemi-hiperplasia isolada. Déficit intelectual também foi observado em cerca de 20% dos indivíduos afetados.

O tratamento da hiperplasia hemifacial inclui cirurgia estética e ortognática, bem como cuidados ortodônticos apropriados. US de abdome periódicas durante a infância são importantes para o rastreamento de tumores abdominais.

■ **Figura 1.52**
Hemi-hiperplasia
Menina apresenta aumento e assimetria da hemiface direita.
(Agradecimento ao Dr. Ryan Colosi.)

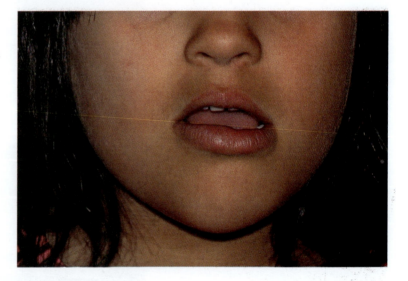

Capítulo 1 Defeitos de Desenvolvimento das Regiões Oral e Maxilofacial

■ **Figura 1.53**
Hemi-hiperplasia
A mesma paciente da Figura 1.52 apresenta aumento do lábio inferior à direita. (Agradecimento ao Dr. Ryan Colosi.)

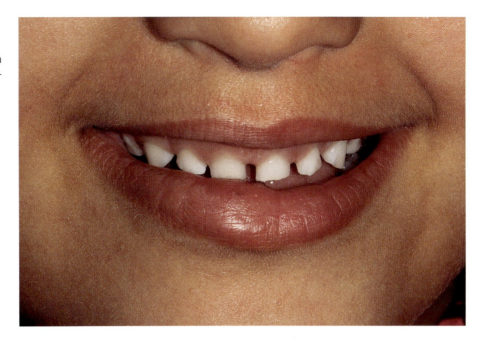

■ **Figura 1.54**
Hemi-hiperplasia
Fotografia intraoral da mesma paciente mostra desenvolvimento e erupção precoces dos dentes do lado direito. (Agradecimento ao Dr. Ryan Colosi.)

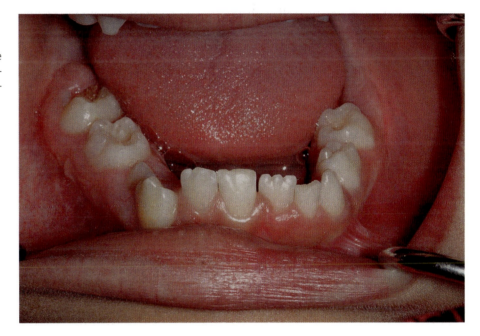

■ **Figura 1.55**
Hemi-hiperplasia
Radiografia panorâmica da mesma paciente mostra o desenvolvimento inicial dos dentes inferiores direitos. Observe as grandes raízes do primeiro molar inferior direito. (Agradecimento ao Dr. Ryan Colosi.)

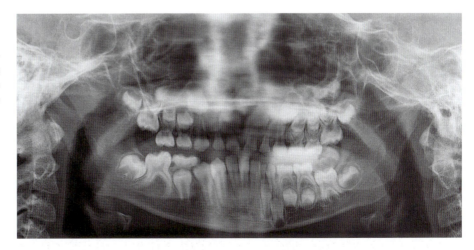

Displasia odontomaxilar segmentar

Figuras 1.56 e 1.57

A **displasia odontomaxilar segmentar** é uma anomalia de desenvolvimento rara e incomum que resulta em aumento unilateral do osso alveolar maxilar e dos tecidos suprajacentes. A causa é desconhecida. A condição tipicamente é descoberta durante a infância devido a uma expansão indolor da maxila posterior. Espessamento dos tecidos moles gengivais sobrejacentes e assimetria facial discreta também podem estar presentes, o que pode fazer com que a condição imite a hiperplasia hemifacial. Radiograficamente, o osso afetado exibe uma qualidade grosseira e granular com trabéculas verticais espessadas. Embora esse padrão às vezes seja confundido com displasia fibrosa, as características radiográficas clássicas em vidro despolido não estão presentes. Frequentemente, um ou ambos pré-molares superiores em desenvolvimento estarão ausentes, e os molares decíduos associados também podem apresentar várias malformações. Alguns exemplos foram associados à hipertricose da pele facial sobrejacente.

Após o diagnóstico, a displasia odontomaxilar segmentar geralmente permanece relativamente estável; qualquer aumento adicional tipicamente será proporcional ao crescimento global do paciente. Exemplos leves não exigem tratamento específico, embora a cirurgia possa ser realizada por motivos estéticos ou para ajudar na erupção dentária. Os implantes dentários são colocados com sucesso para substituir dentes perdidos.

■ **Figura 1.56**
Displasia odontomaxilar segmentar
Fotografia do arco dental maxilar mostra expansão acentuada do processo alveolar no lado direito da imagem.

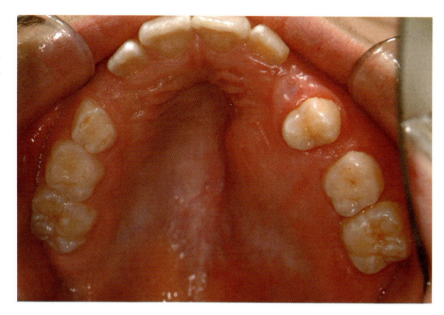

■ **Figura 1.57**
Displasia odontomaxilar segmentar
Radiografia do arco dental maxilar esquerdo em menino de 5 anos de idade mostra padrão granular do osso alveolar com ausência dos pré-molares em desenvolvimento. (Cortesia do Dr. Dan Cook.)

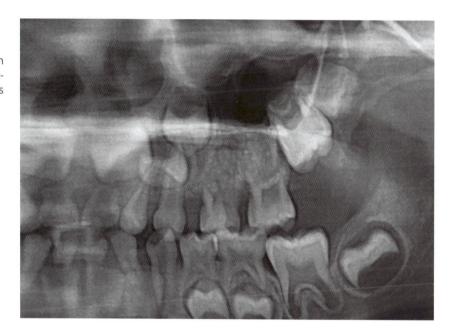

Bibliografia

Fenda labial, fenda palatina e úvula bífida

Carinci F, Pezzetti F, Scapoli L, et al. Recent developments in orofacial cleft genetics. *J Craniofac Surg.* 2003;14:130–143.

Eppley BL, van Aalst JA, Robey A, Havlik RJ, Sadove AM. The spectrum of orofacial clefting. *Plast Reconstr Surg.* 2005;115:101e–114e.

Hennekam RCM, Krantz ID, Allanson JE. Orofacial clefting syndromes: general aspects. In: *Gorlin's Syndromes of the Head and Neck.* 5th ed. New York: Oxford University Press.; 2010:943–972, [Chapter 21]. Note: They are the authors; the chapter was not contributed by someone else; it seems silly to indicate that they edited their own writing; Gorlin died in 2006 and was not an author if thisedition.

Nanci A. Embryology of the head, face, and oral cavity. In: *Ten Cate's Oral Histology.* 8th ed. St. Louis: Elsevier.; 2013:26–47. Note: same logic.

Van Laer L, Dietz H, Loeys B. Loeys-Dietz syndrome. *Adv Exp Med Biol.* 2014;802:95–105.

Weinberg SM, Neiswanger K, Martin RA, et al. The Pittsburgh oral-facial cleft study: expanding the cleft phenotype. Background and justification. *Cleft Palate Craniofac J.* 2006;43:7–20.

Lábio duplo

Ali K. Ascher syndrome: a case report and review of the literature. *Oral Surg Oral Med Oral Pathol Oral Radiol Endod.* 2007;103:e26–e28.

Eski M, Nisanci M, Atkas A, Sengezer M. Congenital double lip: review of 5 cases. *Br J Oral Maxillofac Surg.* 2007;45:68–70.

Gomez-Duaso AJ, Seoane J, Vazquez-Garcia J, Arjona C. Ascher syndrome: report of two cases. *J Oral Maxillofac Surg.* 1997;55:88–90.

Palma MC, Taub DI. Recurrent double lip: literature review and report of a case. *Oral Surg Oral Med Oral Pathol Oral Radiol Endod.* 2009;107:e20–e23.

Fossetas da comissura labial

Baker BR. Pits of the lip commissures in caucasoid males. *Oral Surg Oral Med Oral Pathol.* 1966;21:56–60.

Everett FG, Wescott WB. Commissural lip pits. *Oral Surg Oral Med Oral Pathol.* 1961;14:202–209.

Gorsky M, Buchner A, Cohen C. Commissural lip pits in Israeli Jews of different ethnic origin. *Community Dent Oral Epidemiol.* 1985;13: 195–196.

Fossetas labiais paramedianas e síndrome de van der Woude

Hennekam RCM, Krantz ID, Allanson JE. Popliteal pterygium syndrome (facio-genito-popliteal syndrome). In: *Gorlin's Syndromes of the Head and Neck.* 5th ed. New York: Oxford University Press; 2010:862–865.

James O, Adeyemo WL, Emeka CI, et al. Van der Woude syndrome: a review of 11 cases seen at the Lagos University Teaching Hospital. *Afr J Paediatr Surg.* 2014;11:52–55.

Lam AK, David DJ, Townsend GC, Anderson PJ. Van der Woude syndrome: dentofacial features and implications for clinical practice. *Aust Dent J.* 2010;55:51–58.

Matsumoto N, Niikawa N. Kabuki make-up syndrome: a review. *Am J Med Genet C Semin Med Genet.* 2003;117:57–65.

Grânulos de Fordyce

Daley TD. Pathology of intraoral sebaceous glands. *J Oral Pathol Med.* 1993; 22:241–245.

Fordyce JA. A peculiar affection of the mucous membrane of the lips and oral cavity. *J Cutan Genito-Urin Dis.* 1896;14:413–419.

Halperin V, Kolas S, Jefferis KR, Huddleston SO, Robinson HB. The occurrence of Fordyce spots, benign migratory glossitis, median rhomboid glossitis, and fissured tongue in 2,478 dental patients. *Oral Surg Oral Med Oral Pathol.*1953;6:1072–1077.

Sewerin I. The sebaceous glands in the vermilion border of the lips and in the oral mucosa of man. *Acta Odontol Scand.* 1975;33(suppl 68):13–226.

Leucoedema

Archard HO, Carlson KP, Stanley HR. Leukoedema of the human oral mucosa. *Oral Surg Oral Med Oral Pathol.* 1968;25:717–728.

Axéll T, Henricsson V. Leukoedema—an epidemiologic study with special reference to the influence of tobacco habits. *Community Dent Oral Epidemiol.* 1981;9:142–146.

Martin JL. Leukoedema: an epidemiological study in white and African Americans. *J Tenn Dent Assoc.* 1997;77:18–21.

Anquiloglossia

Brookes A, Bowley DM. Tongue tie: the evidence for frenotomy. *Early Hum Dev.* 2014;90:765–768.

Chinnadurai S, Francis DO, Epstein RA, et al. Treatment of ankyloglossia for reasons other than breastfeeding: a systematic review. *Pediatrics.* 2015; 135:e1467–e1474.

Francis DO, Krishnaswami S, McPheeters M. Treatment of ankyloglossia and breastfeeding outcomes: a systematic review. *Pediatrics.* 2015;135:e1458–e1466.

Hong P, Lago D, Seargeant J, et al. Defining ankyloglossia: a case series of anterior and posterior tongue ties. *Int J Pediatr Otorhinolaryngol.* 2010; 74:1003–1006.

Tireoide lingual

Baughman RA. Lingual thyroid and lingual thyroglossal tract remnants: a clinical and histopathologic study with review of the literature. *Oral Surg Oral Med Oral Pathol.* 1972;34:781–799.

Carranza Leon BG, Turcu A, Bahn R, Dean DS. Lingual thyroid: 35-year experience at a tertiary care referral center. *Endocr Pract.* 2016;22:343–349.

Gu T, Jiang B, Wang N, et al. New insight into ectopic thyroid glands between the neck and maxillofacial region from a 42-case study. *BMC Endocr Disord.* 2015;15:70. doi:10.1186/s12902-015-0066-6.

Língua fissurada

Bouquot JE, Gundlach KKH. Odd tongues: the prevalence of common tongue lesions in 23,616 white Americans over 35 years of age. *Quintessence Int.* 1986;17:719–730.

Eidelman E, Chosack A, Cohen T. Scrotal tongue and geographic tongue: polygenic and associated traits. *Oral Surg Oral Med Oral Pathol.* 1976; 42:591–596.

Picciani BL, Souza TT, Santos VC, et al. Geographic tongue and fissured tongue in 348 patients with psoriasis: correlation with disease severity. *ScientificWorldJournal.* 2015;2015:564326. doi:10.1155/2015/564326.

Língua pilosa

Gurvits GE, Tan A. Black hairy tongue syndrome. *World J Gastroenterol.* 2014; 20:10845–10850.

Schlager E, St Claire C, Ashack K, Khachemoune A. Black hairy tongue: predisposing factors, diagnosis, and treatment. *Am J Clin Dermatol.* 2017;18(4): 563–569. doi:10.1007/s40257-017-0268-y.

Thompson DF, Kessler TL. Drug-induced black hairy tongue. *Pharmacotherapy.* 2010;30:585–593.

Varicosidades

Hedström L, Albrektsson M, Bergh H. Is there a connection between sublingual varices and hypertension? *BMC Oral Health.* 2015;15:78. doi:10.1186/s12903-015-0054-2.

Hedström L, Bergh H. Sublingual varices in relation to smoking and cardiovascular diseases. *Br J Oral Maxillofac Surg.*2010;48:136–138.

Lazos JP, Piemonte ED, Panico RL. Oral varix: a review.*Gerodontology.* 2015; 32:82–89.

Weathers DR, Fine RM. Thrombosed varix of oral cavity. *Arch Dermatol.* 1971; 104:427–430.

Artéria de calibre persistente

Awni S, Conn B. Caliber-persistent labial artery: a rarely recognized cause of lower lip swelling – report of 5 cases and review of the literature. *J Oral Maxillofac Surg.* 2016;74:1391–1395.

Lovas JG, Goodday RH. Clinical diagnosis of caliber-persistent labial artery of the lower lip. *Oral Surg Oral Med Oral Pathol.* 1993;76:480–483.

Lovas JGL, Rodu B, Hammond HL, Allen CM, Wysocki GP. Caliber-persistent labial artery: a common vascular anomaly. *Oral Surg Oral Med Oral Pathol Oral Radiol Endod.* 1998;86:308-312.

Hiperplasia coronoide

McLoughlin PM, Hopper C, Bowley NB. Hyperplasia of the mandibular coronoid process: an analysis of 31 cases and a review of the literature. *J Oral Maxillofac Surg.* 1995;53:250-255.

Mulder CH, Kalaylova SI, Gortzak RA. Coronoid process hyperplasia: a systematic review of the literature from 1995. *Int J Oral Maxillofac Surg.* 2012;41:1483-1489.

Hiperplasia condilar

Mouallem G, Vernex-Boukerma Z, Longis J, et al. Efficacy of proportional condylectomy in a treatment protocol for unilateral condylar hyperplasia: a review of 73 cases. *J Craniomaxillofac Surg.* 2017;45:1083-1093.

Rodrigues DB, Castro V. Condylar hyperplasia of the temporomandibular joint. Types, treatment, and surgical implications. *Oral Maxillofac Surg Clin North Am.* 2015;27:155-167.

Wolford CM, Movahed R, Perez DE. A classification system for conditions causing condylar hyperplasia. *J Oral Maxillofac Surg.* 2014;72:567-595.

Côndilo bífido

Nikolova SY, Toneva DH, Lazarov NE. Incidence of a bifid mandibular condyle in dry mandibles. *J Craniofac Surg.* 2017;28(8):2168-2173. doi:10.1097/SCS.0000000000003173.

Sala-Pérez S, Vázquez-Delgado E, Rodríguez-Baeza A, Gay-Escoda C. Bifid mandibular condyle. A disorder in its own right? *J Am Dent Assoc.* 2010; 141:1076-1085.

Stefanou EP, Fanourakis IG, Vlastos K, Katerelou J. Bilateral bifid mandibular condyles. Report of four cases. *Dentomaxillofac Radiol.* 1998;27:186-188.

Exostose, tórus mandibular e tórus palatino

Auškalnis A, Bernhardt O. Putnienė E, et al. Oral bony outgrowths: prevalence and genetic factor influence. Study of twins. *Medicina.* 2015;51:228-232.

Bertazzo-Silveira E, Stuginski-Barbosa J, Porporatti AL, et al. Association between signs and symptoms of bruxism and presence of tori: a systematic review. *Clin Oral Investig.* 2017;21(9):2789-2799. doi:10.1007/ s00784-017-2081-7.

Islam MN, Cohen DM, Waite MT, Bhattacharyya I. Three cases of subpontic osseous hyperplasia of the mandible: a report. *Quintessence Int.* 2010; 41:299-302.

Morton TH Jr, Natkin E. Hyperostosis and fixed partial denture pontics: report of 16 patients and review of the literature. *J Prosthet Dent.* 1990;64:539-547.

Romanos GE, Sarmiento HL, Yunker M, Malmstrom H. Prevalence of torus mandibularis in Rochester, New York, region. *N Y State Dent J.* 2013;79:25-27.

Sonnier KE, Horning GM, Cohen ME. Palatal tubercles, palatal tori, and mandibular tori: prevalence and anatomical features in a U.S. population. *J Periodontol.* 1999;70:329-336.

Síndrome de Eagle

Badhey A, Jategaonkar A, Kovacs AJ, et al. Eagle syndrome: a comprehensive review. *Clin Neurol Neurosurg.* 2017;159:34-38.

Colby CC, Del Gaudio JM. Stylohyoid complex syndrome. A new diagnostic classification. *Arch Otolaryngol Head Neck Surg.* 2011;137:248-252.

Elimairi I, Baur DA, Altay MA, Quereshy FA, Minisandram A. Eagle's syndrome. *Head Neck Pathol.* 2015;9:492-495.

Defeito de Stafne

Assaf AT, Solaty M, Zrnc TA, et al. Prevalence of Stafne's bone cavity - retrospective analysis of 14,005 panoramic views. *In Vivo.* 2014;28:1159-1164.

Buchner A, Carpenter WM, Merrell PW, Leider AS. Anterior lingual mandibular salivary gland defect. Evaluation of twenty-four cases. *Oral Surg Oral Med Oral Pathol.* 1991;71:131-136.

Shimizu M, Osa N, Okamura K, Yoshiura K. CT analysis of the Stafne's bone defects of the mandible. *Dentomaxillofac Radiol.* 2006;35:95-102.

Sisman Y, Miloglu O, Sekerci AE, et al. Radiographic evaluation on prevalence of Stafne bone defect: a study from two centres in Turkey. *Dentomaxillofac Radiol.* 2012;41:152-158.

Stafne EC. Bone cavities situated near the angle of the mandible. *J Am Dent Assoc.* 1942;29:1969-1972.

Pérolas de Epstein

Cataldo E, Berkman MD. Cysts of the oral mucosa in newborns. *Am J Dis Child.* 1968;116:44-48.

Haveri FT, Inamadar AC. A cross-sectional prospective study of cutaneous lesions in newborn. *ISRN Dermatol.* 2014;2014:360590. doi:10.1155/2014/360590.

Paula JDR, Dezan CC, Frossard WTG, Walter LR, Pinto LM. Oral and facial inclusion cysts in newborns. *J Clin Pediatr Dent.* 2006;31:127-129.

Cisto do ducto nasopalatino

Al-Shamiri HM, Al-Maweri SA, Alaizari NA, Alaizari NA, Tarakji B. Development of nasopalatine duct cyst in relation to dental implant placement. *N Am J Med Sci.* 2016;8:13-16.

Suter VGA, Sendi P, Reichart PA, Bornstein MM. The nasopalatine duct cyst: an analysis of the relation between clinical symptoms, cyst dimensions, and involvement of neighboring anatomical structures using cone beam computed tomography. *J Oral Maxillofac Surg.*2011;69:2595-2603.

Swanson KS, Kaugars GE, Gunsolley JC. Nasopalatine duct cyst: an analysis of 334 cases. *J Oral Maxillofac Surg.* 1991;49:268-271.

Cisto epidermoide e cisto pilar

Golden BA, Zide MF. Cutaneous cysts of the head and neck. *J Oral Maxillofac Surg.* 2005;63:1613-1619.

McGavran MH, Binnington B. Keratinous cysts of the skin. *Arch Dermatol.* 1966;94:499-508.

Morritt AN, Tiffin N, Brotherston TM. Squamous cell carcinoma arising in epidermoid cysts: report of four cases and review of the literature. *J Plast Reconstr Aesthet Surg.* 2012;65:1267-1269.

Rajayogeswaran V, Eveson JW. Epidermoid cyst of the buccal mucosa. *Oral Surg Oral Med Oral Pathol.* 1989;67:181-184.

Cisto dermoide

Gordon PE, Faquin WC, Lahey E, Kaban LB. Floor-of-mouth dermoid cysts: report of 3 variants and a suggested change in terminology. *J Oral Maxillofac Surg.* 2013;71:1034-1041.

Kyriakidou E, Howe T, Veale B, Atkins S. Sublingual dermoid cysts: case report and review of the literature. *J Laryngol Otol.* 2015;129:1036-1039.

MacNeil SD, Moxham JP. Review of floor of mouth dysontogenic cysts. *Ann Otol Rhinol Laryngol.* 2010;119:165-173.

Cisto do ducto tireoglosso

Brousseau VJ, Solares CA, Xu M, Krakovitz P, Koltai PJ. Thyroglossal duct cysts. presentation and management in children versus adults. *Int J Pediatr Otorhinolaryngol.* 2003;67:1285-1290.

Rayess HM, Monk I, Svider PF, et al. Thyroglossal duct cyst carcinoma: a systematic review of clinical features and outcomes. *Otolaryngol Head Neck Surg.* 2017;156:794-802.

Thompson LD, Herrera HB, Lau SK. A clinicopathologic series of 685 thyroglossal duct remnant cysts. *Head Neck Pathol.* 2016;10:465-474.

Zhu Y-S, Lee C-T, Ou C-Y, et al. A 16-year experience in treating thyroglossal duct cysts with a "conservative" Sistrunk approach. *Eur Arch Otorhinolaryngol.*2016;273:1019-1025.

Cisto da fenda branquial

LaRiviere CA, Waldhausen JHT. Congenital cervical cysts, sinuses, and fistulae in pediatric surgery. *Surg Clin North Am.* 2012;92:583-597.

Muller S, Aiken A, Magliocca K, Chen AY. Second branchial cleft cyst. *Head Neck Pathol.* 2015;9:379-383.

Prosser JD, Myer CM III. Branchial cleft anomalies and thymic cysts. *Otolaryngol Clin North Am.* 2015;48:1-14.

Spinelli C, Rossi L, Strambi S, et al. Branchial cleft and pouch anomalies in childhood: a report of 50 surgical cases. *J Endocrinol Invest.* 2016;39:529-535.

Cisto linfoepitelial oral

Buchner A, Hansen LS. Lymphoepithelial cysts of the oral cavity. *Oral Surg Oral Med Oral Pathol.* 1980;50:441-449.

Chaudhry AP, Yamane GM, Scharlock SE, SunderRaj M, Jain R. A clinicopathological study of intraoral lymphoepithelial cysts. *J Oral Med*. 1984; 39:79-84.

Yang X, Ow A, Zhang C-P, et al. Clinical analysis of 120 cases of intraoral lymphoepithelial cyst. *Oral Surg Oral Med Oral Pathol Oral Radiol*. 2012; 113:448-452.

Atrofia hemifacial progressiva

El-Kehdy J, Abbas O, Rubeiz N. A review of Parry-Romberg syndrome. *J Am Acad Dermatol*. 2012;67:769-784.

Tolkachjov SN, Patel NG, Tollefson MM. Progressive hemifacial atrophy: a review. *Orphanet J Rare Dis*. 2015;10:39. doi:10.1186/s13023-015-0250-9.

Wong M, Phillips CD, Hagiwara M, Shatzkes DR. Parry Romberg syndrome: 7 cases and literature review. *AJNR Am J Neuroradiol*. 2015;36: 1355-1361.

Hemi-hiperplasia

Hennekam RCM, Krantz ID, Allanson JE. Hemihyperplasia. In: *Gorlin's Syndromes of the Head and Neck*. 5th ed. New York: Oxford University Press; 2010:477-480, [Chapter 21].

Horswell BB, Holmes AD, Barnett JS, Hookey SR. Primary hemihypertrophy of the face: review and report of two cases. *J Oral Maxillofac Surg*. 1987; 45:217-222.

Hoyme HE, Seaver LH, Jones KL, et al. Isolated hemihyperplasia (hemihypertrophy): report of a prospective multicenter study of the incidence of neoplasia and review. *Am J Med Genet*. 1998;79:274-278.

Displasia odontomaxilar segmentar

Danforth RA, Melrose RJ, Abrams AM, Handlers JP. Segmental odontomaxillary dysplasia. Report of eight cases and comparison with hemimaxillofacial dysplasia. *Oral Surg Oral Med Oral Pathol*. 1990;70:81-85.

Miles DA, Lovas JL, Cohen MM Jr. Hemimaxillofacial dysplasia: a newly recognized disorder of facial asymmetry, hypertrichosis of the facial skin, unilateral enlargement of the maxilla, and hypoplastic teeth in two patients. *Oral Surg Oral Med Oral Pathol*. 1987;64:445-448.

Packota GV, Pharoah MJ, Petrikowski CG. Radiographic features of segmental odontomaxillary dysplasia. A study of 12 cases. *Oral Surg Oral Med Oral Pathol Oral Radiol Endod*. 1996;82:577-584.

Whitt JC, Rokos JW, Dunlap CL, Barker BF. Segmental odontomaxillary dysplasia: report of a series of 5 cases with long-term follow-up. *Oral Surg Oral Med Oral Pathol Oral Radiol Endod*. 2011;112:e29-e47.

Patologia Dentária 2

Defeitos do esmalte por fatores ambientais, 42
Hipoplasia de Turner, 42
Distúrbios dentais devido à terapia antineoplásica, 44
Fluorose dentária, 44
Desgaste dentário, 46
Atrição, 46
Abrasão, 46
Erosão, 48
Abfração, 48
Reabsorção interna, 50
Reabsorção externa, 50
Pigmentação dentária, 52
Pigmentação dentária extrínseca, 52
Pigmentação dentária intrínseca, 52
Anquilose, 54
Transposição, 54
Hipodontia, 54
Hiperdontia, 56

Dente natal, 58
Microdontia e macrodontia, 58
Dentes duplos, 60
Cúspide em garra, 62
Dente evaginado e incisivos em forma de pá, 62
Dente invaginado, 64
Pérolas de esmalte, 64
Extensões cervicais de esmalte, 66
Taurodontia, 66
Hipercementose, 66
Dilaceração, 68
Raízes supranumerárias, 68
Defeitos do esmalte associados a síndromes, 68
Amelogênese imperfeita, 70
Defeitos da dentina associados à sialofosfoproteína dentinária, 72
Displasia dentinária do tipo 1, 74
Odontodisplasia regional, 74

Defeitos do esmalte por fatores ambientais

Figuras 2.1 e 2.2

O esmalte dentário se desenvolve em três estágios principais: deposição de matriz, mineralização inicial e maturação final. Os ameloblastos são extremamente sensíveis a influências externas, sendo que mais de 90 fatores diferentes são associados a distúrbios na formação do esmalte. Embora as causas sejam diversas, os fatores mais comumente relatados incluem doença grave durante os primeiros 3 anos de vida, hipocalcemia, distúrbios renais, deficiências nutricionais e infecções virais associadas à febre alta.

Ao contrário do osso, o esmalte dentário não pode ser remodelado. Com o conhecimento da cronologia da formação dos dentes, o local do esmalte defeituoso pode ser usado para identificar quando ocorreu o dano. A formação das coroas dentárias decíduas inicia-se por volta da 14ª semana de gestação e continua até os 12 meses de idade. A formação das coroas dos dentes permanentes é iniciada aos 6 meses e continua até os 15 anos.

O distúrbio de esmalte associado pode ser quantitativo e/ou qualitativo. A **hipoplasia do esmalte** surge da falha de deposição de matriz apropriada e se apresenta como fossetas, sulcos ou áreas maiores de ausência de esmalte. Em contrapartida, as **opacidades do esmalte** são áreas de hipomaturação do esmalte nas quais o dente apresenta tamanho e formato normais, mas existe uma área de opacidade branca, creme, amarela ou marrom.

O padrão de distúrbio do esmalte tende a ser bilateralmente simétrico e envolve apenas a porção de esmalte que estava se desenvolvendo por ocasião do dano. Influências ambientais precoces afetam a dentição anterior e os primeiros molares, enquanto os danos posteriores no desenvolvimento do dente alteram os pré-molares e os segundos molares. O dano ao esmalte geralmente está associado a problemas estéticos, e não funcionais. Os dentes anteriores comprometidos significativamente podem ser reparados com restaurações de resina composta, facetas ou coroas totais.

Hipoplasia de Turner

Figura 2.3

Os defeitos do esmalte por fatores ambientais também podem ocorrer em um único dente permanente quando associados a uma influência local e não sistêmica. Quando observados em um incisivo, os ameloblastos foram tipicamente danificados por um evento traumático no incisivo decíduo, atingindo o dente permanente subjacente em desenvolvimento. Muito mais frequentemente, defeitos de desenvolvimento localizados ocorrem em pré-molares secundariamente à infecção de um molar decíduo sobrejacente. Os defeitos do esmalte variam de áreas focais de hipomaturação branca ou amarela a hipoplasia extensa que pode envolver toda a coroa.

Figura 2.1
Hipoplasia de esmalte por fatores ambientais
Sulcos bilateralmente simétricos no esmalte dos dentes anteriores.

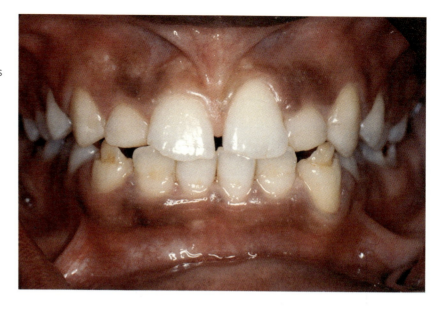

Figura 2.2
Hipoplasia de esmalte por fatores ambientais
Sulcos no esmalte dos pré-molares e segundos molares em ambos os arcos.

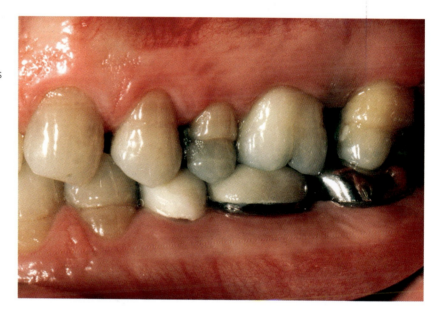

Figura 2.3
Hipoplasia de Turner
Incisivos centrais superiores com área localizada de hipomaturação amarelada.

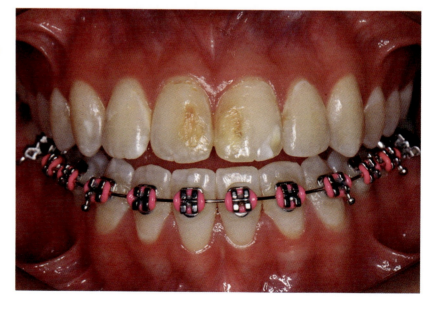

Distúrbios dentais devido à terapia antineoplásica

Figura 2.4

A terapia antineoplásica administrada durante a infância tem sido associada a alterações na formação dos dentes. Os dentes em desenvolvimento são mais sensíveis à radioterapia local, mas efeitos menos significativos também podem ser observados em associação com a quimioterapia sistêmica. A radiação induz defeitos quantitativos e qualitativos, enquanto a quimioterapia provoca predominantemente mudanças qualitativas. A gravidade varia de acordo com a idade do paciente na época do tratamento, o tipo de terapia e a dose e o campo de radiação.

As alterações são observadas principalmente em crianças tratadas antes dos 12 anos de idade, com os efeitos mais graves observados em crianças com menos de 5 anos. Se a exposição acontecer antes da formação da coroa, pode ocorrer microdontia ou hipodontia. Se a exposição ocorrer durante os estágios posteriores do desenvolvimento dentário, hipomaturação do esmalte, raízes curtas e pontiagudas e taurodontia podem ser observadas.

Fluorose dentária

Figuras 2.5 e 2.6

A exposição ao fluoreto é sabidamente efetiva na redução da cárie dentária, mas também pode estar associada a defeitos do esmalte conhecidos como fluorose dentária. Os defensores dessa abordagem de promoção de saúde se esforçam para determinar o nível mais adequado de exposição ao fuoreto que resultará em redução máxima da cárie e mínima fluorose dentária.

Em 1962, o Serviço de Saúde Pública dos EUA recomendou a fluoretação do abastecimento de água em todo o país, com concentrações variando de acordo com o clima. Devido ao aumento do consumo de água nas regiões mais quentes dos EUA, a concentração recomendada de fluoreto no abastecimento de água do país variou de 0,7 a 1,2 mg/ℓ. Um recente aumento da prevalência de fluorose dentária levou a reavaliação dos níveis de flúor recomendados na água de abastecimento do país. Secundariamente ao aumento da disponibilidade de flúor de outras fontes, o Serviço de Saúde Pública dos EUA, em 2015, recomendou um único padrão nacional de 0,7 mg/ℓ de flúor em todos os suprimentos de água da comunidade. Mesmo em comunidades com níveis de flúor mantidos a 0,7 ppm, uma revisão da Cochrane revelou que a prevalência de fluorose esteticamente desfavorável é de aproximadamente 12%.

Os dentes com fluorose clinicamente evidente são resistentes à cárie e apresentam áreas de esmalte branco opaco que podem exibir áreas misturadas de pigmentação amarela ou marrom. Na fluorose grave, podem-se observar áreas irregulares acastanhadas deprimidas de esmalte superficial defeituoso, que tem sido denominado de **esmalte mosqueado**. A microabrasão superficial de zonas de pigmentação amarela ou marrom geralmente resulta em melhoria permanente na coloração do esmalte. A eliminação do esmalte branco fosco geralmente exige a colocação de facetas dentárias ou coroas totais.

Figura 2.4
Distúrbios dentários devido à terapia antineoplásica
Dentes com raízes pontiagudas curtas, hipodontia, microdontia e áreas de hipoplasia do esmalte em um paciente que recebeu radioterapia para neoplasia maligna hematológica. (Cortesia do Dr. Matthew D'Addario.)

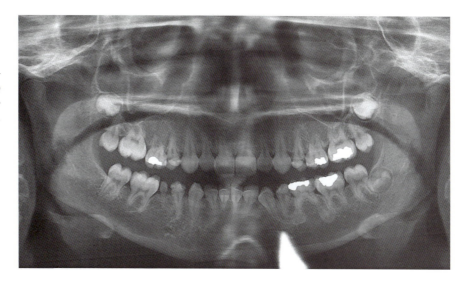

Figura 2.5
Fluorose dentária
Dentição com hipomaturação branca difusa e áreas de coloração marrom mosqueada.

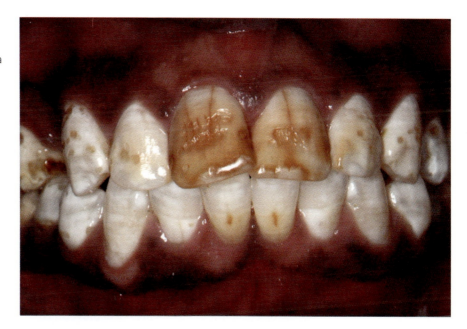

Figura 2.6
Fluorose dentária
Paciente em dentição mista apresenta hipomaturação branca dos dentes permanentes e dentes decíduos clinicamente normais.

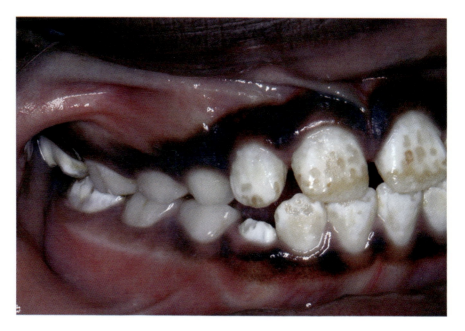

Desgaste dentário

O desgaste dentário é um processo fisiológico normal que ocorre com o envelhecimento. Quando a extensão da perda da estrutura dentária resulta em sintomas, problemas funcionais ou comprometimento estético, as alterações têm de ser consideradas patológicas. A perda de superfície dentária ocorre por atrição, abrasão, erosão e, possivelmente, por abfração. Embora esses processos sejam discutidos separadamente, a maior parte do desgaste dentário patológico é consequência de uma combinação desses fatores.

Atrição

Figura 2.7

A **atrição** corresponde ao desgaste dentário causado pelo contato dente a dente. A atrição incisal e oclusal mostra faces desgastadas e achatadas nos dentes antagonistas. Esse desgaste é resultante de forças locais de mastigação frequentemente combinadas à abrasão relacionada a alimentos mais duros. A atrição interproximal também pode ser vista, mas tem baixa prevalência na população moderna, provavelmente devido a mudanças que ocorreram na dieta desde a revolução agrícola. A atrição afeta tanto a dentição decídua quanto a permanente, resultando tanto na diminuição da altura quanto no comprimento de ambos os arcos. A perda da estrutura dentária é lenta e raramente resulta em sensibilidade dentinária ou exposição pulpar. Bruxismo, contatos prematuros e defeitos de desenvolvimento da estrutura dentária, como amelogênese imperfeita e dentinogênese imperfeita, podem acelerar o processo.

Abrasão

Figuras 2.8 e 2.9

Abrasão é a perda patológica da estrutura dentária secundária a partir de uma ação mecânica externa. O padrão mais comum ocorre nas faces vestibulares dos dentes na junção amelocementária, secundariamente à escovação dentária. Esse padrão de desgaste dentário aumenta com a idade, com a frequência da escovação, com o grau de força aplicada na escovação, e em associação com uma técnica inadequada de escovação (horizontal *versus* vertical). A mastigação de materiais abrasivos, como tabaco, pode acelerar o desgaste dos dentes, bem como ficar mordendo de forma inadequada itens como fios ou unhas também pode ser prejudicial. Hábitos como o de morder lápis, uso inadequado de fio dental ou palitos de dente, retenção constante da haste do cachimbo, abrir grampos de cabelo ou quebrar nozes também podem provocar abrasão significativa.

A abrasão pela escovação geralmente cria entalhes cervicais horizontais que podem ser mais avançados em dentes vestibularizados. Os danos associados ao uso crônico de cachimbos ou abrir grampos de cabelo costumam criar entalhes em forma de V, enquanto o uso inadequado de fio dental ou palitos de dente resulta na perda da estrutura dentária interdental. A exposição da polpa não é esperada devido à lenta progressão do processo. Muitas vezes, a dentina terciária pode ser vista preenchendo o espaço anteriormente ocupado pela polpa.

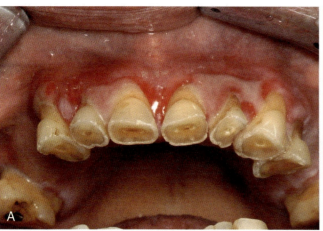 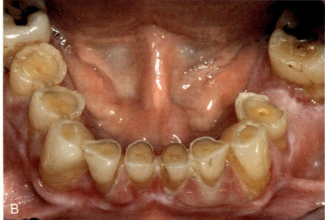

■ Figura 2.7
Atrição dentária

A. Paciente com substancial perda da altura dos dentes superiores secundariamente ao desgaste dentário. Observe a dentina terciária preenchendo o canal após a recessão pulpar. **B.** Arco mandibular no mesmo paciente.

■ Figura 2.8
Abrasão dentária

Paciente com entalhe cervical significativo secundário à escovação dentária inadequada e com excesso de força. Os dentes anteriores são reforçados com resina por causa da instabilidade coronal.

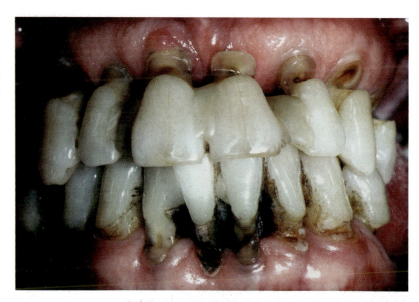

■ Figura 2.9
Abrasão dentária

Perda significativa da altura vertical dos dentes devido a uma combinação de atrição e abrasão em um paciente que mastigava tabaco cronicamente. Observe a dentina terciária preenchendo os canais de polpa.

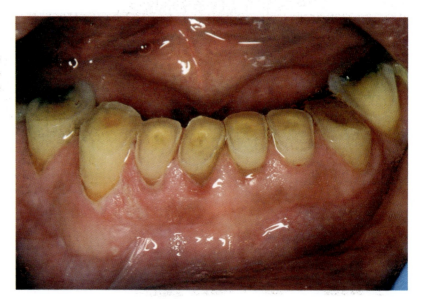

Erosão

Figuras 2.10 e 2.11

Erosão é o desgaste dos dentes causado por ação química que não seja um processo bacteriano. Embora a saliva tenha capacidade de tamponamento significativo, essa proteção pode ser superada pelo fluxo salivar deficiente ou pelo excesso de ácido. A fonte do ácido pode ser intrínseca, após a exposição prolongada ou repetida ao ácido estomacal, ou pode ser extrínseca, vinda de alimentos, bebidas ou fatores ambientais.

Como a saliva tem a capacidade de remineralizar o esmalte após a exposição ácida, acredita-se que a perda da estrutura dentária também envolva abrasão ou atrição que removem o esmalte previamente amolecido por um ácido. O fluxo salivar baixo parece estar associado a um aumento da prevalência de erosão e pode ser secundário a xerostomia induzida por medicamentos, doenças sistêmicas (como a síndrome de Sjögren), desidratação originada de fatores como altos níveis de exercícios ou simplesmente uma hidratação insuficiente. O consumo de refrigerantes carbonatados, sucos de frutas naturais e lanches ácidos está associado a um aumento da prevalência de erosão dentária, enquanto o consumo de leite ou de iogurte parece exercer um efeito protetor.

Superfícies oclusais afetadas demonstram diminuição das pontas das cúspides e achatamento da anatomia oclusal. Em casos avançados, toda a anatomia pode ser perdida e substituída por uma depressão na superfície oclusal. A erosão de superfícies lisas cria uma aparência achatada que pode evoluir para concavidades que geralmente são mais largas do que profundas. Restaurações dentárias previamente colocadas podem surgir acima da superfície do dente devido à perda do esmalte adjacente e da dentina. A erosão proveniente da exposição dentária a secreções gástricas é chamada de *perimólise*. Como visto nas outras formas de desgaste dentário, a exposição pulpar não é esperada, apesar da extensa perda da estrutura dentária.

Abfração

Figura 2.12

Abfração é uma teoria que sugere que o dano dentário pode se desenvolver secundariamente às tensões oclusais e à flexão repetida dos dentes, criando ruptura do esmalte na região cervical. Uma vez danificadas, estas zonas seriam mais suscetíveis aos efeitos da abrasão e da erosão, resultando em lesões cervicais não cariosas, em forma de cunha. A existência desta condição é controversa. Alguns pesquisadores relatam que não existem evidências clínicas convincentes para essa teoria, sendo alguns achados clínicos aparentemente conflitantes com a hipótese básica.

O dano criado pela abfração é restrito à região cervical das faces vestibulares. Embora o dano cervical se assemelhe àquele secundário à abrasão e à erosão, os defeitos geralmente são mais profundos e mais estreitos, com paredes laterais mais nítidas. O processo pode afetar um único dente, não atingindo dentes adjacentes, e pode ser observado em uma localização subgengival. Esses aspectos são incomuns em dentes acometidos por abrasão ou erosão.

Capítulo 2 Patologia Dentária

■ **Figura 2.10**
Erosão dentária
Incisivos centrais superiores demonstram defeitos localizados no esmalte após sucção crônica de limão.

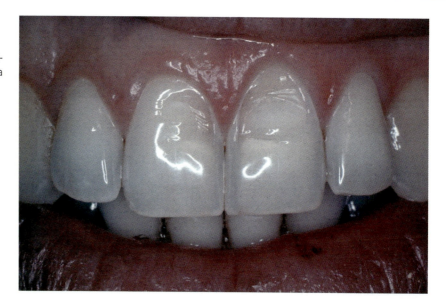

■ **Figura 2.11**
Erosão dentária
Dentição demonstra perda difusa de esmalte coronal e dentina. Observe as bordas elevadas do esmalte ao redor das concavidades centrais da dentina. Essa destruição resultou na perda completa da cúspide vestibular no dente pré-molar mostrado.

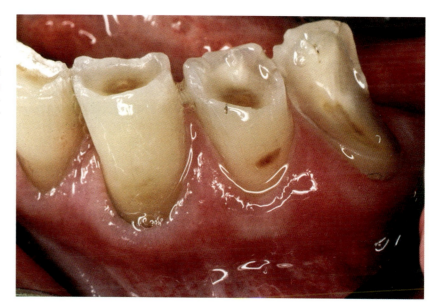

■ **Figura 2.12**
Abfração dentária
Pré-molares e molares inferiores com área focal de perda do esmalte cervical.

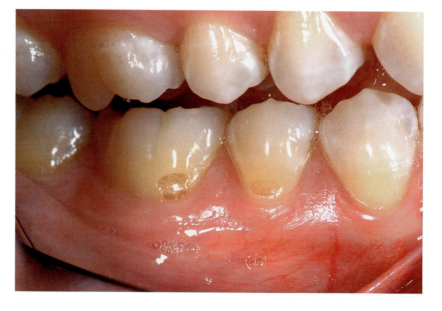

Reabsorção interna

Figura 2.13

Reabsorção interna refere-se à perda da estrutura dentária nas paredes dentinárias da polpa. Este processo é relativamente incomum e ocorre quando as camadas odontoblástica e de pré-dentina são perdidas, ocorrendo exposição da dentina mineralizada às células dentinoclásticas dentro da polpa. A reabsorção surge mais comumente de forma secundária a uma reação inflamatória desencadeada por traumatismo ou invasão bacteriana da polpa. Uma vez iniciado, o processo com frequência persiste até que o tecido pulpar seja removido endodonticamente ou se torne necrótico.

Radiograficamente, a área de reabsorção tipicamente se apresenta como aumento radiotransparente simétrico do canal pulpar, que varia de oval a redondo. Se diagnosticada antes da perfuração da raiz, a terapia endodôntica geralmente é bem-sucedida na eliminação do tecido mole responsável pela reabsorção. Em alguns casos, as radiografias periapicais são insuficientes para delinear toda a extensão do processo, sendo a TC comprovadamente superior na delineação acurada da área de destruição.

Reabsorção externa

Figuras 2.14 e 2.15

A **reabsorção externa** refere-se à perda da estrutura dentária ao longo da superfície externa da raiz, de forma secundária à destruição do pré-cemento e à exposição do cemento mineralizado adjacente aos cementoclastos dentro do ligamento periodontal. Em contraste com a reabsorção interna, esse processo é muito comum, embora, muitas vezes, seja insignificante clinicamente. A pressão localizada é uma causa comum, que pode surgir de terapia ortodôntica, forças oclusais excessivas ou dentes impactados, cistos ou tumores adjacentes. As doenças inflamatórias periodontal e periapical também estão frequentemente associadas à reabsorção externa. Dentes avulsionados reimplantados após degeneração do ligamento periodontal podem demonstrar reabsorção externa progressiva e subsequente anquilose.

Quando comparada à reabsorção interna, a área de perda dentária frequentemente cria uma radiotransparência mais irregular. Quando o defeito de reabsorção é sobreposto à polpa, o contorno original do canal permanece visível sem a expansão pulpar radiotransparente observada na reabsorção interna.

Embora a reabsorção frequentemente cesse após a remoção de um fator deflagrador óbvio, em muitos casos não existe uma causa óbvia, dificultando a intervenção bem-sucedida. A reabsorção secundária à periodontite ou doença inflamatória periapical geralmente cessa com a eliminação de qualquer infecção associada. A remoção do tecido de granulação e a restauração do defeito em áreas de reabsorção cirurgicamente acessíveis têm apresentado sucesso ao interromper o processo.

Capítulo 2 Patologia Dentária

■ Figura 2.13
Reabsorção interna
A. Dente demonstra expansão radiotransparente oval do canal pulpar. **B.** Fotografia do mesmo dente revela defeito radicular que perfurou a lateral da raiz.

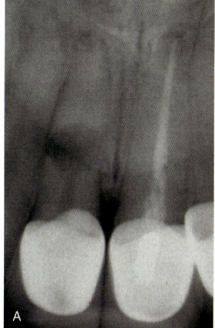
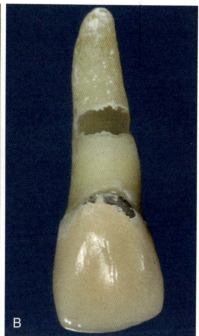

■ Figura 2.14
Reabsorção externa
A. Molar inferior com raiz radiotransparente. Observe que o contorno original do canal pulpar é conservado. **B.** Primeiro pré-molar mandibular exibe radiotransparência oval sobreposta ao canal pulpar. (Cortesia do Dr. Todd Barrett.)

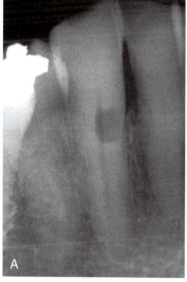
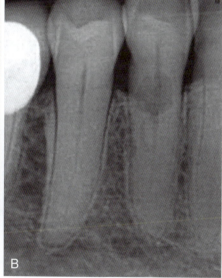

■ Figura 2.15
Reabsorção externa
A. Dentição maxilar anterior demonstra raízes rombas e curtas. Essas alterações surgiram após tratamento ortodôntico. **B.** Incisivo central superior exibe substancial perda de estrutura radicular. Este dente foi avulsionado durante um evento traumático, tratado endodonticamente e reimplantado.

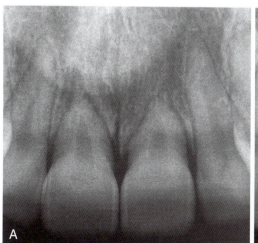
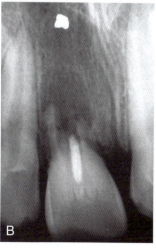

Pigmentação dentária

A cor normal dos dentes decíduos é branca azulada, enquanto os dentes permanentes parecem branco acinzentado. Com o envelhecimento, o esmalte frequentemente fica mais fino e os dentes ficam mais amarelos. Pigmentações mais acentuadas também podem ocorrer e podem ser de origem extrínseca ou intrínseca.

Pigmentação dentária extrínseca

Figura 2.16

As **pigmentações extrínsecas** dos dentes surgem da deposição de pigmentos na superfície que tipicamente podem ser removidos por limpeza profissional com pasta profilática. Causas comuns incluem pigmentação por bactérias, produtos de tabaco, alimentos, bebidas (especialmente café e chá), medicamentos sistêmicos e certos enxaguatórios bucais ou cremes dentais.

A placa contendo bactérias cromogênicas pode produzir áreas de pigmentação que variam da cor verde a alaranjada. Áreas marrom-escuro a pretas também podem ser observadas secundariamente à formação de sulfeto férrico, quando o sulfeto de hidrogênio bacteriano reage com o ferro no líquido crevicular. Manchas de tabaco e bebidas tendem a acontecer mais frequentemente nas faces linguais e palatinas. O fluoreto de estanho é usado em muitos cremes dentais atuais, e o íon estanho pode combinar com sulfetos bacterianos para originar uma mancha preta. O uso crônico de enxaguatório bucal com clorexidina pode resultar em pigmentação marrom-amarelada, que é observada com mais frequência em pacientes que também consomem com frequência bebidas que contêm tanino, como chá e vinho.

Pigmentação dentária intrínseca

Figuras 2.17 e 2.18

Pigmentações dentárias intrínsecas podem surgir de anormalidades dentais de desenvolvimento ou de material endógeno incorporado na estrutura do dente durante o desenvolvimento. Como não representam pigmentações superficiais, a remoção não é possível. Pigmentações do desenvolvimento incluem variantes da amelogênese imperfeita, dentinogênese imperfeita e fluorose dentária.

O desenvolvimento das coroas dentárias decíduas estende-se do 4º mês de gestação até aproximadamente o 12º mês de vida, enquanto as coroas dos dentes permanentes iniciam a formação no nascimento, com término em torno dos 8 anos de idade. Durante esse tempo, as manchas podem ser permanentemente incorporadas nos dentes em desenvolvimento a partir de uma variedade de condições (como porfiria eritropoiética, alcaptonúria, hiperbilirrubinemia) e medicamentos (especialmente tetraciclina e minociclina). Na maioria dessas situações, a mancha afeta apenas a porção do dente em desenvolvimento quando a condição ou a medicação estava presente. Uma exceção é a minociclina. Este agente tem a capacidade de pigmentar a polpa dentária, o que pode resultar em uma mancha difusa dos dentes muito depois do término da formação.

Capítulo 2 Patologia Dentária

■ Figura 2.16
Pigmentação dentária extrínseca
Paciente oriundo do arquipélago de Palau que consumiu cronicamente sementes de areca e desenvolveu pigmentação marrom-avermelhada difusa das superfícies palatinas dos dentes. (Cortesia da Dra. Lynn Wallace.)

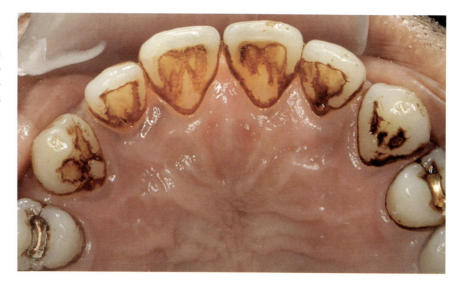

■ Figura 2.17
Pigmentação dentária intrínseca
Pigmentação esverdeada do terço incisal da dentição decídua em paciente com doença hepática e hiperbilirrubinemia no primeiro ano de vida. (Cortesia do Dr. Ronnie Carr.)

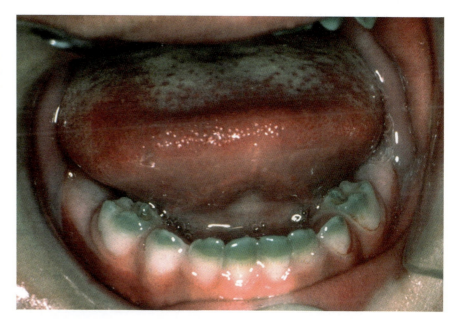

■ Figura 2.18
Pigmentação dentária intrínseca
Dentição acinzentada difusa em paciente que utilizou tetraciclina sistêmica na infância.

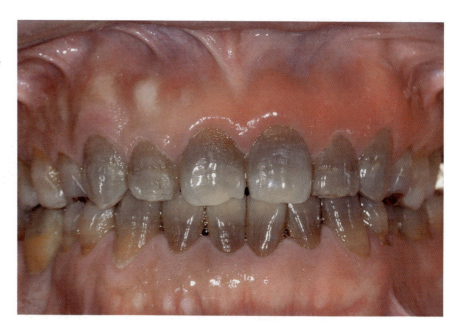

Anquilose

Figura 2.19

O surgimento dos dentes é um processo contínuo que compensa o desgaste e não cessa após a erupção completa. **Anquilose** se refere ao cessar desse movimento que ocorre secundariamente à fusão do dente com o osso alveolar. Muitos acreditam que o ligamento periodontal representa uma barreira anatômica que separa o dente do osso adjacente e ajuda a prevenir a anquilose.

Embora a causa da anquilose seja desconhecida, um trauma ou diminuição do espaço do ligamento periodontal de causa genética pode predispor à fusão entre os dentes e a crista alveolar.

Apesar de os dentes permanentes também serem afetados, os molares decíduos estão associados mais comumente à anquilose clinicamente significativa. Na maioria dos casos, a fusão é detectada por infraoclusão do dente afetado, no qual seu plano oclusal está abaixo do dos dentes adjacentes. Ocasionalmente, a percussão demonstrará um som agudo ou metálico. Embora a fusão muitas vezes não crie alterações radiográficas óbvias, ocasionalmente a perda do espaço ligamentar periodontal típico é notada.

Na grande maioria dos casos, a anquilose dos molares decíduos se resolve espontaneamente à medida que os pré-molares permanentes subjacentes entram em erupção. Nos casos com erupção significativamente atrasada, a extração do molar decíduo anquilosado é indicada. Nos dentes sem um sucessor subjacente, uma prótese pode ser colocada para equalizar a altura oclusal com os dentes adjacentes. A luxação também tem sido usada na tentativa de romper a fusão óssea e estimular o redesenvolvimento de um ligamento periodontal intacto.

Transposição

Figura 2.20

A **transposição dentária** é um tipo de erupção ectópica em que dois dentes adjacentes trocam de posição. A grande maioria é unilateral e envolve os caninos superiores. O padrão mais comum envolve o canino e o primeiro pré-molar, sendo canino e incisivo lateral a segunda transposição mais frequente. Embora uma associação com traumatismo dentário durante a infância tenha sido sugerida em alguns casos, evidências significativas sugerem envolvimento de fatores genéticos.

Se for detectada durante os estágios iniciais da erupção, procedimentos cirúrgicos e ortodônticos podem ser realizados para guiar os dentes em suas posições apropriadas. Se a transposição estiver bem estabelecida, o alinhamento dos dentes com o tratamento restaurador subsequente para camuflar as posições alteradas é apropriado. Outra opção é a remoção de um ou ambos os dentes afetados, com a colocação de implante.

Hipodontia

Figura 2.21

Hipodontia refere-se a um ou mais dentes perdidos, enquanto o termo **oligodontia** é usado quando faltam mais de seis dentes. A ausência total de dentes é conhecida como **anodontia** e é encontrada principalmente em associação com a displasia ectodérmica. A lâmina dentária é extremamente sensível a influências externas, e os danos antes da formação dos dentes podem resultar em hipodontia. Trauma local, infecção, radioterapia, quimioterapia, medicamentos, anormalidades endócrinas e distúrbios intrauterinos graves têm sido associados à falta de dentes.

Com mais de 200 genes conhecidos por estarem envolvidos na odontogênese, a genética exerce uma forte influência no número de dentes. A hipodontia pode ser um achado isolado, ou pode ser um componente de várias síndromes genéticas que são herdadas como características autossômicas dominantes, autossômicas recessivas ou ao traço ligado ao X. Sabe-se que pelo menos 111 síndromes estão associadas à hipodontia e outras 80 à oligodontia. Mutações em cinco genes (*AXIN2, MSX1, PAX9, EDA, WNT10A*) foram confirmadas como associadas à hipodontia isolada, e outras 79 mutações genéticas foram encontradas em associação com uma ampla variedade de síndromes que podem incluir a hipodontia como característica. O gene *AXIN2* apresenta interesse significativo devido à sua associação tanto à hipodontia como ao carcinoma de cólon. Outros pesquisadores também sugeriram uma associação entre a hipodontia e outras formas de câncer humano, mas essas correlações são menos comuns. Deve-se ressaltar que, na maioria dos casos de hipodontia, os genes envolvidos ainda precisam ser descobertos.

Capítulo 2 Patologia Dentária

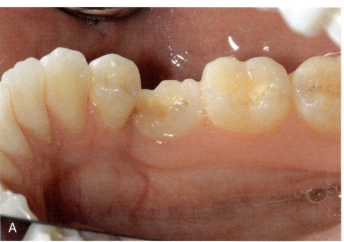
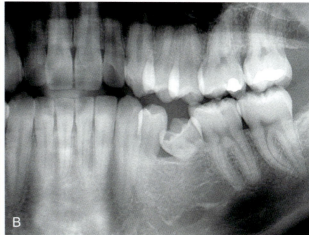

■ **Figura 2.19**
Anquilose
A. Segundo molar decíduo da mandíbula com plano oclusal abaixo dos dentes adjacentes. **B.** A radiografia do mesmo paciente revela reabsorção radicular significativa e ausência do segundo pré-molar subjacente. (Agradecimento ao Dr. Jordan Brown.)

■ **Figura 2.20**
Transposição dentária
Erupção de primeiro pré-molar superior rotacionado entre o incisivo lateral e o canino.

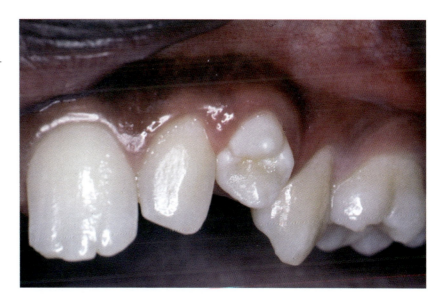

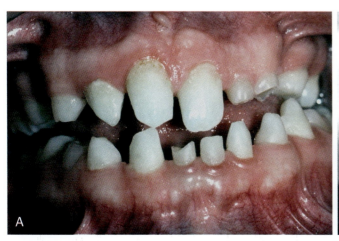
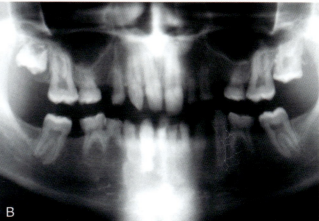

■ **Figura 2.21**
Oligodontia
A. Paciente apresenta numerosos dentes ausentes e dentes decíduos retidos. **B.** Radiografia panorâmica do mesmo paciente.

A hipodontia é incomum na dentição decídua. Os dentes mais comumente ausentes são os terceiros molares, os segundos molares inferiores, os incisivos laterais permanentes superiores e os segundos pré-molares superiores. Em contraste, os dentes permanentes menos comumente ausentes são os incisivos centrais superiores, os primeiros molares superiores e inferiores e os caninos inferiores. A hipodontia demonstra uma prevalência pelo sexo feminino, os indivíduos afetados demonstram dentes geralmente menores que o normal e têm uma forma mais simplificada.

Hiperdontia

Figuras 2.22 a 2.24

Hiperdontia refere-se a um número excessivo de dentes além dos esperados 20 decíduos e 32 dentes permanentes. Os dentes adicionais são denominados supranumerários e demonstram predominância pelo sexo masculino e pela maxila. Dentes supranumerários são cinco vezes mais comuns na dentição permanente do que na dentição decídua. Pacientes afetados frequentemente demonstram dentes maiores em tamanho com uma anatomia mais complexa.

Os dentes supranumerários podem ser únicos ou múltiplos; unilaterais ou bilaterais; na maxila e/ou mandíbula. O dente supranumerário mais comum surge na linha média da maxila anterior e é conhecido como **mesiodente**. Os mesiodentes que mais ocorrem, em ordem decrescente de frequência, são: os quatro molares superiores, os incisivos laterais superiores, os quatro molares inferiores e os pré-molares inferiores. Em contraste com a hiperdontia de um único dente, o local mais comum para múltiplos dentes supranumerários é a região dos pré-molares inferiores. Um dente supranumerário na lingual ou vestibular de um molar é denominado um **paramolar**, enquanto outro localizado distalmente a um terceiro molar é conhecido como um **distodente** ou **distomolar**. Embora a grande maioria dos dentes supranumerários seja não sindrômica, pelo menos 20 síndromes demonstram uma associação com a hiperdontia, sendo a displasia cleidocraniana e a síndrome de Gardner as mais citadas.

Muitos dentes supranumerários são assintomáticos e descobertos incidentalmente durante a obtenção de imagens radiográficas para outras indicações. No entanto, as complicações não são raras e incluem erupção ectópica ou tardia dos dentes adjacentes, reabsorção radicular dos dentes adjacentes, apinhamento, má oclusão, diastema e desenvolvimento de um cisto pericoronário ou tumor. Embora existam discordâncias relacionadas à remoção precoce ou tardia de dentes supranumerários, os pesquisadores sugerem que o tempo ideal para a remoção de um mesiodente é de aproximadamente 6 a 7 anos de idade, após o qual a prevalência de complicações parece aumentar. Antes da remoção cirúrgica, a tomografia computadorizada de feixe cônico mostrou ser benéfica na definição precisa da localização do dente e sua proximidade com estruturas anatômicas vitais, como o assoalho nasal e o canal nasopalatino.

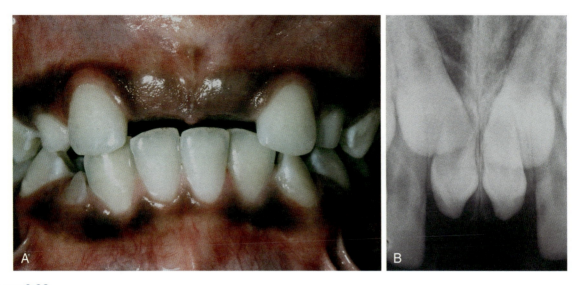

■ **Figura 2.22**
Hiperdontia (mesiodente)
A. Paciente apresenta falha de erupção dos incisivos centrais superiores. **B.** Radiografia do mesmo paciente demonstra dentes supranumerários bilaterais sobrepostos aos incisivos centrais.

■ **Figura 2.23**
Hiperdontia
Paciente com dois incisivos laterais no quadrante maxilar direito.

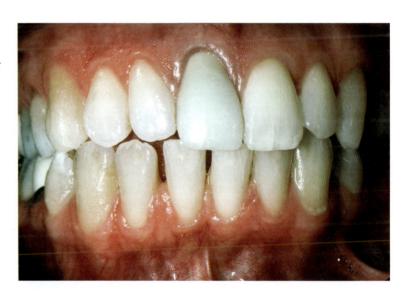

■ **Figura 2.24**
Hiperdontia
Paciente exibe múltiplos pré-molares inferiores supranumerários bilaterais.

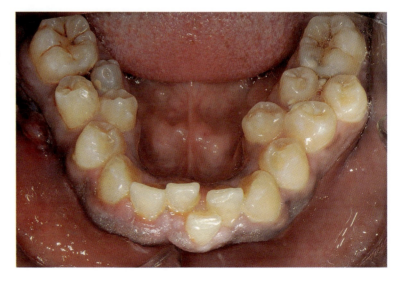

Dente natal

Figura 2.25

A erupção da dentição decídua começa aproximadamente aos 6 meses de idade. Os dentes evidentes ao nascimento são conhecidos como **dentes natais**, enquanto aqueles que entram em erupção nos primeiros 30 dias de vida são denominados **dentes neonatais**. A grande maioria representa dentes decíduos prematuramente irrompidos, e não dentes supranumerários, sendo os incisivos inferiores anteriores os mais frequentemente afetados.

Durante a amamentação, incisivos mandibulares natais têm sido associados a ulcerações traumáticas na face ventral da língua, e são denominadas de **doença de Riga-Fede**. O manejo inclui alisamento das bordas incisais pontiagudas, cobertura das bordas incisais com resina composta ou uso de protetor bucal durante a alimentação. A extração do dente é recomendada somente se for comprovado radiograficamente como sendo um dente supranumerário ou se for observada mobilidade extrema. Embora a aspiração de um dente com mobilidade seja uma preocupação, essa complicação nunca foi relatada, embora os dentes natais não sejam raros. Se possível, a remoção cirúrgica deve ser adiada porque a mobilidade precoce dos dentes frequentemente melhora dentro de 1 mês, eliminando assim a necessidade de extração. Além disso, retardar a extração evita a necessidade de administração de vitamina K para reduzir o sangramento relacionado à cirurgia. Embora ocasionalmente realizado por equipe médica sem treinamento significativo em saúde bucal, este procedimento é mais bem realizado por um profissional da odontologia que deve garantir que todos os remanescentes radiculares sejam completamente curetados no momento da remoção da coroa.

Microdontia e macrodontia

Figuras 2.26 e 2.27

A **microdontia** se refere a dentes que são menores que o normal, enquanto **macrodontia** (**megadontia**) se refere a dentes maiores que o normal. Existe uma correlação direta entre microdontia e hipodontia, bem como uma associação similar entre macrodontia e hiperdontia. Dentes perdidos demonstram uma forte prevalência pelo sexo feminino, com indivíduos afetados exibindo dentes que são menores que o normal e frequentemente com uma forma mais simplificada. Em contraste, dentes supranumerários exibem uma prevalência pelo sexo masculino, com dentes maiores do que o normal e frequentemente exibindo uma anatomia mais complexa. Apesar dessas associações, o tamanho do dente diminuído/aumentado é sutil.

A microdontia generalizada é rara e geralmente observada em associação com a disfunção hipofisária. Em contraste, a microdontia isolada não é incomum e, na maioria das vezes, envolve os incisivos laterais superiores (chamados laterais conoides) ou os terceiros molares. A macrodontia localizada é menos comum e pode ser difícil de separar da geminação ou fusão. Influências hereditárias e ambientais parecem ativas na hipodontia/microdontia e hiperdontia/macrodontia. Em estudos de gêmeos monozigóticos, forte concordância de hipodontia/microdontia não está presente. Apesar disso, se um gêmeo demonstra hipodontia/microdontia, o cogêmeo tem um risco significativamente maior de apresentar essa mesma característica (13 vezes em um estudo).

■ **Figura 2.25**
Dente natal
Recém-nascido com um incisivo central inferior esquerdo de erupção prematura ao lado do cisto de erupção associado ao incisivo central direito. (Agradecimento ao Dr. Matthew Tillman.)

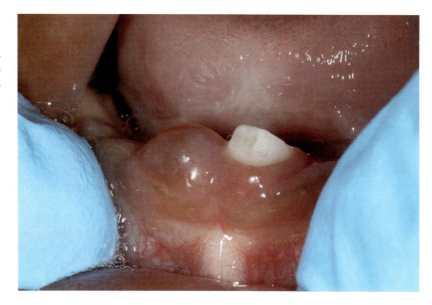

■ **Figura 2.26**
Microdontia
Paciente mostra pequeno incisivo lateral superior direito conoide.

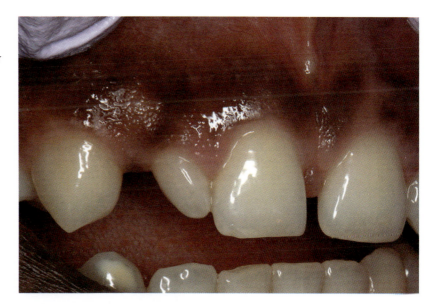

■ **Figura 2.27**
Macrodontia
Paciente com aumento do incisivo central superior esquerdo. (Cortesia do Dr. Peter Fam.)

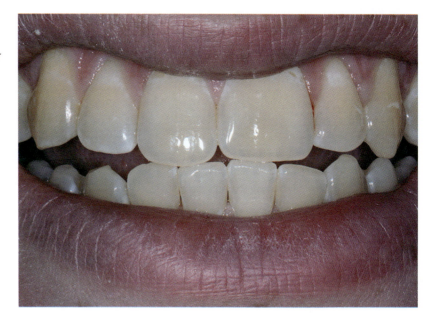

Dentes duplos

Figuras 2.28 a 2.31

Os **dentes duplos** são dois dentes unidos ou um dente alargado que mostra uma tentativa incompleta de se dividir em dois dentes. A **geminação** ocorre quando um único dente tenta se dividir, resultando em uma coroa bífida, sulcada ou aumentada. O processo começa na borda incisal, mas cessa antes da divisão completa do dente. O dente afetado é tipicamente associado a uma raiz e canal pulpar comum. A **fusão** ocorre quando dois dentes normalmente separados são unidos pela dentina. Os dentes fundidos podem compartilhar um canal de raiz e polpa ou demonstrar raízes separadas. A **concrescência** é notada quando dois dentes totalmente formados são unidos por cemento sem confluência da dentina. Essa união pode se desenvolver durante ou após o término inicial da formação das raízes.

Classicamente, a geminação aparece como um único dente aumentado ou dente duplo, no qual a contagem de dentes é normal quando o dente anômalo é contado como um. Em contraste, a contagem de dentes na fusão revela um dente perdido quando o dente anômalo é contado como um. Como a maioria das definições, exceções ocorrem. Suspeita-se de fusão com um dente supranumerário quando uma coroa bífida é associada a duas raízes separadas, mas a contagem de dentes é normal quando o dente anômalo é contado como um.

Geminação e fusão podem envolver tanto a dentição decídua quanto a permanente, sendo os incisivos e caninos mais comumente afetados. Quando a fusão é notada na dentição decídua, a maioria dos pacientes demonstrará falta de formação do dente sucessor associado. A geminação demonstra uma predileção pela maxila, enquanto a fusão ocorre mais frequentemente na mandíbula. Exemplos bilaterais são incomuns. A concrescência é notada mais frequentemente na maxila posterior devido à aproximação frequente dos ápices do segundo e terceiro molares.

Geminação e fusão podem criar problemas estéticos, má oclusão, grande diastema e predisposição à cárie e doença periodontal. As opções terapêuticas devem ser individualizadas de acordo com as necessidades do paciente e incluem a reformulação e restauração da coroa alterada; hemissecção em dois dentes separados; ou extração com substituição por uma prótese parcial, prótese fixa ou implante. Muitos casos de concrescência não necessitam de terapia, embora alguns possam estar associados a erupções tardias ou dificuldades de extração.

■ **Figura 2.28**
Geminação
Incisivos centrais superiores aumentados bilateralmente exibem um sulco na linha média de cada dente. Hiperplasia gengival espongiótica pode ser notada em associação com o incisivo lateral superior direito parcialmente irrompido.

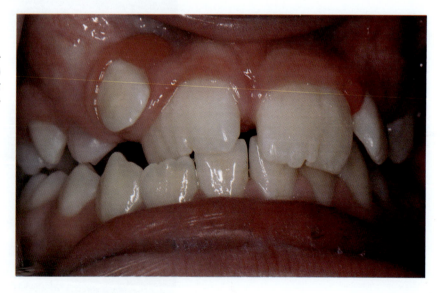

Capítulo 2 Patologia Dentária 61

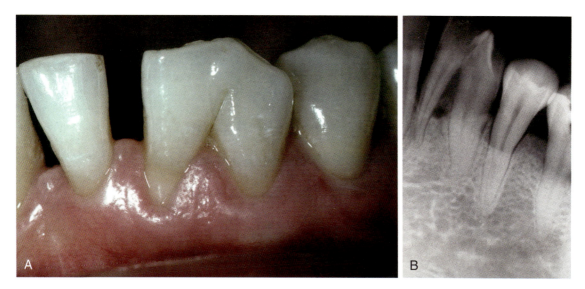

■ **Figura 2.29**
Fusão
A. Vista vestibular do incisivo lateral inferior direito ligado a coroa da cúspide adjacente. **B.** Radiografia dos mesmos dentes.

■ **Figura 2.30**
Fusão
Incisivo central inferior direito aumentado em um paciente no qual também está faltando o incisivo lateral naquele quadrante.

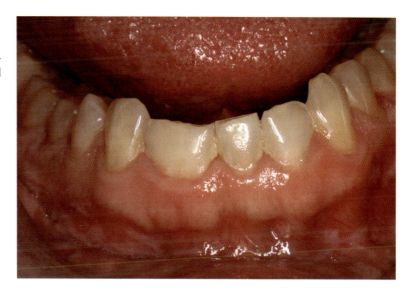

■ **Figura 2.31**
Concrescência
Segundo e terceiro molares superiores demonstram ligação pela raiz. Ao exame histopatológico, os dentes compartilhavam o cemento, mas não a dentina.

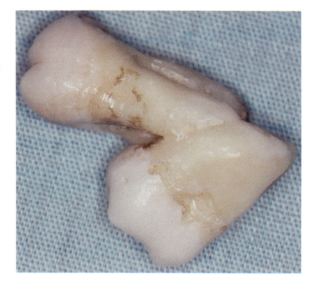

Cúspide em garra

Figura 2.32

Uma **cúspide em garra** é uma cúspide acessória de um dente anterior que se localiza mais frequentemente na face palatina e se estende pelo menos da metade da junção amelocementária até a borda incisal. Há uma prevalência pelo sexo masculino, com a grande maioria ocorrendo nos dentes permanentes superiores. O incisivo lateral superior é o dente permanente mais comumente afetado, enquanto o incisivo central é o dente decíduo mais envolvido. As cúspides em garra na face vestibular são incomuns. Um aumento da prevalência tem sido observado em uma série de síndromes, incluindo Rubinstein-Taybi, Ellis-van Creveld, Sturge-Weber, Mohr, incontinência pigmentar acromiante e Berardinelli-Seip.

A cúspide consiste em esmalte e dentina que pode conter um corno pulpar central. Sulcos de desenvolvimento que são propensos a cáries podem estar presentes onde a cúspide se une à superfície palatina. Além da cárie ao longo desses sulcos, a cúspide também está associada a interferências oclusais, deslocamento do dente afetado, irritação dos tecidos moles adjacentes e aumento da prevalência de doença periodontal e pulpar. Qualquer sulco de desenvolvimento evidente deve ser restaurado com um ionômero de vidro modificado por resina. As cúspides que criam problemas oclusais podem ser removidas de forma incremental em intervalos de 6 a 8 semanas e revestidas com um verniz fluoretado para permitir a deposição de dentina reparadora em um esforço para manter a vitalidade pulpar.

Dente evaginado e incisivos em forma de pá

Figuras 2.33 e 2.34

Dente evaginado é uma cúspide acessória que se origina do sulco central ou da borda lingual da cúspide vestibular de um dente pré-molar ou molar. O pré-molar mandibular é mais frequentemente afetado, e a condição geralmente é bilateral. Ocorre raramente em brancos; é observado com mais frequência em asiáticos, inuítes e nativos americanos. Como seria de se esperar, o dente evaginado tem sido associado a problemas oclusais, fratura da cúspide e patologias pulpares. A remoção da cúspide, embora mantendo a vitalidade pulpar, é difícil, mas tem sido obtida pela lenta retificação periódica e remoção de todas as interferências oclusais opostas. Outra opção é a colocação de reforço de resina ao redor da cúspide até que ocorra recessão pulpar, aumentando assim a possibilidade de manter a vitalidade durante a remoção.

O dente evaginado geralmente está associado a **incisivos em forma de pá**. Mais uma vez, essa variação na anatomia dentária é incomum nos brancos, mas comum em asiáticos, inuítes e nativos americanos. Os incisivos afetados demonstram margens laterais proeminentes que criam uma superfície lingual escavada semelhante à concha de uma pá. Não raramente, as cristas marginais convergem em um cíngulo profundo que é propenso a cárie e deve ser restaurado para evitar perda de vitalidade.

Capítulo 2 Patologia Dentária

■ **Figura 2.32**
Cúspide em garra
Incisivo lateral superior direito com elevação palatina da estrutura dentária que se estende do cíngulo até a margem incisal.

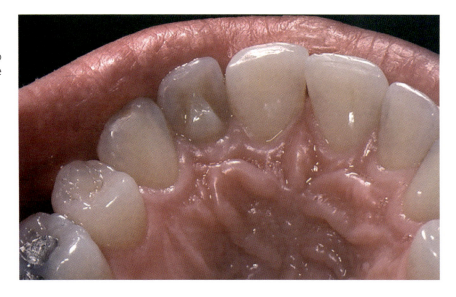

■ **Figura 2.33**
Dente evaginado
Primeiro pré-molar inferior esquerdo demonstra cúspide acessória localizada no sulco central. (Cortesia do Dr. Josh Raleigh.)

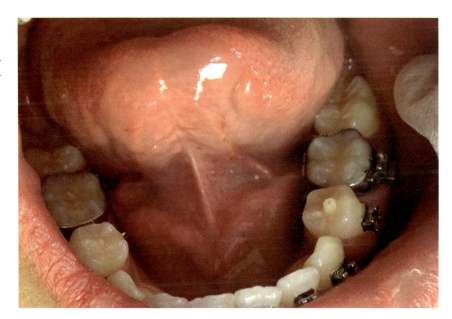

■ **Figura 2.34**
Incisivos em forma de pá
Superfícies palatinas dos incisivos centrais superiores com cristas marginais proeminentes e superfície lingual escavada.

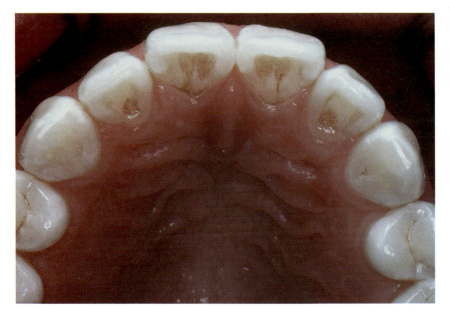

Dente invaginado

Figuras 2.35 e 2.36

Dente invaginado é um dente com uma invaginação superficial revestida por esmalte. De acordo com a descrição clássica do dente invaginado coronário de Oehlers, a invaginação pode ser confinada à coroa (tipo 1), ultrapassar a junção cemento-esmalte (tipo 2) ou ser paralela à polpa e sair ao longo da superfície lateral ou apical da raiz (tipo 3). O tipo 3 pode causar confusão no diagnóstico devido ao potencial de formação de abscesso interradicular em associação com um dente vital. Além disso, uma variante radicular extremamente rara foi documentada em que a invaginação do esmalte surge da superfície do cemento e se estende até a dentina radicular subjacente. O dente invaginado exibe uma forte predominância pela maxila, sendo o incisivo lateral mais comumente afetado. A ocorrência bilateral é comum. O envolvimento dos pré-molares e molares inferiores ocorre com pouca frequência.

De forma ideal, a invaginação deve ser restaurada para evitar perda de vitalidade pulpar. Frequentemente, entretanto, a doença inflamatória periapical secundária à necrose pulpar é o que leva à descoberta da anomalia. A tomografia computadorizada de feixe cônico é superior às radiografias periapicais e panorâmicas para identificar as invaginações e demonstrar a complexa anatomia pulpar do dente invaginado. Embora a terapia endodôntica convencional seja bem-sucedida na maioria dos casos, alguns dentes são extremamente distorcidos e podem requerer extração.

Pérolas de esmalte

Figura 2.37

As **pérolas do esmalte** (**enamelomas**) são glóbulos exofíticos ectópicos de esmalte localizados na superfície da raiz. Mais comumente, a lesão é composta por um nódulo de esmalte com núcleo de dentina, mas pode ser constituída inteiramente de esmalte ou conter também polpa dentária. A maioria é descoberta nas superfícies mesial ou distal dos molares, com predileção pela furca ou sulco entre as raízes incompletamente separadas. Pode haver múltiplos dentes afetados ou múltiplas pérolas em um único dente, e o achado demonstra uma forte predominância pela maxila. O envolvimento de pré-molares, caninos e incisivos é incomum. Exemplos raros podem ficar encapsulados na dentina radicular ou encontrados separadamente dos dentes dentro do osso alveolar.

A pérola do esmalte impede a ligação do tecido conjuntivo da raiz com o periodonto adjacente, fornece um nicho para a colonização bacteriana e complica a limpeza do local, uma vez exposta à cavidade oral. Uma associação com periodontite progressiva localizada pode ocorrer, necessitando de extração em muitos casos. Terapia cirúrgica com a remoção da pérola de esmalte, raspagem e alisamento radicular e osteoplastia foram tratamentos bem-sucedidos na resolução da periodontite localizada e na prevenção da perda do dente afetado.

■ **Figura 2.35**
Dente invaginado
Radiografia periapical de incisivo lateral superior direito mostra invaginação incisal revestida por esmalte radiopaco.

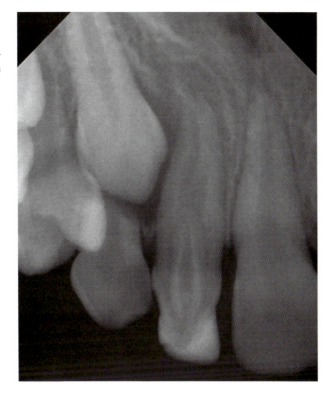

■ **Figura 2.36**
Dente invaginado
A. Incisivo lateral superior direito deformado. **B.** Radiografia do mesmo dente exibe um canal revestido por esmalte radiopaco. O canal é paralelo à polpa e se estende desde a margem incisal até uma saída ao longo da lateral da raiz.

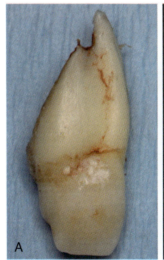 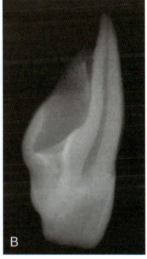

■ **Figura 2.37**
Pérola de esmalte
A. Molar superior exibe massa exofítica do esmalte localizada na bifurcação das raízes fusionadas. **B.** Radiografia de outro molar superior mostrando uma massa radiopaca de esmalte ectópico ligado à raiz distal do primeiro molar. (Cortesia dos Drs. James Lemon e Mary Ellis.)

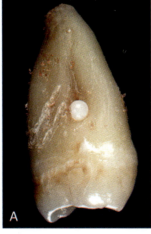 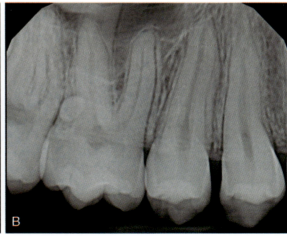

Extensões cervicais de esmalte

Figura 2.38

As **extensões cervicais de esmalte** não são nódulos exofíticos, mas representam extensões sésseis do esmalte, parecidas com dedos, que vão da junção amelocementária à bifurcação de um molar. Isso cria uma extensão do esmalte em forma de triângulo isósceles com a base voltada para o esmalte coronal e o ponto principal direcionado para a bifurcação. As extensões cervicais de esmalte não são raras e demonstram uma discreta predominância pela mandíbula. Embora qualquer molar possa ser afetado, os terceiros molares são os menos acometidos. Como o esmalte impede a ligação normal do tecido conjuntivo, o processo pode estar associado à perda localizada da inserção periodontal com o envolvimento da furca. Além disso, essas extensões de esmalte têm sido associadas a um cisto odontogênico inflamatório clínica e radiograficamente distinto, conhecido como **cisto da bifurcação vestibular**, embora a associação permaneça controversa. O aplainamento ou remoção do esmalte, bem como a plástica da furca, são procedimentos que representam resultado satisfatório na prevenção da perda adicional de inserção periodontal.

Taurodontia

Figura 2.39

A **taurodontia** é uma extensão apical da câmara pulpar que aumenta sua altura ápico-oclusal e desloca a bifurcação radicular para mais perto do ápice de um dente molar. A taurodontia pode ser unilateral ou bilateral e envolve predominantemente a dentição permanente. Esta anomalia dentária pode ocorrer como um achado isolado ou em associação com mais de 20 síndromes. Pacientes com hipodontia ou fenda labial e/ou fenda palatina demonstram um aumento na prevalência da taurodontia. Embora a alteração possa complicar a terapia endodôntica, os dentes com taurodontia não necessitam de terapia específica.

Hipercementose

Figura 2.40

A **hipercementose** é uma deposição não neoplásica excessiva de cemento. Mais frequentemente, há uma deposição uniforme no terço apical da raiz. Menos comumente e menos conhecidos são pequenos focos ou projeções de excesso de cemento nas superfícies radiculares laterais ou interradiculares. A hipercementose difusa pode estar associada a várias síndromes e doenças sistêmicas, como doença de Paget do osso, acromegalia, bócio tireoidiano, calcinose, artrite e febre reumática. A hipercementose isolada pode estar relacionada a fatores locais, como inflamação perirradicular, trauma oclusal, impactação, perda de dentes antagonistas e dilaceração. Embora os dentes que demonstram hipercementose não requeiram terapia específica, a raiz espessada ocasionalmente pode criar problemas durante a extração e pode exigir secção para auxiliar na remoção.

Figura 2.38
Extensão cervical de esmalte
A. Molar inferior extraído apresenta um cisto da bifurcação vestibular associado. **B.** Vista vestibular do mesmo dente mostrando uma linha branca e opaca de esmalte que se estende até a bifurcação.

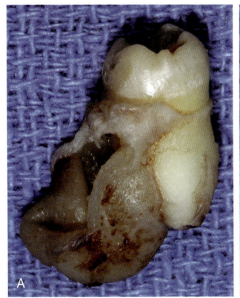
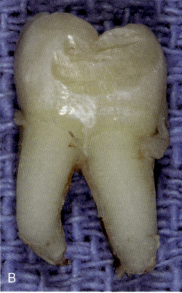

Figura 2.39
Taurodontia
Radiografia panorâmica mostra alteração de múltiplos molares nos quatro quadrantes. Esses molares exibem câmaras pulpares aumentadas e bifurcações radiculares que se aproximam do ápice. (Cortesia da Dra. Sarah Marks Leach.)

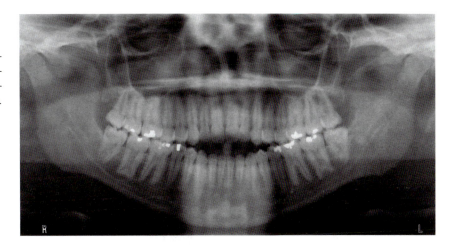

Figura 2.40
Hipercementose
Pré-molar superior esquerdo mostrando espessamento radiopaco na parte radicular do dente. (Cortesia do Dr. Eddie White.)

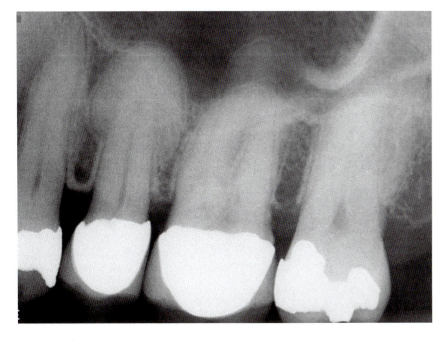

Dilaceração

Figura 2.41

Dilaceração é uma curvatura anormal na raiz ou coroa de um dente. Embora a raiz seja afetada com mais frequência, a curvatura pode ocorrer em qualquer lugar ao longo do comprimento do dente e foi observada em vários dentes ao longo da dentição. Embora muitos exemplos pareçam idiopáticos, outros surgem associados a traumas significativos durante o desenvolvimento dentário, como a avulsão ou a intrusão de um dente decíduo sobrejacente. Uma estrutura anatômica adjacente, cisto ou tumor também pode induzir uma angulação anormal de um dente em desenvolvimento. A dilaceração geralmente é diagnosticada radiograficamente, mas a mudança geralmente é sutil quando a curvatura ocorre na direção vestibular ou lingual.

Uma dilaceração menor não requer tratamento. A dilaceração de um dente decíduo pode alterar sua reabsorção e retardar a erupção do dente permanente subjacente, ocasionalmente exigindo a extração do dente tortuoso. Dilacerações graves também podem impedir a erupção do dente afetado e criar dificuldades endodônticas ou de extração.

Raízes supranumerárias

Figura 2.42

Raízes supranumerárias referem-se a dentes com número de raízes maior que o normal. Embora qualquer dente na dentição possa ser afetado, os molares permanentes de ambos os arcos, seguidos pelos caninos e pré-molares inferiores, estão mais envolvidos.

Como seria de se esperar, as raízes supranumerárias podem criar problemas durante a terapia endodôntica e a exodontia. Embora alguns exemplos sejam óbvios nas radiografias periapicais, muitos são sutis e difíceis de identificar. Todos os dentes extraídos devem ser examinados de perto para garantir que pequenas raízes supranumerárias não se separem durante a remoção. Além disso, uma busca minuciosa por todos os canais acessórios durante a terapia endodôntica aumenta a chance de sucesso. Quando surgem dúvidas, a tomografia computadorizada de feixe cônico tem se mostrado superior para demonstrar o número de raízes e a anatomia complexa de seus canais pulpares.

Defeitos do esmalte associados a síndromes

Figura 2.43

O desenvolvimento do esmalte envolve milhares de genes e seus produtos proteicos associados. Não é de se surpreender que certas alterações moleculares resultem em distúrbios do esmalte, juntamente com outras manifestações sistêmicas. Sabe-se que mais de 80 síndromes demonstram defeitos associados ao esmalte. Um exemplo excelente e bem conhecido é a **síndrome trico-dento-óssea**, um distúrbio autossômico dominante que surge secundariamente à alteração do gene *DLX3*. Os pacientes afetados apresentam osteosclerose (na maioria das vezes, na base do crânio e mastoide), cabelo ondulado infantil e unhas quebradiças. O fenótipo dentário inclui hipomaturação/hipoplasia do esmalte (esmalte amolecido difuso com depressões) ou hipoplasia/hipomaturação do esmalte (esmalte fino generalizado que também é amolecido e opaco) combinado com taurodontia.

■ **Figura 2.41**
Dilaceração
Incisivo central superior com curvatura anormal de sua raiz.

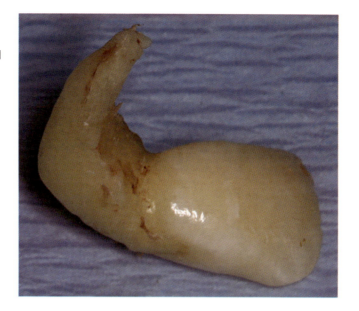

■ **Figura 2.42**
Raízes supranumerárias
A. Molar inferior exibe terceira raiz acessória.
B. Radiografia do mesmo dente com a raiz acessória.

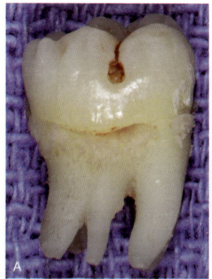
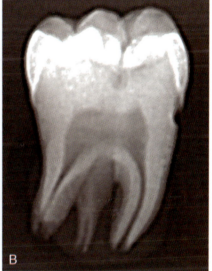

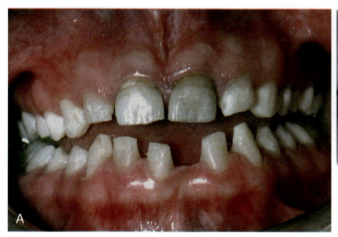
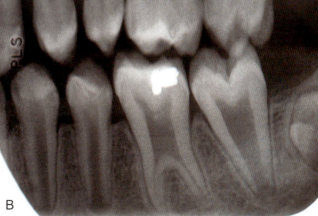

■ **Figura 2.43**
Síndrome trico-dento-óssea
A. Dentes pequenos e bem espaçados com esmalte hipomaduro branco (hipoplasia-hipomaturação). **B.** Radiografia do mesmo paciente mostra esmalte fino e taurodontia.

Amelogênese imperfeita

Figuras 2.44 a 2.47

A **Amelogênese imperfeita** compreende alterações genéticas na formação de esmalte não relacionadas a um distúrbio ou síndrome sistêmica. Os padrões de herança incluem autossômica dominante, autossômica recessiva e ligada ao X. A classificação fenotípica permanece popular e inclui amelogênese imperfeita hipoplásica (localizada com depressões, generalizada com depressões, generalizada fina), hipomadura (difusa, difusa pigmentada, com aspecto de neve), hipocalcificada e hipomadura combinadas com hipoplasia e taurodontia. Numerosas deficiências neste sistema tornaram-se evidentes à medida que as alterações genéticas associadas foram definidas. Embora todos os *loci* envolvidos não sejam conhecidos, 10 genes foram associados definitivamente à amelogênese imperfeita e possibilitam o diagnóstico molecular na maioria dos casos. Apesar disso, o diagnóstico molecular também demonstra inúmeras fraquezas, e muitos acreditam que o sistema mais apropriado precisa incluir modo de herança, fenótipo e mutação genética com sua função proteica associada.

A amelogênese imperfeita pode estar associada a comprometimento estético significativo, sensibilidade dentária, perda da dimensão vertical com aumento da frequência de cárie, mordida aberta anterior, erupção tardia, impactação dentária e gengivite/periodontite associada. Variantes leves muitas vezes podem ser tratadas satisfatoriamente com facetas, enquanto casos mais graves exigem cobertura total assim que possível. Embora muitos clínicos evitem a colocação de coroa em indivíduos jovens, estudos demonstraram resultados positivos ao seguir um padrão multissessão que possibilita a erupção completa dos dentes (primeiro os incisivos, seguidos por pré-molares e molares). Embora a sensibilidade frequentemente seja um problema associado ao posicionamento convencional da coroa em pacientes mais jovens, aqueles com amelogênese imperfeita geralmente relatam sensibilidade reduzida após a colocação da coroa. Outra opção inclui *overlay* (reconstrução dentária feita num laboratório dentário e posteriormente cimentada sobre o dente) com resina acetal até que a erupção esteja completa.

■ **Figura 2.44**
Amelogênese imperfeita, variante hipoplásica generalizada com depressões
Dentição com depressões difusas do esmalte coronal.

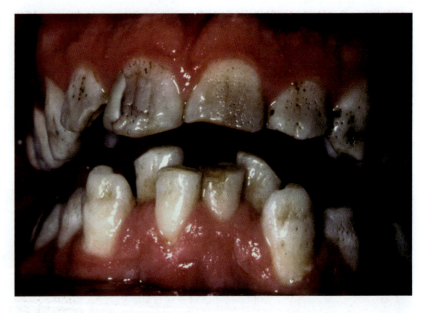

■ Figura 2.45
Amelogênese imperfeita, variante hipoplásica generalizada fina
A. Dentes pequenos e amarelados com contatos abertos em um paciente com mordida aberta anterior. **B.** Radiografia periapical do mesmo paciente mostra ausência de esmalte e áreas de restauração composta.

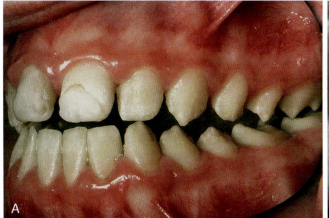
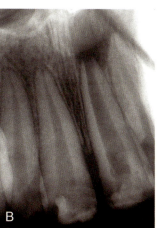

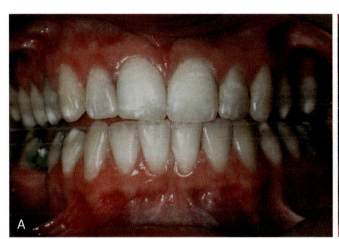
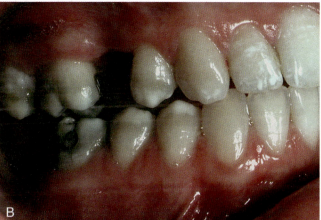

■ Figura 2.46
Amelogênese imperfeita, variante com hipomaturação com aspecto de neve
A. Vista vestibular da dentição mostra esmalte branco opaco, restrito ao terço incisal e apical dos dentes. **B.** Vista vestibular da dentição posterior no mesmo paciente.

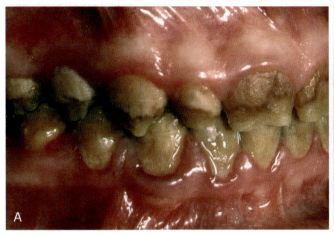
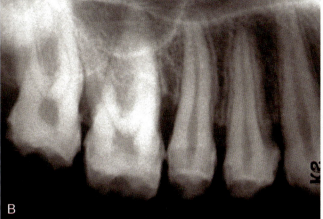

■ Figura 2.47
Amelogênese imperfeita, variante hipocalcificada
A. Dentição com esmalte de coloração marrom a laranja e friável. **B.** Radiografia periapical mostra esmalte com diminuição da opacidade e perda irregular devido à mastigação rigorosa.

Defeitos da dentina associados à sialofosfoproteína dentinária

Figuras 2.48 a 2.50

A **dentinogênese imperfeita (DGI)** é uma anormalidade autossômica dominante da dentina que ocorre na ausência de doença sistêmica e associada à alteração do gene da sialofosfoproteína dentinária (*DSPP*). A matriz de dentina é 90% de colágeno e 10% de proteínas não colagênicas. A maioria das proteínas não colagênicas é produzida sob o controle do gene *DSPP*. A disrupção da formação de colágeno ou de proteínas não colagênicas pode resultar em um distúrbio da dentina clinicamente óbvio.

A amplamente utilizada classificação de Shields inclui duas formas de displasia dentinária (DD I e DD II) e três padrões de dentinogênese imperfeita (DGI I, DGI II, DGI III). No entanto, com os avanços na genética da formação dos dentes, a classificação de Shields está se tornando obsoleta. A DD I (discutida adiante) não parece estar associada ao *DSPP* ou a um gene que controla a formação de colágeno. A DGI I está associada à osteogênese imperfeita, e é causada por mutações genéticas que afetam a formação de colágeno, e não a proteína dentinária. Este distúrbio deve ser denominado osteogênese imperfeita com dentes opalescentes e é uma entidade distinta da DGI. Os distúrbios remanescentes na classificação de Shields, DD II, DGI II e DGI III, parecem relacionados a variações do gene DSPP e são propostos a representar graus variados de gravidade da mesma doença, a dentinogênese imperfeita.

Classicamente, a DGI apresenta dentes transparentes de cor azul a marrom que se apresentam radiograficamente com coroas bulbosas, constrições cervicais, raízes finas e obliteração precoce de câmaras e canais pulpares. Embora o esmalte seja normal, muitas vezes é perdido prematuramente devido a uma junção esmalte-dentina alterada.

Nas variantes moderada (antiga DGI II de Shields) e grave (antiga DGI III de Shields) da DGI, ambas as dentições demonstram as características descritas anteriormente, sendo a principal diferença o achado de dentes em concha naqueles pacientes com doença grave. Os **dentes em concha** apresentam esmalte com espessura normal e raízes com paredes dentinárias finas circundando as polpas aumentadas. No padrão leve (DD II de Shields), os dentes decíduos se assemelham às outras duas variantes, mas os dentes permanentes são clinicamente normais. Radiograficamente, os dentes permanentes são distintos e demonstram câmaras pulpares em forma de tubo de cardo ou forma de chama, que aumentam dramaticamente e desenvolvem calcificações pulpares ao longo do tempo.

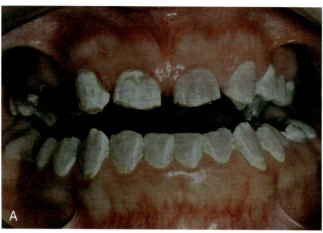
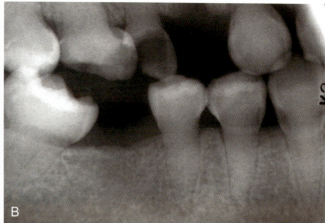

Figura 2.48
Dentinogênese imperfeita, forma moderada
A. Dentição permanente demonstra translucência difusa e acinzentada. **B.** Radiografia do mesmo paciente demonstra coroas bulbosas, constrições cervicais e raízes finas.

Figura 2.49
Dentinogênese imperfeita, forma grave
Radiografia periapical mostra dentes em concha com canais de polpa aumentados e dentina radicular fina. Antes da erupção, esses dentes tinham esmalte de espessura normal, mas o esmalte foi perdido antes da radiografia. (Cortesia do Dr. Robin Wilson.)

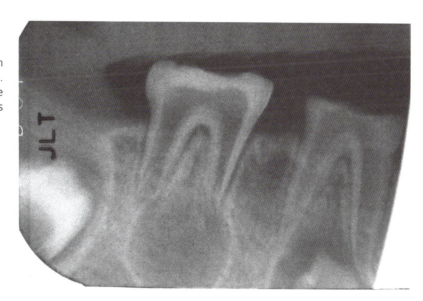

Figura 2.50
Dentinogênese imperfeita, forma leve (displasia dentinária do tipo 2)
A. Radiografia periapical mostra incisivos inferiores (mandibulares) que exibem câmaras pulpares em forma de tubo de cardo. **B.** Radiografia periapical de diferentes pacientes com dentição posterior mostra câmaras pulpares em forma de tubo de cardo com cálculos pulpares. Esses dentes permanentes eram clinicamente normais. (Cortesia do Dr. James Zettler.)

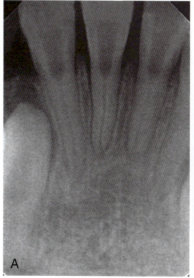
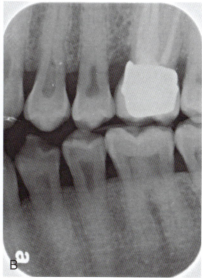

Displasia dentinária do tipo 1

Figuras 2.51 e 2.52

A **displasia dentinária do tipo 1** é um distúrbio autossômico dominante raro da dentina não associado a uma doença sistêmica. Os pacientes afetados demonstram dentes com coroas aparentemente normais associados a falhas na formação das raízes ou raízes dramaticamente encurtadas. Quando a formação das raízes é notada, tipicamente não há canais radiculares, com apenas um fino traço de polpa, semelhante à lua crescente, observado na junção entre a coroa e a raiz. Nos dentes molares, a bifurcação é, tipicamente, próxima ao ápice. Uma variação incomum, que exibe canais radiculares dilatados no meio da raiz associados a grandes cálculos pulpares, tem sido descrita, mas há um consenso de que esse padrão geralmente seja devido a uma doença sistêmica, como a calcinose tumoral familiar hiperfosfatêmica.

A displasia dentinária do tipo 1 envolve difusamente ambas as dentições, com os dentes decíduos revelando, muitas vezes, manifestações mais graves. Devido às fissuras dentinárias que se estendem até a junção dentina-esmalte, a perda da vitalidade pulpar com a doença inflamatória periapical associada é frequentemente observada sem cárie ou traumatismo significativo. Mobilidade dentária e esfoliação prematura são comuns.

Odontodisplasia regional

Figura 2.53

A **odontodisplasia regional** é uma malformação dentária não hereditária e localizada que afeta tipicamente vários dentes contíguos. Embora vários fatores causais tenham sido propostos, a patogênese ainda precisa ser determinada. O processo demonstra uma forte predominância pela maxila e tipicamente afeta ambas as dentições ou apenas os dentes permanentes. Embora a malformação geralmente seja limitada a um único quadrante, pode haver envolvimento bilateral ou alterações ipsilaterais em ambos os arcos. O envolvimento difuso é extremamente raro, assim como um dente não afetado entremeado em um quadrante de dentes alterados.

Embora muitos dentes afetados demonstrem atraso na erupção, uma vez expostos, os dentes ficam amarelos a castanhos com superfície áspera. Radiograficamente, a dentição afetada tem sido chamada de **dentes fantasmas** devido à imagem fina criada por suas polpas grandes cercadas por camadas extremamente finas de esmalte e dentina. Raízes curtas e ápices abertos são comuns. Os sinais e sintomas frequentes incluem falha de erupção, esfoliação precoce e formação de abscesso associado.

Figura 2.51
Displasia dentinária do tipo 1
Radiografia periapical da dentição posterior mostra raízes curtas, ausência de canais radiculares e uma pequena e fina câmara pulpar em formato decrescente. Observe a bifurcação adjacente ao ápice nos dentes molares. (Cortesia do Dr. Michael Quinn.)

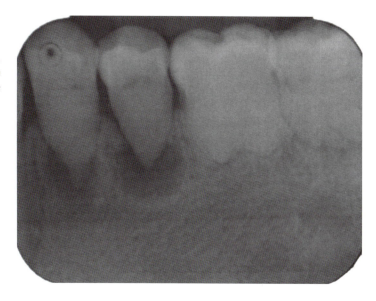

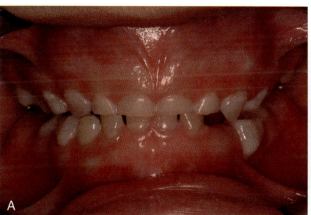
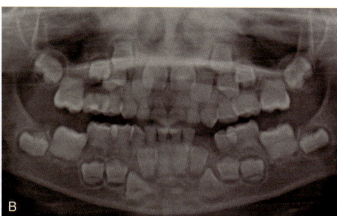

Figura 2.52
Displasia dentinária do tipo 1
A. Paciente com dentição decídua de aspecto clinicamente normal. **B.** Radiografia panorâmica do mesmo paciente. Observe raízes curtas, sem canais radiculares e câmaras pulpares em forma de crescente. (Cortesia do Dr. Thomas Ison.)

Figura 2.53
Odontodisplasia regional
A. Radiografia periapical dos dentes anteriores superiores esquerdos. Tanto a dentição decídua quanto a permanente apresentam polpas aumentadas associadas a paredes finas de esmalte e dentina. Todos os outros dentes, em ambos os arcos, não estão afetados. (Cortesia do Dr. Gregory Dimmich.) **B.** Radiografia oclusal de diferentes pacientes mostra alterações semelhantes, envolvendo também a maxila do lado esquerdo. (Cortesia do Dr. Román Carlos.)

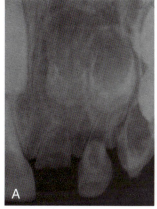
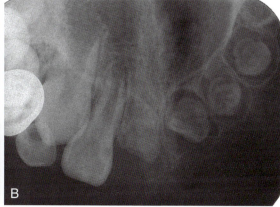

Bibliografia

Defeitos do esmalte por fatores ambientais
Brook AH, Smith JM. Environmental causes of enamel defects. *Ciba Found Symp*. 1997;205:212–225.
Suckling GW. Developmental defects of enamel – historical and present day perspective of their pathogenesis. *Adv Dent Res*. 1989;3:87–94.
Wong HM, Peng S-M, Wen YF, et al. Risk factors of development defects of enamel – A prospective cohort study. *PLoS ONE*. 2014;9:e109351.

Hipoplasia de Turner
Andreasen JO, Sundström B, Ravn JJ. The effect of traumatic injuries to primary teeth on their permanent successors. 1. A clinical and histologic study of 117 injured permanent teeth. *Scand J Dent Res*. 1971;79:219–283.
Turner JG. Injury to the teeth of succession by abscess of the temporary teeth. *Brit Dent J*. 1909;30:1233–1237.
Von Arx T. Developmental disturbances of permanent teeth following trauma to the primary dentition. *Aust Dent J*. 1993;38:1–10.

Distúrbios dentais devido à terapia antineoplásica
Gawade PL, Hudson MM, Kaste SC, et al. A systematic review of dental late effects in survivors of childhood cancer. *Pediatr Blood Cancer*. 2014; 61:407–416.
Holtta L, Levy SM, Warren JJ, et al. Long-term adverse effects on dentition in children with poor-risk and autologous stem cell transplantation with or without total body radiation. *Bone Marrow Transplant*. 2002;29: 121–127.
Näsman M, Björk O, Söderhäll S, et al. Disturbances in the oral cavity in pediatric long-term survivors after different forms of antineoplastic therapy. *Pediatr Dent*. 1994;16:217–223.

Fluorose dentária
Iheozor-Ejiofor Z, Worthington HV, Walsh T, et al. Water fluoridation for the prevention of dental caries. *Cochrane Database Syst Rev*. 2015;(6):CD010856, doi:10.1002/14651858.CD010856.pub2.
O'Mullane DM, Baez RJ, Jones S, et al. Fluoride and oral health. *Community Dent Health*. 2016;33:69–99.
U.S. Department of Health and Human Services Federal Panel on Community Water Fluoridation. U.S. Public Health Service recommendations for fluoride concentration in drinking water for the prevention of dental caries. *Public Health Rep*. 2015;130:318–331.

Desgaste dentário
Bartlett DW, Shah P. A critical review of non-carious cervical (wear) lesions and the role of abfraction, erosion, and abrasion. *J Dent Res*. 2006;85:306–312.
Carvalho TS, Colon P, Ganss C, et al. Erosive tooth wear – diagnosis and management. *Swiss Dent J*. 2016;126:342–346.
Grippo JO, Simring M, Coleman TA. Abfraction, abrasion, biocorrosion, and the enigma of noncarious cervical lesions: a 20-year perspective. *J Esthet Restor Dent*. 2012;24:10–25.
Kontaxopoulou I, Alam S. Risk assessment for tooth wear. *Prim Dent J*. 2015;4:25–29.
Litonjua LA, Andreana S, Patra AK, et al. An assessment of stress analyses in the theory of abfraction. *Biomed Mater Eng*. 2004;14:311–321.
Salas MMS, Nascimento GG, Vargas-Ferreira F, et al. Diet influenced tooth erosion prevalence in children and adolescents: results of a meta-analysis and meta-regression. *J Dent*. 2015;43:865–875.
Sarig R, Hershkovitz I, Shvalb N, et al. Proximal attrition facets: morphometric, demographic, and aging characteristics. *Eur J Oral Sci*. 2014;122: 271–278.
Shellis RP, Addy M. The interactions between attrition, abrasion and erosion in tooth wear. *Monogr Oral Sci*. 2014;25:32–45.
Young WG, Khan F. Sites of dental erosion are saliva-dependent. *J Oral Rehabil*. 2002;29:35–43.
Young WG. Tooth wear: diet analysis and advice. *Int Dent J*. 2005;55:68–72.
Yule PL, Barclay SC. Worn down by toothwear? Aetiology, diagnosis and management revisited. *Dent Update*. 2015;42:525–532.

Reabsorção dentária
Aziz K, Hoover T, Sidhu G. Understanding root resorption with diagnostic imaging. *CDA J*. 2014;42:159–164.
Bakland LK. Root resorption. *Dent Clin North Am*. 1992;36:491–507.
Gartner AH, Mack T, Somerlott RG, et al. Differential diagnosis of internal and external resorption. *J Endod*. 1976;2:329–334.
Germain L. Tooth resorption: the "black hole" of dentistry. *Dent Today*. 2015; 34:78–83.
Tronstad L. Root resorption – etiology, terminology and clinical manifestations. *Endod Dent Traumatol*. 1988;4:241–252

Pigmentação dentária
Dayan D, Heifferman A, Gorski M, et al. Tooth discoloration – extrinsic and intrinsic factors. *Quintessence Int*. 1983;14:195–199.
Eisenberg E, Bernick SM. Anomalies of the teeth with stains and discolorations. *J Prev Dent*. 1975;2:7–20.
Giunta JL, Tsamtsouris A. Stains and discolorations of teeth: review and case reports. *J Pedod*. 1978;2:175–182

Anquilose
de Moura MS, Pontes AS, Brito MHSF, et al. Restorative management of severely ankylosed primary molars. *J Dent Child*. 2015;82:41–46.
Douglass J, Tinanoff N. The etiology, prevalence, and sequelae of infraocclusion of primary molars. *J Dent Child*. 1991;58:481–483.
Ekim SL, Hatibovic-Kofman S. A treatment decision-making model for infraoccluded primary molars. *Int J Paediatr Dent*. 2001;11:340–346.

Transposição dentária
Danielsen JC, Karimian K, Ciarlantini R, et al. Unilateral and bilateral dental transposition in the maxilla – dental and skeletal findings in 63 individuals. *Eur Arch Paediatr Dent*. 2015;16:467–476.
Lorente T, Lorente C, Murry PG, et al. Surgical and orthodontic management of maxillary canine-lateral incisor transpositions. *Am J Orthod Dentofacial Orthop*. 2016;150:876–885.
Peck L, Peck S, Attia Y. Maxillary canine-first premolar transpositions, associated dental anomalies and genetic basis. *Angle Orthod*. 1993;63:99–109.
Peck S, Peck L. Classification of maxillary tooth transpositions. *Am J Orthod Dentofacial Orthop*. 1995;107:505–517.

Hipodontia
Khalaf K, Miskelly J, Voge E, et al. Prevalence of hypodontia and associated factors: a systemic review and meta-analysis. *J Orthod*. 2014;41: 299–316.
Lammi L, Arte S, Somer M, et al. Mutations in AXIN2 cause familial tooth agenesis and predispose to colorectal cancer. *Am J Hum Genet*. 2004;74:1043–1050.
Longtin R. Chew on this: mutation may be responsible for tooth loss, colon cancer. *J Natl Cancer Inst*. 2004;96:987–989.
Nieminen P. Genetic basis of tooth agenesis. *J Exp Zool B Mol Dev Evol*. 2009;312B:320–342.
Pani SC. The genetic basis of tooth agenesis: basic concepts and genes involved. *J Indian Soc Pedod Prev Dent*. 2011;29:84–89.
Yin W, Bian Z. The gene network underlying hypodontia. *J Dent Res*. 2015; 94:878–885.

Hiperdontia
Bereket C, Çakir-Özkan N, Sener I, et al. Analyses of 100 supernumerary teeth in a nonsyndromic Turkish population: a retrospective multicenter study. *Niger J Clin Pract*. 2015;18:731–738.
Bodin I, Julin P, Thomsson M. Hyperdontia. I. Frequency and distribution of supernumerary teeth among 21,609 patients. *Dentomaxillofac Radiol*. 1978;7:15–17.
Brook AH, Jernvall J, Smith RN, et al. The dentition: the outcomes of morphogenesis leading to variations in tooth number, size, and shape. *Aust Dent J*. 2014;59(suppl 1):131–142.

Cassetta M, Altieri F, Giansanti M, et al. Morphological and topographical characteristics of posterior supernumerary molar teeth: an epidemiological study on 25, 186 subjects. *Med Oral Patol Oral Cir Bucal.* 2014;19:e545–e549.

Mossaz J, Kloukos D, Pandis N, et al. Morphologic characteristics, location, and associated complications of maxillary and mandibular supernumerary teeth as evaluated using cone beam computed tomography. *Eur J Orthod.* 2014;36:708–718.

Omer RS, Anthonappa RP, King NM. Determination of the optimum time for surgical removal of unerupted anterior supernumerary teeth. *Pediatr Dent.* 2010;32:14–20.

Rajab LD, Hamdan MAM. Supernumerary teeth: review of the literature and a survey of 152 cases. *Int J Pediatr Dent.* 2002;12:244–254.

Dentes natais

Baldiwala M, Nayak R. Conservative management of Riga-Fede disease. *J Dent Child.* 2014;81:103–106.

Kana A, Markou I, Arhakis A, et al. Natal and neonatal teeth: a systemic review of prevalence and management. *Eur J Paediatr Dent.* 2013;14:27–32.

Khandelwal V, Nayak UA, Nayak PA, et al. Management of an infant having natal teeth. *BMJ Case Rep.* 2013;doi:10.11366/bcr-2013-010049.

Moura LFAD, Moura MS, Lima MDM, et al. Natal and neonatal teeth: a review of 23 cases. *J Dent Child.* 2014;81:107–111.

Microdontia e macrodontia

Brook AH, Jernvall J, Smith RN, et al. The dentition: the outcomes of morphogenesis leading to variations in tooth number, size, and shape. *Aust Dent J.* 2014;59(suppl 1):131–142.

Jeong KH, Kim D, Song Y-M, et al. Epidemiology and genetics of hypodontia and microdontia: a study of twin families. *Angle Orthod.* 2015;85:980–985.

Kyriazidou A, Haider D, Mason C, et al. Case report: macrodont mandibular second premolars a hereditary dental anomaly. *Eur Arch Paediatr Dent.* 2013;14:411–416.

Pereira L, Assunção PA, Salazar SLA, et al. Uncommon true isolated macrodontia of a maxillary tooth. *J Contemp Dent Pract.* 2014;15:116–118.

Dentes duplos

Brook AH, Winter GB. Double teeth: a retrospective study of "geminated" and "fused" teeth in children. *Br Dent J.* 1970;129:123–130.

Finkelstein T, Shapira Y, Bechor N, et al. Fused and geminated permanent maxillary central incisors: prevalence, treatment options, and outcome in orthodontic patients. *J Dent Child.* 2015;82:147–152.

Neves FS, Rovaris K, Oliveira ML, et al. Concrescence. Assessment of case by periapical radiography, cone beam computed tomography, and micro-computed tomography. *N Y State Dent J.* 2014;80:21–23.

Prabhu RV, Chatra L, Shenai P, et al. Bilateral fusion in primary mandibular teeth. *Indian J Dent Res.* 2013;24:277–278.

Ruprecht A, Batniji S, El-Neweihi E. Double teeth: the incidence of germination and fusion. *J Pedod.* 1985;9:332–337.

Smail-Ferguson V, Terradot J, Bolla MM, et al. Management of non-syndromic double tooth affecting permanent maxillary central incisors: a systematic review. *BMJ Case Rep.* 2016;doi:10.1136/bcr-2016-215482.

Cúspide em garra

Dankner E, Harari D, Rotstein I. Dens evaginatus of anterior teeth. Literature review and radiographic survey of 15,000 teeth. *Oral Surg Oral Med Oral Pathol Oral Radiol Endod.* 1996;81:472–476.

Davis PJ, Brook AH. The presentation of talon cusp: diagnosis, clinical features, associations and possible aetiology. *Br Dent J.* 1986;160:84–88.

Manuja N, Chaudhary S, Nagpal R, et al. Bilateral dens evaninatus (talon cusp) in permanent maxillary lateral incisors: a rare developmental dental anomaly with great clinical significance. *BMJ Case Rep.* 2013;doi:10.1136/bcr-2013-009184.

Mellor JK, Ripa LW. Talon cups: a clinically significant anomaly. *Oral Surg Oral Med Oral Pathol.* 1970;29:225–228.

Dente evaginado e incisivos em forma de pá

Gaynor WN. Dens evaginatus – how does it present and how should it be managed? *N Z Dent J.* 2002;98:104–107.

Levitan ME, Himel VT. Dens evaginatus: literature review, pathophysiology, and comprehensive treatment regimen. *J Endod.* 2006;32:1–9.

Saini TS, Kharat DU, Mokeem S. Prevalence of shovel-shaped incisors in Saudi Arabian dental patients. *Oral Surg Oral Med Oral Pathol.* 1990; 70:540–544.

Dente invaginado

Capar ID, Ertas H, Arslan H, et al. A retrospective comparative study of cone-beam computed tomography versus rendered panoramic images in identifying the presence, types, and characteristics of dens invaginatus in a Turkish population. *J Endod.* 2015;41:473–478.

Macho AZ, Ferreiroa A, Rico-Romano C, et al. Diagnosis and endodontic treatment of type II dens invaginatus by using cone-beam computed tomography and splint guides for cavity access. *J Am Dent Assoc.* 2015; 146:266–270.

Oehlers FAC. Dens invaginatus (dilated composite odontome). I. Variations of the invagination process and associated anterior crown forms. *Oral Surg Oral Med Oral Pathol.* 1957;10:1204–1218.

Oehlers FAC. Dens invaginatus (dilated composite odontome). II. Associated posterior crown forms and pathogenesis. *Oral Surg Oral Med Oral Pathol.* 1957;10:1302–13116.

Oehlers FAC. The radicular variant of dens invaginatus. *Oral Surg Oral Med Oral Pathol.* 1958;11:1251–1260.

Pérolas de esmalte

Cavanha AO. Enamel pearls. *Oral Surg Oral Med Oral Pathol.* 1965;19: 373–382.

Lòpez SP, Warren RN, Bromage TG, et al. Treatment of an unusual non-tooth related enamel pearl (EP) and 3 teeth-related EPs with localized periodontal disease without teeth extractions: a case report. *Compend Contin Educ Dent.* 2015;36:592–599.

Risnes S, Segura JJ, Casado A, et al. Enamel pearls and cervical enamel projections in 2 maxillary molars with localized periodontal disease. Case report and histologic study. *Oral Surg Oral Med Oral Pathol Oral Radiol Endod.* 2000;89:493–497.

Romeo U, Palaia G, Botti R, et al. Enamel pearls as a predisposing factor to localized periodontitis. *Quintessence Int.* 2011;42:69 71.

Extensões cervicais de esmalte

Fowler CB, Brannon RB. The paradental cyst: a clinicopathologic study of six new cases and review of the literature. *J Oral Maxillofac Surg.* 1989; 47:243–248.

Hou G-L, Tsai C-C. Cervical enamel projection and intermediate bifurcational ridge correlated with molar furcation involvement. *J Periodontol.* 1997;68:687–693.

Pompura JR, Sándor GKB, Stoneman DW. The buccal bifurcation cyst: a prospective study of treatment outcomes in 44 sites. *Oral Surg Oral Med Oral Pathol Oral Radiol Endod.* 1997;83:215–221.

Taurodontia

Hashova JE, Gill DS, Figueiredo JAP, et al. Taurodontism – a review. *Dent Update.* 2009;36:235–243.

Jafarzadeh H, Azarpazhooh A, Mayhall JT. Taurodontism: a review of the condition and endodontic treatment challenges. *Int Endod J.* 2008;41:375–388.

Melo Filho MR, dos Santos LAN, Barbosa Martelli DR, et al. Taurodontism in patients with nonsyndromic cleft lip and palate in a Brazilian population: a case control evaluation with panoramic radiographs. *Oral Surg Oral Med Oral Pathol Oral Radiol Endod.* 2015;120:744–750.

Hipercementose

Abbot F. Hyperostosis of roots of teeth. *Dent Cosmos.* 1886;28:665–683.

d'Incau E, Couture C, Crépeau N, et al. Determination and validation of criteria to define hypercementosis in two medieval samples from France (Sains-en-Gohelle, AD 7th-17th century; Jau-Dignac-et-Loirac, AD 7th-8th century). *Arch Oral Biol.* 2015;60:293–303.

Gardner BS, Goldstein H. The significance of hypercementosis. *Dent Cosmos.* 1931;73:1065–1069.

Leider AS, Garbarino VE. Generalized hypercementosis. *Oral Surg Oral Med Oral Pathol.* 1987;63:375–380.

Dilaceração

Jafarzadeh H, Abbott PV. Dilaceration: review of an endodontic challenge. *J Endod.* 2007;33:1025-1030.

Ligh RQ. Coronal dilacerations. *Oral Surg Oral Med Oral Pathol.* 1981; 51:567.

Topouzelis N, Tsaousoglou P, Pisoka V, et al. Dilaceration of maxillary central incisor: a literature review. *Dent Traumatol.* 2010;26:427-433.

Raízes supranumerárias

Kannan SK, Suganya, Santharam H. Supernumerary roots. *Indian J Dent Res.* 2002;13:116-119.

Chauhan R, Singh S. Endodontic treatment of mandibular molars with atypical root canal anatomy: report of 4 cases. *Gen Dent.* 2015;63:67-70.

Defeitos do esmalte sindrômicos e amelogênese Imperfeita

Aldred MJ, Savarirayan R, Crawford PJM. Amelogenesis imperfecta: a classification and catalogue for the 21st century. *Oral Dis.* 2003;9:19-23.

Lundgren GP, Vestlund GIM, Trulsson M, et al. A randomized controlled trial of crown therapy in young individuals with amelogenesis imperfecta. *J Dent Res.* 2015;94:1041-1047.

Wilson OL, Bradshaw JP, Marks MK. Amelogenesis imperfecta, facial esthetics and Snap-on Smile®. *J Tenn Dent Assoc.* 2015;95:18-21.

Witkop CJ Jr. Amelogenesis imperfecta, dentinogenesis imperfecta and dentin dysplasia revisited: problems in classification. *J Oral Pathol.* 1988; 17:547-553.

Wright JT, Carrion IA, Morris C. The molecular basis of hereditary enamel defects in humans. *J Dent Res.* 2015;94:52-61.

Distúrbios da dentina associados à sialofosfoproteína dentinária

Barron MJ, McDonnell ST, MacKie I, et al. Hereditary dentine disorders: dentinogenesis imperfecta and dentine dysplasia. *Orphanet J Rare Dis.* 2008;3:31.

Dean JA, Hartsfield JK Jr, Wright JT, et al. Dentin dysplasia, type II linkage to chromosome 4q. *J Craniofac Genet Dev Biol.* 1997;17:172-177.

de Dure-Molla M, Fournier BP, Berdal A. Isolated dentinogenesis imperfecta and dentin dysplasia: revision of the classification. *Eur J Hum Genet.* 2015; 23:445-451.

MacDougall M. Refined mapping of the human dentin sialophosphoprotein (DSPP) gene within the critical dentinogenesis imperfecta type II and dentin dysplasia type II loci. *Eur J Oral Sci.* 1998;106(suppl 1):227-233.

McKnight DA, Simmer JP, Hart PS, et al. Overlapping DSPP mutations cause DD and DGI. *J Dent Res.* 2008;87:1108-1111.

Shields ED, Bixler D, El-Kafrawy AM. A proposed classification for heritable human dentine defects with a description of a new entity. *Arch Oral Biol.* 1973;18:543-553.

Displasia dentinária do tipo 1

O'Carroll MK, Duncan WK, Perkins TM. Dentin dysplasia: review of the literature and a proposed subclassification based on radiographic findings. *Oral Surg Oral Med Oral Pathol.* 1991;72:119-125.

Ranta H, Lukinmaa P-L, Waltimo J. Heritable dentin defects: nosology, pathology, and treatment. *Am J Med Genet.* 1993;45:193-200.

Vieira AR, Lee M, Vairo F, et al. Root anomalies and dentin dysplasia in autosomal recessive hyperphosphatemic familial tumoral calcinosis. *Oral Surg Oral Med Oral Pathol Oral Radiol.* 2015;120:e235-e239.

Odontodisplasia regional

Al-Tuwirqi A, Lambie D, Seow WK. Regional odontodysplasia: literature review and report of unusual case located in the mandible. *Pediatr Dent.* 2014;36:62-67.

Crawford PJM, Aldred MJ. Regional odontodysplasia: a bibliography. *J Oral Pathol Med.* 1989;18:251-263.

Kahn MA, Hinson RL. Regional odontodysplasia. Case report with etiologic and treatment considerations. *Oral Surg Oral Med Oral Pathol Oral Radiol Endod.* 1991;72:462-467.

Tervonon SA, Stratmann U, Mokrys K, et al. Regional odontodysplasia: a review of the literature and report of four cases. *Clin Oral Invest.* 2004;8:45-51.

3

Doenças da Polpa e Periapical

Cálculo pulpar, 80
Pulpite hiperplásica, 80
Abscesso palatino, 80
Parúlide, 82
Fístula cutânea, 82
Granuloma periapical
(granuloma dentário), 84
Cicatriz periapical, 84
Cisto periapical (cisto radicular;
cisto periodontal apical), 86
Cisto periapical residual, 86
Angina de Ludwig, 88
Osteomielite aguda, 88
Osteomielite crônica, 88
Osteomielite esclerosante, 90
Osteíte condensante, 90
Periostite proliferativa, 90

Cálculo pulpar

Figura 3.1

Os **cálculos pulpares** são calcificações bem diferenciadas que se formam na câmara pulpar; podem ficar livres na polpa, aderir à parede da câmara pulpar ou serem incorporados à dentina. Acredita-se que a calcificação se forma inicialmente em torno de um nicho central de fibrilas de colágeno, substância fundamental ou resquícios de células necróticas. Posteriormente, anéis concêntricos de calcificação são depositados ao redor de um nicho central. Cálculos pulpares que se tornam grandes o suficiente (p. ex., maior do que aproximadamente 200 μm de diâmetro máximo) podem ser detectados incidentalmente em radiografias periapicais ou interproximais (*bite wing*). A verdadeira prevalência dos cálculos pulpares é difícil de ser determinada porque a análise radiográfica não detecta pequenos cálculos que seriam evidentes microscopicamente. Contudo, um estudo retrospectivo recente de pacientes adultos examinados por tomografia computadorizada de feixe cônico (TCFC) evidenciou cálculos pulpares em aproximadamente 32% dos indivíduos e 10% dos dentes, sendo os dentes molares superiores e inferiores os mais frequentemente afetados. Além disso, um aumento na prevalência de cálculos pulpares tem sido relatado em associação com envelhecimento e com irritação localizada (p. ex., atrição, abrasão, erosão, cárie, periodontite, restaurações, movimentação dentária ortodôntica, traumatismo dentário). Uma associação com determinados fatores hereditários ou condições sistêmicas (p. ex., displasia dentinária dos tipos 1 e 2, displasia pulpar, síndrome de Ehlers-Danlos e doença renal em estágio terminal [DRET]) também foi observada. Embora a maioria dos cálculos pulpares não seja clinicamente significativa, os grandes podem dificultar o tratamento endodôntico.

Pulpite hiperplásica

Figura 3.2

Pulpite hiperplásica (ou "pólipo pulpar") representa aumento inflamatório da polpa que tipicamente se desenvolve nos dentes de pacientes jovens com grandes exposições pulpares. Traumatismo e/ou cárie podem resultar em defeitos coronais extensos sem teto dentinário; tais defeitos podem ser ocupados por crescimento polipoide de tecido de granulação hiperplásico que se projeta da câmara pulpar. Os molares decíduos e permanentes são os dentes mais envolvidos. Os pacientes podem ser assintomáticos ou sentir pressão ao morder. A ausência do teto da câmara pulpar e os ápices radiculares abertos reduzem a pressão intrapulpar, mantêm a microcirculação e diminuem a probabilidade de necrose pulpar. No entanto, como a inflamação é irreversível, é necessária extração dentária ou terapia endodôntica.

Abscesso palatino

Figura 3.3

Um **abscesso palatino** representa um edema supurativo localizado, tipicamente causado por uma infecção odontogênica subjacente. Em geral, a localização dos abscessos dentários é influenciada pela posição dos ápices radiculares, pela espessura do osso circunjacente e pelas inserções musculares adjacentes ou outras estruturas anatômicas. Embora a maioria dos abscessos decorrentes da infecção de dentes superiores se forme na superfície vestibular, os abscessos palatinos também são possíveis – especialmente quando a infecção se origina dos incisivos laterais superiores ou das raízes palatinas dos molares/pré-molares superiores. A lesão é dolorosa à palpação e o dente infectado não é vital. O tratamento inclui incisão e drenagem do abscesso, bem como terapia endodôntica ou extração do dente infectado.

■ **Figura 3.1**
Cálculo pulpar
Dentes molares exibem radiopacidades em suas câmaras pulpares.

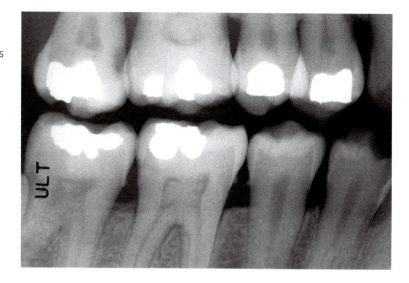

■ **Figura 3.2**
Pulpite hiperplásica
Este molar inferior apresenta uma grande exposição pulpar com tecido de granulação hiperplásico extruindo da câmara pulpar. (Cortesia do Dr. David Davidson.)

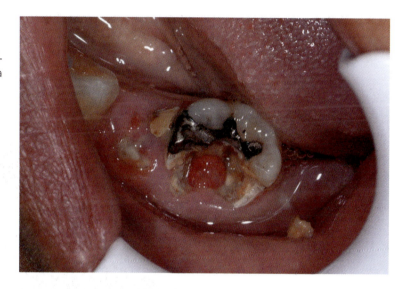

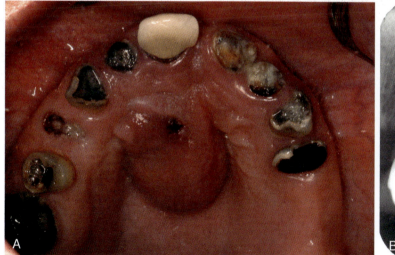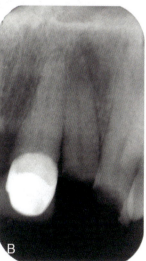

■ **Figura 3.3**
Abscesso palatino
A. Edema supurativo do palato resultante de infecção odontogênica. **B.** A fonte de infecção parece ser um incisivo lateral superior não vital com radiotransparência periapical; vários outros dentes superiores infectados neste paciente também podem ter contribuído para a formação do abscesso.

Parúlide

Figura 3.4

A parúlide manifesta-se como uma massa de tecido de granulação na gengiva/mucosa alveolar na abertura de um trajeto fistuloso. A lesão geralmente é causada por infecção odontogênica ou periodontal subjacente. A massa geralmente é eritematosa ou amarelada; em alguns casos, uma abertura puntiforme (estoma) é evidente, a partir da qual o pus pode ser expresso. Desobstrução do canal radicular e drenagem reduzem a dor ou o desconforto do paciente. A avaliação radiográfica após a inserção de um cone de guta-percha no trajeto fistuloso pode auxiliar na localização do dente infectado. O manejo inclui drenagem e tratamento da fonte subjacente de infecção (ou seja, dente não vital ou bolsa periodontal infectada).

Fístula cutânea

Figuras 3.5 e 3.6

Fístulas cutâneas na região cervicofacial frequentemente estão relacionadas à infecção odontogênica subjacente; no entanto, também existem várias outras causas (p. ex., infecção periodontal, infecção da pele, osteomielite, infecção por micobactérias dos linfonodos cervicais, abscesso da glândula parótida). Nos casos decorrentes de infecção odontogênica, o exsudato perfura o osso cortical e drena por um trajeto fistuloso, terminando na superfície da pele. Os dentes inferiores representam a fonte de infecção mais frequentemente que os dentes superiores. Assim, locais comuns para a formação de fístulas cutâneas incluem a pele sobreposta à borda inferior da mandíbula e o mento, embora outros locais também sejam possíveis. Clinicamente, a abertura de uma fístula cutânea pode aparecer como um sulco mentoniano, nódulo, úlcera ou abscesso. Drenagem purulenta pode ou não ser evidente. A inserção de um cone de guta-percha ou outro material radiopaco pode auxiliar no rastreamento da origem da infecção. Como muitos pacientes são assintomáticos e a fístula pode se estender a uma distância considerável do dente infectado, existe a possibilidade de confusão com lesões localizadas na pele (como cistos epidermoides, furúnculos ou câncer de pele). A extração dentária para tratar a infecção odontogênica subjacente ou o tratamento endodôntico associado a antibioticoterapia resulta, tipicamente, na resolução da lesão.

■ **Figura 3.4**
Parúlide
Massa exofítica amarelada de tecido de granulação na mucosa alveolar na abertura de um trajeto fistuloso.

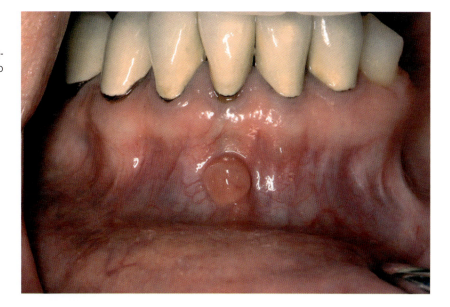

■ **Figura 3.5**
Fístula cutânea
Este paciente tinha uma infecção odontogênica mandibular subjacente que resultou na formação de um trajeto fistuloso, terminando na superfície da pele como um nódulo eritematoso.

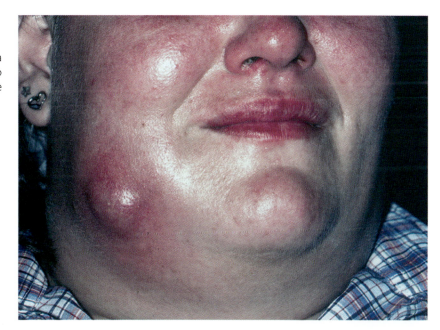

■ **Figura 3.6**
Fístula cutânea
A pele sobre a borda inferior da mandíbula é um local comum para a formação de fístulas cutâneas. Neste caso, a abertura do trajeto fistuloso apareceu como uma covinha.

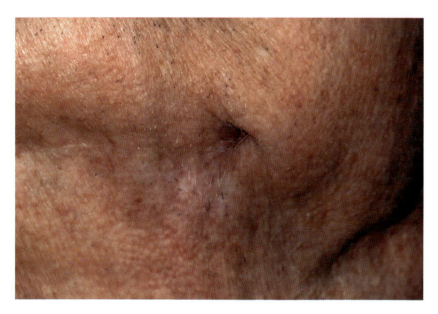

Granuloma periapical (granuloma dentário)

Figuras 3.7 e 3.8

Um **granuloma periapical** é uma massa de tecido de granulação inflamada que se forma ao redor do ápice de um dente com necrose pulpar. O exame radiográfico mostra uma radiotransparência periapical de tamanho variável com bordas bem ou mal definidas e perda da lâmina dura adjacente. Pode ou não haver um halo radiopaco. O paciente pode ser assintomático ou queixar-se de dor, e às vezes o dente envolvido exibe sensibilidade à percussão. O manejo consiste em terapia endodôntica ou extração dentária, com acompanhamento clínico e radiográfico para monitorar a resolução da lesão. Como visto na Figura 3.7, às vezes uma radiotransparência periapical não desaparece após tratamento de canal não cirúrgico. Em tais casos, é importante avaliar potenciais causas de persistência da lesão (p. ex., canais radiculares acessórios não tratados, resposta inflamatória a material estranho, infecção bacteriana, cisto ou tumor que mimetizam doença inflamatória periapical); retratamento não cirúrgico, apicectomia ou extração podem ser considerados. Se apicectomia ou extração for realizada, o envio do tecido periapical para avaliação histopatológica é recomendado.

Cicatriz periapical

Figura 3.9

Após extração ou tratamento endodôntico de um dente com doença inflamatória periapical, o defeito ósseo às vezes se torna preenchido por tecido cicatricial, em vez de tecido ósseo. A formação de **cicatriz periapical** tende a ocorrer quando as duas lâminas corticais, vestibular e lingual, são perdidas (devido a inflamação e/ou tratamento cirúrgico). Se o dentista optar por intervenção cirúrgica e avaliar que provavelmente haverá formação de cicatriz periapical, a regeneração tecidual guiada com barreiras de membrana e enxerto ósseo pode ser considerada para promover a regeneração da ferida periapical e prevenir o crescimento de fibroblastos. O tecido conjuntivo fibroso denso que forma uma cicatriz periapical é radiotransparente. A lesão pode ser confundida com um granuloma ou cisto periapical persistente, o que pode levar à biopsia para o diagnóstico microscópico. Uma vez que um diagnóstico definitivo tenha sido estabelecido, nenhum outro tratamento é necessário.

■ **Figura 3.7**
Granuloma periapical
Radiotransparência periapical associada ao ápice da raiz mesial de um molar inferior tratado endodonticamente. Há perda da lâmina dura na área da lesão. (Cortesia do Dr. Michael Piepenbring.)

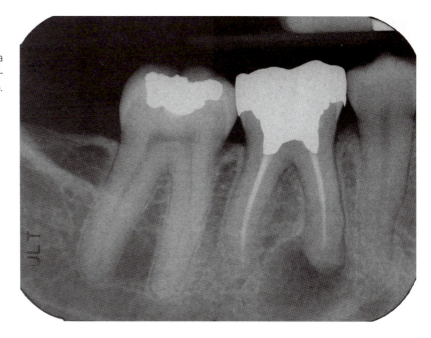

■ **Figura 3.8**
Granuloma periapical
Radiotransparência bem definida no ápice de um incisivo lateral superior.

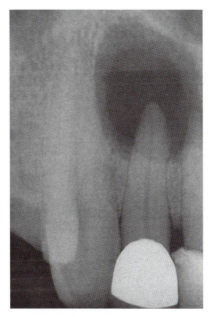

■ **Figura 3.9**
Cicatriz periapical
Radiotransparência representa tecido cicatricial que se formou após a extração de um incisivo lateral superior com doença inflamatória periapical. A perda das duas lâminas corticais, vestibular e lingual, pode predispor à formação de tecido cicatricial.

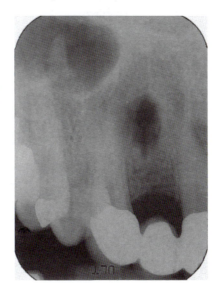

Cisto periapical (cisto radicular; cisto periodontal apical)

Figuras 3.10 e 3.11

O **cisto periapical** exibe as mesmas características clínicas e radiográficas do granuloma periapical (*i. e.*, radiotransparência de tamanho variável no ápice de um dente não vital). Alguns pesquisadores observaram uma maior tendência de os cistos periapicais serem maiores, causar deslocamento radicular ou apresentar bordas radiográficas bem definidas em comparação aos granulomas periapicais. No entanto, o exame histopatológico é o único método confiável para distinguir essas lesões. Enquanto o granuloma periapical consiste em tecido de granulação inflamado, o cisto periapical representa uma cavidade revestida por epitélio com uma cápsula de tecido conjuntivo fibrovascular inflamada. O revestimento do cisto é geralmente estratificado escamoso, embora epitélio pseudoestratificado colunar também seja encontrado. Acredita-se que o epitélio geralmente se origine dos restos de Malassez, embora também seja possível uma origem do revestimento do seio maxilar, do revestimento crevicular ou do revestimento de uma fístula. Acredita-se que o crescimento de cistos periapicais esteja relacionado ao aumento da pressão osmótica causada por debris celulares necróticos no lúmen do cisto; entretanto, interações epitelioestromais complexas mediadas por citocinas inflamatórias também parecem desempenhar um papel importante. O termo *cisto radicular lateral* pode ser usado para tal cisto inflamatório que ocorre ao longo da superfície lateral da raiz (Figura 3.10B).

Na prática, a distinção microscópica entre um cisto periapical e um granuloma periapical não é necessária para o tratamento adequado. Com base em um diagnóstico clínico/radiográfico presuntivo de doença inflamatória periapical, ambos são tratados por endodontia ou extração dentária. Opções alternativas de tratamento para lesões grandes incluem descompressão, marsupialização ou fenestração combinadas com biopsia e terapia endodôntica. Recomenda-se acompanhamento clínico e radiográfico periódico para monitorar a resolução da doença.

Cisto periapical residual

Figura 3.12

Quando um dente é extraído sem remoção de um cisto periapical associado, a lesão remanescente é denominada **cisto periapical residual** (cisto radicular residual, cisto residual). O exame radiográfico mostra uma radiotransparência de arredondada a oval e de tamanho variável no local da extração anterior. Em alguns casos, a calcificação distrófica de debris celulares em degeneração no lúmen do cisto aparece como uma radiopacidade central. A remoção cirúrgica com exame histopatológico para confirmação diagnóstica é indicada.

Capítulo 3 Doenças da Polpa e Periapical

■ **Figura 3.10**
Cisto periapical
A. Radiotransparência associada ao ápice de um incisivo lateral superior que foi tratado endodonticamente. (Cortesia do Dr. Michael Piepenbring.)
B. O termo *cisto radicular lateral* pode ser usado para um cisto inflamatório que se forma entre as raízes dos dentes, como visto neste exemplo entre as raízes do incisivo lateral superior e canino. (Cortesia do Dr. William Dunlap.)

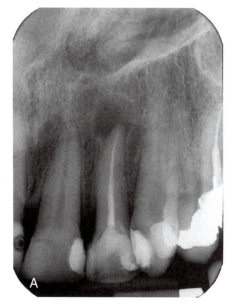
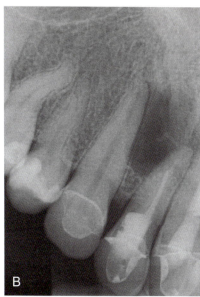

■ **Figura 3.11**
Cisto periapical
Essa radiotransparência é um cisto periapical especialmente grande, envolvendo grande parte da mandíbula. (Cortesia do Dr. Jay Sikes.)

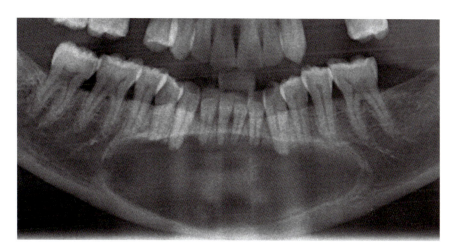

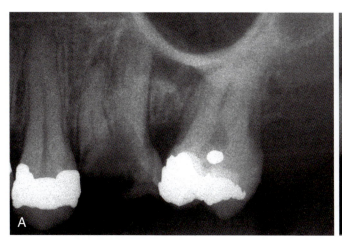
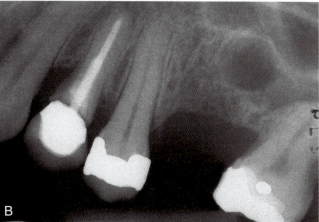

■ **Figura 3.12**
Cisto periapical residual
A. Molar cariado com radiotransparência periapical adjacente ao assoalho do seio maxilar. **B.** Embora o dente tenha sido extraído, um cisto periapical residual bem circunscrito ainda pode ser visto abaixo do seio.

Angina de Ludwig

Figura 3.13

A **angina de Ludwig** é uma infecção de disseminação rápida e potencialmente fatal dos espaços sublingual, submandibular e submentual bilateralmente. Representa uma forma agressiva de *celulite* (disseminação difusa da infecção através dos planos fasciais dos tecidos moles) e, tipicamente, resulta de infecção dos molares inferiores. Além disso, alguns casos relatados surgiram secundariamente a infecções não odontogênicas (p. ex., relacionadas a abscesso peritonsilar, fratura mandibular, traumatismo de partes moles, linfadenite, sialoadenite submandibular). Fatores predisponentes incluem diabetes melito e imunossupressão. Como visto aqui, os indivíduos afetados geralmente apresentam edema maciço no pescoço. Além disso, a língua apresenta edema firme, com elevação associada, protrusão e possível comprometimento das vias respiratórias. Sinais e sintomas adicionais incluem dor, febre, calafrios, disfagia, disfonia, dispneia e trismo. Ao entrar no espaço submandibular, a infecção pode se espalhar para o espaço lateral da faringe, espaço retrofaríngeo e mediastino. Além da obstrução respiratória e da mediastinite, complicações potencialmente fatais incluem fasciite necrosante, sepse com falência de múltiplos órgãos, pneumonia, empiema, pericardite e abscesso epidural. Culturas bacterianas tipicamente mostram uma mistura de espécies aeróbicas e anaeróbicas. O manejo inclui manutenção das vias respiratórias desobstruídas, antibióticos intravenosos, incisão e drenagem, eliminação do foco subjacente da infecção, hidratação e suporte nutricional.

Osteomielite aguda

Figura 3.14

Osteomielite é um processo inflamatório do osso que se espalha através da cavidade medular. Normalmente, o processo começa como uma infecção no osso medular, que depois se espalha para o osso cortical e periosteal. O acúmulo de pus e edema na cavidade medular e abaixo do periósteo compromete o suprimento sanguíneo, resultando em isquemia, necrose e sequestro ósseo.

A osteomielite da maxila e da mandíbula geralmente é causada por infecção odontogênica, embora outros fatores etiológicos incluam fratura mandibular traumática, insuficiência vascular, gengivite ulcerativa necrosante e noma. Os fatores predisponentes incluem diabetes melito, imunossupressão, desnutrição e radioterapia. Devido ao seu suprimento sanguíneo limitado e ao osso cortical mais denso, a mandíbula é afetada com mais frequência que a maxila.

A **osteomielite aguda** é tipicamente supurativa (formadora de pus) e geralmente definida, embora de forma arbitrária, como aquela que ocorre dentro de 1 mês após o início dos sintomas. Os achados clínicos incluem dor intensa, edema induzido, parestesia ou anestesia do nervo alveolar inferior, linfadenopatia cervical e febre. Com o tempo, pode ocorrer formação de fístula, esfoliação óssea necrótica e mobilidade dentária. Nos estágios iniciais, os achados em radiografias simples podem não ser notáveis. No entanto, à medida que a doença progride, uma radiotransparência mal definida e perda da arquitetura trabecular tornam-se evidentes. Outros achados possíveis incluem alargamento do ligamento periodontal, perda da lâmina dura e perda da delimitação do canal alveolar inferior/forame mentoniano. Com a progressão da doença, o espessamento periosteal e o sequestro (opacificação representando fragmentos ósseos necróticos) podem ser observados. Outras modalidades de imagem incluem TC, ressonância magnética e cintilografia. O tratamento inclui drenagem, desbridamento, eliminação da fonte de infecção, antibióticos (guiados pelos resultados das culturas e dos antibiogramas), cuidados de suporte e reconstrução cirúrgica. O diagnóstico precoce e o tratamento imediato são importantes para alcançar desfechos favoráveis nos pacientes.

Osteomielite crônica

Figura 3.15

A fase crônica da osteomielite geralmente é definida como uma infecção da medula óssea difusa que persiste por mais de 1 mês após o início dos sinais/sintomas. No entanto, algumas formas de **osteomielite crônica** aparentemente surgem *de novo* sem uma fase aguda. A osteomielite crônica pode ser supurativa ou não supurativa. Na maxila e na mandíbula, geralmente resulta de infecção odontogênica de longa data, fratura inadequadamente tratada ou complicações pós-extração. Os achados clínicos incluem dor profunda, edema endurecido, parestesia ou anestesia do nervo alveolar inferior, linfadenopatia cervical, febre, mal-estar e anorexia. À medida que a infecção progride, pode ocorrer formação de fístula, esfoliação óssea

Figura 3.13
Angina de Ludwig
A. Tumefação proeminente na região submentoniana e no pescoço com eritema associado.
B. A tumefação desapareceu após o tratamento, incluindo incisão e drenagem (dreno mostrado aqui), eliminando a fonte subjacente de infecção, antibióticos intravenosos, hidratação e suporte nutricional.

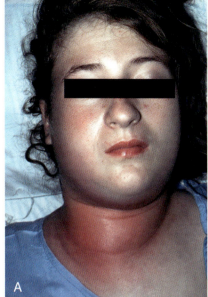
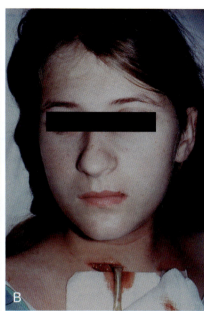

Figura 3.14
Osteomielite aguda com sequestros
Radiotransparência mal definida com opacidades associadas na mandíbula.

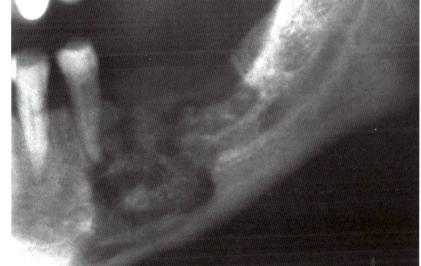

Figura 3.15
Osteomielite crônica
Radiotransparência mal definida na região posterior da mandíbula após extração dentária.

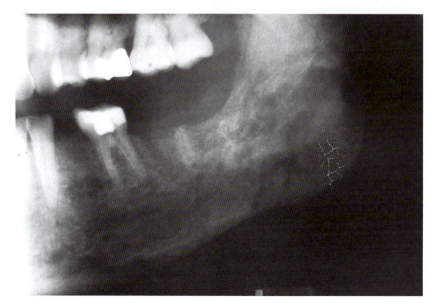

necrótica, mobilidade dentária, trismo, má oclusão e fratura patológica. A radiografia simples tipicamente exibe uma área heterogênea mista, radiotransparente e radiopaca, irregular e mal definida. Neoformação óssea periosteal, expansão ou erosão cortical, sequestros e invólucro (osso novo circundando osso não vital) também podem ser evidentes. Tipicamente, a avaliação adicional inclui tomografia computadorizada (TC), às vezes complementada por ressonância magnética ou cintilografia. O exame microscópico mostra tecido de granulação, com inflamação subaguda ou crônica, ocupando as áreas intertrabeculares do osso. Além disso, porções de ossos não vitais (sequestros) e bolsas de formação de abscessos podem ser observadas. O tratamento envolve a remoção cirúrgica de todo o tecido infectado até atingir osso vital sangrante; tratamento da fonte subjacente de infecção; antibióticos (tipicamente durante um período prolongado e orientados por cultura e antibiograma); cuidados de suporte e reconstrução cirúrgica. A oxigenoterapia hiperbárica pode ser considerada para casos refratários.

Osteomielite esclerosante

Figura 3.16

Alguns casos de osteomielite crônica estimulam a esclerose do osso circundante. Essa esclerose pode ser localizada ou difusa. Na maxila e na mandíbula, vários subtipos de osteomielite crônica já foram descritos, caracterizados por vários graus de esclerose, rarefação e/ou hiperplasia periosteal. Esses subtipos incluem osteomielite esclerosante difusa, osteomielite esclerosante focal (osteíte condensante), periostite proliferativa, osteomielite crônica primária e osteomielite crônica secundária. Além disso, alguns autores usam o termo *osteomielite esclerosante difusa* de forma descritiva em referência ao aspecto radiográfico de vários subtipos de doença. O diagnóstico diferencial para esclerose difusa das mandíbulas também inclui displasia cemento-óssea florida; entretanto, essa condição é primariamente uma lesão fibro-óssea. Às vezes, infecção e osteomielite ocorrem secundariamente nos estágios finais da doença.

Osteíte condensante

Figura 3.17

A **osteíte condensante** (osteomielite esclerosante focal, osteíte esclerosante focal) apresenta-se como uma área localizada de esclerose óssea que se forma em resposta a um estímulo inflamatório de baixo grau. A inflamação geralmente surge de um dente com pulpite (causada por uma grande lesão cariosa ou restauração profunda) ou necrose pulpar. A condição ocorre em uma ampla faixa etária, com predileção por pacientes jovens e região pré-molar/molar da mandíbula. Clinicamente, não há expansão. O exame radiográfico mostra uma área de opacificação em torno do ápice do dente inflamado. Não há halo radiotransparente; esta característica ajuda na distinção da displasia cemento-óssea focal. Além disso, pode haver alargamento concomitante do ligamento periodontal. O tratamento exige eliminação da infecção odontogênica subjacente, geralmente por extração ou terapia endodôntica. Após o tratamento adequado, geralmente há resolução parcial ou total da lesão ao longo do tempo.

Periostite proliferativa

Figura 3.18

A **periostite proliferativa** (periostite ossificante ou "osteomielite de Garrè") representa uma reação periosteal à inflamação. Esta condição exibe predileção marcante por crianças e jovens adultos. Os casos nos ossos gnáticos geralmente são causados por infecção odontogênica subjacente, especialmente originária de um molar inferior. Além disso, a condição pode surgir em associação com fratura mandibular traumática, extração dentária, doença periodontal, cistos inflamados, pericoronarite no terceiro molar, folículos dentários, dentes não erupcionados em desenvolvimento e neoplasias (p. ex., histiocitose das células de Langerhans, sarcoma de Ewing, osteossarcoma). O exame radiográfico mostra uma área de espessamento do osso cortical produzido por camadas paralelas de neoformação óssea periosteal. Embora nem sempre seja evidente, o padrão clássico de "casca de cebola" é mais bem demonstrado por radiografias oclusais. Outros achados radiográficos possíveis incluem consolidação cortical com trabéculas finas e radiadas ou trabéculas grossas. O córtex original e o contorno do osso podem ou não ser evidentes. Clinicamente, o paciente apresenta tumefação óssea, de consistência dura, que pode ser assintomática ou dolorida. O tratamento deve ser direcionado para o estímulo inflamatório subjacente. Dentes infectados exigem, tipicamente, extração ou terapia endodôntica. Com o tempo, a remodelação óssea produz gradualmente um contorno ósseo normal. Se não houver infecção evidente, a biopsia deve ser realizada para descartar neoplasia ou outras condições subjacentes.

Figura 3.16
Osteomielite esclerosante
Opacificação difusa nas regiões anterior e posterior esquerda da mandíbula.

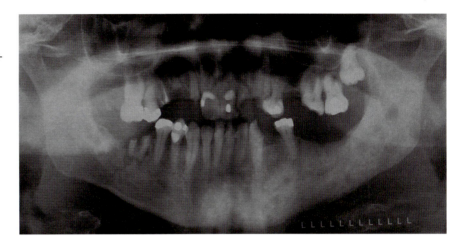

Figura 3.17
Osteíte condensante
Opacificação periapical em associação com um primeiro molar inferior não vital.

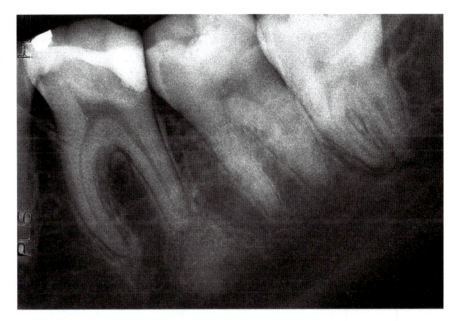

Figura 3.18
Periostite proliferativa
Neoformação óssea periosteal (*seta*) ao longo da margem inferior da parte posterior da mandíbula direita. O estímulo inflamatório subjacente foi a infecção do primeiro molar inferior direito.

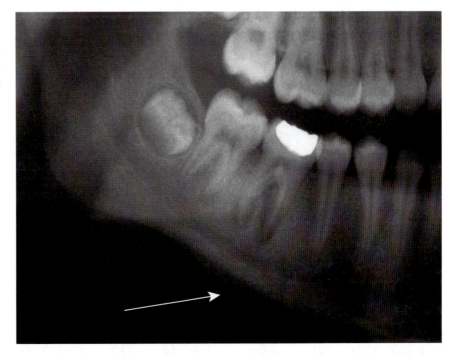

Bibliografia

Cálculo pulpar

da Silva EJ, Prado MC, Queiroz PM, et al. Assessing pulp stones by cone-beam computed tomography. *Clin Oral Investig.* 2016;Dec 9, [Epub ahead of print].

Goga R, Chandler NP, Oginni AO. Pulp stones: a review. *Int Endod J.* 2008; 41:457–468.

Pulpite hiperplásica

Calişkan MK, Oztop F, Calişkan G. Histological evaluation of teeth with hyperplastic pulpitis caused by trauma or caries: case reports. *Int Endod J.* 2003;36:64–70.

Levin LG, Law AS, Holland GR. Identify and define all diagnostic terms for pulpal health and disease states. *J Endod.* 2009;35:1645–1657.

Abscesso palatino

Standring S. Oral cavity. In: *Gray's Anatomy. The Anatomical Basis of Clinical Practice.* 41th ed. St. Louis: Elsevier; 2016:507–533.e1, [Chapter 31].

Tronstad L. The apical periodontium. In: *Clinical Endodontics: A Textbook.* 2nd ed. Stuttgart: Thieme; 2003:31–64, [Chapter 2].

Parúlide

Neville BW, Damm DD, Allen CM, Chi AC. Periapical abscess. In: *Oral and Maxillofacial Pathology.* 4th ed. St. Louis: Elsevier; 2016:123–126.

Fístula cutânea

Giménez-García R, Martinez-Vera F, Fuentes-Vera L. Cutaneous sinus tracts of odontogenic origin: two case reports. *J Am Board Fam Med.* 2015;28: 838–840.

Kishore Kumar RV, Devireddy SK, Gali RS, et al. Cutaneous sinuses of cervicofacial region: a clinical study of 200 cases. *J Maxillofac Oral Surg.* 2012; 11:411–415.

Lee EY, Kang JY, Kim KW, et al. Clinical characteristics of odontogenic cutaneous fistulas. *Ann Dermatol.* 2016;28:417–421.

Doença periapical inflamatória (granuloma periapical, cicatriz periapical, cisto periapical, cisto periapical residual)

Bernardi L, Visioli F, Nör C, et al. Radicular cyst: an update of the biological factors related to lining epithelium. *J Endod.* 2015;41:1951–1961.

Carrillo C, Penarrocha M, Ortega B, et al. Correlation of radiographic size and the presence of radiopaque lamina with histological findings in 70 periapical lesions. *J Oral Maxillofac Surg.* 2008;66:1600–1605.

Gao L, Wang XL, Li SM, et al. Decompression as a treatment for odontogenic cystic lesions of the jaw. *J Oral Maxillofac Surg.* 2014;72:327–333.

García CC, Sempere FV, Diago MP, et al. The post-endodontic periapical lesion: histologic and etiopathogenic aspects. *Med Oral Patol Oral Cir Bucal.* 2007;12:E585–E590.

Lin LM, Huang GTJ. Pathobiology of apical periodontitis. In: *Cohen's Pathways of the Pulp.* 11th ed. St. Louis: Elsevier; 2016:630–659, [Chapter 15].

Lin LM, Ricucci D, Lin J, et al. Nonsurgical root canal therapy of large cyst-like inflammatory periapical lesions and inflammatory apical cysts. *J Endod.* 2009;35:607–615.

Peñarrocha M, Carrillo C, Peñarrocha M, et al. Symptoms before periapical surgery related to histologic diagnosis and postoperative healing at 12 months for 178 periapical lesions. *J Oral Maxillofac Surg.* 2011;69:e31–e37.

Pitcher B, Alaqla A, Noujeim M, et al. Binary decision trees for preoperative periapical cyst screening using cone-beam computed tomography. *J Endod.* 2017;43:383–388.

Santos Soares SM, Brito-Júnior M, de Souza FK, et al. Management of cyst-like periapical lesions by orthograde decompression and long-term calcium hydroxide/chlorhexidine intracanal dressing: a case series. *J Endod.* 2016;42:1135–1141.

Tavares DP, Rodrigues JT, Dos Santos TC, et al. Clinical and radiological analysis of a series of periapical cysts and periapical granulomas diagnosed in a Brazilian population. *J Clin Exp Dent.* 2017;9:e129–e135.

Angina de Ludwig

Botha A, Jacobs F, Postma C. Retrospective analysis of etiology and comorbid diseases associated with Ludwig's angina. *Ann Maxillofac Surg.* 2015;5: 168–173.

Jaworsky D, Reynolds S, Chow AW. Extracranial head and neck infections. *Crit Care Clin.* 2013;29:443–446.

Lin HW, O'Neill A, Cunningham MJ. Ludwig's angina in the pediatric population. *Clin Pediatr (Phila).* 2009;48:583–587.

Osteomielite (osteomielite aguda, osteomielite crônica e osteomielite esclerosante)

Baltensperger M, Eyrich GK. Osteomyelitis of the jaws: definition and classification. In: Baltensperger M, Eyrich GK, eds. *Osteomyelitis of the Jaws.* Berlin: Springer-Verlag; 2009:5–56, [Chapter 2].

Dym H, Zeidan J. Microbiology of acute and chronic osteomyelitis and antibiotic treatment. *Dent Clin North Am.* 2017;61:271–282.

Koorbusch GF, Deatherage JR, Curé JK. How can we diagnose and treat osteomyelitis of the jaws as early as possible? *Oral Maxillofac Surg Clin North Am.* 2011;23:557–567.

Osteíte condensante

Eliasson S, Halvarsson C, Ljungheimer C. Periapical condensing osteitis and endodontic treatment. *Oral Surg Oral Med Oral Pathol.* 1984;57:195–199.

Eversole LR, Stone CE, Strub D. Focal sclerosing osteomyelitis/focal periapical osteopetrosis: radiographic patterns. *Oral Surg Oral Med Oral Pathol.* 1984;58:456–460.

Green TL, Walton RE, Clark JM, et al. Histologic examination of condensing osteitis in cadaver specimens. *J Endod.* 2013;39:977–979.

Periostite proliferativa

Kannan SK, Sandhya G, Selvarani R. Periostitis ossificans (Garrè's osteomyelitis) radiographic study of two cases. *Int J Paediatr Dent.* 2006;16:59–64.

Kawai T, Hiranuma H, Kishino M, et al. Gross periostitis ossificans in mandibular osteomyelitis. Review of the English literature and radiographic variation. *Oral Surg Oral Med Oral Pathol Oral Radiol Endod.* 1998;86:376–381.

Kawai T, Murakami S, Sakuda M, Fuchihata H. Radiographic investigation of mandibular periostitis ossificans in 55 cases. *Oral Surg Oral Med Oral Pathol Oral Radiol Endod.* 1996;82:704–712.

Patologia Periodontal 4

Gengivite, 94
Hiperplasia gengival espongiótica juvenil localizada, 94
Gengivite ulcerativa necrosante, 96
Gengivite plasmocitária, 96
Gengivite por corpo estranho, 98
Fibromatose gengival, 98
Hiperplasia gengival fármaco-induzida, 100
Periodontite, 102
Abscesso periodontal, 102
Pericoronarite, 102
Periodontite agressiva, 104
Síndrome de Papillon-Lefèvre, 104

Gengivite

Figuras 4.1 e 4.2

Gengivite é um termo geral que se refere à inflamação das gengivas. A condição é prevalente em todo o mundo. A maioria dos casos de gengivite é relacionada à placa, embora várias formas não relacionadas à placa também sejam reconhecidas. A gengivite relacionada à placa dentária geralmente se desenvolve quando a má higiene bucal resulta em acúmulo de placa dentária e cálculo. Além disso, a apresentação clínica da gengivite relacionada à placa pode ser modificada por vários fatores sistêmicos, tais como: influências endócrinas (p. ex., puberdade, ciclo menstrual, gravidez, diabetes melito); medicamentos (p. ex., fenitoína, bloqueadores dos canais de cálcio, ciclosporina, contraceptivos orais); distúrbios hematológicos e desnutrição (p. ex., deficiência de vitamina C). Além disso, fatores locais que podem contribuir para a gengivite incluem trauma, apinhamento dentário, fratura dentária, próteses/aparelhos dentários, restaurações dentárias defeituosas e respiração bucal. Estudos também sugerem que a resposta do hospedeiro desempenha um papel importante na etiopatogenia da gengivite.

A inflamação gengival pode ser aguda ou crônica, além de localizada ou generalizada. Em alguns casos, a inflamação está confinada à margem gengival (*gengivite marginal*) ou a papilas interdentais (*gengivite papilar*), enquanto em outros casos há envolvimento difuso da margem gengival, da gengiva inserida e das papilas interdentais (*gengivite difusa*). As características clínicas da gengivite incluem eritema, edema, sangramento à sondagem suave, papilas interdentais tornam-se embotadas, a consistência gengival pode variar de mole à firme e ocorre a perda de pontilhado.

O manejo inclui, tipicamente, controle da placa dentária realizado por profissionais, reforço de higiene oral e abordagem de fatores sistêmicos ou locais modificáveis. Recomenda-se escovação dentária 2 vezes ao dia e a limpeza interdental 1 vez ao dia (com escova interdental ou fio dental). Os agentes adjuntos químicos de controle de placa (como clorexidina ou colutório contendo óleo essencial) podem ser benéficos.

Hiperplasia gengival espongiótica juvenil localizada (gengivite espongiótica juvenil localizada, gengivite espongiótica juvenil)

Figura 4.3

Inicialmente descrita em 2007, a **hiperplasia gengival espongiótica juvenil localizada** representa um tipo de hiperplasia gengival inflamatória com características clinicopatológicas distintas. A etiologia é desconhecida, embora alguns investigadores tenham sugerido que a condição resulta da exteriorização do epitélio juncional ou sulcular, com alterações secundárias causadas por fatores locais irritantes (como a respiração bucal). Notavelmente, a alteração não parece estar relacionada à placa dentária e não responde à melhora da higiene bucal.

Clinicamente, a condição geralmente aparece como uma lesão levemente vermelha e levemente elevada na gengiva vestibular de um paciente jovem. A maioria dos casos relatados ocorreu em crianças e adolescentes (idade média: 12 anos, variando de 5 a 39 anos), com uma razão de 1,3 mulher para 1 homem. Há uma forte predileção pela gengiva superior anterior. A alteração geralmente envolve a gengiva inserida e a margem gengival livre sobre a raiz do dente, embora alguns exemplos envolvam principalmente a papila interdental. A maioria dos pacientes exibe uma lesão localizada e única medindo de 2 a 10 mm de diâmetro; no entanto, o envolvimento multifocal ou mais difuso também é possível. A superfície pode parecer aveludada, granular, pedregosa ou papilar. A lesão geralmente é indolor, mas pode sangrar facilmente após a manipulação. Em um estudo, 15% dos pacientes afetados tinham bráquetes ortodônticos, embora esse achado possa ser coincidente.

A maioria dos casos relatados foi tratada por excisão conservadora, com uma taxa de recorrência de 6 a 25%. Exemplos isolados foram gerenciados por tratamento a *laser* ou crioterapia. A escassez de casos que ocorrem em adultos sugere que a resolução espontânea é provável, embora após um período imprevisível.

Figura 4.1
Gengivite
Inflamação difusa das gengivas maxilar e mandibular.

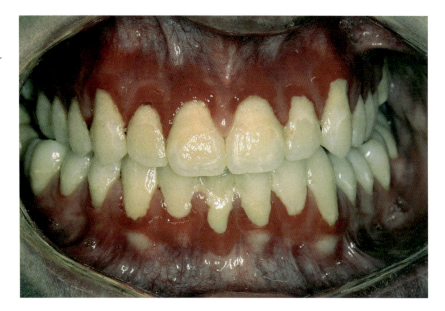

Figura 4.2
Gengivite
Inflamação da gengiva marginal.

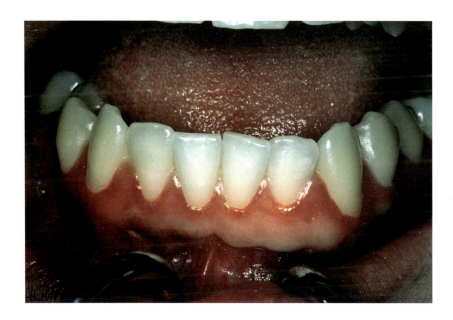

Figura 4.3
Hiperplasia gengival espongiótica juvenil localizada
Alteração vermelha brilhante da gengiva maxilar anterior em um paciente jovem que estava recebendo tratamento ortodôntico. (Cortesia do Dr. Drane Oliphant.)

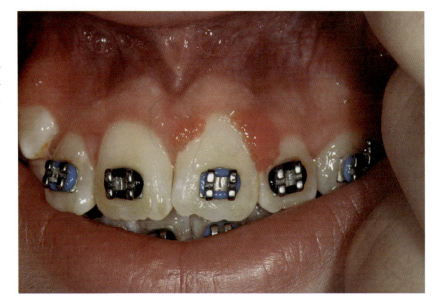

Gengivite ulcerativa necrosante

Figuras 4.4 e 4.5

A **gengivite ulcerativa necrosante** (infecção de Vincent, boca de trincheira, gengivite ulcerativa necrosante aguda) é um tipo distinto de gengivite, caracterizada pelo início súbito da dor gengival, necrose gengival interproximal e sangramento. Esta condição pertence a um grupo de doenças necrosantes, que também inclui periodontite ulcerativa necrosante, estomatite necrosante e noma. A prevalência de gengivite ulcerativa necrosante tem variado ao longo do tempo, com taxas particularmente altas observadas entre as populações militares durante a Primeira e Segunda Guerras Mundiais. Os fatores predisponentes incluem tabagismo, higiene oral deficiente, estresse, desnutrição, sono inadequado, doença anterior (p. ex., sarampo) e imunossupressão (p. ex., infecção pelo vírus da imunodeficiência humana). O perfil microbiano é complexo, com altos níveis de espiroquetas, bactérias fusiformes e *Prevotella intermedia*.

A gengivite ulcerativa necrosante pode ocorrer em qualquer idade. No entanto, nos Estados Unidos e na Europa, a doença tende a ocorrer em adultos jovens e de meia-idade. Em contraste, nos países em desenvolvimento, as crianças pequenas que sofrem de desnutrição são frequentemente afetadas. Os pacientes geralmente se queixam de dor intensa. O exame clínico mostra acentuada inflamação, edema e hemorragia das gengivas interdentais e marginais. Nos estágios iniciais, pode haver apenas ulceração da ponta das papilas interdentais; no entanto, com a progressão, as papilas tornam-se abertamente desalinhadas, com característica necrose "perfurada" ou semelhante a uma cratera, coberta por uma pseudomembrana acinzentada. Outros achados podem incluir odor fétido, linfadenopatia cervical, febre e mal-estar.

Na fase aguda, os pacientes geralmente são tratados por desbridamento sob anestesia local. Bochechos com clorexidina, água salgada morna ou peróxido de hidrogênio diluído podem ser benéficos; além disso, antibióticos sistêmicos adjuvantes (como metronidazol ou amoxicilina) podem ser prescritos, particularmente se o paciente estiver imunocomprometido ou exibir sinais sistêmicos de infecção (ou seja, febre, mal-estar, linfadenopatia). Os cuidados de suporte incluem analgésicos, repouso, ingestão de líquidos e uma dieta nutritiva e macia. Instrução de higiene oral e aconselhamento sobre o uso de tabaco também devem ser fornecidos. Muitas vezes há uma resolução acentuada em poucos dias após o tratamento adequado. Uma vez que a inflamação aguda tenha diminuído, a conduta tipicamente inclui desbridamento adicional, avaliação mais abrangente da saúde periodontal e sistêmica e manutenção periodontal.

Gengivite plasmocitária

Figura 4.6

A **gengivite plasmocitária** (gengivoestomatite atípica) é uma forma incomum de gengivite, caracterizada por início rápido e um infiltrado inflamatório difuso composto predominantemente por plasmócitos. Embora a etiologia seja mal compreendida, muitos casos parecem representar uma reação de hipersensibilidade. Potenciais estímulos incluem agentes aromatizantes em goma de mascar ou bala, creme dental à base de ervas, certas especiarias (como pimenta ou cardamomo) e *khat* (catinona). A condição geralmente não é considerada como relacionada à placa dentária, embora alguns autores tenham sugerido a possibilidade de uma resposta alérgica a bactérias. Os pacientes geralmente se queixam de dor ou queimação. O exame clínico geralmente mostra edema vermelho difuso de toda a gengiva livre e inserida. Muitas vezes, há uma linha de demarcação bem definida ao longo da junção mucogengival. Ocasionalmente, também há envolvimento de locais adicionais (como os vestíbulos, palato, lábio e língua). A conduta envolve identificação e remoção de estímulos alergênicos. Uma anamnese meticulosa (incluindo uma revisão de alimentos, bebidas, produtos de higiene oral, tabaco, goma de mascar/doces, medicamentos), eliminação sistemática de alergênios potenciais e/ou testes de alergia podem ser úteis. Se nenhuma causa subjacente for identificada, então corticosteroides tópicos ou sistêmicos podem ser administrados; no entanto, a resposta a esse tratamento é variável. Além disso, resultados inconsistentes foram relatados com medidas convencionais de controle da placa (como raspagem, instruções de higiene oral e bochechos com clorexidina) ou ácido fusídico tópico.

Figura 4.4
Gengivite ulcerativa necrosante
Gengiva hemorrágica, inflamada, com embotamento das papilas interdentais.

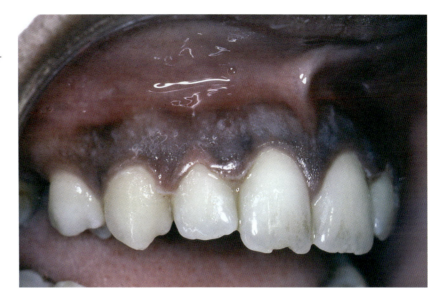

Figura 4.5
Gengivite ulcerativa necrosante
Inflamação extensa e necrose da gengiva mandibular.

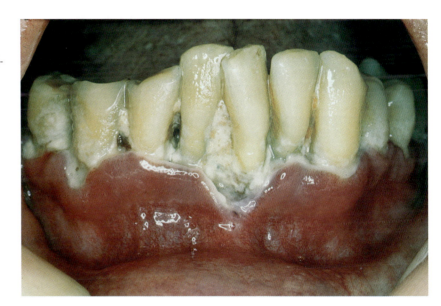

Figura 4.6
Gengivite plasmocitária
Edema difuso, vermelho-vivo das gengivas livres e inseridas em ambos os arcos. (Cortesia do Dr. Michael Quinn.)

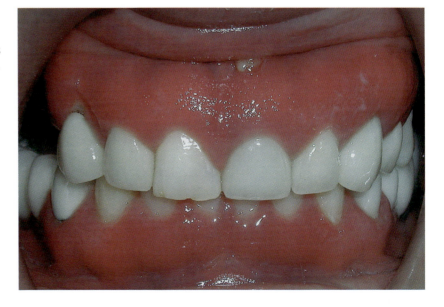

Gengivite por corpo estranho

Figura 4.7

Gengivite por corpo estranho refere-se à inflamação gengival que se desenvolve em resposta a algum material estranho. Durante a higiene oral ou procedimentos restauradores, pode haver danos ao epitélio sulcular possibilitando a penetração de corpos estranhos (p. ex., pó de amálgama, pasta de polimento, fragmentos de disco de polimento, terra diatomácea do dentifrício) nos tecidos gengivais. Os pacientes frequentemente se queixam de dor espontânea, edema e sensibilidade; sangramento e sensibilidade dentária também podem ser notados. As lesões podem ser únicas ou multifocais e podem ocorrer na gengiva marginal, gengiva inserida e/ou papilas interdentais. A mucosa envolvida tem, tipicamente, aspecto vermelho ou vermelho-esbranquiçado. Edema, alteração granular na superfície, ulceração e/ou atrofia também podem ser evidentes. A aparência clínica e os achados histopatológicos podem assemelhar-se ao líquen plano; no entanto, a presença de lesões localizadas e não migratórias da gengiva e a ausência de envolvimento extragengival concomitante favorecem o diagnóstico de gengivite por corpo estranho e não líquen plano. A persistência, apesar da terapia periodontal convencional e da melhor higiene bucal, muitas vezes leva à realização de uma biopsia. O exame histopatológico pode mostrar inflamação granulomatosa, mucosite de interface (por vezes, mimetizando líquen plano) ou um infiltrado inflamatório misto inespecífico. Dependendo do tamanho das partículas, o material estranho pode ou não ser evidente no exame microscópico de luz. A aplicação tópica de corticosteroides pode proporcionar alívio dos sintomas, embora muitas lesões precisem da excisão cirúrgica para se obter resolução completa. O enxerto gengival usando uma área doadora saudável pode ser considerado para reparar o defeito cirúrgico. Como medida preventiva, os profissionais devem ter cautela ao realizar procedimentos que possam introduzir material estranho nos tecidos moles adjacentes.

Fibromatose gengival

Figuras 4.8 e 4.9

A **fibromatose gengival** é uma condição rara na qual o acúmulo de componentes da matriz extracelular provoca aumento lento e progressivo da gengiva. Pode ser hereditária ou idiopática, com exemplos hereditários ocorrendo como um achado isolado ou como parte de uma síndrome (p. ex., síndrome do hamartoma múltiplo, síndrome de Cross, síndrome de Murray-Puretic-Drescher, síndrome de Rutherford, síndrome de Zimmermann-Laband). Manifestações extraorais que podem ser observadas em associação à fibromatose gengival hereditária incluem hipertricose, epilepsia, deficiência intelectual e perda auditiva neurossensorial. Clinicamente, a fibromatose gengival pode ser generalizada ou localizada em um ou mais quadrantes; exemplos localizados geralmente envolvem as tuberosidades maxilares ou as gengivas vestibulares nas regiões de molares inferiores. O início do aumento de volume geralmente coincide com a erupção da dentição decídua ou permanente. Com a progressão, o tecido gengival pode cobrir a totalidade ou parte das coroas dentárias e deslocar os dentes. Sequelas podem incluir formação de diastema, mordida cruzada, mordida aberta, postura de lábio aberto, retenção prolongada de dentes decíduos e erupção retardada de dentes permanentes. O paciente pode desenvolver problemas com a mastigação, fala ou estética. A gengiva geralmente é firme, de cor normal, não hemorrágica e lisa ou finamente pontilhada. Entretanto, pode parecer eritematosa se houver inflamação sobreposta devido ao acúmulo de placa. Geralmente, há envolvimento das gengivas livres e inseridas sem extensão além da junção mucogengival.

O manejo clínico inclui profilaxia profissional e reforço da higiene bucal, a fim de minimizar a exacerbação por inflamação gengival relacionada à placa. Para casos graves, a remoção cirúrgica do excesso de tecido gengival pode ser realizada; além disso, como há elevado risco de recorrência em áreas com dentes, a gengivectomia pode ser combinada com a extração dentária seletiva. Alguns clínicos preferem adiar a cirurgia até que os dentes permanentes tenham erupcionados, a fim de reduzir o risco de recorrência. Além disso, tratamentos ortodônticos e protéticos podem ser necessários, e o aconselhamento genético é indicado para casos hereditários.

Figura 4.7
Gengivite por corpo estranho
Edema eritematoso localizado na gengiva marginal em resposta a material estranho. (Cortesia do Dr. Neal Lemmerman.)

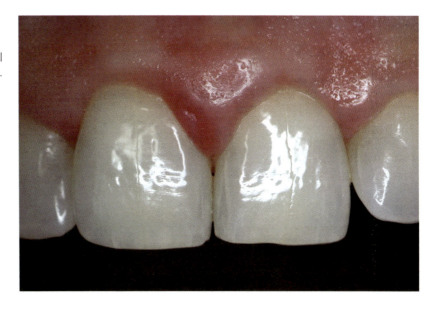

Figura 4.8
Fibromatose gengival
Aumento marcante da gengiva maxilar.

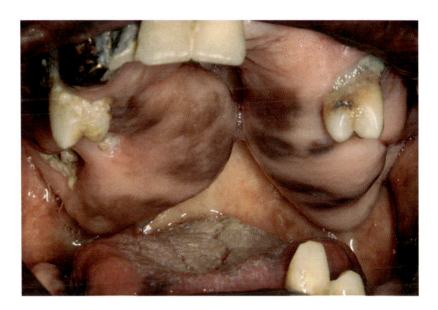

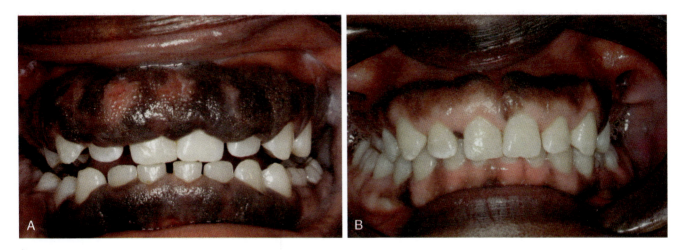

Figura 4.9
Fibromatose gengival
A. Aumento difuso das gengivas superior e inferior, com cobertura parcial das coroas dentárias. **B.** Mesmo paciente da imagem A após remoção de placa/cálculo realizada por profissional e gengivectomia. (Cortesia do Dr. Lynn Wallace.)

Hiperplasia gengival fármaco-induzida

Figuras 4.10 a 4.12

O crescimento excessivo das gengivas pode ser um efeito adverso de vários medicamentos sistêmicos. É mais reconhecido em associação com a fenitoína, ciclosporina e nifedipino, embora também tenham sido observadas associações com outros anticonvulsivantes, imunossupressores e bloqueadores dos canais de cálcio. Além disso, alguns estudos apontaram o papel de contraceptivos orais e antibióticos. Os mecanismos subjacentes propostos estão relacionados a alteração do gradiente celular de cálcio, função alterada de fibroblastos, citocinas pró-inflamatórias elevadas e metaloproteinases de matriz reduzidas; o resultado é o aumento da matriz extracelular (em vez de hiperplasia ou hipertrofia celular verdadeira). O controle inadequado da placa dentária parece ser um cofator importante. Além disso, provavelmente há participação de fatores genéticos, como evidenciado pela suscetibilidade aumentada ou diminuída em associação com certos tipos de antígeno leucocitário de histocompatibilidade (HLA) e outros polimorfismos genéticos.

Muitos casos de **hiperplasia gengival fármaco-induzida** se desenvolvem nos primeiros 1 a 3 meses após o início do tratamento farmacológico; além disso, um segundo pico foi descrito após 12 meses de tratamento. O aumento gengival geralmente começa nas papilas interdentais, especialmente na região vestibular e anterior. Com a progressão, o crescimento gengival se torna mais difuso, com envolvimento de parte ou de todas as coroas dentárias adjacentes. O tecido exibe graus variáveis de fibrose e inflamação, e a superfície da mucosa pode aparecer lobulada, lisa, granular, semelhante a seixos ou papilar. Alguns pacientes apresentam distúrbios da fala, da mastigação e estéticos. A interrupção da medicação ou a substituição por outra mais adequada pode interromper a progressão e, possivelmente, induzir alguma regressão. O controle da placa dentária (limpeza profissional, visitas frequentes ao dentista, reforço da higiene oral e bochechos com clorexidina) também é benéfico. Alguns estudos observaram melhora do supercrescimento gengival associado à ciclosporina após um curto período de uso de azitromicina, e outros estudos sugeriram que o ácido fólico pode ser útil para prevenção e tratamento da hiperplasia gengival fármaco-induzida. No entanto, mais pesquisas são necessárias. A remoção cirúrgica do excesso de tecido gengival pode ser considerada para casos graves ou refratários.

Figura 4.10
Hiperplasia gengival fármaco-induzida
Crescimento excessivo fibrótico e difuso das gengivas, com cobertura parcial das coroas dentárias em um paciente usuário de fenitoína (anticonvulsivante).

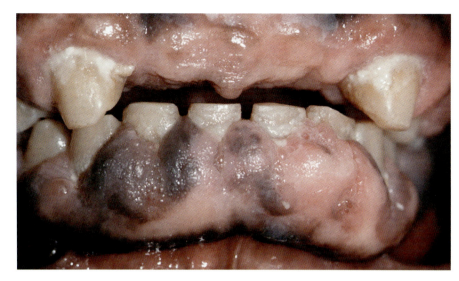

Figura 4.11
Hiperplasia gengival fármaco-induzida
Crescimento excessivo fibrótico e eritematoso das gengivas com áreas nodulares em usuário de anlodipino (bloqueador dos canais de cálcio).

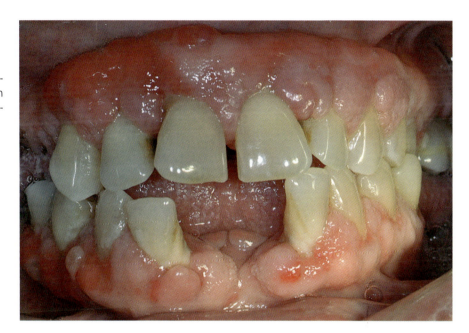

Figura 4.12
Hiperplasia gengival fármaco-induzida
Crescimento acentuado das gengivas superior e inferior em um paciente transplantado renal em uso de ciclosporina e anlodipino. A superfície da mucosa é irregular (semelhante a seixos) em muitas áreas. (Agradecimento ao Dr. Graham Lee.)

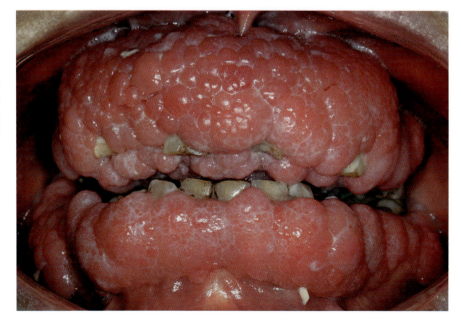

Periodontite

Figura 4.13

A **periodontite** consiste em inflamação dos tecidos gengivais associada a alguma perda de inserção do ligamento periodontal e suporte ósseo. Caracteriza-se pela formação de uma bolsa periodontal profunda e/ou recessão gengival. Com a progressão, existe o potencial de mobilidade e perda dentária. A prevalência da periodontite é difícil de determinar devido às diversas definições de casos; no entanto, de acordo com os Centers for Disease Control and Prevention, quase metade dos adultos nos EUA com 30 anos ou mais têm periodontite. A prevalência aumenta com a idade e é maior nos homens. Os principais fatores de risco incluem tabagismo, predisposição genética, doenças sistêmicas (p. ex., diabetes) e baixo nível socioeconômico. A doença parece resultar de uma interação complexa entre a infecção bacteriana e a resposta do hospedeiro, frequentemente modificada por fatores comportamentais.

Em geral, a periodontite pode ser categorizada de acordo com a extensão (localizada ou generalizada) e gravidade (leve, moderada ou grave). Os principais tipos de periodontite incluem: periodontite crônica, periodontite agressiva, periodontite como manifestação de doenças sistêmicas, periodontite ulcerativa necrosante, abscessos periodontais e periodontite associada às lesões endodônticas. O tratamento depende do tipo de doença, mas geralmente inclui a abordagem de fatores de risco modificáveis, desbridamento radicular não cirúrgico ou cirúrgico, reforço de higiene oral e terapia de manutenção periodontal. O manejo adicional inclui regeneração tecidual guiada e antibióticos locais ou sistêmicos.

Abscesso periodontal

Figura 4.14

O **abscesso periodontal** é uma infecção localizada e purulenta que surge nos tecidos que circundam a bolsa periodontal. A infecção causa destruição rápida do osso alveolar adjacente e do ligamento periodontal. Segundo alguns estudos, os abscessos periodontais compreendem 7 a 14% das emergências odontológicas. A lesão ocorre mais frequentemente no contexto de periodontite preexistente – seja como exacerbação aguda de uma periodontite crônica não tratada ou durante o curso do tratamento para periodontite crônica. Por exemplo, o cálculo removido por raspagem pode ser introduzido nos tecidos adjacentes, ou uma raspagem inadequada pode reduzir a inflamação o suficiente para causar o nivelamento da margem gengival, enquanto o cálculo permanece em partes mais profundas da bolsa. Outros fatores contributivos incluem alterações na flora subgengival (p. ex., secundária à terapia antibiótica sistêmica) e diminuição da resistência do hospedeiro. Além disso, alguns abscessos periodontais surgem na ausência de periodontite como resultado de impactação de corpo estranho, trauma local, ruptura cementária, reabsorção radicular externa ou anomalias dentárias (p. ex., dentes invaginados e pérolas de esmalte).

Pacientes com abscessos periodontais podem apresentar dor leve a intensa. Outros achados podem incluir sensibilidade à palpação, sensibilidade dentária, mobilidade ou extrusão dentária, gosto desagradável, linfadenopatia, febre e mal-estar. O exame clínico geralmente mostra edema gengival eritematoso ao longo da face lateral da raiz, com sangramento associado à sondagem. O pus pode ser expresso a partir do sulco à sondagem ou palpação, ou o pus pode drenar da abertura de uma fístula. O exame radiográfico pode ou não demonstrar perda óssea.

O tratamento envolve o estabelecimento de drenagem por desbridamento da bolsa (para remover qualquer placa, cálculo ou material estranho) e/ou incisão do abscesso. Irrigação da bolsa e ajuste oclusal também podem ser realizados. Antibióticos sistêmicos são indicados se o paciente apresentar febre ou outros sinais sistêmicos de infecção. Os cuidados de suporte incluem analgésicos, lavagens com solução salina e dieta branda. Após a resolução da infecção aguda, qualquer periodontite crônica subjacente deve ser abordada.

Pericoronarite

Figura 4.15

Pericoronarite se refere à inflamação do tecido mole ao redor da coroa de um dente parcialmente irrompido ou impactado. A região do terceiro molar inferior é a mais comumente afetada. Tipicamente, a condição resulta da impactação de bactérias e restos de alimento sob a gengiva (opérculo) que recobre a coroa do dente. Outros fatores contributivos em potencial incluem traumatismo de dentes opostos, doença anterior (p. ex., infecção do sistema respiratório superior) e estresse.

■ **Figura 4.13**
Periodontite
Perda óssea importante em associação a um molar inferior.

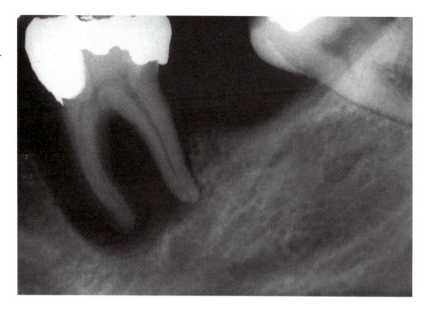

■ **Figura 4.14**
Abscesso periodontal
Tumefação nodular eritematosa com drenagem purulenta. (Agradecimento ao Dr. Kevin Riker.)

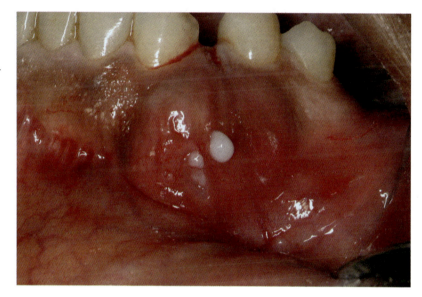

■ **Figura 4.15**
Pericoronarite
Tumefação eritematosa do tecido mole na região disto-oclusal de um terceiro molar inferior incompletamente irrompido.

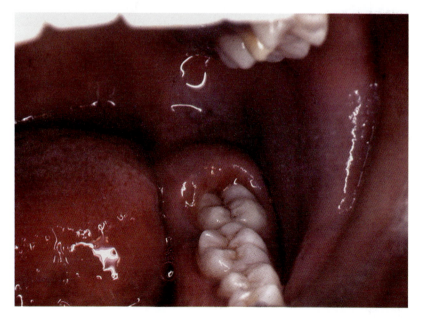

A inflamação pode ser aguda ou crônica. A pericoronarite crônica é, com frequência, assintomática ou apresenta sinais/sintomas leves, enquanto a pericoronarite aguda geralmente causa dor, sensibilidade e dificuldade de alimentação. Os tecidos inflamados aparecem eritematosos e edemaciados. Quando há formação de abscesso, pode ocorrer uma secreção fétida e purulenta. Trismo, febre, linfadenopatia cervical, leucocitose e mal-estar também podem ocorrer. O tratamento da pericoronarite aguda inclui desbridamento, drenagem do abscesso, irrigação e analgésicos; se o paciente tiver febre ou outros sinais sistêmicos de infecção, devem ser prescritos antibióticos. Após o controle da infecção, a extração dentária pode ser considerada. Se optar-se pela manutenção do dente, então a remoção cirúrgica do retalho gengival cobrindo a coroa do dente pode ser realizada.

Periodontite agressiva

Figura 4.16

A **periodontite agressiva** representa um grupo de doenças periodontais destrutivas caracterizadas por progressão rápida. Por definição, não está associada à doença sistêmica clinicamente evidente. No início, os indivíduos afetados são tipicamente jovens (< 25 anos de idade) e parecem sadios; um grupo familiar de pacientes sugere fatores genéticos subjacentes. Respostas imunes anormais do hospedeiro (p. ex., disfunção de neutrófilos e macrófagos hiper-responsivos) também foram implicadas. O perfil microbiano é heterogêneo e pouco compreendido; no entanto, em algumas populações, o clone JP2 de *Aggregatibacter actinomycetemcomitans* parece desempenhar um papel importante no desenvolvimento da doença. Alguns pesquisadores acreditam que, em indivíduos geneticamente suscetíveis, certos desencadeadores microbianos induzem uma resposta alterada do hospedeiro, interrupção da homeostase do tecido e desequilíbrio microbiano.

A periodontite agressiva pode ser localizada ou generalizada. A *periodontite agressiva localizada* é caracterizada pelo surgimento na puberdade e pela perda de inserção localizada nos primeiros molares e incisivos (com o envolvimento de não mais do que dois dentes além dos primeiros molares e incisivos). Pode haver acúmulo relativamente discreto de placa dentária, apesar da grave destruição periodontal. O exame radiográfico geralmente mostra perda óssea bilateral significativa e simétrica nas regiões permanentes do primeiro molar e dos incisivos. A perda óssea frequentemente exibe um padrão vertical na região do primeiro molar e um padrão horizontal na região dos incisivos. Com o tempo, a doença pode estacionar sozinha, embora um subconjunto de indivíduos possa desenvolver *periodontite agressiva generalizada*. A forma generalizada envolve o periodonto da maioria ou de toda a dentição permanente; por definição, deve haver perda de inserção interproximal que afeta pelo menos três dentes diferentes dos primeiros molares e incisivos. O tratamento da periodontite agressiva tipicamente inclui desbridamento cirúrgico ou não cirúrgico das raízes, antibióticos sistêmicos e visitas frequentes ao dentista para manutenção.

Síndrome de Papillon-Lefèvre

Figuras 4.17 e 4.18

A **síndrome de Papillon-Lefèvre** é um distúrbio autossômico recessivo raro, caracterizado principalmente por manifestações bucais e cutâneas. A maioria dos pacientes exibe mutações no gene da *catepsina C* (*CTSC*), localizado no cromossomo 11q14-q21. As mutações do *CTSC* podem alterar o crescimento e o desenvolvimento da pele, prejudicar a resposta imunológica e aumentar a suscetibilidade à infecção.

Indivíduos afetados apresentam periodontite grave nas dentições decídua e permanente. Quando os dentes decíduos irrompem, a gengiva fica muito inflamada, edemaciada. Então, ocorre rápida deterioração periodontal, com exame radiográfico mostrando perda óssea alveolar grave e dentes que parecem estar "flutuando no ar". A maioria dos pacientes exibe perda completa da dentição decídua entre 4 e 5 anos de idade; durante esse período sem dentes, a gengiva retorna a um estado normal de saúde. No entanto, a periodontite agressiva reaparece com a erupção dos dentes permanentes, e a maioria dos pacientes está edêntula aos 15 anos de idade.

Manifestações cutâneas tipicamente se tornam evidentes nos primeiros 4 anos de vida. O achado mais notável é a queratose palmar e plantar. A hiperqueratose também pode ser evidente nos cotovelos, joelhos, maléolos laterais, tuberosidades tibiais e superfícies dorsais dos dedos. As lesões cutâneas aparecem como placas brancas, amarelas, vermelhas ou marrons com crostas, fissuras e crostas

■ **Figura 4.16**
Periodontite agressiva
Perda de suporte ósseo nas regiões de incisivos e molares de um paciente jovem. (Cortesia do Dr. Erwin Turner.)

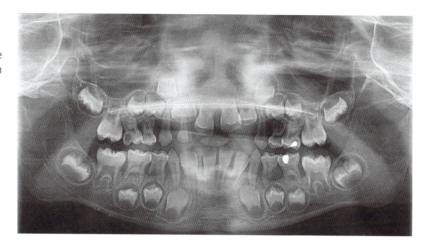

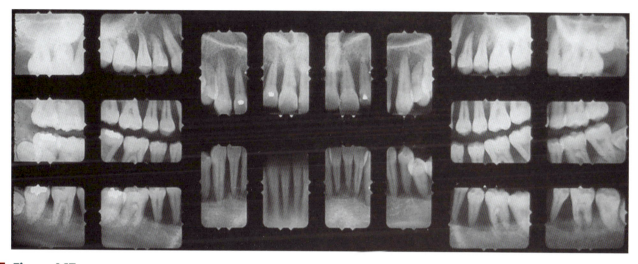

■ **Figura 4.17**
Síndrome de Papillon-Lefèvre
Perda óssea generalizada e substancial, com alguns dentes parecendo "flutuar no ar". (Cortesia do Dr. Román Carlos.)

■ **Figura 4.18**
Síndrome de Papillon-Lefèvre
Queratose (ceratose) plantar de ambos os pés. (Cortesia Dr. Román Carlos.)

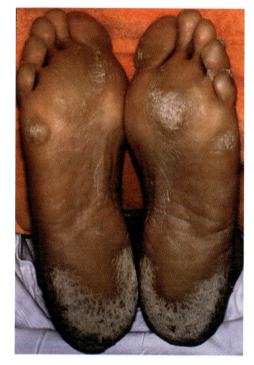

associadas. A pele plantar fissurada e espessada pode causar dificuldade de locomoção. Distrofia ungueal e infecções cutâneas sobrepostas também podem se desenvolver. Outros achados possíveis incluem comprometimento do desenvolvimento somático, calcificação da foice cerebral e do plexo coroide e abscessos hepáticos.

O manejo ótimo demanda abordagem multidisciplinar, incluindo especialistas em odontopediatria, periodontia, prótese dentária, dermatologia e pediatria. O diagnóstico e o tratamento precoces podem melhorar os desfechos dos pacientes. Para manejo da periodontite, o tratamento convencional (raspagem e alisamento radicular, bochecho com clorexidina e manutenção da higiene bucal) pode ser combinado com antibióticos sistêmicos e extração de dentes com comprometimento substancial. Alguns pesquisadores defendem a extração de todos os dentes decíduos para eliminar patógenos periodontais, seguidos por administração de antibióticos para prevenir periodontite na dentição permanente. As lesões cutâneas podem ser tratadas com retinoides sistêmicos, emolientes, corticosteroides tópicos ou agentes queratolíticos.

Bibliografia

Gengivite

Armitage G. Development of a classification system for periodontal diseases and conditions. *Ann Periodontol.* 1999;4:1-6.

Chapple IL, Van der Weijden F, Doerfer C, et al. Primary prevention of periodontitis: managing gingivitis. *J Clin Periodontol.* 2015;42(suppl 16): S71-S76.

Fiorellini JP, Stathopoulou PG. Clinical features of gingivitis. In: *Carranza's Clinical Periodontology.* 12th ed. St. Louis: Elsevier Saunders; 2015:224-231, [Chapter 15].

Serrano J, Escribano M, Roldán S, et al. Efficacy of adjunctive anti-plaque chemical agents in managing gingivitis: a systematic review and meta-analysis. *J Clin Periodontol.* 2015;42:S106-S138.

Hiperplasia gengival espongiótica juvenil localizada

Allon I, Lammert KM, Iwase R, et al. Localized juvenile spongiotic gingival hyperplasia possibly originates from the junctional gingival epithelium-an immunohistochemical study. *Histopathology.* 2016;68: 549-555.

Chang JY, Kessler HP, Wright JM. Localized juvenile spongiotic gingival hyperplasia. *Oral Surg Oral Med Oral Pathol Oral Radiol Endod.* 2008; 106:411-418.

Darling MR, Daley TD, Wilson A, et al. Juvenile spongiotic gingivitis. *J Periodontol.* 2007;78:1235-1240.

Kalogirou EM, Chatzidimitriou K, Tosios KI, et al. Localized juvenile spongiotic gingival hyperplasia: report of two cases. *J Clin Pediatr Dent.* 2017;41:228-231.

Nogueira VK, Fernandes D, Navarro CM, et al. Cryotherapy for localized juvenile spongiotic gingival hyperplasia: preliminary findings on two cases. *Int J Paediatr Dent.* 2017;27:231-235.

Solomon LW, Trahan WR, Snow JE. Localized juvenile spongiotic gingival hyperplasia: a report of 3 cases. *Pediatr Dent.* 2013;35:360-363.

Gengivite ulcerativa necrosante

American Academy of Periodontology. Parameter on acute periodontal diseases. *J Periodontol.* 2000;71(suppl 5):863-866.

Dufty J, Gkranias N, Petrie A, et al. Prevalence and treatment of necrotizing ulcerative gingivitis (NUG) in the British Armed Forces: a case-control study. *Clin Oral Investig.* 2017;21:1935-1944.

Rowland RW. Necrotizing ulcerative gingivitis. *Ann Periodontol.* 1999;4: 65-73, 78.

Atout RN, Todescan S. Managing patients with necrotizing ulcerative gingivitis. *J Can Dent Assoc.* 2013;79:d46.

Gengivite plasmocitária

Anil S. Plasma cell gingivitis among herbal toothpaste users: a report of three cases. *J Contemp Dent Pract.* 2007;8:60-66.

Arduino PG, D'Aiuto F, Cavallito C, et al. Professional oral hygiene as a therapeutic option for pediatric patients with plasma cell gingivitis: preliminary results of a prospective case series. *J Periodontol.* 2011; 82:1670-1675.

Hedin CA, Karpe B, Larsson A. Plasma-cell gingivitis in children and adults. A clinical and histological description. *Swed Dent J.* 1994;18:117-124.

Jadwat Y, Meyerov R, Lemmer J, et al. Plasma cell gingivitis: does it exist? Report of a case and review of the literature. *SADJ.* 2008;63:394-395.

Kerr DA, McClatchey KD, Regezi JA. Idiopathic gingivostomatitis. Cheilitis, glossitis, gingivitis syndrome; atypical gingivostomatitis, plasma-cell gingivitis, plasmacytosis of gingiva. *Oral Surg Oral Med Oral Pathol.* 1971;32:402-423.

Makkar A, Tewari S, Kishor K, et al. An unusual clinical presentation of plasma cell gingivitis related to "acacia" containing herbal toothpaste. *J Indian Soc Periodontol.* 2013;17:527-530.

Marker P, Krogdahl A. Plasma cell gingivitis apparently related to the use of khat: report of a case. *Br Dent J.* 2002;192:311-313.

Gengivite por corpo estranho

Gordon SC, Daley TD. Foreign body gingivitis: clinical and microscopic features of 61 cases. *Oral Surg Oral Med Oral Pathol Oral Radiol Endod.* 1997;83:562-570.

Gordon SC, Daley TD. Foreign body gingivitis: identification of the foreign material by energy-dispersive x-ray microanalysis. *Oral Surg Oral Med Oral Pathol Oral Radiol Endod.* 1997;83:571-576.

Gravitis K, Daley TD, Lochhead MA. Management of patients with foreign body gingivitis: report of 2 cases with histologic findings. *J Can Dent Assoc.* 2005;71:105-109.

Koh RU, Ko E, Oh TJ, Edwards PC. Foreign body gingivitis. *J Mich Dent Assoc.* 2015;97:44-47.

Koppang HS, Roushan A, Srafilzadeh A, et al. Foreign body gingival lesions: distribution, morphology, identification by X-ray energy dispersive analysis and possible origin of foreign material. *J Oral Pathol Med.* 2007;36:161-172.

Fibromatose gengival

DeAngelo S, Murphy J, Claman L, et al. Hereditary gingival fibromatosis-a review. *Compend Contin Educ Dent.* 2007;28:138-143, quiz 144, 152.

Gawron K, Łazarz-Bartyzel K, Potempa J, et al. Gingival fibromatosis: clinical, molecular and therapeutic issues. *Orphanet J Rare Dis.* 2016;11:9.

Häkkinen L, Csiszar A. Hereditary gingival fibromatosis: characteristics and novel putative pathogenic mechanisms. *J Dent Res.* 2007;86: 25-34.

Hennekam RCM, Krantz ID, Allanson JE. Syndromes with gingival/periodontal components. In: *Gorlin's Syndromes of the Head and Neck.* 5th ed. Oxford: Oxford University Press; 2010:1210-1224, [Chapter 27].

Ko YC, Farr JB, Yoon A, Philipone E. Idiopathic Gingival Fibromatosis: Case Report and Review of the Literature. *Am J Dermatopathol.* 2016; 38:e68-e71.

Poulopoulos A, Kittas D, Sarigelou A. Current concepts on gingival fibromatosis-related syndromes. *J Investig Clin Dent.* 2011;2:156-161.

Hiperplasia gengival fármaco-induzida

Bondon-Guitton E, Bagheri H, Montastruc JL. Drug-induced gingival overgrowth: a study in the French Pharmacovigilance Database. *J Clin Periodontol.* 2012;39:513-518.

Brown RS, Arany PR. Mechanism of drug-induced gingival overgrowth revisited: a unifying hypothesis. *Oral Dis.* 2015;21:e51-e61.

Dongari-Bagtzoglou A, Research, Science and Therapy Committee, American Academy of Periodontology. Drug-associated gingival enlargement. *J Periodontol.* 2004;75:1424-1431.

Eggerath J, English H, Leichter JW. Drug-associated gingival enlargement: case report and review of aetiology, management and evidence-based outcomes of treatment. *J N Z Soc Periodontol.* 2005;88:7-14.

Hatahira H, Abe J, Hane Y, et al. Drug-induced gingival hyperplasia: a retrospective study using spontaneous reporting system databases. *J Pharm Health Care Sci.* 2017;3:19.

Rafiee RM. DIGO: drug-induced gingival overgrowth. Part I: clinical features and pharmacology. *J West Soc Periodontol Periodontal Abstr.* 2010;58(3):67-70.

Rafiee RM. DIGO: drug-induced gingival overgrowth. Part II: molecular mechanism. *J West Soc Periodontol Periodontal Abstr.* 2010;58:99-101.

Periodontite

American Academy of Periodontology Task Force. Report on the update to the 1999 classification of periodontal diseases and conditions. *J Periodontol.* 2015;86:835-838.

Armitage GC. Development of a classification system for periodontal diseases and conditions. *Ann Periodontol.* 1999;4:1-6.

Burt B, Research, Science and Therapy Committee of the American Academy of Periodontology. Position paper: epidemiology of periodontal diseases. *J Periodontol.* 2005;76:1406-1419.

Eke PI, Dye BA, Wei L, et al. Update on prevalence of periodontitis in adults in the United States: NHANES 2009 to 2012. *J Periodontol.* 2015;86:611-622.

Abscesso periodontal

American Academy of Periodontology. Parameter on acute periodontal diseases. *J Periodontol.* 2000;71(suppl 5):863-866.

Herrera D, Alonso B, de Arriba L, et al. Acute periodontal lesions. *Periodontol 2000.* 2014;65:149-177.

Herrera D, Roldán S, González I, et al. The periodontal abscess (I). Clinical and microbiological findings. *J Clin Periodontol.* 2000;27:387-394.

Herrera D, Roldán S, Sanz M. The periodontal abscess: a review. *J Clin Periodontol.* 2000;27:377-386.

Jaramillo A, Arce RM, Herrera D, et al. Clinical and microbiological characterization of periodontal abscesses. *J Clin Periodontol.* 2005;32:1213-1218.

Marquez IC. How do I manage a patient with periodontal abscess? *J Can Dent Assoc.* 2013;79:d8.

Pericoronarite

Bradshaw S, Faulk J, Blakey GH, et al. Quality of life outcomes after third molar removal in subjects with minor symptoms of pericoronitis. *J Oral Maxillofac Surg.* 2012;70:2494-2500.

Folayan MO, Ozeigbe EO, Onyejaeka N, et al. Non-third molar related pericoronitis in a sub-urban Nigeria population of children. *Niger J Clin Pract.* 2014;17:18-22.

Magraw CB, Golden B, Phillips C, et al. Pain with pericoronitis affects quality of life. *J Oral Maxillofac Surg.* 2015;73:7-12.

Neville BW, Damm DD, Allen CM, et al. Pericoronitis. In: *Oral and Maxillofacial Pathology.* 4th ed. St. Louis: Elsevier; 2016:156-157.

Periodontite agressiva

Albandar JM. Aggressive and acute periodontal diseases. *Periodontol 2000.* 2014;65:7-12.

Albandar JM. Aggressive periodontitis: case definition and diagnostic criteria. *Periodontol 2000.* 2014;65:13-26.

American Academy of Periodontology. Parameter on aggressive periodontitis. *J Periodontol.* 2000;71(suppl 5):867-869.

Califano JV, Research, Science and Therapy Committee American Academy of Periodontology. Position paper: periodontal diseases of children and adolescents. *J Periodontol.* 2003;74:1696-1704.

Könönen E, Müller HP. Microbiology of aggressive periodontitis. *Periodontol 2000.* 2014;65:46-78.

Nibali L. Aggressive periodontitis: microbes and host response, who to blame? *Virulence.* 2015;6:223-228.

Sgolastra F, Petrucci A, Gatto R, et al. Effectiveness of systemic amoxicillin/metronidazole as an adjunctive therapy to full-mouth scaling and root planing in the treatment of aggressive periodontitis: a systematic review and meta-analysis. *J Periodontol.* 2012;83:731-743.

Síndrome de Papillon-Lefèvre

Hennekam RCM, Krantz ID, Allanson JE. Hyperkeratosis palmoplantaris and periodontoclasia in childhood (Papillon-Lefèvre syndrome and Haim-Munk syndrome). In: *Gorlin's Syndromes of the Head and Neck.* 5th ed. Oxford: Oxford University Press; 2010:1219-1222.

Papillon MM, Lefèvre P. Deux cas de keratoderma palmaire et plantaire symmetrique familiale (maladie de Meleda) chez le frere et la soeur: coexistence dans les deux cas d'alterations dentaires graves. *Bull Soc Fr Dermatol Syph.* 1924;31:82-87.

Pimentel SP, Kolbe MF, Pereira RS, et al. Papillon-Lefèvre syndrome in 2 siblings: case report after 11-year follow-up. *Pediatr Dent.* 2012;34:e231-e236.

Sreeramulu B, Shyam ND, Ajay P, et al. Papillon-Lefèvre syndrome: clinical presentation and management options. *Clin Cosmet Investig Dent.* 2015;7:75-81.

form
Infecções Bacterianas

5

Tonsilite, 110
Tonsilólitos, 110
Impetigo, 112
Tuberculose, 112
Hanseníase (doença de Hansen), 114
Noma, 114
Sífilis, 116
Sífilis congênita, 118
Actinomicose, 118
Doença por arranhadura de gato, 120
Sinusite, 120

Tonsilite

Figura 5.1

Tonsilite refere-se à inflamação das amígdalas (tonsilas). As tonsilas formam um anel de tecido linfoide (*anel de Waldeyer*) na faringe, sendo constituídas pelas tonsilas palatinas, adenoides, tonsilas linguais e tonsilas tubárias. No entanto, por convenção, os termos "tonsilite" e "tonsilas" frequentemente são usados quando se referem especificamente às tonsilas palatinas, que estão localizadas entre as pregas palatoglossais e palatofaríngeas nas paredes laterais da orofaringe.

A tonsilite pode ser aguda ou crônica. A tonsilite aguda afeta principalmente pacientes pediátricos e pode ser causada por vários patógenos (p. ex., *Streptococcus pyogenes*, *Haemophilus influenzae*, adenovírus, vírus influenza, vírus parainfluenza, enterovírus, vírus Epstein-Barr, herpes-vírus simples). Tipicamente, há início súbito de dor de garganta. Outros achados possíveis incluem disfagia, hiperplasia das tonsilas, linfadenopatia cervical, halitose, febre e cefaleia. Na infecção viral aguda podem ocorrer tosse, coriza e conjuntivite. Além disso, crianças com tonsilite aguda às vezes apresentam dor abdominal e vômitos. No exame clínico geralmente são observados edema e eritema das tonsilas palatinas, às vezes acompanhados de pus ou exsudato branco-amarelado. As complicações potenciais incluem obstrução das vias respiratórias e formação de abscessos peritonsilares ou parafaríngeos. Na infecção estreptocócica, outras sequelas potenciais incluem escarlatina, febre reumática e glomerulonefrite. Pacientes com tonsilite crônica podem desenvolver linfadenopatia cervical e tonsilólitos (ver a próxima seção).

Testes rápidos de antígenos ou culturas podem auxiliar no diagnóstico da infecção estreptocócica, que geralmente é tratada com antibióticos (p. ex., penicilina) e medidas de suporte. A tonsilite viral aguda é tratada com medidas de suporte (ou seja, repouso, líquidos, gargarejo com água salgada quente, anestésicos tópicos, dose única de dexametasona, paracetamol e/ou ibuprofeno). A tonsilite crônica pode responder à antibioticoterapia de amplo espectro. A tonsilectomia pode ser considerada para pacientes com doença recorrente, persistente ou grave.

Tonsilólitos

Figuras 5.2 e 5.3

Os **tonsilólitos** representam nichos calcificados de debris nas tonsilas. Bactérias, células epiteliais descamadas, restos alimentares e outras matérias frequentemente ficam impactadas nas *criptas tonsilares* (ou invaginações das superfícies tonsilares). Se essa matéria impactada ("rolha tonsilar") calcificar, um tonsilólito é formado. Os tonsilólitos são bastante comuns; utilizando-se tomografia computadorizada (TC), os pesquisadores detectaram essas calcificações em 15 a 46% dos indivíduos.

Tonsilólitos têm sido relatados em uma ampla faixa etária, com média de aproximadamente 46 anos; podem ser unilaterais ou bilaterais. A maioria dos tonsilólitos é relativamente pequena e assintomática. No entanto, pacientes com grandes tonsilólitos podem queixar-se de halitose, gosto ruim, sensação de corpo estranho, disfagia, odinofagia, dor de garganta, tosse irritativa ou otalgia. Complicações raras incluem a formação de abscessos e pneumonia por aspiração. Ao exame clínico, uma massa dura branco-amarelada pode ser evidente. O tonsilólito pode ser observado incidentalmente durante o exame radiográfico realizado por outras razões. Nas radiografias panorâmicas, os tonsilólitos aparecem como radiopacidades sobrepostas à porção central do ramo ascendente da mandíbula; radiografias (como imagens de TC) tiradas de vários ângulos ajudam a evitar confusão com uma patologia intraóssea. As TCs são mais sensíveis do que as radiografias simples para demonstrar tonsilólitos e podem ajudar a descartar outras entidades no diagnóstico diferencial (p. ex., alongamento do processo estiloide, hâmulo proeminente, ligamento estilo-hióideo calcificado, túber da maxila proeminente, osteoesclerose idiopática, flebólitos, sialólitos das glândulas parótidas, linfonodos intraparotídeos calcificados).

Tonsilólitos assintomáticos não exigem tratamento. Alguns pacientes conseguem removê-los simplesmente gargarejando com água salgada morna. Para casos sintomáticos, a enucleação de cálculos superficiais ou pode ser realizada tonsilectomia para cálculos maiores e profundos.

■ **Figura 5.1**
Tonsilite
Tonsilas palatinas acentuadamente aumentadas que se encontram na linha média. (Cortesia de Rachel Huffman.)

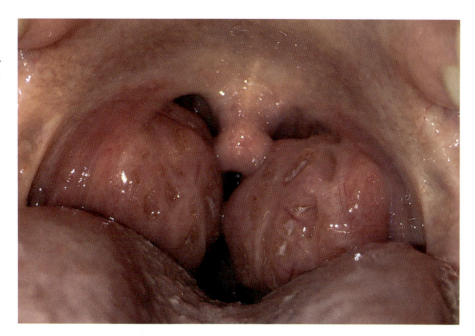

■ **Figura 5.2**
Tonsilólitos
Tonsila palatina aumentada com criptas proeminentes exibindo calcificações branco-amareladas focais.

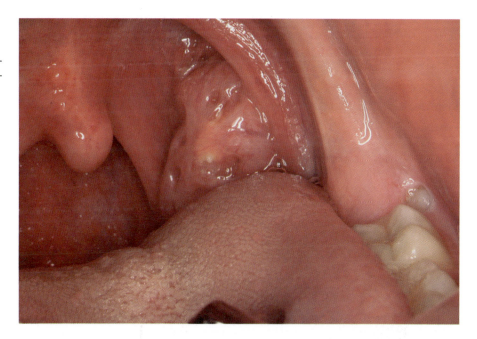

■ **Figura 5.3**
Tonsilólitos
Radiografia panorâmica mostra radiopacidades bilaterais sobrepostas à região posterior da mandíbula. (Cortesia do Dr. Fred Howard.)

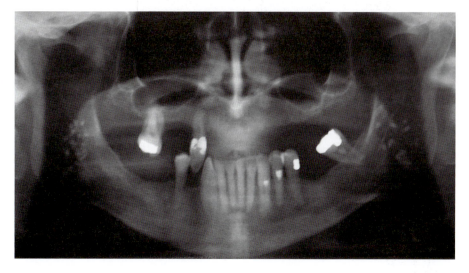

Impetigo

Figura 5.4

Impetigo é uma infecção primária superficial da pele causada principalmente por *Staphylococcus aureus* e/ou *Streptococcus pyogenes*. Os fatores predisponentes incluem traumatismo, dermatite preexistente, picadas de insetos, falta de higiene, climas quentes e úmidos, condições de vida aglomeradas, diabetes melito e infecção pelo vírus da imunodeficiência humana (HIV). O impetigo tende a ocorrer em pacientes pediátricos e exibe dois principais padrões clínicos: bolhoso e não bolhoso. A forma não bolhosa representa aproximadamente 70% dos casos e envolve mais frequentemente os membros e a face. As lesões aparecem inicialmente como máculas vermelhas com formação de vesículas associadas. As vesículas se rompem prontamente e ficam cobertas por uma crosta âmbar ou cor de mel. Tais lesões envolvendo a pele perioral podem mimetizar o herpes labial. No entanto, o impetigo não bolhoso é tipicamente pruriginoso, enquanto o herpes labial tende a ser mais doloroso. O impetigo bolhoso na maioria das vezes envolve o tronco, os membros, as áreas intertriginosas e a face. É caracterizado por grandes bolhas flácidas cheias de líquido claro ou purulento. Essas bolhas geralmente se rompem para formar uma crosta marrom semelhante à laca.

Para a doença não bolhosa limitada, os antibióticos tópicos (p. ex., mupirocina, ácido fusídico, retapamulina) são efetivos. Os pacientes com a doença bolhosa ou não bolhosa extensa tipicamente recebem antibioticoterapia sistêmica (p. ex., amoxicilina + clavulanato, cefalexina, dicloxacilina). Se houver suspeita de infecção por *S. aureus* resistente à meticilina, recomenda-se trimetoprima + sulfametoxazol, clindamicina ou uma tetraciclina, dependendo dos resultados de cultura e antibiograma. Medidas preventivas incluem evitar o contato com pessoas infectadas e praticar a higiene adequada (p. ex., lavar as mãos, limpar pequenos ferimentos na pele com água e sabão, tomar banho regularmente, não compartilhar roupas ou toalhas). O impetigo geralmente é autolimitado. No entanto, em casos raros, há complicações graves (p. ex., celulite, linfangite, septicemia, glomerulonefrite pós-estreptocócica).

Tuberculose

Figuras 5.5 e 5.6

A **tuberculose (TB)** é uma doença infecciosa causada pelo complexo *Mycobacterium tuberculosis*. A incidência mundial anual de TB vem diminuindo há mais de uma década; no entanto, a Organização Mundial da Saúde estima que em 2015 houve mais de 10 milhões de novos casos e 1,8 milhão de mortes pela doença. O ônus da doença é maior em partes da Ásia e da África. Embora aproximadamente um terço da população mundial esteja infectada pelo *M. tuberculosis*, apenas cerca de 12% dos indivíduos imunossensibilizados expostos desenvolvem doença ativa. Os principais fatores de risco para a tuberculose incluem infecção pelo HIV, diabetes melito, desnutrição, tabagismo, abuso de álcool, pobreza e condições de vida aglomeradas.

A TB é transmitida por gotículas respiratórias aerossolizadas. Após a inalação dos microrganismos, a infecção primária tipicamente se desenvolve nos pulmões, onde se forma um nódulo fibrocalcificado. Na maioria dos indivíduos, a infecção primária é assintomática e é eliminada por mecanismos imunes inatos ou adaptativos. No entanto, em alguns casos, microrganismos viáveis persistem em macrófagos dentro de nódulos pulmonares ou nos linfonodos regionais. Além disso, pacientes com resposta imune diminuída podem apresentar infecção primária ativa e sintomática. Após um período de latência variável ou, menos frequentemente, imediatamente após a infecção primária, um subgrupo de indivíduos desenvolve infecção secundária. Durante esta fase, a infecção pode se propagar para os ápices pulmonares ou se disseminar para o restante dos pulmões e para outros órgãos. As manifestações clínicas da tuberculose pulmonar ativa incluem tosse, hemoptise, febre, sudorese noturna, fadiga e perda de peso.

Embora a TB afete principalmente os pulmões, quase qualquer local anatômico pode estar envolvido. A doença extrapulmonar geralmente se desenvolve em linfonodos, na pleura, nos ossos/articulações e no sistema geniturinário. Nos EUA, aproximadamente 20% dos casos de TB notificados anualmente representam doença extrapulmonar sem envolvimento pulmonar concomitante.

Na região da cabeça e do pescoço, a manifestação mais comum de TB é a linfadenite cervical. Calcificações nos linfonodos cervicais infectados podem ser detectadas, ocasionalmente, por radiografias. As lesões também podem se desenvolver na laringe, na orelha média, na cavidade nasal, na nasofaringe, no seio maxilar, nas glândulas parótidas, nas tonsilas, na pele facial e na cavidade oral.

Acometimento oral foi observado apenas em aproximadamente 0,5 a 1,5% dos pacientes com TB. Alguns pacientes exibem uma úlcera crônica solitária, particularmente na língua. A úlcera pode ou não ser dolorosa e, às vezes, é acompanhada por linfadenopatia cervical. Outros possíveis achados orais na TB são: alvéolos que não cicatrizam após extração, gengivite difusa com proliferação nodular ou papilar associada, osteomielite dos maxilares e lesões inflamatórias periapicais. A maioria das

Figura 5.4
Impetigo
Pele perioral exibe crostas âmbar sobre uma base eritematosa.

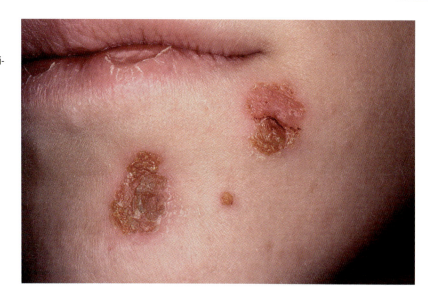

Figura 5.5
Tuberculose
Úlcera crônica, única, no dorso da língua.

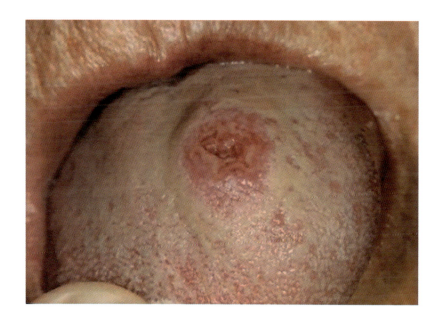

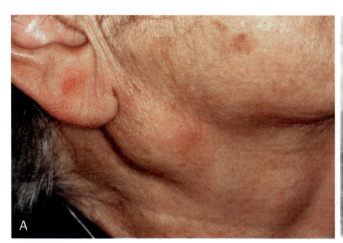
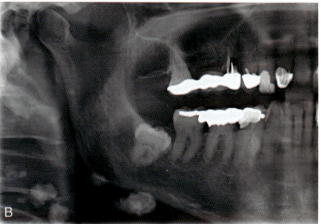

Figura 5.6
Tuberculose
A. Linfonodo cervical aumentado próximo ao ângulo da mandíbula. (Cortesia do Dr. Román Carlos.) **B.** Radiografia panorâmica mostra linfonodos cervicais calcificados no lado direito do pescoço. (Cortesia do Dr. Louis M. Beto.)

lesões orais da TB representa infecção secundária em pacientes com doença pulmonar primária; não está claro se essas lesões resultam de disseminação hematogênica, disseminação linfática ou exposição ao escarro infectado. Em casos muito raros, também foi notificada tuberculose oral primária sem envolvimento pulmonar, especialmente em indivíduos mais jovens.

A TB ativa é tratada com associação de fármacos (tipicamente incluindo isoniazida, rifampicina, pirazinamida e etambutol) administrada durante vários meses. A adesão do paciente é importante para prevenir o desenvolvimento de cepas de micobactérias multidrogarresistentes (MDR).

Hanseníase (doença de Hansen)

Figuras 5.7 e 5.8

A **hanseníase** (doença de Hansen) é uma doença infecciosa crônica causada por *Mycobacterium leprae*. Segundo a OMS, a prevalência global registrada de hanseníase é de aproximadamente 0,18 caso por 10.000 pessoas, o que representa uma queda dramática nas últimas décadas. No entanto, a doença ainda é hiperendêmica em certas regiões, incluindo partes da Índia, Brasil, Indonésia e África. Nos EUA, menos de 200 novos casos de hanseníase são notificados anualmente; a maioria desses casos é notada em imigrantes, embora alguns sejam atribuídos a viagens ao exterior ou exposição a tatus infectados. O mecanismo exato de transmissão permanece incerto. No entanto, a principal via de entrada da doença parece ser o sistema respiratório superior. Apenas um pequeno subconjunto de indivíduos expostos desenvolve doença clinicamente evidente, aparentemente como resultado do estado imunológico do hospedeiro, influências genéticas e outros fatores.

A hanseníase afeta principalmente a pele e os nervos periféricos, mas o envolvimento de mucosas e órgãos internos também é possível. Existem dois padrões principais de doença clínica (*tuberculoide* e *virchowiana*), bem como várias variantes limítrofes. Na hanseníase tuberculoide, o hospedeiro exibe alto grau de imunidade mediada por células e hipersensibilidade tardia às bactérias. Os achados clínicos típicos incluem um pequeno número de lesões cutâneas hipopigmentadas, que podem estar associadas a diminuição localizada da sensação nervosa. Na hanseníase virchowiana, o hospedeiro é anérgico e exibe doença mais grave. Achados característicos incluem numerosas lesões eritematosas, maculopapulares a nodulares; uma aparência facial distorcida (*fácies leonina*); perda de pelos (muitas vezes incluindo sobrancelhas e cílios); congestão nasal; ponte nasal colapsada ou deprimida; neuropatia dolorosa; perda da função nervosa sensitiva e/ou motora; úlceras cutâneas crônicas; e mãos em garras. O comprometimento do nervo facial pode interferir na fala e na mastigação.

As lesões orais são encontradas predominantemente na hanseníase virchowiana. A prevalência relatada de lesões bucais na hanseníase varia de 0% a quase 60%; essa variação pode refletir a dificuldade na distinção entre alterações inespecíficas e lesões específicas da hanseníase. Alguns autores sugeriram que a frequência de lesões orais vem diminuindo ao longo do tempo devido a melhorias no diagnóstico e no tratamento da hanseníase. Outros locais frequentemente envolvidos incluem os palatos duro e mole, a gengiva superior anterior e a língua. Os achados orais incluem pápulas ou nódulos vermelho-amarelados, ulceração, necrose e macroqueilia (aumento difuso dos lábios). Além disso, a cicatrização pode causar hipopigmentação da mucosa, língua despapilada (lisa) ou fissurada, retração da úvula e microstomia. O comprometimento ósseo maxilofacial pode causar atrofia da espinha nasal anterior, reabsorção da crista alveolar anterior da maxila e subsequente perda dentária. Em crianças, o envolvimento maxilar também pode estar associado a raízes dentárias curtas e hipoplasia do esmalte. Além disso, a infecção da polpa dentária pode causar necrose dentária e reabsorção interna.

O tratamento padrão para a hanseníase consiste em associação de medicamentos (dapsona e rifampicina, com ou sem clofazimina). Pacientes com destruição alveolar da maxila podem necessitar de reabilitação protética. A terapia ocupacional pode ser benéfica para pacientes com deformidades nas mãos que dificultam a realização de procedimentos de higiene oral e outras funções motoras finas.

Noma

Figura 5.9

A **noma** é uma infecção bacteriana oportunista caracterizada por necrose progressiva rápida dos tecidos orofaciais; representa o extremo mais grave de um espectro de doenças bucais e maxilofaciais necrosantes. O perfil microbiano é complexo e nenhum microrganismo causador específico foi estabelecido. No entanto, alguns investigadores acreditam que *Fusobacterium necrophorum* e *Prevotella intermedia* são patógenos fundamentais. Os principais fatores de risco incluem desnutrição, pobreza, falta de saneamento, higiene oral deficiente, doença recente (p. ex., sarampo, diarreia, malária), malignidade e infecção pelo HIV.

■ **Figura 5.7**
Hanseníase
Nódulos cutâneos faciais eritematosos em paciente com hanseníase virchowiana.

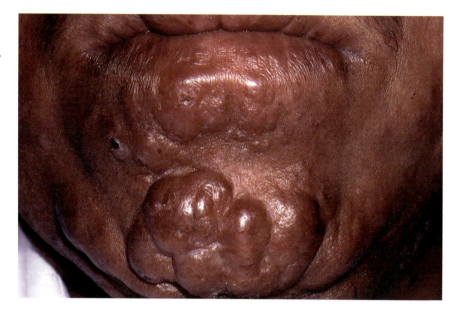

■ **Figura 5.8**
Hanseníase
Pé com úlceras cutâneas crônicas e neuropatia em paciente com hanseníase virchowiana.

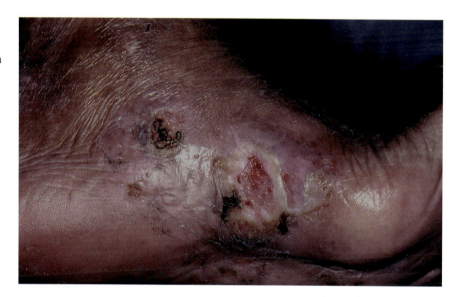

■ **Figura 5.9**
Noma
Tecido necrótico preto-acinzentado na cavidade oral de um paciente imunocomprometido. O paciente estava recebendo quimioterapia para linfoma.

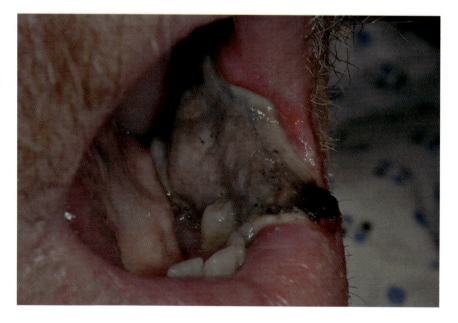

A noma exibe predileção marcante por crianças pequenas que vivem em extrema pobreza na África Subsaariana. No entanto, a infecção pode ser encontrada em todo o mundo e também pode surgir em adolescentes e adultos. A doença inicialmente pode aparecer como inflamação e ulceração gengivais. A condição então se espalha rapidamente para causar inflamação, necrose e destruição de outros locais, como ossos maxilares, mucosa jugal, pele facial, lábio superior, nariz e borda infraorbital. Os tecidos necróticos geralmente têm coloração azul-escura com bordas bem demarcadas e odor fétido. Os pacientes também costumam apresentar dor, perda de dentes, febre, taquicardia, aumento da frequência respiratória, anemia, leucocitose e anorexia. As principais sequelas incluem problemas de cicatrização, trismo, problemas de fala e alimentação, desfiguração facial e trauma psicológico.

O manejo durante a fase aguda consiste em antibióticos, cuidados locais na lesão, correção da desidratação e desequilíbrio eletrolítico, nutrição e tratamento de quaisquer doenças sistêmicas subjacentes. Durante a fase de cura, a fisioterapia deve ser iniciada para reduzir as cicatrizes. A longo prazo, a reconstrução cirúrgica pode ser realizada, mas, muitas vezes, é difícil. Como inúmeros pacientes com noma nos países em desenvolvimento não recebem tratamento, a taxa de mortalidade global é alta (aproximadamente 85%).

Sífilis

Figuras 5.10 a 5.12

A **sífilis** é uma doença infecciosa causada pela espiroqueta *Treponema pallidum*. A doença é transmitida principalmente por contato sexual, embora a transmissão via placenta (seção "Sífilis Congênita" a seguir), hemoderivados infectados ou agulhas contaminadas também seja possível. A sífilis foi comum por séculos, mas se tornou muito menos prevalente nos anos 1940 com o advento da penicilina. No entanto, em todo o mundo, mais de 5 milhões de casos de sífilis são diagnosticados anualmente, particularmente em países de baixa e média renda. Na América do Norte e na Europa Ocidental, houve ressurgimento da sífilis nos últimos 10 a 15 anos; esse achado foi atribuído a um aumento desproporcional na infecção em homens que fazem sexo com homens, muitos dos quais coinfectados pelo HIV.

As manifestações clínicas da sífilis são diversas, e a doença geralmente pode ser dividida em estágios primário, secundário e terciário. Lesões orais podem ocorrer em qualquer um desses três estágios, porém, são observadas com mais frequência durante o estágio secundário. A **sífilis primária** se desenvolve 3 a 90 dias após a exposição e é caracterizada por uma úlcera indolor, ou cancro, no local da inoculação. A úlcera geralmente exibe margem endurecida e pode ser acompanhada por linfadenopatia regional. Resolução espontânea geralmente ocorre em 5 semanas. Embora os cancros surjam predominantemente na região anogenital, aproximadamente 4% dos casos envolvem a mucosa bucal. Em particular, os exemplos orais ocorrem frequentemente no lábio superior dos homens e no lábio inferior das mulheres. Subsequentemente, a **sífilis secundária** se desenvolve em até 90% dos pacientes não tratados com a doença primária e resulta da disseminação via vasos sanguíneos ou linfáticos. Uma manifestação inicial comum da sífilis secundária é uma erupção cutânea maculopapular, assintomática. Os pacientes também podem apresentar febre, mal-estar, fadiga, perda de peso e linfadenopatia reativa generalizada. Na cavidade oral e orofaringe, a sífilis secundária pode aparecer como *placas mucosas* branco-acinzentadas, que exibem predileção pelo palato mole, pelos pilares tonsilares, pela língua e pela mucosa jugal/vestíbulos. Estas lesões podem ser solitárias ou multifocais e são frequentemente dolorosas. Em alguns casos, placas mucosas elevadas (denominadas *pápulas fendidas*) podem se desenvolver bilateralmente nas comissuras orais. Na região anogenital ou cavidade oral, a sífilis secundária também pode causar nódulos verrucosos ou papilares (denominados *condilomas planos*). Aproximadamente dois terços dos pacientes com sífilis secundária que não são tratados entrarão em um período de latência de 1 a 30 anos, que pode ser seguido por uma doença terciária. A **sífilis terciária** pode causar sérias complicações neurológicas e cardiovasculares. Alguns pacientes também desenvolvem uma lesão granulomatosa conhecida como *goma*. Na cavidade oral, as gomas exibem predileção pelo palato duro, embora a língua, os lábios e outros locais também possam ser afetados. A lesão frequentemente começa como edema, que então ulcera, sofre necrose e, por fim, pode causar perfuração palatina. Alguns pacientes com sífilis terciária também exibem glossite atrófica. Curiosamente, os pesquisadores sugeriram uma associação entre a sífilis terciária e o carcinoma de células escamosas no dorso da língua; no entanto, não é claro se estes cânceres tiveram origem a partir de agentes carcinogênicos (tais como arsênico) anteriormente utilizados para tratar a sífilis ou outros cofatores (p. ex., tabagismo, etilismo, desnutrição).

A investigação diagnóstica de sífilis inclui, tipicamente, avaliação sorológica. No entanto, alguns testes sorológicos podem ser negativos durante as primeiras semanas de infecção ou durante os estágios posteriores da doença (incluindo sífilis latente e sífilis terciária). Assim, a visualização direta do *T. pallidum* (p. ex., esfregaço examinado por imunofluorescência direta, biopsia incisional examinada por imuno-histoquímica, exsudato fresco examinado por microscopia de campo escuro) pode ser

◼ Figura 5.10
Sífilis primária
Cancro apresentando-se como uma massa eritematosa e ulcerada na região anterior da mucosa jugal e na mucosa labial superior. (Cortesia do Dr. Benjamin Martinez.)

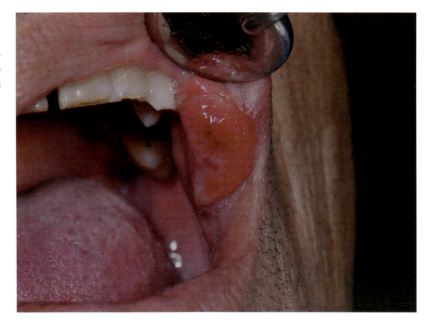

◼ Figura 5.11
Sífilis secundária
Placa mucosa apresentando-se como uma placa branca no palato.

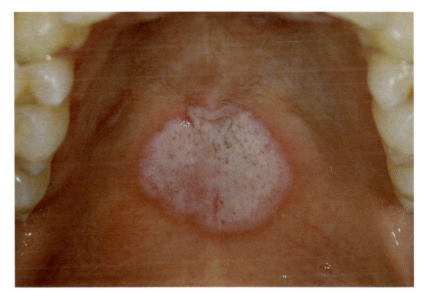

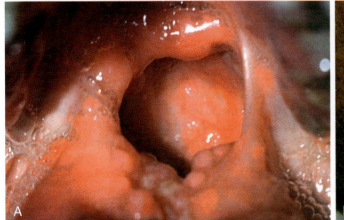
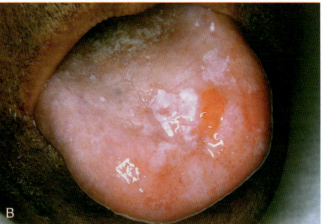

◼ Figura 5.12
Sífilis terciária
A. Goma com perfuração palatina. (Agradecimentos ao Dr. Emmett Costich.) **B.** Carcinoma de células escamosas que aparece como uma placa irregular branco-avermelhada no dorso da língua com glossite atrófica subjacente. (Agradecimentos ao Dr. Emmett Costich.)

particularmente útil durante a doença primária precoce, quando os microrganismos são numerosos, mas os anticorpos não são detectáveis. Para pacientes diagnosticados com sífilis, testes adicionais para descartar a infecção concomitante pelo HIV devem ser considerados.

A base da terapia para a sífilis é a penicilina. A penicilina G benzatina de ação prolongada e intramuscular é preferida na maioria dos casos, embora a neurossífilis exija penicilina G intravenosa ou outros esquemas alternativos. Além disso, qualquer parceiro sexual recente deve ser notificado sobre o risco de sua doença e oferecer antibioticoterapia preventiva.

Sífilis congênita

Figura 5.13

A **sífilis congênita** é transmitida por via vertical (i. e., de mãe infectada para o feto) de *Treponema pallidum*. O microrganismo consegue atravessar a placenta após a 16ª semana de vida intrauterina, e a cronologia da infecção correlaciona-se com vários tipos de defeitos de desenvolvimento que podem resultar. A sífilis congênita está associada à taxas de morbidade e mortalidade substanciais. Investigadores estimaram que a sífilis é responsável por mais de 500.000 desfechos adversos da gravidez por ano em todo o mundo, incluindo óbitos fetais precoces, natimortos, mortes neonatais, prematuridade e baixo peso ao nascer. Entre as crianças infectadas que sobrevivem ao período neonatal, pode levar várias semanas até que as manifestações clínicas da sífilis se tornem evidentes. Nos estágios iniciais, pode haver uma erupção maculopapular difusa, rinite, tíbias em "sabre" (flexão anterior das tíbias), hepatoesplenomegalia e anormalidades neurológicas. As manifestações orofaciais potenciais incluem bossa frontal, nariz em sela, maxila atrésica, palato ogival, fissuras ou cicatrizes perorais (*rágades*), glossite atrófica e defeitos dentários. Os defeitos dentários tendem a ser mais pronunciados nos dentes que calcificam durante o primeiro ano de vida (ou seja, os incisivos permanentes e os primeiros molares permanentes). Os *incisivos de Hutchinson* exibem bordas incisais "em forma de chave de fenda" frequentemente com entalhes centrais e coroas "em forma de barril" com alargamento no terço médio e constrição no terço incisal. Os *molares de Moon* são pequenos e em forma de cúpula com base larga, cúspides contraídas e apertadas e sulcos oclusais ausentes. Os *molares de Mulberry* (ou *de Fournier*) exibem numerosas projeções oclusais globulares que são circundadas na base por sulcos profundos de esmalte hipoplásico. Em etapas posteriores, os pacientes podem exibir a *tríade de Hutchinson* (defeitos dentários, queratite intersticial ocular e surdez do oitavo nervo); gomas e incapacidade intelectual. Todas as gestantes devem ser rastreadas para sífilis durante o pré-natal. O tratamento recomendado (p. ex., penicilina G benzatina parenteral) durante a gravidez geralmente cura a mãe e protege o feto em desenvolvimento.

Actinomicose

Figura 5.14

A **actinomicose** é causada por bacilos gram-positivos, anaeróbicos ou microaerofílicos do gênero *Actinomyces*. Entre as várias espécies patogênicas isoladas, *Actinomyces israelii* é a mais prevalente. *Actinomyces* podem fazer parte da flora oral, orofaríngea, gastrintestinal e genital normal. No entanto, em alguns casos, eles invadem os tecidos e causam infecção sintomática. Aproximadamente 55% dessas infecções ocorrem na região cervicofacial, com predileção pela mandíbula e pelos tecidos moles vestibular, submental e submandibular. Os fatores predisponentes para actinomicose cervicofacial incluem traumatismo (p. ex., extração dentária, lesão dos tecidos moles), infecção odontogênica ou periodontal, má higiene bucal, diabetes melito, imunossupressão, dano tecidual local por neoplasia ou irradiação e desnutrição. A infecção pode ser aguda ou crônica e tende a se espalhar rapidamente, sem levar em consideração os planos fasciais típicos e as vias linfáticas. Os achados clínicos incluem formação de abscesso, fibrose endurecida ("lenhosa"), formação de seio cutâneo, hiperplasia tonsilar, osteomielite de maxila e mandíbula e trismo. Algumas lesões exibem secreção purulenta ou serosa com *grânulos de enxofre* (pequenos "grãos" amarelos representando colônias bacterianas). A dor pode ser mínima ou ausente, especialmente em casos crônicos. Febre, mal-estar e fadiga podem ser observados na infecção aguda. As culturas podem auxiliar no diagnóstico, mas podem ser complicadas por exigências estritas de incubação anaeróbica durante um período prolongado, crescimento excessivo de outras bactérias associadas e terapia antimicrobiana prévia. O exame histopatológico pode mostrar colônias de bactérias filamentosas circundadas por neutrófilos. Embora tais colônias bacterianas não sejam inteiramente específicas para *Actinomyces*, elas ajudam a sugerir o diagnóstico quando ocorrem no contexto clínico apropriado. Para pacientes com actinomicose cervicofacial crônica, o tratamento consiste tipicamente em doses prolongadas e altas de antibióticos (como penicilina G) combinadas com drenagem do abscesso, excisão ou marsupialização de trajetos fistulosos, desbridamento de osso necrótico e tratamento de qualquer infecção odontogênica ou periodontal subjacente.

■ **Figura 5.13**
Sífilis congênita
Incisivos de Hutchinson: radiografia oclusal mostra incisivos centrais permanentes não irrompidos com bordas incisais entalhadas. (O paciente procurou assistência por causa de fratura traumática do incisivo central primário sobrejacente.) (Cortesia da Dra. Cindy Hipp.)

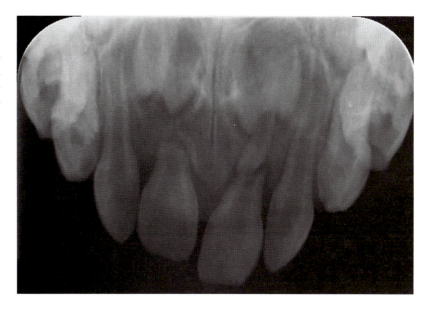

■ **Figura 5.14**
Actinomicose
Drenagem do trajeto fistuloso com eritema circundante no ângulo direito da mandíbula. (Cortesia do Dr. Jon Pike.)

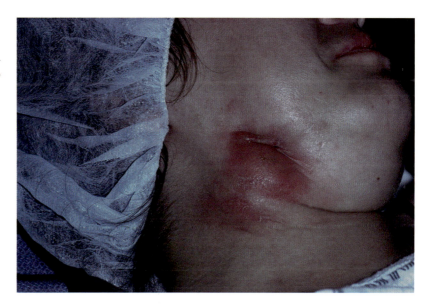

Doença por arranhadura de gato

Figura 5.15

A **doença por arranhadura de gato** é uma infecção bacteriana causada predominantemente pela *Bartonella henselae*. Este microrganismo pode ser transmitido aos seres humanos por mordida ou arranhão de um gato infectado ou por picada de uma pulga infectada. A doença tem distribuição mundial e uma predileção por indivíduos jovens. Nos EUA, um estudo em larga escala relatou uma incidência anual estimada de 4,7 por 100.000 pessoas com menos de 65 anos, com um pico nos pacientes de 5 a 9 anos de idade. A doença por arranhadura de gato começa tipicamente como uma vesícula ou pápula cutânea que se desenvolve no local da inoculação e cicatriza em aproximadamente 1 a 3 semanas. Na época em que essa lesão inicial cicatriza, aproximadamente 85 a 90% dos pacientes desenvolvem linfadenopatia ipsilateral crônica na região da cabeça e do pescoço, na região axilar, na região inguinal ou em outras regiões. Os linfonodos aumentados são dolorosos espontaneamente e à palpação, e supuração é evidente em alguns casos. Febre, mal-estar, mialgia, artralgia e anorexia também podem ocorrer. Não raro, há complicações graves da doença, como hepatoesplenomegalia, endocardite e meningoencefalite. O diagnóstico é auxiliado por testes sorológicos. Culturas não são recomendadas porque o microrganismo causal é de difícil realização. Na maioria dos casos, a doença por arranhadura de gato é autolimitada e apresenta resolução em alguns meses. A terapia de suporte normalmente inclui analgésicos, calor local e aspiração de qualquer supuração. Para pacientes com doença prolongada ou grave, indica-se antibioticoterapia (p. ex., azitromicina, eritromicina, doxiciclina, gentamicina).

Sinusite

Figura 5.16

Sinusite refere-se à inflamação dos seios paranasais. É bastante comum, com aproximadamente 12% dos adultos nos EUA relatando esse diagnóstico durante um período de 12 meses. A inflamação pode ser causada por bactérias (p. ex., *Streptococcus pneumoniae*, *Haemophilus influenzae*, *Moraxella catarrhalis*), vírus, fungos, alergias e poluentes. Em alguns casos, a sinusite maxilar se desenvolve a partir de uma infecção endodôntica ou periodontal de um dente maxilar adjacente; além disso, a extração dentária, a colocação de implantes e outras fontes de traumatismo podem levar à inflamação do seio maxilar. Obstrução mecânica (p. ex., pólipos nasais), disfunção mucociliar e imunossupressão podem ser cofatores no desenvolvimento de sinusite.

Clinicamente, a sinusite pode ser classificada como aguda, subaguda ou crônica. Achados comuns incluem obstrução nasal e congestão, dor ou pressão facial e rinorreia purulenta. Sintomas adicionais podem incluir cefaleia, tosse, febre, hiposmia, otalgia e halitose. Às vezes, a sinusite provoca dor em dentes da arcada superior, o que leva o paciente a procurar avaliação odontológica. Embora muitas vezes a sinusite seja diagnosticada clinicamente, endoscopia e exames de imagem podem auxiliar na avaliação da sinusite aguda crônica ou complicada. O exame radiográfico pode mostrar níveis hidroaéreos, espessamento da mucosa, opacificação difusa e espessamento/remodelagem óssea.

O tratamento para sinusite depende da causa. A maioria dos casos de sinusite aguda é viral e melhora espontaneamente; o manejo nesses casos consiste em medidas de suporte (p. ex., inalação de vapor, vasoconstritores, irrigação com solução salina). Antibióticos são, tipicamente, reservados para pacientes que apresentam agravamento da sinusite aguda ou que desenvolvem sinais/sintomas persistentes ou graves sugestivos de infecção bacteriana. Para pacientes com sinusite crônica refratária ao tratamento clínico, a cirurgia pode ser considerada. Sinusite causada por alergia a *Aspergillus* spp. (sinusite fúngica alérgica) geralmente é tratada por cirurgia e corticosteroides. Sinusite fúngica invasiva – geralmente observada em pacientes imunocomprometidos – exige terapia agressiva, como anfotericina B intravenosa e desbridamento cirúrgico.

Figura 5.15
Doença por arranhadura de gato
Paciente jovem com linfadenopatia cervical unilateral.

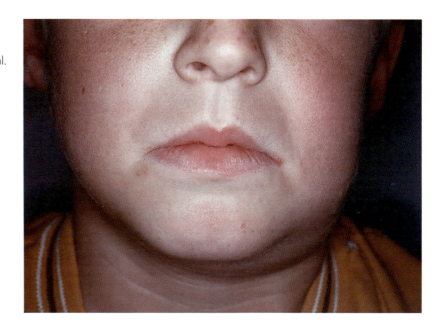

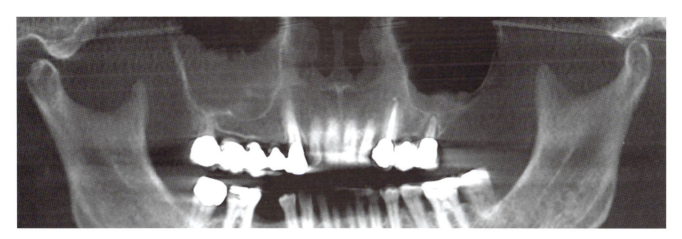

Figura 5.16
Sinusite
Radiografia mostra opacificação do seio maxilar direito.

Bibliografia

Tonsilite

Bird JH, Biggs TC, King EV. Controversies in the management of acute tonsillitis: an evidence-based review. *Clin Otolaryngol.* 2014;39:368–374.

Burton MJ, Glasziou PP, Chong LY, et al. Tonsillectomy or adenotonsillectomy versus non-surgical treatment for chronic/recurrent acute tonsillitis. *Cochrane Database Syst Rev.* 2014;(11):CD001802.

Georgalas CC, Tolley NS, Narula PA. Tonsillitis. *BMJ Clin Evid.* 2014; 2014:0503.

Tagliareni JM, Clarkson EI. Tonsillitis, peritonsillar and lateral pharyngeal abscesses. *Oral Maxillofac Surg Clin North Am.* 2012;24:197–204, viii.

Windfuhr JP, Toepfner N, Steffen G, et al. Clinical practice guideline: tonsillitis I. Diagnostics and nonsurgical management. *Eur Arch Otorhinolaryngol.* 2016;273:973–987.

Windfuhr JP, Toepfner N, Steffen G, et al. Clinical practice guideline: tonsillitis II. Surgical management. *Eur Arch Otorhinolaryngol.* 2016;273: 989–1009.

Tonsilólitos

Caldas MP, Neves EG, Manzi FR, et al. Tonsillolith–report of an unusual case. *Br Dent J.* 2007;202:265–267.

Fauroux MA, Mas C, Tramini P, et al. Prevalence of palatine tonsilloliths: a retrospective study on 150 consecutive CT examinations. *Dentomaxillofac Radiol.* 2013;42:20120429.

Oda M, Kito S, Tanaka T, et al. Prevalence and imaging characteristics of detectable tonsilloliths on 482 pairs of consecutive CT and panoramic radiographs. *BMC Oral Health.* 2013;13:54.

Ram S, Siar CH, Ismail SM, et al. Pseudo bilateral tonsilloliths: a case report and review of the literature. *Oral Surg Oral Med Oral Pathol Oral Radiol Endod.* 2004;98:110–114.

Impetigo

Bangert S, Levy M, Hebert AA. Bacterial resistance and impetigo treatment trends: a review. *Pediatr Dermatol.* 2012;29:243–248.

Hartman-Adams H, Banvard C, Juckett G. Impetigo: diagnosis and treatment. *Am Fam Physician.* 2014;90:229–235.

Koning S, van der Sande R, Verhagen AP, et al. Interventions for impetigo. *Cochrane Database Syst Rev.* 2012;(1):CD003261.

Yeoh DK, Bowen AC, Carapetis JR. Impetigo and scabies – Disease burden and modern treatment strategies. *J Infect.* 2016;72 Suppl:S61–S67.

Tuberculose

Bansal R, Jain A, Mittal S. Orofacial tuberculosis: clinical manifestations, diagnosis and management. *J Family Med Prim Care.* 2015;4:335–341.

Centers for Disease Control and Prevention (CDC). Reported Tuberculosis in the United States, 2015, Atlanta, GA; 2016. United States Department of Health and Human Services. Available at: https://www.cdc.gov/tb/statistics/reports/2015/pdfs/2015_Surveillance_Report_FullReport.pdf. Accessed September 27, 2017.

Dheda K, Barry CE 3rd, Maartens G. Tuberculosis. *Lancet.* 2016;387:1211–1226.

Jain P, Jain I. Oral manifestations of tuberculosis: step towards early diagnosis. *J Clin Diagn Res.* 2014;8:ZE18–ZE21.

Krawiecka E, Szponar E. Tuberculosis of the oral cavity: an uncommon but still a live issue. *Postepy Dermatol Alergol.* 2015;32:302–306.

World Health Organization. Global Tuberculosis Report 2014, Geneva; 2014. World Health Organization. Available at: http://apps.who.int/iris/bitstream/10665/250441/1/9789241565394-eng.pdf?ua=1. Accessed August 25, 2017.

Noma

National Hansen's Disease Program. A Summary of Hansen's Disease in the United States-2015, Rockville, MD; 2015. U.S. Department of Health and Human Services Health Resources and Services Administration. Available at: https://www.hrsa.gov/hansensdisease/pdfs/hansens2015report.pdf. Accessed August 26, 2017.

Pooja VK, Vanishree M, Ravikumar S, et al. Evaluation of the orofacial lesions in treated leprosy patients. *J Oral Maxillofac Pathol.* 2014;18:386–389.

Rodrigues GA, Qualio NP, de Macedo LD, et al. The oral cavity in leprosy: what clinicians need to know. *Oral Dis.* 2017;23:749–756.

Taheri JB, Mortazavi H, Moshfeghi M, et al. Oro-facial manifestations of 100 leprosy patients. *Med Oral Patol Oral Cir Bucal.* 2012;17:e728–e732.

World Health Organization. Global leprosy update, 2015: time for action, accountability and inclusion. *Wkly Epidemiol Rec.* 2015;91:405–420.

World Health Organization. Leprosy Fact Sheet, Geneva; 2017. World Health Organization. Available at: http://www.who.int/mediacentre/factsheets/fs101/en/. Accessed August 26, 2017.

Sífilis

Baratti-Mayer D, Gayet-Ageron A, Hugonnet S, et al; Geneva Study Group on Noma (GESNOMA). Risk factors for noma disease: a 6-year, prospective, matched case-control study in Niger. *Lancet Glob Health.* 2013;1:e87–e96.

Enwonwu CO, Falkler WA Jr, Phillips RS. Noma (cancrum oris). *Lancet.* 2006;368:147–156, 368.

Feller L, Altini M, Chandran R, et al. Noma (cancrum oris) in the South African context. *J Oral Pathol Med.* 2014;43:1–6.

Srour ML, Marck K, Baratti-Mayer D. Noma: overview of a neglected disease and human rights violation. *Am J Trop Med Hyg.* 2017;96:268–274.

Sífilis congênita

Compilato D, Amato S, Campisi G. Resurgence of syphilis: a diagnosis based on unusual oral mucosa lesions. *Oral Surg Oral Med Oral Pathol Oral Radiol Endod.* 2009;108:e45–e49.

de Voux A, Kidd S, Grey JA, et al. State-specific rates of primary and secondary syphilis among men who have sex with men – United States, 2015. *MMWR Morb Mortal Wkly Rep.* 2017;66:349–354.

Ficarra G, Carlos R. Syphilis: the renaissance of an old disease with oral implications. *Head Neck Pathol.* 2009;3:195–206.

Hertel M, Matter D, Schmidt-Westhausen AM, et al. Oral syphilis: a series of 5 cases. *J Oral Maxillofac Surg.* 2014;72:338–345.

Hook EW 3rd. Syphilis. *Lancet.* 2017;389:1550–1557.

Kelner N, Rabelo GD, da Cruz Perez DE, et al. Analysis of nonspecific oral mucosal and dermal lesions suggestive of syphilis: a report of 6 cases. *Oral Surg Oral Med Oral Pathol Oral Radiol.* 2014;117:1–7.

Leuci S, Martina S, Adamo D, et al. Oral syphilis: a retrospective analysis of 12 cases and a review of the literature. *Oral Dis.* 2013;19:738–746.

Morshed MG, Singh AE. Current trends in the serologic diagnosis of syphilis. *Clin Vaccine Immunol.* 2015;22:137–147.

Pires FR, da Silva PJ, Natal RF, et al. Clinicopathologic features, microvessel density, and immunohistochemical expression of ICAM-1 and VEGF in 15 cases of secondary syphilis with oral manifestations. *Oral Surg Oral Med Oral Pathol Oral Radiol.* 2016;121:274–281.

Scibt CE, Munerato MC. Secondary syphilis in the oral cavity and the role of the dental surgeon in STD prevention, diagnosis and treatment: a case series study. *Braz J Infect Dis.* 2016;20:393–398.

Actinomicose

Boyanova L, Kolarov R, Mateva L, et al. Actinomycosis: a frequently forgotten disease. *Future Microbiol.* 2015;10:613–628.

Kolm I, Aceto L, Hombach M, et al. Cervicofacial actinomycosis: a long forgotten infectious complication of immunosuppression – report of a case and review of the literature. *Dermatol Online J.* 2014;20:22640.

Moghimi M, Salentijn E, Debets-Ossenkop Y, et al. Treatment of cervicofacial actinomycosis: a report of 19 cases and review of literature. *Med Oral Patol Oral Cir Bucal.* 2013;18:e627–e632.

Valour F, Sénéchal A, Dupieux C, et al. Actinomycosis: etiology, clinical features, diagnosis, treatment, and management. *Infect Drug Resist.* 2014;7: 183–197.

Doença por arranhadura de gato

Klotz SA, Ianas V, Elliott SP. Cat-scratch Disease. *Am Fam Physician.* 2011;83:152–155.

Lindeboom JA. Pediatric cervicofacial lymphadenitis caused by *Bartonella henselae*. *Oral Surg Oral Med Oral Pathol Oral Radiol.* 2015;120:469–473.

Nelson CA, Saha S, Mead PS. Cat-scratch disease in the United States, 2005-2013. *Emerg Infect Dis*. 2016;22:1741-1746.

Prutsky G, Domecq JP, Mori L, et al. Treatment outcomes of human bartonellosis: a systematic review and meta-analysis. *Int J Infect Dis*. 2013;17:e811-e819.

Sinusite

Blackwell DL, Villarroel MA. Tables of Summary Health Statistics for U.S. Adults: 2015 National Health Interview Survey. Hyattsville, MD, National Center for Health Statistics; 2016. Available at: http://www.cdc.gov/nchs/nhis/SHS/tables.htm. Accessed September 20, 2017.

Chow AW, Benninger MS, Brook I, et al. Infectious Diseases Society of America. IDSA clinical practice guideline for acute bacterial rhinosinusitis in children and adults. *Clin Infect Dis*. 2012;54:e72-e112.

Head K, Chong LY, Piromchai P, et al. Systemic and topical antibiotics for chronic rhinosinusitis. *Cochrane Database Syst Rev*. 2016;(4):CD011994.

Patel NA, Ferguson BJ. Odontogenic sinusitis: an ancient but under-appreciated cause of maxillary sinusitis. *Curr Opin Otolaryngol Head Neck Surg*. 2012;20:24-28.

Vidal F, Coutinho TM, Carvalho Ferreira D, et al. Odontogenic sinusitis: a comprehensive review. *Acta Odontol Scand*. 2017;6:1-11.

Infecções Causadas por Fungos e Protozoários

6

Candidíase pseudomembranosa, 126
Candidíase eritematosa, 128
Glossite romboide mediana, 128
Candidíase hiperplásica crônica, 130
Queilite angular, 130
Estomatite protética, 130
Histoplasmose, 132
Blastomicose, 132
Coccidioidomicose, 134
Paracoccidioidomicose, 134
Mucormicose, 134
Aspergilose, 136
Leishmaniose, 136

Candidíase pseudomembranosa

Figuras 6.1 a 6.4

A candidíase é o tipo mais comum de infecção fúngica oral. *Candida albicans* é o patógeno predominante, embora várias outras espécies de *Candida* também tenham sido implicadas. *Candida* pode ser parte da microflora oral normal; no entanto, vários fatores podem contribuir para o desenvolvimento de infecção clinicamente evidente. Tais fatores incluem imunossupressão (p. ex., causada por infecção devido ao vírus da imunodeficiência humana, malignidades, quimioterapia, radioterapia, corticosteroides, agentes biológicos), desordens endócrinas (p. ex., diabetes melito), extremos de idade, xerostomia, terapia antibiótica de largo espectro e deficiências nutricionais.

A **candidíase pseudomembranosa** ("sapinho") é o padrão clínico mais reconhecido de candidíase oral. É caracterizada por placas brancas a amarelo-esverdeadas, semelhantes a leite coalhado, que representam massas emaranhadas de fungos, células epiteliais descamadas e debris. As lesões podem ocorrer no palato, na mucosa jugal, na língua ou em outros locais. As placas brancas podem ser removidas (p. ex., usando um abaixador de língua de madeira ou gaze), e a mucosa subjacente pode parecer normal a eritematosa. A capacidade de as lesões serem removidas ajuda a distingui-las da leucoplaquia. Alguns pacientes com candidíase pseudomembranosa são assintomáticos, enquanto outros se queixam de ardor, dor e/ou gosto de salgado ao amargo. Em indivíduos com infecção pelo vírus da imunodeficiência humana (HIV) mal controlada, a apresentação clínica pode ser grave, com lesões dolorosas e disseminadas envolvendo a cavidade oral, a orofaringe e o esôfago. Nesses casos, o paciente tem dificuldade considerável em comer e beber.

O tratamento da candidíase oral tipicamente consiste em agentes antifúngicos e corrigir os fatores subjacentes predisponentes. Para pacientes com doença leve, os agentes tópicos (p. ex., pastilhas de clotrimazol, suspensão de nistatina [de preferência sem sacarose], comprimidos de miconazol que dissolvem na boca) são frequentemente suficientes. Para pacientes com envolvimento mais grave, doença refratária ou imunossupressão devem ser considerados agentes sistêmicos (p. ex., fluconazol) ou agentes tópicos alternativos (p. ex., solução de itraconazol, solução de posaconazol). Em pacientes com infecção pelo HIV, candidíase oral pode indicar a progressão da imunodeficiência e, portanto, justifica o encaminhamento imediato para o início da terapia antirretroviral combinada efetiva.

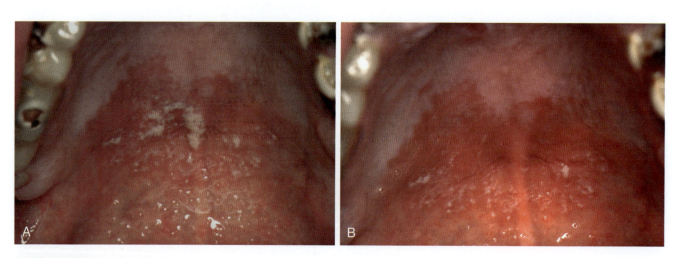

■ **Figura 6.1**
Candidíase pseudomembranosa
A. Mucosa palatina mostra placas brancas e irregulares sobre uma base eritematosa. **B.** Mesmo paciente de A após a remoção das placas brancas com uma espátula de madeira.

Figura 6.2
Candidíase pseudomembranosa
Placas irregulares, branco-amareladas, tipo "leite coalhado" envolvendo o vestíbulo maxilar.

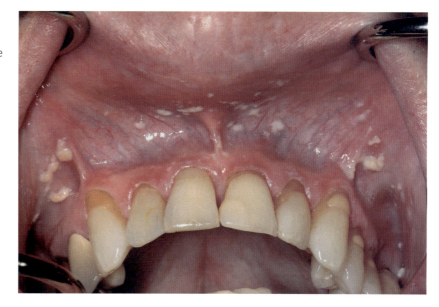

Figura 6.3
Candidíase pseudomembranosa
Placas difusas, brancas e irregulares sobre uma base eritematosa. A paciente desenvolveu candidíase como uma complicação da terapia tópica com clobetasol para o penfigoide benigno das membranas mucosas.

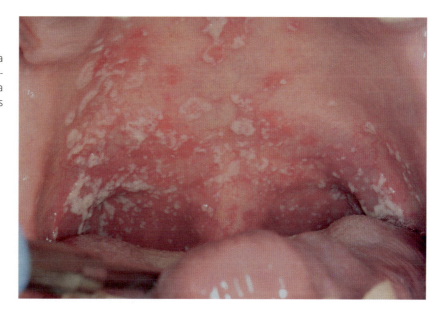

Figura 6.4
Candidíase pseudomembranosa
Mesmo paciente da Figura 6.3 após tratamento com pastilhas de clotrimazol.

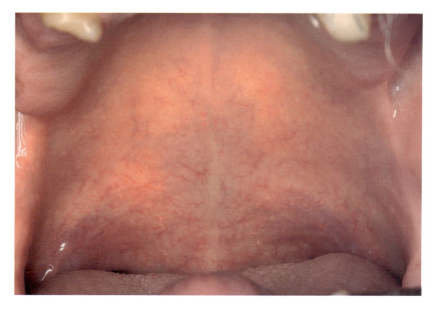

Candidíase eritematosa

Figuras 6.5 e 6.6

Muitos casos de candidíase oral exibem eritema da mucosa com alterações esbranquiçadas mínimas ou inexistentes. Os sinais/sintomas podem ser de leves a graves ou ausentes. A distribuição das lesões pode variar de localizada a difusa ou multifocal.

Em um subtipo clínico de **candidíase eritematosa**, conhecida como *candidíase atrófica aguda*, a antibioticoterapia de amplo espectro ou outros fatores podem induzir início súbito de eritema na mucosa com sensação de queimação associada. Dorso da língua, palato ou outros locais podem ser afetados. As lesões no dorso de língua também costumam apresentar perda das papilas filiformes, o que resulta em aspecto lisa ou " despapilada".

Em outros casos, a candidíase eritematosa tem evolução mais crônica (tipicamente > 4 semanas) sem sintomas ou com sintomas mais leves. Apresentações clínicas distintas de candidíase eritematosa crônica são discutidas separadamente (ver as seções seguintes sobre glossite romboide mediana, queilite angular e estomatite protética). O termo *candidíase multifocal crônica* pode ser usado quando há duas ou mais lesões eritematosas crônicas. Muitos desses casos ocorrem em fumantes masculinos mais velhos.

Glossite romboide mediana

Figura 6.7

A **glossite romboide mediana** (atrofia papilar central) aparece como uma zona bem demarcada de eritema na região da linha média do dorso de língua, ligeiramente anterior às papilas circunvaladas. A lesão é tipicamente assintomática e tem formato simétrico, romboide ou elíptico. Na maioria dos casos a língua tem superfície lisa, atrófica e plana, embora, às vezes, a superfície possa ser lobulada ou exofítica. Alguns estudos observaram predileção pelo sexo masculino, de meia-idade e tabagistas. Ocasionalmente, a glossite romboide mediana ocorre em associação a lesão por *Candida* no palato. A etiologia da glossite romboide mediana é controversa. No passado, pensava-se que a lesão era uma anomalia do desenvolvimento resultante da falha dos processos laterais da língua em recobrir o tubérculo ímpar. No entanto, esta teoria foi contestada porque a condição tipicamente não é observada na infância. Como *Candida albicans* pode ser encontrada em mais de 80% dos casos, muitos pesquisadores consideram essa lesão como um subtipo de candidíase eritematosa. Além disso, alguns pesquisadores consideram a hipótese de que a diminuição da microvasculatura na região da linha média da língua por causa do envelhecimento e de candidíase secundária predispõe à atrofia papilar central. Outros fatores contributivos possíveis incluem próteses dentárias, uso de tabaco e microtraumatismo (p. ex., mastigação e deglutição). Terapia antifúngica (p. ex., pastilhas de clotrimazol, comprimidos de fluconazol) induz tipicamente resolução completa ou parcial da lesão.

■ **Figura 6.5**
Candidíase eritematosa
Eritema palatino difuso em um paciente que desenvolveu candidíase secundária à terapia com adalimumabe para artrite psoriásica.

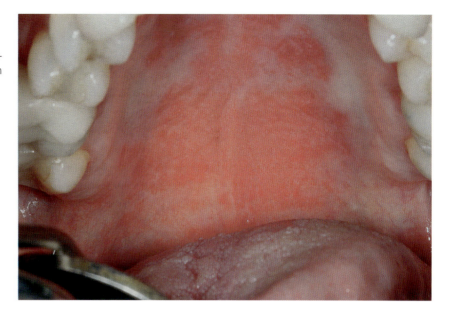

■ **Figura 6.6**
Candidíase eritematosa
A. Eritema na região da linha média do dorso de língua. **B.** Mesmo paciente após terapia antifúngica.

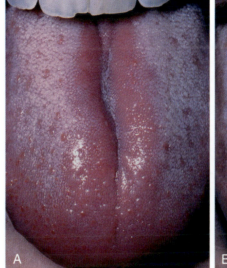
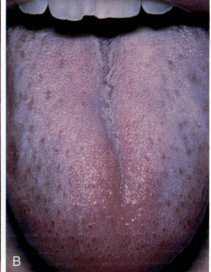

■ **Figura 6.7**
Glossite romboide mediana
Lesão eritematosa, atrófica e aproximadamente simétrica envolvendo a região da linha média do dorso de língua, anteriormente às papilas circunvaladas.

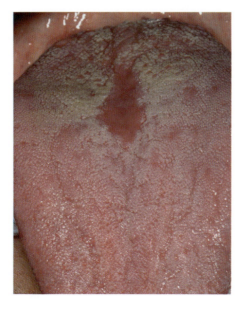

Candidíase hiperplásica crônica

Figura 6.8

A **candidíase hiperplásica crônica** ("leucoplaquia por *Candida*") é uma forma incomum de candidíase oral caracterizada por uma placa branca que não pode ser removida por raspagem. Muitos pacientes afetados são homens adultos de meia-idade até mais velhos. Os cofatores potenciais incluem tabagismo, deficiência nutricional e defeitos do sistema imunológico do hospedeiro. A condição exibe predileção pela mucosa jugal anterior, embora a língua, o palato ou outros locais também possam estar envolvidos. Alguns exemplos exibem uma aparência vermelha e branca finamente "salpicada", que deve alertar o profissional para o risco aumentado de displasia epitelial subjacente. A etiopatogenia da candidíase hiperplásica crônica é controversa. Alguns pesquisadores propuseram que *Candida* podem induzir uma lesão hiperqueratótica, enquanto outros acreditam que a lesão representa leucoplaquia preexistente com candidíase sobreposta. Na prática, para qualquer lesão supostamente representativa de candidíase hiperplásica crônica, é importante monitorar a resolução após um curso apropriado de terapia antifúngica. Se a lesão persistir, a biopsia é recomendada para descartar displasia epitelial ou carcinoma de células escamosas.

Queilite angular

Figura 6.9

A **queilite angular** (perlèche) é uma condição caracterizada por eritema, fissuras, descamação e/ou formação de crostas nos cantos da boca. Pode ocorrer como um achado isolado ou como um componente da candidíase multifocal crônica. Estudos microbiológicos sugerem que a doença é causada por *Candida albicans* e/ou *Staphylococcus aureus*. Fatores adicionais de contribuição podem incluir a perda da dimensão vertical de oclusão (que cria um ambiente favorável ao supercrescimento microbiano devido à acentuação das comissurais labiais ocorrendo acúmulo salivar), aparelhos ortodônticos ou protéticos (que podem abrigar fungos), deficiências nutricionais (p. ex., de ferro ou do complexo de vitamina B), irritação localizada (p. ex., mastigar objetos, chupar o dedo, lamber os lábios, uso do fio dental) e medicamentos (p. ex., isotretinoína, indinavir, sorafenibe). Além disso, fatores de risco mais gerais para candidíase foram discutidos anteriormente (seção "Candidíase pseudomembranosa").

Clinicamente, a queilite angular pode afetar um canto da boca ou ambos. O paciente pode se queixar de dor, queimação ou prurido. A condição pode durar de alguns dias a vários anos, e períodos alternados de recaída e remissão são comuns em casos crônicos. O tratamento inclui tipicamente medicação tópica (p. ex., creme ou pomada de nistatina/acetonido de triancinolona, hidrocortisona/iodoquinol creme) para os cantos da boca, terapia antifúngica apropriada para candidíase intraoral concomitante e abordagem dos fatores subjacentes contributivos.

Estomatite protética

Figura 6.10

A **estomatite protética** (candidíase atrófica crônica) é uma condição inflamatória caracterizada por eritema localizado em áreas do palato e cristas alveolares nas quais se usa prótese. Estudos epidemiológicos observaram essa condição em aproximadamente 15 a 70% dos usuários de próteses removíveis. Embora a estomatite protética geralmente seja classificada como uma forma de candidíase eritematosa, sua etiopatogenia exata é incerta. Alguns estudos sugerem que representa uma resposta inflamatória a *Candida* que está na base de prótese, em vez de uma infecção fúngica verdadeira. Em geral, biofilmes fúngicos/bacterianos e higiene deficiente da prótese dentária são considerados fatores importantes – muitos pacientes admitem usar suas próteses removíveis continuamente, com apenas remoção periódica para limpeza. Outros fatores propostos incluem trauma ou pressão excessiva na mucosa de próteses totais, alergia a materiais da prótese, resposta imune prejudicada e função ou fluxo salivar prejudicado. Clinicamente, a maioria dos pacientes é assintomática, embora dor, queimação ou coceira sejam possíveis. O exame intraoral pode mostrar máculas hiperêmicas pontuais ou eritema mais generalizado. O eritema frequentemente exibe uma borda distinta que corresponde ao contorno da base da prótese. A condição é encontrada mais frequentemente com próteses totais maxilares do que mandibulares. O tratamento geralmente inclui desinfecção dos dentes das próteses, com ou sem tratamento antifúngico da mucosa; educação do paciente (ou seja, instruções de higiene oral e dentária, remoção de próteses durante a noite); e ajuste ou confecção de novas próteses totais que se ajustem mal ou exerçam pressão tecidual excessiva. Vários métodos de desinfecção dentária (p. ex., hipoclorito de sódio [somente para próteses que não contêm metal], clorexidina, nistatina, peróxido de hidrogênio) foram relatados, mas pesquisas adicionais são necessárias.

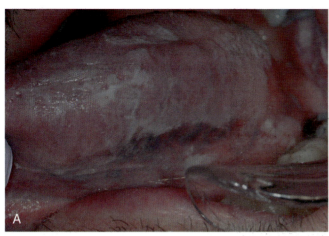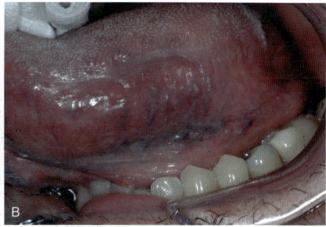

■ **Figura 6.8**
Candidíase hiperplásica
A. Borda lateral esquerda da língua mostra uma lesão branca que não foi removida pela gaze. **B.** Mesmo paciente de A após terapia antifúngica.

■ **Figura 6.9**
Queilite angular
Eritema e fissuras envolvendo a pele das comissuras labiais.

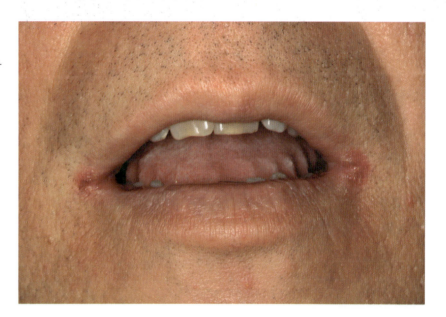

■ **Figura 6.10**
Estomatite protética
Eritema envolvendo áreas da mucosa alveolar superior que entram em contato com a base de uma prótese.

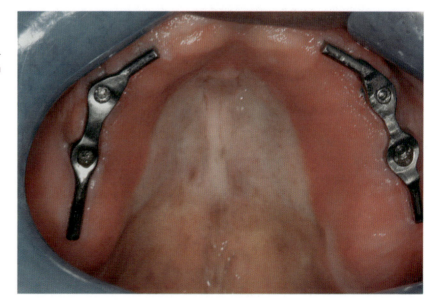

Histoplasmose

Figuras 6.11 e 6.12

A **histoplasmose** é uma infecção fúngica profunda causada por *Histoplasma capsulatum*. A doença é encontrada mundialmente e representa a micose endêmica mais comum na América do Norte, América Central e partes da América do Sul. Nos EUA, regiões altamente endêmicas incluem as bacias do Mississippi e do Vale do Rio Ohio. A infecção normalmente resulta da inalação de esporos no ar de solo remexido, muitas vezes enriquecido com excrementos de pássaros ou morcegos.

A maioria dos indivíduos infectados é assintomática ou desenvolve uma forma leve e autolimitada. Entretanto, doença pulmonar grave e, às vezes, disseminação extrapulmonar podem ocorrer – especialmente em pessoas imunossuprimidas, extremos de idade ou exposição a um grande inóculo. Notavelmente, a histoplasmose disseminada é considerada uma doença definidora da síndrome da imunodeficiência adquirida (AIDS). Os principais locais de disseminação incluem o fígado, o baço, o sistema digestório, a pele, as glândulas suprarrenais e o sistema nervoso central.

As lesões orais geralmente ocorrem no contexto de doença disseminada progressiva, embora a inoculação primária da mucosa oral seja possível. Outros locais frequentemente envolvidos incluem a língua, o palato e a mucosa jugal. O exame clínico pode mostrar uma úlcera crônica, única, com bordas elevadas. Em outros casos, há uma placa ou nódulo, com uma superfície granular, eritematosa ou branca. A dor é um achado variável. Muitas lesões orais mimetizam o carcinoma de células escamosas.

O tratamento da histoplasmose depende da gravidade/extensão da doença e dos fatores do hospedeiro. A histoplasmose disseminada geralmente é fatal sem tratamento; o tratamento inclui terapia antifúngica (p. ex., anfotericina B lipossomal seguida por itraconazol) e abordagem das causas subjacentes da imunodeficiência.

Blastomicose

Figura 6.13

A **blastomicose** é uma doença fúngica causada por *Blastomyces dermatitidis*. Na América do Norte, a infecção é endêmica nas regiões ao redor dos rios Ohio e Mississippi, Grandes Lagos e Canal de São Lourenço. A infecção ocorre tipicamente via inalação de esporos aerossolizados pela movimentação do solo úmido enriquecido com vegetação em decomposição. Muitos pacientes infectados são assintomáticos ou apresentam sinais/sintomas leves, enquanto outros desenvolvem a doença na forma mais grave. A condição exibe uma predileção evidente pelo sexo masculino e afeta principalmente os pulmões, embora seja possível a disseminação para locais extrapulmonares (especialmente pele, ossos/articulações e sistema geniturinário).

Casos raros de envolvimento de cabeça e pescoço geralmente resultam de disseminação extrapulmonar, embora a inoculação primária seja possível. Outros locais relatados com mais frequência incluem a pele da face, a laringe e a cavidade oral. As lesões da pele podem aparecer como placas, pústulas ou nódulos com ulceração associada, uma superfície verrucosa, crostas e/ou exsudato. A doença laríngea pode produzir massas exofíticas nas pregas vocais e rouquidão crônica e progressiva. Dentro da cavidade oral, a língua, a mucosa jugal ou outros locais podem estar envolvidos. O paciente pode apresentar uma úlcera de aumento gradual com borda elevada ou nódulo eritematoso com superfície granular a verrucosa. Raramente a infecção da mucosa bucal se propaga para os ossos maxilares subjacentes. O tratamento depende da gravidade/extensão da doença e dos fatores do hospedeiro. Os pacientes com blastomicose extrapulmonar disseminada tipicamente recebem terapia antifúngica sistêmica (p. ex., anfotericina B, itraconazol).

Capítulo 6 Infecções Causadas por Fungos e Protozoários

■ **Figura 6.11**
Histoplasmose
Alterações ulcerativas difusas e irregulares da gengiva mandibular anterior.

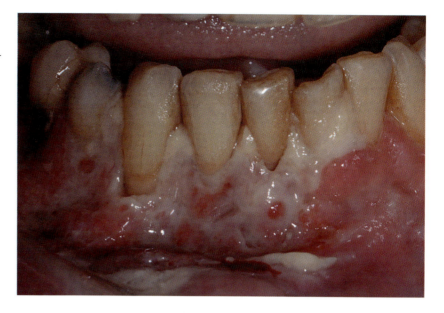

■ **Figura 6.12**
Histoplasmose
Úlcera crônica na borda lateral direita da língua em uma paciente imunossuprimida tomando prednisona, azatioprina e metotrexato para polimiosite. Após a biopsia e o diagnóstico, a paciente começou a terapia antifúngica com anfotericina B, mas faleceu devido a infecção disseminada, falência de múltiplos órgãos e parada cardíaca.

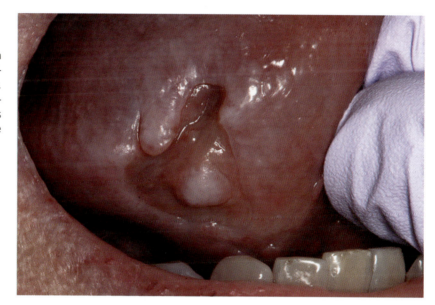

■ **Figura 6.13**
Blastomicose
Massa eritematosa na gengiva mandibular com ulceração associada. (Cortesia do Dr. Ashleigh Briody.)

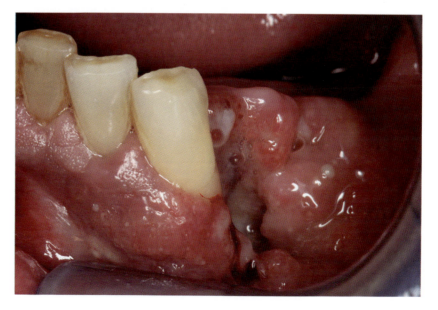

Coccidioidomicose

Figura 6.14

A **coccidioidomicose** é uma doença causada pela inalação de esporos dos fungos *Coccidiodes immitis* e *Coccidiodes posadasii*; está confinada ao hemisfério ocidental e é hiperendêmica em regiões desérticas do sudoeste dos EUA. A maior parte dos indivíduos infectados é assintomática ou apresenta sintomas gripais (p. ex., fadiga, tosse, dor torácica, mialgias, cefaleia). Entretanto, são possíveis a doença pulmonar crônica e a disseminação extrapulmonar. Os principais fatores de risco para a disseminação incluem imunossupressão, idade avançada, ascendência filipina ou africana e gravidez. Os locais mais comuns para lesões disseminadas incluem pele, ossos/articulações e meninges.

A disseminação da infecção para a região de cabeça e pescoço também é possível. Lesões na pele da face podem aparecer como placas verrucosas, abscessos subcutâneos, pápulas, nódulos ou pústulas. Em particular, tais lesões surgem frequentemente na área do sulco nasolabial. Outros possíveis achados na região de cabeça e pescoço incluem linfadenopatia cervical; granulomas laríngeos com possível obstrução das vias respiratórias; formação de abscessos peritonsilares, retrofaríngeos, tireoidianos ou parotídeos; erupções noduloulcerativas na orelha externa e na pele pré-auricular; e otite média com extensão da infecção para estruturas adjacentes. O envolvimento oral é extremamente raro e pode se apresentar como um nódulo ulcerado de língua, massa eritematosa granular ou osteomielite de maxila/mandíbula.

O tratamento da coccidioidomicose depende da gravidade/extensão da doença e dos fatores do hospedeiro. Pacientes com doença debilitante, envolvimento pulmonar extenso, comorbidades significativas ou disseminação extrapulmonar tipicamente recebem terapia antifúngica sistêmica (p. ex., fluconazol, itraconazol, anfotericina B).

Paracoccidioidomicose

Figura 6.15

Endêmica em partes das Américas Latina e Central, a **paracoccidioidomicose** (blastomicose sul-americana) é uma doença fúngica profunda causada por *Paracoccidioides brasiliensis* e *Paracoccidioides lutzii*. Aproximadamente 80% dos casos notificados ocorrem no Brasil, onde a incidência estimada é de 0,7 a 3,7 casos por 100.000 habitantes por ano. A infecção ocorre principalmente via inalação de esporos transmitidos pelo ar. No entanto, apenas cerca de 2% dos indivíduos infectados desenvolvem doença ativa.

Os principais padrões clínicos da doença ativa incluem os seguintes: (1) aguda/subaguda: afeta principalmente indivíduos com menos de 30 anos, desenvolve-se semanas a meses após a infecção inicial e envolve frequentemente o sistema reticuloendotelial; (2) crônica: compreende a maioria dos casos, apresenta predileção acentuada por trabalhadores agrícolas adultos do sexo masculino, desenvolve-se meses a anos após a infecção inicial e afeta principalmente pulmões, linfonodos, mucosa oral, pele e laringe.

As lesões orais podem ser únicas ou multifocais e podem envolver gengiva, palato, lábios, mucosa jugal, língua ou outros locais. A mucosa normalmente exibe critema, uma superfície granular (ou "semelhante a amora"), focos hemorrágicos e/ou ulceração. Achados infrequentes incluem perfuração palatina, aumento difuso do lábio (macroqueilia), destruição óssea alveolar e perda dentária. Além disso, a pele ao redor da boca e do nariz pode exibir ulceração, eritema, crostas e/ou focos hemorrágicos.

O manejo clínico depende da gravidade/extensão da doença e dos fatores do hospedeiro. A doença leve a moderada pode ser tratada com itraconazol ou sulfametoxazol-trimetoprima, enquanto a doença grave exige tipicamente anfotericina B.

Mucormicose

Figura 6.16

A **mucormicose** (antes conhecida como *zigomicose* ou *ficomicose*) é uma infecção oportunista causada por fungos saprófitas do subfilo Mucoromycotina. Os patógenos principais deste grupo incluem espécies de *Rhizopus*, *Lichtheimia*, *Mucor*, *Rhizomucor* e *Cunninghamella*. Os microrganismos estão distribuídos em todo o mundo e podem causar doenças agressivas e potencialmente fatais, caracterizadas por tendência à invasão dos vasos e à necrose tecidual. Os fatores de risco incluem diabetes melito descontrolado (frequentemente com cetoacidose), malignidade hematológica, transplante de células-tronco hematopoéticas ou de órgãos sólidos, neutropenia prolongada, terapia com

■ **Figura 6.14**
Coccidioidomicose
Lesão eritematosa granular no dorso da língua. (Cortesia do Dr. German Trujillo.)

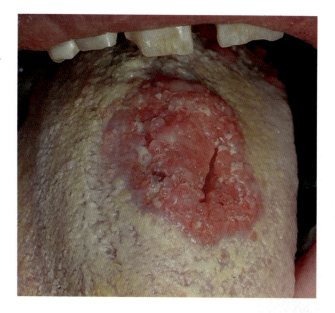

■ **Figura 6.15**
Paracoccidioidomicose
Lesões eritematosas e granulares envolvem a mucosa labial inferior e a gengiva vestibular anterior da mandíbula. (Cortesia dos Drs. Vera e Ney Araújo.)

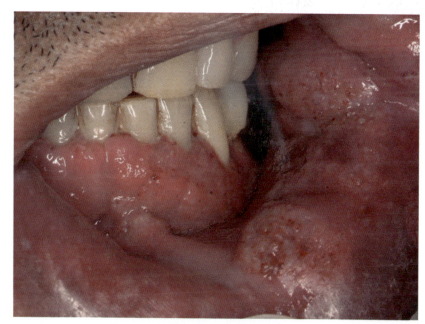

■ **Figura 6.16**
Mucormicose
Ulceração palatina com áreas escuras de necrose tecidual. (Cortesia do Dr. Matt Dillard.)

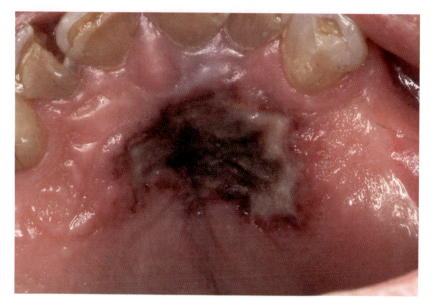

corticosteroides sistêmicos, infecção por HIV, sobrecarga de ferro, traumatismo importante e abuso de drogas IV. A infecção tipicamente se desenvolve via inalação de esporos fúngicos. Os principais padrões clínicos de doença são rinocerebral, pulmonar, cutâneo, disseminado e outros.

Na mucormicose rinocerebral, a infecção começa nos seios paranasais e, com frequência, propaga-se rapidamente para estruturas adjacentes, como o palato, o seio cavernoso, as órbitas e o crânio. O quadro clínico inclui obstrução nasal, secreção nasal sanguinolenta, dor facial, cefaleia, celulite, paralisia de nervos cranianos, proptose, distúrbios visuais e convulsões. Durante os estágios iniciais da doença, o exame intraoral pode mostrar edema do palato e/ou processo alveolar maxilar devido ao envolvimento antral. Se não for tratada, o paciente pode subsequentemente desenvolver ulceração palatina, uma fístula oronasal, necrose oral/sinonasal com formação de escara preta e destruição maciça de tecido. O diagnóstico e o tratamento imediatos são cruciais para a sobrevida do paciente. O tratamento clínico tipicamente inclui desbridamento cirúrgico, formulações lipídicas de anfotericina B e abordagem dos fatores de risco subjacentes.

Aspergilose

Figura 6.17

Entre as doenças fúngicas mais comuns em humanos, a **aspergilose** é a segunda, atrás da candidíase. As principais espécies patogênicas incluem *Aspergillus fumigatus* e *Aspergillus flavus*. Esses organismos sapróbios são encontrados em todo o mundo no solo em decomposição de matéria orgânica ou água. Na maioria dos casos, os esporos fúngicos entram no hospedeiro via inalação, embora seja possível a contaminação através de feridas cutâneas ou sistemas de água. Além disso, alguns surtos de doenças são nosocomiais. Apenas uma minoria de indivíduos expostos desenvolve doença sintomática.

A aspergilose exibe um amplo espectro de manifestações clínicas, desde doença não invasiva (p. ex., bola fúngica, alergia) em hospedeiros imunocompetentes até doença invasiva, potencialmente fatal, em indivíduos imunocomprometidos. Uma **bola fúngica** (micetoma, aspergiloma) representa uma massa de fungos em uma cavidade do corpo (p. ex., seio maxilar, seio esfenoidal, área dos pulmões previamente danificada por bronquiectasia). Pacientes com bolas fúngicas nasossinusais podem ter queixas inespecíficas (p. ex., secreção nasal purulenta, obstrução nasal crônica, dor facial, gotejamento pós-nasal) ou nenhum sintoma. O exame radiográfico pode mostrar opacificação do seio paranasal com calcificações focais. O osso circundante pode apresentar espessamento, esclerose, erosão ou remodelação. A **sinusite fúngica alérgica** é causada por hipersensibilidade mediada por imunoglobulina E (IgE) a antígenos fúngicos. O paciente pode se queixar de congestão nasossinusal, rinorreia e cefaleia. Achados adicionais podem incluir polipose nasal, eosinofilia periférica e história pregressa de asma. O tratamento consiste tipicamente em desbridamento cirúrgico e corticosteroides.

Em alguns casos, a aspergilose se desenvolve após procedimentos odontológicos (p. ex., extração dentária, terapia endodôntica) envolvendo a região maxilar posterior. O dano tecidual aparentemente predispõe ao desenvolvimento de uma bola fúngica no seio paranasal ou, possivelmente, infecção invasiva. O exame clínico pode mostrar ulceração gengival e edema palatino com tonalidade de cinza a violácea. O tratamento geralmente consiste em desbridamento cirúrgico e, se houver doença invasiva, voriconazol.

Leishmaniose

Figura 6.18

A **leishmaniose** representa um espectro de protozooses causadas por mais de 20 espécies de *Leishmania*. Os parasitas são transmitidos por picadas de flebótomos. De acordo com a OMS, aproximadamente de 700.000 a 1 milhão de novos casos ocorrem anualmente, com regiões endêmicas identificadas em mais de 90 países onde há notificação compulsória. Os fatores de risco incluem desnutrição, pobreza, falta de saneamento, deslocamento/migração da população, desmatamento e imunossupressão (p. ex., infecção pelo HIV, transplante de órgãos).

A leishmaniose exibe três padrões clínicos principais: *visceral* calazar. infecção sistêmica potencialmente fatal), *cutânea* (a forma mais comum) e *mucocutânea* (lesões cutâneas associadas a destruição significativa do nariz, da cavidade oral, da faringe e da laringe). A **leishmaniose cutânea** tipicamente se desenvolve várias semanas após o paciente ser picado, aparecendo como pápulas ou

Capítulo 6 Infecções Causadas por Fungos e Protozoários 137

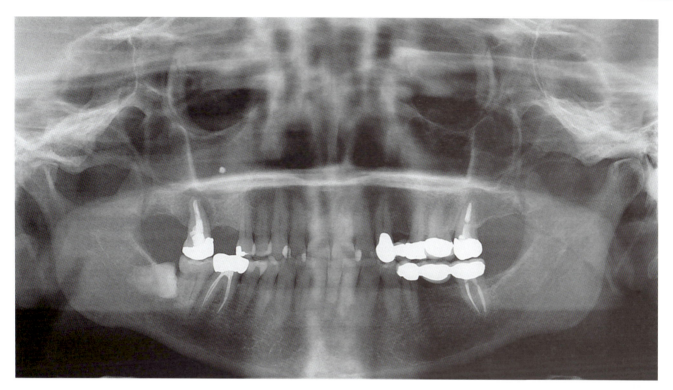

■ **Figura 6.17**
Aspergilose
Opacificação difusa do seio maxilar direito em paciente com bola fúngica. O pequeno foco de material radiopaco brilhante no seio paranasal poderia representar algum material de preenchimento do canal radicular. (Cortesia do Dr. Jay Sikes.)

■ **Figura 6.18**
Leishmaniose
Tumefação ulcerada e eritematosa no lado direito do dorso da língua. (Cortesia do Dr. José Bagan.)

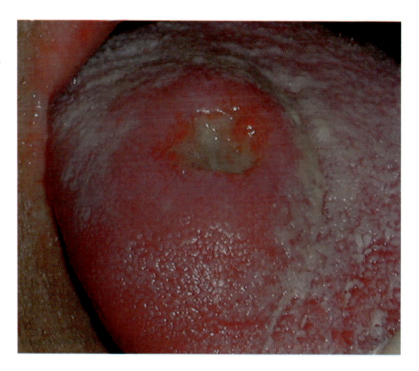

nódulos eritematosos indolores com centros deprimidos e ulcerados. As lesões desaparecem espontaneamente em alguns meses, mas podem causar cicatrizes graves. Na **leishmaniose mucocutânea**, pode haver lesões cutâneas disseminadas, e o envolvimento da mucosa pode se desenvolver após vários meses a anos. Os achados nasais podem incluir epistaxe, rinorreia e perfuração do septo nasal. As lesões orais geralmente resultam da progressão da doença nasal, embora o envolvimento oral isolado também seja possível. Os lábios podem apresentar edema generalizado, nódulo localizado, crostas ou descamação. Intraoralmente, pode haver eritema, nódulos, pápulas, placas, alterações na superfície – granular ou pedregosa, edema, ulceração e necrose. O palato, a língua, a mucosa bucal, a gengiva ou outros locais podem estar envolvidos. A necrose palatina pode levar à formação de fístula oronasal.

O tratamento depende da extensão/gravidade da doença, dos fatores do hospedeiro e das espécies de *Leishmania*. Nos EUA, a Food and Drug Administration aprovou a anfotericina B lipossomal intravenosa para leishmaniose visceral e a miltefosina oral para doença visceral, cutânea e mucocutânea. Compostos antimoniais pentavalentes são alternativas menos dispendiosas e amplamente utilizadas. Lesões orais pequenas e isoladas podem ser removidas cirurgicamente.

Bibliografia

Candidíase pseudomembranosa e candidíase eritematosa

Gaitán-Cepeda LA, Martínez-González M, Ceballos-Salobreña A. Oral candidosis as a clinical marker of immune failure in patients with HIV/AIDS on HAART. *AIDS Patient Care STDS*. 2005;19:70–77.

Millsop JW, Fazel N. Oral candidiasis. *Clin Dermatol*. 2016;34:487–494.

Pappas PG, Kauffman CA, Andes DR, et al. Clinical practice guideline for the management of candidiasis: 2016 update by the Infectious Diseases Society of America. *Clin Infect Dis*. 2016;62:e1–e50.

Patil S, Rao RS, Majumdar B, et al. Clinical appearance of oral Candida infection and therapeutic strategies. *Front Microbiol*. 2015;6:1391.

Sharon V, Fazel N. Oral candidiasis and angular cheilitis. *Dermatol Ther*. 2010;23:230–242.

Telles DR, Karki N, Marshall MW. Oral fungal infections: diagnosis and management. *Dent Clin North Am*. 2017;61:319–349.

Glossite romboide mediana

Goregen M, Miloglu O, Buyukkurt MC, et al. Median rhomboid glossitis: a clinical and microbiological study. *Eur J Dent*. 2011;5:367–372.

Lago-Méndez L, Blanco-Carrión A, Diniz-Freitas M, et al. Rhomboid glossitis in atypical location: case report and differential diagnosis. *Med Oral Patol Oral Cir Bucal*. 2005;10:123–127.

Manfredi M, Polonelli L, Aguirre-Urizar JM, et al. Urban legends series: oral candidosis. *Oral Dis*. 2013;19:245–261.

Candidíase hiperplásica crônica

Shah N, Ray JG, Kundu S, et al. Surgical management of chronic hyperplastic candidiasis refractory to systemic antifungal treatment. *J Lab Physicians*. 2017;9:136–139.

Sitheeque MA, Samaranayake LP. Chronic hyperplastic candidosis/candidiasis (candidal leukoplakia). *Crit Rev Oral Biol Med*. 2003;14:253–267.

Queilite angular

Cross D, Eide ML, Kotinas A. The clinical features of angular cheilitis occurring during orthodontic treatment: a multi-centre observational study. *J Orthod*. 2010;37:80–86.

Park KK, Brodell RT, Helms SE. Angular cheilitis, part 1: local etiologies. *Cutis*. 2011;87:289–295.

Park KK, Brodell RT, Helms SE. Angular cheilitis, part 2: nutritional, systemic, and drug-related causes and treatment. *Cutis*. 2011;88:27–32.

Estomatite protética

de Souza RF, de Freitas Oliveira Paranhos H, Lovato da Silva CH, et al. Interventions for cleaning dentures in adults. *Cochrane Database Syst Rev*. 2009;(4):CD007395.

Emami E, de Grandmont P, Rompré PH, et al. Favoring trauma as an etiological factor in denture stomatitis. *J Dent Res*. 2008;87:440–444.

Emami E, Kabawat M, Rompre PH, et al. Linking evidence to treatment for denture stomatitis: a meta-analysis of randomized controlled trials. *J Dent*. 2014;42:99–106.

Gendreau L, Loewy ZG. Epidemiology and etiology of denture stomatitis. *J Prosthodont*. 2011;20:251–260.

Hilgert JB, Giordani JM, de Souza RF, et al. Interventions for the management of denture stomatitis: a systematic review and meta-analysis. *J Am Geriatr Soc*. 2016;64:2539–2545.

Histoplasmose

Akin L, Herford AS, Cicciù M. Oral presentation of disseminated histoplasmosis: a case report and literature review. *J Oral Maxillofac Surg*. 2011; 69:535–541.

Klein IP, Martins MA, Martins MD, et al. Diagnosis of HIV infection on the basis of histoplasmosis-related oral ulceration. *Spec Care Dentist*. 2016; 36:99–103.

Wheat LJ, Azar MM, Bahr NC, et al. Histoplasmosis. *Infect Dis Clin North Am*. 2016;30:207–227.

Blastomicose

Castillo CG, Kauffman CA, Miceli MH. Blastomycosis. *Infect Dis Clin North Am*. 2016;30:247–264.

Chapman SW, Dismukes WE, Proia LA, et al; Infectious Diseases Society of America. Clinical practice guidelines for the management of blastomycosis: 2008 update by the Infectious Diseases Society of America. *Clin Infect Dis*. 2008;46:1801–1812.

Kruse AL, Zwahlen RA, Bredell MG, et al. Primary blastomycosis of oral cavity. *J Craniofac Surg*. 2010;21:121–123.

Rucci J, Eisinger G, Miranda-Gomez G, et al. Blastomycosis of the head and neck. *Am J Otolaryngol*. 2014;35:390–395.

Coccidioidomicose

Arnold MG, Arnold JC, Bloom DC, et al. Head and neck manifestations of disseminated coccidioidomycosis. *Laryngoscope*. 2004;114:747–752.

Cooksey GS, Nguyen A, Knutson K, et al. Notes from the field: increase in coccidioidomycosis — California, 2016. *MMWR Morb Mortal Wkly Rep*. 2017;66:833–834.

Galgiani JN, Ampel NM, Blair JE, et al. 2016 Infectious Diseases Society of America (IDSA) clinical practice guideline for the treatment of coccidioidomycosis. *Clin Infect Dis*. 2016;63:e112–e146.

Galgiani JN, Ampel NM, Blair JE, et al. Infectious diseases society of America: coccidioidomycosis. *Clin Infect Dis*. 2005;41:1217–1223.

Mendez LA, Flores SA, Martinez R, et al. Ulcerated lesion of the tongue as manifestation of systemic coccidioidomycosis. *Case Rep Med*. 2017; 2017:1489501.

Rodriguez RA, Konia T. Coccidioidomycosis of the tongue. *Arch Pathol Lab Med.* 2005;129:e4-e6.

Tang CG, Nuyen BA, Puligandla B, et al. The coccidioidomycosis conundrum: a rare parotid mass. *Perm J.* 2014;18:86-88.

Paracoccidioidomicose

Abreu e Silva MÀ, Salum FG, Figueiredo MA, et al. Important aspects of oral paracoccidioidomycosis – a literature review. *Mycoses.* 2013;56:189-199.

Almeida OP, Jacks J Jr, Scully C. Paracoccidioidomycosis of the mouth: an emerging deep mycosis. *Crit Rev Oral Biol Med.* 2003;14:377-383.

Bicalho RN, Santo MF, de Aguiar MC, et al. Oral paracoccidioidomycosis: a retrospective study of 62 Brazilian patients. *Oral Dis.* 2001;7:56-60.

Marques SA. Paracoccidioidomycosis. *Clin Dermatol.* 2012;30:610-615.

Martinez R. Epidemiology of paracoccidioidomycosis. *Rev Inst Med Trop Sao Paulo.* 2015;57(suppl 19):11-20.

Shikanai-Yasuda MA, Mendes RP, Colombo AL, et al. Brazilian guidelines for the clinical management of paracoccidioidomycosis. *Rev Soc Bras Med Trop.* 2017;50(5):715-740. doi:10.1590/0037-8682-0230-2017. [Epub ahead of print July 20, 2017].

Mucormicose

Barrak HA. Hard palate perforation due to mucormycosis: report of four cases. *J Laryngol Otol.* 2007;121:1099-1102.

Binder U, Maurer E, Lass-Flörl C. Mucormycosis – from the pathogens to the disease. *Clin Microbiol Infect.* 2014;20(suppl 6):60-66.

Miceli MH, Kauffman CA. Treatment options for mucormycosis. *Curr Treat Options Infect Dis.* 2015;7:142-154.

Petrikkos G, Skiada A, Lortholary O, et al. Epidemiology and clinical manifestations of mucormycosis. *Clin Infect Dis.* 2012;54(suppl 1):S23-S34.

Prasad K, Lalitha RM, Reddy EK, et al. Role of early diagnosis and multimodal treatment in rhinocerebral mucormycosis: experience of 4 cases. *J Oral Maxillofac Surg.* 2012;70:354-362.

Reddy SS, Rakesh N, Chauhan P, et al. Rhinocerebral mucormycosis among diabetic patients: an emerging trend. *Mycopathologia.* 2015;180:389-396.

Aspergilose

Aït-Mansour A, Pezzettigotta S, Genty E, et al. Evaluation of the prevalence and specificities of asymptomatic paranasal sinus aspergillosis: retrospective study of 59 cases. *Eur Ann Otorhinolaryngol Head Neck Dis.* 2015;132:19-23.

Grosjean P, Weber R. Fungus balls of the paranasal sinuses: a review. *Eur Arch Otorhinolaryngol.* 2007;264:461-470.

Ni Mhurchu E, Ospina J, Janjua AS, et al. Fungal rhinosinusitis: a radiological review with intraoperative correlation. *Can Assoc Radiol J.* 2017;68:178-186.

Pasqualotto AC, Denning DW. Post-operative aspergillosis. *Clin Microbiol Infect.* 2006;12:1060-1076.

Walsh TJ, Anaissie EJ, Denning DW, et al. Infectious diseases society of America: treatment of aspergillosis: clinical practice guidelines of the infectious diseases society of America. *Clin Infect Dis.* 2008;46:327-360.

Leishmaniose

Almeida TF, da Silveira EM, Dos Santos CR, et al. Exclusive primary lesion of oral leishmaniasis with immunohistochemical diagnosis. *Head Neck Pathol.* 2016;10:533-537.

Aronson N, Herwaldt BL, Libman M, et al. Diagnosis and treatment of leishmaniasis: clinical practice guidelines by the Infectious Diseases Society of America (IDSA) and the American Society of Tropical Medicine and Hygiene (ASTMH). *Am J Trop Med Hyg.* 2017;96:24-45.

Mignogna MD, Celentano A, Leuci S, et al. Mucosal leishmaniasis with primary oral involvement: a case series and a review of the literature. *Oral Dis.* 2015;21:e70-e78.

Mohammadpour I, Motazedian MH, Handjani F, et al. Lip leishmaniasis: a case series with molecular identification and literature review. *BMC Infect Dis.* 2017;17:96.

Nadler C, Enk CD, Leon GT, et al. Diagnosis and management of oral leishmaniasis–case series and literature review. *J Oral Maxillofac Surg.* 2014;72:927-934.

World Health Organization. Leishmaniasis Fact Sheet. Geneva; 2017. World Health Organization. Available at: http://www.who.int/mediacentre/factsheets/fs375/en/. Accessed November 8, 2017.

Yeşilova Y, Aksoy M, Sürücü HA, et al. Lip leishmaniasis: clinical characteristics of 621 patients. *Int J Crit Illn Inj Sci.* 2015;5:265-266.

7

Infecções Virais

Gengivoestomatite herpética aguda, 142
Panarício herpético, 144
Herpes labial, 144
Herpes intraoral recorrente, 146
Herpes intraoral crônico, 146
Mononucleose infecciosa, 148
Varicela (catapora), 148
Herpes-zóster (cobreiro), 150
Herpangina, 152
Doença mão-pé-boca, 152
Vírus da imunodeficiência humana e síndrome da imunodeficiência adquirida, 154
Candidíase oral associada ao HIV, 154
Leucoplaquia pilosa oral associada ao HIV, 156
Lesões relacionadas ao papilomavírus humano e ao HIV, 156
Sarcoma de Kaposi relacionado à AIDS, 158
HIV e doença periodontal, 160
Linfadenopatia associada ao HIV, 162
Estomatite aftosa associada ao HIV, 162
Histoplasmose associada ao HIV, 162
Linfoma associado ao HIV, 164
HIV e carcinoma espinocelular oral/cabeça e pescoço, 164

Gengivoestomatite herpética aguda

Figuras 7.1 a 7.4

A **gengivoestomatite herpética aguda** representa a forma sintomática mais comum da infecção primária oral pelo herpes-vírus simples (HSV). Mais de 90% dos casos são causados pelo HSV do tipo 1 (HSV-1). Esse vírus é encontrado em todo o mundo e se espalha predominantemente por saliva infectada ou contato com lesões periorais ativas. Nos EUA, a soroprevalência estimada do HSV-1 é maior que 50% entre os indivíduos de 14 a 49 anos de idade. A infecção é adquirida com maior frequência durante a infância e adolescência. Embora muitas pessoas que desenvolvem a infecção primária pelo HSV-1 sejam assintomáticas, alguns indivíduos apresentam doença clinicamente evidente.

A gengivoestomatite herpética aguda ocorre com mais frequência em pacientes com idade entre 6 meses e 5 anos. Geralmente, há início abrupto de sinais e sintomas, como febre, calafrios, mal-estar, cefaleia, irritabilidade, anorexia e linfadenopatia cervical. Após um período prodrômico variável, as lesões orais inicialmente aparecem como numerosas pequenas vesículas puntiformes sobre uma base eritematosa. As vesículas se rompem prontamente e formam úlceras coalescentes, cobertas por uma membrana fibrinopurulenta amarelada. Em todos os casos, a gengiva exibe edema e eritema dolorosos; além disso, erosões "em saca-bocado" características podem ser evidentes ao longo da margem gengival livre da face média. As lesões também podem envolver outros locais orais, como a mucosa labial, o vermelhão dos lábios, a mucosa jugal e a língua. Tipicamente, as lesões cicatrizam em 1 a 2 semanas. No entanto, em casos raros, o paciente desenvolve complicações sérias, como esofagite, queratoconjuntivite, pneumonite e meningoencefalite.

O manejo da gengivoestomatite herpética aguda inclui medicação antiviral, terapia paliativa e manutenção do equilíbrio hidreletrolítico. Agentes antivirais (p. ex., suspensão ou cápsulas de aciclovir, comprimidos de valaciclovir) podem ser benéficos se iniciados precocemente – idealmente durante os 3 primeiros dias da infecção sintomática. A dor pode ser controlada com agentes anestésicos tópicos (p. ex., *spray* de cloridrato de diclonina, pirulitos de cloridrato de tetracaína), anti-inflamatórios não esteroides e picolés. Como muitos pacientes têm dificuldade em ingerir líquidos, é importante monitorar desidratação grave, que pode exigir hospitalização e hidratação parenteral. Além disso, a fim de evitar autoinoculação ou disseminação da doença para outros, o paciente deve ser instruído a evitar o contato com lesões ativas.

■ **Figura 7.1**
Gengivoestomatite herpética aguda
Eritema e ulceração no lábio inferior.

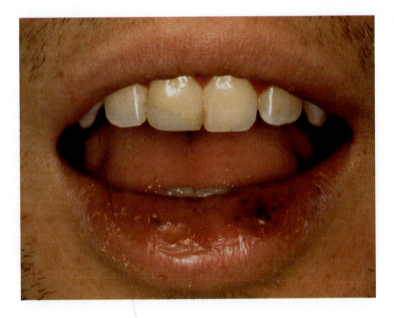

Capítulo 7 Infecções Virais 143

■ **Figura 7.2**
Gengivoestomatite herpética aguda
Úlceras no dorso de língua.

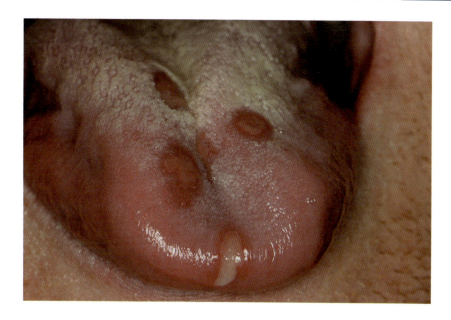

■ **Figura 7.3**
Gengivoestomatite herpética aguda
Gengiva vestibular superior com eritema e erosões marginais focais. (Cortesia do Dr. Gina Rotkvich.)

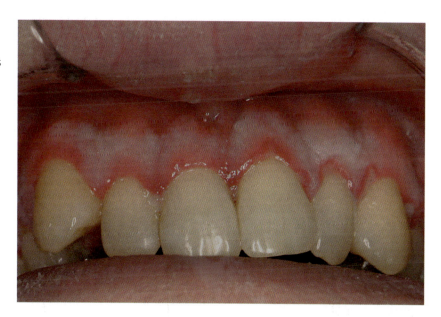

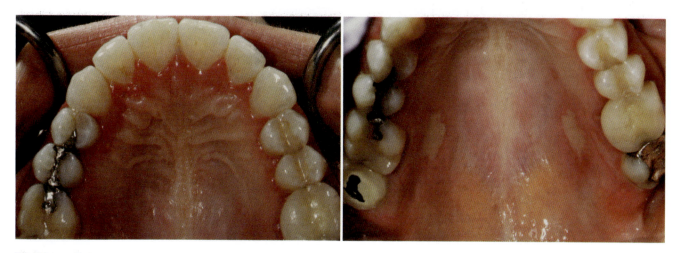

■ **Figura 7.4**
Gengivoestomatite herpética aguda
Eritema e ulceração na gengiva lingual superior e no palato.

Panarício herpético

Figura 7.5

Panarício herpético refere-se à infecção primária ou recorrente do HSV nas mãos ou, raramente, nos pés. É visto com maior frequência em crianças com menos de 10 anos e adultos entre 20 e 30 anos. A condição geralmente resulta da autoinoculação em crianças com infecção orofacial por HSV do tipo 1 (HSV-1), autoinoculação em adultos com infecção genital por HSV do tipo 2 (HSV-2) ou exposição ocupacional de profissionais de saúde a pacientes com lesões ativas ou saliva infectada. Antes da implementação das precauções universais de biossegurança, médicos e dentistas estavam entre os indivíduos mais comumente afetados. Clinicamente, pacientes com panarício herpético podem se queixar de sintomas prodrômicos de formigamento, prurido ou ardência; febre, linfadenopatia regional e linfadenite também podem ser observadas, mas com frequência menor. Subsequentemente, as lesões geralmente se desenvolvem nos dedos das mãos ou polegares – especialmente na face palmar das pontas dos dedos das mãos (espaço pulpar) e, ocasionalmente, nas laterais ou nas áreas periungueais dos dedos. A pele envolvida exibe eritema, edema e vesículas. As vesículas coalescem frequentemente para formar uma grande bolha, que posteriormente se rompe para formar ulceração e crostas. O líquido dentro da bolha é geralmente claro no início, mas pode ficar turvo depois de alguns dias; supuração franca não é um achado típico, a menos que haja infecção bacteriana sobreposta. Em pacientes imunocompetentes, a resolução geralmente ocorre em 3 a 4 semanas. A maioria dos pacientes é tratada com medicação antiviral sistêmica (p. ex., aciclovir). Um curativo seco deve ser aplicado para prevenir a transmissão da doença. A incisão e a drenagem não são recomendadas devido ao risco de induzir viremia ou infecção bacteriana secundária. Outras sequelas potenciais do panarício herpético incluem perda da unha e hipoestesia. A taxa de recorrência é de aproximadamente 20%.

Herpes labial

Figuras 7.6 e 7.7

Após a infecção primária, o herpes-vírus simples do tipo 1 (HSV-1) pode estabelecer latência no gânglio trigeminal ou em outros gânglios sensitivos. A reativação do vírus pode ser estimulada por vários fatores (p. ex., idade avançada, luz ultravioleta, estresse, temperaturas extremas, doença respiratória, menstruação, traumatismo, malignidade) e resultar em infecção recorrente. O padrão clínico mais comum de infecção recorrente pelo HSV-1 é o **herpes labial**, que envolve o vermelhão do lábio e a pele adjacente aos lábios. Nos EUA, aproximadamente 20 a 45% da população adulta tem histórico de herpes labial e cerca de 100 milhões de episódios que ocorrem anualmente em indivíduos imunocompetentes.

Clinicamente, até 60% dos pacientes com herpes labial apresentam sinais e sintomas prodrômicos, caracterizados por dor, ardor, prurido, formigamento, calor e/ou eritema. Subsequentemente, ocorre uma erupção típica de múltiplas pequenas pápulas eritematosas, que evoluem para aglomerados de vesículas cheias de líquido. Após alguns dias, as vesículas se rompem e se transformam em crosta. Hemorragia periódica pode ocorrer quando as lesões crostosas são distendidas.

Em indivíduos imunocompetentes, o herpes labial é autolimitado e, tipicamente, desaparece em 7 a 10 dias. No entanto, os pacientes procuram tratamento com frequência porque a condição é dolorosa e desagradável. Infelizmente, após o aparecimento das lesões, a medicação antiviral não é útil. No entanto, se iniciada prontamente durante os sinais e sintomas prodrômicos, a medicação antiviral (p. ex., cápsulas ou creme de aciclovir, creme de penciclovir, comprimidos de valaciclovir) promove redução modesta na duração das lesões. Além disso, há algumas evidências mostrando que os agentes antivirais orais ajudam a prevenir o herpes labial, embora o benefício clínico pareça ser pequeno. Vários métodos alternativos (p. ex., aplicação de *laser*, imunoterapia, terapia fotodinâmica) para tratamento ou prevenção do herpes labial já foram relatados, mas são necessários mais estudos.

Figura 7.5
Panarício herpético
Bolha ulcerada na pele de um dedo.

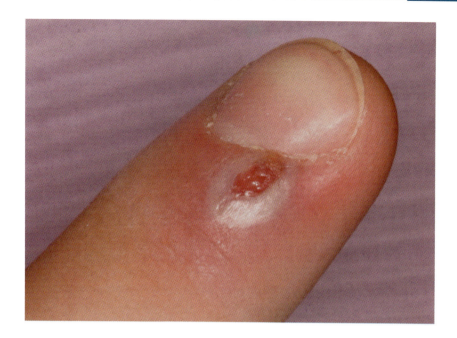

Figura 7.6
Herpes labial
Vesículas múltiplas envolvem a pele adjacente ao lábio inferior.

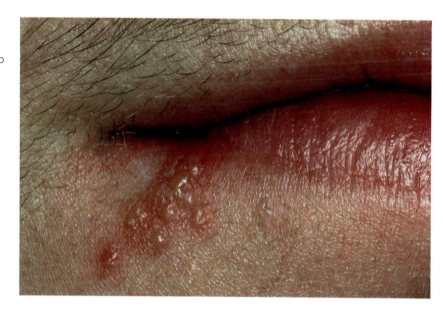

Figura 7.7
Herpes labial
Vesículas múltiplas envolvem o vermelhão dos lábios e a pele adjacente.

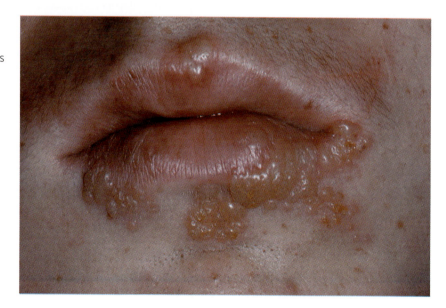

Herpes intraoral recorrente

Figuras 7.8 e 7.9

Embora a manifestação clínica mais comum da infecção recorrente pelo HSV-1 seja o herpes labial, também podem ocorrer lesões intraorais. Procedimentos odontológicos prévios ou outras fontes de traumatismo são fatores desencadeantes potenciais para o desenvolvimento do herpes intraoral recorrente. Em indivíduos imunocompetentes, o herpes intraoral recorrente envolve tipicamente a mucosa queratinizada ligada ao osso (*i. e.*, a mucosa do palato duro junto à gengiva), por vezes com disseminação para a mucosa livre adjacente. Essa predileção pela mucosa queratinizada fixa ajuda a distinguir o herpes intraoral recorrente da estomatite aftosa recorrente. Além disso, em exemplos raros, um paciente apresenta herpes intraoral recorrente e herpes labial simultaneamente.

Clinicamente, o herpes intraoral recorrente tende a ser menos doloroso do que o herpes labial. O paciente pode não apresentar sintomas ou exibir desconforto relativamente leve, queimação ou dor. Inicialmente, ocorre erupção de múltiplas pequenas vesículas, que se rompem prontamente para formar úlceras eritematosas puntiformes. Essas úlceras puntiformes geralmente aumentam e coalescem para formar áreas mais amplas de ulceração com bordas irregulares. A ulceração pode ser coberta por uma membrana fibrinopurulenta amarelada e exibir eritema circundante. As lesões costumam cicatrizar em 7 a 10 dias. Com frequência não é necessário tratamento, porque as lesões são, tipicamente, autolimitadas e causam sintomas mínimos ou inexistentes. Entretanto, para pacientes com sintomas mais significativos, enxaguatórios com clorexidina e/ou aciclovir podem ser prescritos.

Herpes intraoral crônico

Figura 7.10

Embora a maioria das lesões herpéticas sejam agudas e autolimitadas, casos incomuns de herpes intraoral crônico são possíveis. Essas lesões crônicas tendem a ocorrer em indivíduos imunocomprometidos, tais como transplantados, pacientes com infecção pelo HIV, indivíduos em quimioterapia ou radioterapia, e usuários de agentes imunossupressores por causa de doenças autoimunes. As lesões podem causar dor intensa, dificultando a ingestão de alimentos pelo paciente. Em contraste com as lesões relativamente pequenas e que são tipicamente observadas na mucosa queratinizada em indivíduos imunocompetentes com herpes intraoral recorrente, as lesões em pacientes imunocomprometidos tendem a ser maiores, com distribuição aproximadamente igual na mucosa queratinizada e na mucosa não queratinizada. O exame clínico geralmente mostra uma ou mais áreas de erosão, ulceração ou necrose superficial, geralmente com bordas elevadas, amareladas e circulares. Por causa da apresentação clínica atípica, o diagnóstico pode não ser prontamente aparente. Por exemplo, úlceras crônicas na mucosa não queratinizada podem ser confundidas com estomatite aftosa maior; além disso, malignidade e infecção por citomegalovírus (CMV) ou outras infecções crônicas podem ser consideradas no diagnóstico diferencial. Os procedimentos que podem auxiliar no diagnóstico incluem citologia esfoliativa e biopsia incisional, que pode ser submetida a exame microscópico óptico, hibridização *in situ*, imuno-histoquímica ou imunofluorescência direta. Os hospedeiros imunocomprometidos com infecção intraoral recorrente por HSV são tipicamente tratados com agentes antivirais sistêmicos (p. ex., aciclovir oral ou intravenoso). Além disso, a terapia antiviral profilática pode ser considerada para pacientes com imunossupressão grave.

■ **Figura 7.8**
Herpes intraoral recorrente
Múltiplas úlceras puntiformes na gengiva inserida mandibular.

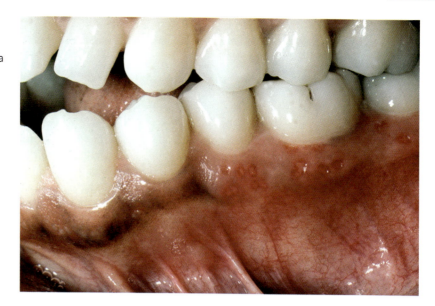

■ **Figura 7.9**
Herpes intraoral recorrente
Múltiplas úlceras pontilhadas no palato duro.

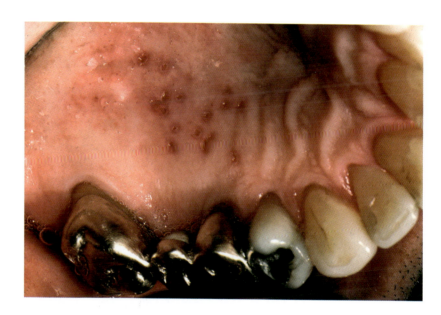

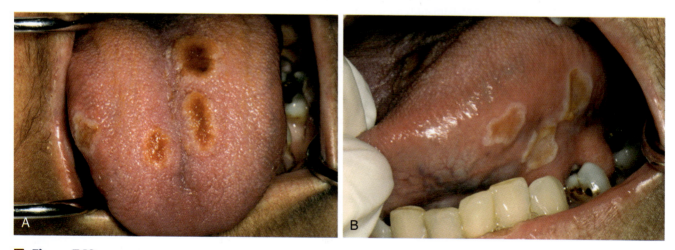

■ **Figura 7.10**
Herpes intraoral crônico
(**A**) Dorso e (**B**) região ventrolateral da língua exibem múltiplas erosões e úlceras com bordas amareladas levemente elevadas. O paciente estava em terapia imunossupressora para dois distúrbios autoimunes.

Mononucleose infecciosa

Figura 7.11

A **mononucleose infecciosa** é uma condição associada à infecção primária pelo vírus Epstein-Barr (EBV). Embora a infecção por EBV possa ser detectada em mais de 95% dos adultos em todo o mundo, a doença clinicamente evidente se desenvolve em apenas um subgrupo. Nos EUA, a incidência de mononucleose infecciosa é de aproximadamente cinco casos por 1.000 pessoas por ano, com pico em indivíduos de 15 a 24 anos. A transmissão ocorre principalmente através da exposição à saliva contaminada (p. ex., beijos, compartilhamento de canudos plásticos ou talheres).

Inicialmente, pacientes com mononucleose infecciosa podem apresentar mal-estar, fadiga, cefaleia e febre baixa. À medida que a condição progride, os achados clínicos típicos incluem faringite, febre acima de 40°C, linfonodos acentuadamente aumentados e dolorosos e aumento tonsilar bilateral. As superfícies tonsilares podem exibir um exsudato branco, amarelado ou cinza. Os achados orais podem incluir gengivite ulcerativa necrosante e petéquias palatinas transitórias. Outras manifestações clínicas possíveis incluem edema periorbital, erupção cutânea, esplenomegalia, hepatomegalia e icterícia. Embora a maioria dos achados desapareçam em cerca de 1 mês, fadiga e linfadenopatia cervical podem persistir por várias semanas a meses. As complicações potenciais incluem anemia hemolítica, trombocitopenia, paralisia do nervo facial, meningoencefalite, ruptura esplênica e obstrução das vias respiratórias superiores. O diagnóstico pode ser feito pela correlação dos achados clínicos com um teste positivo de anticorpos heterófilos e um esfregaço de sangue periférico mostrando linfocitose atípica. A base do tratamento da mononucleose infecciosa consiste em medidas de suporte (*i. e.*, paracetamol ou anti-inflamatórios não esteroides, hidratação, nutrição). Além disso, atividades esportivas devem ser evitadas durante, pelo menos, 3 semanas após o início dos sintomas, a fim de evitar a possibilidade rara de ruptura esplênica.

Varicela (catapora)

Figuras 7.12 e 7.13

A **varicela** é uma doença aguda causada por infecção primária pelo vírus varicela-zóster (VZV). A doença é altamente contagiosa e é transmitida por contato direto com lesões ativas ou inalação de gotículas em aerossol. Desde a implementação da vacinação contra varicela em 1996, houve um declínio dramático na incidência anual da doença nos EUA.

Graças às altas taxas de vacinação, mais da metade dos novos casos de varicela nos EUA atualmente representam infecção "de escape" (ou seja, infecção por VZV de tipo selvagem ocorrendo em um paciente previamente imunizado). Tais casos tendem a ser relativamente leves e melhoram em 4 a 6 dias. O paciente pode não ter febre ou apresentar febre baixa e exibir erupção cutânea localizada que inclui um pequeno número de lesões maculopapulares e poucas ou nenhuma vesícula.

Em contraste, em indivíduos não vacinados, a varicela tipicamente causa erupção cutânea pruriginosa generalizada, frequentemente acompanhada ou precedida por febre e mal-estar. A erupção aparece inicialmente na cabeça e depois se dissemina e envolve o tronco e os membros. As lesões aparecem inicialmente como máculas eritematosas, que, posteriormente, evoluem para pápulas, vesículas, pústulas e crostas. Durante vários dias, podem aparecer centenas de lesões sucessivas em vários estágios de desenvolvimento.

As lesões também podem envolver a mucosa oral/orofaríngea e a pele perioral. Às vezes, essas lesões precedem as lesões da pele. Outros locais orais frequentemente envolvidos incluem o vermelhão do lábio, o palato e a mucosa jugal. Inicialmente, pode haver vesículas brancas e opacas com eritema circundante; posteriormente, as vesículas se rompem para formar pequenas úlceras brancas, amarelo-esbranquiçadas ou marrons com halos eritematosos. As úlceras geralmente são assintomáticas ou levemente doloridas. Dependendo da gravidade da doença, o número de lesões orais pode variar de 1 a 30.

A varicela geralmente é leve e autolimitada em crianças saudáveis. No entanto, adultos, crianças e indivíduos imunocomprometidos correm maior risco de apresentar formas graves da doença e complicações sérias (p. ex., infecção bacteriana secundária na pele, pneumonia viral ou bacteriana, ataxia cerebelar, encefalite, meningite asséptica). Portanto, a conformidade com protocolos de imunização é recomendada. Crianças imunocompetentes com varicela não complicada normalmente recebem cuidados de suporte (p. ex., paracetamol, banhos quentes de bicarbonato de sódio/aveia, loção de calamina, difenidramina). Crianças com varicela não devem ser medicadas com ácido acetilsalicílico devido ao risco de desenvolver síndrome de Reye; além disso, os anti-inflamatórios não esteroides são contraindicados devido ao risco de complicações graves da pele e dos tecidos moles. A terapia antiviral (p. ex., o aciclovir – iniciado de forma ideal nas primeiras 24 h após o surgimento da erupção cutânea) geralmente é reservada para pacientes com risco aumentado de complicações graves da doença.

■ **Figura 7.11**
Mononucleose infecciosa
Múltiplas petéquias no palato mole.

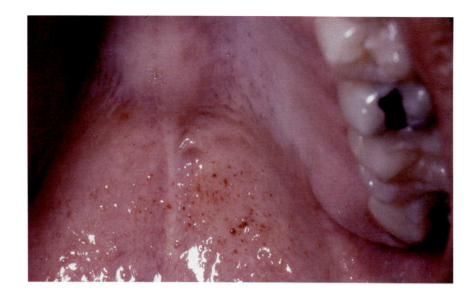

■ **Figura 7.12**
Varicela
Erupção cutânea no pescoço com eritema, vesículas e crostas.

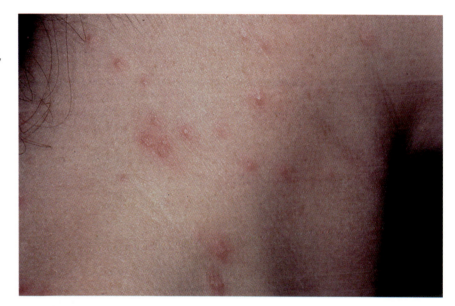

■ **Figura 7.13**
Varicela
Vesícula branca e opaca na base da úvula. (Agradecimento a Tristan Neville.)

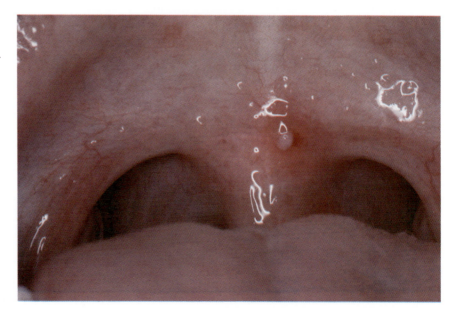

Herpes-zóster (cobreiro)

Figuras 7.14 a 7.17

Após a infecção primária, o vírus varicela-zóster (VZV) estabelece latência nos gânglios nervosos regionais. Após a reativação, o vírus pode causar uma doença recorrente denominada **herpes-zóster**. Os fatores associados à reativação incluem envelhecimento, infecção pelo vírus da imunodeficiência humana (HIV), malignidade, terapia medicamentosa citotóxica ou imunossupressora, radioterapia, estresse e manipulação dentária. Nos EUA, há aproximadamente 1 milhão de episódios de herpes-zóster por ano, e a doença ocorre durante a vida de cerca de um em cada três indivíduos.

Clinicamente, o herpes-zóster geralmente causa dor e uma erupção aguda ao longo da distribuição do nervo sensorial afetado (dermátomo). Os dermátomos do tronco e do nervo trigêmeo são os mais acometidos. Com o envolvimento do nervo trigêmeo, a cavidade oral e/ou a pele podem ser afetadas. A *síndrome de Ramsay Hunt* é uma variante clínica causada pela reativação do VZV no gânglio geniculado com comprometimento dos nervos cranianos VII e VIII. Além das lesões cutâneas do canal auditivo externo, esses pacientes frequentemente desenvolvem paralisia unilateral do nervo facial, perda auditiva e vertigem. Inicialmente, mais de 90% dos pacientes com herpes-zóster apresentam dor prodrômica e parestesia, às vezes acompanhada de febre, mal-estar e cefaleia. O paciente pode se queixar de sensação de queimação, formigamento ou de facada. Subsequentemente, aparece uma típica erupção de vesículas e pústulas sobre uma base eritematosa. Após vários dias, as bolhas se rompem para formar úlceras, muitas vezes com crostas cutâneas. Lesões intraorais podem aparecer como uma erupção unilateral no palato, na mucosa jugal ou na língua; as lesões caracteristicamente se estendem até a linha média. Além disso, às vezes, os dentes na área afetada podem desenvolver pulpite, necrose pulpar ou reabsorção radicular. Em casos raros, mobilidade dentária e perda de dentes resultam da osteonecrose gnática (durante ou após a erupção cutânea). Em indivíduos saudáveis, as lesões da fase aguda cicatrizam em 2 a 3 semanas. No entanto, após a resolução da erupção cutânea, aproximadamente 15% dos pacientes desenvolvem dor crônica (denominada neuralgia pós-herpética), que, às vezes, é debilitante. A idade avançada tem sido associada a aumento do risco e da gravidade da neuralgia pós-herpética.

Complicações graves do herpes-zóster são raras, mas possíveis, especialmente em indivíduos imunocomprometidos. Tais complicações podem incluir viremia, pneumonia, hepatite, encefalite e coagulopatia intravascular disseminada. Além disso, o envolvimento ocular pode causar cegueira; é importante que pacientes com lesões cutâneas na ponta do nariz sejam avaliados por um oftalmologista; tais lesões indicam envolvimento do ramo nasociliar do nervo trigêmeo e risco aumentado de infecção ocular. Além disso, em casos muito raros, pacientes com herpes-zóster envolvendo o nervo trigêmeo desenvolvem uma síndrome de acidente vascular cerebral isquêmico (conhecida como *angiite granulomatosa*).

O manejo do herpes-zóster inclui cuidados de suporte (p. ex., difenidramina, antipiréticos que não sejam ácido acetilsalicílico, manutenção das lesões de pele limpas e cobertas); medicação antiviral (p. ex., aciclovir, valaciclovir, fanciclovir), preferencialmente iniciada nas primeiras 72 h após a erupção aparecer; e manejo da dor (p. ex., para dor leve: lidocaína ou capsaicina tópica; para dor intensa: gabapentina, pregabalina, antidepressivos tricíclicos, desipramina, opioides). Além disso, a vacinação efetivamente reduz a incidência de herpes-zóster e neuralgia pós-herpética. Nos EUA, o Advisory Committee on Immunization Practices (ACIP) decidiu recentemente recomendar o uso preferencial de uma nova vacina da subunidade herpes-zóster recombinante (HZ/su) em vez de vacina com herpes-zóster vivo e atenuado para adultos com 50 anos ou mais.

■ **Figura 7.14**
Herpes-zóster
Erupção cutânea facial com vesículas, ulceração e crostas. Observe a distribuição dermatomal.

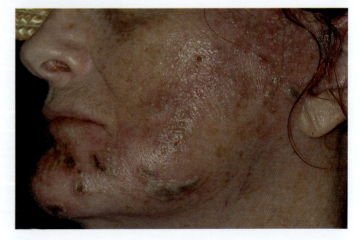

Figura 7.15
Herpes-zóster
Mesma paciente da Figura 7.14 com úlceras envolvendo o lado esquerdo da língua e o lado esquerdo do vermelhão do lábio inferior. As lesões ultrapassam a linha média. A paciente subsequentemente foi diagnosticada com infecção subjacente pelo vírus da imunodeficiência humana.

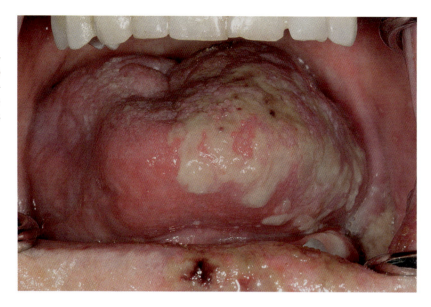

Figura 7.16
Herpes-zóster (síndrome de Ramsay Hunt)
A mesma paciente das Figuras 7.14 e 7.15 que teve um episódio de herpes-zóster há alguns anos. Desta vez, a erupção envolveu o lado direito da face com paralisia do nervo facial e perda da audição. Quando a paciente foi solicitada a sorrir, os músculos da hemiface direita não responderam.

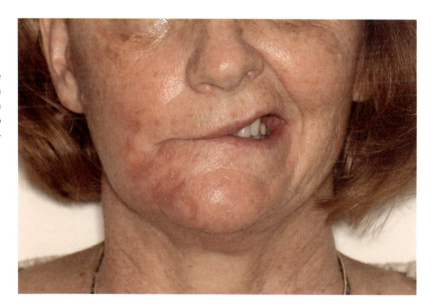

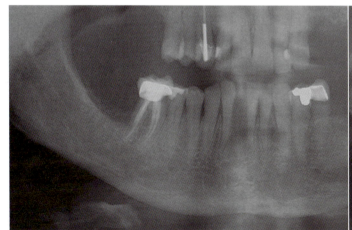 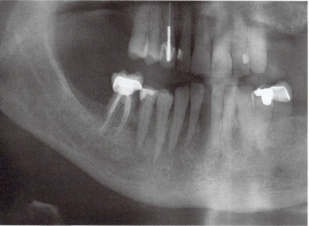

Figura 7.17
Herpes-zóster
Radiografias da mesma paciente da Figura 7.16 mostram osteonecrose mandibular direita e perda óssea alveolar grave que se desenvolveram em um período de 5 meses. (Agradecimento ao Dr. Michael Tabor.)

Herpangina

Figura 7.18

A **herpangina** é um padrão de doença clínica causada por vários sorotipos de enterovírus, especialmente vírus Coxsackie A1 a A6, A8, A10 e A22. Esses vírus são transmitidos pela via fecal-oral, saliva ou gotículas respiratórias. Embora muitos indivíduos infectados sejam assintomáticos, a doença clinicamente evidente é possível. A herpangina se desenvolve mais frequentemente em lactentes e crianças. O paciente tipicamente apresenta início agudo de febre e dor de garganta, às vezes acompanhado por anorexia, vômitos, diarreia e dor abdominal. No exame clínico é encontrado enantema, envolvendo principalmente palato mole, pilares tonsilares e úvula. As lesões aparecem inicialmente como máculas eritematosas, que subsequentemente evoluem para vesículas que se rompem rapidamente para formar úlceras superficiais. As úlceras têm, tipicamente, cerca de 2 a 4 mm de diâmetro e são cercadas por eritema intenso. O número total de lesões é geralmente pequeno (aproximadamente duas a seis). A maioria dos pacientes desenvolve doença autolimitada, apresentando febre com duração de vários dias e cicatrização das lesões orofaríngeas em 10 dias. O tratamento inclui medidas de suporte (ou seja, antipiréticos – com exceção do AAS – e manutenção de líquidos). Em casos raros, os pacientes desenvolvem complicações graves da doença, exigindo hospitalização. Medidas preventivas devem ser tomadas, incluindo a lavagem de mãos e a desinfecção de superfícies, em creches.

Doença mão-pé-boca

Figuras 7.19 e 7.20

A **doença mão-pé-boca** é a apresentação clínica mais conhecida da infecção por enterovírus. Os principais sorotipos associados a essa condição incluem o vírus Coxsackie A16, A6 e A10, bem como enterovírus 71. A doença ocorre em todo o mundo, com surtos importantes notados na região da Ásia-Pacífico nas últimas décadas. A maioria dos pacientes que desenvolvem a doença mão-pé-boca tem menos de 10 anos de idade e epidemias surgem frequentemente em escolas e creches. Em regiões temperadas, os surtos tendem a acontecer no verão ou início do outono. A transmissão da doença ocorre por via fecal-oral, saliva ou secreções respiratórias.

As primeiras manifestações clínicas da doença mão-pé-boca incluem febre, mal-estar, falta de apetite e dor de garganta. Subsequentemente, dentro de alguns dias, o paciente tipicamente desenvolve um enantema oral; frequentemente os sítios envolvidos incluem a mucosa jugal, a mucosa labial e a língua. As lesões orais aparecem como zonas de eritema, que então evoluem para vesículas que se rompem para formar úlceras dolorosas. Além disso, o paciente geralmente desenvolve uma erupção cutânea. Classicamente, o exantema envolve as palmas das mãos, solas e dedos; no entanto, envolvimento difuso ou, às vezes, da pele perioral, também pode ser observado. As lesões cutâneas tendem a ser dolorosas e podem aparecer como pequenas máculas eritematosas que evoluem para vesículas ou pápulas. O enantema e exantema geralmente desaparecem em aproximadamente 7 a 10 dias. No entanto, alguns pacientes desenvolvem alterações nas unhas (p. ex., sulcos horizontais ou cristas, conhecidos como *linhas de Beau*, queda de unhas) várias semanas depois.

A maioria dos casos de doença mão-pé-boca é leve e controlada por medidas de suporte (ou seja, antipiréticos – com exceção do AAS – e analgésicos, mantendo hidratação e nutrição adequadas). No entanto, existe o potencial para complicações graves (como desidratação grave, meningite, paralisia, encefalite do tronco encefálico, edema pulmonar, ataxia cerebelar) e morte. Taxas de morbidade e mortalidade significativas foram relatadas em surtos asiáticos da infecção por enterovírus 71. Pacientes com doença grave podem receber terapia de imunoglobulina intravenosa, embora sejam necessárias mais pesquisas. Medidas preventivas para doença mão-pé-boca inclui lavar as mãos, desinfetar superfícies e objetos e manter crianças doentes fora da escola ou creche.

■ **Figura 7.18**
Herpangina
Úlceras, vesículas e eritema que envolvem o palato mole e a úvula.

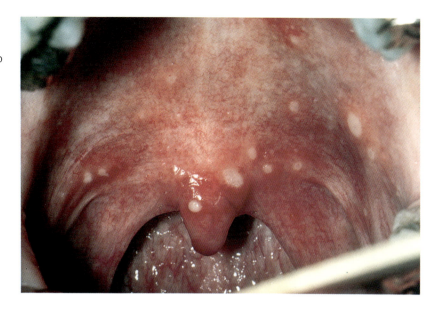

■ **Figura 7.19**
Doença mão-pé-boca
Vesículas no dorso da língua. (Cortesia do Dr. Nathan Wilson.)

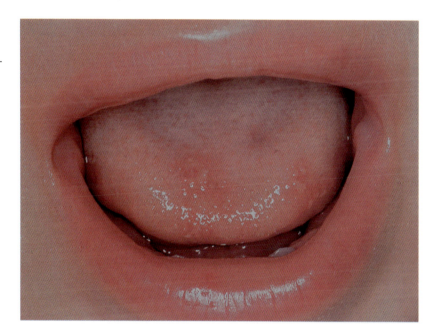

■ **Figura 7.20**
Doença mão-pé-boca
Vesículas e ulceração focal na pele dos dedos dos pés. (Cortesia do Dr. Nathan Wilson.)

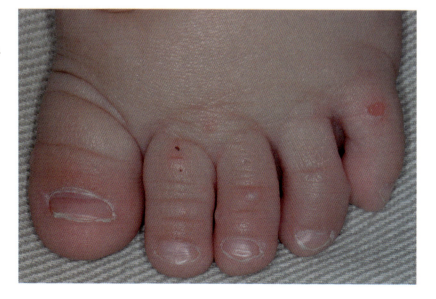

Vírus da imunodeficiência humana e síndrome da imunodeficiência adquirida

O **vírus da imunodeficiência humana (HIV)** é um retrovírus de ácido ribonucleico de cadeia simples (RNA) que causa a **síndrome da imunodeficiência adquirida (AIDS)**. Nas últimas décadas, avanços significativos em nossa compreensão da etiopatogenia da infecção pelo HIV/AIDS levaram a aprimoramentos do tratamento e da prevenção. No entanto, a infecção ainda é um grande problema de saúde global. Em 2016, havia aproximadamente 37 milhões de pessoas vivendo com o HIV em todo o mundo. O vírus é transmitido com mais frequência por contato sexual (tanto heterossexual como entre homens) ou por agulha compartilhada entre usuários de drogas injetáveis. Outros possíveis modos de transmissão incluem: vertical (da mãe para o filho durante a gravidez, parto ou amamentação); exposição ocupacional a agulhas/objetos pontiagudos contaminados; e sangue, hemoderivados ou transplantes de órgãos/tecidos contaminados. O vírus atinge principalmente os linfócitos T CD4+, embora outros linfócitos CD4+ (p. ex., células dendríticas e macrófagos) também podem ser infectados. Durante os primeiros estágios da infecção, existe uma elevação aguda da viremia, com disseminação e formação de um reservatório viral linfoide. Subsequentemente, uma infecção crônica (latente) é estabelecida, com baixos níveis de replicação viral. Em um paciente não tratado, a latência pode durar muitos anos, antes da progressão para a AIDS. Um paciente infectado pelo HIV é diagnosticado com AIDS (estágio 3) se a contagem de linfócitos T CD4+ cair abaixo de um certo limiar (< 200/mm^3 para pacientes ≥ 6 anos de idade) ou se houver uma doença oportunista definidora de AIDS. A imunossupressão torna o paciente suscetível a infecções oportunistas e tumores. Nas subseções seguintes, várias manifestações orais HIV/AIDS são apresentadas.

Candidíase oral associada ao HIV

Figuras 7.21 a 7.24

A candidíase é a manifestação oral mais comum da infecção pelo HIV. Em alguns casos, a candidíase oral é um sinal que leva a um diagnóstico inicial de infecção pelo HIV. Além disso, o desenvolvimento de candidíase pode ser um precursor da progressão para AIDS. Com o advento da terapia antirretroviral combinada, a maioria dos estudos observou declínio geral na prevalência de candidíase oral nos pacientes. No entanto, a candidíase oral associada ao HIV ainda ocorre com certa frequência, e pode ser um sinal clínico de insucesso do tratamento antirretroviral.

Qualquer uma das várias formas clínicas de candidíase oral (p. ex., pseudomembranosa, eritematosa, queilite angular, hiperplásica) podem ser observadas no contexto da infecção pelo HIV. Curiosamente, alguns investigadores relataram aumento da variante eritematosa e diminuição das variantes pseudomembranosa e hiperplásica ao comparar grupos de pacientes infectados pelo HIV antes e depois da introdução da difundida terapia antirretroviral combinada. A apresentação clínica pode ser grave, sobretudo em indivíduos com imunossupressão profunda. Pode haver comprometimento difuso da cavidade oral, bem como orofaringe e esôfago. O paciente pode sentir dor, ardor e disgeusia, o que pode levar a redução da ingestão de alimentos, desnutrição e emaciação.

A candidíase oral associada ao HIV é tratada com medicação antifúngica (p. ex., para doença leve: pastilhas de clotrimazol, comprimidos bucais mucoadesivos de miconazol; para doença moderada a grave: fluconazol; para doenças refratárias a fluconazol: solução de itraconazol, suspensão de posaconazol, voriconazol). Além disso, o início ou a otimização da terapia antirretroviral combinada é importante para tratar a infecção subjacente pelo HIV e para reduzir o risco de recorrência de candidíase.

■ **Figura 7.21**
Candidíase oral associada ao HIV
Candidíase pseudomembranosa com placas brancas na borda lateral direita da língua.

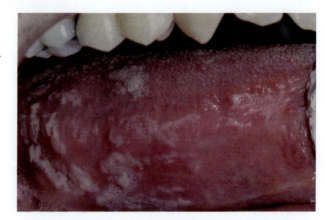

■ **Figura 7.22**
Candidíase oral associada ao HIV
Candidíase pseudomembranosa com placas brancas extensas no palato e na mucosa alveolar.

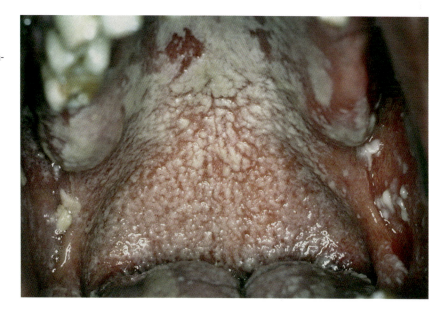

■ **Figura 7.23**
Candidíase oral associada ao HIV
Eritema difuso no palato duro.

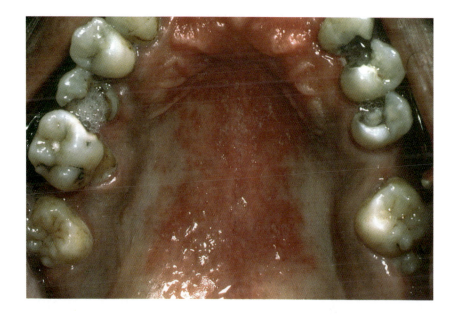

■ **Figura 7.24**
Candidíase oral associada ao HIV
Queilite angular com eritema, fissuras e crostas no canto esquerdo da boca.

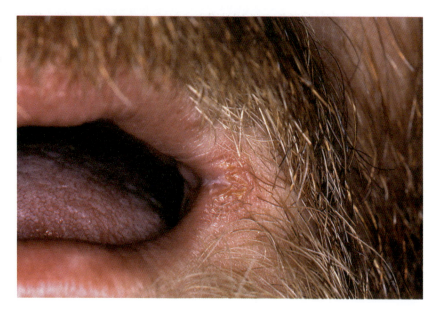

Leucoplaquia pilosa oral associada ao HIV

Figuras 7.25 e 7.26

A **leucoplaquia pilosa oral** é uma condição causada pelo EBV e fortemente associada à infecção pelo HIV. É importante ressaltar que o desenvolvimento da leucoplaquia pilosa oral em um indivíduo infectado pelo HIV é considerado marcador clínico de imunossupressão grave e doença avançada. Além disso, pode ocorrer em pacientes com outras causas de imunossupressão (p. ex., transplante de órgãos, corticosteroides sistêmicos ou inalatórios, malignidades). Em casos muito raros, leucoplaquia pilosa oral também foi relatada em indivíduos mais velhos, aparentemente devido à senescência imunológica.

O exame clínico mostra uma placa branca corrugada que envolve um ou ambos os lados da borda lateral da língua. Às vezes, a lesão se espalha para o dorso da língua e, raramente, surge em outros locais (p. ex., mucosa jugal, orofaringe). A placa não pode ser removida e a superfície exibe, com frequência, estriações ou irregular. A maioria dos pacientes é assintomática, embora possa haver desconforto ou sensação de queimação se houver candidíase sobreposta. Em um paciente com infecção conhecida pelo HIV, um forte diagnóstico presuntivo geralmente é feito com base nos achados clínicos. No entanto, outras condições que podem ser consideradas no diagnóstico diferencial clínico incluem *morsicatio linguarum*, hiperqueratose friccional, estomatite por canela, candidíase hiperplásica e leucoplaquia convencional. Se o diagnóstico for incerto, uma biopsia incisional pode ser realizada para exame em microscopia óptica e detecção de EBV (p. ex., por hibridização *in situ* ou imuno-histoquímica).

A importância clínica da leucoplaquia pilosa oral é que ela geralmente indica imunossupressão significativa. Anamnese e exame clínico minuciosos devem ser realizados para investigar infecção pelo HIV ou outras causas de imunossupressão. Em um paciente sabidamente HIV-positivo, o desenvolvimento de leucoplaquia pilosa oral indica progressão da doença e/ou o desenvolvimento de resistência aos agentes antirretrovirais; assim, a avaliação da utilização dos medicamentos e a otimização da terapia antirretroviral combinada são aconselhadas.

A leucoplaquia pilosa oral é uma condição benigna e, na maioria dos casos, não requer tratamento direto. No entanto, alguns pacientes podem solicitar tratamento por causa de preocupações estéticas ou sintomas leves. Agentes contra herpes-vírus (p. ex., aciclovir, valaciclovir) ou retinoides tópicos podem induzir a resolução, mas a lesão muitas vezes retorna após a descontinuação da terapia.

Lesões relacionadas ao papilomavírus humano e ao HIV

Figura 7.27

Pacientes infectados pelo HIV correm risco aumentado de desenvolver várias lesões orais relacionadas ao papilomavírus humano (HPV). Por exemplo, lesões orais benignas do HPV ("verrugas orais") ocorrem em até 5% dos indivíduos HIV-positivos comparados a 0,5% da população geral. Essas lesões benignas incluem papiloma escamoso, verruga vulgar, condiloma acuminado e hiperplasia epitelial multifocal. Além disso, indivíduos infectados pelo HIV correm risco aumentado de apresentar carcinoma de células escamosas em orofaringe relacionado ao HPV.

Infecção oral por HPV é detectada mais frequentemente em indivíduos HIV-positivos (16 a 40%) do que em HIV-negativos (4 a 25%). Esse aumento na frequência pode estar relacionado a fatores de risco tradicionais (p. ex., atividade sexual oral), bem como imunossupressão relacionada ao HIV. Embora a maioria das infecções orais por HPV desapareça em 1 a 2 anos, a persistência tem sido associada a idade mais avançada, sexo masculino e tabagismo. Curiosamente, ao contrário da maioria das lesões associadas ao HIV, as verrugas orais aumentaram em frequência desde a introdução da terapia antirretroviral combinada. Alguns pesquisadores propuseram que essas lesões podem ser induzidas por uma síndrome inflamatória de reconstituição imune.

No contexto da infecção pelo HIV, as verrugas orais são frequentemente multifocais; elas podem se desenvolver na mucosa labial, na língua, na mucosa jugal, na gengiva ou em outros locais. As lesões podem ser brancas ou cor-de-rosa, com a superfície verrucosa, áspera ou semelhante a couve-flor. A maioria dos casos é tratada por excisão cirúrgica; análise microscópica e acompanhamento clínico são justificados devido ao potencial de desenvolvimento de displasia ou carcinoma.

■ **Figura 7.25**
Leucoplasia pilosa oral associada ao HIV
Placa branca com estrias verticais na borda lateral esquerda da língua.

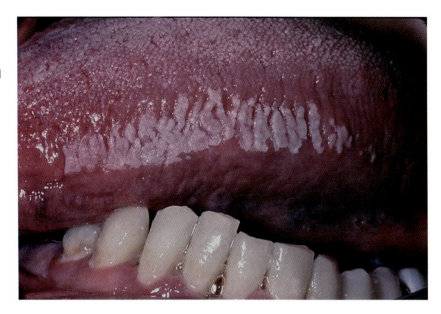

■ **Figura 7.26**
Leucoplasia pilosa oral associada ao HIV
Placa branca extensa no lado esquerdo da língua.

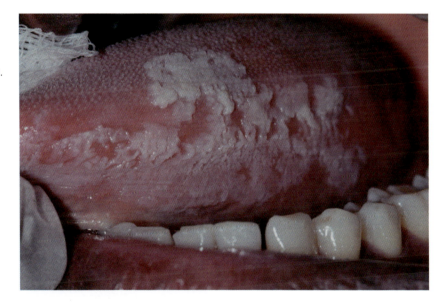

■ **Figura 7.27**
Lesões relacionadas ao papilomavírus humano e ao HIV
Mucosa jugal direita exibe múltiplas lesões branco-rosadas elevadas, com superfície rugosa.

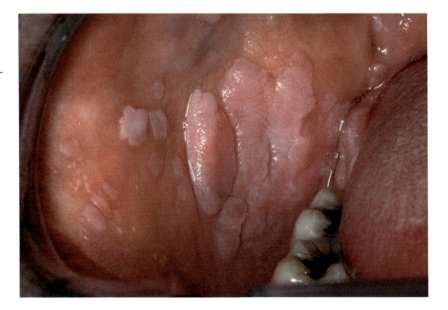

Sarcoma de Kaposi relacionado à AIDS

Figuras 7.28 a 7.31

O **sarcoma de Kaposi** é uma neoplasia vascular causada pelo herpesvírus humano 8 (HHV-8, herpesvírus associado ao sarcoma de Kaposi [HVSK]). É considerado um câncer definidor da AIDS, e a maioria dos casos de sarcoma de Kaposi nos Estados Unidos é relacionada à AIDS. No auge da epidemia do HIV no início da década de 1990, a incidência anual de sarcoma de Kaposi nos Estados Unidos atingiu um pico de cerca de 4,7 casos por 100.000 pessoas. No entanto, com os avanços na terapia antirretroviral combinada, a incidência anual tem diminuído e atualmente é estimada em 0,6 caso por 100.000 pessoas. Entre os indivíduos infectados pelo HIV em países ocidentais, o sarcoma de Kaposi acomete mais homens adultos homossexuais.

As lesões orais são observadas em algum momento em cerca de 70% dos pacientes com sarcoma de Kaposi relacionado à AIDS, e em alguns casos, as lesões orais representam o local inicial do acometimento. Outros locais frequentemente envolvidos incluem o palato, a gengiva e a língua. Um determinado paciente pode apresentar uma ou mais lesões orais. Inicialmente, as lesões podem aparecer como máculas arroxeadas, azuis ou eritematosas que posteriormente se tornam placas e nódulos. Dor, sangramento e ulceração também podem ocorrer. Lesões progressivas no palato ou na gengiva podem levar à destruição do osso subjacente e à perda dos dentes. Além disso, lesões orais extensas podem causar linfedema facial rapidamente progressivo.

Embora o tratamento do sarcoma de Kaposi relacionado à AIDS dependa do estadiamento clínico, é imperativo iniciar ou otimizar a terapia antirretroviral combinada. Com frequência, as lesões orais regridem com tal terapia, apesar de casos incomuns de exacerbação devido a uma síndrome inflamatória de reconstituição imune já terem sido relatados. Para pacientes com doença avançada, quimioterapia sistêmica também pode ser administrada.

■ **Figura 7.28**
Sarcoma de Kaposi relacionado à AIDS
Lesão arroxeada na pele do queixo.

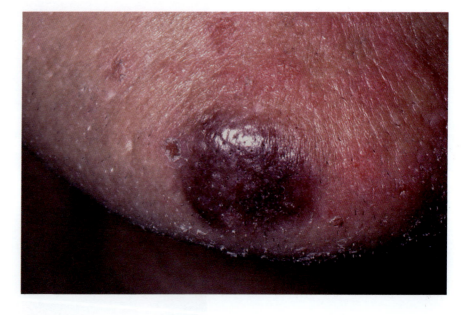

■ **Figura 7.29**
Sarcoma de Kaposi relacionado à AIDS
Lesão arroxeada envolve a região do frênulo labial superior

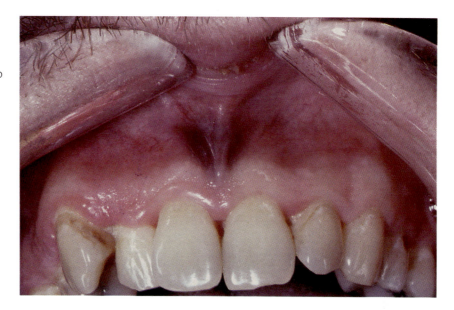

■ **Figura 7.30**
Sarcoma de Kaposi relacionado à AIDS
Lesão arroxeada envolve o palato posterior esquerdo e a gengiva palatina. Observe a candidíase pseudomembranosa adjacente.

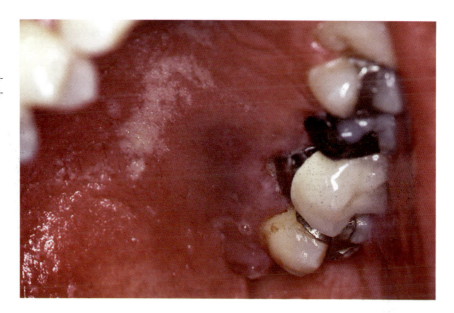

■ **Figura 7.31**
Sarcoma de Kaposi relacionado à AIDS
Lesão azul-arroxeada no palato associada a nodularidade tecidual.

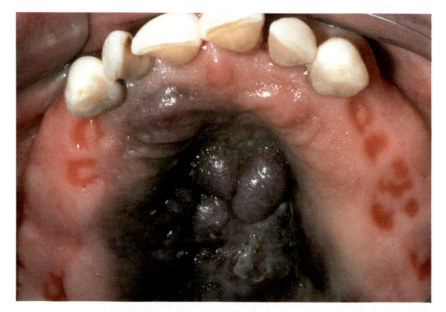

HIV e doença periodontal

Figuras 7.32 a 7.34

Existe uma forte associação entre a infecção pelo HIV e certos padrões incomuns de doença periodontal, incluindo *eritema gengival linear, gengivite ulcerativa necrosante e periodontite ulcerativa necrosante*. De acordo com alguns estudos, a gengivite ulcerativa necrosante pode se desenvolver em pacientes infectados pelo HIV com contagem de linfócito T CD4+ menor que 500 células/mm^3, ao passo que o eritema gengival linear e a periodontite ulcerativa necrosante ocorrem tipicamente naqueles pacientes com contagem de linfócitos T CD4+ inferior a 200/mm^3. A frequência dessas condições em pacientes infectados pelo HIV diminuiu significativamente com a introdução da terapia antirretroviral combinada.

Clinicamente, o eritema gengival linear aparece como uma banda linear distinta de eritema ao longo da margem gengival livre. Em alguns casos, um eritema salpicado ou mais difuso também é observado na gengiva e na mucosa alveolar. A etiopatogenia do eritema gengival linear é incerta, embora alguns investigadores especulem que a condição resulta da colonização subgengival e invasão tecidual por espécies de *Candida*. O tratamento pode incluir desbridamento, irrigação por iodopovidona, enxaguatório bucal com clorexidina e/ou terapia antifúngica. Além disso, o odontólogo deve assegurar que o paciente esteja recebendo a terapia antirretroviral combinada apropriada.

A gengivite ulcerativa necrosante e a periodontite ulcerativa necrosante são consideradas subtipos da doença periodontal necrosante. A gengivite ulcerativa necrosante é caracterizada por um rápido início de dor gengival e sangramento com ulceração e necrose crateriforme das papilas interdentais. Odor fétido, febre, mal-estar e linfadenopatia cervical também podem ocorrer. Na periodontite ulcerativa necrosante, ulceração gengival e necrose são acompanhadas por perda de inserção periodontal rapidamente progressiva. Em alguns casos, essas doenças periodontais necrosantes evoluem, causando destruição mais extensa dos tecidos (*estomatite necrosante*). O manejo da doença periodontal necrosante em pacientes HIV-positivos tipicamente inclui desbridamento, agentes antimicrobianos tópicos e sistêmicos, controle da dor, manutenção periodontal a longo prazo e início ou otimização da terapia antirretroviral combinada. Em termos de prevenção, alguns pesquisadores relataram que o uso de sulfametoxazol/trimetoprima (tipicamente prescrito para prevenção de pneumonia por *Pneumocystis jiroveci* em pacientes HIV-positivos) pode proteger contra a gengivite ulcerativa necrosante, embora sejam necessários mais estudos.

Além do eritema gengival localizado e da doença periodontal necrosante, pacientes HIV-positivos podem desenvolver periodontite crônica convencional. No entanto, a prevalência relatada de periodontite em indivíduos infectados pelo HIV tem sido variável, e o impacto da terapia antirretroviral em pacientes HIV-positivos com periodontite crônica requer mais estudos. No entanto, é aconselhável que os pacientes HIV-positivos recebam cuidados regulares de saúde bucal preventiva, incluindo profilaxia e reforço de higiene oral.

Figura 7.32
Doença periodontal associada ao HIV
Gengivite ulcerativa necrosante com múltiplas papilas interdentais "em saca-bocado" na gengiva vestibular inferior.

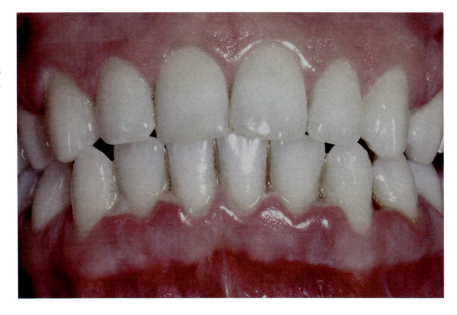

Figura 7.33
Doença periodontal associada ao HIV
Gengivite ulcerativa necrosante com extensas áreas de necrose.

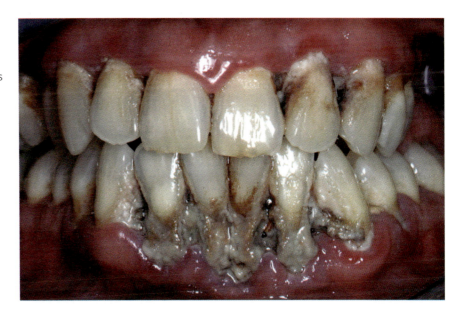

Figura 7.34
Doença periodontal associada ao HIV
Periodontite ulcerativa necrosante com perda de inserção e perda de vários dentes superiores anteriores.

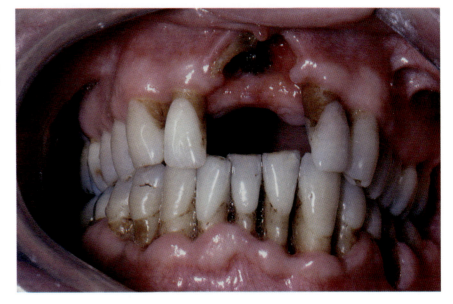

Linfadenopatia associada ao HIV

Figura 7.35

Linfadenopatia é um achado comum em pacientes infectados pelo HIV e pode ocorrer durante qualquer estágio da doença. Vários grupos de linfonodos podem estar envolvidos, incluindo os linfonodos cervicais e periparotídeos. O aumento dos linfonodos pode resultar dos efeitos diretos do HIV, bem como de infecções oportunistas (p. ex., infecção micobacteriana, infecção fúngica profunda, toxoplasmose, angiomatose bacilar); distúrbios linfoproliferativos (p. ex., *doença de Castleman multicêntrica associada* ao herpes-vírus humano 8 [HHV-8]); ou malignidades (p. ex., linfoma, sarcoma de Kaposi). Aproximadamente 3 a 6 semanas após a infecção inicial pelo HIV, alguns pacientes desenvolvem uma *síndrome retroviral aguda*. Esta condição apresenta-se como um tipo de mononucleose infecciosa autolimitada, caracterizada por febre, faringite e linfadenopatia cervical. Em outros casos, os pacientes infectados pelo HIV desenvolvem *linfadenopatia generalizada persistente* (definida como linfadenopatia extrainguinal persistindo ≥ 3 meses e envolvendo ≥ dois grupos de linfonodos não contíguos). Esta condição é frequentemente acompanhada de febre, mal-estar, perda de peso e cefaleia. Os locais mais comumente envolvidos incluem linfonodos cervicais, submandibulares, occipitais e axilares. Além disso, alguns pacientes HIV-positivos desenvolvem o aumento dos linfonodos periparotídeos, frequentemente de forma bilateral e caracterizado por alterações císticas (denominada *hiperplasia linfoide cística*, *lesão linfoepitelial benigna* ou *doença de glândula salivar associada ao HIV*). A aspiração por agulha fina pode auxiliar no diagnóstico de linfadenopatia na região de cabeça e pescoço. O tratamento depende do diagnóstico específico. Linfadenopatia reativa associada ao HIV pode melhorar com a administração de terapia antirretroviral combinada, embora o vírus frequentemente persista no tecido linfoide, apesar da carga viral indetectável no sangue periférico.

Estomatite aftosa associada ao HIV

Figura 7.36

A estomatite aftosa tende a ser mais grave em pacientes infectados pelo HIV em comparação a outros indivíduos saudáveis. No contexto da infecção pelo HIV, as úlceras podem recorrer com maior frequência, atingir tamanho relativamente grande e exibir um curso crônico. Além disso, as lesões podem ser muito dolorosas, tornando-se difícil para o paciente comer e beber. Apesar de os três principais subtipos clínicos (menor, maior, herpetiformes) de aftas serem observados, até dois terços dos pacientes afetados exibem as aftas herpetiformes e as variantes maiores. Em particular, alguns pesquisadores notaram que as aftas maiores tendem a se desenvolver em pacientes com AIDS com contagem muito baixa de linfócitos T CD4+ (frequentemente < 100/mm^3) e altas cargas virais. Em geral, a biopsia de ulceração oral persistente deve ser considerada a fim de descartar outras condições (p. ex., HSV ou infecção por CMV, infecção fúngica profunda, malignidade). O manejo clínico inclui início ou otimização da terapia antirretroviral combinada. A dor pode ser controlada com anestésicos tópicos, agentes de revestimento e analgésicos sistêmicos. Além disso, dependendo da gravidade das aftas, corticosteroides tópicos (p. ex., solução de dexametasona, gel de fluocinonida, gel de clobetasol, gel de betametasona), injeções intralesionais de corticosteroides e/ou medicações sistêmicas (p. ex., corticosteroides, dapsona, talidomida) podem ser administrados. No entanto, agentes imunossupressores e imunomoduladores devem ser utilizados com precaução devido ao risco de induzirem piora do estado imunológico, aumento da carga viral e efeitos colaterais adversos.

Histoplasmose associada ao HIV

Figura 7.37

A **histoplasmose** é uma infecção fúngica profunda causada pelo *Histoplasma capsulatum*. Embora a histoplasmose afete principalmente os pulmões, indivíduos infectados pelo HIV com baixa contagem de linfócitos T CD4+ (< 150/mm^3) correm risco aumentado de doença disseminada. De acordo com a definição de casos de vigilância de HIV dos Centers for Disease Control and Prevention, a histoplasmose disseminada ou extrapulmonar é uma doença oportunista definidora da AIDS. Nos EUA, a frequência de histoplasmose disseminada diminuiu graças ao advento da terapia antirretroviral combinada. No entanto, a condição continua a causar morbidade e mortalidade significativas em regiões endêmicas, com recursos limitados.

■ **Figura 7.35**
Linfadenopatia associada ao HIV
Linfonodos cervicais esquerdos aumentados.

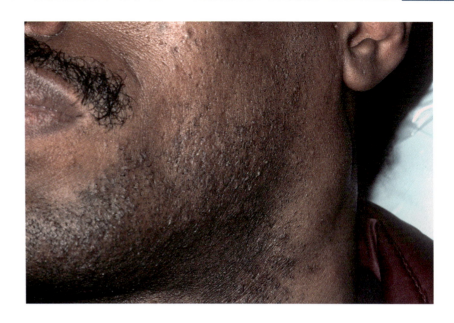

■ **Figura 7.36**
Estomatite aftosa associada ao HIV
Ulceração com eritema circundante na região do frênulo labial superior.

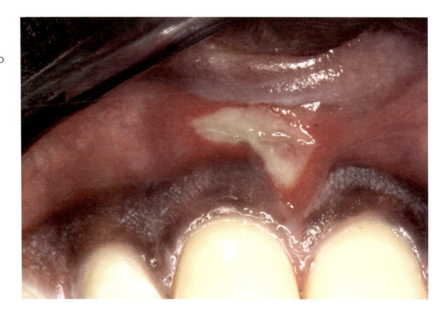

■ **Figura 7.37**
Histoplasmose associada ao HIV
Lesão extensa no palato exibe eritema com superfície granular e ulceração.

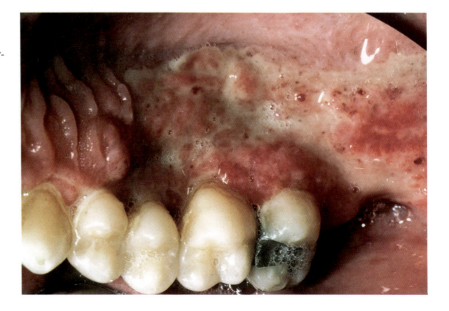

Na histoplasmose associada ao HIV, as lesões orais resultam tipicamente de disseminação extrapulmonar, embora o envolvimento oral primário seja possível. Os locais frequentemente envolvidos incluem a língua, a gengiva, o palato e a mucosa jugal. As lesões podem ser dolorosas e solitárias, multifocais ou difusas. Com frequência é observada no exame clínico uma úlcera com bordas elevadas e endurecidas. Outros exemplos podem aparecer como nódulo, placa ou eritema da mucosa com superfície granular. Sinais de infecção sistêmica podem incluir perda de peso, febre, tosse e hepatoesplenomegalia.

O manejo da histoplasmose disseminada associada ao HIV inclui, tipicamente, agentes antifúngicos sistêmicos (p. ex., itraconazol, anfotericina B lipossomal). De modo geral, a condição é fatal se não for instituído tratamento e este deve ser imediato para assegurar a sobrevida do paciente. Além disso, a administração profilática de itraconazol é preconizada para pacientes infectados pelo HIV com contagens de linfócitos T CD4+ inferiores a 150/mm^3 em regiões endêmicas onde a incidência de histoplasmose é elevada.

Linfoma associado ao HIV

Figura 7.38

O linfoma representa o tipo mais comum de malignidade em indivíduos infectados pelo HIV em países desenvolvidos. Alguns investigadores estimaram que, em comparação com a população em geral, os pacientes apresentam um risco relativo de 60 a 200 para o linfoma não Hodgkin e 8 a 10 para o linfoma de Hodgkin. Em particular, o linfoma não Hodgkin representa a causa mais comum de morte relacionada ao câncer de indivíduos infectados pelo HIV nos EUA.

Os principais subtipos de linfoma não Hodgkin encontrados no contexto da infecção pelo HIV incluem linfoma de Burkitt, linfoma difuso de grandes células B, linfoma plasmoblástico e linfoma primário de efusão (e suas variantes sólidas). A etiopatogenia deste último tem sido associada à infecção pelo herpes-vírus humano 8 (HHV-8), enquanto os outros tipos podem se desenvolver em associação com a infecção pelo EBV. Curiosamente, o linfoma plasmoblástico foi inicialmente descrito na cavidade oral de indivíduos HIV-positivos, embora casos incomuns em outros locais e/ou em pacientes HIV-negativos também tenham sido relatados. Além disso, de acordo com a definição de casos de vigilância de HIV dos Centers for Disease Control and Prevention, alguns linfomas não Hodgkin (*i. e.*, linfoma de Burkitt, linfoma imunoblástico, linfoma cerebral primário) são doenças oportunistas definidoras da AIDS.

Envolvimento oral primário foi observado em apenas cerca de 4% dos linfomas não Hodgkin relacionados à AIDS. Os locais frequentemente envolvidos incluem o palato, a gengiva e a língua. A lesão pode aparecer como uma massa eritematosa na mucosa, de crescimento rápido, com ou sem ulceração. Além disso, alguns exemplos surgem na maxila e na mandíbula; as radiografias revelam radiotransparência mal definida, alargamento do ligamento periodontal e/ou desaparecimento da lâmina dura.

O manejo de pacientes com linfoma associado ao HIV inclui, tipicamente, poliquimioterapia antineoplásica associada à terapia antirretroviral combinada. O prognóstico varia de acordo com o tipo de linfoma. Contudo, graças aos avanços da terapia antirretroviral, os desfechos clínicos melhoraram e, em muitos casos, são comparáveis aos observados em populações não infectadas pelo HIV.

HIV e carcinoma espinocelular oral/cabeça e pescoço

Figura 7.39

Embora as neoplasias malignas de cabeça e pescoço mais comuns em pacientes com AIDS sejam o sarcoma de Kaposi e o linfoma não Hodgkin, um risco aumentado para o carcinoma espinocelular de cabeça e pescoço também tem sido observado em pacientes com HIV/AIDS. Em geral, nas últimas décadas desde a introdução da terapia antirretroviral combinada, os pacientes com infecção pelo HIV têm vivido mais, com diminuição da frequência de cânceres definidores de AIDS e frequência aumentada de vários cânceres não definidores de AIDS. De acordo com estudos de larga escala, o risco de carcinoma espinocelular de cabeça e pescoço é de aproximadamente 1,5 a 4 vezes maior em indivíduos infectados pelo HIV em comparação com a população em geral. Além disso, uma análise de dados epidemiológicos dos EUA em 2010 encontrou aproximadamente 50% a mais de câncer de cavidade oral/faringe em indivíduos infectados pelo HIV em comparação com a população em geral. O desenvolvimento de tumores de cabeça e pescoço parece resultar de imunossupressão relacionada ao HIV, bem como de fatores de risco convencionais (p. ex., uso de tabaco, consumo pesado

■ **Figura 7.38**
Linfoma associado ao HIV
Massa nodular eritematosa na gengiva superior direita.

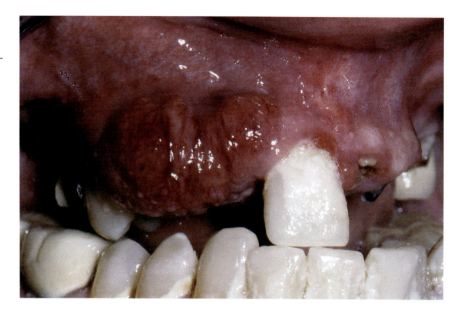

■ **Figura 7.39**
HIV e carcinoma espinocelular oral/cabeça e pescoço
Massa vermelha e branca envolve a região anterolateral posterior à esquerda da língua.

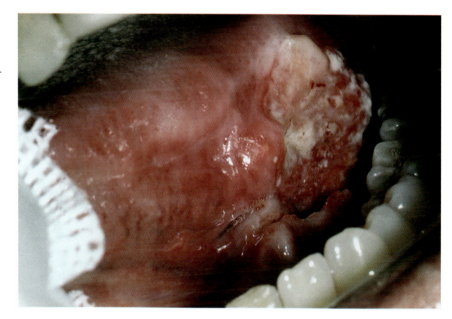

de álcool, luz ultravioleta [para tumores do vermelhão do lábio inferior], HPV [especialmente para tumores orofaríngeos], e EBV [especialmente para tumores nasofaríngeos]). Os tumores podem surgir em vários locais das mucosas da cabeça e pescoço, incluindo cavidade oral, orofaringe, laringe e conjuntiva. Vários estudos relatam que pacientes HIV-positivos que desenvolvem carcinomas espinocelulares da cavidade oral ou de cabeça e pescoço tendem a ser, em média, mais jovens e apresentar estágio tumoral mais avançado em comparação com aqueles sem HIV.

O aspecto clínico do carcinoma espinocelular oral é semelhante nos infectados pelo HIV e nos indivíduos não infectados. A lesão pode ser uma placa ou massa vermelha e/ou branca, às vezes com ulceração. Os locais frequentemente envolvidos incluem língua, assoalho da boca, mucosa jugal, gengiva e lábio. Dependendo do estágio clínico, o manejo inclui ressecção cirúrgica, radioterapia e/ou quimioterapia.

Bibliografia

Gengivoestomatite herpética aguda

Allareddy V, Elangovan S. Characteristics of hospitalizations attributed to herpetic gingivostomatitis: analysis of nationwide inpatient sample. *Oral Surg Oral Med Oral Pathol Oral Radiol*. 2014;117:471-476.

Bradley H, Markowitz LE, Gibson T. Seroprevalence of herpes simplex virus types 1 and 2-United States, 1999-2010. *J Infect Dis*. 2014;209:325-333.

Kolokotronis A, Doumas S. Herpes simplex virus infection, with particular reference to the progression and complications of primary herpetic gingivostomatitis. *Clin Microbiol Infect*. 2006;12:202-211.

Usatine RP, Tinitigan R. Nongenital herpes simplex virus. *Am Fam Physician*. 2010;82:1075-1082.

Panarício herpético

Adışen E, Önder M. Acral manifestations of viral infections. *Clin Dermatol*. 2017;35:40-49.

Browning WD, McCarthy JP. A case series: herpes simplex virus as an occupational hazard. *J Esthet Restor Dent*. 2012;24:61-66.

Rubright JH, Shafritz AB. The herpetic whitlow. *J Hand Surg Am*. 2011;36:340-342.

Wu IB, Schwartz RA. Herpetic whitlow. *Cutis*. 2007;79:193-196.

Herpes labial

Chi CC, Wang SH, Delamere FM, et al. Interventions for prevention of herpes simplex labialis (cold sores on the lips). *Cochrane Database Syst Rev*. 2015;(8):CD010095.

Honarmand M, Farhadmollashahi L, Vosoughirahbar E. Comparing the effect of diode laser against acyclovir cream for the treatment of herpes labialis. *J Clin Exp Dent*. 2017;9:e729-e732.

Opstelten W, Neven AK, Eekhof J. Treatment and prevention of herpes labialis. *Can Fam Physician*. 2008;54:1683-1687.

Palli MA, McTavish H, Kimball A, et al. Immunotherapy of recurrent herpes labialis with squaric acid. *JAMA Dermatol*. 2017;153:828-829.

Rahimi H, Mara T, Costella J, et al. Effectiveness of antiviral agents for the prevention of recurrent herpes labialis: a systematic review and meta-analysis. *Oral Surg Oral Med Oral Pathol Oral Radiol*. 2012;113:618-627.

Tubridy E, Kelsberg G, St Anna L. Clinical Inquiry: Which drugs are most effective for recurrent herpes labialis? *J Fam Pract*. 2014;63:104-105.

Worrall G. Herpes labialis. *BMJ Clin Evid*. 2009;2009:1704.

Herpes intraoral recorrente

Eisen D. The clinical characteristics of intraoral herpes simplex virus infection in 52 immunocompetent patients. *Oral Surg Oral Med Oral Pathol Oral Radiol Endod*. 1998;86:432-437.

Tovaru S, Parlatescu I, Tovaru M, et al. Recurrent intraoral HSV-1 infection: a retrospective study of 58 immunocompetent patients from Eastern Europe. *Med Oral Patol Oral Cir Bucal*. 2011;16:e163-e169.

Herpes intraoral crônico

Eisen D. The clinical characteristics of intraoral herpes simplex virus infection in 52 immunocompetent patients. *Oral Surg Oral Med Oral Pathol Oral Radiol Endod*. 1998;86:432-437.

Villa A, Treister NS. Intraoral herpes simplex virus infection in a patient with common variable immunodeficiency. *Oral Surg Oral Med Oral Pathol Oral Radiol*. 2013;116:e277-e279.

Mononucleose infecciosa

Balfour HH Jr, Dunmire SK, Hogquist KA. Infectious mononucleosis. *Clin Transl Immunology*. 2015;4:e33.

Dunmire SK, Hogquist KA, Balfour HH. Infectious mononucleosis. *Curr Top Microbiol Immunol*. 2015;390(Pt 1):211-240.

Luzuriaga K, Sullivan JL. Infectious mononucleosis. *N Engl J Med*. 2010;362:1993-2000.

Vouloumanou EK, Rafailidis PI, Falagas ME. Current diagnosis and management of infectious mononucleosis. *Curr Opin Hematol*. 2012;19:14-20.

Womack J, Jimenez M. Common questions about infectious mononucleosis. *Am Fam Physician*. 2015;91:372-376.

Varicela (catapora)

Centers for Disease Control and Prevention. Chapter 22 Varicella. In: Hamborsky J, Kroger A, Wolfe S, eds. *Epidemiology and Prevention of Vaccine-Preventable Diseases*. 13th ed. Washington DC: Public Health Foundation; 2015:353-376. Available at: https://www.cdc.gov/vaccines/pubs/pinkbook/varicella.html. Accessed December 1, 2017.

Kolokotronis A, Louloudiadis K, Fotiou G, et al. Oral manifestations of infections of infections due to varicella zoster virus in otherwise healthy children. *J Clin Pediatr Dent*. 2001;25:107-112.

Lopez AS, Zhang J, Marin M. Epidemiology of varicella during the 2-dose varicella vaccination program - United States, 2005-2014. *MMWR Morb Mortal Wkly Rep*. 2016;65:902-905.

Mustafa MB, Arduino PG, Porter SR. Varicella zoster virus: review of its management. *J Oral Pathol Med*. 2009;38:673-688.

Herpes-zóster

American Academy of Family Physicians. ACIP recommends new herpes zoster subunit vaccine. In *AAFP News*. October 31, 2017. Available at: http://www.aafp.org/news/health-of-the-public/20171031acipmeeting.html. Accessed December 4, 2017.

Centers for Disease Control and Prevention. Chapter 22 Varicella. In: Hamborsky J, Kroger A, Wolfe S, eds. *Epidemiology and Prevention of Vaccine-Preventable Diseases*. 13th ed. Washington DC: Public Health Foundation; 2015:353-376. Available at: https://www.cdc.gov/vaccines/pubs/pinkbook/varicella.html. Accessed December 1, 2017.

Gan EY, Tian EA, Tey HL. Management of herpes zoster and post-herpetic neuralgia. *Am J Clin Dermatol*. 2013;14:77-85.

Harpaz R, Ortega-Sanchez IR, Seward JF, Advisory Committee on Immunization Practices (ACIP) Centers for Disease Control and Prevention (CDC). Prevention of herpes zoster: recommendations of the Advisory Committee on Immunization Practices (ACIP). *MMWR Recomm Rep*. 2008;57(RR-5):1-30.

Lambade P, Lambade D, Saha TK, et al. Maxillary osteonecrosis and spontaneous teeth exfoliation following herpes zoster. *Oral Maxillofac Surg*. 2012;16:369-372.

Herpangina

Chen SP, Huang YC, Li WC, et al. Comparison of clinical features between coxsackievirus A2 and enterovirus 71 during the enterovirus outbreak in Taiwan, 2008: a children's hospital experience. *J Microbiol Immunol Infect.* 2010;43:99–104.

Lo SH, Huang YC, Huang CG, et al. Clinical and epidemiologic features of Coxsackievirus A6 infection in children in northern Taiwan between 2004 and 2009. *J Microbiol Immunol Infect.* 2011;44:252–257.

Doença mão-pé-boca

Centers for Disease Control and Prevention (CDC). Notes from the field: severe hand, foot, and mouth disease associated with coxsackievirus A6 – Alabama, Connecticut, California, and Nevada, November 2011-February 2012. *MMWR Morb Mortal Wkly Rep.* 2012;61:213–214.

Hubiche T, Schuffenecker I, Boralevi F, et al. Clinical Research Group of the French Society of Pediatric Dermatology Groupe de Recherche Clinique de la Société Française de Dermatologie Pédiatrique: Dermatological spectrum of hand, foot and mouth disease from classical to generalized exanthema. *Pediatr Infect Dis J.* 2014;33:e92–e98.

Nassef C, Ziemer C, Morrell DS. Hand-foot-and-mouth disease: a new look at a classic viral rash. *Curr Opin Pediatr.* 2015;27:486–491.

Repass GL, Palmer WC, Stancampiano FF. Hand, foot, and mouth disease: identifying and managing an acute viral syndrome. *Cleve Clin J Med.* 2014;81:537–543.

Vírus da imunodeficiência humana e síndrome da imunodeficiência adquirida

Centers for Disease Control and Prevention (CDC). Revised surveillance case definition for HIV infection–United States, 2014. *MMWR Recomm Rep.* 2014;63:1–10.

Joint United Nations Programme on HIV/AIDS (UNAIDS). UNAIDS Data 2017. Geneva; 2017. Joint United Nations Programme on HIV/AIDS. Available at: http://www.unaids.org/sites/default/files/media_asset/20170720_Data_book_2017_en.pdf. Accessed December 30, 2017.

Candidíase oral associada ao HIV

Ceballos-Salobreña A, Gaitaín-Cepeda L, Ceballos-García L, et al. The effect of antiretroviral therapy on the prevalence of HIV-associated oral candidiasis in a Spanish cohort. *Oral Surg Oral Med Oral Pathol Oral Radiol Endod.* 2004;97:345–350.

de Almeida VL, Lima IFP, Ziegelmann PK, et al. Impact of highly active antiretroviral therapy on the prevalence of oral lesions in HIV-positive patients: a systematic review and meta-analysis. *Int J Oral Maxillofac Surg.* 2017;46:1497–1504.

Patuwo C, Young K, Lin M, et al. The changing role of HIV-associated oral candidiasis in the era of HAART. *J Calif Dent Assoc.* 2015;43:87–92.

Pienaar ED, Young T, Holmes H. Interventions for the prevention and management of oropharyngeal candidiasis associated with HIV infection in adults and children. *Cochrane Database Syst Rev.* 2010;(11):CD003940.

Pappas PG, Kauffman CA, Andes DR, et al. Clinical practice guideline for the management of candidiasis: 2016 update by the Infectious Diseases Society of America. *Clin Infect Dis.* 2016;62:e1–e50.

Leucoplasia pilosa oral associada ao HIV

Chambers AE, Conn B, Pemberton M. Twenty-first-century oral hairy leukoplakia–a non-HIV-associated entity. *Oral Surg Oral Med Oral Pathol Oral Radiol.* 2015;119:326–332.

Greenspan JS, Greenspan D, Webster-Cyriaque J. Hairy leukoplakia; lessons learned: 30-plus years. *Oral Dis.* 2016;22(suppl 1):120–127.

Vale DA, Martins FM, Silva PH, et al. Retrospective analysis of the clinical behavior of oral hairy leukoplakia in 215 HIV-seropositive patients. *Braz Oral Res.* 2016;30:e118.

Lesões relacionadas ao papilomavírus humano e ao HIV

Anaya-Saavedra G, Flores-Moreno B, García-Carrancá A, et al. HPV oral lesions in HIV-infected patients: the impact of long-term HAART. *J Oral Pathol Med.* 2013;42:443–449.

Batavia AS, Secours R, Espinosa P, et al. Diagnosis of HIV-associated oral lesions in relation to early versus delayed antiretroviral therapy: results from the CIPRA HT001 Trial. *PLoS One.* 2016;11:e0150656.

Beachler DC, Sugar EA, Margolick JB, et al. Risk factors for acquisition and clearance of oral human papillomavirus infection among HIV-infected and HIV-uninfected adults. *Am J Epidemiol.* 2015;181:40–53.

Beachler DC, Weber KM, Margolick JB, et al. Risk factors for oral HPV infection among a high prevalence population of HIV-positive and at-risk HIV-negative adults. *Cancer Epidemiol Biomarkers Prev.* 2012;21:122–133.

Cameron JE, Mercante D, O'Brien M, et al. The impact of highly active antiretroviral therapy and immunodeficiency on human papillomavirus infection of the oral cavity of human immunodeficiency virus-seropositive adults. *Sex Transm Dis.* 2005;32:703–709.

Feller L, Khammissa RA, Wood NH, et al. HPV-associated oral warts. *SADJ.* 2011;66:82–85.

Sarcoma de Kaposi relacionado à AIDS

Fatahzadeh M, Schwartz RA. Oral Kaposi's sarcoma: a review and update. *Int J Dermatol.* 2013;52:666–672.

Gbabe OF, Okwundu CI, Dedicoat M, et al. Treatment of severe or progressive Kaposi's sarcoma in HIV-infected adults. *Cochrane Database Syst Rev.* 2014;(8):CD003256.

Gonçalves PH, Uldrick TS, Yarchoan R. HIV-associated Kaposi sarcoma and related diseases. *AIDS.* 2017;31:1903–1916.

Howlader N, Noone AM, Krapcho M, et al, eds. *SEER Cancer Statistics Review, 1975-2014.* Bethesda, MD: National Cancer Institute; 2017. Available at: https://seer.cancer.gov/csr/1975_2014/. Accessed December 9, 2017.

National Comprehensive Care Network. NCCN Clinical Practice Guidelines in Oncology (NCCN Guidelines): AIDS-related Kaposi Sarcoma Version 1.2018, Fort Washington, PA; 2017. National Comprehensive Care Network. Available at: https://www.nccn.org/professionals/physician_gls/pdf/kaposi.pdf. Accessed December 9, 2017.

Pantanowitz L, Khammissa RA, Lemmer J, et al. Oral HIV-associated Kaposi sarcoma. *J Oral Pathol Med.* 2013;42:201–207.

Doença periodontal associada ao HIV

Gonçalves LS, Gonçalves BM, Fontes TV. Periodontal disease in HIV-infected adults in the HAART era: clinical, immunological, and microbiological aspects. *Arch Oral Biol.* 2013;58:1385–1396.

Patton LL. Current strategies for prevention of oral manifestations of human immunodeficiency virus. *Oral Surg Oral Med Oral Pathol Oral Radiol.* 2016;121:29–38.

Portela MB, Souza IP, Abreu CM, et al. Effect of serine-type protease of *Candida* spp. isolated from linear gingival erythema of HIV-positive children: critical factors in the colonization. *J Oral Pathol Med.* 2010;39:753–760.

Ryder MI, Nittayananta W, Coogan M, et al. Periodontal disease in HIV/AIDS. *Periodontol 2000.* 2012;60:78–97.

Linfadenopatia associada ao HIV

Barrionuevo-Cornejo C, Dueñas-Hancco D. Lymphadenopathies in human immunodeficiency virus infection. *Semin Diagn Pathol.* 2017 Dec 6. pii: S0740-2570(17)30150-8. doi:10.1053/j.semdp.2017.12.001. [Epub ahead of print].

Chadburn A, Abdul-Nabi AM, Teruya BS, et al. Lymphoid proliferations associated with human immunodeficiency virus infection. *Arch Pathol Lab Med.* 2013;137:360–370.

Ferry JA. Human immunodeficiency virus-associated lymphadenopathy. In: Kradin RL, ed. *Diagnostic Pathology of Infectious Disease.* 2nd ed. St. Louis: Elsevier; 2018:327–328.

Estomatite aftosa associada ao HIV

Kerr AR, Ship JA. Management strategies for HIV-associated aphthous stomatitis. *Am J Clin Dermatol.* 2003;4:669–680.

Kuteyi T, Okwundu CI. Topical treatments for HIV-related oral ulcers. *Cochrane Database Syst Rev.* 2012;(1):CD007975.

Miziara ID, Araujo Filho BC, Weber R. AIDS and recurrent aphthous stomatitis. *Braz J Otorhinolaryngol.* 2000;71:517–520.

Histoplasmose associada ao HIV

Centers for Disease Control and Prevention. Revised surveillance case definition for HIV infection–United States, 2014. *MMWR Recomm Rep.* 2014;63(RR-03):1–10.

Economopoulou P, Laskaris G, Kittas C. Oral histoplasmosis as an indicator of HIV infection. *Oral Surg Oral Med Oral Pathol Oral Radiol Endod.* 1998;86:203–206.

Ferreira OG, Cardoso SV, Borges AS, et al. Oral histoplasmosis in Brazil. *Oral Surg Oral Med Oral Pathol Oral Radiol Endod.* 2002;93:654–659.

Martin-Iguacel R, Kurtzhals J, Jouvion G, et al. Progressive disseminated histoplasmosis in the HIV population in Europe in the HAART era. Case report and literature review. *Infection.* 2014;42:611–620.

Wheat LJ, Freifeld AG, Kleiman MB, et al. Infectious Diseases Society of America: clinical practice guidelines for the management of patients with histoplasmosis: 2007 update by the Infectious Diseases Society of America. *Clin Infect Dis.* 2007;45:807–825.

Linfoma associado ao HIV

Centers for Disease Control and Prevention. Revised surveillance case definition for HIV infection–United States, 2014. *MMWR Recomm Rep.* 2014;63(RR-03):1–10.

Cesarman E. Pathology of lymphoma in HIV. *Curr Opin Oncol.* 2013;25:487–494.

Gloghini A, Dolcetti R, Carbone A. Lymphomas occurring specifically in HIV-infected patients: from pathogenesis to pathology. *Semin Cancer Biol.* 2013;23:457–467.

Grogg KL, Miller RF, Dogan A. HIV infection and lymphoma. *J Clin Pathol.* 2007;60:1365–1372.

Harmon CM, Smith LB. Plasmablastic lymphoma: a review of clinicopathologic features and differential diagnosis. *Arch Pathol Lab Med.* 2016;140:1074–1078.

Kaplan LD. HIV-associated lymphoma. *Best Pract Res Clin Haematol.* 2012;25:101–117.

HIV e carcinoma espinocelular oral/cabeça e pescoço

Beachler DC, Abraham AG, Silverberg MJ, et al; North American AIDS Cohort Collaboration on Research and Design (NA-ACCORD) of IeDEA. Incidence and risk factors of HPV-related and HPV-unrelated head and neck squamous cell carcinoma in HIV-infected individuals. *Oral Oncol.* 2014;50:1169–1176.

Butt FM, Chindia ML, Rana F. Oral squamous cell carcinoma in human immunodeficiency virus positive patients: clinicopathological audit. *J Laryngol Otol.* 2012;126:276–278.

Chaturvedi AK, Madeleine MM, Biggar RJ, et al. Risk of human papillomavirus-associated cancers among persons with AIDS. *J Natl Cancer Inst.* 2009;101:1120–1130.

Purgina B, Pantanowitz L, Seethala RR. A review of carcinomas arising in the head and neck region in HIV-Positive patients. *Patholog Res Int.* 2011;2011:469150.

Robbins HA, Pfeiffer RM, Shiels MS, et al. Excess cancers among HIV-infected people in the United States. *J Natl Cancer Inst.* 2015;107:dju503.

Wang CC, Palefsky JM. Human papillomavirus-related oropharyngeal cancer in the HIV-infected population. *Oral Dis.* 2016;22(suppl 1):98–106.

8
Lesões Físicas e Químicas

Linha alba, 170
Morsicatio, 170
Úlcera traumática, 172
Granuloma traumático, 172
Queimaduras elétricas, 174
Queimaduras térmicas, 174
Queimaduras químicas, 176
Mucosite oral induzida por quimioterapia, 176
Mucosite oral induzida por radioterapia, 178
Cáries relacionadas à xerostomia, 178
Osteorradionecrose, 180
Osteonecrose dos maxilares relacionada à medicação, 180
Ulceração oral com sequestro ósseo, 182
"Boca de metanfetamina", 182
Perfuração palatina induzida por opioide, 184
Queilite esfoliativa, 184
Fissura labial crônica, 184
Hemorragia em mucosa ou submucosa, 186
Petéquias por felação, 188
Ulceração por cunilíngua, 188
Preenchimentos estéticos, 188
Tatuagem por amálgama, 190
Tatuagens intencionais, 192
Talismãs subcutâneos, 192
Pseudocisto antral, 194
Cisto cirúrgico ciliado, 194
Pigmentação induzida por minociclina, 196
Hiperpigmentação fármaco-induzida, 196
Melanose do fumante, 198

Linha alba

Figura 8.1

A **linha alba** representa uma zona linear de hiperqueratose que é comumente encontrada na mucosa jugal na altura do plano oclusal. Essa alteração é causada por irritação friccional, pressão ou traumatismo de sucção dos dentes adjacentes. A condição tem sido relatada em uma ampla faixa etária e é frequentemente bilateral. A linha alba é tipicamente restrita a áreas da mucosa jugal adjacentes aos dentes. A alteração pode se estender desde a mucosa jugal posterior até a comissura, embora muitos pacientes exibam alterações mais proeminentes posteriormente. A zona linear da hiperqueratose é ligeiramente elevada e, em alguns exemplos, tem aspecto recortado. Na maioria dos casos, a apresentação clínica característica possibilita um forte diagnóstico presuntivo de linha alba sem biopsia. Nenhum tratamento é necessário.

Morsicatio

Figuras 8.2 e 8.3

Morsicatio (também conhecido como *morsicatio mucosae oris*) refere-se a morder ou mordiscar a mucosa oral. Locais que comumente são mordidos incluem a língua (*morsicatio linguarum*), a mucosa jugal (*morsicatio buccarum*) e a mucosa labial (*morsicatio labiorum*). A borda lateral da língua, a mucosa jugal anterior na altura do plano oclusal e a mucosa labial inferior também apresentam essas lesões. O paciente pode ou não estar ciente desse hábito, e alguns pesquisadores sugeriram uma associação com estresse ou transtornos psicológicos. A mucosa traumatizada de modo crônico desenvolve uma placa de cor branca a branco-avermelhada, com aspecto áspero, irregular ou macerado. Às vezes, o paciente consegue remover fragmentos de queratina da superfície. A presença de ulceração ou erosão também é possível. A apresentação clínica característica é tipicamente suficiente para um diagnóstico presuntivo forte, embora, se houver incerteza, uma biopsia pode ser realizada. O exame microscópico mostra uma camada de queratina espessa e irregular com colonização bacteriana sobrejacente. Nenhum tratamento específico é necessário, embora cessar o hábito de morder induza a resolução da lesão. Alguns pesquisadores recomendaram o uso de uma prótese removível para ajudar a prevenir mordidas na mucosa jugal.

■ **Figura 8.1**
Linha alba
Zona branca linear de hiperqueratose na mucosa jugal no nível do plano oclusal.

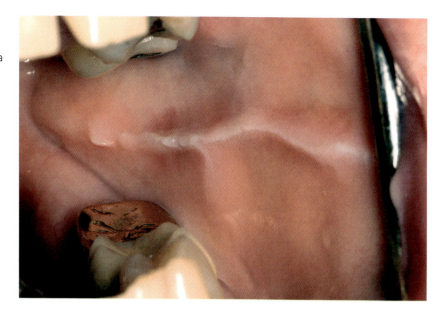

■ **Figura 8.2**
Morsicatio buccarum
Placa branca e irregular envolve a mucosa jugal esquerda.

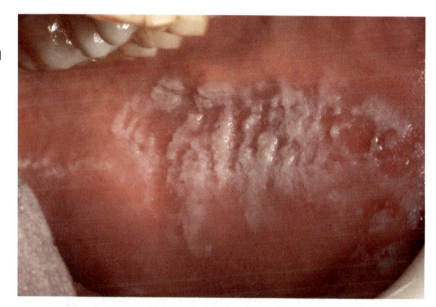

■ **Figura 8.3**
Morsicatio linguarum
Placa branca e irregular envolve a borda lateral direita da língua.

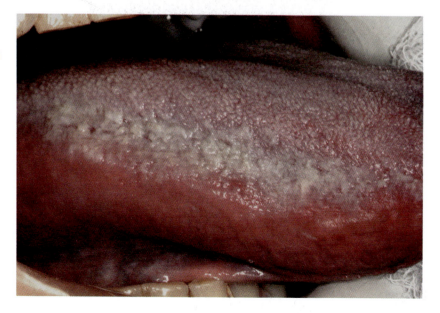

Úlcera traumática

Figuras 8.4 e 8.5

Uma **ulceração traumática** ocorre quando uma lesão da mucosa oral resulta em perda completa do epitélio superficial. A lesão mecânica é a causa mais comum, embora lesões químicas e térmicas também sejam possíveis causas. Traumatismo mecânico geralmente resulta de mordida acidental da mucosa (p. ex., enquanto se come, fala ou dorme), má oclusão, dentes com cúspides ou bordas incisais pontiagudas, próteses mal adaptadas e restaurações defeituosas. Locais frequentes para úlceras causadas por traumatismo de mordida incluem a borda lateral da língua, os lábios e a mucosa jugal. Traumatismo mecânico também pode ser causado por objetos estranhos (p. ex., escovas de dentes, alimentos afiados, palitos de dentes), procedimentos cirúrgicos e tratamento dentário.

Clinicamente, a ulceração parece eritematosa, ou pode estar coberta por uma membrana fibrinopurulenta amarelada. Em muitos casos, a úlcera exibe borda branca hiperqueratótica. A maioria das úlceras traumáticas consiste em lesões localizadas agudas que desaparecem em 1 a 2 semanas após a remoção do agente causador. No entanto, algumas úlceras traumáticas podem apresentar evolução crônica (consulte a próxima seção, "Granuloma traumático"). Se uma úlcera oral não cicatrizar em 2 a 3 semanas, uma biopsia deve ser considerada para descartar malignidade.

Em casos raros, a ulceração oral é causada por automutilação, também conhecida como *lesão facticial*. Por exemplo, alguns pacientes se machucam involuntariamente por causa de uma condição hereditária subjacente (p. ex., síndrome de Lesch-Nyhan, disautonomia familiar), transtorno convulsivo, paralisia cerebral ou outras condições orgânicas. As feridas autoinfligidas também podem ser intencionais, como na *síndrome de Munchausen* (caracterizada por autoagressão a fim de buscar atenção, simpatia e assistência médica) ou outros transtornos psiquiátricos.

Granuloma traumático

Figura 8.6

Ao contrário das úlceras traumáticas convencionais, com frequência a cicatrização do **granuloma traumático** (*granuloma ulcerativo traumático com eosinofilia estromal, úlcera eosinofílica*) é demorada. É caracterizado por infiltrado inflamatório intenso que se estende profundamente no tecido conjuntivo e inclui eosinófilos. A etiopatogenia exata é incerta. Presume-se que a lesão seja um processo reativo causado por uma lesão local, embora em muitos casos a anamnese e o exame clínico não revelem uma fonte clara de trauma. Estudos imuno-histoquímicos sugerem que uma resposta imune mediada por linfócitos T desempenha um papel importante na etiopatogenia.

Granulomas traumáticos têm sido relatados em uma ampla faixa etária, com leve predomínio pelo sexo masculino. A maioria dos exemplos ocorre na língua (especialmente na borda lateral), embora outros locais também possam estar envolvidos. A dor é uma manifestação variável. O tempo de duração da lesão antes do diagnóstico varia de 1 semana a aproximadamente 1 ano. O exame clínico geralmente mostra uma úlcera única com uma pseudomembrana amarelada e uma margem elevada e endurecida. Massa exofítica nodular pode ser evidente em alguns exemplos. A apresentação clínica pode mimetizar carcinoma de células escamosas, infecções fúngicas profundas e outras infecções crônicas. A preocupante apresentação geralmente leva a biopsia para o diagnóstico microscópico. A lesão geralmente se resolve após biopsia incisional ou excisão conservadora. Quaisquer fontes potenciais de traumatismo oral devem ser abordadas para prevenir a recorrência. As lesões que persistem ou recorrem tipicamente são tratadas por excisão, embora outros tratamentos (p. ex., corticosteroides intralesionais ou tópicos, crioterapia) tenham sido relatados informalmente na literatura.

Figura 8.4
Úlcera traumática
Úlcera induzida por trauma na face inferior da língua, com eritema central e borda hiperqueratótica branca.

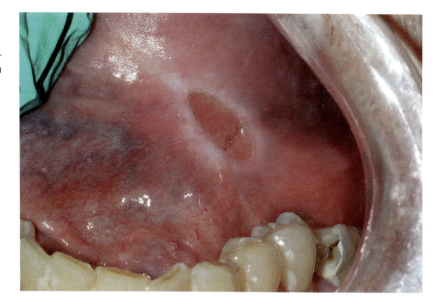

Figura 8.5
Úlcera traumática
Ulceração da gengiva superior causada por abrasão da escova de dentes.

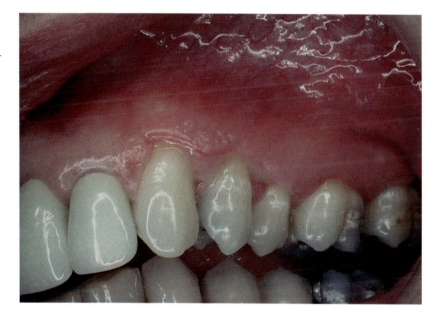

Figura 8.6
Granuloma traumático
Ulceração crônica na face inferior da língua causada por traumatismo mecânico de um implante dentário exposto.

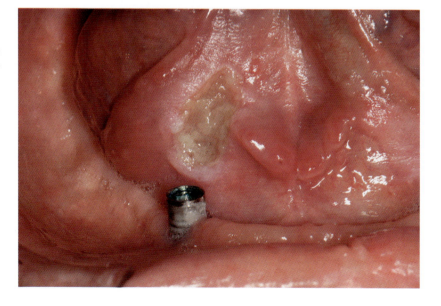

Queimaduras elétricas

Figura 8.7

As **queimaduras elétricas** orais ocorrem principalmente em crianças pequenas (pico: 6 meses a 5 anos). A maioria dos casos resulta da ação de morder, mastigar ou colocar na boca cabos de extensão de energia ou cabos de aparelhos eletrônicos. As lesões tipicamente representam queimaduras em arco (*i. e.*, um arco elétrico flui da fonte de tensão até a boca sendo a saliva o meio condutor), o que pode gerar temperaturas de até 3.000°C. Os locais mais comumente envolvidos são os lábios e as comissuras, embora, ocasionalmente, as regiões anteriores da língua, gengiva, osso alveolar e dentes também sejam lesionados. Inicialmente, a queimadura pode ser indolor e aparecer como uma zona de necrose amarelada a branco-acinzentada, carbonizada, com eritema circundante. Subsequentemente, o edema se desenvolve em algumas horas e pode persistir até 12 dias. À medida que uma escara marrom a preta se desenvolve e descama nas semanas seguintes, uma ulceração da superfície pode se desenvolver; durante esse período, existe o potencial de sangramento grave. A longo prazo, a substancial fibrose pode causar limitação na abertura bucal, comprometendo a fala, a alimentação, a ingestão de líquidos, a higiene oral e o desenvolvimento facial.

O tratamento ideal requer uma abordagem multidisciplinar, incluindo especialistas em cirurgia oral e maxilofacial, cirurgia plástica, prótese dentária e fonoaudiologia. No período agudo, o manejo inclui cuidados com as feridas locais, manutenção das vias respiratórias, equilíbrio eletrolítico e de fluidos e prevenção de infecção secundária. Após a estabilização, considerações adicionais incluem a confecção de um aparelho para prevenir microstomia, cirurgia reconstrutiva e reabilitação funcional. Cuidadores de crianças pequenas devem receber orientação sobre as precauções com a segurança elétrica.

Queimaduras térmicas

Figuras 8.8 e 8.9

As **queimaduras térmicas** na cavidade oral resultam, com frequência, da ingestão de alimentos ou líquidos quentes. Muitos desses casos são atribuídos à popularidade dos fornos de micro-ondas. Pizza, batatas, água, chá e mamadeiras com fórmula infantil são os que mais causam queimaduras. A radiação eletromagnética de micro-ondas aquece por meio de um processo dielétrico e não pelo calor ambiente. Este processo preferencialmente aquece substâncias com maior teor de umidade. Assim, alimentos com um interior úmido podem alcançar temperaturas mais altas internamente do que externamente, e as bebidas podem alcançar temperaturas muito superiores às dos recipientes em que são aquecidas. Além disso, gorduras e açúcares podem alcançar temperaturas muito acima do ponto de ebulição da água.

Os locais mais comuns para queimaduras térmicas orais incluem o palato, a mucosa jugal posterior, a região anterior da língua e os lábios. As lesões podem exibir eritema, ulceração e/ou necrose epitelial branco-amarelada. Como resposta reflexiva, a maioria dos pacientes cospe os alimentos ou líquidos excessivamente quentes. No entanto, pacientes idosos com próteses totais podem engolir alimentos ou líquidos muito quentes porque demoram a sentir a sensação de calor. Em tais casos, as lesões por queimadura também podem envolver a orofaringe, a hipofaringe, a laringe e o esôfago; o edema resultante do trato aerodigestivo superior pode causar dispneia grave e disfagia.

A maioria das queimaduras térmicas orais é de pouca importância e melhora sem tratamento em 1 a 2 semanas. No entanto, indivíduos que se queixam de dor ou desconforto podem ser tratados com medicamentos anti-inflamatórios não esteroides. Pacientes com queimaduras mais extensas da parte superior dos sistemas digestório e respiratório podem necessitar de manutenção das vias respiratórias (ou seja, traqueostomia, intubação), esteroides sistêmicos e antibioticoterapia preventiva.

Figura 8.7
Queimadura elétrica

Criança com queimadura elétrica grave envolvendo os lábios e a comissura labial. Observam-se zonas de necrose amarelo-esbranquiçadas a castanho-escuras associadas a edema e eritema.

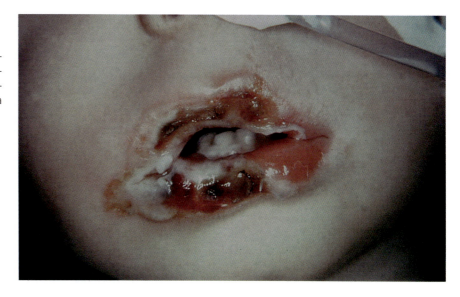

Figura 8.8
Queimadura térmica

Área branca de necrose epitelial no lábio inferior causada por beber chá quente aquecido no micro-ondas.

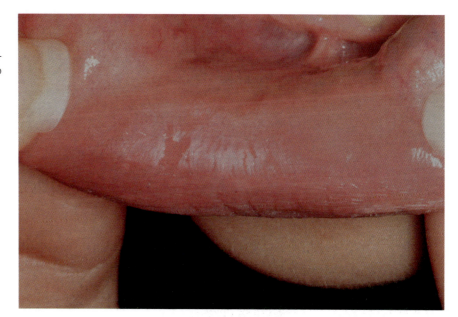

Figura 8.9
Lesão térmica

Lesão vermelha e branca na mucosa jugal causada por um cogumelo quente.

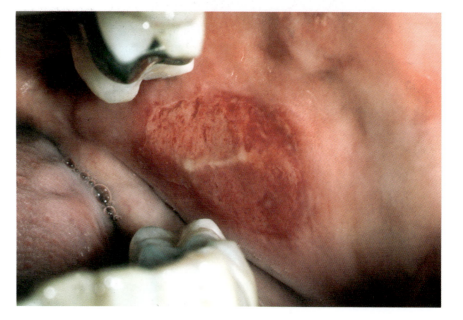

Queimaduras químicas

Figuras 8.10 e 8.11

As **queimaduras químicas** orais podem ser causadas pela exposição a vários tipos de substâncias. Por exemplo, alguns medicamentos podem causar queimaduras quando mantidos na boca por um período prolongado. Entre esses agentes, o ácido acetilsalicílico (AAS) é particularmente bem conhecido; os pacientes podem tentar tratar a dor de dente por meio da colocação intraoral direta de comprimidos ou pó de AAS. Outros medicamentos que podem causar queimaduras químicas quando mantidos na boca incluem ibuprofeno, clorpromazina, promazina, bisfosfonatos, verapamil e cloridrato de tetraciclina. Em outros casos, os pacientes sofrem lesões químicas na mucosa oral ao usar remédios caseiros, medicamentos isentos de prescrição ou substâncias não terapêuticas para o autotratamento de dores de dente, gengivite, aftas ou outras condições. Alguns exemplos incluem o uso indiscriminado de enxaguatórios, produtos para limpeza de próteses, peróxido de hidrogênio, peróxido de carbamida (utilizado para clareamento de dentes), nitrato de prata, álcool, formalina, alho amassado, preparações analgésicas tópicas contendo fenol (e frequentemente altos níveis de álcool) ou linimento de Minard (uma preparação de cânfora, água com amônia e terebintina medicinal). Além disso, a ingestão acidental ou intencional de substâncias tóxicas (p. ex., ácido de bateria, agentes de limpeza doméstica, pesticidas) pode causar queimaduras orais e efeitos sistêmicos letais. Da mesma forma, lesão na mucosa oral pode ser causada pela aplicação tópica de substâncias psicoativas ilícitas, como cocaína ou metilenodioximetanfetamina (MDMA, *ecstasy*). Causas iatrogênicas de queimaduras químicas orais incluem o manuseio inadequado de agentes usados para terapia pulpar (p. ex., formocresol, hipoclorito de sódio), procedimentos restauradores dentários (adesivos dentinários, soluções fosfatadas, verniz cavitário, hidróxido de cálcio), retração gengival (p. ex., ácido tricloroacético, sulfato férrico), e antissepsia ou esterilização cavitária (p. ex., iodo, fenol, ácido crômico).

As queimaduras químicas podem envolver qualquer superfície da mucosa oral, embora as mucosas jugal e labial sejam mais frequentemente lesadas. A gravidade da queimadura varia, dependendo do tipo de agente, concentração, duração da exposição e da forma como ocorreu. Substâncias ácidas tendem a causar necrose de coagulação com formação de escara e penetração tecidual limitada, enquanto substâncias alcalinas podem causar necrose por liquefação. Casos leves podem ser assintomáticos, podendo ocorrer descamação superficial do epitélio da superfície oral. Agentes mais cáusticos podem causar ulceração, zonas brancas de necrose epitelial, eritema e/ou edema.

A maioria das queimaduras químicas orais causa danos teciduais localizados, leves a moderados, que desaparecem sem causar cicatriz em 1 a 2 semanas. Nenhum tratamento específico pode ser necessário além de eliminar a exposição adicional ao agente agressor. Medidas paliativas incluem anestésicos tópicos, emolientes ou filmes protetores de celulose. Queimaduras mais graves ou extensas podem exigir desbridamento cirúrgico, analgésicos e antibióticos. Além disso, o gerenciamento abrangente de efeitos adversos sistêmicos pode ser necessário para produtos químicos que são absorvidos transitoriamente ou ingeridos. As medidas preventivas incluem a educação do paciente (p. ex., ingestão imediata de medicação, armazenamento de produtos químicos domésticos fora do alcance de crianças) e precauções de segurança durante procedimentos odontológicos (p. ex., utilização de isolamento absoluto com dique de borracha).

Mucosite oral induzida por quimioterapia

Figura 8.12

A **mucosite oral** representa uma complicação significativa da quimioterapia utilizada para o tratamento do câncer. No geral, afeta aproximadamente 20 a 40% dos pacientes que recebem quimioterapia convencional para tumores sólidos e 80% dos pacientes que recebem altas doses de quimioterapia antes do transplante de células-tronco hematopoéticas. Além disso, o risco de mucosite oral aumenta quando a quimioterapia é combinada com radiação e/ou terapia-alvo. Exemplos de agentes citotóxicos intimamente associados à mucosite oral incluem 5-fluoruracila, metotrexato, etoposido, irinotecano, busulfan e melfalana.

O exame oral mostra eritema da mucosa, erosão e/ou ulceração. As lesões geralmente aparecem 7 a 14 dias após o início da quimioterapia e cicatrizam dentro de algumas semanas após a conclusão. As lesões são muito dolorosas e podem interferir na capacidade do paciente de comer e manter a higiene oral. Nutrição prejudicada pode diminuir a resistência à infecção secundária, e as úlceras podem fornecer uma rota de entrada para a sepse, levando ao risco de morte. Além disso, a mucosite oral grave pode levar a interrupção ou alteração da terapia do câncer, o que pode comprometer a sobrevida do paciente.

As medidas preventivas sugeridas para a mucosite oral induzida por quimioterapia incluem: tratamento dentário antes de iniciar a quimioterapia, crioterapia oral para pacientes que recebem

Figura 8.10
Queimadura por ácido acetilsalicílico
Área branca de necrose epitelial causada por colocação de ácido acetilsalicílico no vestíbulo labial inferior.

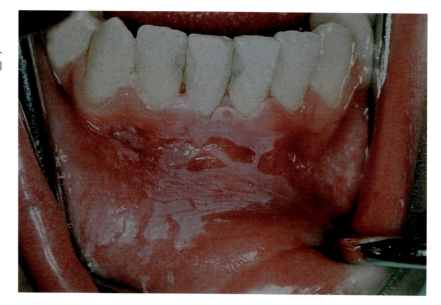

Figura 8.11
Queimadura química
Área branca de necrose epitelial envolve mucosa jugal e vestíbulo. A lesão foi causada pelo uso excessivo de uma preparação anestésica tópica de venda livre que contém fenol e álcool.

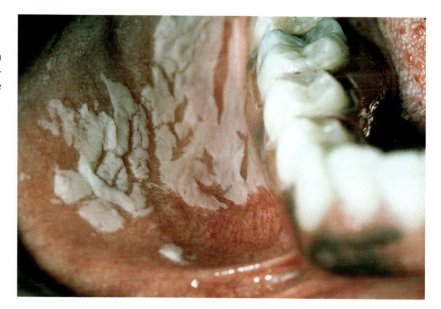

Figura 8.12
Mucosite oral induzida por quimioterapia
Úlcera na borda lateral da língua em um paciente recebendo quimioterapia.

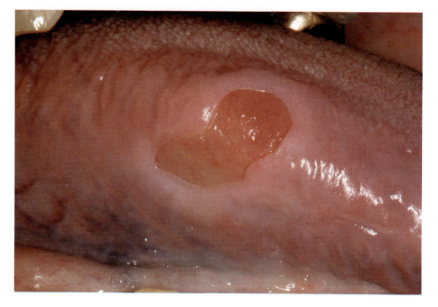

injeções em *bolus* de 5-fluoruracila para cânceres que não sejam de cabeça e pescoço, fator de crescimento de queratinócito humano recombinante-1 (KGF-1, palifermina) para pacientes que receberam altas doses de quimioterapia e irradiação total do corpo antes do transplante autólogo de células-tronco para malignidade hematológica, e laserterapia de baixa intensidade para pacientes que recebem transplante de células-tronco hematopoéticas condicionados com alta dose de quimioterapia. O tratamento da mucosite inclui tipicamente opioides sistêmicos, enxaguatórios paliativos (p. ex., bicarbonato de sódio, lidocaína viscosa/difenidramina/subsalicilato de bismuto) e manutenção da higiene oral. Vários agentes tópicos foram estudados, mas pesquisas adicionais são necessárias.

Mucosite oral induzida por radioterapia

Figura 8.13

A mucosite oral acomete cerca de 80% dos pacientes com câncer de cabeça e pescoço submetidos à radioterapia, e a prevalência aproxima-se de 100% entre os que recebem esquemas de hiperfracionamento ou hiperfracionamento acelerado. Os campos da mucosa oral que recebem doses cumulativas semanais de aproximadamente 10 Gy estão em maior risco de acometimento. Nos estágios iniciais, o paciente apresenta eritema oral, muitas vezes acompanhado por sensação de queimação e intolerância a alimentos condimentados. Após uma dose cumulativa de radiação de aproximadamente 30 Gy (geralmente após cerca de 2 semanas), as úlceras orais dolorosas começam a se desenvolver. A gravidade da condição normalmente permanece em seu pico por pelo menos 2 semanas após o término da radioterapia, e os sintomas podem persistir até 8 semanas após o término. A condição é semelhante à mucosite oral induzida por quimioterapia em termos de potencial para prejuízo na qualidade de vida, nutrição reduzida, aumento das taxas de hospitalização e custos de tratamento, interrupção do tratamento planejado do câncer e aumento da ameaça de infecção com risco de morte. As medidas preventivas sugeridas para a mucosite oral induzida por radiação incluem: cuidado dentário pré-tratamento, enxaguatório oral com benzadamina para aqueles que recebem ≤ 50 Gy sem quimioterapia concomitante, laserterapia de baixa intensidade para aqueles que não recebem quimioterapia concomitante e suplementação de zinco para pacientes com tumores orais. Avanços tecnológicos, como a radioterapia com intensidade modulada, podem reduzir o risco de envolvimento grave. O tratamento é semelhante ao da mucosite oral induzida por quimioterapia (seção anterior).

Cáries relacionadas à xerostomia*

Figura 8.14

A **xerostomia** (boca seca) é um problema comum que pode ser causado por vários fatores, incluindo medicamentos, radioterapia na região de cabeça e pescoço, síndrome de Sjögren, diabetes melito, infecção pelo vírus da imunodeficiência humana (HIV), sarcoidose, amiloidose, tabagismo, respiração oral e desidratação. A saliva tem inúmeras funções importantes, como a digestão de alimentos, o tamponamento ácido, a remineralização do esmalte e os efeitos antimicrobianos. Assim, pacientes com xerostomia apresentam aumento do risco de cárie. Além disso, fatores comportamentais podem contribuir para o desenvolvimento da cárie. Por exemplo, os pacientes que apresentam disfagia devido à xerostomia podem preferir alimentos moles ricos em carboidratos, e alguns pacientes podem consumir doces açucarados, chicletes ou bebidas na tentativa de estimular o fluxo salivar e manter a lubrificação.

Embora qualquer superfície dentária possa ser afetada, a cárie relacionada à xerostomia particularmente tende a envolver as superfícies cervical e radicular. Fatores subjacentes que causam xerostomia devem ser identificados e, se possível, abordados. O tratamento também pode incluir profilaxia oral frequente, reforço de higiene oral, aconselhamento nutricional, suplementação com flúor, substitutos de saliva, doces ou chicletes sem açúcar, aumento da ingestão de água e sialogogos. Além disso, os pacientes podem usar vários produtos de venda livre (normalmente contendo lactoperoxidase, lactoferrina, lisozima ou outros agentes) formulados para neutralizar a xerostomia. Ao realizar procedimentos restauradores, materiais que liberam flúor (p. ex., ionômero de vidro, ionômero de vidro modificado por resina) podem ser benéficos para reduzir possíveis falhas na restauração de dentes que apresentam cáries recorrentes em pacientes xerostômicos que não usam rotineiramente suplementos tópicos de flúor.

---

*N.R.T.: Foi mantida a utilização do termo xerostomia de acordo com o texto original, mas vale ressaltar que os termos xerostomia (sensação de boca seca) e hipossalivação (redução da produção de saliva) devem ser considerados de acordo com a situação.

■ Figura 8.13
Mucosite oral induzida por radiação
Zonas difusas e irregulares de eritema com úlceras superficiais de permeio que envolvem o palato mole e a úvula em um paciente recebendo radioterapia na cabeça e no pescoço.

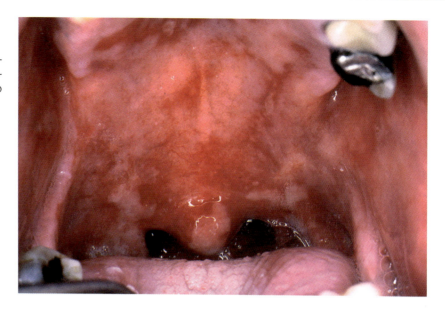

■ Figura 8.14
Cárie relacionada à xerostomia
Cáries graves e generalizadas em um paciente com xerostomia causada por radioterapia em região de cabeça e pescoço.

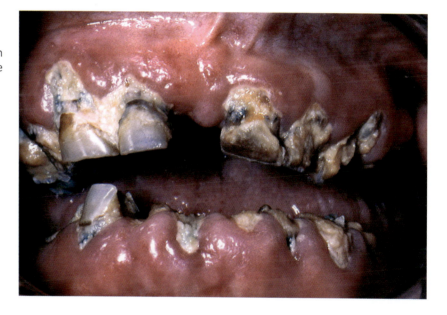

Osteorradionecrose

Figura 8.15

A **osteorradionecrose** representa outra complicação em potencial da radioterapia em região de cabeça e pescoço. É definida como osso exposto não vital e irradiado que persiste ≥ 3 meses na ausência de doença maligna local. A prevalência estimada entre pacientes irradiados com câncer de cabeça e pescoço varia de 5 a 15%, com mais de 70% dos casos evoluindo nos primeiros 3 anos de radioterapia. Os fatores de risco incluem dose de radiação maior que 60 Gy, quimioterapia concomitante, braquiterapia, uso de tabaco e/ou álcool, desnutrição, higiene oral deficiente, presença de dentes e extração dentária (especialmente nos 21 dias anteriores ou 2 anos após a radioterapia). O risco de osteorradionecrose é menor com a radioterapia de intensidade moderada do que com a radioterapia convencional.

A osteorradionecrose afeta a mandíbula com mais frequência do que a maxila. Dor e osso exposto são características típicas, mas podem não ser evidentes nos estágios iniciais. A infecção secundária pode causar supuração e formação de fístula orofacial. Outros possíveis achados incluem disestesia, fratura patológica e dificuldade de mastigação e fala. O exame radiográfico mostra uma lesão mista – radiolúcida/radiopaca – mal definida. A prevenção envolve a eliminação da infecção oral, a extração de qualquer dente questionável ou não restaurável e a manutenção da higiene oral ideal. Recomenda-se pelo menos 3 semanas de cicatrização entre procedimentos odontológicos extensos e o início da radioterapia. A osteorradionecrose é frequentemente tratada por irrigação, remoção suave de sequestros ósseos expostos, antibióticos sistêmicos para infecção secundária e manutenção da higiene oral. Casos graves ou refratários podem exigir ressecção e reconstrução. A oxigenoterapia hiperbárica adjunta é controversa. Alguns estudos mostraram resultados promissores com pentoxifilina e tocoferol, terapia ultrassônica ou distração osteogênica.

Osteonecrose dos maxilares relacionada à medicação

Figuras 8.16 a 8.18

A necrose dos maxilares pode ocorrer como uma complicação do tratamento com medicações antirreabsortivas e antiangiogênicas. Tais agentes incluem bisfosfonatos (p. ex., zoledronato, pamidronato, alendronato, risedronato, ibandronato), denosumabe, antagonistas do fator de crescimento endotelial vascular (VEGF) (p. ex., bevacizumabe, sunitinibe, sorafenibe) e inibidores do mTOR (alvo da rapamicina em mamíferos) (p. ex., everolimus, sirolimus). Embora as aplicações clínicas para esses agentes tenham se expandido rapidamente, essas medicações são comumente usadas para o controle da osteoporose e do câncer. Segundo a American Association of Oral and Maxillofacial Surgeons, a definição de casos para a **osteonecrose dos maxilares relacionada à medicação** (OMRM) é: (1) uso atual ou passado de agentes antirreabsortivos ou antiangiogênicos, (2) ossos expostos ou ossos que possam ser sondados através de uma fístula intraoral ou extraoral que persistiu por mais de 8 semanas e (3) ausência de história de radioterapia nos maxilares ou doença metastática óbvia nos maxilares.

A prevalência relatada de OMRM varia entre os estudos, e o risco aumenta com maior potência do medicamento e maior tempo de uso. Com base em uma revisão de estudos publicados, os pesquisadores estimaram que a osteonecrose dos maxilares relacionada aos bisfosfonatos ocorre aproximadamente 100 vezes mais em pacientes com câncer do que em pacientes com osteoporose. Fatores de risco sistêmicos para OMRM incluem idade avançada, diabetes e uso de corticosteroides. Em muitos casos, a OMRM se desenvolve após a extração de dente ou em áreas de outro modo sujeitas a trauma (p. ex., tórus traumatizados, osso abaixo de uma prótese mal adaptada). No entanto, alguns casos parecem se desenvolver espontaneamente.

A OMRM exibe uma predileção pelas regiões molar e pré-molar das mandíbulas, e os casos com bisfosfonatos apresentam uma razão mandíbula/maxila de 2:1. Antes que a necrose óssea definitiva se torne evidente, o paciente pode apresentar sinais e sintomas inespecíficos. Por exemplo, pode haver dor de dente ou mobilidade dentária sem infecção odontogênica associada ou doença periodontal crônica. Dor óssea difusa, sinusite maxilar e disestesia também podem estar presentes. O exame radiográfico pode mostrar alterações sutis no padrão trabecular dos ossos maxilares, regiões de osteosclerose no osso alveolar ou basilar adjacente e espessamento ou apagamento do ligamento periodontal.

Conforme a doença progride, o exame intraoral mostra osso alveolar necrótico exposto e/ou uma fístula intraoral que pode ser sondada até o osso. Alguns pacientes são assintomáticos, enquanto outros desenvolvem dor devido à infecção secundária. Sinais adicionais de infecção podem incluir supuração e edema dos tecidos moles. Em casos avançados, também é possível a formação de fístula

■ **Figura 8.15**
Osteorradionecrose
Osso alveolar mandibular exposto, necrótico, causado por radioterapia para câncer de cabeça e pescoço. (Agradecimento ao Dr. Terry Day.)

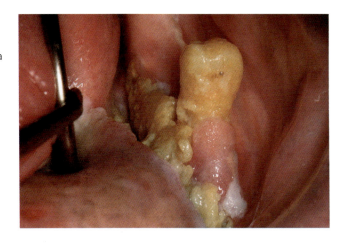

■ **Figura 8.16**
Osteonecrose da mandíbula relacionada à medicação
Osso necrótico exposto na mandíbula causado por terapia com fármaco antirreabsortivo.

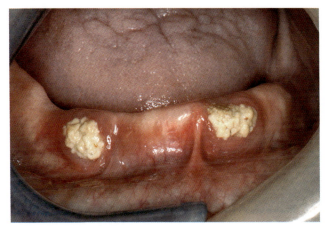

■ **Figura 8.17**
Osteonecrose dos maxilares relacionada à medicação
Ossos expostos e necróticos desenvolvem-se em um tórus palatino como resultado de terapia com fármaco antirreabsortivo.

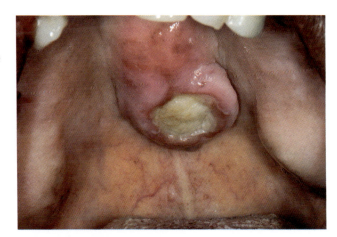

■ **Figura 8.18**
Osteonecrose da mandíbula relacionada à medicação
Exposição focal de osso necrótico em um tórus mandibular em associação com a administração de denosumabe.

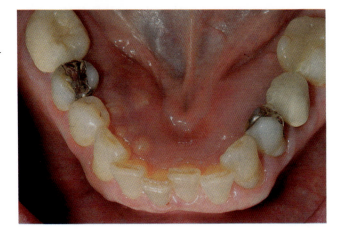

orocutânea, oroantral ou oronasal. Os achados radiográficos típicos da OMRM incluem áreas mistas radiolúcidas/radiopacas mal definidas. Na doença avançada, a necrose óssea pode se espalhar para a margem inferior da mandíbula, para o assoalho do seio maxilar ou para o zigomático. Às vezes, a fratura patológica pode ser evidente também.

Como medida preventiva, aconselha-se a triagem odontológica completa com a eliminação de todos os focos atuais ou potenciais de infecção oral antes do início da terapia antirreabsortiva ou antiangiogênica. Algumas autoridades sugerem uma pausa nos medicamentos antes e depois de procedimentos cirúrgicos que envolvam lesões ósseas (p. ex., extração dentária, colocação de implantes dentários, cirurgia periodontal); no entanto, mais estudos são necessários.

Para pacientes com OMRM, recomenda-se tratamento conservador. Se não houver evidência de infecção, recomenda-se enxaguatório oral com clorexidina e acompanhamento clínico periódico. Pacientes que desenvolvem infecção secundária também costumam receber antibioticoterapia sistêmica, analgésicos e desbridamento conservador. A cirurgia mais extensa é reservada apenas para casos avançados.

Ulceração oral com sequestro ósseo

Figura 8.19

A **ulceração oral com sequestro ósseo** (*sequestro espontâneo, sequestro mandibular lingual* e *ulceração*) é uma condição idiopática incomum caracterizada por ulceração da mucosa com exposição de um fragmento ósseo cortical não vital. A maioria dos casos ocorre na face lingual da região posterior da mandíbula. A condição não está relacionada a doença sistêmica subjacente, infecção ou trauma grave. No entanto, alguns autores supõem que a ulceração de trauma menor ou estomatite aftosa é o evento desencadeante que leva à ruptura do suprimento sanguíneo periostal e à necrose óssea focal. Existe o potencial para trauma alveolar menor em pacientes com molares inferiores ausentes ou que tenham restaurações que não reconstituam a face lingual normal.

O exame clínico mostra uma úlcera dolorosa com sequestro ósseo associado. A maioria dos casos envolve face lingual da região posterior da mandíbula ao longo da crista milo-hióidea. Além disso, alguns exemplos envolvem tórus mandibulares ou outras exostoses. A úlcera pode persistir por alguns dias até vários meses. O sequestro pode ser móvel ou preso à mandíbula. Ocasionalmente, uma radiografia oclusal exibe uma leve radiopacidade sobreposta à face cortical lingual.

A ulceração oral com sequestro ósseo é uma condição autolimitada. Em muitos casos, o sequestro esfolia espontaneamente dentro de 2 a 4 semanas. O tratamento conservador consiste em monitoramento periódico, possivelmente combinado com um enxaguatório antimicrobiano (p. ex., clorexidina, tetraciclina) ou esteroide tópico. Alternativamente, o sequestro pode ser removido. Após a esfoliação espontânea ou a remoção cirúrgica do osso não vital, a úlcera geralmente cura rapidamente.

"Boca de metanfetamina"

Figura 8.20

A metanfetamina é um estimulante do sistema nervoso central altamente viciante e que pode ser fumada, aspirada, injetada ou ingerida, provocando euforia e sensação de aumento de energia. O consumo de metanfetamina é um problema generalizado, com dados recentes mostrando os mais altos níveis de abuso no Leste Asiático e na Oceania. Nos EUA, de acordo com a National Surveyon Drug Use and Health de 2016, aproximadamente 0,7 milhão de indivíduos com 12 anos ou mais eram usuários atuais de metanfetaminas. Os efeitos a curto prazo da metanfetamina incluem insônia, taquipneia, taquicardia, hipertensão arterial, náuseas, vômitos e hipertermia. As sequelas debilitantes a longo prazo incluem transtornos psicológicos (p. ex., psicose paranoide, depressão), dano cerebral estrutural com comprometimento cognitivo e doença cardiovascular.

Na cavidade oral, o uso crônico de metanfetaminas provoca cárie desenfreada, ou **"boca de metanfetamina"**. Esse achado parece resultar da xerostomia induzida pela metanfetamina, combinada ao alto consumo de carboidratos refinados, higiene oral deficiente e atendimento odontológico pouco frequente. O processo pode começar com superfície lisa e cárie interproximal, mas acaba evoluindo para destruição coronária generalizada. Além disso, os usuários de metanfetaminas correm risco aumentado de doença periodontal grave. O paciente deve ser encaminhado para tratamento de abuso de substâncias. Considerações sobre o tratamento odontológico incluem instruções de higiene oral, profilaxia, aconselhamento nutricional e fluoretos suplementares. Deve-se ter cautela ao administrar sedativos, anestésicos locais com vasoconstritores, anestesia geral ou opioides.

Figura 8.19
Ulceração oral com sequestro ósseo
Ulceração focal e sequestro ósseo na face lingual posterior esquerda da mandíbula. Embora nenhuma causa definida tenha sido identificada, microtraumatismos têm sido relacionados à ausência de dentes nessa área.

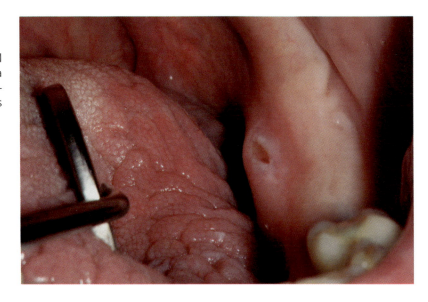

Figura 8.20
"Boca de metanfetamina"
Cáries desenfreadas em um usuário de metanfetamina. (Cortesia do Dr. Michael Hawks.)

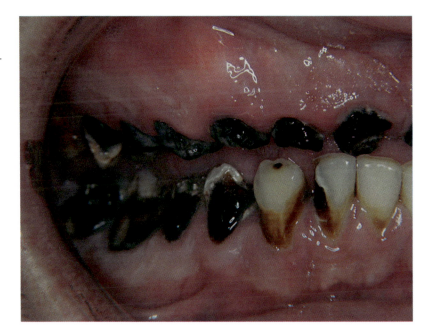

Perfuração palatina induzida por opioide

Figura 8.21

A perfuração palatina pode ocorrer como uma complicação pelo abuso de substâncias psicoativas por via intranasal. Embora a destruição do palato e do septo nasal devido ao abuso intranasal de cocaína seja bem reconhecida há décadas, um padrão semelhante foi relatado mais recentemente com o abuso intranasal de narcóticos prescritos (p. ex., cloridrato de oxicodona de liberação prolongada, oxicodona/paracetamol, hidrocodona/paracetamol). De acordo com a National Surveyon Drug Use and Health de 2016, aproximadamente 11,5 milhões de indivíduos com 12 anos ou mais nos EUA relataram o uso indevido de analgésicos prescritos no ano anterior.

Pacientes com perfuração palatina induzida por opioides tipicamente relatam dificuldades em comer, beber e falar. A maioria apresenta perfuração do palato duro e/ou mole além da perfuração do septo nasal, embora a perfuração palatina isolada também seja possível. Outros achados podem incluir dor; exsudato nasal com crostas, geralmente se estendendo para a orofaringe posterior; secreção purulenta; congestão sinonasal; nariz em sela e otalgia. Como muitos pacientes tentam esconder o uso de substâncias psicoativas, o diagnóstico pode não ser prontamente evidente. Outras condições que podem causar perfuração palatina incluem linfoma, sífilis terciária e granulomatose com poliangiite (granulomatose de Wegener). A avaliação pode incluir exame endoscópico, tomografia computadorizada, biopsia incisional, culturas, PR3-ANCA (que pode estar elevado em pacientes com lesões induzidas por cocaína ou granulomatose com poliangiite), testes sorológicos para sífilis e rastreamento toxicológico. Uma prótese obturadora palatina pode ser confeccionada e o encaminhamento para tratamento de abuso de substâncias é recomendado. A reconstrução cirúrgica não deve ser considerada até que o paciente demonstre não usar mais a substância psicoativa por muito tempo.

Queilite esfoliativa

Figuras 8.22 e 8.23

A **queilite esfoliativa** se caracteriza por fissuras e descamação persistente do vermelhão do lábio. O processo resulta da produção excessiva de queratina e subsequente descamação. A etiologia é incerta, embora estudos tenham notado associações com atividades factícias/parafuncionais (p. ex., ação de lamber, morder ou sugar os lábios), estresse e transtornos psiquiátricos (p. ex., ansiedade, depressão, transtorno obsessivo-compulsivo). Algumas séries de casos notaram uma predileção entre as mulheres. O exame clínico geralmente mostra descamação e fissuras do vermelhão dos lábios, às vezes acompanhada de eritema, crostas e/ou sangramento. A maioria dos casos envolve ambos os lábios, embora o envolvimento de apenas um lábio também seja possível. A secura labial é uma queixa comum entre pacientes afetados; ocasionalmente, também pode haver dor ou queimação. Muitos pacientes tentam se autotratar aplicando protetor labial, embora um ambiente constantemente úmido possa favorecer o desenvolvimento de candidíase sobreposta. Em muitos exemplos, a queilite angular concomitante pode ser evidente, ou a candidíase secundária pode se desenvolver difusamente no vermelhão do lábio. As condições que podem ser consideradas no diagnóstico diferencial de queilite esfoliativa incluem queilite de contato alérgico e queilite atópica. Com relação ao tratamento, o paciente deve ser instruído a fazer um esforço consciente para evitar lamber os lábios ou outras fontes potenciais de irritação. Alguns relatos de caso notaram melhora com terapia antifúngica, agentes antibacterianos, corticosteroides, pomada de tacrolimo, pomada de pimecrolimo, antidepressivos, pomada de *Calendula officinalis*, *laser* de excímero ou crioterapia. Em nossa experiência, a terapia antifúngica em combinação com o fim do uso de protetor labial geralmente induz uma resolução lenta. No entanto, mais estudos são necessários para determinar o tratamento ideal.

Fissura labial crônica

Figura 8.24

Uma **fissura labial crônica** representa uma úlcera linear persistente no plano sagital do vermelhão do lábio superior ou inferior. A condição afeta aproximadamente 0,6% da população e a etiologia não é clara. Alguns autores sugerem que as lesões resultam da fraqueza fisiológica dos tecidos ao longo dos planos embrionários de fusão; esta teoria é apoiada pela observação de que as fissuras do lábio inferior tendem a ocorrer na linha média, enquanto as fissuras do lábio superior geralmente ocorrem

■ **Figura 8.21**
Perfuração palatina induzida por opioide
Perfuração palatina em um paciente que usava oxicodona de forma abusiva, moendo os comprimidos e inalando as partículas.

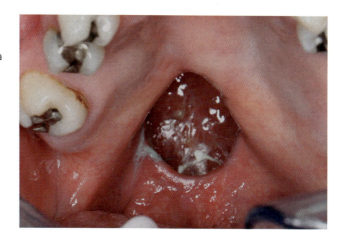

■ **Figura 8.22**
Queilite esfoliativa
Descamação generalizada e ressecamento dos lábios.

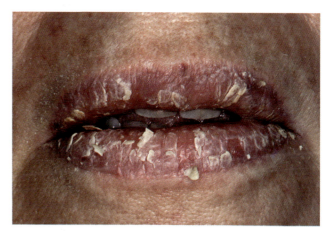

■ **Figura 8.23**
Queilite esfoliativa
Mesmo paciente da Figura 8.22 após o tratamento, que consistiu em aplicação de hidrocortisona tópica a 1%/iodoquinol a 1% no vermelhão do lábio mais pastilhas intraorais de clotrimazol e interrupção do uso do bálsamo labial à base de vaselina.

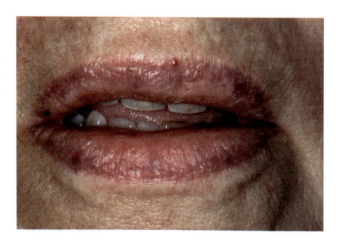

■ **Figura 8.24**
Fissura labial crônica
Úlcera linear persistente no vermelhão do lábio superior.

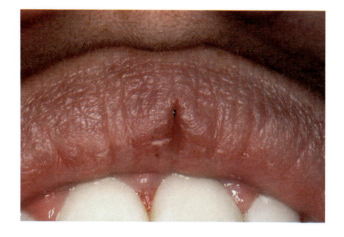

levemente laterais à linha média. Outros fatores propostos incluem clima frio, tabagismo, infecções bacterianas ou fúngicas, deficiência de vitaminas, respiração bucal, dentes anteriores desalinhados (possivelmente combinados com hábitos parafuncionais) e instrumentos de sopro. Além disso, alguns pesquisadores observaram prevalência aumentada de fissuras labiais crônicas em pacientes com síndrome de Down, doença de Crohn ou granulomatose orofacial.

Fissuras labiais crônicas têm sido relatadas com maior frequência em homens do que em mulheres. A lesão geralmente não é evidente no nascimento, e a maioria dos indivíduos se apresenta para avaliação antes dos 45 anos de idade. A maioria dos casos envolve um dos lábios, embora ambos os lábios ocasionalmente sejam afetados. A fissura pode causar dor, sangramento e preocupação estética. A lesão pode ser contínua ou intermitente, e os sintomas geralmente pioram durante os meses de inverno. Vários tratamentos tópicos relatados incluem: tacrolimo, corticosteroides, hidrocortisona e iodoquinol, tetraciclina, sulfonamidas e hidratantes. No entanto, lesões refratárias podem necessitar de excisão simples ou excisão com plastia em Z. Métodos alternativos de tratamento incluem crioterapia e terapia com *laser* de dióxido de carbono.

Hemorragia em mucosa ou submucosa

Figuras 8.25 a 8.27

Hemorragia representa o escape de sangue de um vaso sanguíneo rompido. Na cavidade oral, a **hemorragia em mucosa ou submucosa** resulta frequentemente de traumatismo. Fatores contribuintes adicionais podem incluir terapia com agentes antitrombóticos, trombocitopenia (p. ex., devido à púrpura trombocitopênica idiopática ou imunológica, quimioterapia, leucemia), distúrbios de coagulação (p. ex., hemofilia, doença de von Willebrand) e fragilidade do tecido conjuntivo vascular ou perivascular (p. ex., escorbuto, púrpura senil).

Clinicamente, as áreas de hemorragia na mucosa oral ou na submucosa aparecem como lesões eritematosas, de coloração roxa ou azul que não empalidecem à compressão. Para testar o desaparecimento da coloração, pode-se realizar *diascopia* (utilização de uma lâmina de vidro para aplicar pressão). As lesões resultantes da hemorragia permanecerão com a sua cor, enquanto as resultantes da dilatação vascular empalidecem. Locais comuns para hemorragia induzida por traumatismo incluem mucosa jugal, borda lateral da língua e mucosa labial. Às vezes, uma hemorragia significativa é provocada por microtraumatismos em pacientes com discrasia sanguínea subjacente ou outra condição sistêmica.

Os termos clínicos usados para descrever diferentes padrões de hemorragia incluem:

1. **Petéquias** (focos hemorrágicos puntiformes com < 3 mm; podem ser encontradas nas mucosas, na pele ou em serosas; aparecem como minúsculas máculas eritematosas).
2. **Púrpura** (área discretamente maior de hemorragia com 3 mm a 1 cm; pode aparecer como uma mácula vermelho-arroxeada ou lesão um pouco elevada).
3. **Equimose** (acúmulo subcutâneo ou submucoso de hemorragia com > 1 cm; tipicamente tem o aspecto de uma placa vermelho-arroxeada).
4. **Hematoma** (acúmulo de sangue extravasado formando uma massa tumoriforme).

Por exemplo, petéquias palatinas podem ter várias causas traumáticas e não traumáticas. As lesões tendem a envolver o palato mole ou a junção dos palatos duro e mole. Em alguns casos, as petéquias palatinas são induzidas por pressão intratorácica aumentada, repetida ou prolongada, associada a tosse, vômito, parto ou outras atividades. Petéquias induzidas por traumatismo de felação são discutidas na próxima seção. Além disso, as petéquias palatinas podem ser um sinal de várias doenças infecciosas, como rubéola, mononucleose infecciosa, faringite estreptocócica e infecção pelo vírus Zika. Curiosamente, alguns relatos recentes sugerem que as petéquias palatinas e outras formas de hemorragia oral podem ser causadas também pela púrpura trombocitopênica imune induzida pelo *Helicobacter pylori*.

Traumatismo iatrogênico também pode causar hemorragia em mucosa ou submucosa. Por exemplo, durante o curso de procedimentos odontológicos, pontas de sucção de alta velocidade e injeções de anestésico local ocasionalmente podem causar hematomas. Além disso, após a extração dentária ou outros procedimentos cirúrgicos orais, alguns pacientes desenvolvem um tipo de hematoma comumente referido como "coágulo em geleia de groselha" (coágulo vermelho-escuro, que é rico em hemoglobina e geralmente é causado por hemorragia venosa escorrendo lentamente). Em casos potencialmente fatais, os pacientes podem desenvolver obstrução das vias respiratórias superiores devido à formação maciça de hematomas no assoalho da boca como uma complicação da cirurgia. Portanto, ao colocar implantes dentários, extrair dentes, remover tórus ou realizar osteotomias na mandíbula, deve-se ter cautela para evitar lesões acidentais dos ramos arteriais sublinguais ou faciais.

■ **Figura 8.25**
Petéquias
Numerosos pontos de hemorragia no palato mole. (Cortesia do Dr. Matt Madsen.)

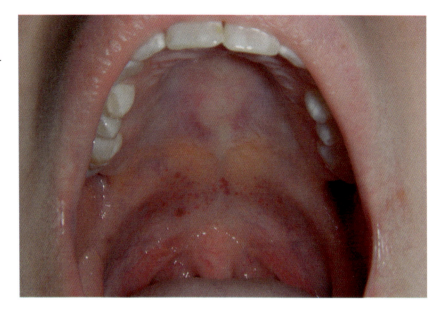

■ **Figura 8.26**
Equimoses
Grande área de hemorragia no palato mole esquerdo. Também estão presentes vários pequenos focos hemorrágicos (ou *petéquias*).

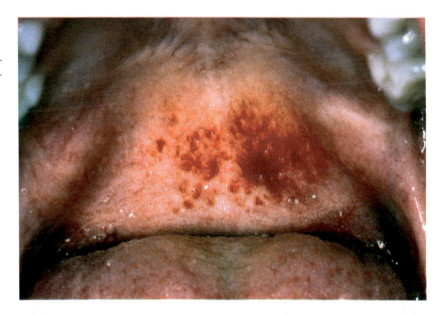

■ **Figura 8.27**
Hematoma
Grande coágulo vermelho-escuro que se formou após a extração de um molar superior.

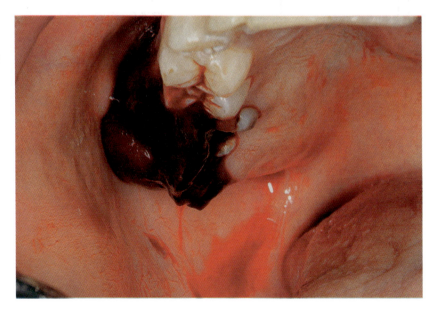

O manejo clínico depende da causa da hemorragia, mas tipicamente envolve o controle da hemorragia ativa, a remoção das fontes de traumatismo e/ou a abordagem das condições sistêmicas subjacentes. Os hematomas geralmente são removidos por sucção em alta velocidade ou por uma cureta grande, seguidos por irrigação com solução salina e compressão direta. A maioria das lesões hemorrágicas induzidas por pequenos traumatismos cicatriza 1 a 2 semanas após a remoção da fonte da lesão, embora os hematomas, às vezes, demorem mais para serem absorvidos.

Petéquias por felação

Figura 8.28

Pressão negativa, ativação do reflexo de vômito e/ou força contundente de felação podem resultar em *petéquias* palatinas (hemorragias puntiformes). Nos EUA, mais de 80% dos indivíduos entre 15 e 44 anos relatam fazer sexo oral com um parceiro do sexo oposto, e aproximadamente 5% dos homens nessa faixa etária relatam ter feito sexo oral com outro homem. Embora a atividade sexual oral seja comum, existem poucos casos na literatura científica de lesões orais causadas por felação. Além de petéquias, outras lesões palatinas notadas em associação com a felação incluem equimose, eritema não hemorrágico (com ou sem candidíase associada), úlceras, vesículas e pápulas.

As lesões palatinas causadas pela felação foram observadas com maior frequência em mulheres (pico na terceira década; intervalo: 16 a 56 anos). No entanto, também é possível ver essas lesões em homens ou crianças abusadas sexualmente. As petéquias são tipicamente assintomáticas e envolvem o palato mole ou a junção dos palatos duro e mole. Em muitos casos, os focos hemorrágicos estão dispersos bilateralmente, com ou sem envolvimento da linha média. A correlação com o histórico clínico de atividade sexual oral recente torna o diagnóstico imediatamente aparente, embora muitos pacientes relutem em discutir suas práticas sexuais. O diagnóstico diferencial para petéquias palatinas também inclui infecção viral ou estreptocócica, tosse ou vômito violento, discrasias sanguíneas e terapia com agentes antitrombóticos. Se não houver traumatismo adicional, as petéquias por felação tipicamente desaparecem em 1 a 2 semanas.

Ulceração por cunilíngua

Figura 8.29

Traumatismo oral também pode ser causado por *cunilíngua* (estimulação oral da genitália feminina). O frênulo da língua pode desenvolver uma ulceração horizontal devido à raspagem repetitiva contra as bordas incisais dos incisivos centrais inferiores, à medida que a língua é empurrada para a frente. A ulceração cicatriza, tipicamente, em cerca de 1 semana, mas a recorrência é possível com lesões repetitivas. Suavizar as bordas incisais dos incisivos inferiores pode reduzir o risco de ulceração futura. A longo prazo, essa prática sexual pode resultar em uma faixa linear de hiperplasia fibrosa no frênulo da língua.

Preenchimentos estéticos

Figura 8.30

Preenchimentos estéticos tornaram-se cada vez mais populares nas últimas décadas. Nos EUA, em 2016, foram realizados mais de 2,6 milhões de procedimentos estéticos de preenchimento de tecidos moles, representando um aumento de quase 300% desde o início do milênio. A maioria dos pacientes é de mulheres de meia-idade. Para suavizar rugas e sulcos, os preenchimentos são injetados subcutaneamente em áreas da face, como as mucosas jugais, os lábios, os sulcos nasolabiais, as rugas faciais verticais (linhas de marionete) e o queixo. O material de preenchimento pode ser não permanente (p. ex., ácido hialurônico, colágeno, ácido poli-L-láctico) ou permanente (p. ex., silicone, polimetilmetacrilato, hidroxiapatita). Embora o procedimento seja minimamente invasivo e geralmente bem tolerado, existe o potencial de reações adversas. Durante as primeiras horas a dias após a injeção, as possíveis reações incluem nódulos (distribuição irregular da carga no momento da injeção), eritema, prurido, dor, edema, hematomas, infecção recorrente pelo herpes-vírus simples (HSV) e infecção localizada. Raramente, ocorrem reações agudas mais graves, como anafilaxia, alergia cutânea local, necrose, fibrose, mialgia, paralisia facial e insuficiência renal. Além disso, os nódulos podem se desenvolver de semanas a meses após a injeção, como resultado de uma reação de corpo estranho.

Figura 8.28
Petéquias por felação
Pequenos pontos de hemorragia no palato mole.

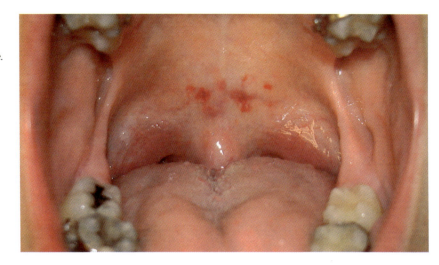

Figura 8.29
Ulceração por cunilíngua
Ulceração no frênulo da língua causada por traumatismo repetitivo dos incisivos inferiores quando a língua é empurrada para a frente.

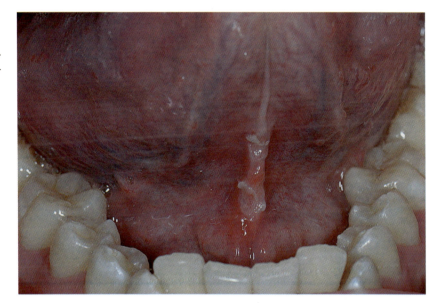

Figura 8.30
Preenchimento estético
Massa na submucosa amarelada no vestíbulo labial inferior causada por hidroxiapatita com reação de corpo estranho associada. (De Daley T, Damm DD, Haden JA, Kolodychak MT. Oral lesions associated with injected hydroxyapatite cosmetic filler. *Oral Surg Oral Med Oral Pathol Oral Radiol.* 2012;114:107-111.)

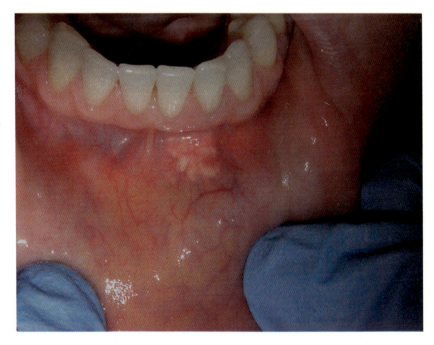

Locais frequentes para tais nódulos incluem lábios, vestíbulo labial e mucosa jugal anterior. Ocasionalmente, o material migra e induz uma reação a alguma distância do local da injeção. O diagnóstico clínico pode não ser óbvio, especialmente se o paciente não relatar injeção de preenchimento. A biopsia excisional é curativa para pequenas lesões. Lesões maiores podem ser tratadas com corticosteroides intralesionais ou sistêmicos.

Tatuagem por amálgama

Figuras 8.31 a 8.33

Uma **tatuagem por amálgama** é uma lesão da mucosa oral pigmentada que resulta da implantação de amálgama dentário. O amálgama representa uma fonte comum de pigmentação exógena na cavidade oral. Durante a colocação ou remoção de restaurações de amálgama, fragmentos metálicos podem entrar na mucosa oral por vários mecanismos (p. ex., introdução de amálgama em abrasões ou lacerações da mucosa, amálgama impulsionado pela força das turbinas de ar do motor de alta rotação, contaminação gengival por fio dental através do contato de uma restauração recentemente realizada). Além disso, fragmentos quebrados de amálgama podem entrar no alvéolo ou no periósteo durante a extração dentária, e o amálgama usado para procedimentos endodônticos, como obturação retrógrada, pode ser deixado no local da cirurgia. A pigmentação pode se espalhar lateralmente por vários meses após a implantação.

Clinicamente, uma tatuagem por amálgama normalmente aparece como uma mácula azul, cinza ou preta com bordas bem definidas. Embora qualquer local da mucosa oral possa ser acometida, os mais comuns são a gengiva, a mucosa alveolar e a mucosa jugal. Diferentemente das lesões vasculares, as tatuagens por amálgama não desaparecem quando feita a diascopia; no entanto, a ausência de desaparecimento não descarta completamente uma lesão vascular. O diagnóstico diferencial clínico pode incluir uma variz, malformação vascular, nevo azul e melanoma. Radiografias de alta resolução, por vezes, podem exibir fragmentos metálicos radiopacos. No entanto, em muitos casos, os fragmentos são pequenos demais para serem detectados radiograficamente. Se um diagnóstico clínico presuntivo de tatuagem de amálgama não puder ser corroborado por achados radiográficos, então uma biopsia com exame histopatológico deve ser considerada. Uma vez estabelecido o diagnóstico, nenhum tratamento adicional é necessário. No entanto, as tatuagens por amálgama que envolvem a gengiva anterior da maxila ou outros locais visíveis podem ser removidas por questões estéticas. A maioria dos exemplos é removida por excisão cirúrgica conservadora, que por vezes é combinada com procedimentos de enxerto (p. ex., enxerto gengival livre, enxerto de tecido conjuntivo subepitelial). A remoção a *laser* também pode ser realizada.

Capítulo 8 Lesões Físicas e Químicas

■ **Figura 8.31**
Tatuagem por amálgama
Pigmentação cinza-escura na mucosa da região anterior da maxila causada por retro-obturação endodôntica.

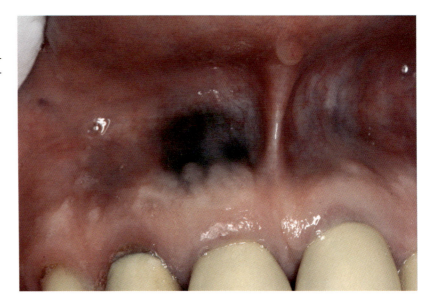

■ **Figura 8.32**
Tatuagem por amálgama
Pigmentação acinzentada da face inferior da língua e do assoalho da boca.

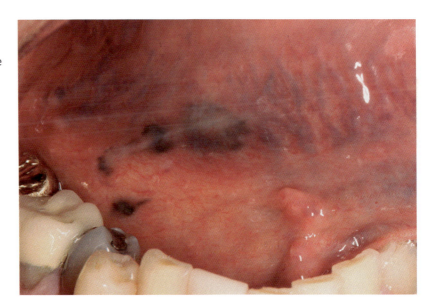

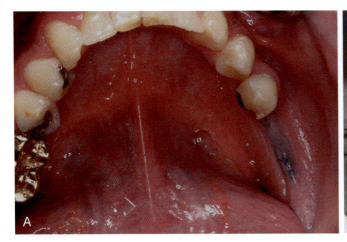
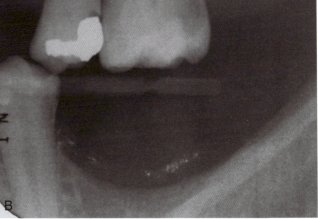

■ **Figura 8.33**
Tatuagem por amálgama
A. Pigmentação cinza-azulada da crista alveolar mandibular. **B.** Radiografia correspondente mostra fragmentos metálicos radiopacos na área de hiperpigmentação da mucosa.

Tatuagens intencionais

Figuras 8.34 e 8.35

Tatuagens intencionais ocasionalmente podem ser observadas na região orofacial. Elas podem representar uma prática cultural, declaração social, escolha cosmética ou expressão pessoal. Além disso, a tatuagem pode ser realizada por profissionais de saúde por várias razões, como tratamento de vitiligo gengival, correspondência de cores após a reconstrução cirúrgica, identificação de pontos de referência para cirurgia ou radioterapia, ocultação de cicatrizes cirúrgicas e maquiagem definitiva.

A maquiagem definitiva ("tatuagem cosmética") envolve injeção dérmica de pigmentos exógenos para simular a linha labial, delineador ou outros cosméticos faciais. Reações potenciais adversas incluem edema, queimação, coceira, dormência e sensibilidade. Podem ocorrer reações de hipersensibilidade de forma tardia após a aplicação da tatuagem em dias ou anos. Além disso, no período de semanas até 1 ano após a aplicação da tatuagem no lábio, alguns pacientes poderão desenvolver reações granulomatosas de corpo estranho, aparecendo como pápulas coalescentes ou aumento linear endurecido ao longo do vermelhão do lábio. Certos tipos de pigmentos vermelhos usados para os lábios e outras tatuagens corporais são conhecidos por causarem reações granulomatosas, eczematosas, liquenoides ou pseudolinfomatosas. Em um caso relatado, um paciente sem histórico de câncer de pele ou exposição forte ao sol desenvolveu carcinoma do lábio superior após a colocação de tatuagem cosmética no lábio.

Intraoralmente, as tatuagens intencionais azuis, azuis-escuras ou cinza podem ser evidentes na gengiva vestibular maxilar entre indivíduos de certas nações africanas ou do Oriente Médio. Tais tatuagens muitas vezes são aplicadas em meninas pré-adolescentes e adolescentes. Esta prática geralmente é realizada por motivos cosméticos, embora, às vezes, possa ser usada como remédio homeopático para doenças orais. Além disso, nos EUA e em outros países, alguns indivíduos têm tatuagens de mucosa labial destinadas a transmitir mensagens pessoais, religiosas ou vulgares.

Os pacientes devem ser aconselhados a realizar tatuagens em instalações que usam práticas estéreis devido ao risco de infecção (como hepatite, vírus da imunodeficiência humana [HIV], infecção estafilocócica da pele). As respostas inflamatórias às tatuagens intraorais geralmente são pequenas e autolimitadas, embora a excisão cirúrgica possa ser realizada para reações de corpo estranho crônicas e localizadas. No entanto, não é uma opção viável a remoção cirúrgica de tatuagens cosméticas no vermelhão do lábio ou em outras áreas faciais estéticas. Para pacientes com reações inflamatórias persistentes à maquiagem permanente, podem ser administrados corticosteroides tópicos ou intralesionais, mas os resultados são variáveis. A terapia a *laser* para a remoção de tatuagens cosméticas também produziu resultados inconsistentes, e este tratamento acarreta um risco de exacerbar reações inflamatórias e causar mudanças permanentes na cor. Além disso, antes de realizar a ressonância magnética (RM) da região da cabeça e pescoço, os médicos devem estar cientes do risco de materiais ferromagnéticos em composição permanente causarem artefatos de imagem e formigamento transitório, queimação, eritema ou edema.

Talismãs subcutâneos

Figura 8.36

Talismãs (*susuk* ou *charm needles*) são colocados sob a pele, com frequência na região orofacial; esses talismãs são usados mais comumente em regiões do Sudeste Asiático, sendo implantados por um *bomoh* (xamã malaio) para aumentar a atratividade, a saúde ou o sucesso na carreira do usuário. Esses objetos consistem em hastes finas e pontiagudas feitas de ouro ou outros materiais preciosos.

Os talismãs geralmente não causam dor e não são evidentes clinicamente. No entanto, eles podem ser notados incidentalmente durante o exame radiográfico. Com frequência, são implantados subcutaneamente na região mandibular, na testa, na mucosa jugal e nos lábios. Entre os casos relatados na literatura científica, o número de agulhas orofaciais por paciente varia de 1 a mais de 80, e pode haver distribuição bilateral simétrica. É comum o usuário negar a existência desses talismãs; de acordo com a tradição, devem ser mantidos em segredo para conservar seus poderes mágicos, e os muçulmanos podem ser punidos por autoridades religiosas. Os odontólogos devem estar familiarizados com essa prática cultural para evitar confusão com outros objetos estranhos (p. ex., pinos restauradores, limas endodônticas quebradas, material de preenchimento endodôntico, clipes cirúrgicos) ou artefato radiográfico. A ressonância magnética (RM) é contraindicada para pacientes com talismãs implantados feitos de materiais ferromagnéticos. O tratamento geralmente não é necessário. No entanto, alguns pacientes solicitam a remoção; de acordo com a lenda, todos os talismãs têm de ser removidos antes do fim da vida, para evitar uma morte terrivelmente dolorosa.

■ **Figura 8.34**
Tatuagem intencional
Mensagem escrita na mucosa labial inferior.

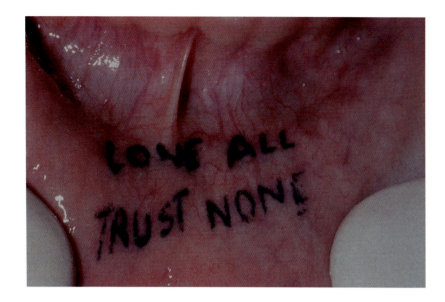

■ **Figura 8.35**
Tatuagem intencional
Tatuagem azul-acinzentada na gengiva vestibular da maxila em um paciente da República da Guiné.

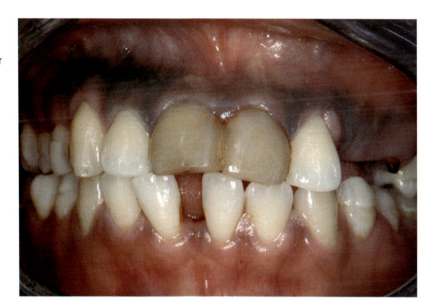

■ **Figura 8.36**
Talismãs subcutâneos
Agulhas radiopacas sobrepostas na maxila. (Agradecimento ao Dr. Charles Friedman.)

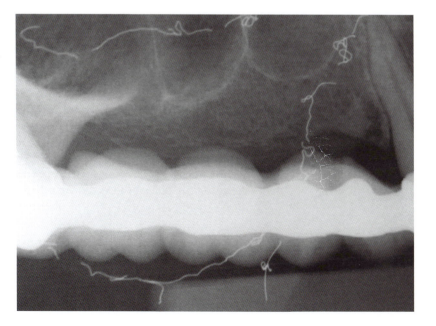

Pseudocisto antral

Figura 8.37

Um **pseudocisto antral** representa um acúmulo de exsudato inflamatório seroso que eleva o revestimento epitelial do seio paranasal e afasta o periósteo do osso subjacente, formando uma tumefação cupuliforme. A lesão é considerada um pseudocisto porque não é uma cavidade patológica revestida por epitélio. Muitos pseudocistos antrais são causados por infecção odontogênica subjacente. Outras fontes propostas de inflamação incluem infecção do sistema respiratório superior, alergia e irritação causada pelo ar quente e seco liberado por aquecedores. Clinicamente, a maioria das lesões é assintomática, embora seja possível dor sinusal, cefaleia, obstrução nasal, secreção nasal e gotejamento pós-nasal. O exame radiográfico tipicamente mostra uma radiopacidade cupuliforme ou esférica envolvendo o assoalho do seio maxilar. Ocasionalmente, a lesão também pode surgir na parede lateral ou na parede medial do seio. Não há erosão nem esclerose do osso adjacente. A apresentação radiográfica característica geralmente é suficiente para formar um forte diagnóstico presuntivo. Os pseudocistos antrais tipicamente não demandam tratamento, além de abordar a causa subjacente da inflamação. Em particular, os dentes superiores devem ser examinados cuidadosamente, e qualquer foco de infecção odontogênica deve ser eliminado. Se a lesão se tornar incomumente grande, a remoção cirúrgica pode ser considerada.

Cisto cirúrgico ciliado

Figuras 8.38 e 8.39

Um **cisto cirúrgico ciliado** (*cisto traumático ciliar, cisto de implantação cirúrgica, cisto de implante respiratório, cisto maxilar pós-operatório*) é um cisto benigno que se desenvolve tipicamente como complicação tardia de uma cirurgia nasossinusal, cirurgia ortognática ou trauma maxilofacial. Acredita-se que a lesão seja resultante de implantação iatrogênica ou traumática do epitélio respiratório, que posteriormente pode se transformar em um cisto. A maioria dos casos relatados se desenvolveu na maxila posterior após um procedimento de Caldwell-Luc. Em particular, muitos desses relatos ocorreram em pacientes japoneses que receberam tratamento cirúrgico em vez de tratamento clínico para a sinusite maxilar antes da década de 1970. Além disso, alguns exemplos maxilares surgiram após a osteotomia da face intermediária (LeFort I, II ou III), aumento do assoalho antral ou extração do dente da maxila com danos ao assoalho do seio. Raramente, os cistos cirúrgicos ciliados também podem se desenvolver na mandíbula, especialmente na região anterior. Lesões mandibulares tipicamente surgem em pacientes que passaram por cirurgia envolvendo simultaneamente a região nasossinusal e a mandíbula (p. ex., rinoplastia combinada com genioplastia ou aumento do queixo, osteotomia de LeFort I combinada com osteotomia sagital bilateral e/ou genioplastia). O intervalo entre o procedimento cirúrgico inicial ou incidente traumático e a descoberta da lesão é variável e pode ser superior a 40 anos.

Clinicamente, os cistos cirúrgicos ciliados tendem a causar edema e dor ou desconforto. No entanto, alguns pacientes são assintomáticos. Lesões que se tornam secundariamente infectadas podem apresentar descarga purulenta, formação de abscessos e formação de fístula sinusal. O exame radiográfico mostra uma radiolucência unilocular ou multilocular. A perfuração cortical pode ser evidente. Os cistos cirúrgicos ciliados geralmente são tratados por enucleação simples ou curetagem. A marsupialização pode ser considerada para lesões especialmente grandes. Incisão e drenagem devem ser realizadas quando há formação de abscesso associado. Medidas preventivas sugeridas incluem: (1) remoção cuidadosa de toda a mucosa do osso nasal ou cartilagem antes do uso em procedimentos de autoenxerto; (2) inspeção minuciosa de qualquer tecido aberrante no local da osteotomia da face média antes da fixação; (3) irrigação abundante antes do fechamento durante a cirurgia maxilofacial ou nasossinusal; (4) uso de lâminas separadas – ou limpeza meticulosa de uma única lâmina – ao executar procedimentos cirúrgicos maxilares e mandibulares combinados; e (5) se possível, realizar procedimentos mandibulares antes dos procedimentos maxilares em uma única sessão.

Figura 8.37
Pseudocisto antral
Tumefação cupuliforme radiopaca do assoalho do seio maxilar direito.

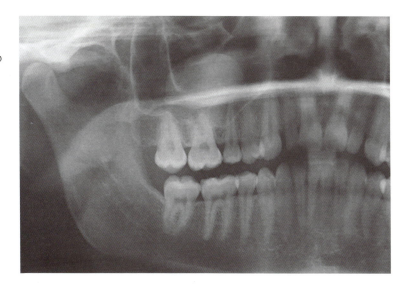

Figura 8.38
Cisto cirúrgico ciliado
Radiotransparência na maxila posterior esquerda como complicação tardia da extração traumática de um molar superior. (Cortesia do Dr. Steven Anderson.)

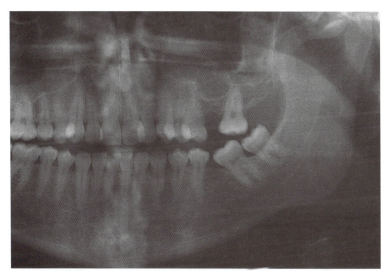

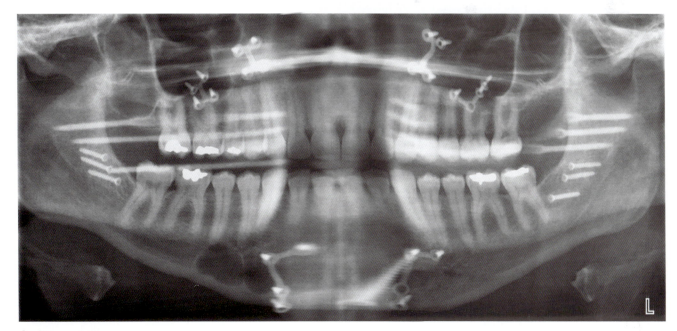

Figura 8.39
Cisto ciliado cirúrgico
Grande radiotransparência mandibular observada 10 anos após a cirurgia ortognática. (Cortesia do Dr. James Lemon.)

Pigmentação induzida por minociclina

Figura 8.40

A minociclina é um derivado de tetraciclina semissintético frequentemente usado para tratar a acne. Outras indicações incluem rosácea, dermatite perioral grave e tratamento *off-label* de artrite reumatoide. Pesquisas realizadas consideram os grânulos de minociclina para tratamento adjuvante da doença periodontal e uma pasta antibiótica tripla que contém minociclina para terapia endodôntica regenerativa.

A pigmentação é um efeito adverso bem reconhecido da minociclina e outras tetraciclinas. Essa pigmentação pode envolver o osso, os dentes, a mucosa oral, a pele, as unhas, a esclera, a conjuntiva e a tireoide. A pigmentação ocorre tipicamente após o uso prolongado de minociclina, embora alguns casos se desenvolvam apenas de 2 a 4 semanas após a administração. A maioria dos relatos de pigmentação induzida por minociclina na cavidade oral envolve tecidos duros, especialmente o osso alveolar, o osso palatino e/ou os dentes. O osso pigmentado geralmente aparece azul, cinza, cinza-verde ou preto. Muitas vezes, mostra através da mucosa sobrejacente uma pigmentação azul-acinzentada que envolve todo o palato duro e/ou uma banda linear ao longo da gengiva facial maxilar e mandibular, perto da junção mucogengival. A minociclina também pode produzir pigmentação cinza-azulada das coroas dentárias (especialmente no terço médio) e coloração verde-escura das raízes dentárias. Ao contrário da tetraciclina, a minociclina pode afetar os dentes totalmente desenvolvidos. Raramente a minociclina induz a pigmentação da mucosa oral (p. ex., língua, lábios, mucosa jugal, gengiva) sem envolvimento ósseo concomitante.

Após a descontinuação do uso da minociclina, a pigmentação da mucosa oral e do osso pode desaparecer com o tempo. No entanto, a pigmentação do dente pode ser permanente. Alguns autores sugerem que a vitamina C pode bloquear a pigmentação induzida por minociclina, embora sejam necessários mais estudos.

Hiperpigmentação fármaco-induzida

Figuras 8.41 e 8.42

Além das tetraciclinas, vários outros medicamentos podem causar pigmentação na cavidade oral. Os principais exemplos incluem agentes antimaláricos (p. ex., cloroquina, hidroxicloroquina, quinidina, quinacrina), fenotiazinas, estrogênios, fenolftaleína, amiodorona, agentes quimioterápicos (p. ex., 5-fluoruracila, ciclofosfamida, doxorrubicina, bussulfano), imatinibe e certos fármacos utilizados para tratar pacientes com infecções pelo vírus da imunodeficiência humana (HIV) (p. ex., zidovudina, clofazimina, cetoconazol). Mecanismos propostos para a hiperpigmentação fármaco-induzida incluem deposição de metabólitos pigmentados dos medicamentos, estimulação do aumento da produção de melanina pelos melanócitos, quelação de hemossiderina à medicação e síntese aumentada de lipofuscina ou outros pigmentos. Muitos medicamentos administrados sistemicamente podem causar pigmentação não apenas da cavidade oral, mas também de outros locais extraorais.

Os agentes antimaláricos são prescritos para tratamento de malária, assim como para algumas doenças autoimunes. Intraoralmente, podem causar pigmentação difusa de azul-acinzentado a azul-escuro. A hiperpigmentação é tipicamente observada no palato, embora a língua, a gengiva, os lábios e outros locais orais também possam ser afetados. Além disso, hiperpigmentação semelhante pode ser evidente na pele e nas unhas. Ocasionalmente, melanose marrom difusa da mucosa oral e da pele também é observada.

Mais recentemente, alterações pigmentares mucocutâneas foram relatadas em associação com o imatinibe, que é um inibidor de tirosinoquinase usado para tratar leucemia mieloide crônica, tumores estromais gastrintestinais metastáticos e outras neoplasias. Intraoralmente, há tipicamente pigmentação marrom-azulada difusa, marrom-azulada ou marrom-escura do palato. Relatórios isolados também descreveram hiperpigmentação dos dentes e da gengiva. Extraordinariamente, o imatinibe pode causar hipopigmentação ou hiperpigmentação da pele, hiperpigmentação das unhas e hipopigmentação do cabelo.

A hiperpigmentação oral fármaco-induzida é geralmente inócua, embora possa causar preocupação estética. A interrupção da medicação que causa a pigmentação muitas vezes causa desaparecimento gradual da hiperpigmentação da mucosa.

Figura 8.40
Hiperpigmentação induzida por minociclina

Faixas lineares de pigmentação azul-acinzentada ao longo da gengiva vestibular da maxila e da mandíbula perto da junção mucogengival devido à coloração do osso subjacente por minociclina.

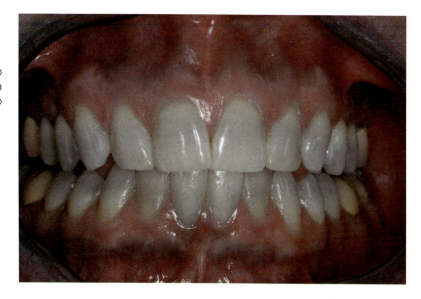

Figura 8.41
Hiperpigmentação fármaco-induzida

Pigmentação difusa azul-acinzentada do palato causada por cloroquina. (Cortesia do Dr. Donald R. Hoaglin.)

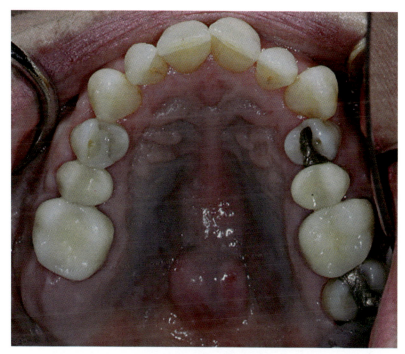

Figura 8.42
Hiperpigmentação fármaco-induzida

Pigmentação castanho-escura difusa no palato causada por imatinibe. (Cortesia do Dr. Walter Cólon.)

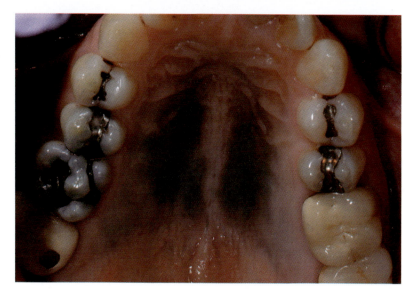

Melanose do fumante

Figuras 8.43 e 8.44

A **melanose do fumante** representa a pigmentação da mucosa oral por melanina induzida pelo tabagismo. Estima-se que a prevalência desta condição seja de cerca de 18 a 22% em certas populações de fumantes asiáticos de pele clara ou europeus. Existe uma relação positiva entre o número de cigarros fumados por dia e a frequência de indivíduos com pigmentação da mucosa oral. A etiopatogenia é incerta, embora a hipótese de pigmentação seja uma resposta protetora às substâncias nocivas na fumaça do tabaco. Compostos tóxicos podem estimular os melanócitos a produzir melanina, e a melanina pode se ligar às toxinas ou às suas espécies de radicais livres resultantes. Alguns estudos observaram predileção pelas mulheres, o que sugere uma possível interação sinérgica entre o fumo e os hormônios sexuais femininos. O exame clínico mostra manchas ou máculas marrons, muitas vezes com distribuição multifocal ou difusa. Qualquer superfície da mucosa oral pode ser afetada. No entanto, os locais preferidos incluem a gengiva vestibular anterior em fumantes de cigarro, a mucosa jugal e as comissuras em fumantes de cachimbo, e a mucosa palatina em fumantes reversos. Além disso, alguns estudos observaram aumento da pigmentação gengival em indivíduos que foram expostos ao fumo passivo. A biopsia pode ser considerada para descartar o melanoma em casos com características clínicas incomuns ou atípicas (p. ex., comprometimento do palato duro, elevação da superfície). O abandono do tabagismo resulta, tipicamente, em desaparecimento gradual da pigmentação ao longo de vários anos.

Capítulo 8 Lesões Físicas e Químicas | 199

■ **Figura 8.43**
Melanose do fumante
Áreas de pigmentação marrom envolvendo a gengiva vestibular da maxila e da mandíbula em um fumante.

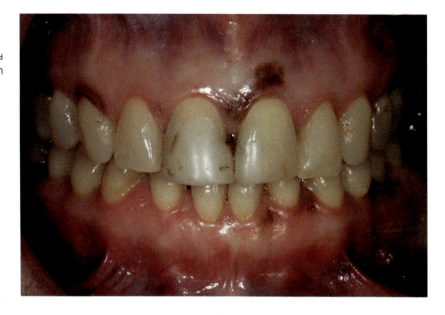

■ **Figura 8.44**
Melanose do fumante
Mácula marrom no palato mole (à direita) em um fumante.

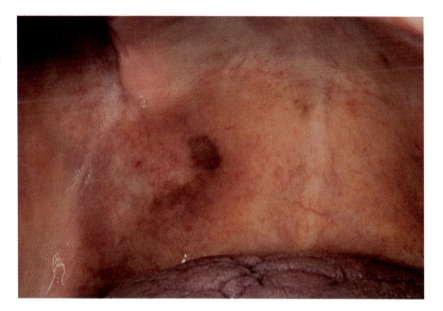

Bibliografia

Linha alba

Martínez Díaz-Canel AI, García-Pola Vallejo MJ. Epidemiological study of oral mucosa pathology in patients of the Oviedo School of Stomatology. *Med Oral*. 2002;7:4-9, 10-6.

Vieira-Andrade RG, Martins-Júnior PA, Corrêa-Faria P, et al. Oral mucosal conditions in preschool children of low socioeconomic status: prevalence and determinant factors. *Eur J Pediatr*. 2013;172:675-681.

Vieira-Andrade RG, Zuquim Guimarães Fde F, Vieira Cda S, et al. Oral mucosa alterations in a socioeconomically deprived region: prevalence and associated factors. *Braz Oral Res*. 2011;25:393-400.

Morsicatio

Kang HS, Lee HE, Ro YS, et al. Three cases of 'morsicatio labiorum'. *Ann Dermatol*. 2012;24:455-458.

Romero M, Vicente A, Bravo LA. Prevention of habitual cheek biting: a case report. *Spec Care Dentist*. 2005;25:214-216.

Woo SB, Lin D. Morsicatio mucosae oris – a chronic oral frictional keratosis, not a leukoplakia. *J Oral Maxillofac Surg*. 2009;67:140-146.

Úlcera traumática

Cannavale R, Itro A, Campisi G, et al. Oral self-injuries: clinical findings in a series of 19 patients. *Med Oral Patol Oral Cir Bucal*. 2015;20:e123-e129.

Limeres J, Feijoo JF, Baluja F, et al. Oral self-injury: an update. *Dent Traumatol*. 2013;29:8-14.

Granuloma traumático

Chatzistamou I, Doussis-Anagnostopoulou I, Georgiou G, et al. Traumatic ulcerative granuloma with stromal eosinophilia: report of a case and literature review. *J Oral Maxillofac Surg*. 2012;70:349-353.

el-Mofty SK, Swanson PE, Wick MR, et al. Eosinophilic ulcer of the oral mucosa. Report of 38 new cases with immunohistochemical observations. *Oral Surg Oral Med Oral Pathol*. 1993;75:78-722.

Fonseca FP, de Andrade BA, Coletta RD, et al. Clinicopathological and immunohistochemical analysis of 19 cases of oral eosinophilic ulcers. *Oral Surg Oral Med Oral Pathol Oral Radiol*. 2013;115:532-540.

Shen WR, Chang JY, Wu YC, et al. Oral traumatic ulcerative granuloma with stromal eosinophilia: a clinicopathological study of 34 cases. *J Formos Med Assoc*. 2015;114:881-885.

Queimaduras elétricas

Edlich RF, Farinholt HM, Winters KL, et al. Modern concepts of treatment and prevention of electrical burns. *J Long Term Eff Med Implants*. 2005;15:511-532.

Pontini A, Reho F, Giatsidis G, et al. Multidisciplinary care in severe pediatric electrical oral burn. *Burns*. 2015;41:e41-e46.

Roberts S, Meltzer JA. An evidence-based approach to electrical injuries in children. *Pediatr Emerg Med Pract*. 2013;10:1-17.

Umstattd LA, Chang CW. Pediatric oral electrical burns: incidence of emergency department visits in the United States, 1997-2012. *Otolaryngol Head Neck Surg*. 2016;155:94-98.

Yeroshalmi F, Sidoti EJ Jr, Adamo AK, et al. Oral electrical burns in children – a model of multidisciplinary care. *J Burn Care Res*. 2011;32:e25-e30.

Queimaduras térmicas

Cowan D, Ho B, Sykes KJ, et al. Pediatric oral burns: a ten-year review of patient characteristics, etiologies and treatment outcomes. *Int J Pediatr Otorhinolaryngol*. 2013;77:1325-1328.

Hyo Y, Fukutsuji K, Fukushima H, et al. Two cases of thermal burns of the larynx in older men. *Auris Nasus Larynx*. 2017;44:620-623.

Kafas P, Stavrianos C. Thermal burn of palate caused by microwave heated cheese-pie: A case report. *Cases J*. 2008;1:191.

Silberman M, Jeanmonod R. Aerodigestive tract burn from ingestion of microwaved food. *Case Rep Emerg Med*. 2013;2013:781809.

Wakefield Y, Pemberton MN. Oro-facial thermal injury caused by food heated in a microwave oven. *Dent Update*. 2009;36:26-27.

Queimaduras químicas

Dilsiz A. Self-inflicted oral soft-tissue burn due to local behavior and treatment. *J Clin Exp Dent*. 2010;2:e51-e54.

Girish MS, Latha A, Prakash C, et al. Iatrogenic injury of oral mucosa due to chemicals: a case report of formocresol injury and review. *IOSR J Dent Med Sci*. 2015;14:1-5.

Guttenberg SA. Chemical injury of the oral mucosa from verapamil. *N Engl J Med*. 1990;323:615.

Riffat F, Cheng A. Pediatric caustic ingestion: 50 consecutive cases and a review of the literature. *Dis Esophagus*. 2009;22:89-94.

Santos-Pinto L, Campos JA, Giro EM, et al. Iatrogenic chemical burns caused by chemical agents used in dental pulp therapy. *Burns*. 2004;30:614-615.

Vargo RJ, Warner BM, Potluri A, et al. Garlic burn of the oral mucosa: a case report and review of self-treatment chemical burns. *J Am Dent Assoc*. 2017;148:767-771.

Mucosite oral induzida por quimioterapia

De Sanctis V, Bossi P, Sanguineti G, et al. Mucositis in head and neck cancer patients treated with radiotherapy and systemic therapies: literature review and consensus statements. *Crit Rev Oncol Hematol*. 2016;100:147-166.

Elad S, Zadik Y, Yarom N. Oral complications of nonsurgical cancer therapies. *Atlas Oral Maxillofac Surg Clin North Am*. 2017;25:133-147.

Lalla RV, Bowen J, Barasch A, et al; Mucositis Guidelines Leadership Group of the Multinational Association of Supportive Care in Cancer and International Society of Oral Oncology (MASCC/ISOO). MASCC/ISOO clinical practice guidelines for the management of mucositis secondary to cancer therapy. *Cancer*. 2014;120:1453-1461.

Lalla RV, Saunders DP, Peterson DE. Chemotherapy or radiation-induced oral mucositis. *Dent Clin North Am*. 2014;58:341-349.

Riley P, Glenny AM, Worthington HV, et al. Interventions for preventing oral mucositis in patients with cancer receiving treatment: oral cryotherapy. *Cochrane Database Syst Rev*. 2015;(12):CD011552.

Mucosite oral induzida por radioterapia

De Sanctis V, Bossi P, Sanguineti G, et al. Mucositis in head and neck cancer patients treated with radiotherapy and systemic therapies: literature review and consensus statements. *Crit Rev Oncol Hematol*. 2016;100:147-166.

Elad S, Zadik Y, Yarom N. Oral complications of nonsurgical cancer therapies. *Atlas Oral Maxillofac Surg Clin North Am*. 2017;25:133-147.

Lalla RV, Bowen J, Barasch A, et al; Mucositis Guidelines Leadership Group of the Multinational Association of Supportive Care in Cancer and International Society of Oral Oncology (MASCC/ISOO). MASCC/ISOO clinical practice guidelines for the management of mucositis secondary to cancer therapy. *Cancer*. 2014;120:1453-1461.

Lalla RV, Saunders DP, Peterson DE. Chemotherapy or radiation-induced oral mucositis. *Dent Clin North Am*. 2014;58:341-349.

Maria OM, Eliopoulos N, Muanza T. Radiation-induced oral mucositis. *Front Oncol*. 2017;7:89.

Moslemi D, Nokhandani AM, Otaghsaraei MT, et al. Management of chemo/radiation-induced oral mucositis in patients with head and neck cancer: a review of the current literature. *Radiother Oncol*. 2016;120:13-20.

Cáries relacionadas à xerostomia

Guggenheimer J, Moore PA. Xerostomia: etiology, recognition and treatment. *J Am Dent Assoc*. 2003;134:61-69, 118-119.

Gupta N, Pal M, Rawat S, et al. Radiation-induced dental caries, prevention and treatment - a systematic review. *Natl J Maxillofac Surg*. 2015;6:160-166.

Haveman CW, Summitt JB, Burgess JO, et al. Three restorative materials and topical fluoride gel used in xerostomic patients: a clinical comparison. *J Am Dent Assoc*. 2003;134:177-184.

Plemons JM, Al-Hashimi I, Marek CL. American Dental Association Council on Scientific Affairs: Managing xerostomia and salivary gland hypofunction: executive summary of a report from the American Dental Association Council on Scientific Affairs. *J Am Dent Assoc*. 2014;145:867-873.

Osteorradionecrose

Buglione M, Cavagnini R, Di Rosario F, et al. Oral toxicity management in head and neck cancer patients treated with chemotherapy and radiation: dental pathologies and osteoradionecrosis (part 1) literature review and consensus statement. 2016;97:131-142.

Costa DA, Costa TP, Netto EC, et al. New perspectives on the conservative management of osteoradionecrosis of the mandible: a literature review. *Head Neck.* 2016;38:1708-1716.

Nadella KR, Kodali RM, Guttikonda LK, et al. Osteoradionecrosis of the jaws: clinico-therapeutic management: a literature review and update. *J Maxillofac Oral Surg.* 2015;14:891-901.

Owosho AA, Estilo CL, Huryn JM, et al. Pentoxifylline and tocopherol in the management of cancer patients with medication-related osteonecrosis of the jaw: an observational retrospective study of initial case series. *Oral Surg Oral Med Oral Pathol Oral Radiol.* 2016;122:455-459.

Owosho AA, Tsai CJ, Lee RS, et al. The prevalence and risk factors associated with osteoradionecrosis of the jaw in oral and oropharyngeal cancer patients treated with intensity-modulated radiation therapy (IMRT): the Memorial Sloan Kettering Cancer Center experience. *Oral Oncol.* 2017;64:44-51.

Osteonecrose dos maxilares relacionadas à medicação

American College of Prosthodontists. *Medication-Related Osteonecrosis of the Jaw.* Chicago, IL: American College of Prosthodontists; 2016. Available at: https://www.prosthodontics.org/assets/1/7/Medication-Related_Osteonecrosis_of_the_Jaw.pdf. Accessed November 1, 2017.

Kim KM, Rhee Y, Kwon YD, et al. Medication related osteonecrosis of the jaw: 2015 position statement of the Korean Society for Bone and Mineral Research and the Korean Association of Oral and Maxillofacial Surgeons. *J Bone Metab.* 2015;22:151-165.

Otto S, Kwon TG, Saaf AT. Chapter 4 Definition, Clinical Features and Staging of Medication-related Osteonecrosis of the Jaws. In: Otto S, ed. *Medication-related Osteonecrosis of the Jaws. Bisphosphonates, Denosumab, and New Agents.* Berlin: Springer-Verlag; 2015:43-54.

Ruggiero SL, Dodson TB, Fantasia J, et al. American Association of Oral and Maxillofacial Surgeons: American Association of Oral and Maxillofacial Surgeons position paper on medication-related osteonecrosis of the jaw – 2014 update. *J Oral Maxillofac Surg.* 2014;72:1938-1956.

Ulceração oral com sequestro ósseo

Farah CS, Savage NW. Oral ulceration with bone sequestration. *Aust Dent J.* 2003;48:61-64.

Khan AA, Morrison A, Hanley DA, et al. International Task Force on Osteonecrosis of the Jaw: Diagnosis and management of osteonecrosis of the jaw: a systematic review and international consensus. *J Bone Miner Res.* 2015;30:3-23.

Palla B, Burian E, Klecker JR, et al. Systematic review of oral ulceration with bone sequestration. *J Craniomaxillofac Surg.* 2016;44:257-264.

"Boca de metanfetamina"

Chomchai C, Chomchai S. Global patterns of methamphetamine use. *Curr Opin Psychiatry.* 2015;28:269-274.

Clague J, Belin TR, Shetty V. Mechanisms underlying methamphetamine-related dental disease. *J Am Dent Assoc.* 2017;148:377-386.

Hamamoto DT, Rhodus NL. Methamphetamine abuse and dentistry. *Oral Dis.* 2009;15:27-37.

Shetty V, Harrell L, Murphy DA, et al. Dental disease patterns in methamphetamine users: findings in a large urban sample. *J Am Dent Assoc.* 2015;146:875-885.

Substance Abuse and Mental Health Services Administration: Key Substance Use and Mental Health Indicators in the United States: Results from the 2016 National Survey on Drug Use and Health, HHS Publication No. SMA 17-5044, NSDUH Series H-52, Rockville, MD, 2017, Center for Behavioral Health Statistics and Quality, Substance Abuse and Mental Health Services Administration. Available at: https://www.samhsa.gov/data/. Accessed October 27, 2017.

Perfuração palatina induzida por opioide

Center for Behavioral Health Statistics and Quality. *2016 National Survey on Drug Use and Health: Detailed Tables.* Rockville, MD: Substance Abuse and Mental Health Services Administration; 2017. Available at: https://www.samhsa.gov/data/sites/default/files/NSDUH-DetTabs-2016/NSDUH-DetTabs-2016.pdf. Accessed October 27, 2017.

Greene D. Total necrosis of the intranasal structures and soft palate as a result of nasal inhalation of crushed OxyContin. *Ear Nose Throat J.* 2005;84:512, 514, 516.

Hardison SA, Marcum KK, Lintzenich CR. Severe necrosis of the palate and nasal septum resulting from intranasal abuse of acetaminophen. *Ear Nose Throat J.* 2015;94:E40-E42.

Jewers WM, Rawal YB, Allen CM, et al. Palatal perforation associated with intranasal prescription narcotic abuse. *Oral Surg Oral Med Oral Pathol Oral Radiol Endod.* 2005;99:594-597.

Vosler PS, Ferguson BJ, Contreras JI, et al. Clinical and pathologic characteristics of intranasal abuse of combined opioid-acetaminophen medications. *Int Forum Allergy Rhinol.* 2014;4:839-844.

Queilite esfoliativa

Almazrooa SA, Woo SB, Mawardi H, et al. Characterization and management of exfoliative cheilitis: a single-center experience. *Oral Surg Oral Med Oral Pathol Oral Radiol.* 2013;116:e485-e489.

Bhatia BK, Bahr BA, Murase JE. Excimer laser therapy and narrowband ultraviolet B therapy for exfoliative cheilitis. *Int J Womens Dermatol.* 2015;1:95-98.

Reade PC, Sim R. Exfoliative cheilitis–a factitious disorder? *Int J Oral Maxillofac Surg.* 1986;15:313-317.

Roveroni-Favaretto LH, Lodi KB, Almeida JD. Topical *Calendula officinalis* L. successfully treated exfoliative cheilitis: a case report. *Cases J.* 2009;2:9077.

Fissura labial crônica

Axéll T, Skoglund A. Chronic lip fissures. Prevalence, pathology and treatment. *Int J Oral Surg.* 1981;10:354-358.

Combes J, Mellor TK. Treatment of chronic lip fissures with carbon dioxide laser. *Br J Oral Maxillofac Surg.* 2009;47:102-105.

Kluemper GT, White DK, Slevin JT. Chronic fissural cheilitis: a manifestation of anterior crowding. *Am J Orthod Dentofacial Orthop.* 2001;119:71-75.

Rosenquist BE. Median lip fissure. *J Craniofac Surg.* 1995;6:390-391.

Hemorragia na mucosa ou submucosa

Del Castillo-Pardo de Vera JL, López-Arcas Calleja JM, Burgueño-García M. Hematoma of the floor of the mouth and airway obstruction during mandibular dental implant placement: a case report. *Oral Maxillofac Surg.* 2008;12:223-226.

Derrington SM, Cellura AP, McDermott LE, et al. Mucocutaneous findings and course in an adult with zika virus Infection. *JAMA Dermatol.* 2016;152:691-693.

Druckman RF, Fowler EB, Breault LG. Post-surgical hemorrhage: formation of a "liver clot" secondary to periodontal plastic surgery. *J Contemp Dent Pract.* 2001;2:62-71.

Jomen W, Sato T, Maesawa C. Improvement in platelet count after 3rd-line and 4th-line eradication therapy for *Helicobacter pylori* in patients with immune thrombocytopenia. *Rinsho Ketsueki.* 2017;58:126-131.

Law C, Alam P, Borumandi F. Floor-of-mouth hematoma following dental implant placement: literature review and case presentation. *J Oral Maxillofac Surg.* 2017;75:2340-2346.

Mergoni G, Sarraj A, Merigo E, et al. Oral submucosal hemorrhage as first clinical manifestation of *H. Pylori*-associated idiopathic thrombocytopenic purpura. *Ann Stomatol (Roma).* 2013;4(suppl 2):31.

Mitchell RN. Hemorrhage. In: Kumar V, Abbas AK, Fausto N, et al, eds. *Robbins and Cotran Pathologic Basis of Disease.* 8th ed. Philadelphia: Saunders Elsevier; 2010:114-115.

Nibhanipudi KV. A study to determine if addition of palatal petechiae to Centor criteria adds more significance to clinical diagnosis of acute strep pharyngitis in children. *Glob Pediatr Health.* 2016;3:2333794X16657943.

Petéquias por felação

Cohen PR, Miller VM. Fellatio-associated petechiae of the palate: report of purpuric palatal lesions developing after oral sex. *Dermatol Online J.* 2013;19:18963.

Damm DD, White DK, Brinker CM. Variations of palatal erythema secondary to fellatio. *Oral Surg Oral Med Oral Pathol.* 1981;52:417-421.

National Center for Health Statistics. *Key Statistics from the National Survey of Family Growth*. Hyattsville, MD: National Center for Health Statistics; 2011-2015. Available at: https://www.cdc.gov/nchs/nsfg/key_statistics/s.htm#sexualfemales. Accessed October 10, 2017.

Oliveira SC, Slot DE, Van der Weijden GA. What is the cause of palate lesions? A case report. *Int J Dent Hyg*. 2013;11:306–309.

Ulceração por cunilíngua

Leider AS. Intraoral ulcers of questionable origin. *J Am Dent Assoc*. 1976;92:1177–1178.

Mader CL. Lingual frenum ulcer resulting from orogenital sex. *J Am Dent Assoc*. 1981;103:888–890.

Preenchimentos estéticos

American Society of Plastic Surgeons National Clearinghouse of Plastic Surgery Procedural Statistics: 2016 Plastic Surgery Statistics Report, Arlington, IL, 2016. American Society of Plastic Surgeons. Available at: https://www.plasticsurgery.org/documents/News/Statistics/2016/plastic-surgery-statistics-full-report-2016.pdf. Accessed October 28, 2017.

Daley T, Damm DD, Haden JA, et al. Oral lesions associated with injected hydroxyapatite cosmetic filler. *Oral Surg Oral Med Oral Pathol Oral Radiol*. 2012;114:107–111.

Eversole R, Tran K, Hansen D, et al. Lip augmentation dermal filler reactions, histopathologic features. *Head Neck Pathol*. 2013;7:241–249.

Lombardi T, Samson J, Plantier F, et al. Orofacial granulomas after injection of cosmetic fillers. Histopathologic and clinical study of 11 cases. *J Oral Pathol Med*. 2004;33:115–120.

Sanchis-Bielsa JM, Bagán JV, Poveda R, et al. Foreign body granulomatous reactions to cosmetic fillers: a clinical study of 15 cases. *Oral Surg Oral Med Oral Pathol Oral Radiol Endod*. 2009;108:237–241.

Tatuagem por amálgama

Buchner A. Amalgam tattoo (amalgam pigmentation) of the oral mucosa: clinical manifestations, diagnosis and treatment. *Refuat Hapeh Vehashinayim* (1993). 2004;21:25–28, 92.

Buchner A, Hansen LS. Amalgam pigmentation (amalgam tattoo) of the oral mucosa. A clinicopathologic study of 268 cases. *Oral Surg Oral Med Oral Pathol*. 1980;49:139–147.

Meleti M, Vescovi P, Mooi WJ, et al. Pigmented lesions of the oral mucosa and perioral tissues: a flow-chart for the diagnosis and some recommendations for the management. *Oral Surg Oral Med Oral Pathol Oral Radiol Endod*. 2008;105:606–616.

Owens BM, Johnson WW, Schuman NJ. Oral amalgam pigmentations (tattoos): a retrospective study. *Quintessence Int*. 1992;23:805–810.

Thumbigere-Math V, Johnson DK. Treatment of amalgam tattoo with a subepithelial connective tissue graft and acellular dermal matrix. *J Int Acad Periodontol*. 2014;16:50–54.

Yilmaz HG, Bayindir H, Kusakci-Seker B, et al. Treatment of amalgam tattoo with an Er,Cr:YSGG laser. *J Investig Clin Dent*. 2010;1:50–54.

Tatuagens intencionais

Batstone MD, Fox CM, Dingley ME, et al. Cosmetic tattooing of free flaps following head and neck reconstruction. *Craniomaxillofac Trauma Reconstr*. 2013;6:61–64.

Duke D, Urioste SS, Dover JS, et al. A reaction to a red lip cosmetic tattoo. *J Am Acad Dermatol*. 1998;39:488–490.

Garcovich S, Carbone T, Avitabile S, et al. Lichenoid red tattoo reaction: histological and immunological perspectives. *Eur J Dermatol*. 2012;22:93–96.

Ortiz A, Yamauchi PS. Rapidly growing squamous cell carcinoma from permanent makeup tattoo. *J Am Acad Dermatol*. 2009;60:1073–1074.

Shin JB, Seo SH, Kim BK, et al. Cutaneous T cell pseudolymphoma at the site of a semipermanent lip-liner tattoo. *Dermatology*. 2009;218:75–78.

Telang LA. Body art: intraoral tattoos. *Br Dent J*. 2015;218:212–213.

Tirelli G, Cova MA, Zanconati F, et al. Charcoal suspension tattoo: new tool for the localization of malignant laterocervical lymph nodes. *Eur Arch Otorhinolaryngol*. 2016;273:3973–3978.

Tope WD, Shellock FG. Magnetic resonance imaging and permanent cosmetics (tattoos): survey of complications and adverse events. *J Magn Reson Imaging*. 2002;15:180–184.

Wenzel SM, Welzel J, Hafner C, et al. Permanent make-up colorants may cause severe skin reactions. *Contact Dermatitis*. 2010;63:223–227.

Talismãs subcutâneos

Jurkiewicz MT, Lim CCT, Mohan S. Clandestine charisma of the charm needles: a radiologist's challenge. *Emerg Radiol*. 2017;24:427–430.

Nor MM, Yushar A, Razali M, et al. Incidental radiological findings of susuk in the orofacial region. *Dentomaxillofac Radiol*. 2006;35:473–474.

Sharif MO, Horner K, Chadwick S, et al. Susuk charms? A case report. *Br Dent J*. 2013;215:13–15.

Tandjung YR, Hong CP, Nambiar P, et al. Uncommon radiological findings: a case report. *Int Dent J*. 2007;57:173–176.

Pseudocisto antral

Carter LC, Calamel A, Haller A, et al. Seasonal variation in maxillary antral pseudocysts in a general clinic population. *Dentomaxillofac Radiol*. 1998;27:22–24.

Gardner DG. Pseudocysts and retention cysts of the maxillary sinus. *Oral Surg Oral Med Oral Pathol*. 1984;58:561–567.

Meer S, Altini M. Cysts and pseudocysts of the maxillary antrum revisited. *SADJ*. 2006;61:10–13.

Parks ET. Cone beam computed tomography for the nasal cavity and paranasal sinuses. *Dent Clin North Am*. 2014;58:627–651.

Sette-Dias AC, Naves MD, Mesquita RA, et al. Differential diagnosis of antral pseudocyst. A case report. *Stomatologija*. 2013;15:92–94.

Sultan M, Haberland CM, Skrip L, et al. Prevalence of antral pseudocysts in the pediatric population. *Pediatr Dent*. 2015;37:541–544.

Cisto ciliado cirúrgico

Bourgeois SL Jr, Nelson BL. Surgical ciliated cyst of the mandible secondary to simultaneous Le Fort I osteotomy and genioplasty: report of case and review of the literature. *Oral Surg Oral Med Oral Pathol Oral Radiol Endod*. 2005;100:36–39.

Kaneshiro S, Nakajima T, Yoshikawa Y, et al. The postoperative maxillary cyst: report of 71 cases. *J Oral Surg*. 1981;39:191–198.

Leung YY, Wong WY, Cheung LK. Surgical ciliated cysts may mimic radicular cysts or residual cysts of maxilla: report of 3 cases. *J Oral Maxillofac Surg*. 2012;70:e264–e269.

Li CC, Feinerman DM, MacCarthy KD, et al. Rare mandibular surgical ciliated cysts: report of two new cases. *J Oral Maxillofac Surg*. 2014;72:1736–1743.

Ragsdale BD, Laurent JL, Janette AJ, et al. Respiratory implantation cyst of the mandible following orthognathic surgery. *J Oral Maxillofac Pathol*. 2009;13:30–34.

Yoshikawa Y, Nakajima T, Kaneshiro S, et al. Effective treatment of the postoperative maxillary cyst by marsupialization. *J Oral Maxillofac Surg*. 1982;40:487–491.

Hiperpigmentação induzida por minociclina

Filitis DC, Graber EM. Minocycline-induced hyperpigmentation involving the oral mucosa after short-term minocycline use. *Cutis*. 2013;92:46–48.

Kahler B, Rossi-Fedele G. A review of tooth discoloration after regenerative endodontic therapy. *J Endod*. 2016;42:563–569.

LaPorta VN, Nikitakis NG, et al. Minocycline-associated intra-oral soft-tissue pigmentation: clinicopathologic correlations and review. *J Clin Periodontol*. 2005;32:119–122.

Sánchez AR, Rogers RS 3rd, Sheridan PJ. Tetracycline and other tetracycline-derivative staining of the teeth and oral cavity. *Int J Dermatol*. 2004;43:709–715.

Treister NS, Magalnick D, Woo SB. Oral mucosal pigmentation secondary to minocycline therapy: report of two cases and a review of the literature. *Oral Surg Oral Med Oral Pathol Oral Radiol Endod*. 2004;97:718–725.

Hiperpigmentação fármaco-induzida

Agrawal P, Singh O, Nigam AK, et al. Imatinib-induced dental hyperpigmentation in chronic myeloid leukemia in an adult female. *Indian J Pharmacol*. 2015;47:685–686.

de Andrade BA, Fonseca FP, Pires FR, et al. Hard palate hyperpigmentation secondary to chronic chloroquine therapy: report of five cases. *J Cutan Pathol*. 2013;40:833–838.

de Melo Filho MR, da Silva CA, da Rocha Dourado M, et al. Palate hyperpigmentation caused by prolonged use of the anti-malarial chloroquine. *Head Neck Pathol.* 2012;6:48-50.

Kleinegger CL, Hammond HL, Finkelstein MWL. Oral mucosal hyperpigmentation secondary to antimalarial drug therapy. *Oral Surg Oral Med Oral Pathol Oral Radiol Endod.* 2000;90:189-194.

Lerman MA, Karimbux N, Guze KA, et al. Pigmentation of the hard palate. *Oral Surg Oral Med Oral Pathol Oral Radiol Endod.* 2009;107:8-12.

Li CC, Malik SM, Blaeser BF, et al. Mucosal pigmentation caused by imatinib: report of three cases. *Head Neck Pathol.* 2012;6:290-295.

Mattsson U, Halbritter S, Mörner Serikoff E, et al. Oral pigmentation in the hard palate associated with imatinib mesylate therapy: a report of three cases. *Oral Surg Oral Med Oral Pathol Oral Radiol Endod.* 2011;111: e12-e16.

Singh N, Bakhshi S. Imatinib-induced dental hyperpigmentation in childhood chronic myeloid leukemia. *J Pediatr Hematol Oncol.* 2007;29:208-209.

Melanose do fumante

Axéll T, Hedin CA. Epidemiologic study of excessive oral melanin pigmentation with special reference to the influence of tobacco habits. *Scand J Dent Res.* 1982;90:434-442.

Hanioka T, Tanaka K, Ojima M, et al. Association of melanin pigmentation in the gingiva of children with parents who smoke. *Pediatrics.* 2005;116:e186-e190.

Hedin CA, Axéll T. Oral melanin pigmentation in 467 Thai and Malaysian people with special emphasis on smoker's melanosis. *J Oral Pathol Med.* 1991;20:8-12.

Hedin CA, Pindborg JJ, Axéll T. Disappearance of smoker's melanosis after reducing smoking. *J Oral Pathol Med.* 1993;22:228-230.

Sridharan S, Ganiger K, Satyanarayana A, et al. Effect of environmental tobacco smoke from smoker parents on gingival pigmentation in children and young adults: a cross-sectional study. *J Periodontol.* 2011;82: 956-962.

9
Doenças Alérgicas e Imunológicas

Estomatite aftosa recorrente, 206
Estomatite aftosa do tipo menor, 206
Estomatite aftosa do tipo maior, 206
Estomatite aftosa herpetiforme, 208
Síndrome de Behçet, 208
Papilite lingual transitória, 210
Estomatite alérgica de contato aos dentifrícios, 210
Reações liquenoides orais ao amálgama, 212
Sarcoidose oral, 212
Granulomatose orofacial, 214
Granulomatose com poliangiite (granulomatose de Wegener), 216
Angioedema, 216
Reações medicamentosas crônicas da mucosa, 218
Estomatite de contato ao aldeído cinâmico, 220

Estomatite aftosa recorrente

A **estomatite aftosa recorrente** representa uma das lesões intraorais mais comuns, com uma prevalência relatada de aproximadamente 20%. As lesões parecem ser uma reação imunomediada na qual a destruição da mucosa é causada por linfócitos T citotóxicos (CD8+). Foi descrita uma ampla variedade de elementos deflagradores que podem ser categorizados em um dos três grupos: sensibilidade antigênica, mucosa adelgaçada ou desregulação imunológica. Diferentemente da infecção por herpes-vírus (HSV) intraoral recorrente, as lesões ocorrem quase exclusivamente na mucosa não aderida ao osso. Terapias comuns para casos leves incluem anestésicos tópicos, agentes oclusivos ou de revestimento, cauterização química, cauterização a *laser*, antissépticos (p. ex., gliconato de clorexidina), soluções antibióticas (p. ex., tetraciclina ou minociclina) e enxaguatórios e géis de corticosteroides. As opções terapêuticas para formas graves incluem corticosteroides sistêmicos, colchicina, dapsona, talidomida, pentoxifilina, anticorpos monoclonais diretamente contra o fator de necrose tumoral e muitos outros. Três variantes clínicas são observadas: menor, maior e herpetiforme.

Estomatite aftosa do tipo menor

Figuras 9.1 e 9.2

A **estomatite aftosa do tipo menor** é, sem dúvida, a variante mais comum, representando o padrão relatado em mais de 80% dos pacientes afetados. A lesão muitas vezes começa como uma mácula avermelhada dolorosa à palpação, que evolui para uma úlcera amarelada extremamente dolorosa, circundada por uma borda eritematosa. As ulcerações variam de 3 a 10 mm de diâmetro e tipicamente cicatrizam entre 7 e 14 dias. Embora a estomatite aftosa menor possa aparecer como doença difusa, a maioria dos pacientes apresenta de uma a cinco lesões por episódio. Aftas do tipo menor podem ocorrer em qualquer idade, mas são mais frequentes em crianças e adultos jovens. A frequência de recorrência é extremamente variável.

Estomatite aftosa do tipo maior

Figura 9.3

A **estomatite aftosa do tipo maior** (*doença de Sutton, periadenite mucosa necrótica recorrente* [*PMNR*]) é muito menos comum do que a variante menor e é observada em 10 a 15% dos pacientes afetados. As lesões variam de 1 a 3 cm de diâmetro, demoram de 2 a 6 semanas para desaparecer e tendem a deixar cicatrizes. Os episódios tendem a surgir após a puberdade e, muitas vezes, persistem por décadas, a menos que um fator deflagrador associado possa ser eliminado. Em comparação com as aftas menores, as aftas maiores são mais resistentes ao tratamento e, muitas vezes, exigem terapias mais potentes, tópica ou sistêmica.

Capítulo 9 Doenças Alérgicas e Imunológicas   207

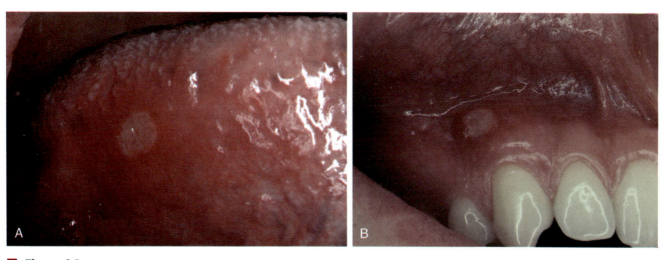

■ **Figura 9.1**
Estomatite aftosa do tipo menor
A. Zona amarela focal de ulceração com eritema circundante na borda lateral da língua do lado direito. **B.** Zona focal de ulceração observada no vestíbulo anterior da maxila, lado direito.

■ **Figura 9.2**
Estomatite aftosa do tipo menor
Ulcerações múltiplas na superfície dorsal da língua.

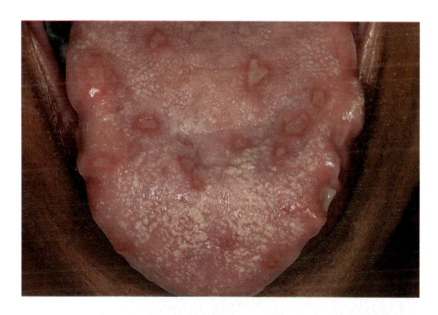

■ **Figura 9.3**
Estomatite aftosa do tipo maior
Grande ulceração na mucosa do palato mole, lado direito.

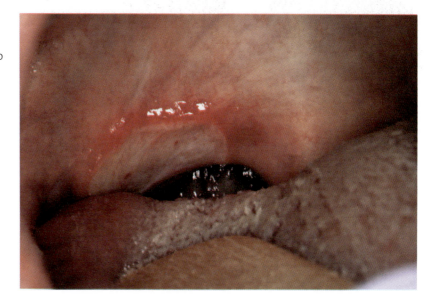

Estomatite aftosa herpetiforme

Figura 9.4

A **estomatite aftosa herpetiforme** é a variante menos comum da estomatite aftosa, representando o padrão observado em uma associação com o herpes-vírus simples (HSV). Esta nomenclatura foi escolhida porque o padrão de ulceração da mucosa se assemelha ao observado na infecção por HSV. No entanto, esses dois distúrbios podem ser separados facilmente pela distribuição anatômica. As aftas tendem a não acometer a mucosa intraoral ligada ao osso, queratinizada. Em contraste, a infecção primária pelo HSV demonstra consistentemente envolvimento gengival difuso e altamente sintomático, enquanto a infecção por HSV intraoral recorrente tende a afetar a gengiva inserida ou o palato duro. As aftas herpetiformes individuais são pequenas, com um diâmetro de 1 a 3 mm. Em contraste com as outras variantes, o número de úlceras por recorrência tende a ser alto, muitas vezes chegando até 100. As lesões costumam cicatrizar em 7 a 10 dias, mas as recidivas geralmente ocorrem em um curto espaço de tempo. As ulcerações tendem a se apresentar como doença leve, que responde à corticoterapia tópica. Habitualmente é preferível a utilização de uma suspensão oral líquida a um gel por causa da ampla distribuição das lesões.

Síndrome de Behçet

Figuras 9.5 e 9.6

Em 1937 um dermatologista turco, Hulusi Behçet, descreveu uma síndrome caracterizada por ulcerações orais recorrentes, ulcerações genitais e uveíte. Com o tempo, tornou-se claro que a **síndrome de Behçet** é uma doença mais disseminada com potencial envolvimento cutâneo, articular, vascular, cardíaco, pulmonar, gastrintestinal e neurológico. Embora a causa seja desconhecida, foi teorizado que o distúrbio representa uma resposta imune anormal desencadeada por uma reação cruzada de um ou mais agentes infecciosos com os tecidos do hospedeiro, de um indivíduo geneticamente predisposto. HLA B51 tem sido fortemente associado à doença. Embora a síndrome seja vista em todo o mundo, a prevalência é mais alta ao longo da antiga *rota da seda*, estendendo-se do Japão às nações do Oriente Médio e do Mediterrâneo, com a maior frequência observada na terra natal de Behçet, a Turquia.

As úlceras orais parecem semelhantes às aftas dos tipos menor, maior ou herpetiforme e exibem predileção pelo palato mole e pela orofaringe. As úlceras genitais frequentemente envolvem os grandes lábios e o escroto. As alterações cutâneas mais comuns são lesões do tipo eritema nodoso ou papulo-pustulares. Dois conjuntos de critérios para diagnóstico são utilizados. O primeiro requer úlceras orais recorrentes mais dois dos seguintes: (1) úlceras genitais recorrentes, (2) envolvimento ocular, (3) lesões cutâneas ou (4) patergia positiva (resposta anormal da pele a picada de agulha estéril). O outro utiliza um sistema de pontos, com um total de 4 pontos necessários para o diagnóstico definitivo. As lesões orais, genitais e oculares recebem 2 pontos cada, enquanto as lesões de pele, o envolvimento vascular, as manifestações neurológicas e o teste de patergia positiva recebem, cada um, 1 ponto.

■ **Figura 9.4**
Estomatite aftosa herpetiforme
Numerosas pequenas ulcerações e grupos de ulcerações coalescidas observadas na mucosa labial superior.

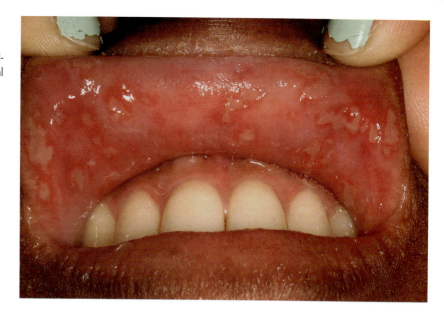

■ **Figura 9.5**
Síndrome de Behçet
Ulceração grande e profunda na mucosa jugal esquerda.

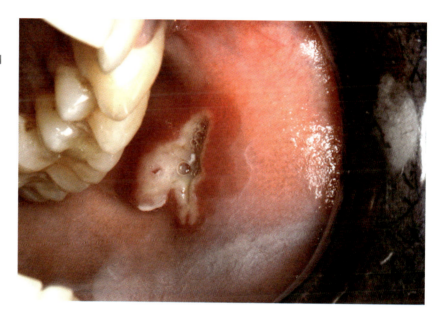

■ **Figura 9.6**
Síndrome de Behçet
Ulceração no escroto.

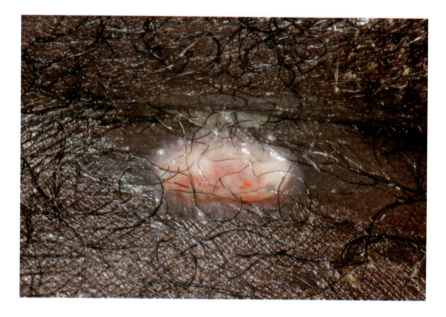

Papilite lingual transitória

Figuras 9.7 e 9.8

Papilite lingual transitória consiste em aumento agudo e temporário de uma ou mais papilas fungiformes. Embora a causa não seja conhecida, o processo tem sido associado a irritação crônica, lesão térmica, uso abusivo de tabaco ou álcool, alimentos condimentados ou ácidos, alergias, distúrbios gastrintestinais, alterações hormonais cíclicas, falta de sono e estresse.

O processo pode ser localizado em uma ou várias papilas em uma área isolada ou generalizada com numerosas papilas alteradas envolvendo uma porção significativa da língua. As papilas alteradas parecem eritematosas, brancas ou amarelas e podem ou não ser dolorosas. Na maioria dos pacientes, as papilas são dolorosas e exibem hiperplasia inflamatória. Casos do padrão generalizado que são transmitidos para outros membros da família têm sido relatados. Em contraste com as variantes sintomáticas mais comuns, existe uma variante papuloqueratótica generalizada em que as papilas alteradas são indolores e esbranquiçadas devido à hiperparaqueratose sobrejacente.

As variantes sintomáticas da papilite lingual transitória geralmente desaparecem em 4 dias. Alguns pacientes admitiram a remoção das lesões com cortadores de unha. Além da eliminação de qualquer fator predisponente, as terapias recomendadas incluem anestésicos tópicos, agentes de revestimento e corticosteroides tópicos. Além da eliminação de quaisquer fatores predisponentes, as terapias recomendadas incluem anestésicos locais, agentes de revestimento, enxaguatórios bucais com antissépticos e corticosteroides tópicos.

Estomatite alérgica de contato aos dentifrícios

Figura 9.9

A **estomatite alérgica de contato intraoral** (*estomatite venenata*) surge de uma ampla variedade de antígenos. Quando secundária a um ingrediente do dentifrício, a apresentação mais comum é queilite com ou sem eczema da pele perioral. Os lábios afetados ficam ressecados e frequentemente demonstram eritema leve, rachaduras ou fissuras leves. Menos frequentemente, pode ocorrer eritema, edema, ulceração focal ou áreas de erosão na gengiva, na língua ou em outras superfícies mucosas. Ocasionalmente, a mucosa jugal e os vestíbulos apresentam descamação assintomática das camadas superficiais do epitélio.

Reações ao dentifrício ocorrem em ambos os sexos, mas demonstram uma predominância pelo sexo feminino. A duração do uso antes do reconhecimento das alterações da mucosa pode variar de menos de 2 semanas a vários anos. Na maioria dos pacientes afetados, as alterações desaparecem com a substituição do dentifrício por bicarbonato convencional ou por um dentifrício sem aromatizantes, conservantes e lauril sulfato de sódio.

Figura 9.7
Papilite lingual transitória
Papilas fungiformes aumentadas, amareladas e dolorosas na face dorsal anterior da língua do lado direito.

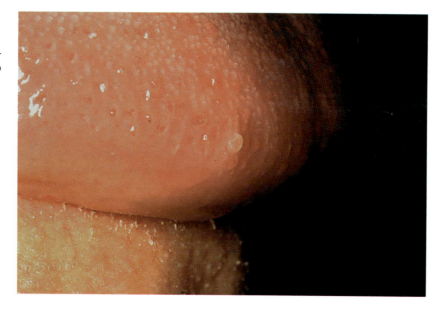

Figura 9.8
Papilite lingual transitória
Numerosas papilas fungiformes aumentadas e dolorosas da superfície dorsal da língua no lado direito. (Cortesia do Dr. Courtney Shelbourne.)

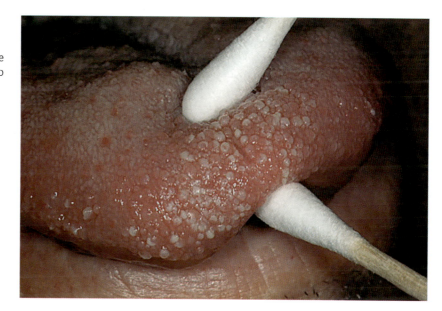

Figura 9.9
Estomatite alérgica de contato aos dentifrícios
Tiras brancas, finas e removíveis de epitélio descamado observadas no vestíbulo mandibular do lado esquerdo.

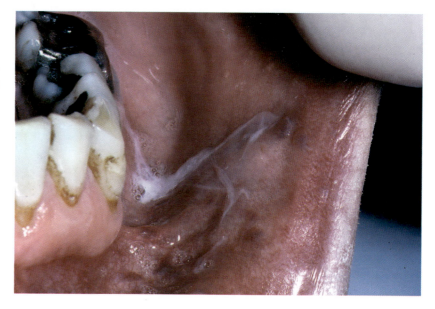

Reações liquenoides orais ao amálgama

Figura 9.10

As **reações liquenoides orais** são lesões nas mucosas que se assemelham clínica e microscopicamente ao líquen plano, mas podem estar associadas a um fator etiológico específico. Causas frequentemente mencionadas incluem outras doenças sistêmicas, reações medicamentosas, alergias alimentares e contato das mucosas com restaurações dentárias. Uma ampla variedade de materiais dentários pode resultar em reações liquenoides de contato, mas os amálgamas estão implicados na grande maioria dos casos. O teste cutâneo de contato com os metais que compõem o amálgama provou ser inconsistentemente positivo, possivelmente porque alguns exemplos são secundários ao efeito irritante local do mercúrio, em vez de uma alergia sistêmica.

Embora o líquen plano e algumas outras reações liquenoides frequentemente sejam migratórias, simétricas e bilaterais, as reações liquenoides ao amálgama são, tipicamente, não migratórias e localizadas no local do contato. A mucosa alterada pode apresentar placas vermelhas ou brancas, com ou sem estrias e erosão. Embora muitos pacientes afetados relatem melhora rápida após a remoção do amálgama, algumas lesões demoram vários meses para desaparecer.

Sarcoidose oral

Figuras 9.11 e 9.12

A **sarcoidose** é uma doença sistêmica caracterizada por inflamação granulomatosa não caseosa. O distúrbio é idiopático; entretanto, evidências sugerem que o processo representa uma resposta imune anormal a agentes infecciosos ou ambientais em indivíduos geneticamente predispostos.

Embora qualquer local anatômico possa ser afetado, pulmões, linfonodos, pele e olhos são mais acometidos. As lesões orais são incomuns, mas, quando presentes, podem levar ao diagnóstico inicial. Qualquer local da mucosa pode ser afetado, apresentando-se como uma mácula (marrom-avermelhada, púrpura ou de cor normal), pápula ou massa submucosa. Também podem ser observadas lesões intraósseas que se apresentam como radiotransparências mal definidas associadas à perda dos dentes.

Visto que resolução espontânea ocorre na maioria dos pacientes com sarcoidose, a terapia sistêmica é reservada para doença grave ou progressiva. Os corticosteroides são terapia de primeira linha, seguidos por outros medicamentos imunossupressores ou antimaláricos. Quando localizadas, as lesões da mucosa oral frequentemente são excisadas cirurgicamente, enquanto as lesões ósseas são curetadas.

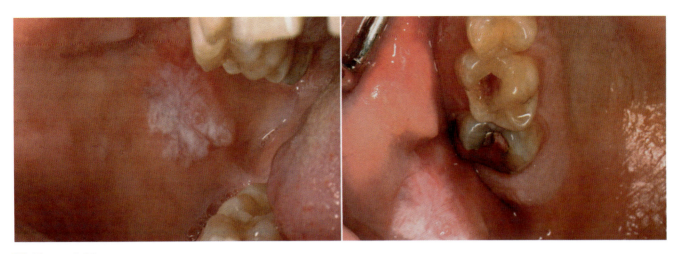

■ **Figura 9.10**
Reação liquenoide ao amálgama
Placas brancas irregulares na mucosa jugal direita em contato com uma grande restauração de amálgama no segundo molar superior direito.

■ **Figura 9.11**
Sarcoidose
Máculas vermelho-acastanhadas no palato mole.

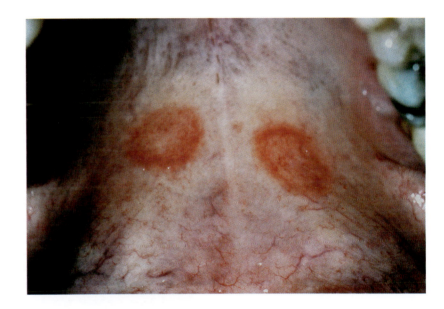

■ **Figura 9.12**
Sarcoidose
Radiotransparência mal definida associada ao primeiro molar superior direito. (Cortesia do Dr. Chad Matthews.)

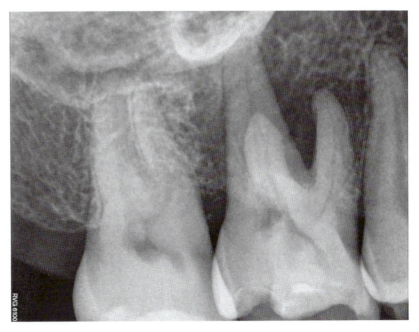

Granulomatose orofacial

Figuras 9.13 a 9.16

A **granulomatose orofacial** refere-se a edemas orofaciais decorrentes de inflamação granulomatosa sem doença local ou sistêmica previamente diagnosticada. O distúrbio não deve ser considerado um diagnóstico final, mas um sinal potencial de um processo subjacente e ainda não descoberto. Após o patologista ter procurado por material estranho, corado para micobactérias e fungos profundos, é preciso investigar o paciente a procura de patologias sabidamente associadas à inflamação granulomatosa, como focos locais de infecção, alergias alimentares, beriliose, doença de Crohn, sarcoidose, granulomatose com poliangiite (granulomatose de Wegener) e doença granulomatosa crônica.

Embora a granulomatose orofacial possa surgir em qualquer idade, os adultos jovens são os mais afetados. Em crianças pequenas, a condição geralmente está associada à doença de Crohn, embora os sinais/sintomas intestinais só apareçam anos depois. Quando a granulomatose orofacial é observada em associação com a doença de Crohn, as manifestações gastrintestinais são frequentemente panentéricas e mais graves do que as observadas em pacientes sem envolvimento oral.

A apresentação clínica mais comum é o aumento indolor dos lábios. O envolvimento labial isolado foi denominado *queilite granulomatosa* ou *queilite de Miescher*. Quando o aumento labial se acompanha de paralisia facial e língua fissurada, a tríade denomina-se *síndrome de Melkersson-Rosenthal*. A granulomatose orofacial também pode estar associada a hiperplasia gengival, mucosa jugal com aspecto de calçada de paralelepípedos e dobras hiperplásicas lineares vestibulares, frequentemente com ulceração associada.

O tratamento primário deve ser direcionado para a identificação e o manejo apropriado de qualquer distúrbio associado subjacente. Se as avaliações locais e sistêmicas completas não identificarem uma causa subjacente, podem ser administradas injeções intralesionais de triancinolona ou corticosteroides sistêmicos.

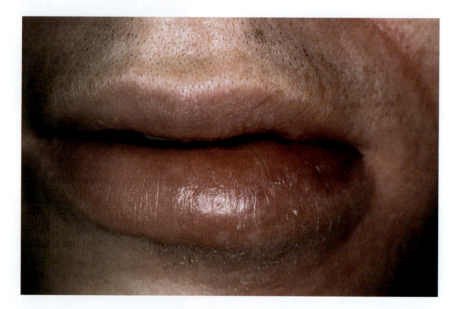

■ **Figura 9.13**
Granulomatose orofacial
Lábio inferior cronicamente aumentado.

Capítulo 9 Doenças Alérgicas e Imunológicas   215

■ **Figura 9.14**
Granulomatose orofacial
Dobras hiperplásicas de tecido envolvendo a mucosa vestibular superior e inferior e a gengiva. (Cortesia do Dr. Steven Anderson.)

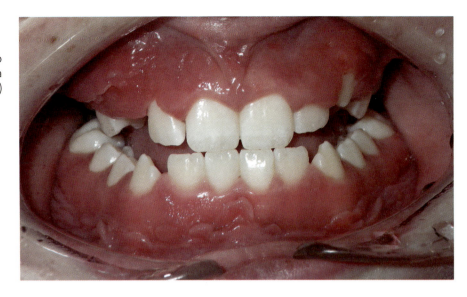

■ **Figura 9.15**
Granulomatose orofacial
Aumento difuso proeminente do lábio inferior.

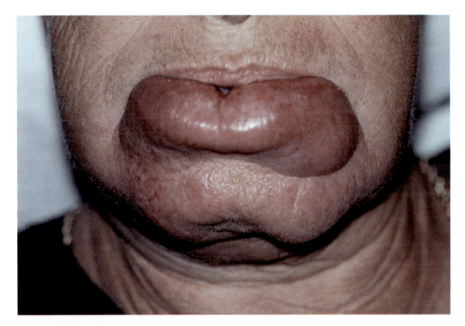

■ **Figura 9.16**
Granulomatose orofacial
Mesma paciente da Figura 9.15 após tratamento com triancinolona intralesional.

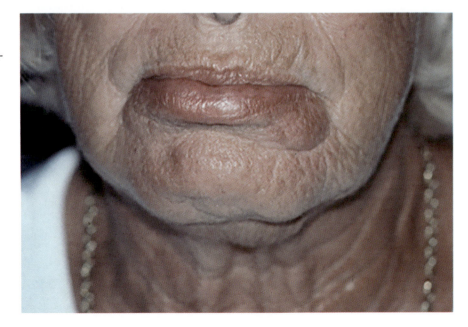

Granulomatose com poliangiite (granulomatose de Wegener)

Figuras 9.17 e 9.18

A **granulomatose com poliangiite** (*granulomatose de Wegener*) é uma vasculite sistêmica, necrosante e granulomatosa que afeta os vasos sanguíneos de pequeno e médio calibre. Dois padrões principais são observados: (1) uma forma clássica que afeta os rins e as vias respiratórias superiores e inferiores; e (2) uma forma localizada limitada ao sistema respiratório superior e/ou inferior. Aproximadamente 85% dos pacientes afetados demonstram anticorpos contra citoplasma de neutrófilos dirigidos contra a proteinase 3 (PR3-ANCA, antes denominada *C-ANCA*), com frequência mais alta observada em pacientes com doença generalizada.

As lesões orais são incomuns, mas podem preceder outras manifestações e levar ao diagnóstico precoce. Os padrões de envolvimento oral incluem ulcerações clinicamente inespecíficas, nódulos nas mucosas labiais, perfuração palatina e "gengivite moriforme". A gengivite moriforme é um padrão clinicamente distinto de hiperplasia que demonstra uma superfície finamente papular criada por curtas e numerosas projeções bulbosas, hemorrágicas e friáveis.

A doença é grave e 90% dos pacientes não tratados com envolvimento renal morrem nos 2 anos seguintes ao diagnóstico. Portanto, diagnóstico e tratamento precoces são essenciais. O tratamento depende da gravidade da doença e geralmente consiste em corticosteroides sistêmicos combinados com ciclofosfamida, metotrexato, rituximabe ou outros agentes. Com tratamento apropriado, remissão prolongada é alcançada em até 75% dos pacientes, mas as recorrências são comuns sem tratamento de manutenção.

Angioedema

Figura 9.19

Angioedema refere-se ao início agudo de edema difuso, que afeta mais comumente os tecidos moles subcutâneos e submucosos. A causa mais comum é uma reação alérgica que desencadeia a desgranulação dos mastócitos com liberação de histamina. Outros fatores desencadeantes não relacionados à liberação de histamina incluem os efeitos colaterais dos inibidores da enzima conversora da angiotensina, uso do ativador do plasminogênio tecidual, alterações hereditárias na via do complemento, doenças linfoproliferativas e autoimunidade adquirida contra o inibidor de C1 (primeiro estágio da cascata do complemento).

O angioedema manifesta-se como tumefação depressível e indolor de início rápido nos tecidos moles. Na região de cabeça e pescoço, a face, os lábios, a língua, o assoalho da boca, a faringe e a laringe podem ser afetados. O processo é potencialmente fatal, devido à possibilidade de comprometimento das vias respiratórias. O tratamento depende da causa subjacente e os fatores desencadeantes conhecidos devem ser evitados. O tratamento clássico para casos associados a alergias inclui anti-histamínicos e corticosteroides, que são frequentemente combinados com epinefrina. Pacientes com deficiência hereditária ou adquirida de inibidor de C1 frequentemente respondem a inibidores de C1 e antagonistas de bradicinina como o icatibanto.

■ **Figura 9.17**
Granulomatose com poliangiite
Gengiva hiperplásica e hemorrágica observada na face vestibular mandibular do lado esquerdo. Também se vê uma área necrótica de ulceração na gengiva vestibular dos pré-molares superiores direitos. (Cortesia do Dr. James Wilson.)

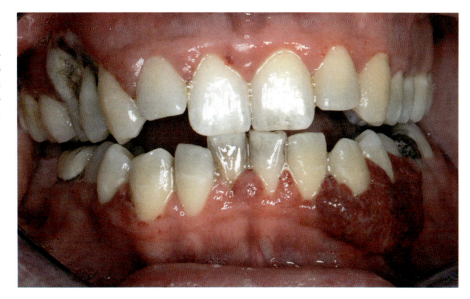

■ **Figura 9.18**
Granulomatose com poliangiite
Paciente edêntulo com hiperplasia difusa, irregular e hemorrágica da mucosa alveolar superior e do palato. (Cortesia do Dr. Woodrow Merritt.)

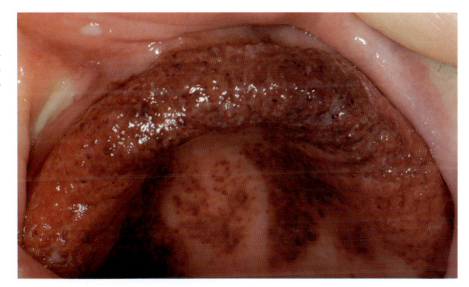

■ **Figura 9.19**
Angioedema
Aumento de volume difuso do lábio inferior. Esse edema surgiu rapidamente durante o tratamento odontológico em um paciente que tomava um inibidor da enzima conversora de angiotensina. O edema não respondeu ao anti-histamínico e à epinefrina.

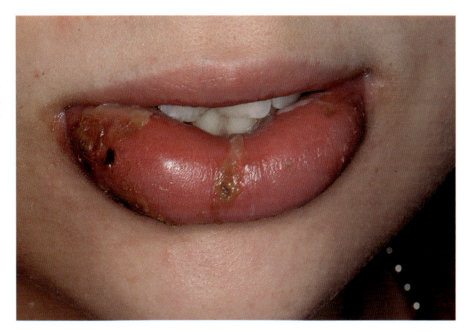

Reações medicamentosas crônicas da mucosa

Figuras 9.20 a 9.23

Como consequência do envelhecimento da população e da grande utilização de medicações, **reações medicamentosas** não são incomuns. O uso de dois medicamentos por paciente está correlacionado com um risco de 6% de aparecimento de uma reação medicamentosa adversa. Se o número de medicamentos aumentar para cinco, o risco aumenta para 50%, enquanto oito ou mais medicamentos estão associados a quase 100% de chance de reação adversa. A alteração da mucosa oral secundária a um medicamento é denominada *estomatite medicamentosa*. Os padrões de danos nas mucosas variam quase tanto quanto o número de medicamentos que provocam as alterações. As reações medicamentosas podem mimetizar ulcerações aftosas, líquen plano, penfigoide, pênfigo, lúpus eritematoso e muitos outros padrões menos comuns de doença da mucosa.

Ao investigar a possibilidade de reação medicamentosa, muitos profissionais revisam listas de medicamentos que podem ser ofensivos, mas essa pode ser uma abordagem ineficiente. Devido ao crescente número de novos medicamentos, a maioria das listas está desatualizada antes de serem publicadas. A melhor abordagem é obter a lista de medicamentos utilizados pelo paciente e investigar cada medicamento em um programa de referência de medicamentos que inclua não apenas as reações comuns, mas também uma revisão completa de toda a literatura relacionada a cada medicamento suspeito.

As reações medicamentosas crônicas da mucosa podem desaparecer após a interrupção do medicamento, mas corticosteroides tópicos frequentemente são necessários para resolução completa. Se a medicação não puder ser interrompida por motivos de saúde, o controle muitas vezes é muito difícil, mesmo com a utilização de corticosteroide apropriado.

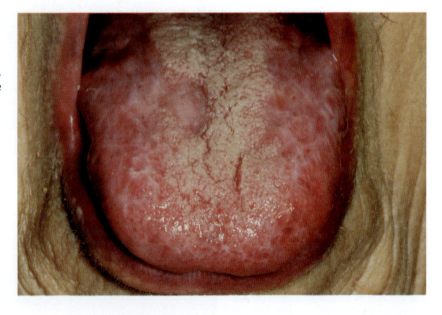

■ **Figura 9.20**
Reação medicamentosa crônica da mucosa
Estrias brancas difusas da superfície dorsal da língua, que acabaram se revelando uma reação liquenoide ao alopurinol.

Figura 9.21
Reação medicamentosa crônica da mucosa
Grande zona de erosão com atrofia circundante e estrias reticulares da mucosa jugal direita, que foi diagnosticada como sendo uma reação medicamentosa liquenoide à metformina. (Cortesia do Dr. Matthew Marshall.)

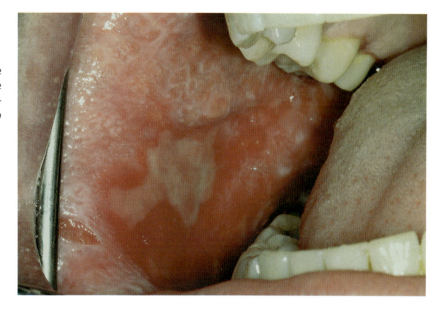

Figura 9.22
Reação medicamentosa crônica da mucosa
Estrias no vermelhão do lábio inferior e atrofia eritematosa da gengiva vestibular mandibular, que foi diagnosticada como reação liquenoide à estatina.

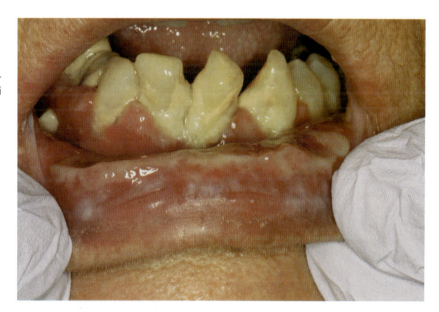

Figura 9.23
Reação medicamentosa crônica da mucosa
O mesmo paciente da Figura 9.22 após a descontinuação da estatina.

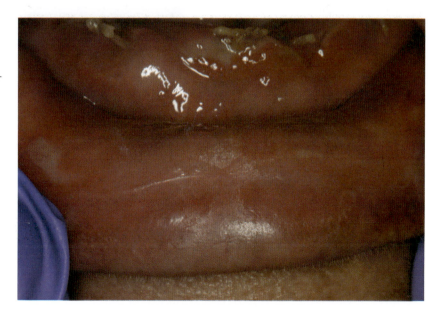

Estomatite de contato ao aldeído cinâmico

Figuras 9.24 a 9.27

O **aldeído cinâmico** foi classificado como o 20º alérgeno mais comum pelo North American Contact Dermatitis Group. Essa forma artificial de canela é um agente aromatizante utilizado em alimentos, doces, chicletes, protetor labial, enxaguatório bucal, dentifrício e fio dental. Reações ao tempero natural são raras, mas podem ocorrer.

As características das reações intraorais à canela variam amplamente devido aos diversos métodos de liberação do aldeído cinâmico. A mucosa alterada pode ser eritematosa, branca, espessada, vesicular, ulcerada ou descamada. Queimação ou edema nas mucosas é uma manifestação ocasional. Quando a mucosite ocorre apenas em uma área localizada, com frequência está relacionada a agentes como doces ou goma de mascar. Quando as alterações da mucosa são mais difusas, muitas vezes um dentifrício ou enxaguatório estão envolvidos.

Um padrão clássico associado ao uso de chicletes de canela apresenta-se na mucosa jugal em um padrão linear que coincide com o plano oclusal. A borda lateral de língua adjacente frequentemente está afetada da mesma forma. Muitas vezes, as alterações clínicas assemelham-se ao *morsicatio*, mas a queimação associada é um indício importante para o diagnóstico apropriado.

O tratamento apropriado é óbvio: parar de utilizar o produto que contém canela e evitar outros itens que possam conter o alérgeno. A resolução completa é, com frequência, rápida, mas pode demorar até 3 semanas. Raramente, formas graves exigem o uso de corticosteroides tópicos por curtos períodos.

■ **Figura 9.24**
Estomatite de contato ao aldeído cinâmico
Lesão branca linear com eritema circundante em paciente cuja queixa principal era sensação de ardor (queimação) na mucosa. O paciente mastigava dois pacotes de goma de canela todos os dias e as alterações da mucosa desapareceram após o abandono do hábito.

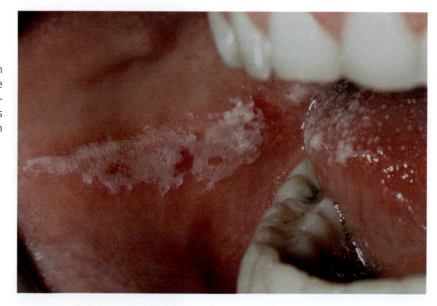

■ **Figura 9.25**
Estomatite de contato ao aldeído cinâmico
O mesmo paciente mostrado na Figura 9.24 com uma alteração branca na borda lateral direita da língua que estava associada à sensação de queimação na mucosa.

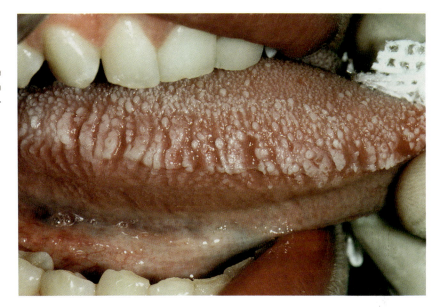

■ **Figura 9.26**
Estomatite de contato ao aldeído cinâmico
Placa branca linear com eritema da mucosa circundante na mucosa jugal esquerda.

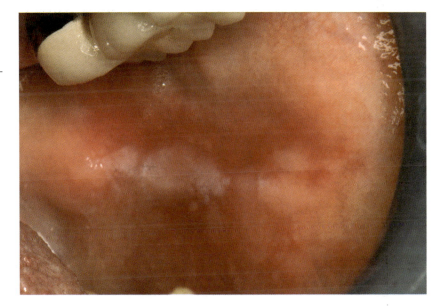

■ **Figura 9.27**
Estomatite de contato ao aldeído cinâmico
O mesmo paciente da Figura 9.26 mostra resolução da lesão após deixar de mascar chicletes de canela.

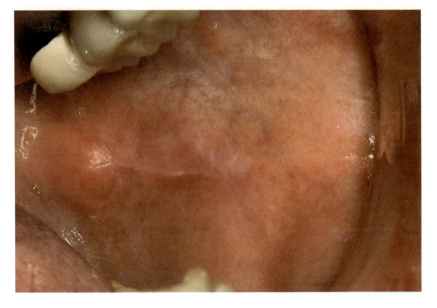

Bibliografia

Ulcerações aftosas

Ranganath SP, Pai A. Is optimal management of recurrent aphthous stomatitis possible? A reality check. *J Clin Diagn Res*. 2016;10:ZE8–ZE13.

Scully C, Porter S. Oral mucosal disease: recurrent aphthous stomatitis. *Br J Oral Maxillofac Surg*. 2008;46:198–206.

Ship JA. Recurrent aphthous stomatitis: an update. *Oral Surg Oral Med Oral Pathol Oral Radiol Endod*. 1996;81:141–147.

Tarakji B, Gazal G, Al-Maweri SA, et al. Guidelines for the diagnosis and treatment of recurrent aphthous stomatitis for dental practitioners. *J Int Oral Health*. 2015;7:74–80.

Vincent SD, Lilly GE. Clinical, historic, and therapeutic features of aphthous stomatitis: literature review and open clinical trial employing steroids. *Oral Surg Oral Med Oral Pathol*. 1992;74:79–86.

Síndrome de Behçet

Alpsoy E. Behçet disease: a comprehensive review with a focus on epidemiology, etiology and clinical features, and management of mucocutaneous disease. *J Dermatol*. 2016;43:620–632.

Helm TN, Camisa C, Allen C, et al. Clinical features of Behçet's disease: report of four cases. *Oral Surg Oral Med Oral Pathol*. 1991;72:30–34.

Nair JR, Moots RJ. Behçet's disease. *Clin Med*. 2017;17:71–77.

Yazici Y, Yurdakul S, Yasici H. Behçet's syndrome. *Curr Rheumatol Rep*. 2010;12:429–435.

Papilite lingual transitória

Brannon RB, Flaitz CM. Transient lingual papillitis: a papulokeratotic variant. *Oral Surg Oral Med Oral Pathol Oral Radiol Endod*. 2003;96:187–191.

Kalogirou E-M, Tosios KI, Nititakis NG, et al. Transient lingual papillitis: a retrospective study of 11 cases and review of the literature. *J Clin Exp Dent*. 2017;9:e157–e162.

Kornerup IM, Senye M, Peters E. Transient lingual papillitis. *Quintessence*. 2016;47:871–875.

Whitaker SB, Krupa JJ, Singh BB. Transient lingual papillitis. *Oral Surg Oral Med Oral Pathol Oral Radiol Endod*. 1996;82:441–445.

Estomatite alérgica de contato aos dentifrícios

Berton F, Stacchi C, Bussani R, et al. Toothpaste-induced oral mucosal desquamation. *Dermatitis*. 2017;28:162–163.

de Groot A. Contact allergy to (ingredients of) toothpaste. *Dermatitis*. 2017;28:95–114.

Macdonald JB, Tobin CA, Burkemper NM, et al. Oral leukoedema with mucosal desquamation caused by toothpaste containing sodium lauryl sulfate. *Cutis*. 2016;97:e4–e5.

Reações liquenoides orais ao amálgama

Finne K, Göransson K, Winckler L. Oral lichen planus and contact allergy to mercury. *Int J Oral Surg*. 1982;11:236–239.

Henriksson E, Mattsson U, Håkansson J. Healing of lichenoid reactions following removal or amalgam. A clinical follow-up. *J Clin Periodontol*. 1995;22:287–294.

Luiz AC, Hirota SK, Dal Vechio A, et al. Diagnosing oral lichenoid contact reaction: clinical judgment versus skin-patch test. *Minerva Stomatol*. 2012;61:311–317.

Sharma R, Handa S, De D, et al. Role of dental restoration materials in oral mucosal lichenoid lesions. *Indian J Dermatol Venereol Leprol*. 2015;81:478–484.

Suter VGA, Warnakulasuriya S. The role of patch testing in the management of oral lichenoid lesions. *J Oral Pathol Med*. 2016;45:48–57.

Thornhill MH, Pemberton MN, Simmons RK, et al. Amalgam-contact hypersensitivity lesions and oral lichen planus. *Oral Surg Oral Med Oral Pathol Oral Radiol Endod*. 2003;95:291–299.

Sarcoidose oral

Bouaziz A, Le Scanff J, Chapelon-Abric C, et al. Oral involvement in sarcoidosis: report of 12 cases. *Q J Med*. 2012;105:755–767.

Kasamatsu A, Kanazawa H, Watanabe T, et al. Oral sarcoidosis: report of a case and review of the literature. *J Oral Maxillofac Surg*. 2007;65:1256–1259.

Poate TWJ, Sharma R, Moutasim KA, et al. Orofacial presentations of sarcoidosis – a case series and review of the literature. *Br Dent J*. 2008;205:437–442.

Suresh L, Radfar L. Oral sarcoidosis: a review of the literature. *Oral Dis*. 2005;11:138–145.

Granulomatose orofacial

Fedele S, Fung PPL, Bamashmous N, et al. Long-term effectiveness of intralesional triamcinolone acetonide therapy in orofacial granulomatosis: an observational cohort study. *Brit J Dermatol*. 2014;170:794–801.

Gale G, Sigurdsson GV, Östman S, et al. Does Crohn's disease with concomitant orofacial granulomatosis represent a distinctive disease subtype? *Inflamm Bowel Dis*. 2016;22:1071–1077.

Grave B, McCullough M, Wiesenfeld D. Orofacial granulomatosis – a 20-year review. *Oral Dis*. 2009;15:46–51.

Miest R, Bruce A, Rogers RS. Orofacial granulomatosis. *Clin Dermatol*. 2016;34:505–513.

Tilakaratne WM, Freysdottir J, Fortune F. Orofacial granulomatosis: review on aetiology and pathogenesis. *J Oral Pathol Med*. 2008;37:191–195.

Wiesenfeld D, Ferguson M, Mitchell D, et al. Oro-facial granulomatosis – a clinical and pathologic analysis. *Q J Med*. 1985;54:101–113.

Granulomatose com poliangiite

Allen CM, Camisa C, Salewski C, et al. Wegener's granulomatosis: report of three cases with oral lesions. *J Oral Maxillofac Surg*. 1991;49:294–298.

Knight JM, Hayduk MJ, Summerlin D-J. "Strawberry" gingival hyperplasia: a pathognomonic mucocutaneous finding in Wegener's granulomatosis. *Arch Dermatol*. 2000;136:171–173.

Stewart C, Cohen D, Bhattacharyya I, et al. Oral manifestations of Wegener's granulomatosis: a report of three cases and a literature review. *J Am Dent Assoc*. 2007;138:338–348.

Weed LW Jr, Coffey SA. Wegener's granulomatosis. *Oral Maxillofac Surg Clin North Am*. 2008;20:643–649.

Angioedema

Bas M, Greve J, Stelter K, et al. A randomized trial of icatibant in ACE-inhibitor-induced angioedema. *N Engl J Med*. 2015;372:418–425.

Greaves M, Lawlor F. Angioedema: manifestations and management. *J Am Acad Dermatol*. 1991;25:155–165.

Megerian CA, Arnold JE, Berer M. Angioedema: 5 years' experience, with a review of the disorder's presentation and treatment. *Laryngoscope*. 1992;102:256–260.

Pahs L, Droege C, Kneale H, et al. A novel approach to the treatment of orolingual angioedema after tissue plasminogen activator administration. *Ann Emerg Med*. 2016;68:345–348.

Rees SR, Gibson J. Angioedema and swellings of the orofacial region. *Oral Dis*. 1997;3:39–42.

Reações medicamentosas crônicas da mucosa

Femiano F, Lanza A, Buonaiuto C, et al. Oral manifestations of adverse drug reactions: guidelines. *J Eur Acad Dermatol Venereol*. 2008;22:681–691.

Parks ET. Disorders affecting the oral cavity. Lesions associated with drug reactions. *Dermatol Clin*. 1996;14:327–337.

Seymour RA, Rudralingham M. Oral and dental adverse drug reactions. *Periodontol*. 2008;46:9–26.

Wright JM. Oral manifestations of drug reactions. *Dent Clin North Am*. 1984;28:529–543.

Estomatite de contato ao aldeído cinâmico

Allen CM, Blozis GG. Oral mucosal reactions to cinnamon-flavored chewing gum. *J Am Dent Assoc*. 1988;116:664–667.

Drake TE, Maibach HI. Allergic contact dermatitis and stomatitis caused by a cinnamic aldehyde-flavored toothpaste. *Arch Dermatol*. 1976;112:202–203.

Endo H, Rees TD. Clinical features of cinnamon-induced contact stomatitis. *Compend Contin Educ Dent*. 2006;27:403–409.

Isaac-Renton M, Li MK, Parsons LM. Cinnamon spice and everything not nice: many features of intraoral allergy to cinnamic aldehyde. *Dermatitis*. 2015;26:116–121.

Miller RL, Gould AR, Bernstein ML. Cinnamon-induced stomatitis venenataL clinical and characteristic histopathologic features. *Oral Surg Oral Med Oral Pathol*. 1992;73:708–716.

10

Patologia Epitelial

Papiloma escamoso, 224
Verruga vulgar (verruga comum), 224
Condiloma acuminado, 226
Hiperplasia epitelial multifocal (doença de Heck, hiperplasia epitelial focal), 226
Papilomas nasossinusais, 226
Molusco contagioso, 228
Xantoma verruciforme, 228
Queratose seborreica, 230
Dermatose papulosa negra, 230
Hiperplasia sebácea, 230
Mácula melanótica oral (melanose focal oral), 232
Síndrome de Laugier-Hunziker, 232
Melanoacantoma oral (melanoacantose), 234
Efélides (sardas), 234
Lentigo actínico (lentigo solar, mancha senil), 234
Nevo melanocítico, 236
Nevo azul, 236
Queratose do rebordo alveolar, 238
Estomatite nicotínica, 238
Leucoplaquia, 240
Leucoplaquia verrucosa proliferativa, 244
Eritroplasia, 246
Queratose da bolsa de tabaco (queratose do tabaco sem fumaça, lesão do usuário de rapé), 248
Fibrose submucosa oral, 250
Queilite actínica, 252
Queratose actínica, 252
Queratoacantoma, 252
Carcinoma de células escamosas oral e orofaríngeo, 254
Carcinoma verrucoso, 262
Carcinoma de células fusiformes (carcinoma sarcomatoide, carcinossarcoma), 262
Carcinoma do seio maxilar, 262
Carcinoma basocelular, 264
Melanoma, 266

Papiloma escamoso

Figuras 10.1 e 10.2

O **papiloma escamoso** representa uma proliferação epitelial escamosa benigna induzida pelo papilomavírus humano (HPV). A maioria dos exemplos abriga os tipos 6 e 11 do HPV (que são tipos não oncogênicos ou de "baixo risco") e exibem baixa infectividade. Os papilomas escamosos são relativamente comuns e compreendem aproximadamente 3% dos espécimes de biopsia submetidos a laboratórios de patologia bucomaxilofacial. Eles podem se desenvolver em qualquer idade, com um pico na quarta e na quinta décadas de vida. As localizações frequentemente acometidas incluem o palato/úvula, a língua e os lábios. O paciente geralmente é assintomático. O exame clínico mostra pápula ou nódulo com numerosas projeções de superfície pontiagudas ("verrucosas"), embotadas (semelhantes a uma couve-flor) ou filiformes. A base pode ser pediculada ou séssil. Dependendo da queratinização da superfície, a lesão pode ter coloração branca, vermelha ou normal. A maioria dos papilomas atinge um diâmetro máximo de cerca de 0,5 cm, embora alguns casos se tornem maiores. O diagnóstico diferencial clínico inclui verruga vulgar, xantoma verruciforme e condiloma acuminado. O tratamento consiste em excisão conservadora e a recorrência é incomum.

Verruga vulgar (verruga comum)

Figura 10.3

A **verruga comum** é outro tipo de proliferação epitelial escamosa benigna induzida pelo papilomavírus humano (HPV) (especialmente HPV 2 e 4). As verrugas são contagiosas e podem ser transmitidas por contato interpessoal, por autoinoculação ou por superfícies/objetos contaminados. A maioria dos casos surge na pele, com predileção pelas mãos, mas lesões orais também são possíveis. Exemplos orais resultantes da autoinoculação tendem a envolver o vermelhão dos lábios, a mucosa labial ou a face anterior da língua. As verrugas desenvolvem-se mais frequentemente em pacientes jovens, com um pico durante a adolescência. O exame clínico mostra uma pápula ou nódulo com projeções pontiagudas ou uma superfície áspera e pedregosa. A maioria das lesões mede menos do que 1 cm de diâmetro e pode ser solitária ou múltipla. Lesões cutâneas podem aparecer de cor rosa, amarela, marrom-acinzentada ou branca, enquanto lesões orais são tipicamente brancas. Até dois terços dos casos cutâneos em crianças desaparecem espontaneamente em 2 anos; assim, a observação clínica é uma opção viável de tratamento. No entanto, o tratamento ativo geralmente é prestado porque as lesões têm aspecto desagradável ou são irritativas. A terapia de primeira linha para verrugas cutâneas consiste em ácido salicílico tópico ou crioterapia. As opções de tratamento para casos recorrentes incluem 5-fluoruracila tópica, bleomicina intralesional, terapia fotodinâmica e imunoterapia (p. ex., antígeno de *Candida* ou do vírus da caxumba intralesional, ácido esquárico tópico ou dinitroclorobenzeno). As verrugas orais geralmente são removidas por excisão conservadora; outras opções incluem laserterapia, crioterapia e eletrocirurgia.

Capítulo 10 Patologia Epitelial 225

■ **Figura 10.1**
Papiloma
Pápula branca com projeções superficiais curtas no palato mole.

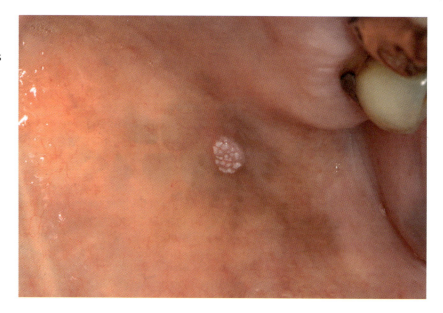

■ **Figura 10.2**
Papiloma
Lesão branca com projeções superficiais alongadas, filiformes, na superfície inferolateral posterior à esquerda da língua.

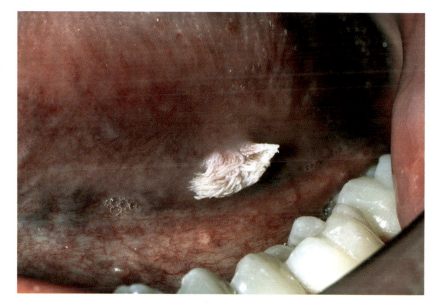

■ **Figura 10.3**
Verruga vulgar
Pápula branca com projeções superficiais pontiagudas no dorso de língua anterior.

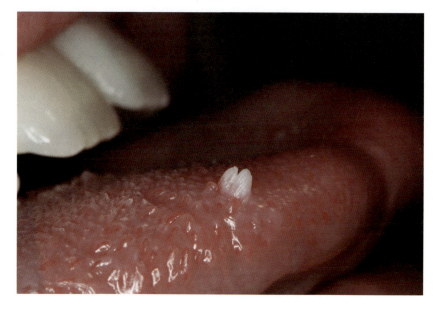

Condiloma acuminado

Figura 10.4

O **condiloma acuminado** é uma proliferação epitelial escamosa induzida por papilomavírus humano (HPV) que envolve principalmente a região anogenital, embora lesões orais também sejam possíveis. A maioria dos casos está relacionada aos tipos 6 e 11 do HPV; no entanto, a coinfecção por outros tipos de HPV (incluindo tipos oncogênicos ou de alto risco 16 e 18) é frequente. O condiloma acuminado é uma doença sexualmente transmissível comum, com uma incidência anual global estimada de 160 a 289 casos por 100.000 habitantes. A condição exibe predileção por adolescentes e adultos jovens. O achado de condiloma acuminado em uma criança pode indicar abuso sexual. Além disso, a transmissão perinatal de condilomas é possível.

Na cavidade oral, os condilomas tendem a surgir na mucosa labial, no frênulo da língua e no palato mole. As lesões geralmente aparecem como massas sésseis cor-de-rosa com projeções superficiais embotadas ou pontiagudas. Muitas vezes há um grupo de várias lesões, embora alguns exemplos sejam solitários. O tamanho médio (cerca de 1 a 1,5 cm) é um pouco maior do que o do papiloma escamoso.

Os condilomas orais são tipicamente tratados por excisão conservadora. Tratamentos alternativos incluem crioterapia e ablação a *laser*; no entanto, existe uma preocupação quanto ao potencial de os *lasers* produzirem uma pluma infecciosa. As lesões genitais externas geralmente são tratadas por agentes tópicos aplicados pelo paciente (p. ex., imiquimode, podofilotoxina, sinatecatequinas). Nos EUA, a vacinação de rotina contra o HPV é recomendada para meninas e meninos de 11 a 12 anos de idade. Atualmente, está sendo distribuída a vacina 9-valente que protege contra os tipos de HPV associados ao condiloma acuminado, bem como os cânceres cervical, anal e orofaríngeo.

Hiperplasia epitelial multifocal (doença de Heck, hiperplasia epitelial focal)

Figura 10.5

A **hiperplasia epitelial multifocal** é uma proliferação epitelial escamosa causada principalmente pelo papilomavírus humano (HPV) tipos 13 e 32. Entre os potenciais fatores contribuintes para seu aparecimento estão predisposição genética, ambientes superpopulosos, falta de higiene, desnutrição e infecção pelo vírus da imunodeficiência humana. Entre os casos relatados, há predileção por inuítes e americanos nativos; no entanto, a condição também foi descrita em várias outras populações e grupos étnicos.

A hiperplasia epitelial multifocal surge mais comumente em crianças e adolescentes, mas os adultos também podem ser afetados. As lesões podem envolver qualquer local oral, e muitos pacientes exibem envolvimento bilateral da mucosa labial, língua dorsolateral e/ou mucosa jugal. O exame clínico mostra múltiplas pápulas, nódulos ou placas indolores com superfícies arredondadas a achatadas. As lesões podem ter cor rosa ou branca. Às vezes, lesões individuais coalescem, criando um aspecto semelhante a seixos ou fissurada. A regressão espontânea pode ocorrer em meses a vários anos. No entanto, a excisão conservadora pode ser realizada para fins de diagnóstico, bem como para lesões que causam preocupações estéticas ou estão sujeitas a trauma recorrente. Métodos alternativos de tratamento incluem crioterapia, laserterapia, eletrocoagulação, alfainterferona sistêmica e betainterferona tópica. A recorrência é possível.

Papilomas nasossinusais

Figura 10.6

Os **papilomas nasossinusais** são proliferações benignas e incomuns da *membrana de Schneider* (epitélio que reveste os seios paranasais e grande parte da cavidade nasal). Existem três tipos: (1) *invertido* (quase dois terços dos casos); (2) *fungiforme (exofítico)* (cerca de um terço dos casos); e (3) *células cilíndricas (oncocítico de Schneider* (cerca de 5% dos casos). A etiopatogenia é incerta. No entanto, o papilomavírus humano (HPV) foi detectado em aproximadamente dois terços dos papilomas fungiformes e em menor proporção nos outros tipos. Outros fatores contribuintes propostos (p. ex., sinusite crônica, fumaça de tabaco, exposições ocupacionais) permanecem não comprovados.

Os papilomas nasossinusais geralmente surgem em adultos. Os tipos fungiforme e invertido exibem predileção pelo sexo masculino, enquanto o tipo de células cilíndricas tem distribuição de gênero aproximadamente igual. Os papilomas fungiformes ocorrem quase exclusivamente no septo nasal. Em contraste, os invertidos e de células cilíndricas exibem predileção pela parede nasal lateral, pelo seio maxilar e pelo seio etmoidal. Alguns pacientes são assintomáticos, enquanto outros apresentam epistaxe, obstrução nasal unilateral, rinorreia e/ou cefaleia. Em particular, os papilomas

Figura 10.4
Condiloma acuminado
Palato duro exibe um nódulo com uma superfície rugosa e verrucosa. Uma segunda lesão menor também está presente no outro lado da linha média.

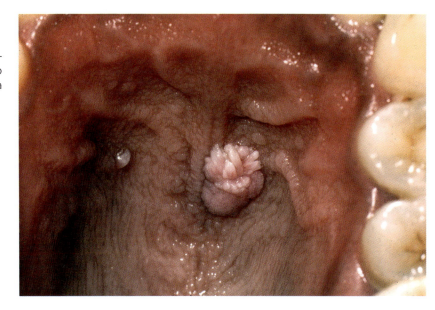

Figura 10.5
Hiperplasia epitelial multifocal
Pápulas e nódulos múltiplos, achatados, na mucosa labial inferior.

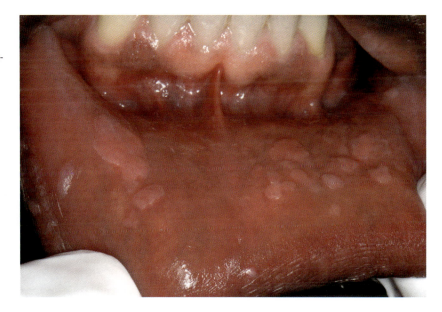

Figura 10.6
Carcinoma em um papiloma invertido
Esse papiloma nasossinusal invertido se transformou em um carcinoma de células escamosas (também conhecido como carcinoma epidermoide ou carcinoma espinocelular). A RM mostrou um grande tumor que surgiu da região nasossinusal direita e invadiu o tecido mole adjacente, a borda orbital e o palato. (Cortesia da Dra. Carla Penner.)

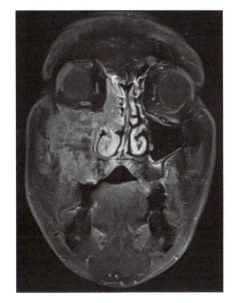

invertidos exibem potencial de crescimento significativo; eles podem causar erosão por pressão do osso subjacente e, às vezes, estender-se às estruturas adjacentes. Exame microscópico completo é necessário para descartar transformação em carcinoma.

Papilomas nasossinusais são tratados por excisão cirúrgica completa através de uma abordagem externa ou endoscópica. Rinotomia lateral e maxilectomia medial frequentemente são requeridas para os papilomas invertidos e de células cilíndricas. A recidiva é possível. Além disso, a transformação maligna pode ocorrer em aproximadamente 2 a 27% dos papilomas invertidos e 4 a 17% dos papilomas de células cilíndricas.

Molusco contagioso

Figura 10.7

O **molusco contagioso** é uma condição epitelial causada pelo vírus do molusco contagioso (VMC), membro da família Poxviridae. Afeta cerca de 5 a 7,5% da população mundial. O VMC é transmitido via contato pele a pele, fômites contaminados (p. ex., roupas ou toalhas compartilhadas), autoinoculação ou contato sexual. Ambientes quentes e úmidos (p. ex., piscinas, saunas) podem favorecer a disseminação da doença. Os fatores de risco incluem dermatite atópica e infecção pelo vírus da imunodeficiência humana.

O molusco contagioso apresenta predileção por crianças e adolescentes. Em crianças, a condição geralmente envolve a pele do tronco, das extremidades e da face. Nos adultos, a genitália costuma ser afetada. Lesões orais foram relatadas raramente. O paciente pode ser assintomático ou apresentar sensibilidade e coceira. O exame clínico geralmente mostra um grupo de pápulas cerosas rosa-esbranquiçadas, cada uma medindo 2 a 4 mm de diâmetro. As pápulas exibem depressões centrais das quais se pode expressar material cremoso branco-acinzentado. Geralmente há menos do que 20 lesões; entretanto, erupções que exibem mais de 100 lesões são possíveis, especialmente em pacientes imunocomprometidos. Pacientes atópicos são propensos a desenvolver eczema adjacente.

O molusco contagioso geralmente se resolve espontaneamente dentro de 6 a 18 meses. Assim, alguns clínicos defendem o acompanhamento clínico. No entanto, o tratamento ativo pode ser considerado para prevenir a disseminação da doença, fornecer alívio dos sintomas, abordar problemas estéticos ou eliminar doenças graves/persistentes. As opções de tratamento incluem curetagem, crioterapia e agentes tópicos (p. ex., ácido salicílico, hidróxido de potássio, peróxido de benzoíla). Para indivíduos imunocomprometidos com lesões refratárias, o cidofovir tópico pode ser considerado.

Xantoma verruciforme

Figuras 10.8 e 10.9

O **xantoma verruciforme** é uma condição benigna incomum caracterizada por hiperplasia epitelial papilar e acúmulo subepitelial de histiócitos carregados de lipídios (*células xantomatosas* ou *"células espumosas"*). A lesão exibe uma predileção pela mucosa oral, embora lesões cutâneas e genitais também sejam possíveis. A etiologia é desconhecida. Alguns pesquisadores propõem que os xantomas verruciformes representam uma reação incomum ou resposta imune a distúrbios epiteliais locais; esta hipótese é apoiada por exemplos relatados que se desenvolveram em associação com outras condições patológicas (p. ex., líquen plano, lúpus eritematoso discoide, displasia epitelial, carcinoma de células escamosas, pênfigo vulgar, disqueratoma verrucoso, doença enxerto contra o hospedeiro). A lesão não é causada por papilomavírus humano (HPV), diabetes ou hiperlipidemia. No entanto, há um único caso relatado de múltiplos xantomas verruciformes surgindo no trato aerodigestivo superior de uma criança com um distúrbio sistêmico indefinido de armazenamento de lipídios.

Xantomas verruciformes orais foram relatados em uma ampla faixa etária, com pico da quinta a sétima décadas e sem predileção marcante por sexo. As lesões surgem com maior frequência na gengiva, no rebordo alveolar e no palato duro. Além disso, a mucosa jugal, a língua e outras localizações podem estar envolvidas. O exame clínico geralmente mostra uma placa ou nódulo indolor, bem delimitado, com uma superfície verrucosa, papilar ou granular. No entanto, alguns exemplos aparecem como nódulos lisos e achatados. As lesões podem ser brancas, amarelas, vermelhas ou rosadas e geralmente medem menos que 2 cm de diâmetro. A maioria dos pacientes apresenta lesões solitárias, embora o envolvimento multifocal tenha sido relatado com pouca frequência. O diagnóstico diferencial clínico pode incluir papiloma escamoso, verruga vulgar, condiloma acuminado e carcinoma de células escamosas inicial.

Os xantomas verruciformes são tipicamente tratados por excisão conservadora e a recorrência é rara. A lesão removida deve ser submetida ao diagnóstico microscópico. Embora a condição seja benigna e não sofra transformação maligna, alguns casos relatados se desenvolveram em associação com carcinoma *in situ* ou carcinoma de células escamosas.

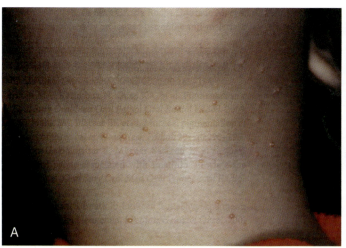 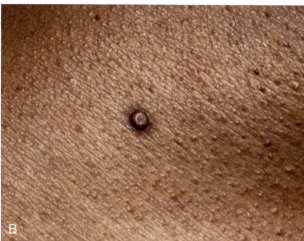

■ **Figura 10.7**
Molusco contagioso
A. Criança com múltiplas pápulas rosadas na pele do pescoço. B. Pápula rosa, pálida, com depressão central.

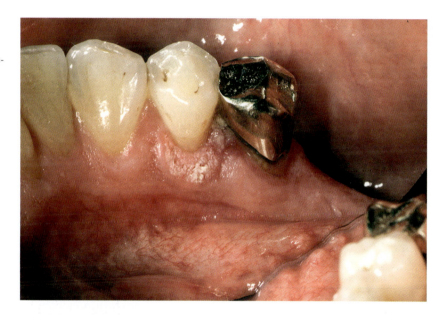

■ **Figura 10.8**
Xantoma verruciforme
Lesão branco-rosada elevada, com superfície rugosa na gengiva marginal lingual.

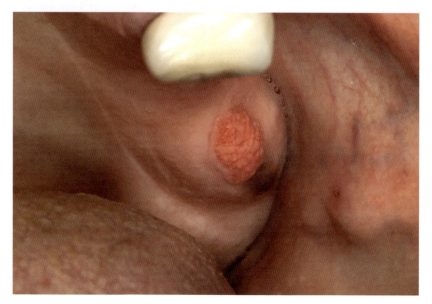

■ **Figura 10.9**
Xantoma verruciforme
Nódulo amarelo-avermelhado com uma superfície papilar rugosa no rebordo alveolar superior posterior.

Queratose seborreica

Figura 10.10

Queratose seborreica é uma lesão cutânea benigna muito comum. Foi observada em 80 a 100% dos indivíduos com mais de 50 anos de idade. Embora a etiopatogenia seja incerta, alguns pesquisadores notaram uma associação com a exposição solar crônica e uma possível predisposição genética.

A queratose seborreica exibe uma predileção por adultos brancos. Tipicamente, o início das lesões ocorre por volta da quarta década, e as lesões aumentam em número com a idade. Inicialmente, as queratoses seborreicas aparecem como pequenas máculas acastanhadas. Subsequentemente, eles gradualmente aumentam para formar placas bem demarcadas com superfícies fissuradas, verrucosas ou lisas. As placas caracteristicamente aparecem "coladas" na pele e geralmente medem menos de 2 cm de diâmetro. A maioria dos exemplos é assintomática, embora a irritação mecânica persistente (p. ex., da roupa) possa causar inflamação, sangramento e prurido. Em casos raros, o início súbito de numerosas queratoses seborreicas pruríticas se desenvolve em pacientes com malignidade interna subjacente. Esse fenômeno é conhecido como sinal de *Leser-Trélat*.

Um diagnóstico presuntivo forte de queratose seborreica pode ser feito com base nos achados clínicos, embora a biopsia e o diagnóstico microscópico devam ser considerados para lesões que apresentem características clínicas atípicas. Além disso, preocupações estéticas e irritação mecânica persistente são indicações para a remoção. Métodos comuns de tratamento incluem curetagem, excisão e crioterapia. No entanto, a crioterapia não permite a avaliação histopatológica e deve ser reservada para casos típicos, conforme determinado por um profissional qualificado.

Dermatose papulosa negra

Figura 10.11

Dermatose papulosa negra representa uma variante da queratose seborreica (consulte a seção anterior). Essa condição é especialmente comum entre os negros, embora também possa ser encontrada em asiáticos, hispânicos e outros grupos étnicos. A etiopatogenia não é bem compreendida. No entanto, parece haver uma forte predisposição genética, com mais de 50% dos pacientes relatando história familiar de tais lesões.

A dermatose papulosa negra exibe uma predileção pelo sexo feminino, com uma relação mulher/homem aproximada de 2:1. Em contraste com a queratose seborreica convencional, que tipicamente começa a aparecer durante a quarta década de vida, essa variante geralmente se desenvolve durante a adolescência. Posteriormente, o número de lesões aumenta com a idade. Os pacientes geralmente apresentam múltiplas pápulas assintomáticas, marrom-escuras a pretas na pele da face, do pescoço, da parte superior das costas e tórax. Lesões faciais tendem a envolver as regiões malar e temporal.

A dermatose papulosa negra é uma condição benigna, sem potencial de transformação maligna. Portanto, o tratamento não é necessário, embora alguns pacientes solicitem a remoção por motivos estéticos. As opções de tratamento incluem excisão cirúrgica, curetagem, terapia com *laser*, eletrodissecação, crioterapia e microdermoabrasão. No entanto, deve-se ter cautela ao tratar as lesões, pois existe o risco de induzir formação de cicatriz hipertrófica, hiperpigmentação ou hipopigmentação em indivíduos de pele escura.

Hiperplasia sebácea

Figura 10.12

A **hiperplasia sebácea** é uma proliferação benigna localizada das glândulas sebáceas, com uma predileção pela pele facial (especialmente envolvendo o nariz, as bochechas e a testa). A etiologia é incerta. Um aumento da prevalência tem sido observado entre os pacientes transplantados que tomam ciclosporina. Além disso, a hiperplasia sebácea pode surgir em associação com a *síndrome de Muir-Torre* (um distúrbio autossômico dominante raro caracterizado por neoplasias malignas viscerais, adenomas e carcinomas sebáceos e queratoacantomas).

A hiperplasia sebácea tipicamente se desenvolve em adultos com mais de 40 anos e a prevalência aumenta com a idade. A lesão geralmente é assintomática e cresce lentamente. O exame clínico mostra uma pápula de consistência mole, branco-amarelada a normal, geralmente com umbilicação central (correspondente ao óstio do ducto sebáceo). A aparência clínica pode mimetizar o carcinoma

■ **Figura 10.10**
Queratose seborreica
Pele apresenta uma placa castanha bem demarcada com uma superfície rugosa.

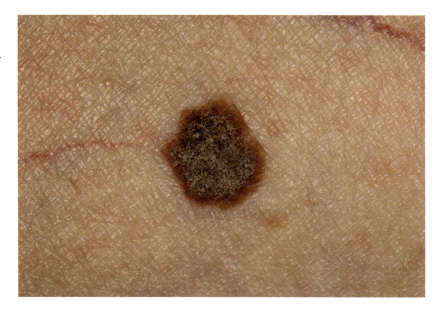

■ **Figura 10.11**
Dermatose papulosa negra
Várias pápulas marrom-escuras na pele da face.

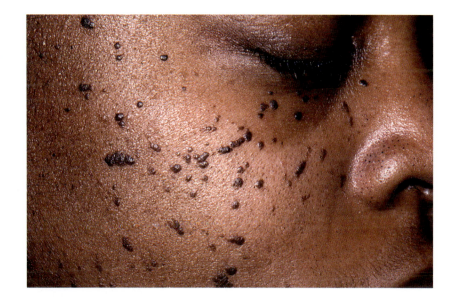

■ **Figura 10.12**
Hiperplasia sebácea
Pele da bochecha esquerda apresenta uma pápula com depressão central.

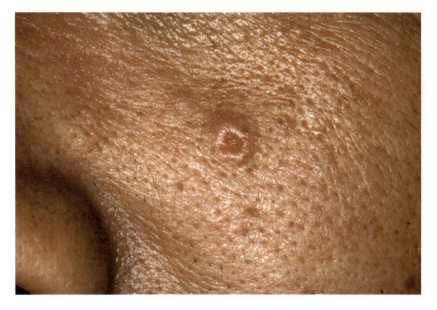

basocelular. No entanto, a capacidade de expressar sebo a partir da depressão central ajuda a distinguir a hiperplasia sebácea do carcinoma basocelular. Se o diagnóstico for incerto, a biopsia excisional deve ser considerada. Caso contrário, o tratamento geralmente é reservado para pacientes que apresentem questões estéticas. As opções alternativas de tratamento incluem criocirurgia, terapia fotodinâmica, terapia com *laser*, eletrodissecação e isotretinoína.

Além disso, a hiperplasia sebácea intraoral foi raramente relatada. Tende a ocorrer na mucosa jugal ou no trígono retromolar de adultos (média de idade de 36 anos). Clinicamente, a lesão apresenta-se como uma pápula mole e amarela ou um nódulo semelhante a uma couve-flor. Em comparação com os grânulos de Fordyce, as lesões de hiperplasia sebácea intraoral tendem a ser um pouco maiores e são geralmente solitárias e não multifocais. A excisão simples é o tratamento adequado.

Mácula melanótica oral (melanose focal oral)

Figuras 10.13 e 10.14

A **mácula melanótica oral** se manifesta como uma área plana e marrom de pigmentação da mucosa e representa a lesão oral mais comum de origem melanocítica. Em um estudo, as máculas melanóticas compreendiam 86% de todas as lesões melanocíticas orais solitárias enviadas a um laboratório de patologia oral por um período de 19 anos. A etiopatogenia não é clara. As lesões intraorais não estão associadas à exposição solar, e é questionável se os casos que surgem no vermelhão do lábio exibem tal associação. A condição aparentemente resulta da hiperatividade melanocítica; os achados microscópicos característicos incluem aumento da deposição de melanina na camada basal do epitélio de superfície e incontinência de melanina no tecido conjuntivo superficial.

As **máculas melanóticas orais** ocorrem ao longo de uma ampla faixa etária, com média de idade no momento do diagnóstico de aproximadamente 47 anos. A proporção mulheres/homens é de 2:1. As localizações envolvidas com frequência incluem o lábio inferior, a gengiva e a mucosa jugal. O exame clínico geralmente mostra uma mácula solitária, marrom a marrom-escura, com bordas bem delimitadas. A lesão tende a atingir seu tamanho máximo (média de 7 mm) relativamente rápido e depois permanece constante a partir de então. O diagnóstico diferencial clínico pode incluir nevo melanocítico, tatuagem por amálgama, melanoacantoma oral e melanoma em estágio inicial.

Com relação ao tratamento, a biopsia e o exame histopatológico geralmente devem ser considerados para lesões orais pigmentadas sem causa aparente, persistentes e solitárias – especialmente aquelas que envolvem o palato duro e a gengiva maxilar (que são locais de alto risco para melanoma). Além disso, os pacientes podem solicitar a remoção de máculas melanóticas envolvendo áreas estéticas. Para obter tecido adequado para avaliação microscópica, a excisão cirúrgica convencional é preferida em relação a eletrocautério, ablação a *laser* ou outros métodos que destroem tecido. Após a remoção, as máculas melanóticas normalmente não recidivam. Existe apenas um único caso relatado de uma aparente mácula melanótica oral que se transformou em um melanoma.

Síndrome de Laugier-Hunziker

Figura 10.15

A **síndrome de Laugier-Hunziker** representa um distúrbio pigmentar mucocutâneo raro, adquirido, de etiologia desconhecida. Menos de 200 casos foram relatados na literatura. A condição foi descrita com mais frequência na Europa, com uma predileção por mulheres brancas. Ocorre ao longo de uma ampla faixa etária, com uma média de idade ao diagnóstico de aproximadamente 49 anos e um pico na quinta a sétima década. O exame oral mostra múltiplas máculas marrons, pretas ou cinzas, geralmente envolvendo os lábios, o palato duro, a língua, a gengiva e a mucosa jugal. As lesões tipicamente exibem uma superfície lisa e podem ser de forma lenticular, oval ou irregular. As máculas tendem a ser pequenas (< 5 mm de diâmetro) e discretas, mas ocasionalmente podem coalescer formando áreas de pigmentação grandes e confluentes. Além disso, aproximadamente 60% dos pacientes exibem pigmentação da unha, aparecendo como estrias longitudinais (*melanoníquia longitudinal*) ou pigmentação homogênea da metade radial ou ulnar. Ocasionalmente, lesões pigmentadas podem ser observadas em outros locais, como a pele (especialmente nas palmas das mãos e solas dos pés), região anogenital, conjuntiva e orofaringe. O diagnóstico diferencial clínico pode incluir a síndrome de Peutz-Jeghers, doença de Addison, síndrome de McCune-Albright, pigmentação induzida por drogas e pigmentação fisiológica (racial). O tratamento não é necessário, mas pode ser considerado por motivos estéticos. Os métodos de tratamento incluem ablação a *laser* e crioterapia. A recorrência é possível, mas pode ser minimizada evitando a exposição à luz solar. A condição não está associada a um risco aumentado de malignidades.

■ **Figura 10.13**
Mácula melanótica oral
Uma mácula marrom bem demarcada no lábio inferior.

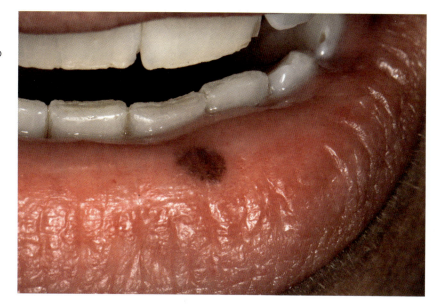

■ **Figura 10.14**
Mácula melanótica oral
Mácula marrom na gengiva mandibular anterior.

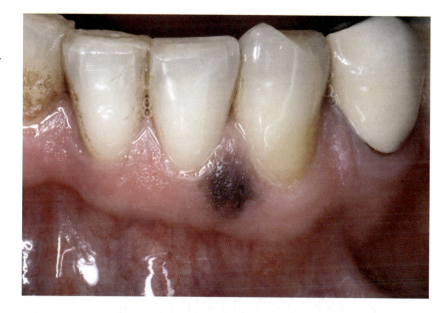

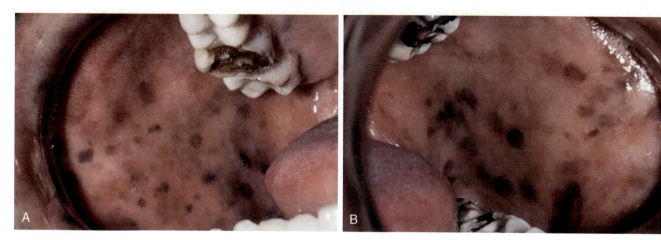

■ **Figura 10.15**
Síndrome de Laugier-Hunziker
Múltiplas máculas de cor castanha em (**A**) mucosa jugal direita e (**B**) mucosa jugal esquerda.

Melanoacantoma oral (melanoacantose)

Figura 10.16

O **melanoacantoma oral** é uma lesão pigmentar benigna incomum, caracterizada por numerosos melanócitos dendríticos dispersos por todo o epitélio de superfície. Embora a etiopatogenia seja incerta, parece representar um processo reativo. O melanoacantoma oral apresenta predileção por mulheres negras, com média de idade ao diagnóstico de 35 anos. A mucosa jugal é a localização mais comum, embora qualquer área da mucosa oral possa ser afetada. A apresentação clínica pode ser alarmante. Normalmente, há uma área de aumento rápido e mal definida de pigmentação de marrom-escura a preta, com uma superfície plana a levemente elevada. Dentro de poucas semanas, a lesão pode atingir vários centímetros de tamanho. O paciente geralmente não apresenta sintomas, embora dor, queimação e prurido tenham sido relatados em alguns casos. A maioria das lesões é solitária, mas o envolvimento multifocal é possível. A apresentação clínica preocupante muitas vezes estimula a biopsia incisional a fim de descartar o melanoma. Uma vez que o diagnóstico tenha sido estabelecido, nenhum outro tratamento é necessário. Muitos casos exibem regressão espontânea após biopsia incisional e/ou remoção de fontes potenciais de irritação local.

Efélides (sardas)

Figura 10.17

Efélides são pequenas máculas marrons comumente encontradas na pele. As lesões resultam do aumento da deposição de melanina na região basal da epiderme, sem aumento no número de melanócitos. O desenvolvimento de efélides parece ser determinado principalmente por fatores genéticos. Além disso, a exposição ao sol parece desempenhar um papel contributivo; as lesões geralmente são mais pronunciadas no verão e desaparecem no inverno. As efélides tendem a ocorrer na face, no pescoço, nos braços e nos ombros de indivíduos de pele clara, olhos azuis e cabelos ruivos ou loiros. Normalmente, as efélides aparecem durante a primeira década de vida e podem aumentar em tamanho, número e intensidade de cor durante a adolescência. Posteriormente, eles geralmente se tornam menos proeminentes na idade adulta. O exame clínico mostra múltiplas máculas pequenas (aproximadamente de 1 a 2 mm de diâmetro), bem definidas e uniformemente marrom-claras. O número de lesões pode variar de menos de 10 a várias centenas. As efélides são benignas e não requerem tratamento. No entanto, para tratar de questões estéticas, elas podem ser tratadas por crioterapia, hidroquinona, *peelings* químicos ou terapia a *laser*. Os protetores solares podem impedir o desenvolvimento de novas lesões e o escurecimento das já existentes.

Lentigo actínico (lentigo solar, mancha senil)

Figura 10.18

Os **lentigos actínicos** são máculas marrons que comumente surgem em áreas da pele de adultos de meia-idade a idosos expostas ao sol. O número de lesões aumenta com a idade e elas são consideradas uma marca da pele fotodanificada. Indivíduos com efélides (ver seção anterior) na infância e adolescência tendem a desenvolver lentigos actínicos mais tarde na vida. Além disso, lentigos actínicos exibem uma predileção por brancos e asiáticos. Locais comumente acometidos incluem rosto, dorso das mãos, antebraços, ombros e parte superior das costas. As lesões apresentam-se tipicamente como máculas assintomáticas, uniformemente pigmentadas e de cor marrom-clara a escura, com bordas bem demarcadas, mas irregulares. As lesões podem variar de alguns milímetros a mais de 1 cm de diâmetro. A natureza pigmentada dos lentigos actínicos resulta de uma proliferação local de melanócitos na camada basal do epitélio. O tratamento não é necessário, mas pode ser desejado por motivos estéticos. As opções de tratamento incluem crioterapia, terapia a *laser* e agentes tópicos (p. ex., hidroquinona, tretinoína, tazaroteno). Além disso, a biopsia e o diagnóstico microscópico devem ser considerados para os lentigos actínicos que apresentem características clínicas atípicas (p. ex., crescimento rápido, mudança na aparência, dor, ulceração, sangramento, prurido). Embora o lentigo actínico seja uma lesão benigna, é um marcador clínico de fotoenvelhecimento e pode indicar um aumento do risco de câncer de pele. Portanto, o monitoramento clínico é garantido.

■ **Figura 10.16**
Melanoacantoma oral
Mancha marrom-escura na mucosa jugal direita.

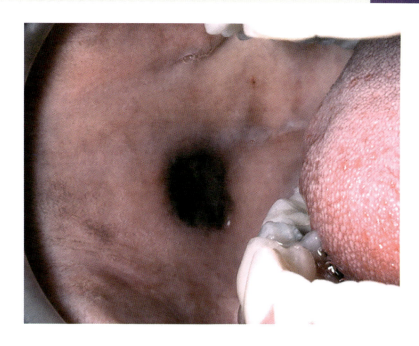

■ **Figura 10.17**
Efélides
Múltiplas máculas marrom-claras na pele da face.

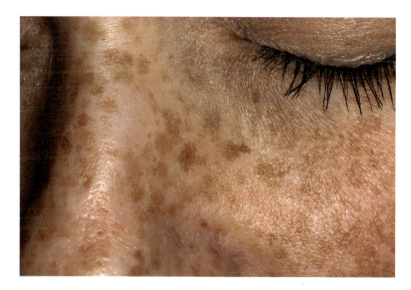

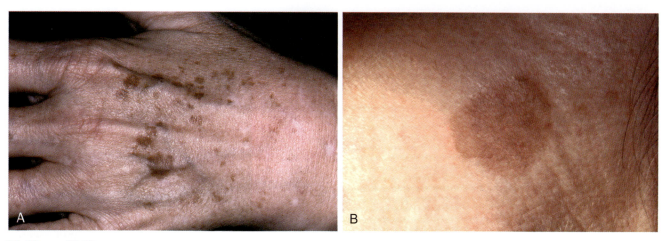

■ **Figura 10.18**
Lentigo actínico
A. Máculas castanhas na pele da mão dorsal em um adulto mais velho. **B.** Lesão lisa, castanho-clara e bem demarcada na pele da testa em um adulto mais velho.

Nevo melanocítico

Figuras 10.19 e 10.20

Um **nevo melanocítico** representa uma proliferação benigna de células névicas derivadas da crista neural. Os nevos melanocíticos ocorrem mais frequentemente na pele, embora ocasionalmente possam envolver a mucosa oral. Existem numerosos tipos de nevos melanocíticos. O restante desta seção se concentrará no tipo mais comum, conhecido como *nevo melanocítico adquirido*.

Os nevos melanocíticos adquiridos geralmente aparecem na pele durante a adolescência ou início da idade adulta. A história natural da lesão inclui iniciação, crescimento, estabilização e involução. Consequentemente, as lesões tornam-se menos prevalentes com o avançar da idade. Os nevos cutâneos tendem a ser mais numerosos nos brancos em comparação com os asiáticos ou negros. O adulto branco exibe média de aproximadamente 10 a 40 nevos melanocíticos cutâneos, com a maioria das lesões distribuídas acima da cintura. Além disso, as mulheres geralmente têm mais nevos do que os homens. Clinicamente, um nevo pode aparecer como mácula, pápula de superfície lisa ou nódulo papilar. A maioria dos exemplos mede menos do que 6 mm, e as lesões podem parecer de cor marrom, preta ou de coloração normal. Em alguns casos, os pelos podem se projetar da superfície da lesão. Microscopicamente, os nevos melanocíticos adquiridos podem ser classificados nos seguintes estágios de desenvolvimento: (1) juncional (células névicas confinadas à junção do epitélio e tecido conjuntivo), (2) composto (células névicas tanto na zona juncional quanto no tecido conjuntivo subjacente) e (3) intradérmico ou intramucoso (células névicas confinadas ao tecido conjuntivo). Embora os nevos melanocíticos adquiridos cutâneos tipicamente não necessitem de tratamento, a excisão conservadora pode ser considerada em alguns casos (p. ex., por motivos estéticos, lesões sujeitas a irritação crônica do vestuário, lesões que exibem uma alteração no tamanho ou cor). A recorrência é rara e o risco de transformação maligna de um nevo melanocítico adquirido único é baixo. No entanto, pacientes com um grande número (> 100) de nevos cutâneos apresentam maior risco de desenvolver melanoma e devem ser monitorados periodicamente.

Os nevos melanocíticos orais são relativamente raros, com aproximadamente dois terços ocorrendo em mulheres. A idade média no diagnóstico é de cerca de 35 anos. Os nevos intramucosos (a contraparte intraoral dos nevos intradérmicos) são mais comuns, compreendendo aproximadamente 64% dos nevos melanocíticos orais. Os nevos intramucosos orais são mais frequentemente encontrados na mucosa jugal, palato duro, gengiva e vermelhão dos lábios. A maioria dos nevos melanocíticos orais são marrons ou pretos, embora cerca de 20% dos casos não exibam pigmentação clinicamente evidente. O diagnóstico diferencial clínico para um nevo pigmentado na cavidade oral pode incluir mácula melanótica, tatuagem por amálgama, melanoacantoma oral e melanoma em estágio inicial. Normalmente, a biopsia de uma lesão pigmentada persistente e inexplicada da mucosa oral deve ser considerada para descartar a malignidade. As lesões não pigmentadas podem mimetizar um papiloma ou fibroma e, tipicamente, são removidas por excisão simples.

Nevo azul

Figura 10.21

O **nevo azul** é uma variante de nevo melanocítico em que as células lesionais se encontram profundamente no tecido conjuntivo. Sua tonalidade azul característica é atribuída ao *efeito Tyndall* (a dispersão da luz ao passar por uma suspensão coloidal). A luz é refletida pelas partículas de melanina profundamente localizadas e passa através do tecido sobrejacente; as células dentro do tecido sobrejacente atuam como uma suspensão, absorvendo longos comprimentos de onda de luz, mas permitindo que a luz azul de menor comprimento de onda passe. A maioria dos nevos azuis ocorre na pele, especialmente na região da cabeça e pescoço, região sacral e faces dorsais das extremidades distais. Além disso, lesões orais são possíveis; aproximadamente um terço de todos os nevos melanocíticos intraorais são nevos azuis. Existem dois subtipos histopatológicos principais: *nevo azul comum* e *nevo azul celular*. O nevo azul comum representa o segundo tipo mais comum de nevo melanocítico oral, enquanto os nevos azuis celulares são extremamente raros na cavidade oral.

Entre os casos orais de nevos azuis, há uma predileção marcante para o palato. As mulheres são mais afetadas que os homens, e a média de idade ao diagnóstico é de aproximadamente 38 a 43 anos. O exame clínico geralmente mostra uma mácula ou nódulo de coloração azul a azul-enegrecida. A maioria das lesões mede menos de 1 cm, embora alguns exemplos (especialmente nevos azuis celulares) possam se tornar maiores. O diagnóstico diferencial clínico pode incluir uma tatuagem

Figura 10.19
Nevo melanocítico
Lesão marrom-clara, levemente elevada, com pelos protuberantes, na pele adjacente ao vermelhão do lábio superior.

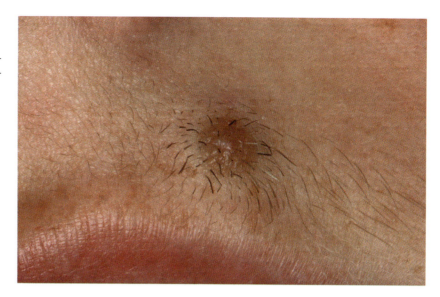

Figura 10.20
Nevo melanocítico
Mácula marrom-escura no palato mole. (Cortesia Dr. Molly Rosebush.)

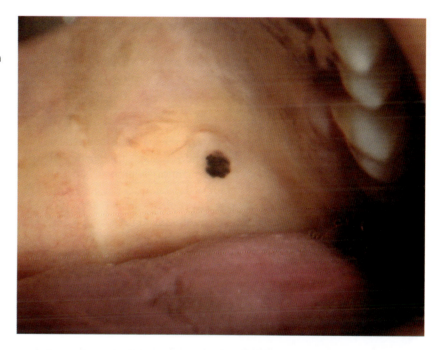

Figura 10.21
Nevo azul
Mácula azul no palato.

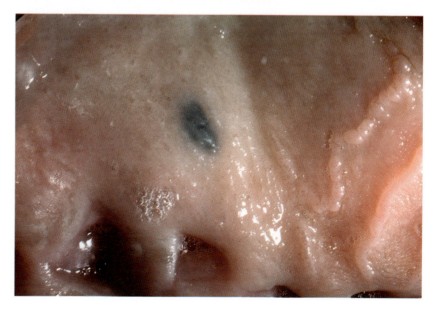

por amálgama, variz ou melanoma em estágio inicial. Em geral, a biopsia de lesões pigmentadas sem causa aparente da mucosa oral deve ser considerada para descartar malignidade. Os nevos azuis orais normalmente são tratados por excisão conservadora, e há um baixo risco de recorrência. No entanto, o acompanhamento clínico periódico é prudente após a remoção dos nevos azuis celulares devido a relatos raros de transformação maligna.

Queratose do rebordo alveolar

Figuras 10.22 e 10.23

A **queratose do rebordo alveolar** é uma placa hiperqueratótica benigna que comumente se desenvolve no trígono retromolar ou no rebordo alveolar edêntulo. Acredita-se que represente uma resposta ao traumatismo crônico e friccional (*i. e.*, a partir de dentes antagonistas, próteses ou produtos alimentares durante a mastigação). A condição foi comparada a um calo cutâneo ou líquen crônico simples. Por se apresentar como uma lesão branca que não pode ser removida, a queratose do rebordo alveolar é frequentemente incluída em estudos de leucoplaquia oral. No entanto, parece representar uma entidade clinicopatológica distinta e benigna, em vez de um distúrbio oral potencialmente maligno.

Clinicamente, a queratose do rebordo alveolar geralmente é observada em adultos, com uma idade média de aproximadamente 50 a 55 anos e uma predileção pelo sexo masculino. Cerca de 50 a 60% dos casos envolvem os trígonos retromolares, algumas vezes bilateralmente. Outras lesões surgem em áreas edêntulas do rebordo alveolar mandibular ou maxilar. O exame clínico geralmente mostra uma mancha ou placa branca com uma superfície áspera, verrucosa, enrugada ou corrugada. Além disso, alguns exemplos podem aparecer como pápulas brancas. Um diagnóstico clínico presuntivo forte geralmente pode ser feito em casos com uma apresentação clássica. Entretanto, a biopsia pode ser considerada para descartar displasia epitelial ou carcinoma em casos com os seguintes achados: (1) histórico do paciente de uso de tabaco e/ou álcool; (2) leucoplaquia oral concomitante ou prévia envolvendo áreas que não sejam o trígono retromolar ou o rebordo alveolar desdentado; ou (3) características clínicas atípicas (p. ex., eritema, ulceração, superfície marcadamente verrucosa ou papilar, bordas da lesão que se estendem além do trígono retromolar ou do rebordo desdentado). Os achados microscópicos característicos da queratose do rebordo alveolar incluem hiperortoqueratose, hipergranulose em cunha, acantose (espessamento epitelial) com projeções epiteliais afiladas, sem alterações displásicas e inflamação ausente ou escassa. Uma vez que o diagnóstico tenha sido estabelecido, nenhum tratamento adicional é necessário além da observação clínica periódica.

Estomatite nicotínica

Figura 10.24

A **estomatite nicotínica** é uma alteração da mucosa palatina associada ao tabagismo. A condição surge com muito mais frequência em fumantes de cachimbo e charuto em comparação com os fumantes de cigarros. Parece desenvolver-se em resposta ao calor, em vez de produtos químicos, no fumo do tabaco. Além disso, o consumo de cigarros eletrônicos e o consumo de bebidas muito quentes (como chá ou mate) podem ser fatores contribuintes.

Clinicamente, a estomatite nicotínica ocorre mais frequentemente em homens de meia-idade e adultos mais velhos. A mucosa palatina torna-se difusamente hiperqueratótica, produzindo uma alteração branca ou cinza. Nesse contexto hiperqueratótico, formam-se pápulas levemente elevadas, com pontos eritematosos centrais; essas pápulas representam glândulas salivares menores inflamadas e seus orifícios ductais associados. Em casos graves, a mucosa palatina torna-se difusamente espessa e fissurada, conferindo uma aparência de "lama seca".

A estomatite nicotínica em si não é uma condição pré-maligna, embora o uso do tabaco confirme um risco maior de leucoplaquia oral (ver a seção seguinte) e câncer. Portanto, aconselha-se informar aos pacientes sobre a ação do tabaco, realizar exame minucioso e acompanhamento clínico periódico. A estomatite nicotínica tipicamente regride após o cessar do uso do tabaco. No entanto, se qualquer parte da lesão persistir por mais de 1 mês após a descontinuação, a biopsia e a avaliação microscópica devem ser consideradas.

Capítulo 10 Patologia Epitelial 239

■ **Figura 10.22**
Queratose do rebordo alveolar
Placa branca e áspera em uma área edêntula da crista alveolar mandibular.

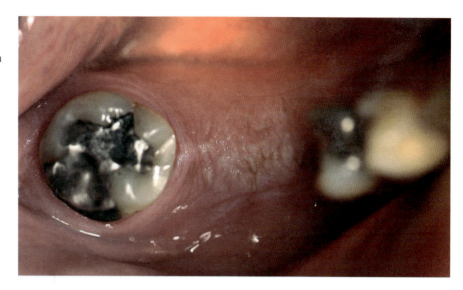

■ **Figura 10.23**
Queratose do rebordo alveolar
Placa branca e rugosa na crista alveolar mandibular esquerda em paciente edêntulo.

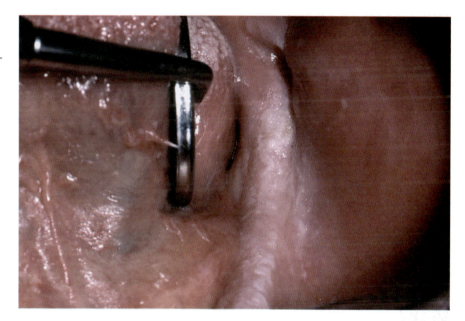

■ **Figura 10.24**
Estomatite nicotínica
Mudança extensiva e branca da mucosa palatina, com pápulas levemente elevadas e pontos eritematosos. (Cortesia do Dr. Manuel LaRosa.)

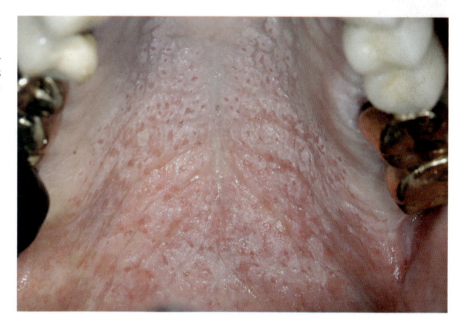

Leucoplaquia

Figuras 10.25 a 10.33

Tradicionalmente, a **leucoplaquia** oral tem sido definida como uma mancha ou placa branca que não pode ser caracterizada clínica ou patologicamente como outra doença. Esta definição requer a exclusão de outras condições que podem causar alterações brancas na mucosa oral (p. ex., candidíase, *morsicatio*, queratose friccional, líquen plano, queratose da bolsa de tabaco, estomatite nicotínica, leucoplaquia pilosa oral). A prevalência mundial estimada de leucoplaquia oral é de 2%. O uso de tabaco é o principal fator de risco, e a leucoplaquia ocorre até seis vezes mais em fumantes do que em não fumantes. Fatores de risco adicionais incluem consumo de álcool e uso de produtos de noz de areca. A leucoplaquia oral é importante, porque existe risco aumentado de se tornar ou já apresentar um carcinoma invasivo; dessa forma, é considerada um *distúrbio oral potencialmente maligno*. De acordo com uma recente revisão sistemática da literatura, a taxa média de transformação maligna é de aproximadamente 3,5% (variação de 0,13 a 34%), embora essa taxa provavelmente dependa de quais lesões clínicas são classificadas como leucoplaquia. Se uma definição mais estrita de leucoplaquia é aplicada (excluindo lesões como queratose do rebordo alveolar, queratose da bolsa de tabaco e *morsicatio*), então uma taxa de transformação mais alta será vista.

Clinicamente, a leucoplaquia oral apresenta uma predileção por homens de meia-idade a homens mais velhos. Até 8% dos homens com mais de 70 anos são afetados. As localizações frequentemente envolvidas incluem vermelhão dos lábios, mucosa jugal e gengiva. Entre as lesões com displasia ou carcinoma, os locais mais comumente envolvidos são a língua, o vermelhão dos lábios e o assoalho de boca. A maioria dos pacientes é assintomática. A incapacidade de remoção da lesão através de uma raspagem ajuda a distinguir leucoplaquia oral de candidíase pseudomembranosa. Ao longo do tempo, lesões únicas podem exibir regressão, progressão ou nenhuma mudança significativa. Inicialmente, a lesão pode aparecer como *leucoplaquia delgada* (plana a ligeiramente elevada, placa branca a cinzenta com uma superfície translúcida, fissurada ou enrugada). Posteriormente, a lesão pode se tornar uma *leucoplaquia espessa* (ou *homogênea*), aparecendo como uma placa branca, opaca, com fissuras profundas. Além disso, alguns exemplos podem desenvolver uma superfície granular, verrucosa ou nodular. Se a lesão for branca e vermelha, pode ser denominada *leucoplaquia salpicada* ou *eritroleucoplaquia*. As características clínicas que são preocupantes para casos que apresentem displasia de alto grau ou carcinoma invasivo incluem um componente eritematoso e mudança de superfície verrucosa, granulosa ou nodular. No entanto, até mesmo leucoplaquias sutis ou aparentemente inócuas podem exibir displasia ou carcinoma. Portanto, a biopsia deve ser considerada para qualquer lesão branca oral sem causa aparente.

Microscopicamente, as leucoplaquias orais são caracterizadas por hiperqueratose, acantose (espessamento epitelial) e/ou hiperplasia (projeções epiteliais alongadas). Além disso, cerca de 16 a 39% dos casos apresentam displasia epitelial e 3% podem apresentar carcinoma espinocelular. Em particular, as leucoplaquias da borda lateral da língua e do assoalho da boca correm risco maior de apresentar displasia ou carcinoma em comparação com aquelas que aparecem em outros locais da cavidade oral.

O tratamento da leucoplaquia oral é guiado pelos achados clínicos e pelo diagnóstico microscópico. Considerações gerais de tratamento incluem controle de fatores de risco, intervenções médicas/cirúrgicas e acompanhamento clínico. No entanto, há uma escassez de evidências de ensaios clínicos bem desenhados, e mais estudos são necessários. Deve ser encorajado a parar de fumar, não consumir muito álcool ou mastigar produtos de noz de areca. Esses hábitos são fatores etiológicos estabelecidos para os distúrbios orais potencialmente malignos e carcinoma espinocelular oral. Além disso, algumas leucoplaquias relacionadas ao tabaco desaparecem após o abandono do tabagismo. Para leucoplaquias sem displasia ou com displasia leve, um acompanhamento clínico cuidadoso é habitualmente fornecido. Para casos que apresentam displasia moderada a grave ou carcinoma *in situ*, a excisão cirúrgica geralmente é realizada. Tratamentos alternativos incluem ablação a *laser*, terapia fotodinâmica e crioterapia; no entanto, ao contrário da excisão cirúrgica, tais tratamentos não permitem o exame histopatológico. Adicionalmente, vários agentes tópicos ou sistêmicos (p. ex., vitamina A, betacaroteno, licopeno) foram estudados; embora esses agentes possam melhorar a aparência clínica das lesões, a recidiva é comum.

Atualmente não há fortes evidências de que tratamentos convencionais ou alternativos para a leucoplaquia oral possam reduzir o risco de transformação maligna. Pacientes com leucoplaquia oral e outros distúrbios orais potencialmente malignos podem apresentar *cancerização de campo* (campos difusos ou multifocais de células epiteliais alteradas causadas pela exposição a carcinógenos). Assim, o risco de desenvolvimento de câncer pode persistir apesar dos tratamentos destinados a erradicar lesões clinicamente evidentes. Considerando que o risco de transformação maligna pode persistir apesar do tratamento prévio para leucoplaquia oral, recomenda-se o acompanhamento clínico ao longo da vida.

■ **Figura 10.25**
Leucoplaquia
Placa branca mal definida nas superfícies inferior e lateral da língua. Uma biopsia mostrou hiperqueratose com displasia epitelial grave.

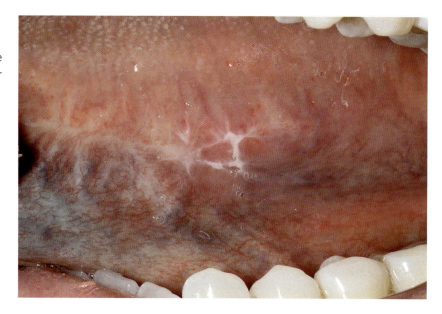

■ **Figura 10.26**
Leucoplaquia
Placa branca extensa nas superfícies inferior e lateral da língua. Uma biopsia mostrou hiperqueratose com displasia epitelial leve, e a lesão posteriormente se transformou em um carcinoma espinocelular.

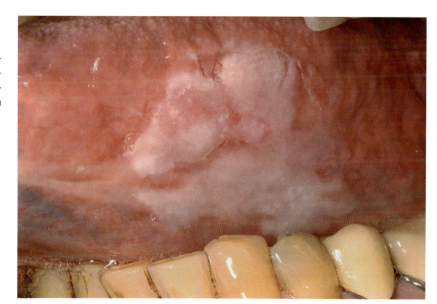

■ **Figura 10.27**
Leucoplaquia
Placa branca na região da carúncula sublingual. Uma biopsia mostrou hiperqueratose com displasia epitelial moderada.

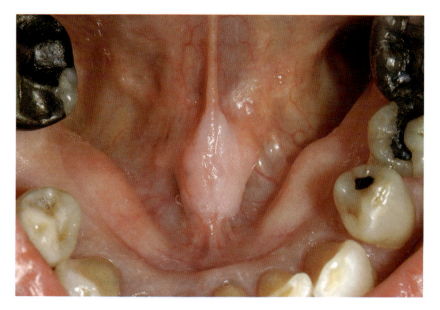

Figura 10.28
Leucoplaquia
Placa branca com superfície corrugada no assoalho da boca. A biopsia mostrou hiperqueratose com displasia epitelial moderada.

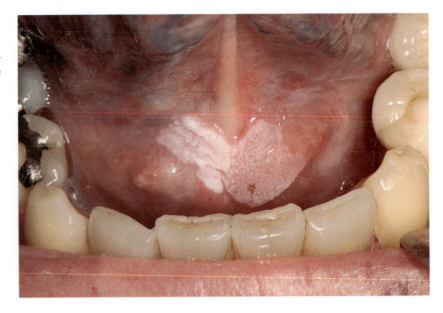

Figura 10.29
Leucoplaquia
Placa branca com superfície áspera e rugosa no palato e trígono retromolar. (Como há eritema focal, a lesão também pode ser chamada de *eritroleucoplaquia*).

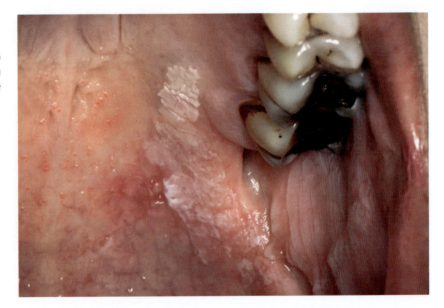

Figura 10.30
Leucoplaquia
Palato mole exibindo uma extensa placa branca com bordas irregulares.

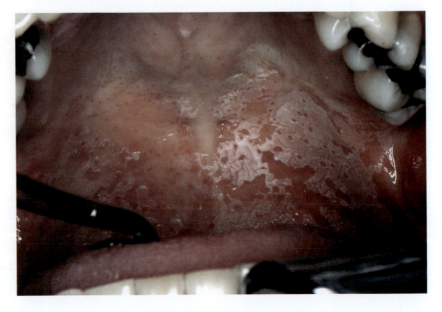

■ Figura 10.31
Leucoplaquia
Placa branca com uma superfície áspera na mucosa jugal direita. A biopsia mostrou hiperqueratose com displasia epitelial moderada.

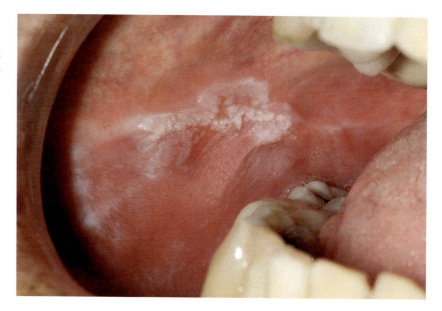

■ Figura 10.32
Leucoplaquia
Grande placa branca na mucosa jugal direita. A lesão exibe áreas espessas e finas. A biopsia mostrou hiperqueratose com displasia epitelial moderada. (Cortesia do Dr. Manuel LaRosa.)

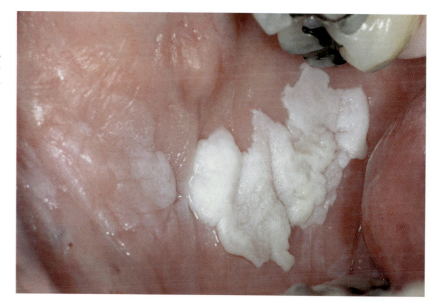

■ Figura 10.33
Leucoplaquia salpicada
Placa branca e vermelha com uma superfície granular.

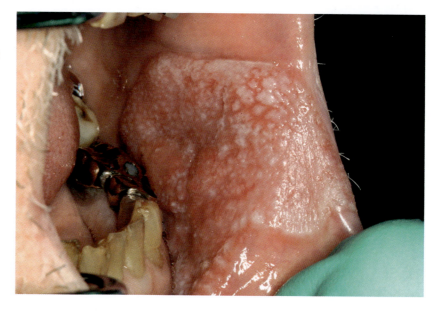

Leucoplaquia verrucosa proliferativa

Figuras 10.34 a 10.37

A **leucoplaquia verrucosa proliferativa** representa uma forma rara e potencialmente muito agressiva de leucoplaquia oral. A etiopatogenia é incerta. Nenhum papel causal definitivo foi estabelecido para o tabaco, o álcool, o papilomavírus humano (HPV) ou o vírus Epstein-Barr. O diagnóstico pode ser desafiador e tipicamente é feito em retrospecto depois que um paciente desenvolve múltiplas lesões ao longo de muitos anos com eventual progressão para o carcinoma de células escamosas.

A leucoplaquia verrucosa proliferativa exibe predileção por mulheres (proporção de mulheres para homens, de 2,7:1-4:1), com média de idade ao diagnóstico de 67 anos. Os locais frequentemente envolvidos incluem a gengiva, a mucosa alveolar, a mucosa jugal e a língua. Inicialmente, o paciente pode apresentar uma lesão branca única e homogênea que imita a leucoplaquia oral convencional. Ocasionalmente, um componente eritematoso também pode ser evidente. No entanto, com o tempo, o paciente desenvolve lesões adicionais e/ou mais extensas, geralmente com envolvimento bilateral. As lesões precoces tendem a ser relativamente planas, enquanto as lesões posteriores tendem a apresentar superfícies rugosas, granulares ou verrucosas. Tipicamente, após muitos anos, há progressão para carcinoma verrucoso ou carcinoma de células escamosas convencional. Sinais clínicos preocupantes para transformação maligna incluem eritema, superfície verrucosa ou papilar, ulceração, dor e parestesia.

O diagnóstico de leucoplaquia verrucosa proliferativa requer correlação clinicopatológica. Dependendo do estágio da lesão, os achados microscópicos podem incluir hiperqueratose (desde ausência até graus variados de displasia), hiperplasia verrucosa, carcinoma verrucoso ou carcinoma de células escamosas. Embora os critérios diagnósticos variem entre os estudos, alguns autores propuseram o seguinte: (1) leucoplaquia com áreas verrucosas ou semelhantes a verrugas envolvendo mais de duas localizações orais; (2) considerando todos os locais envolvidos, o tamanho mínimo é maior que 3 cm; (3) período bem documentado de evolução da doença maior do que 5 anos, com disseminação/aumento da lesão e mais de 1 recidiva em área previamente tratada; e (4) pelo menos uma biopsia. A suspeita é especialmente alta entre as mulheres mais velhas, sem fatores de risco identificáveis para o câncer oral.

Infelizmente, atualmente não há cura para a leucoplaquia verrucosa proliferativa. Várias abordagens (p. ex., cirurgia convencional, ablação a *laser*, terapia fotodinâmica, bleomicina tópica, quimioterapia sistêmica, radiação, terapia antiviral) foram relatadas na literatura. No entanto, mesmo com o tratamento, as taxas de recorrência variam de 87 a 100%, e as taxas de transformação maligna são maiores que 70%. Assim, o tratamento clínico se concentra em acompanhamento clínico ao longo da vida com biopsias seletivas para proporcionar uma melhor chance de detecção precoce do câncer oral. As biopsias devem ser consideradas no caso de novas lesões ou lesões com alterações significativas na aparência, tamanho e/ou sintomas. A mortalidade geral relacionada à doença é de aproximadamente 30 a 50%.

■ **Figura 10.34**
Leucoplaquia verrucosa proliferativa
Placa branca linear envolvendo a gengiva inserida vestibular na região anterior da mandíbula.

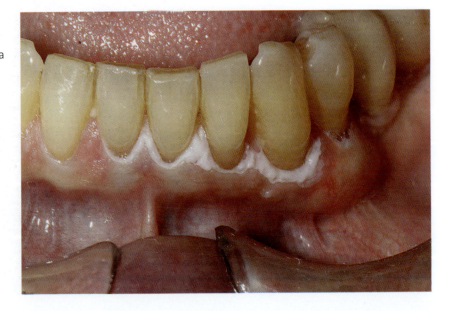

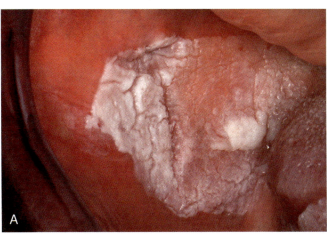
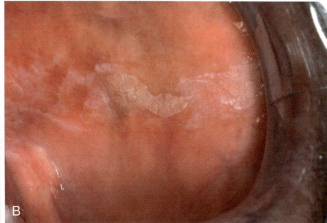

■ **Figura 10.35**
Leucoplaquia verrucosa proliferativa
Este paciente apresentava extensas placas brancas na (**A**) mucosa jugal direita e (**B**) mucosa jugal esquerda.

■ **Figura 10.36**
Leucoplaquia verrucosa proliferativa
O mesmo paciente da Figura 10.35. Superfície inferior da língua exibe uma grande placa branca com superfície rugosa e verrucosa.

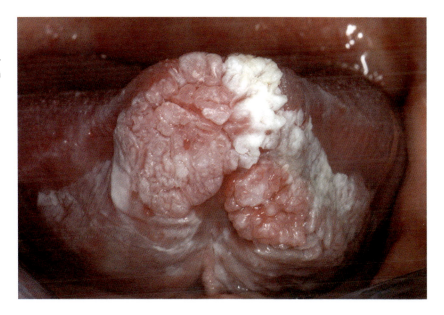

■ **Figura 10.37**
Leucoplaquia verrucosa proliferativa
Placa difusa, espessa e branca, envolve a gengiva vestibular mandibular e o vestíbulo adjacente.

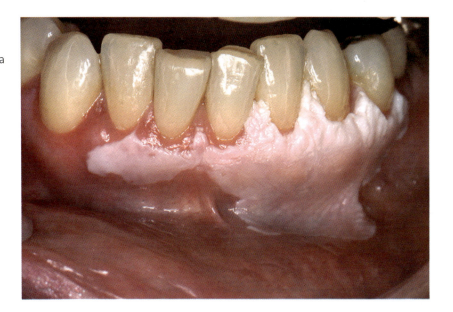

Eritroplasia

Figuras 10.38 a 10.40

A **eritroplasia** é definida como uma mancha ou placa vermelha que não pode ser caracterizada clínica ou patologicamente como qualquer outra condição. É análoga à leucoplaquia (ver seção anterior) e representa um *distúrbio oral potencialmente maligno*. Vale mencionar que a maioria das eritroplaquias orais verdadeiras demonstra displasia ou carcinoma na apresentação inicial. De acordo com vários levantamentos epidemiológicos em grande escala nos EUA e na Ásia, a prevalência de eritroplaquia oral varia de 0,02 a 0,83%. Os principais fatores de risco são etilismo e tabagismo.

Eritroplaquia oral é observada predominantemente em adultos de meia-idade e idosos, sem predileção significativa por sexo. Os locais frequentemente envolvidos incluem o palato mole, o assoalho da boca e a mucosa jugal. Muitos pacientes são assintomáticos, embora dor ou ardência sejam possíveis. O exame clínico geralmente mostra uma mancha ou placa eritematosa bem demarcada, com textura macia a aveludada. Em alguns casos, uma combinação de características eritematosas e brancas pode ser evidente (denominada *eritroleucoplaquia*).

As lesões vermelhas da mucosa oral devem ser vistas com suspeita, especialmente quando ocorrem em locais de alto risco para o câncer oral (como a língua e o assoalho da boca). A biopsia é habitualmente realizada em lesões eritematosas que não têm causa identificável ou não desaparecem 2 semanas após a remoção de potenciais fontes de irritação. O exame microscópico ajuda a descartar outras condições eritematosas (p. ex., candidíase, mucosite não específica, lesões vasculares) e para se avaliar a presença de displasia epitelial ou carcinoma. No caso de eritroleucoplaquias, a amostra da biopsia deve incluir o componente eritematoso, que exibe risco maior de apresentar displasia significativa ou carcinoma em comparação com o componente de leucoplaquia.

O tratamento da eritroplaquia é guiado pelo diagnóstico microscópico. A excisão cirúrgica é tipicamente realizada para lesões que exibem displasia moderada, displasia grave ou carcinoma *in situ*. Ablação a *laser* ou outros métodos destrutivos também podem ser considerados, embora a excisão cirúrgica seja preferível para possibilitar o exame histopatológico. O tratamento do carcinoma espinocelular invasivo é discutido separadamente. Após o tratamento, o paciente deve receber acompanhamento clínico a longo prazo, por causa do risco de recorrência ou aparecimento de lesões adicionais.

Figura 10.38
Eritroplaquia
Mucosa jugal posterior direita apresenta lesão eritematosa com ulceração. A biopsia mostrou carcinoma *in situ*.

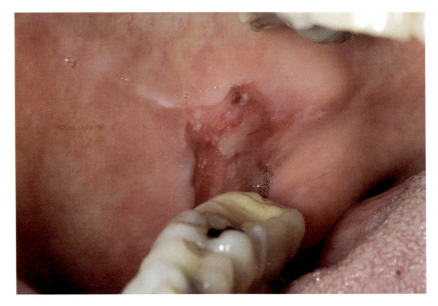

Figura 10.39
Eritroplaquia
Placa eritematosa no palato mole e duro.

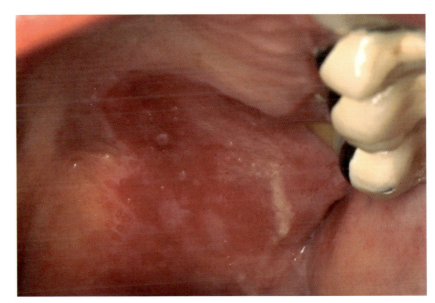

Figura 10.40
Eritroleucoplaquia
Placa vermelha e branca envolve a superfície inferolateral posterior esquerda da língua. A biopsia mostrou carcinoma espinocelular. (Cortesia do Dr. Bradley Gregory.)

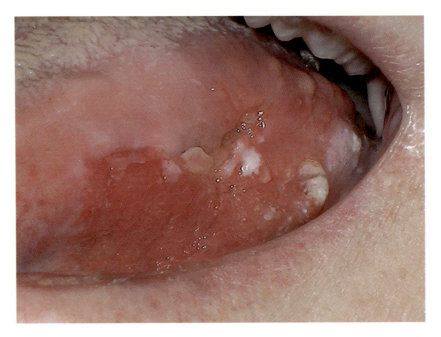

Queratose da bolsa de tabaco (queratose do tabaco sem fumaça, lesão do usuário de rapé)

Figuras 10.41 e 10.42

A **queratose da bolsa de tabaco** é uma alteração da mucosa oral que se desenvolve em áreas de colocação crônica de tabaco sem fumaça. Nos EUA, de acordo com a National Survey on Druge Use and Health de 2016, aproximadamente 3,3% das pessoas (ou 8,8 milhões de indivíduos) com 12 anos ou mais usam o tabaco sem fumaça. As maiores taxas de prevalência são observadas nas regiões Centro-Oeste e Sul. Além disso, estudos recentes sugerem que, embora as taxas de consumo de cigarros tenham diminuído nos EUA, o consumo de tabaco sem fumaça permaneceu relativamente constante. Os principais tipos de tabaco sem fumaça incluem rapé úmido, rapé seco e tabaco de mascar. Nas culturas ocidentais, a queratose da bolsa de tabaco foi observada em 60% dos usuários de tabaco e 15% dos usuários de tabaco de mascar. A lesão frequentemente surge em homens adultos jovens e homens acima dos 65 anos de idade; no entanto, em algumas subpopulações, há uma predileção por mulheres mais velhas.

Clinicamente, a queratose da bolsa de tabaco afeta áreas (como a mucosa vestibular ou mucosa labial inferior) que entram em contato direto com o tabaco sem fumaça. A mucosa alterada é tipicamente flácida, com rugas ou fissuras comparadas ao aparecimento de areia ondulada na praia após uma maré baixa. Dependendo do grau de hiperqueratose e acantose, a lesão pode aparecer em cor branca, cinza ou normal. Às vezes, um componente eritematoso também é evidente. A mucosa alterada pode variar de fina e translúcida a espessa e opaca. Após a palpação, a lesão pode parecer macia, aveludada. Alterações mucosas semelhantes podem ser induzidas pela colocação crônica de materiais volumosos (p. ex., doces duros, sementes de girassol, carne-seca).

A queratose da bolsa de tabaco está associada a um baixo risco de desenvolver displasia ou carcinoma de alto grau, e um diagnóstico clínico forte e presuntivo pode ser feito com base nos achados clínicos. Entretanto, a biopsia e o exame histopatológico devem ser considerados para lesões com alterações nas mucosas graves ou atípicas (p. ex., ulceração, coloração branca intensa, superfície granular ou verrucosa, formação de nódulos, endurecimento, sangramento).

Embora o uso de tabaco sem fumaça esteja associado a um risco menor de câncer do que o consumo de cigarros, o hábito de tabaco deve ser desencorajado. A queratose da bolsa de tabaco normalmente se resolverá várias semanas após a interrupção do uso do tabaco sem fumaça. Se qualquer parte da lesão persistir por mais de 6 semanas sem contato com o tabaco sem fumaça, uma biopsia é indicada para descartar displasia significativa ou carcinoma de células escamosas. O câncer oral relacionado com o uso do tabaco sem fumaça desenvolve-se tipicamente após várias décadas de utilização, sendo o rapé seco mais carcinogênico do que o rapé úmido e o tabaco para mascar.

■ **Figura 10.41**
Queratose da bolsa de tabaco
Lesão cinza-esbranquiçada, fissurada, envolve o vestíbulo anterior da mandíbula e a mucosa labial inferior.

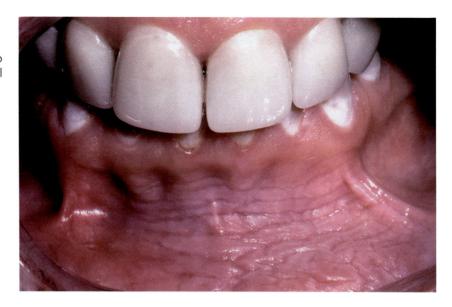

■ **Figura 10.42**
Queratose da bolsa de tabaco
Lesão cinza-esbranquiçada, fissurada, envolvendo o vestíbulo mandibular direito.

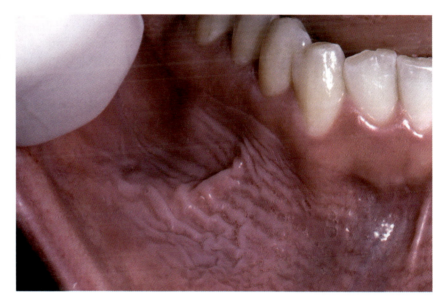

Fibrose submucosa oral

Figuras 10.43 a 10.45

A **fibrose submucosa oral** é uma condição crônica, pré-cancerosa e frequentemente debilitante, caracterizada por fibrose lentamente progressiva da cavidade oral e orofaringe. É observada principalmente no subcontinente indiano, sul/Sudeste Asiático, Taiwan e sul da China. A condição é causada principalmente pela mastigação da noz de areca – um hábito viciante praticado por 10 a 20% da população mundial. Dependendo dos costumes regionais, esta noz da palmeira *Areca catechu* pode ser mastigada sozinha ou em combinação com outras substâncias, a fim de aliviar o estresse e produzir uma sensação de euforia. Na Índia, a noz de areca é tradicionalmente incorporada em uma noz de betel (*i. e.*, noz de betel enrolada em torno de uma mistura de noz de areca, cal apagada, possivelmente tabaco e, por vezes, condimentos). Além disso, o uso de produtos de noz de areca comercialmente liofilizados (como *gutkha*) tornaram-se cada vez mais populares; tais produtos contêm concentrações especialmente altas de noz de areca e podem causar desenvolvimento mais rápido de fibrose submucosa oral em comparação com a noz de betel convencional. Predisposição genética também pode desempenhar um papel no desenvolvimento da doença.

Indivíduos com fibrose submucosa oral são frequentemente adultos jovens e usuários de betel. Inicialmente, o paciente pode se queixar de sensação de queimação ou intolerância a alimentos condimentados. O exame oral durante os estágios iniciais da doença pode revelar vesículas, petéquias, xerostomia e melanose. Com a progressão da condição, a fibrose resulta em palidez da mucosa, rigidez e trismo. Engolir e falar pode se tornar muito difícil. Em casos avançados, as bandas fibrosas submucosas podem ser evidentes à palpação da mucosa jugal, mucosa labial e palato mole. Achados adicionais possíveis incluem diminuição da úvula, língua despapilada, ulceração e eritema. Às vezes, as alterações da mucosa podem se estender para o esôfago superior.

O tratamento clínico da fibrose submucosa oral pode ser desafiador, e mais estudos são necessários. Os pacientes devem ser aconselhados a descontinuar o uso de nozes de areca; entretanto, uma vez que o trismo tenha se desenvolvido, o abandono do hábito não induz a regressão da condição. Casos leves podem ser tratados com corticosteroides intralesionais. Casos graves podem exigir intervenção cirúrgica e fisioterapia, embora a recidiva seja comum. Tratamentos alternativos incluem gamainterferona, enzimas proteolíticas, pentoxifilina, antioxidantes, vitaminas e minerais. Acompanhamento clínico rigoroso é essencial devido ao risco de desenvolvimento de carcinoma espinocelular oral. As taxas de transformação maligna estimadas para fibrose submucosa oral variam de 2 a 8%.

Figura 10.43
Fibrose submucosa oral
Usuário de Gutkha com abertura bucal limitada e mucosa palatina pálida.

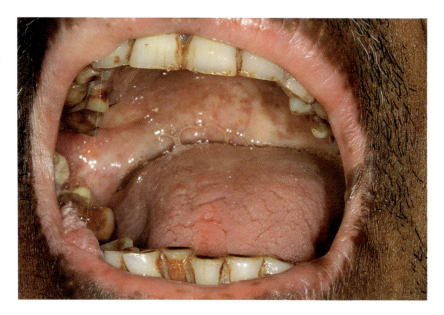

Figura 10.44
Fibrose submucosa oral
O mesmo paciente mostrado na Figura 10.43. Palidez da mucosa jugal esquerda.

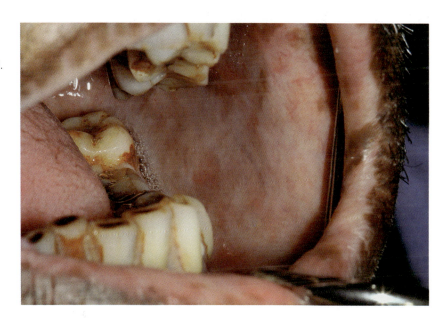

Figura 10.45
Carcinoma de células escamosas em paciente com fibrose submucosa oral
O mesmo paciente representado nas Figuras 10.43 e 10.44. Massa extensa envolve a mucosa jugal direita e a mucosa labial inferior direita.

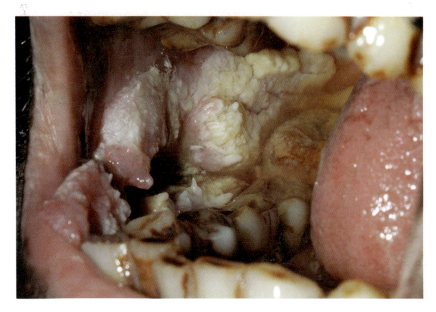

Queilite actínica

Figura 10.46

A **queilite actínica** é uma lesão pré-maligna comum do vermelhão do lábio inferior causada pela exposição crônica à luz ultravioleta. Lesões semelhantes na pele são chamadas de queratoses actínicas (ver a próxima seção). Os principais fatores de risco para a queilite actínica incluem aumento da idade, sexo masculino, atividades ocupacionais/de lazer ao ar livre, proximidade da linha do Equador e pele clara. Além disso, os pacientes com certos distúrbios genéticos (p. ex., xeroderma pigmentoso, albinismo) apresentam risco aumentado para o desenvolvimento de queilites actínicas e câncer de pele. Cofatores que podem aumentar a probabilidade de transformação de queilites actínicas em carcinoma de células escamosas incluem uso de tabaco e imunossupressão.

A queilite actínica exibe uma predileção por homens acima dos 40 anos de idade. As lesões precoces geralmente aparecem como áreas pálidas e mal definidas no vermelhão do lábio inferior. Fissuras e secura também podem ser evidentes, e a transição entre o vermelhão e a pele adjacente muitas vezes perde a delimitação. Com a progressão, a lesão pode se transformar em uma placa áspera, com crosta, branca e/ou vermelha. A ulceração persistente, a formação de nódulos e o sangramento podem indicar tanto a queilite actínica com displasia grave quanto a transformação em carcinoma de células escamosas.

O tratamento clínico da queilite actínica inclui a educação do paciente (p. ex., evitar o sol, chapéu de abas largas e protetor solar ao ar livre). Para lesões com displasia grave, a vermelhectomia pode ser realizada. A cirurgia convencional permite o exame microscópico para descartar o carcinoma. Para lesões com displasia leve a moderada, os tratamentos alternativos incluem agentes tópicos (p. ex., 5-fluoruracila, imiquimode), ablação a *laser*, eletrocirurgia, crioterapia e terapia fotodinâmica. Após o tratamento, recomenda-se acompanhamento clínico a longo prazo.

Queratose actínica

Figura 10.47

Queratose actínica é uma lesão cutânea pré-maligna comum causada pela exposição crônica à luz ultravioleta. Os fatores de risco para a queratose actínica são semelhantes aos da queilite actínica (ver seção anterior); tais fatores incluem idade avançada, sexo masculino, atividades ocupacionais/de lazer em ambiente externo, proximidade da linha do Equador, pele clara e certos distúrbios genéticos raros (p. ex., xeroderma pigmentoso, albinismo).

A queratose actínica raramente ocorre em indivíduos com menos de 40 anos. A condição tipicamente envolve a pele das áreas expostas ao sol (p. ex., face, couro cabeludo calvo, orelhas, pescoço, dorso das mãos, antebraços). Muitas vezes há um conjunto de lesões, embora lesões únicas sejam possíveis. Muitos pacientes são assintomáticos, enquanto outros apresentam sensibilidade, prurido ou queimação. O exame clínico mostra máculas ou placas irregulares com superfícies ásperas e escamosas. Às vezes, uma queratose actínica pode ser difícil de visualizar, embora sua textura "semelhante à lixa" seja prontamente evidente à palpação. As lesões podem variar de alguns milímetros a vários centímetros de diâmetro e podem ser brancas, vermelhas, marrons ou de cor normal.

As opções de tratamento para queratose actínica incluem crioterapia, curetagem, excisão cirúrgica, agentes tópicos (p. ex., 5-fluoruracila, imiquimode), *peelings* químicos, ablação a *laser* e terapia fotodinâmica. Além disso, os pacientes devem ser aconselhados a evitar a exposição ao sol, aplicar protetores solares e usar roupas de proteção. Embora o risco de uma lesão única sofrer transformação maligna seja baixo, o risco de desenvolver carcinoma de células escamosas em pacientes com múltiplas queratoses actínicas é alto (6 a 10% em um período de 10 anos). O tratamento e o acompanhamento a longo prazo são recomendados.

Queratoacantoma

Figura 10.48

O **queratoacantoma** é uma proliferação epitelial controversa. Algumas autoridades consideram que ele representa uma variante bem diferenciada do carcinoma de células escamosas, enquanto outros o consideram uma neoplasia benigna ou de malignidade limítrofe. A maioria dos exemplos ocorre na pele, na qual aparentemente se originam do istmo folicular e infundíbulo. Lesões intraorais são extremamente raras. A exposição à luz ultravioleta é o principal fator de risco para o queratoacantoma.

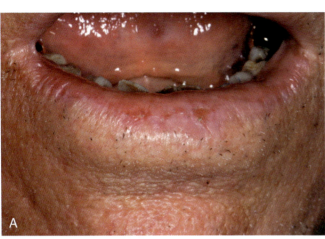 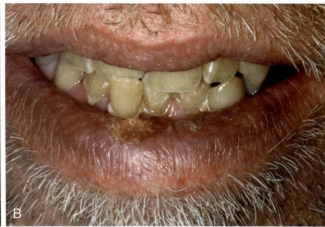

■ **Figura 10.46**
Queilite actínica
A. Lábio inferior exibe palidez com eritema focal e crostas. **B.** Lesão com crosta no lábio inferior.

■ **Figura 10.47**
Queratose actínica
Lesão eritematosa e levemente elevada na pele da testa.

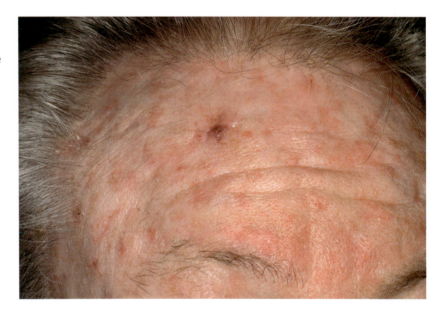

■ **Figura 10.48**
Queratoacantoma
Pele do nariz exibe um nódulo vermelho-rosado com um tampão central de queratina.

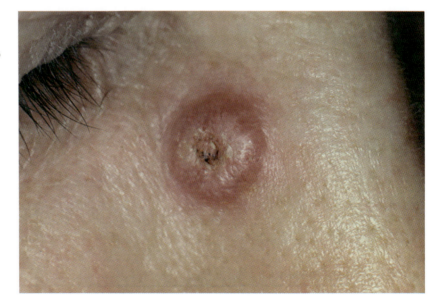

Outros fatores possíveis incluem radioterapia, imunossupressão, traumatismo e certos medicamentos (p. ex., inibidores de *BRAF*). A maioria das lesões é única, embora possam desenvolver-se queratoacantomas múltiplos, esporadicamente ou em associação com certas condições hereditárias (p. ex., síndrome de Ferguson-Smith, síndrome de Muir-Torre, xeroderma pigmentoso).

Os queratoacantomas solitários tipicamente se desenvolvem na pele exposta ao sol de adultos mais velhos e de pele clara. Aproximadamente 8% dos casos envolvem a borda externa do vermelhão do lábio. Os homens são mais acometidos do que as mulheres. Inicialmente, a lesão apresenta rápido crescimento, atingindo um tamanho máximo de 1 a 2 cm em cerca de 6 semanas. Uma lesão totalmente desenvolvida geralmente aparece como um nódulo cupuliforme com um tampão central de queratina. Posteriormente, há um período de estabilização, seguido por regressão espontânea. A involução geralmente ocorre nos 6 a 12 meses seguintes ao aparecimento da lesão e geralmente resulta em uma cicatriz que apresenta área de depressão.

Os queratoacantomas são tipicamente tratados por excisão cirúrgica. Tratamentos alternativos incluem quimioterapia intralesional, imiquimode tópico, 5-fluoruracila tópico e retinoides sistêmicos. A taxa de recorrência é de aproximadamente 1 a 8%. Há relatos incomuns de transformação maligna, embora tais casos possam representar dificuldades na distinção microscópica entre o queratoacantoma e o carcinoma de células escamosas.

Carcinoma de células escamosas oral e orofaríngeo

Figuras 10.49 a 10.66

O **carcinoma de células escamosas (carcinoma espinocelular)** é uma neoplasia maligna das células epiteliais e representa aproximadamente 90% dos cânceres orais e orofaríngeos. Segundo dados coletados pela International Agency for Research on Cancer, em todo o mundo, em 2012, havia mais de 529.000 novos casos de câncer de lábio/cavidade oral/faringe e mais de 292.000 mortes por esses tumores. A incidência varia por região, com as maiores taxas observadas na região centro-sul, leste e Sudeste Asiático. Nos EUA, a American Cancer Society estimou que em 2018 haveria mais de 51.000 casos diagnosticados de câncer de cavidade oral/faringe e 10.000 mortes por esses tumores. Os fatores de risco para o carcinoma espinocelular da cavidade oral e da orofaringe incluem o uso de tabaco, o consumo pesado de álcool e a mastigação de noz de betel. Com relação ao uso do tabaco, uma metanálise relatou um risco relativo de 6,76 para o carcinoma de células escamosas de orofaringe e 3,43 para o carcinoma de células escamosas oral entre fumantes de tabaco em comparação com não fumantes. Além disso, um efeito sinérgico foi observado quando o tabagismo é combinado com o consumo de álcool, e um risco especialmente alto de desenvolvimento do câncer oral (proporção aproximada de 40) foi observada entre indivíduos que fumam, bebem álcool e mastigam noz de betel. Outros fatores etiológicos importantes incluem a exposição à radiação ultravioleta para o câncer de vermelhão do lábio e a infecção pelo papilomavírus humano (HPV) de alto risco (mais frequentemente o HPV tipo 16) para os tumores da orofaringe. Embora a fração atribuível ao HPV do carcinoma de células escamosas da orofaringe varie de acordo com a região geográfica e o método de estudo, estima-se que seja 40% globalmente e mais de 60% nos EUA. Em contraste, uma proporção muito menor (< 7%) dos carcinomas de células escamosas orais foi atribuída ao HPV. Outros fatores potenciais que contribuem para o câncer oral e faríngeo incluem dieta pobre, deficiências de vitaminas/minerais, imunossupressão, poluentes ambientais, exposições ocupacionais e certas condições hereditárias (p. ex., anemia de Fanconi, disqueratose congênita, síndrome de Bloom).

As tendências epidemiológicas dos cânceres orais e orofaríngeos são influenciadas pelas tendências dos fatores causais subjacentes. Nas últimas décadas, a incidência de câncer orofaríngeo tem aumentado dramaticamente em muitos países desenvolvidos como resultado de um aumento de tumores relacionados ao HPV. Em contraste, as tendências na incidência do câncer de cavidade oral coincidem em grande parte com as tendências do uso do tabaco. Por exemplo, nos EUA, o declínio da incidência de câncer oral nas últimas duas décadas reflete o declínio das taxas de tabagismo.

O risco para desenvolvimento do câncer oral é maior entre homens do que mulheres e geralmente aumenta com a idade. Aproximadamente 90% dos cânceres orais/faríngeos são diagnosticados em pacientes com mais de 40 anos e mais de 50% dos casos ocorrem em pacientes com mais de

65 anos. No entanto, entre os carcinomas de células escamosas da orofaringe, os tumores relacionados ao HPV tendem a ocorrer em pacientes um pouco mais jovens em comparação com os tumores não relacionados ao HPV (diferença média de idade, aproximadamente 5 a 10 anos). Além disso, nos EUA e em outros países ocidentais, observou-se um aumento na frequência de câncer oral de língua entre adultos com menos de 40 anos – especialmente mulheres adultas jovens sem história de tabagismo ou uso de álcool.

A apresentação clínica do carcinoma de células escamosas intraoral é variável. No mundo ocidental, as localizações frequentemente envolvidas incluem a língua (especialmente as bordas laterais e superfície inferolateral) e o assoalho da boca. Em contraste, em áreas do mundo onde o uso de noz de betel é prevalente, as localizações mais frequentemente acometidas são a mucosa lingual e jugal. Durante os estágios iniciais da doença, muitos pacientes são assintomáticos. No entanto, com a progressão da doença, o paciente pode desenvolver dor, parestesia e linfadenopatia cervical. Ao exame clínico, a lesão pode aparecer como uma lesão branca, vermelha e/ou com a coloração normal, e qualquer um dos seguintes padrões clínicos pode ser evidente: *leucoplaquia* (placa branca), *eritroplaquia* (placa vermelha), *eritroleucoplaquia* (placa vermelha e branca), *crescimento exofítico* (massa semelhante a uma infecção fúngica, papilar ou verruciforme, muitas vezes com endurecimento e ulceração da superfície) e *crescimento endofítico* (ulceração central com uma margem elevada, endurecida). As lesões endofíticas podem mimetizar um granuloma traumático ou uma infecção fúngica profunda. Ao exame radiográfico, as lesões que invadiram o osso subjacente podem exibir reabsorção significativa, geralmente com aparência de "roído de traça", mal definida ou irregular.

Carcinomas de células escamosas do vermelhão do lábio tendem a se desenvolver em indivíduos de pele clara com história de exposição solar crônica. O lábio inferior é afetado com muito mais frequência que o lábio superior. O exame clínico geralmente mostra uma lesão endurecida e crostosa com ulceração associada. Os tumores do vermelhão dos lábios tendem a crescer de forma relativamente lenta, e as metástases regionais (tipicamente na região submentoniana) geralmente são um evento tardio. Em alguns casos, a invasão perineural pode resultar na extensão do tumor para a mandíbula através do forame mentoniano.

Os carcinomas de células escamosas de orofaringe podem envolver a região tonsilar, base da língua, palato mole e/ou parede posterior da faringe. Entre os casos relacionados ao HPV, a região tonsilar e a base da língua são as localizações mais acometidas. Os sinais e sintomas clínicos do câncer de orofaringe podem incluir dor de garganta persistente, disfagia, odinofagia e linfadenopatia cervical. Em particular, os carcinomas de células escamosas orofaríngeos relacionados ao HPV exibem uma propensão para metástases regionais, embora o tumor primário possa ser pequeno ou indetectável. Em alguns casos, o paciente apresenta inicialmente a avaliação de um linfonodo cervical aumentado, que pode ser tratado inicialmente com antibióticos. No entanto, se a lesão não for resolvida dentro de 2 semanas, o encaminhamento para aspiração por agulha fina e avaliação adicional deve ser considerado.

Em geral, o tratamento clínico do carcinoma de células escamosas oral e da orofaringe é orientado pelo estadiamento do tumor. Os cânceres do vermelhão dos lábios frequentemente são diagnosticados em uma fase precoce e tratados por ressecção em cunha. Os tumores intraorais ressecáveis são tipicamente tratados por cirurgia, que pode ser combinada com radioterapia, quimioterapia e/ou terapia alvo. Os carcinomas de células escamosas da orofaringe detectados precocemente podem ser tratados por cirurgia ou radioterapia definitiva; no entanto, os tumores mais avançados requerem tipicamente várias combinações de cirurgia, radioterapia, quimioterapia e/ou terapia-alvo. Entre os carcinomas de células escamosas de orofaringe, as lesões positivas para HPV tendem a apresentar melhores respostas à quimioterapia e/ou radioterapia e a resultados mais favoráveis em comparação a lesões negativas para o HPV; dessa forma, ensaios clínicos que avaliam regimes de tratamento menos intensivos para o carcinoma de células escamosas orofaríngea relacionados ao HPV são uma área ativa de investigação.

Nos EUA, a taxa de sobrevida relativa de 5 anos para pacientes com câncer oral e faringe é de aproximadamente 67%. Como a maioria dos tumores do vermelhão do lábio é diagnosticada em um estágio inicial, a taxa de sobrevida relativa de 5 anos para os tumores labiais é excelente (aproximadamente 88%). Em contraste, os cânceres intraoral e orofaríngeo tendem a ser diagnosticados em estágios mais tardios, com menores taxas de sobrevida relativa em 5 anos (61% para lesões de assoalho de boca, 69% para lesões de língua e 73% para lesões orofaríngeas).

Figura 10.49
Carcinoma de células escamosas oral
Nódulo ulcerado e crostoso no vermelhão do lábio inferior.

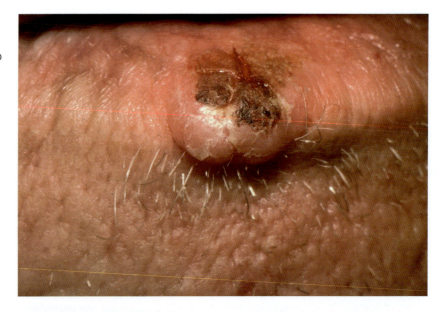

Figura 10.50
Carcinoma de células escamosas oral
Lesões brancas com crosta no vermelhão do lábio inferior. O paciente estava recebendo terapia imunossupressora para transplante de medula óssea.

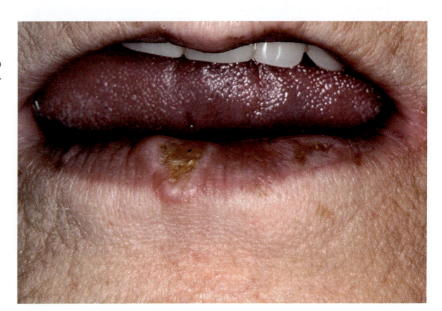

Figura 10.51
Carcinoma de células escamosas oral
Após 6 semanas, as lesões do lábio inferior, mostradas na Figura 10.51, exibiram aumento e ulceração.

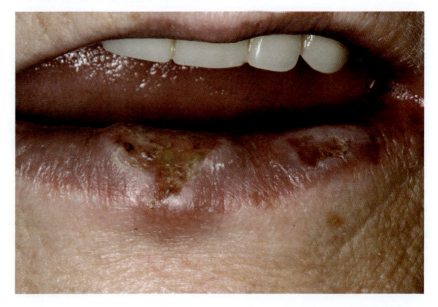

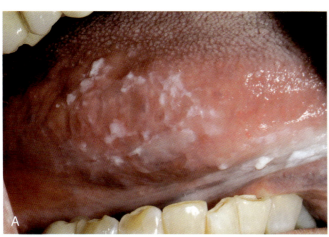 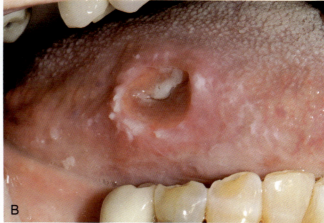

■ **Figura 10.52**
Carcinoma de células escamosas oral desenvolvendo-se a partir de uma leucoplaquia
A. Placa branca extensa mal definida nas superfícies inferior e lateral da língua, lado direito. Uma biopsia mostrou hiperqueratose com displasia epitelial moderada. Devido à má saúde geral do paciente, o tratamento cirúrgico posterior foi adiado e o paciente foi marcado para reavaliação.
B. Após 1 ano, a lesão transformou-se em um carcinoma espinocelular. O tumor exibia uma cratera endofítica ulcerada.

■ **Figura 10.53**
Carcinoma espinocelular oral
Massa eritematosa na superfície inferolateral direita da língua em um homem de 20 anos de idade. A sutura da biopsia pode ser observada. (Agradecimento ao Dr. Terry Day.)

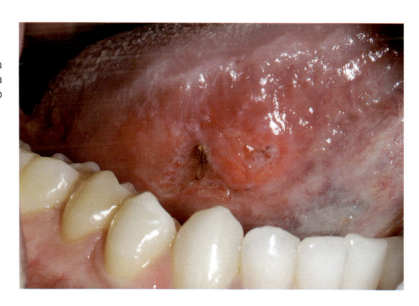

■ **Figura 10.54**
Carcinoma de células escamosas oral
Leucoplaquia extensa mal definida na superfície inferolateral esquerda da língua com eritema focal.

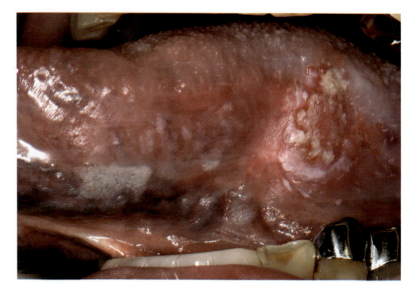

■ **Figura 10.55**
Carcinoma de células escamosas oral
Superfície inferolateral direita da língua apresenta massa eritematosa com ulceração focal.

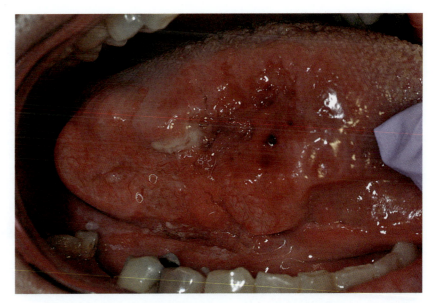

■ **Figura 10.56**
Carcinoma de células escamosas oral
Massa extensa envolve grande parte da língua.

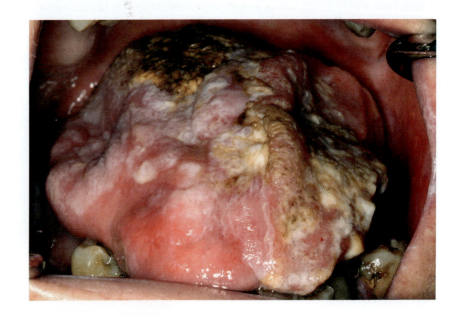

■ **Figura 10.57**
Carcinoma de células escamosas orofaríngeo relacionado ao papilomavírus humano
Lesão eritematosa ulcerada envolve a região tonsilar direita.

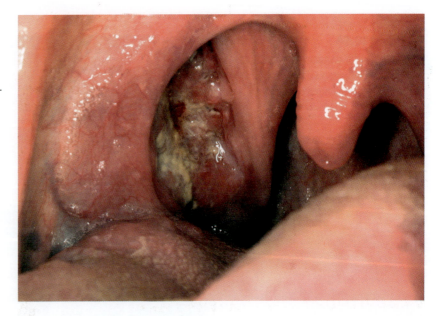

■ **Figura 10.58**
Carcinoma de células escamosas oral
Assoalho de boca exibe ulceração e eritema.

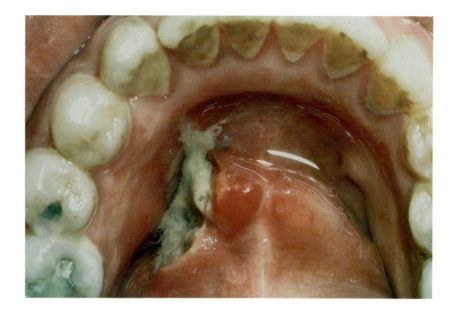

■ **Figura 10.59**
Carcinoma de células escamosas oral
Massa branca com uma superfície rugosa e irregular no rebordo alveolar inferior e no assoalho da boca.

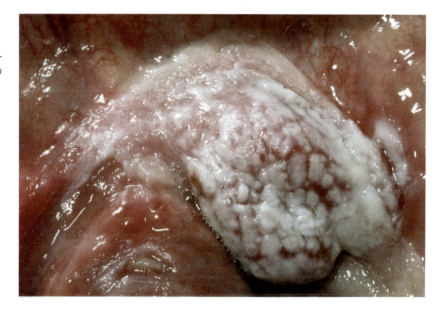

■ **Figura 10.60**
Carcinoma de células escamosas oral
Massa extensa envolve a mucosa jugal direita, o vestíbulo mandibular e o rebordo mandibular. O paciente era um usuário de longa data do tabaco de mascar. (Agradecimento ao Dr. Tery Day.)

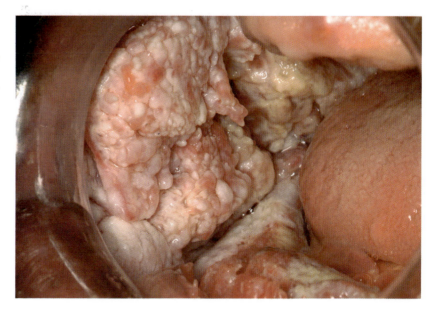

■ Figura 10.61
Carcinoma de células escamosas oral
Gengiva vestibular maxilar anterior apresenta massa branca e vermelha com superfície irregular. (Agradecimento ao Dr. Terry Day.)

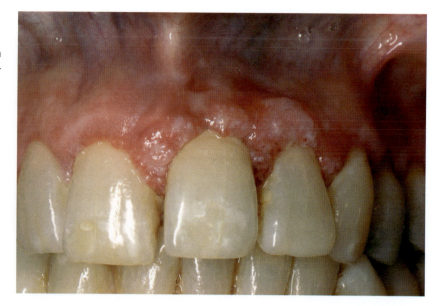

■ Figura 10.62
Carcinoma de células escamosas oral
Aspecto palatino da mesma lesão mostrada na Figura 10.61. (Agradecimento ao Dr. Terry Day.)

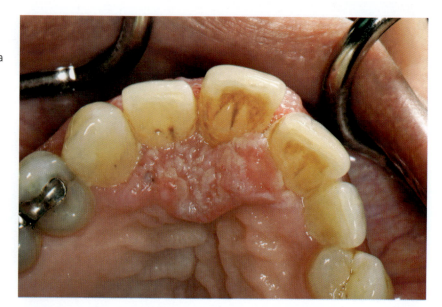

■ Figura 10.63
Carcinoma de células escamosas oral
Massa eritematosa ulcerada envolve o rebordo alveolar mandibular e o vestíbulo.

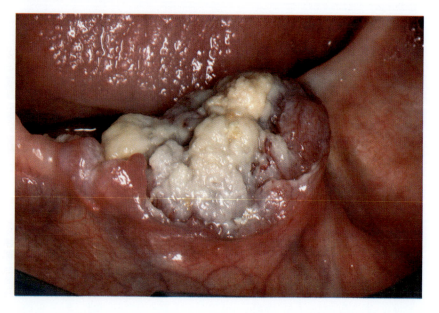

■ **Figura 10.64**
Carcinoma de células escamosas oral
Massa eritematosa envolve o assoalho da boca e o rebordo alveolar mandibular.

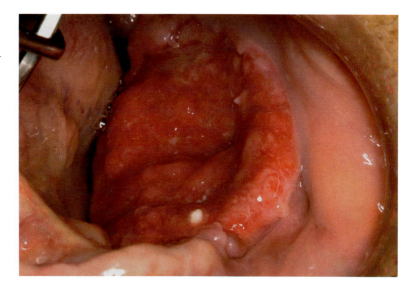

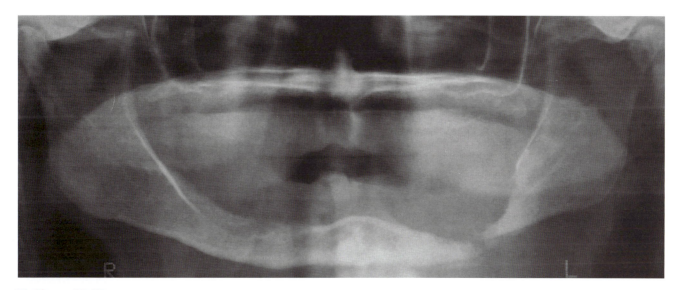

■ **Figura 10.65**
Carcinoma de células escamosas oral
Radiografia panorâmica do mesmo paciente mostrado na Figura 10.61. O tumor invadiu a mandíbula, resultando em fratura patológica.

■ **Figura 10.66**
Carcinoma de células escamosas orofaríngeo
Linfadenopatia cervical direita causada por carcinoma metastático da base da língua. (Com agradecimento ao Dr. Terry Day.)

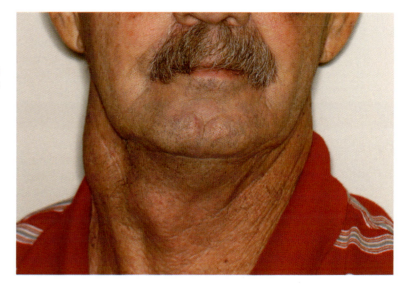

Carcinoma verrucoso

Figura 10.67

O **carcinoma verrucoso** é uma variante de baixo grau do carcinoma de células escamosas e compreende aproximadamente 2 a 12% de todos os carcinomas orais. Esta variante tumoral origina-se mais comumente na cavidade oral, mas também pode ocorrer em outros locais (p. ex., laringe, orofaringe, região nasossinusal, região anogenital). Caracteriza-se por aspecto verrucoso, com tendência a crescimento lento e comportamento localmente agressivo. Embora a etiopatogenia exata não seja clara, estudos demonstraram associações com o tabaco (tanto inalado quanto sem fumaça), álcool e/ou uso de betel. O papilomavírus humano (HPV) foi encontrado em uma minoria de carcinomas verrucosos de cabeça e pescoço, mas as evidências atuais não suportam a carcinogênese originada pelo HPV.

Na cavidade oral, o carcinoma verrucoso geralmente se desenvolve em homens mais velhos. As localizações mais frequentemente envolvidas incluem o vestíbulo mandibular, a mucosa jugal, a gengiva e a língua. O exame clínico geralmente mostra uma placa ou massa exofítica com superfície verrucosa, papilar ou semelhante a seixos. A maioria dos exemplos é branca, embora alguns tumores possam parecer cor-de-rosa ou eritematosos. O tumor tende a crescer lentamente e pode estar presente por vários anos antes que o diagnóstico seja estabelecido. Quando não tratada, a lesão pode destruir estruturas subjacentes, como ossos, músculos e glândulas salivares.

O carcinoma verrucoso oral geralmente é tratado por excisão cirúrgica. A metástase é rara e a taxa de sobrevida em 5 anos é maior de 80% para pacientes com doença localizada. No entanto, é possível que o carcinoma de células escamosas surja a partir de um carcinoma verrucoso; para tais "tumores híbridos", a terapia mais agressiva é tipicamente indicada.

Carcinoma de células fusiformes (carcinoma sarcomatoide, carcinossarcoma)

Figura 10.68

O **carcinoma de células fusiformes** representa uma variante rara do carcinoma de células escamosas, caracterizada por células tumorais fusiformes que simulam um sarcoma, mas são de natureza epitelial. O tumor pode surgir em qualquer parte do trato aerodigestivo superior, com predileção pela laringe e cavidade oral. Os fatores de risco para o carcinoma de células fusiformes do trato aerodigestivo superior incluem uso de tabaco, consumo de álcool e radioterapia prévia.

O carcinoma de células fusiformes exibe uma predileção por homens adultos mais velhos, com pico na quinta e na sexta décadas. Dentro da cavidade oral, os locais frequentemente envolvidos incluem a língua, gengiva/mucosa alveolar, mucosa jugal, assoalho da boca e lábio. O paciente pode se queixar de edema, dor, parestesia, ulceração persistente ou sangramento. O exame clínico frequentemente mostra uma massa polipoide exofítica com superfície lisa e ulcerada. Baseado em sua aparência clínica, às vezes o tumor pode ser confundido com um fibroma ou outra lesão benigna. O exame microscópico exibe uma proliferação de células fusiformes invasivas, geralmente acompanhadas por um componente epitelial escamoso (consistindo em epitélio de superfície displásico, carcinoma *in situ* ou carcinoma de células escamosas invasivo).

Os carcinomas de células fusiformes geralmente são tratados por ressecção cirúrgica, isolada ou combinada com radioterapia. O carcinoma de células fusiformes geralmente apresenta um pior prognóstico do que o carcinoma de células escamosas convencional. Embora exista uma variação nas taxas de sobrevida relatadas, um estudo recente baseado em dados epidemiológicos dos EUA relatou uma sobrevida de 5 anos da doença específica de 39% para o carcinoma de células fusiformes da cavidade oral.

Carcinoma do seio maxilar

Figura 10.69

Apenas cerca de 3 a 5% dos cânceres de cabeça e pescoço surgem nos seios paranasais e/ou no nariz. Entre os cânceres dos seios paranasais, a maioria (70 a 80%) desenvolve-se no antro. Nesta localização, o tipo mais comum de tumor maligno é o carcinoma de células escamosas (espinocelular). Além disso, vários outros carcinomas podem ocorrer no seio maxilar, como adenocarcinomas do tipo glandular, adenocarcinomas nasossinusais e carcinoma indiferenciado nasossinusal. A etiologia dos carcinomas dos seios paranasais não é bem compreendida e varia de acordo com o tipo de tumor. Os fatores contribuintes incluem exposições ocupacionais (p. ex., a pó de madeira e couro), tabagismo, papiloma nasossinusal preexistente e infecção por papilomavírus humano (HPV) de alto risco.

■ **Figura 10.67**
Carcinoma verrucoso
Grande massa exofítica e verrucosa na mucosa jugal e labial.

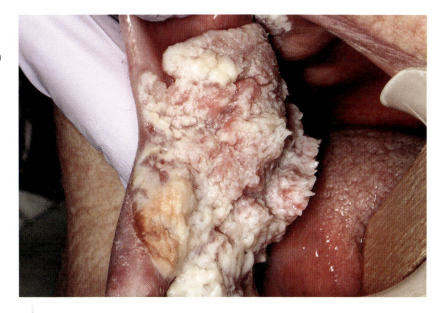

■ **Figura 10.68**
Carcinoma de células fusiformes
Gengiva mandibular lingual apresenta massa polipoide nodular de superfície lisa. (Cortesia do Dr. Michael Kolodychak.)

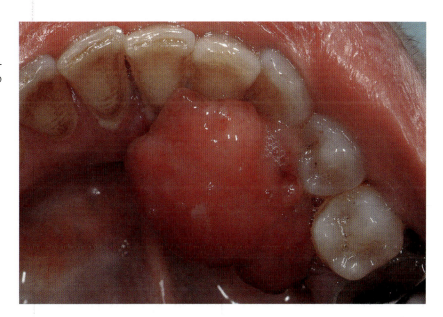

■ **Figura 10.69**
Carcinoma do seio maxilar
Este paciente tinha um carcinoma de células escamosas que surgiu no seio maxilar e produziu essa massa ulcerada no rebordo alveolar maxilar.

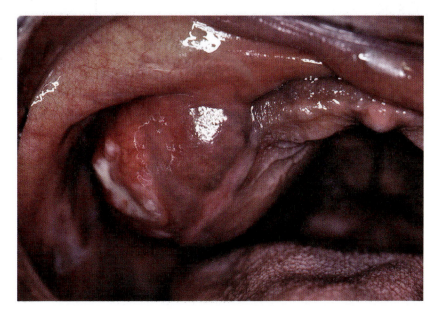

Carcinomas espinocelulares do seio maxilar apresentam predileção por homens adultos mais velhos. Em muitos casos, o paciente permanece assintomático até que o tumor tenha atingido um tamanho considerável e tenha começado a invadir estruturas adjacentes. Na apresentação inicial, a obstrução nasossinusal é uma queixa comum. Outros achados clínicos incluem edema, mobilidade dentária, dor, parestesia, proptose, diplopia e trismo. O exame radiográfico pode mostrar um seio paranasal velado com destruição do osso circundante. A maioria dos pacientes apresenta doença avançada (estágio III ou IV) no momento do diagnóstico. O tratamento depende do estágio do tumor, mas geralmente consiste em ressecção cirúrgica com radioterapia pós-operatória. A taxa de sobrevida global em 5 anos para pacientes com carcinoma espinocelular dos seios paranasais é de aproximadamente 30%.

Carcinoma basocelular

Figuras 10.70 a 10.72

O **carcinoma basocelular** é uma neoplasia epitelial localmente invasiva que surge da camada basal da pele e seus anexos. Representa a forma mais comum de câncer de pele, assim como o tipo mais comum de câncer em geral. O fator etiológico mais importante para o carcinoma basocelular é a exposição à luz ultravioleta – especialmente a exposição solar intermitente e intensa durante a infância e a adolescência. Um aumento do risco de carcinoma basocelular tem sido associado a pele clara, queimaduras graves e sardas (efélides) durante a infância, tendência a queimar em vez de bronzear, proximidade da linha do Equador, uso de camas de bronzeamento, terapia com psoraleno e ultravioleta A (PUVA) e certos medicamentos fotossensibilizantes. Outros fatores de risco incluem exposição à radiação ionizante, imunossupressão, ingestão de arsênico e várias genodermatoses (p. ex., síndrome do carcinoma basocelular nevoide, xeroderma pigmentoso, albinismo e síndrome de Bazex-Dupré-Christol). A patogênese molecular subjacente envolve mutações em genes relacionados à via de sinalização do gene sonic hedgehog e ao gene supressor de tumor *TP53*.

Clinicamente, o carcinoma basocelular surge predominantemente em áreas da pele expostas ao sol, com cerca de 80% dos casos ocorrendo na região da cabeça e pescoço. A lesão tende a se desenvolver em indivíduos mais velhos, embora possa ocorrer em uma ampla faixa etária. Os homens são mais afetados que as mulheres. Existem algumas variantes clinicopatológicas. A variante *nodular* (*nódulo-ulcerativa*) é mais comum e representa cerca de 50 a 79% dos carcinomas basocelulares. Apresenta-se como uma pápula de crescimento lento ou nódulo com ulceração central e bordas elevadas e endurecidas. Crostas, sangramento periódico, telangiectasias associadas e aparência perolada opalescente são achados frequentes. Locais comumente envolvidos incluem as bochechas, as dobras nasolabiais e a testa. Às vezes, um tumor nódulo-ulcerativo é colonizado por melanócitos e exibe áreas mosqueadas de pigmentação marrom a negra; tais lesões foram denominadas *variantes pigmentadas*. A *variante superficial* compreende cerca de 15% dos casos e normalmente aparece como uma mácula ou placa bem circunscrita, escamosa, rosa-avermelhada. Essa variante é incomum na medida em que acomete mais o tronco e as extremidades. O envolvimento multifocal é possível e as lesões podem imitar uma condição inflamatória (como eczema ou psoríase). A variante *em forma de morfeia* (*esclerosante*) aparece como uma placa ou depressão mal definida, endurecida e cor de marfim, às vezes acompanhada de telangiectasias, pequenas crostas ou erosões. Como pode mimetizar uma cicatriz, o atraso no diagnóstico é comum.

Exemplos orais de carcinoma basocelular foram relatados, mas são extremamente raros. O diagnóstico de carcinoma basocelular na cavidade oral é controverso. Alguns casos relatados podem representar neoplasias salivares ou odontogênicas mal diagnosticadas.

Os carcinomas basocelulares cutâneos com baixo risco de recorrência geralmente são tratados por excisão cirúrgica ou eletrodissecção e curetagem. Métodos alternativos de tratamento para tumores superficiais com baixo risco de recorrência incluem agentes tópicos (p. ex., 5-fluoruracila, imiquimode), criocirurgia e terapia fotodinâmica. As lesões com alto risco de recorrência geralmente são tratadas pela cirurgia micrográfica de Mohs (procedimento que envolve a ressecção sob anestesia local e avaliação por biopsia por congelação das margens cirúrgicas). As características associadas ao aumento da recorrência entre os carcinomas basocelulares cutâneos de cabeça e pescoço incluem: lesões maiores de 6 mm de diâmetro e ocorrendo na "zona H" da face (nariz, orelha, região temporal e áreas periorbitais), lesões maiores de 1 cm e ocorrendo em locais de cabeça e pescoço fora da "zona H", bordas clínicas mal definidas, padrão de crescimento agressivo (p. ex., em forma de morfeia), invasão perineural, imunossupressão, local de radioterapia prévia e lesões recorrentes. Os carcinomas basocelulares exibem uma taxa extremamente baixa de metástase (0,028 a 0,55%). A morte pode resultar potencialmente da extensão direta em estruturas vitais adjacentes; no entanto, a mortalidade raramente é vista hoje por causa da detecção precoce e melhor tratamento. A avaliação clínica periódica é importante para pacientes com histórico de carcinoma basocelular, porque eles correm o risco de desenvolver cânceres de pele primários não melanoma.

Figura 10.70
Carcinoma basocelular
Lesão nódulo-ulcerativa na pele da testa. Observe a ulceração central e as bordas elevadas com telangiectasia.

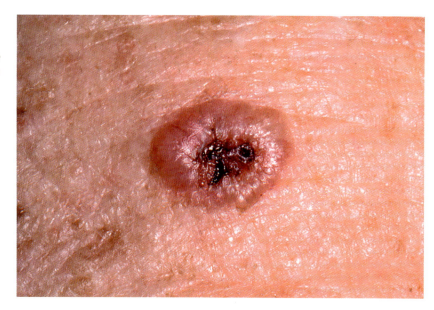

Figura 10.71
Carcinoma basocelular
Lesão nódulo-ulcerativa com pigmentação.

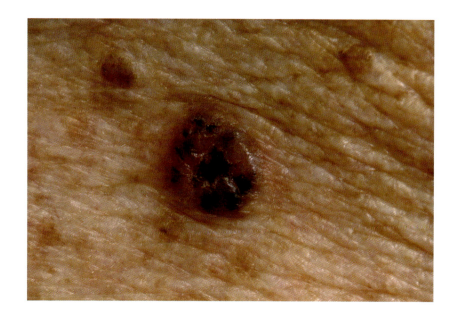

Figura 10.72
Carcinoma basocelular
Lesão ulcerada que surgiu na pele atrás da orelha direita.

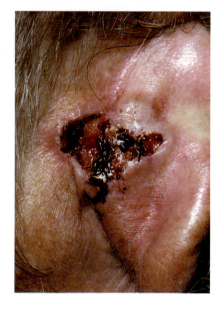

Melanoma

Figuras 10.73 a 10.75

O **melanoma** representa uma neoplasia maligna de origem melanocítica. Surge predominantemente na pele, embora raramente ocorra nas mucosas. Essa neoplasia representa o terceiro câncer de pele mais comum, e sua incidência vem aumentando em muitas partes do mundo nas últimas décadas. Nos EUA, dados epidemiológicos de 2005 a 2014 mostram incidência anual crescente entre os indivíduos mais velhos, mas a incidência anual em pessoas com menos de 50 anos mostra-se estável ou diminuindo. Embora o melanoma não seja tão comum quanto o carcinoma basocelular e o carcinoma de células escamosas da pele, é responsável pela grande maioria das mortes por câncer de pele. Nos EUA, a American Cancer Society estima que em 2018 haverá mais de 91.000 casos diagnosticados de melanoma e mais de 9.000 mortes relacionadas ao melanoma.

O melanoma cutâneo é causado principalmente pela exposição à radiação ultravioleta. Os fatores de risco incluem história de queimaduras solares, tratamento com psoraleno e ultravioleta A (PUVA), bronzeamento artificial, história pessoal ou familiar de melanoma, grande número (> 100) de nevos melanocíticos e história pregressa de nevos displásicos ou atípicos. O melanoma cutâneo na maioria das vezes surge em adultos brancos de pele clara. Nos EUA, o risco de desenvolver melanoma ao longo da vida é estimado em 2,5% para brancos (1 em 40), 0,1% para negros (1 em 1.000) e 0,5% para hispânicos (1 em 200). A lesão ocorre em uma ampla faixa etária, com a maioria dos casos diagnosticados em indivíduos acima dos 50 anos de idade. Os locais primários mais comuns são o dorso dos homens e os membros inferiores das mulheres. O exame clínico geralmente mostra uma mácula ou nódulo assimétrico com bordas irregulares e variação de cor. Muitas lesões parecem marrons ou pretas, embora alguns exemplos possam parecer cinzentos, eritematosos ou com variação de cor. Tumores avançados podem exibir ulceração e sangramento. As características clínicas que podem ajudar a distinguir o melanoma de um nevo melanocítico benigno incluem os critérios "ABCDE" (*A*ssimetria, *B*orda irregular, variação de *C*or, *D*iâmetro maior do que 6 mm, *E*volução no tamanho/forma/cor ou um nevo que parece diferente dos outros). Esses critérios são projetados para ajudar o leigo ou o profissional de cuidados primários a detectar lesões pigmentadas que garantam uma avaliação adicional por um dermatologista. Os principais subtipos clinicopatológicos do melanoma cutâneo incluem *disseminação superficial, nodular, lentigo maligno* e *lentiginoso acral*. Esses subtipos diferem na sua propensão para o crescimento radial (i. e., disseminação horizontal) *versus* vertical (i. e., profundamente invasivo). O tratamento clínico do melanoma cutâneo é guiado pelo estadiamento do tumor. A excisão ampla é a base da terapia. A biopsia de linfonodo sentinela, a dissecção de linfonodos, a imunoterapia adjuvante, a terapia-alvo e a radioterapia também podem ser consideradas. Cinco anos de sobrevida para pacientes com melanomas cutâneos que são delgados e confinados à pele ocorre em mais de 90% dos casos, enquanto pacientes com metástases regionais ou distantes apresentam taxas de sobrevida em 5 anos de aproximadamente 40 a 78% e 15 a 20%, respectivamente.

O melanoma primário da mucosa oral é responsável por menos de 1% de todos os melanomas e sua etiologia é incerta. A lesão pode ocorrer em uma ampla faixa etária, com uma idade média de aproximadamente 68 anos. A maioria dos autores relata uma leve predileção pelo sexo masculino ou uma distribuição entre os gêneros, e pacientes de qualquer raça podem ser afetados. As localizações mais comumente envolvidas são o palato duro e a gengiva maxilar. O exame clínico geralmente mostra uma lesão plana ou nodular com pigmentação de marrom a preta e bordas irregulares mal definidas. Além disso, alguns exemplos podem aparecer cinza, azul, eritematoso, branco ou rosa. Variação de cor geralmente é observada dentro de uma lesão única. Hemorragia e ulceração também são possíveis, especialmente em tumores mais avançados. Ocasionalmente, há envolvimento multifocal devido à formação de tumores satélites. Em muitos casos, a metástase do linfonodo cervical é evidente na apresentação inicial. O tratamento clínico do melanoma da mucosa oral depende do estágio do tumor. A base do tratamento é a ressecção ampla. A dissecção de linfonodos, a radioterapia pós-operatória e a terapia sistêmica (p. ex., interferona, interleucina, inibidores de *c-kit*) também podem ser consideradas. O prognóstico geral é ruim, com uma sobrevida média de aproximadamente 28 meses.

Capítulo 10 Patologia Epitelial 267

■ **Figura 10.73**
Melanoma
Lesão pigmentada na pele exibe assimetria, bordas irregulares, variação de cores e diâmetro > 6 mm.

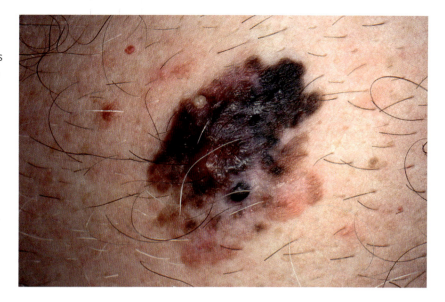

■ **Figura 10.74**
Melanoma
Pigmentação cinza-acastanhada mal definida no palato.

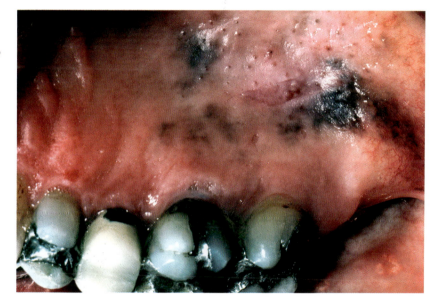

■ **Figura 10.75**
Melanoma
Gengiva maxilar apresenta extensa massa pigmentada com componente nodular exofítico. (Cortesia do Dr. Neetha Santosh.)

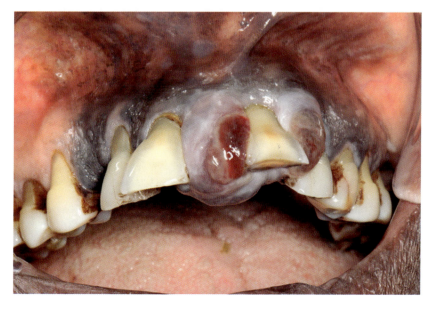

Bibliografia

Papiloma escamoso

Abbey LM, Page DG, Sawyer DR. The clinical and histopathologic features of a series of 464 oral squamous cell papillomas. *Oral Surg Oral Med Oral Pathol.* 1980;49:419-428.

Carneiro TE, Marinho SA, Verli FD, et al. Oral squamous papilloma: clinical, histologic and immunohistochemical analyses. *J Oral Sci.* 2009;51:367-372.

Jones AV, Franklin CD. An analysis of oral and maxillofacial pathology found in adults over a 30-year period. *J Oral Pathol Med.* 2006;35:392-401.

Jones AV, Franklin CD. An analysis of oral and maxillofacial pathology found in children over a 30-year period. *Int J Paediatr Dent.* 2006;16:19-30.

Verruga vulgar

Green TL, Eversole LR, Leider AS. Oral and labial verruca vulgaris: clinical, histologic, and immunohistochemical evaluation. *Oral Surg Oral Med Oral Pathol.* 1986;62:410-416.

Kwok CS, Gibbs S, Bennett C, et al. Topical treatments for cutaneous warts. *Cochrane Database Syst Rev.* 2012;(9):CD001781.

Lynch MD, Cliffe J, Morris-Jones R. Management of cutaneous viral warts. *BMJ.* 2014;348:g3339.

Mulhem E, Pinelis S. Treatment of nongenital cutaneous warts. *Am Fam Physician.* 2011;84:288-293.

Condiloma acuminado

Grillo-Ardila CF, Angel-Müller E, Salazar-Díaz LC, et al. Imiquimod for anogenital warts in non-immunocompromised adults. *Cochrane Database Syst Rev.* 2014;(11):CD010389.

Kui LL, Xiu HZ, Ning LY. Condyloma acuminatum and human papilloma virus infection in the oral mucosa of children. *Pediatr Dent.* 2003;25:149-153.

Meites E, Kempe A, Markowitz LE. Use of a 2-dose schedule for human papillomavirus vaccination — updated recommendations of the Advisory Committee on Immunization Practices. *MMWR Morb Mortal Wkly Rep.* 2016;65:1405-1408.

Park IU, Introcaso C, Dunne EF. Human papillomavirus and genital warts: a review of the evidence for the 2015 Centers for Disease Control and Prevention sexually transmitted diseases treatment guidelines. *Clin Infect Dis.* 2015;61(suppl 8):S849-S855.

Hiperplasia epitelial multifocal

Feller L, Khammissa RA, Wood NH, et al. Focal epithelial hyperplasia (Heck disease) related to highly active antiretroviral therapy in an HIV-seropositive child. A report of a case, and a review of the literature. *SADJ.* 2010;65:172-175.

Khanal S, Cole ET, Joh J, et al. Human papillomavirus detection in histologic samples of multifocal epithelial hyperplasia: a novel demographic presentation. *Oral Surg Oral Med Oral Pathol Oral Radiol.* 2015;120:733-743.

Ledesma-Montes C, Vega-Memije E, Garcés-Ortíz M, et al. Multifocal epithelial hyperplasia. Report of nine cases. *Med Oral Patol Oral Cir Bucal.* 2005;10:394-401.

Said AK, Leao JC, Fedele S, et al. Focal epithelial hyperplasia - an update. *J Oral Pathol Med.* 2013;42:435-442.

Yasar S, Mansur AT, Serdar ZA, et al. Treatment of focal epithelial hyperplasia with topical imiquimod: report of three cases. *Pediatr Dermatol.* 2009;26:465-468.

Papilomas nasossinusais

Barnes L. Schneiderian papillomas and nonsalivary glandular neoplasms of the head and neck. *Mod Pathol.* 2002;15:279-297.

Barnes L, Tse LLY, Hunt JL. Schneiderian papillomas. In: El-Naggar AK, Chan JK, Grandis JR, et al, eds. *WHO Classification of Head and Neck Tumours.* 4th ed. Lyon: IARC; 2017:28-32.

Bullock MJ. Low-grade epithelial proliferations of the sinonasal tract. *Head Neck Pathol.* 2016;10:47-59.

Kaufman MR, Brandwein MS, Lawson W. Sinonasal papillomas: clinicopathologic review of 40 patients with inverted and oncocytic schneiderian papillomas. *Laryngoscope.* 2002;112:1372-1377.

Leoncini G, Zanetti L. The papillomas of the sinonasal tract. A comprehensive review. *Pathologica.* 2017;109:31-34.

Vorasubin N, Vira D, Suh JD, et al. Schneiderian papillomas: comparative review of exophytic, oncocytic, and inverted types. *Am J Rhinol Allergy.* 2013;27:287-292.

Molusco contagioso

de Carvalho CH, de Andrade AL, de Oliveira DH, et al. Intraoral molluscum contagiosum in a young immunocompetent patient. *Oral Surg Oral Med Oral Pathol Oral Radiol.* 2012;114:e57-e60.

Leung AKC, Barankin B, Hon KLE. Molluscum contagiosum: an update. *Recent Pat Inflamm Allergy Drug Discov.* 2017;11:22-31.

Nguyen HP, Franz E, Stiegel KR, et al. Treatment of molluscum contagiosum in adult, pediatric, and immunodeficient populations. *J Cutan Med Surg.* 2014;18:299-306.

Olsen JR, Gallacher J, Finlay AY, et al. Time to resolution and effect on quality of life of molluscum contagiosum in children in the UK: a prospective community cohort study. *Lancet Infect Dis.* 2015;15:190-195.

van der Wouden JC, van der Sande R, Kruithof EJ, et al. Interventions for cutaneous molluscum contagiosum. *Cochrane Database Syst Rev.* 2017;(5):CD004767.

Xantoma verruciforme

de Andrade BA, Agostini M, Pires FR, et al. Oral verruciform xanthoma: a clinicopathologic and immunohistochemical study of 20 cases. *J Cutan Pathol.* 2015;42:489-495.

Philipsen HP, Reichart PA, Takata T, et al. Verruciform xanthoma—biological profile of 282 oral lesions based on a literature survey with nine new cases from Japan. *Oral Oncol.* 2003;39:325-336.

Yu CH, Tsai TC, Wang JT, et al. Oral verruciform xanthoma: a clinicopathologic study of 15 cases. *J Formos Med Assoc.* 2007;106:141-147.

Queratose seborreica

Hafner C, Vogt T. Seborrheic keratosis. *J Dtsch Dermatol Ges.* 2008;6:664-677.

Jackson JM, Alexis A, Berman B, et al. Current understanding of seborrheic keratosis: prevalence, etiology, clinical presentation, diagnosis, and management. *J Drugs Dermatol.* 2015;14:1119-1125.

Noiles K, Vender R. Are all seborrheic keratoses benign? Review of the typical lesion and its variants. *J Cutan Med Surg.* 2008;12:203-210.

Dermatose papulosa negra

Hafner C, Vogt T. Seborrheic keratosis. *J Dtsch Dermatol Ges.* 2008;6:664-677.

Kundu RV, Patterson S. Dermatologic conditions in skin of color: part II. Disorders occurring predominantly in skin of color. *Am Fam Physician.* 2013;87:859-865.

Metin SA, Lee BW, Lambert WC, et al. Dermatosis papulosa nigra: a clinically and histopathologically distinct entity. *Clin Dermatol.* 2017;35:491-496.

Hiperplasia sebácea

Azevedo RS, Almeida OP, Netto JN, et al. Comparative clinicopathological study of intraoral sebaceous hyperplasia and sebaceous adenoma. *Oral Surg Oral Med Oral Pathol Oral Radiol Endod.* 2009;107:100-104.

Daley TD. Intraoral sebaceous hyperplasia. Diagnostic criteria. *Oral Surg Oral Med Oral Pathol S.* 1993;75:343-347.

Eisen DB, Michael DJ. Sebaceous lesions and their associated syndromes: part I. *J Am Acad Dermatol.* 2009;61:549-560.

Mácula melanótica oral

Buchner A, Merrell PW, Carpenter WM. Relative frequency of solitary melanocytic lesions of the oral mucosa. *J Oral Pathol Med.* 2004;33:550-557.

Kahn MA, Weathers DR, Hoffman JG. Transformation of a benign oral pigmentation to primary oral melanoma. *Oral Surg Oral Med Oral Pathol Oral Radiol Endod.* 2005;100:454-459.

Kaugars GE, Heise AP, Riley WT, et al. Oral melanotic macules. A review of 353 cases. *Oral Surg Oral Med Oral Pathol.* 1993;76:59-61.

Shen ZY, Liu W, Bao ZX, et al. Oral melanotic macule and primary oral malignant melanoma: epidemiology, location involved, and clinical implications. *Oral Surg Oral Med Oral Pathol Oral Radiol Endod.* 2011;112:e21-e25.

Síndrome de Laugier-Hunziker

Nayak RS, Kotrashetti VS, Hosmani JV. Laugier-Hunziker syndrome. *J Oral Maxillofac Pathol.* 2012;16:245–250.

Nikitakis NG, Koumaki D. Laugier-Hunziker syndrome: case report and review of the literature. *Oral Surg Oral Med Oral Pathol Oral Radiol.* 2013; 116:e52–e58.

Wang WM, Wang X, Duan N, et al. Laugier-Hunziker syndrome: a report of three cases and literature review. *Int J Oral Sci.* 2012;4:226–230.

Wei Z, Li GY, Ruan HH, et al. Laugier-Hunziker syndrome: a case report. *J Stomatol Oral Maxillofac Surg.* 2017;doi:10.1016/j.jormas.2017.12.003. [Epub ahead of print].

Melanoacantoma oral

Cantudo-Sanagustín E, Gutiérrez-Corrales A, Vigo-Martínez M, et al. Pathogenesis and clinicohistopathological characteristics of melanoacanthoma: a systematic review. *J Clin Exp Dent.* 2016;8:e327–e336.

das Chagas E, Silva de Carvalho LF, Farina VH, et al. Immunohistochemical features of multifocal melanoacanthoma in the hard palate: a case report. *BMC Res Notes.* 2013;6:30.

Fornatora ML, Reich RF, Haber S, et al. Oral melanoacanthoma: a report of 10 cases, review of the literature, and immunohistochemical analysis for HMB-45 reactivity. *Am J Dermatopathol.* 2003;25:12–15.

Yarom N, Hirshberg A, Buchner A. Solitary and multifocal oral melanoacanthoma. *Int J Dermatol.* 2007;46:1232–1236.

Efélides

Hernando B, Ibañez MV, Deserio-Cuesta JA, et al. Genetic determinants of freckle occurrence in the Spanish population: towards ephelides prediction from human DNA samples. *Forensic Sci Int Genet.* 2017;33:38–47.

Plensdorf S, Martinez J. Common pigmentation disorders. *Am Fam Physician.* 2009;79:109–116.

Lentigo actínico

Byrom L, Barksdale S, Weedon D, et al. Unstable solar lentigo: a defined separate entity. *Australas J Dermatol.* 2016;57:229–234.

Ortonne JP, Pandya AG, Lui H, et al. Treatment of solar lentigines. *J Am Acad Dermatol.* 2006;54(5 suppl 2):S262–S271.

Plensdorf S, Martinez J. Common pigmentation disorders. *Am Fam Physician.* 2009;79:109–116.

Nevo melanocítico

Buchner A, Hansen LS. Pigmented nevi of the oral mucosa: a clinicopathologic study of 36 new cases and review of 155 cases from the literature. Part I: a clinicopathologic study of 36 new cases. *Oral Surg Oral Med Oral Pathol.* 1987;63:566–572.

Buchner A, Hansen LS. Pigmented nevi of the oral mucosa: a clinicopathologic study of 36 new cases and review of 155 cases from the literature. Part II: analysis of 191 cases. *Oral Surg Oral Med Oral Pathol.* 1987;63: 676–682.

Buchner A, Leider AS, Merrell PW, et al. Melanocytic nevi of the oral mucosa: a clinicopathologic study of 130 cases from northern California. *J Oral Pathol Med.* 1990;19:197–201.

Buchner A, Merrell PW, Carpenter WM. Relative frequency of solitary melanocytic lesions of the oral mucosa. *J Oral Pathol Med.* 2004;33: 550–557.

Ferreira L, Jham B, Assi R, et al. Oral melanocytic nevi: a clinicopathologic study of 100 cases. *Oral Surg Oral Med Oral Pathol Oral Radiol.* 2015;120:358–367.

Meleti M, Vescovi P, Mooi WJ, et al. Pigmented lesions of the oral mucosa and perioral tissues: a flow-chart for the diagnosis and some recommendations for the management. *Oral Surg Oral Med Oral Pathol Oral Radiol Endod.* 2008;105:606–616.

Nevo azul

Ojha J, Akers JL, Akers JO, et al. Intraoral cellular blue nevus: report of a unique histopathologic entity and review of the literature. *Cutis.* 2007; 80:189–192.

Ferreira L, Jham B, Assi R, et al. Oral melanocytic nevi: a clinicopathologic study of 100 cases. *Oral Surg Oral Med Oral Pathol Oral Radiol.* 2015; 120:358–367.

Phadke PA, Zembowicz A. Blue nevi and related tumors. *Clin Lab Med.* 2011;31:345–458.

Shumway BS, Rawal YB, Allen CM, et al. Oral atypical cellular blue nevus: an infiltrative melanocytic proliferation. *Head Neck Pathol.* 2013;7:171–177.

Queratose do rebordo alveolar

Bellato L, Martinelli-Kläy CP, Martinelli CR, et al. Alveolar ridge keratosis—a retrospective clinicopathological study. *Head Face Med.* 2013;9:12.

Chi AC, Lambert PR 3rd, Pan Y, et al. Is alveolar ridge keratosis a true leukoplakia?: A clinicopathologic comparison of 2,153 lesions. *J Am Dent Assoc.* 2007;138:641–651.

Natarajan E, Woo SB. Benign alveolar ridge keratosis (oral lichen simplex chronicus): a distinct clinicopathologic entity. *J Am Acad Dermatol.* 2008;58:151–157.

Estomatite nicotínica

Bardellini E, Amadori F, Conti G, et al. Oral mucosal lesions in electronic cigarettes consumers versus former smokers. *Acta Odontol Scand.* 2017;1–3. [Epub ahead of print].

dos Santos RB, Katz J. Nicotinic stomatitis: positive correlation with heat in maté tea drinks and smoking. *Quintessence Int.* 2009;40:537–540.

Rossie KM, Guggenheimer J. Thermally induced 'nicotine' stomatitis. A case report. *Oral Surg Oral Med Oral Pathol.* 1990;70:597–599.

Taybos G. Oral changes associated with tobacco use. *Am J Med Sci.* 2003; 326:179–182.

Leucoplaquia

Chi AC, Day TA, Neville BW. Oral cavity and oropharyngeal squamous cell carcinoma–an update. *CA Cancer J Clin.* 2015;65:401–421.

Lingen MW, Abt E, Agrawal N, et al. Evidence-based clinical practice guideline for the evaluation of potentially malignant disorders in the oral cavity: a report of the American Dental Association. *J Am Dent Assoc.* 2017;148:712–727.

Lodi G, Franchini R, Warnakulasuriya S, et al. Interventions for treating oral leukoplakia to prevent oral cancer. *Cochrane Database Syst Rev.* 2016;(7):CD001829.

Nadeau C, Kerr AR. Evaluation and management of oral potentially malignant disorders. *Dent Clin North Am.* 2018;62:1–27.

Warnakulasuriya S, Ariyawardana A. Malignant transformation of oral leukoplakia: a systematic review of observational studies. *J Oral Pathol Med.* 2016;45:155–166.

Leucoplaquia verrucosa proliferativa

Akrish S, Ben-Izhak O, Sabo E, et al. Oral squamous cell carcinoma associated with proliferative verrucous leukoplakia compared with conventional squamous cell carcinoma–a clinical, histologic and immunohistochemical study. *Oral Surg Oral Med Oral Pathol Oral Radiol.* 2015;119:318–325.

Capella DL, Gonçalves JM, Abrantes AAA, et al. Proliferative verrucous leukoplakia: diagnosis, management and current advances. *Braz J Otorhinolaryngol.* 2017;83:585–593.

Carrard VC, Brouns ER, van der Waal I. Proliferative verrucous leukoplakia; a critical appraisal of the diagnostic criteria. *Med Oral Patol Oral Cir Bucal.* 2013;18:e411–e413.

Gillenwater AM, Vigneswaran N, Fatani H, et al. Proliferative verrucous leukoplakia (PVL): a review of an elusive pathologic entity! *Adv Anat Pathol.* 2013;20:416–423.

Munde A, Karle R. Proliferative verrucous leukoplakia: an update. *J Cancer Res Ther.* 2016;12:469–473.

Eritroplasia

Nadeau C, Kerr AR. Evaluation and management of oral potentially malignant disorders. *Dent Clin North Am.* 2018;62:1–27.

Reichart PA, Philipsen HP. Oral erythroplakia–a review. *Oral Oncol.* 2005; 41:551–561.

Shafer WG, Waldron CA. Erythroplakia of the oral cavity. *Cancer.* 1975;36: 1021–1028.

Queratose da bolsa de tabaco

Chang JT, Levy DT, Meza R. Examining the transitions between cigarette and smokeless tobacco product use in the United States using the 2002-2003 and 2010-2011 longitudinal cohorts. *Nicotine Tob Res.* 2017;doi:10.1093/ntr/ntx251. [Epub ahead of print].

Greer RO Jr. Oral manifestations of smokeless tobacco use. *Otolaryngol Clin North Am.* 2011;44:31–56.

Substance Abuse and Mental Health Services Administration. *Results from the 2016 National Survey on Drug Use and Health: Detailed Tables.* Rockville, MD: Substance Abuse and Mental Health Services Administration; 2017. Available at: https://www.samhsa.gov/data/sites/default/files/NSDUH-DetTabs-2016/NSDUH-DetTabs-2016.htm#tab2-28A. Accessed January 4, 2018.

Taybos G. Oral changes associated with tobacco use. *Am J Med Sci.* 2003;326:179–182.

Fibrose submucosa oral

Angadi PV, Rekha KP. Oral submucous fibrosis: a clinicopathologic review of 205 cases in Indians. *Oral Maxillofac Surg.* 2011;15:15–19.

Arakeri G, Brennan PA. Oral submucous fibrosis: an overview of the aetiology, pathogenesis, classification, and principles of management. *Br J Oral Maxillofac Surg.* 2013;51:587–593.

Ray JG, Ranganathan K, Chattopadhyay A. Malignant transformation of oral submucous fibrosis: overview of histopathological aspects. *Oral Surg Oral Med Oral Pathol Oral Radiol.* 2016;122:200–209.

Tilakaratne WM, Ekanayaka RP, Warnakulasuriya S. Oral submucous fibrosis: a historical perspective and a review on etiology and pathogenesis. *Oral Surg Oral Med Oral Pathol Oral Radiol.* 2016;122:178–191.

Warnakulasuriya S, Kerr AR. Oral submucous fibrosis: a review of the current management and possible directions for novel therapies. *Oral Surg Oral Med Oral Pathol Oral Radiol.* 2016;122:232–241.

Actinic Cheilosis

Cavalcante AS, Anbinder AL, Carvalho YR. Actinic cheilitis: clinical and histological features. *J Oral Maxillofac Surg.* 2008;66:498–503.

Jadotte YT, Schwartz RA. Solar cheilosis: an ominous precursor: part I. Diagnostic insights. *J Am Acad Dermatol.* 2012;66:173–184.

Jadotte YT, Schwartz RA. Solar cheilosis: an ominous precursor: part II. Therapeutic perspectives. *J Am Acad Dermatol.* 2012;66:187–198.

Lopes ML, Silva Júnior FL, Lima KC, et al. Clinicopathological profile and management of 161 cases of actinic cheilitis. *An Bras Dermatol.* 2015;90:505–512.

Queratose actínica

Goldberg LH, Mamelak AJ. Review of actinic keratosis. Part I: etiology, epidemiology and clinical presentation. *J Drugs Dermatol.* 2010;9:1125–1132.

Rigel DS, Stein Gold LF. The importance of early diagnosis and treatment of actinic keratosis. *J Am Acad Dermatol.* 2013;68(1 suppl 1):S20–S27.

Rosen T, Lebwohl MG. Prevalence and awareness of actinic keratosis: barriers and opportunities. *J Am Acad Dermatol.* 2013;68(1 suppl 1):S2–S9.

Queratoacantoma

Gleich T, Chiticariu E, Huber M, Hohl D. Keratoacanthoma: a distinct entity? *Exp Dermatol.* 2016;25:85–91.

Ko CJ. Keratoacanthoma: facts and controversies. *Clin Dermatol.* 2010;28:254–261.

Kwiek B, Schwartz RA. Keratoacanthoma (KA): an update and review. *J Am Acad Dermatol.* 2016;74:1220–1233.

Carcinoma de células escamosas oral e orofaríngeo

Chaturvedi AK, Anderson WF, Lortet-Tieulent J, et al. Worldwide trends in incidence rates for oral cavity and oropharyngeal cancers. *J Clin Oncol.* 2013;31:4550–4559.

Chi AC, Day TA, Neville BW. Oral cavity and oropharyngeal squamous cell carcinoma–an update. *CA Cancer J Clin.* 2015;65:401–421.

Guha N, Warnakulasuriya S, Vlaanderen J, et al. Betel quid chewing and the risk of oral and oropharyngeal cancers: a meta-analysis with implications for cancer control. *Int J Cancer.* 2014;135:1433–1443.

Lingen MW, Xiao W, Schmitt A, et al. Low etiologic fraction for high-risk human papillomavirus in oral cavity squamous cell carcinomas. *Oral Oncol.* 2013;49:1–8.

Ndiaye C, Mena M, Alemany L, et al. HPV DNA, E6/E7 mRNA, and p16INK4a detection in head and neck cancers: a systematic review and meta-analysis. *Lancet Oncol.* 2014;15:1319–1331.

Rhodus NL, Kerr AR, Patel K. Oral cancer: leukoplakia, premalignancy, and squamous cell carcinoma. *Dent Clin North Am.* 2014;58:315–340.

Shield KD, Ferlay J, Jemal A, et al. The global incidence of lip, oral cavity, and pharyngeal cancers by subsite in. *CA Cancer J Clin.* 2012;67:51–64, 2017.

Siegel RL, Miller KD, Jemal A. Cancer statistics, 2018. *CA Cancer J Clin.* 2018;68:7–30.

Surveillance Research Program, National Cancer Institute. Fast Stats: an interactive tool for access to SEER cancer statistics. Available at: https://seer.cancer.gov/faststats. Accessed February 5, 2018.

Taberna M, Mena M, Pavón MA, et al. Human papillomavirus-related oropharyngeal cancer. *Ann Oncol.* 2017;28:2386–2398.

Vigneswaran N, Williams MD. Epidemiologic trends in head and neck cancer and aids in diagnosis. *Oral Maxillofac Surg Clin North Am.* 2014;26:123–141.

Warnakulasuriya S. Global epidemiology of oral and oropharyngeal cancer. *Oral Oncol.* 2009;45:309–316.

Carcinoma verrucoso

Ackerman LV. Verrucous carcinoma of the oral cavity. *Surgery.* 1948;23:670–678.

Alonso JE, Kuan EC, Arshi A, et al. A population-based analysis of verrucous carcinoma of the oral cavity. *Laryngoscope.* 2018;128:393–397.

Koch BB, Trask DK, Hoffman HT, et al. Commission on Cancer, American College of Surgeons, American Cancer Society: National survey of head and neck verrucous carcinoma: patterns of presentation, care, and outcome. *Cancer.* 2001;92:110–120.

Patel KR, Chernock RD, Zhang TR, et al. Verrucous carcinomas of the head and neck, including those with associated squamous cell carcinoma, lack transcriptionally active high-risk human papillomavirus. *Hum Pathol.* 2013;44:2385–2392.

Peng Q, Wang Y, Quan H, et al. Oral verrucous carcinoma: from multifactorial etiology to diverse treatment regimens (review). *Int J Oncol.* 2016;49:59–73.

Carcinoma de células fusiformes

Bice TC, Tran V, Merkley MA, et al. Disease-specific survival with spindle cell carcinoma of the head and neck. *Otolaryngol Head Neck Surg.* 2015;153:973–980.

Ellis GL, Corio RL. Spindle cell carcinoma of the oral cavity. A clinicopathologic assessment of fifty-nine cases. *Oral Surg Oral Med Oral Pathol.* 1980;50:523–533.

Gerry D, Fritsch VA, Lentsch EJ. Spindle cell carcinoma of the upper aerodigestive tract: an analysis of 341 cases with comparison to conventional squamous cell carcinoma. *Ann Otol Rhinol Laryngol.* 2014;123:576–583.

Lewis JS Jr. Spindle cell lesions–neoplastic or non-neoplastic?: spindle cell carcinoma and other atypical spindle cell lesions of the head and neck. *Head Neck Pathol.* 2008;2:103–110.

Viswanathan S, Rahman K, Pallavi S, et al. Sarcomatoid (spindle cell) carcinoma of the head and neck mucosal region: a clinicopathologic review of 103 cases from a tertiary referral cancer centre. *Head Neck Pathol.* 2010;4:265–275.

Carcinoma do seio maxilar

Ansa B, Goodman M, Ward K, et al. Paranasal sinus squamous cell carcinoma incidence and survival based on Surveillance, Epidemiology, and End Results data, 1973 to 2009. *Cancer.* 2013;119:2602–2610.

Bossi P, Farina D, Gatta G, et al. Paranasal sinus cancer. *Crit Rev Oncol Hematol.* 2016;98:45–61.

Lewis JS Jr. Sinonasal squamous cell carcinoma: a review with emphasis on emerging histologic subtypes and the role of human papillomavirus. *Head Neck Pathol.* 2016;10:60–67.

Youlden DR, Cramb SM, Peters S, et al. International comparisons of the incidence and mortality of sinonasal cancer. *Cancer Epidemiol.* 2013;37:770–779.

Carcinoma basocelular

Bichakjian CK, Olencki T, Aasi SZ, et al. Basal cell skin cancer, version 1.2016, NCCN Clinical Practice Guidelines in Oncology. *J Natl Compr Canc Netw.* 2016;14:574-597.

Gandhi SA, Kampp J. Skin cancer epidemiology, detection, and management. *Med Clin North Am.* 2015;99:1323-1335.

Marzuka AG, Book SE. Basal cell carcinoma: pathogenesis, epidemiology, clinical features, diagnosis, histopathology, and management. *Yale J Biol Med.* 2015;88:167-179.

Shumway BS, Kalmar JR, Allen CM, et al. Basal cell carcinoma of the buccal mucosa in a patient with nevoid basal cell carcinoma syndrome. *Int J Surg Pathol.* 2011;19:348-354.

Melanoma

Aguas SC, Quarracino MC, Lence AN, et al. Primary melanoma of the oral cavity: ten cases and review of 177 cases from literature. *Med Oral Patol Oral Cir Bucal.* 2009;14:E265-E271.

American Academy of Dermatology Ad Hoc Task Force for the ABCDEs of Melanoma, Tsao H, Olazagasti JM, et al. Early detection of melanoma: reviewing the ABCDEs. *J Am Acad Dermatol.* 2015;72:717-723.

Haigentz M Jr, Strojan P, Pellitteri PK, et al. Update on primary head and neck mucosal melanoma. *Head Neck.* 2016;38:147-155.

Mohan M, Sukhadia VY, Pai D, et al. Oral malignant melanoma: systematic review of literature and report of two cases. *Oral Surg Oral Med Oral Pathol Oral Radiol.* 2013;116:e247-e254.

National Comprehensive Care Network. NCCN Clinical Practice Guidelines in Oncology (NCCN Guidelines): Head and Neck Cancers Version 2.2017, Fort Washington, PA, 2017, National Comprehensive Cancer Network. Available at: https://www.nccn.org/professionals/physician_gls/pdf/head-and-neck.pdf. Accessed January 24, 2018.

National Comprehensive Care Network. NCCN Clinical Practice Guidelines in Oncology (NCCN Guidelines): Melanoma Version 2.2018, Fort Washington, PA, 2018, National Comprehensive Cancer Network. Available at: https://www.nccn.org/professionals/physician_gls/PDF/melanoma.pdf. Accessed January 24, 2018.

Siegel RL, Miller KD, Jemal A. Cancer statistics, 2018. *CA Cancer J Clin.* 2018;68:7-30.

Williams MD. Update from the 4th edition of the *World Health Organization Classification of Head and Neck Tumours*: mucosal melanomas. *Head Neck Pathol.* 2017;11:110-117.

11
Patologias da Glândula Salivar

Mucocele (fenômeno do extravasamento do muco), 274
Rânula, 276
Cisto do ducto salivar, 276
Sialolitíase, 278
Sialoadenite, 280
Queilite glandular, 280
Sialoadenose, 280
Síndrome de Sjögren, 282
Sialometaplasia necrosante, 282
Adenoma pleomórfico (tumor misto benigno), 284
Tumor de Warthin (cistadenoma papilar linfomatoso), 286
Adenoma canalicular, 286
Carcinoma de células acinares, 286
Carcinoma mucoepidermoide, 288
Carcinoma mucoepidermoide intraósseo, 288
Carcinoma adenoide cístico, 290
Carcinoma ex-adenoma pleomórfico, 292
Adenocarcinoma polimorfo (de baixo grau), 292
Carcinoma secretor (análogo ao de mama), 294
Adenocarcinoma de glândula salivar, sem outra especificação (SOE), 294

Mucocele (fenômeno do extravasamento do muco)

Figuras 11.1 a 11.4

Mucocele é uma lesão comum da mucosa oral na qual a ruptura de um ducto excretor da glândula salivar resulta em acúmulo de mucina extravasada sob a superfície da mucosa. Com frequência, a lesão surge secundariamente a traumatismo, embora exemplos espontâneos também possam ocorrer.

As mucoceles são mais frequentes em crianças e adultos jovens. Mostram uma forte predileção pela mucosa labial inferior, responsável por 67 a 82% de todos os casos. O segundo local mais comum é o assoalho da boca, seguido pelo ventre da língua (a partir das glândulas de Blandin-Nuhn) e pela mucosa jugal. Surpreendentemente, a mucosa labial superior é um local extremamente raro para mucoceles, apesar das numerosas glândulas salivares menores. Mucoceles no assoalho da boca geralmente surgem da glândula sublingual e são conhecidas como *rânulas*. Essas lesões são discutidas detalhadamente mais adiante, neste capítulo.

A mucocele apresenta-se como um edema nodular mole que pode variar de 1 a 2 mm a vários centímetros de tamanho. A lesão geralmente tem coloração translúcida azulada devido ao acúmulo de mucina extravasada. No entanto, alguns exemplos podem parecer cor-de-rosa, especialmente se a mucina extravasada estiver localizada mais profundamente no tecido. O paciente pode relatar que a lesão varia em tamanho, periodicamente passando por ruptura e drenagem.

A *mucocele superficial* é uma variante clínica que tende a ocorrer mais frequentemente no palato mole, na área retromolar e na mucosa jugal posterior. Essas pequenas lesões surgem da ruptura de um ducto salivar ao se fundir com a superfície da mucosa. Aparecem como pápulas pequenas, semelhantes a vesículas, medindo de 1 a 4 mm de diâmetro, que podem aparecer na hora das refeições. Geralmente, a lesão irrompe e cicatriza em alguns dias, embora recorrências periódicas possam se desenvolver no mesmo local. Na mucosa jugal, mucoceles superficiais podem ocorrer secundariamente ao líquen plano ou outros distúrbios inflamatórios.

Algumas mucoceles são lesões transitórias que se resolvem sozinhas em poucos dias. As mucoceles persistentes geralmente são tratados por excisão cirúrgica, que deve incluir a remoção das glândulas salivares acometidas e subjacentes. É importante enviar o tecido removido para exame microscópico para confirmar o diagnóstico e descartar uma neoplasia de glândula salivar. Na maioria dos casos, o prognóstico é excelente, embora a lesão volte a ocorrer se a glândula acometida não for removida.

■ **Figura 11.1**
Mucocele
Nódulo pequeno, azulado, translúcido na mucosa labial inferior.

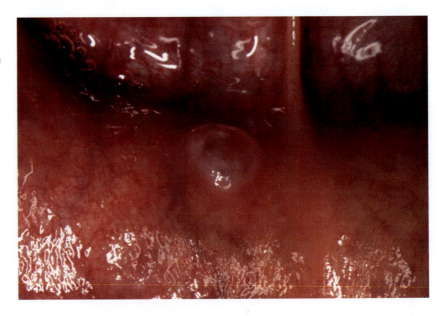

Figura 11.2
Mucocele
Aumento de volume azulado na mucosa labial inferior.

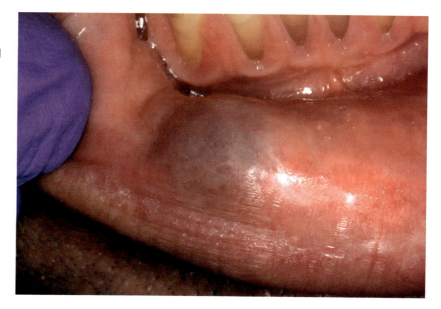

Figura 11.3
Mucocele
Massa nodular no ventre da língua.

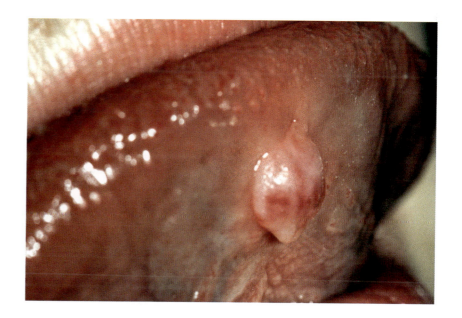

Figura 11.4
Mucocele superficial
Pápula semelhante a vesícula translúcida na região lateral do palato mole.

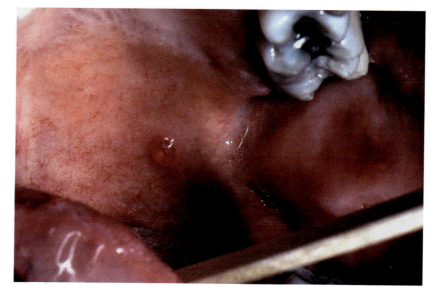

Rânula

Figuras 11.5 e 11.6

A **rânula** é uma variante da mucocele que ocorre no assoalho da boca. O extravasamento de mucina surge da ruptura de um dos múltiplos ductos da glândula sublingual que drenam no assoalho de boca de cada lado. O termo *rânula* é derivado da palavra em Latim *rana* ("sapo"), porque a lesão se assemelha ao ventre edemaciado e translúcido de um sapo. Como o extravasamento surge de uma das maiores glândulas salivares, as rânulas geralmente são maiores do que as mucoceles que se originam em glândulas salivares menores.

Rânulas ocorrem mais frequentemente em crianças e adultos jovens. A lesão, em geral, aparece como um edema azulado, macio e compressível no assoalho da boca, lateralmente à linha média. Alguns pacientes relatam rompimento e recorrência periódica da lesão. Exemplos maiores podem comprometer todo o assoalho da boca do lado afetado e elevar a língua. Em alguns casos, a mucina extravasa através do músculo milo-hióideo, resultando em um edema na região anterior do pescoço, conhecido como *rânula mergulhante*. Nessa situação, o diagnóstico de rânula pode não ser considerado, especialmente se não houver edema intraoral associado.

Vários tratamentos diferentes foram usados para rânulas. A abordagem mais comum envolve a remoção cirúrgica da glândula sublingual associada, que geralmente é bem-sucedida mesmo sem a remoção do extravasamento da mucina e do tecido inflamado. Outros cirurgiões podem optar por marsupializar (ou exteriorizar) a lesão, o que envolve a remoção da porção superior da lesão sobre a mucina extravasada. No entanto, essa abordagem tem uma maior taxa de recorrência, especialmente para as lesões grandes. Outros profissionais têm defendido a escleroterapia, como injeção de OK-432 (Picibanil®, preparação liofilizada de uma cepa de baixa virulência de *Streptococcus pyogenes* inativa por penicilina G) ou etanol na lesão.

Cisto do ducto salivar

Figura 11.7

Em contraste com a mucocele, o **cisto do ducto salivar** é uma lesão cística verdadeira revestida por epitélio. Esses cistos podem ter origem no desenvolvimento ou ocorrer secundariamente à obstrução ductal que aumenta a pressão intraluminal.

Os cistos do ducto salivar podem surgir de glândulas salivares maiores ou menores. Os cistos das glândulas maiores são mais comuns na glândula parótida e se apresentam como edemas indolores que aumentam lentamente. Exemplos de glândulas menores ocorrem com mais frequência no assoalho da boca, na mucosa jugal e nos lábios. Eles são geralmente vistos em adultos de meia-idade e idosos, com a idade média de 56 anos. No assoalho da boca, um cisto do ducto salivar, em geral, aparece como um edema âmbar translúcido imediatamente adjacente ao ducto da glândula submandibular. Em outros locais, o edema pode exibir uma coloração azulada que, muitas vezes, é confundido com um mucocele. Exemplos multifocais raramente foram relatados.

Cistos do ducto salivar das glândulas menores são tratados por excisão cirúrgica conservadora. Nas glândulas maiores, o tratamento pode envolver a remoção parcial ou total da glândula associada. Recorrência é rara.

Figura 11.5
Rânula mergulhante

A. Tumefação de consistência amolecida na região da linha média do pescoço, logo abaixo do queixo. **B.** Imagem de tomografia computadorizada, corte coronal, mostra uma cavidade radiotransparente central, semelhante a cisto, contendo líquido mucinoso. Observe o trato estreito que se estende pelo músculo milo-hióideo a partir da cavidade oral (*seta*). (Cortesia do Dr. Steven Anderson.)

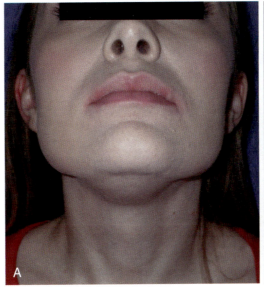
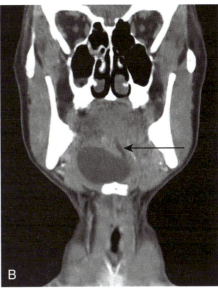

Figura 11.6
Rânula

Criança com tumefação de consistência amolecida e coloração azulada no assoalho da boca, lado esquerdo.

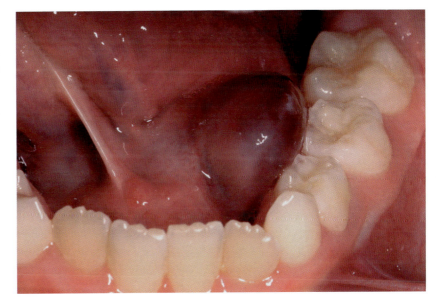

Figura 11.7
Cisto do ducto salivar

Nódulo de cor âmbar imediatamente adjacente ao ducto submandibular.

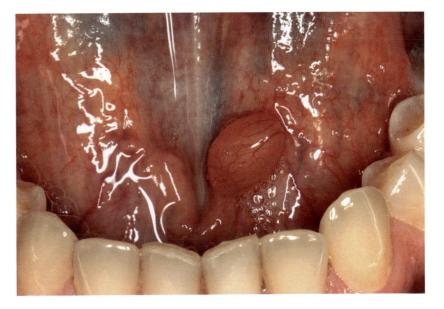

Sialolitíase

Figuras 11.8 a 11.11

A formação de calcificações no sistema ductal salivar é conhecida como **sialolitíase**. Acredita-se que essas calcificações surjam da deposição de sais de cálcio em torno de um nicho de detritos, como mucina, células epiteliais, bactérias ou corpos estranhos. A diminuição do fluxo salivar ou estase de secreções podem contribuir para a formação de sialólitos. No entanto, a tendência de formação de cálculos salivares parece não estar relacionada a distúrbios sistêmicos no metabolismo de cálcio e fosfato. Embora alguns estudos tenham sugerido que a sialolitíase ocorra com mais frequência em pacientes que também apresentam colelitíase ou nefrolitíase, outros estudos não encontraram essa relação.

Os sialólitos se desenvolvem mais frequentemente no sistema ductal da glândula submandibular, responsável por 72 a 95% dos casos. Quando comparado com a glândula parótida, acredita-se que a maior frequência de formação de cálculos na glândula submandibular se deva a vários fatores: (1) a saliva da glândula submandibular é mais mucoide e viscosa do que a saliva da parótida; (2) o ducto submandibular tem um trajeto mais longo, tortuoso e ascendente que pode contribuir para a estase da saliva; e (3) a saliva da glândula submandibular tem um pH mais alto e contém mais cálcio do que a saliva da parótida.

Os sialólitos das glândulas maiores geralmente causam dor e edema da glândula afetada, exacerbados na hora das refeições, quando o fluxo salivar é estimulado. Se o cálculo salivar estiver localizado perto da parte terminal do ducto excretor, uma massa dura pode ser palpável. O exame radiográfico geralmente revelará uma massa radiopaca circunscrita no ducto ou na própria glândula. Nas radiografias panorâmicas, a calcificação pode aparecer sobreposta à mandíbula, de modo que pode ser confundida com uma lesão intraóssea. Uma radiografia oclusal pode ser útil para confirmar a existência de um sialólito na porção terminal do ducto submandibular. Entretanto, nem todos os sialólitos podem ser visualizados radiograficamente, provavelmente devido ao grau de calcificação.

Sialólitos das glândulas salivares menores são menos comuns, ocorrendo mais frequentemente no lábio superior (47%), na mucosa jugal (35%) e no lábio inferior (10%). Tal lesão pode ser palpável como um aumento de volume firme que pode estar associado à sensibilidade local.

Pequenos sialólitos das glândulas maiores podem às vezes ser tratados por massagem suave ou pelo uso de sialogogos para estimular o fluxo salivar e estimular a passagem do cálculo. Lesões maiores exigirão remoção cirúrgica, sialendoscopia ou combinação de ambas. Em alguns casos, a litotripsia extracorpórea por ondas de choque pode ser usada para facilitar a remoção de um cálculo. Se a glândula associada tiver sofrido danos inflamatórios significativos, ela também poderá ter que ser removida. Os sialólitos das glândulas menores são tratados pela excisão simples do cálculo junto com a glândula associada.

Figura 11.8
Sialolitíase

Radiopacidade na região de glândula submandibular, sobreposta à mandíbula.

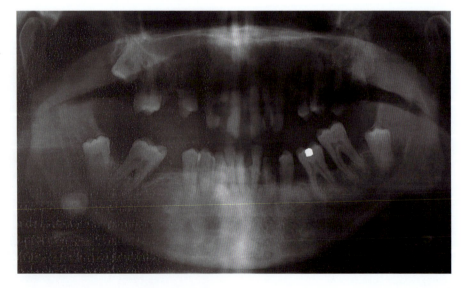

Capítulo 11 Patologias da Glândula Salivar

■ **Figura 11.9**
Sialolitíase
Massa pequena, dura e amarelada localizada perto do orifício do ducto submandibular.

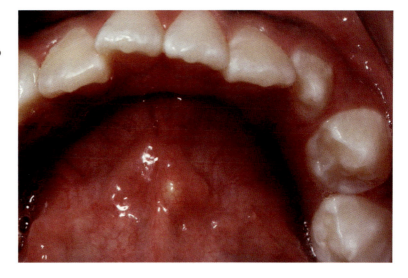

■ **Figura 11.10**
Sialolitíase
Radiografia do paciente da Figura 11.9 mostra pequena radiopacidade (*seta*) no assoalho da boca.

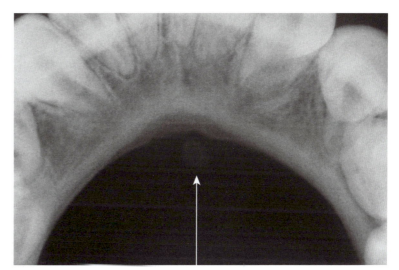

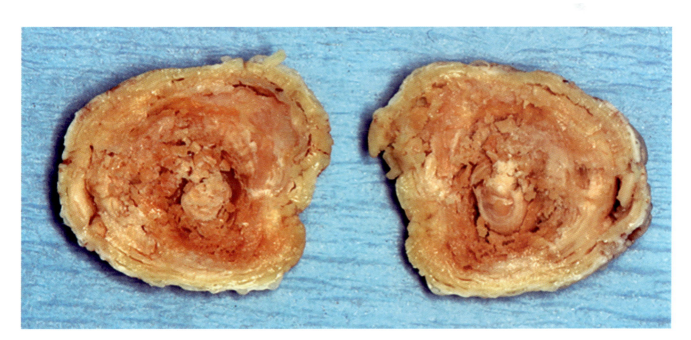

■ **Figura 11.11**
Sialolitíase
Amostra de um sialólito descalcificado apresenta a estrutura interna laminada.

Sialoadenite

Figura 11.12

A **sialoadenit**e, ou inflamação das glândulas salivares, pode ocorrer em várias situações. A sialoadenite aguda pode resultar tanto de infecções bacterianas (p. ex., disseminação retrógrada de bactérias secundárias à diminuição do fluxo salivar) como de infecções virais (p. ex., caxumba, citomegalovírus). A sialoadenite crônica pode desenvolver-se secundariamente à obstrução ductal (p. ex., sialolitíase) ou em certos distúrbios relacionados com a imunidade, tais como síndrome de Sjögren e sarcoidose.

A sialoadenite bacteriana afeta mais comumente a glândula parótida e se apresenta como um edema doloroso na região da glândula que pode estar associado a trismo e febre baixa. Quando a glândula é massageada, um exsudato purulento pode ser drenado a partir do ducto parotídeo. Essas infecções às vezes se desenvolvem após um procedimento cirúrgico e são conhecidas como "caxumba cirúrgica". Como a ingestão de líquidos é suprimida antes da cirurgia e a atropina é administrada durante a cirurgia, os pacientes têm fluxo salivar diminuído e são mais suscetíveis a uma infecção bacteriana retrógrada.

A parotidite recorrente juvenil é o distúrbio salivar inflamatório mais comum em crianças nos EUA. A causa é incerta. É caracterizada por episódios recorrentes de edema parotídeo unilateral ou bilateral, não supurativo, que ocorre tipicamente entre as idades de 2 e 6 anos. A condição geralmente é autolimitada e melhora após a puberdade.

A sialoadenite bacteriana aguda deve ser tratada com antibioticoterapia apropriada. A caxumba viral é tratada com terapia de suporte; embora as vacinações de rotina tenham reduzido muito a incidência de caxumba, nenhum agente antiviral específico está disponível para o tratamento de tais infecções. A parotidite recorrente juvenil pode frequentemente ser tratada com sucesso por sialoscopia com irrigação salina, o que tem demonstrado reduzir o número de episódios recorrentes.

Queilite glandular

Figura 11.13

A **queilite glandular** é uma doença inflamatória rara das glândulas salivares menores. A causa é incerta, embora o dano causado pelo sol seja considerado o fator etiológico mais significativo na maioria dos casos. A condição ocorre com mais frequência em homens de meia-idade e idosos.

A maioria dos casos de queilite glandular foi relatada no vermelhão do lábio inferior, embora exemplos raros também tenham sido descritos no lábio superior e no palato. Inflamação e hipertrofia do tecido glandular resultam em edema e eversão do lábio inferior, com dilatação dos orifícios dos ductos salivares menores. Quando o lábio é comprimido, as secreções mucopurulentas podem ser expressas a partir dessas aberturas ductais.

Alguns casos de queilite glandular têm sido associados ao desenvolvimento subsequente de carcinoma de células escamosas no lábio inferior. No entanto, esses exemplos podem simplesmente refletir o fato de que ambas as condições estão relacionadas aos danos crônicos no vermelhão dos lábios causados pelo sol. Casos problemáticos de queilite glandular podem ser tratados com sucesso por vermelhectomia.

Sialoadenose

Figura 11.14

A **sialoadenose** é um processo hipertrófico, não inflamatório, caracterizado pelo aumento das glândulas salivares, secundário a um distúrbio sistêmico subjacente. As condições mais comumente relacionadas incluem diabetes melito, bulimia, alcoolismo e desnutrição em geral. Acredita-se que esses distúrbios possam causar desregulação da inervação neural autonômica de células acinares salivares, o que leva ao acúmulo de grânulos secretores e consequente aumento de tamanho.

A sialoadenose geralmente apresenta um aumento gradual das glândulas parótidas, que podem ou não ser dolorosos. Na maioria dos casos, esse aumento é bilateral, embora também possam ocorrer casos unilaterais. As glândulas submandibulares também podem ser afetadas em alguns pacientes. No entanto, o envolvimento das glândulas salivares menores é extremamente raro. Embora o aumento glandular esteja presente, os pacientes podem queixar-se de diminuição do fluxo salivar.

O tratamento de pacientes com sialadenose gira em torno do controle do distúrbio subjacente. Exemplos leves podem não requerer nenhum tratamento. Se o edema ocasionar uma preocupação estética, a parotidectomia parcial pode ser realizada. A pilocarpina tem sido usada para reduzir o aumento salivar em pacientes com bulimia.

■ Figura 11.12
Sialoadenite
Exsudato purulento ordenhado a partir do ducto parotídeo em um paciente com infecção bacteriana na glândula parótida.

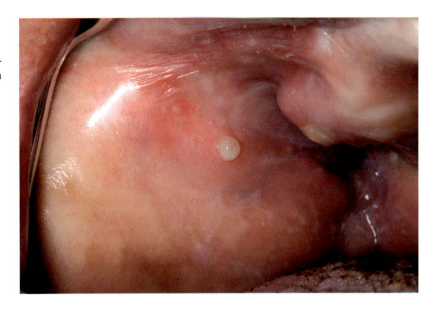

■ Figura 11.13
Queilite glandular
As secreções mucoides foram drenadas a partir das aberturas de múltiplos ductos das glândulas salivares menores no lábio inferior.

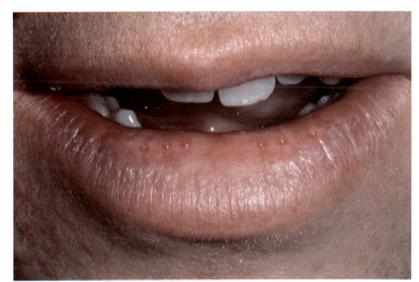

■ Figura 11.14
Sialoadenose
Aumento de volume bilateral indolor das glândulas parótidas em paciente alcoólatra.

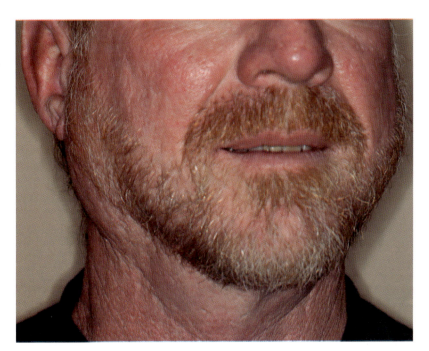

Síndrome de Sjögren

Figuras 11.15 e 11.16

A **síndrome de Sjögren** é um distúrbio autoimune que afeta principalmente as glândulas exócrinas. A infiltração linfocitária das glândulas salivares e lacrimais leva à diminuição das secreções, evidenciada clinicamente por xerostomia e xeroftalmia. Essa combinação de sintomas, às vezes, é conhecida como *síndrome seca*. Como muitas doenças autoimunes, a síndrome de Sjögren é vista com mais frequência em adultos de meia-idade e mostra uma forte predileção feminina (proporção de 9:1 entre mulheres e homens). Dois subtipos são reconhecidos. A síndrome de Sjögren primária mostra apenas a síndrome seca sem qualquer outro distúrbio autoimune. O termo síndrome de Sjögren secundária é usado quando a doença se desenvolve em um paciente que também tem outra doença autoimune. Aproximadamente 15% dos pacientes com artrite reumatoide e 30% dos pacientes com lúpus eritematoso sistêmico também sofrem da síndrome de Sjögren.

O ressecamento da boca pode contribuir para dificuldade de deglutição, atrofia das papilas linguais, alteração do paladar e dificuldade para usar uma prótese. Os pacientes são mais suscetíveis à candidíase, e a cavidade oral pode se apresentar vermelha e dolorida, bem como exibir queilite angular. Por causa da perda da ação de limpeza salivar, os indivíduos afetados são propensos a desenvolver cárie dentária, especialmente a cárie cervical. Até metade dos pacientes afetados desenvolverá um aumento firme das glândulas salivares maiores, secundariamente a uma infiltração linfocítica que destrói as unidades acinares. Este padrão de inflamação microscopicamente é conhecido como uma *lesão linfoepitelial benigna* (*sialoadenite mioepitelial*). A redução do fluxo salivar também aumenta o risco de uma sialoadenite bacteriana retrógrada.

A secura ocular (*queratoconjuntivite seca*) afeta a superfície epitelial do olho, produzindo uma sensação áspera e visão turva. Além disso, secura da pele, mucosa nasal e mucosa vaginal podem ocorrer. Outras características potenciais incluem fadiga, depressão, linfadenopatia, fenômeno de Raynaud, vasculite e neuropatia periférica.

Pacientes com síndrome de Sjögren apresentam níveis elevados de imunoglobulina sérica (especialmente IgG) e taxas de sedimentação de eritrócitos. Uma variedade de autoanticorpos pode ser produzida, incluindo anticorpos antinucleares (ANA) e fator reumatoide. Dois autoanticorpos nucleares específicos, conhecidos como anti-SS-A (anti-Ro) e anti-SS-B (anti-La), são frequentemente identificados. Em muitos centros, a biopsia de glândulas salivares menores do lábio inferior é usada para apoiar o diagnóstico, demonstrando múltiplos focos de inflamação linfocítica dentro do tecido glandular. A sialografia pode mostrar sialectasia puntiforme com a perda da arborização ductal – um padrão comparado a uma "árvore sem galhos carregada de frutos".

Os sintomas de xerostomia e xeroftalmia podem ser controlados pelo uso de saliva e lágrimas artificiais. Os medicamentos sem açúcar, goma e sialagogo (pilocarpina e cevimelina) também podem ser usados para estimular as secreções salivares. Aplicações periódicas de fluoreto podem ser necessárias para ajudar a prevenir a cárie relacionada à xerostomia.

Pacientes com síndrome de Sjögren apresentam risco aumentado para o desenvolvimento de linfoma, estimado em 5 a 15% dos casos. Estes tumores são principalmente linfomas não Hodgkin de baixo grau, conhecidos como *linfomas de células B extranodais da zona marginal de tecido linfoide associado à mucosa* (*linfomas MALT*). No entanto, a transformação em linfomas de alto grau mais agressivos pode ocorrer.

Sialometaplasia necrosante

Figura 11.17

A **sialometaplasia necrosante** é um processo inflamatório destrutivo causado por um infarto dentro do tecido glandular salivar. A etiologia é incerta, embora uma variedade de possíveis fatores predisponentes tenha sido sugerida, incluindo trauma local. A sialometaplasia necrosante ocorre mais frequentemente nas glândulas salivares menores do palato posterior, o que representa mais de 75% dos casos. Às vezes, a condição também se desenvolve em outros locais de glândulas salivares menores. O envolvimento de glândulas salivares maiores é distintamente raro, sendo geralmente relatado na glândula parótida.

Dois terços dos casos no palato são unilaterais, sendo que o restante ocorre bilateralmente ou na linha média. Um edema inicial pode ser observado, que é seguido em 2 a 3 semanas por necrose e descamação do tecido mucoso da superfície. Em alguns casos, o paciente pode realmente descrever uma perda de parte do palato. Neste ponto, uma ulceração semelhante a uma cratera será notada, o que pode ter uma borda evertida elevada. Esta úlcera pode variar em tamanho de menos de 1 cm a mais de 5 cm de diâmetro.

Devido a sua rápida evolução e aparência ulcerada, a sialometaplasia necrosante é frequentemente preocupante pela sua semelhança com uma lesão maligna. Além disso, como os ductos salivares

■ **Figura 11.15**
Síndrome de Sjögren
Aumento bilateral das glândulas parótidas e submandibulares, representando lesões linfoepiteliais benignas.

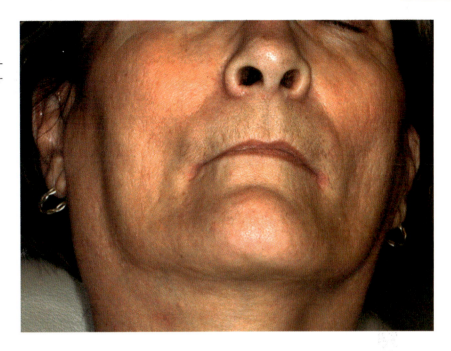

■ **Figura 11.16**
Síndrome de Sjögren
Sialografia da glândula parótida mostra atrofia e sialectasia puntiforme ("árvore sem galhos carregada de frutos").

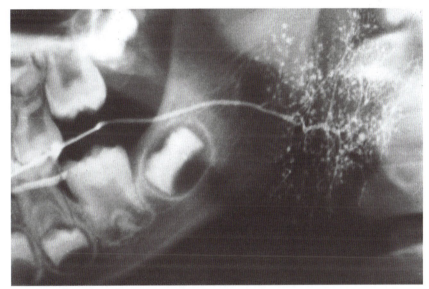

■ **Figura 11.17**
Sialometaplasia necrosante
Lesão ulcerada com borda evertida elevada na junção do palato duro e mole. (Agradecimento ao Dr. Martin Steed.)

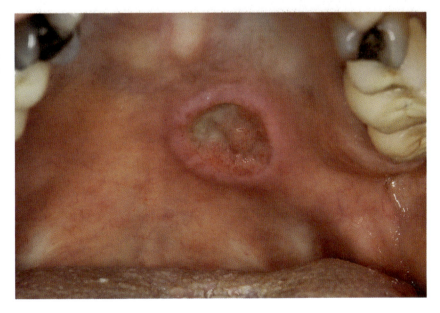

residuais das glândulas infartadas sofrem metaplasia escamosa proeminente, a aparência microscópica pode facilmente ser confundida com um carcinoma se o patologista não tiver conhecimento desse padrão histopatológico.

O prognóstico da sialometaplasia necrosante é excelente. Na maioria dos casos, uma biopsia incisional é realizada inicialmente para confirmar o diagnóstico. Após a biopsia, a lesão apresenta cura em um período de 4 a 6 semanas.

Adenoma pleomórfico (tumor misto benigno)

Figuras 11.18 a 11.21

O tumor mais comum que se origina das glândulas salivares é o **adenoma pleomórfico**, também conhecido como **tumor misto benigno**. Esta lesão compreende 50 a 77% dos tumores da parótida, 53 a 72% dos tumores submandibulares e 33 a 41% dos tumores menores das glândulas salivares. O tumor ocorre em uma ampla faixa etária, com um pico de prevalência entre as idades de 30 e 60 anos. Aproximadamente 60% dos casos ocorrem em mulheres.

O adenoma pleomórfico é tipicamente uma neoplasia de crescimento lento que se apresenta como uma massa firme e indolor. Os tumores da parótida ocorrem muito mais frequentemente no lobo superficial da glândula, produzindo um edema na face, à frente ou abaixo da orelha. Embora o tumor apresente um crescimento lento, os adenomas pleomórficos têm um potencial de crescimento quase ilimitado, com a capacidade de crescer muito se negligenciado pelo paciente. Cerca de 10% dos casos de parótida envolvem o lobo profundo da glândula abaixo do nervo facial, às vezes apresentando-se como uma massa no palato mole, lateralmente, ou na parede da faringe. A localização mais comum quando acomete glândulas salivares menores é a região lateral e posterior do palato duro e palato mole, representando mais da metade dos casos intraorais. O lábio superior é o segundo local mais frequente quando acomete glândula salivar menor (19 a 27% dos casos), seguido pela mucosa jugal (13 a 17% dos casos).

O tratamento do adenoma pleomórfico é a excisão cirúrgica. Embora o tumor esteja circunscrito, a cápsula adjacente é frequentemente incompleta ou pode mostrar infiltração por células tumorais. A ressecção conservadora ou a enucleação de um tumor parotídeo pode, portanto, resultar na disseminação do tumor no leito cirúrgico com alto risco de múltiplas recorrências. Por causa disso, os tumores do lobo superficial geralmente são tratados por parotidectomia superficial com preservação do nervo facial. Os tumores no lobo profundo podem exigir a remoção total da glândula e, ao mesmo tempo, tentar preservar o nervo. Os adenomas pleomórficos da glândula submandibular são mais bem tratados pela remoção total da glândula juntamente com o tumor. Os tumores do palato duro são tratados pela excisão total, até o periósteo.

No geral, o prognóstico dos adenomas pleomórficos é excelente, com uma taxa de cura de mais de 95% após a cirurgia adequada. O risco de recorrência parece ser muito menor para os tumores que surgem nas glândulas salivares menores. Uma complicação rara (embora significativa) é a transformação maligna, resultando em um *carcinoma ex-adenoma pleomórfico*. Uma revisão recente relatou transformação maligna em 0,15% de uma grande série de adenomas pleomórficos. O risco de transformação maligna parece aumentar com a duração do tumor.

Figura 11.18
Adenoma pleomórfico
Massa nodular firme da glândula parótida esquerda logo abaixo da orelha, no ângulo da mandíbula. (Agradecimento ao Dr. Terry Day.)

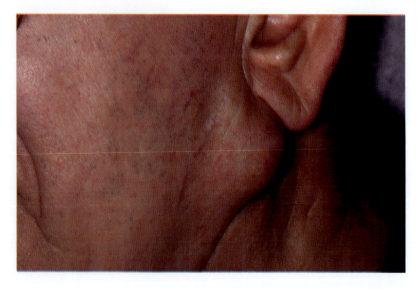

■ **Figura 11.19**
Adenoma pleomórfico
Massa nodular do palato duro posterior esquerdo, imediatamente adjacente a um tórus palatino central. As setas apontam para as bordas do tórus oval na linha média; o tumor está localizado lateral e posteriormente a este crescimento ósseo central. (Cortesia do Dr. Peter Franco.)

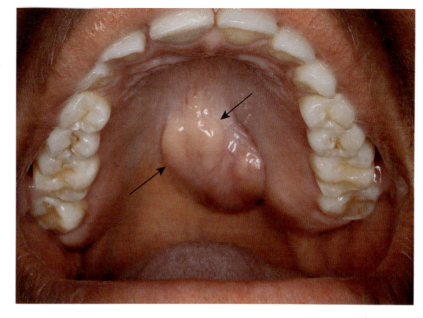

■ **Figura 11.20**
Adenoma pleomórfico
Grande massa no palato duro.

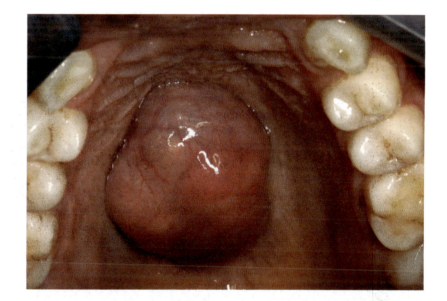

■ **Figura 11.21**
Adenoma pleomórfico
Massa nodular na mucosa labial superior. (Agradecimento ao Dr. Ashleigh Briody.)

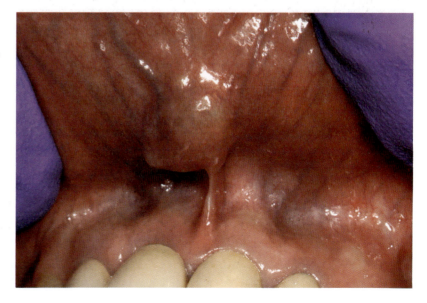

Tumor de Warthin (cistadenoma papilar linfomatoso)

Figura 11.22

O **tumor de Warthin** é a segunda neoplasia mais comum na glândula parótida, representando 5 a 22% dos tumores da parótida. Em contraste, compreende apenas 0,6 a 1,3% dos tumores da glândula submandibular e é distintamente raro nas glândulas salivares menores. O tumor mostra uma forte relação com o tabagismo, como evidenciado por um risco oito vezes maior em fumantes *versus* não fumantes. Estudos anteriores mostraram que o tumor é 10 vezes mais comum em homens do que em mulheres; no entanto, essa relação homem/mulher tornou-se menos pronunciada nas últimas décadas, provavelmente porque a prevalência do tabagismo em homens e mulheres se tornou mais equalizada. Com base em suas características clínicas e microscópicas incomuns, alguns autores sugeriram que o tumor de Warthin pode não representar um verdadeiro neoplasma, mas sim um processo reativo.

Os tumores de Warthin geralmente se desenvolvem em adultos mais velhos, com um pico de prevalência na sexta e na sétima décadas de vida. A lesão apresenta-se como uma massa indolor e de crescimento lento. Mais de 98% dos tumores de Warthin da parótida desenvolvem-se no lobo superficial da glândula, especialmente na cauda da parótida. Além disso, de 5 a 17% dos pacientes afetados desenvolverão tumores bilaterais ou multicêntricos.

Os tumores de Warthin são tumores benignos que geralmente são tratados por ressecção cirúrgica. No entanto, se um diagnóstico preliminar confiável puder ser feito com diagnóstico por imagem ou por biopsia aspirativa com agulha fina, alguns médicos recomendarão o acompanhamento clínico em vez da cirurgia. Uma taxa de recorrência de 2 a 6% foi relatada após a cirurgia, embora muitos desses casos possam representar tumores multicêntricos em vez de recidivas verdadeiras.

Adenoma canalicular

Figura 11.23

O **adenoma canalicular** é uma neoplasia benigna incomum das glândulas salivares que se desenvolve quase que exclusivamente nas glândulas salivares menores orais. O tumor mostra uma forte predileção pelo lábio superior, responsável por aproximadamente 70% dos casos relatados. O local mais comum é a mucosa jugal, seguida pelas glândulas palatinas. Apenas exemplos raros foram documentados na glândula parótida. A lesão geralmente ocorre em adultos mais velhos, com uma idade média de aproximadamente 66 anos. O tumor é mais comum em mulheres (a proporção de mulheres para homens é de 1,7:1).

O adenoma canalicular apresenta-se tipicamente como uma massa indolor, de crescimento lento, variando de vários milímetros a 2 cm de diâmetro. Às vezes, o tumor apresenta uma coloração azulada, que pode ser confundida clinicamente com mucocele. No entanto, deve-se lembrar que mucoceles no lábio superior são extremamente raras. Um achado interessante é que 13% dos adenomas canaliculares ocorrem como tumores multifocais.

O tratamento do adenoma canalicular consiste em excisão local conservadora. A lesão raramente recidiva e o prognóstico é excelente.

Carcinoma de células acinares

Figura 11.24

O **carcinoma de células acinares** é uma neoplasia maligna de glândula salivar que apresenta diferenciação acinar serosa com grânulos de zimogênio. Baseado na sua composição celular serosa, não deveria ser surpreendente que a glândula parótida seja o local mais comum para este tumor. O carcinoma de células acinares compreende aproximadamente 3% de todos os tumores da parótida e 15% das neoplasias malignas da parótida. Com menor frequência, exemplos têm sido relatados na glândula submandibular e nas glândulas salivares menores, algumas vezes sendo descritas microscopicamente como pobres em grânulos de zimogênio. No entanto, com o recente reconhecimento do carcinoma secretor (análogo ao de mama) de origem salivar, a maioria dos casos de carcinoma de células acinares relatados nesses outros locais provavelmente seria reclassificada atualmente como carcinomas secretores.

O carcinoma de células acinares ocorre em uma ampla faixa etária, com uma idade mediana de 52 anos. O tumor é observado com maior frequência em mulheres do que em homens (a proporção de mulheres para homens é de aproximadamente 1,5:1). A lesão geralmente é relatada como uma massa indolor, de crescimento lento, que frequentemente está presente por meses ou anos antes do diagnóstico.

■ **Figura 11.22**
Tumor de Warthin
Grande massa que surge na cauda da glândula parótida.

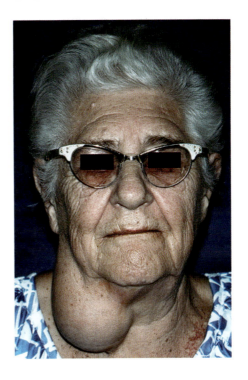

■ **Figura 11.23**
Adenoma canalicular
Massa nodular na mucosa labial superior. (Cortesia do Dr. John Wright.)

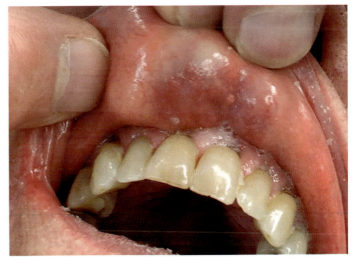

■ **Figura 11.24**
Carcinoma de células acinares
Grande massa que surge no lobo superficial da glândula parótida. (Cortesia Dr. Román Carlos.)

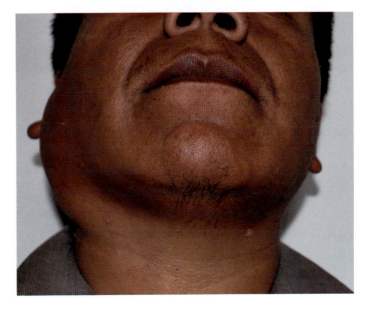

Os carcinomas de células acinares do lobo superficial da glândula parótida geralmente são tratados por parotidectomia superficial, enquanto os tumores do lobo profundo geralmente requerem a remoção total da glândula. O esvaziamento cervical eletivo geralmente não é garantido, embora possa ser considerado para tumores localmente agressivos ou tumores com características microscópicas de alto grau. O papel da radioterapia permanece controverso. O prognóstico geral é bom, com taxas de sobrevida em 5 anos superiores a 90%. No entanto, aproximadamente 8 a 10% dos pacientes morrerão da doença, na maioria das vezes, secundariamente a metástases a distância.

Carcinoma mucoepidermoide

Figuras 11.25 e 11.26

A neoplasia maligna de glândula salivar mais comum é o **carcinoma mucoepidermoide** – uma neoplasia que inclui uma mistura de células produtoras de mucina e células escamosas (epidermoides). Este tumor compreende 4 a 10% dos tumores das glândulas principais e 13 a 23% dos tumores das glândulas menores. Os carcinomas mucoepidermoides ocorrem predominantemente em adultos, mas se desenvolvem em uma ampla faixa etária. O tumor é raro em crianças, embora represente a malignidade salivar mais comum nessa faixa etária.

Nas glândulas salivares maiores, os carcinomas mucoepidermoides são mais comuns na parótida. A lesão geralmente aparece como um aumento de volume indolor de crescimento lento, embora tumores agressivos de alto grau possam estar associados à paralisia ou à dor do nervo facial. O local mais comum para tumores de glândulas menores é a região lateral posterior do palato, onde a lesão também se apresenta tipicamente como uma massa indolor e de crescimento lento. Como o tumor geralmente contém espaços císticos preenchidos com mucina, a lesão pode apresentar uma pigmentação azulada da mucosa que pode ser confundida com mucocele ou tumor vascular. Embora as neoplasias salivares sejam incomuns no lábio inferior, região retromolar, língua e assoalho da boca, o carcinoma mucoepidermoide representa o tumor salivar mais comum em cada uma dessas localizações.

A classificação microscópica do carcinoma mucoepidermoide é importante na determinação do tratamento e prognóstico. Com base no padrão de crescimento do tumor e no número relativo de células mucosas *versus* células epidermoides, os tumores geralmente são classificados em uma das três categorias: baixo grau, grau intermediário e alto grau. O prognóstico para tumores de baixo grau e grau intermediário geralmente é bom, com taxas de sobrevida em 5 anos tão altas quanto 92 a 98%. No entanto, a sobrevida para tumores de alto grau é significativamente menor, variando de 38 a 67%.

O tratamento do carcinoma mucoepidermoide depende não apenas do grau do tumor, mas também do tamanho, da localização e do estágio clínico do tumor. Tumores em estágio inicial no lobo superficial da glândula parótida podem ser tratados por parotidectomia superficial com preservação do nervo facial. No entanto, tumores mais avançados podem exigir remoção do nervo. O esvaziamento cervical é indicado para pacientes com evidência de doença metastática regional. A radioterapia adjunta também pode ser utilizada para tumores agressivos de alto grau. O tratamento cirúrgico do carcinoma mucoepidermoide da glândula submandibular consiste na remoção total da glândula. A maioria dos carcinomas mucoepidermoides das glândulas menores são tumores de baixo grau que podem ser tratados por excisão cirúrgica, incluindo uma margem de tecido normal circundante. Os tumores palatinos que envolvem a maxila subjacente podem exigir a ressecção do osso envolvido para garantir margens limpas.

Carcinoma mucoepidermoide intraósseo

Figura 11.27

Aproximadamente 2 a 3% dos **carcinomas mucoepidermoides** surgirão principalmente dentro das mandíbulas. Acredita-se que a fonte mais provável desses tumores raros seja o epitélio odontogênico, especialmente porque os cistos odontogênicos geralmente apresentam células produtoras de muco. Além disso, o **carcinoma mucoepidermoide intraósseo** às vezes surge em associação com um dente impactado. Entretanto, é possível que alguns exemplos possam surgir de tecido salivar aprisionado dentro do osso ou, no caso de tumores maxilares, de glândulas sinonasais.

Os carcinomas mucoepidermoides intraósseos ocorrem mais frequentemente na mandíbula do que na maxila, sendo o local mais comum a região posterior, área de molares. O tumor ocorre em uma ampla faixa etária, com idade média no diagnóstico de 48 anos. A lesão geralmente se apresenta como expansão cortical indolor, embora alguns exemplos sejam descobertos como achados incidentais durante o exame radiográfico de rotina. Menos comumente, o tumor está associado a dor ou parestesia. Radiograficamente, em geral a lesão aparece como uma radiotransparência unilocular ou multilocular bem circunscrita, que pode ser confundida com um cisto ou tumor odontogênico.

■ **Figura 11.25**
Carcinoma mucoepidermoide
Pequena pápula azul na região lateral do palato mole. Esse tumor inicial pode ser confundido com uma pequena mucocele. (Cortesia do Dr. David Schmidt.)

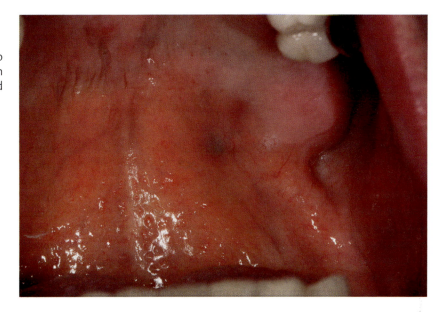

■ **Figura 11.26**
Carcinoma mucoepidermoide
Massa nodular na região lateral posterior esquerda do palato duro.

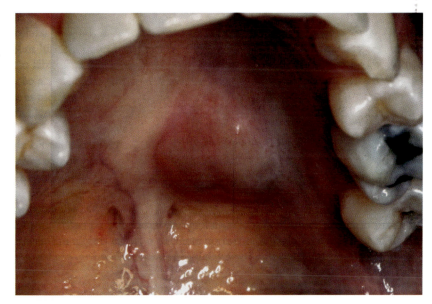

■ **Figura 11.27**
Carcinoma mucoepidermoide intraósseo
Radiotransparência localizada da mandíbula posterior direita na região de segundo e do terceiro molares.

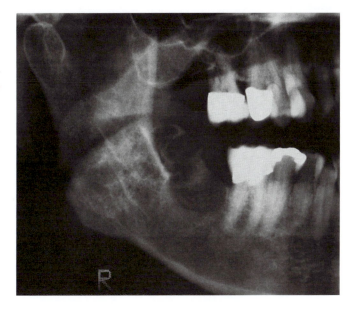

A maioria dos carcinomas mucoepidermoides intraósseos é de baixo grau e de grau intermediário; apenas 10 a 15% dos exemplos são classificados como lesões de alto grau. O tratamento consiste principalmente em ressecção cirúrgica radical, que está associada a um prognóstico muito melhor do que a terapia mais conservadora, como enucleação ou curetagem. A radioterapia adjunta também pode ser usada. O prognóstico geral é relativamente bom; aproximadamente 10% dos pacientes morrem do tumor, geralmente como resultado de recidiva local.

Carcinoma adenoide cístico

Figuras 11.28 a 11.31

O **carcinoma adenoide cístico** é uma neoplasia maligna da glândula salivar incomum, mas bem reconhecida. Este tumor se desenvolve mais frequentemente nas várias glândulas salivares menores, que representam 40 a 45% dos casos. A maioria dos casos restantes é dividida entre as glândulas parótida e submandibular. Em uma base percentual relativa, o carcinoma adenoide cístico compreende apenas 2% de todas as neoplasias parotídeas; em contraste, representa a malignidade mais comum da glândula submandibular, representando 11 a 17% de todos os tumores nessa glândula. O local mais comum das glândulas menores é a região posterior lateral do palato, que compreende 8 a 15% dos tumores salivares. O carcinoma adenoide cístico se desenvolve mais frequentemente em adultos de meia-idade e é raro em crianças. O tumor ocorre com maior frequência em mulheres do que em homens (a proporção de mulheres para homens é de 1,4:1).

O carcinoma adenoide cístico geralmente se apresenta como uma massa de crescimento lento. Por causa da tendência de invadir os nervos, os pacientes frequentemente se queixam de dor cada vez mais intensa. Em lesões na glândula parótida, a paralisia do nervo facial pode se desenvolver. Os tumores palatinos podem estar cobertos por mucosa intacta, embora possa ocorrer ulceração secundária. Carcinomas adenoides císticos que surgem no palato duro ou no seio maxilar podem causar destruição óssea adjacente significativa.

Apesar de seu crescimento lento, o carcinoma adenoide cístico tende a seguir um curso implacável e imprevisível caracterizado por recidivas locais e metástases a distância. O tratamento consiste principalmente em ressecção cirúrgica radical na tentativa de alcançar margens livres, embora o tumor frequentemente demonstre invasão infiltrativa em tecidos adjacentes, especialmente ao longo de feixes nervosos. O esvaziamento cervical geralmente não é necessário, porque a ocorrência de metástase em linfonodo regional é incomum (3 a 16% dos casos). A radioterapia adjuvante é frequentemente utilizada para melhorar o controle local da doença.

O carcinoma adenoide cístico mostra uma propensão para metástases a distância por via sanguínea, especialmente para pulmões, ossos e cérebro. Embora as taxas de sobrevida em 5 anos variem de 68 a 82%, esses números são enganosos devido à tendência desse tumor para a recorrência tardia e metástases tardias. A taxa de sobrevida de 10 anos cai para 52 a 69%, e continua a cair para 28 a 35% em 20 anos.

■ **Figura 11.28**
Carcinoma adenoide cístico
Massa firme na glândula parótida esquerda. (Agradecimento ao Dr. Terry Day.)

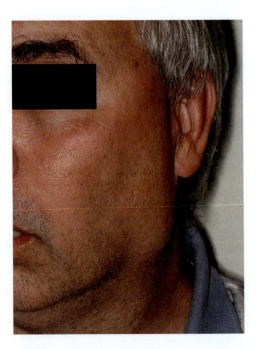

Figura 11.29
Carcinoma adenoide cístico
Pequeno aumento de volume nodular no palato duro, região lateral posterior esquerda.

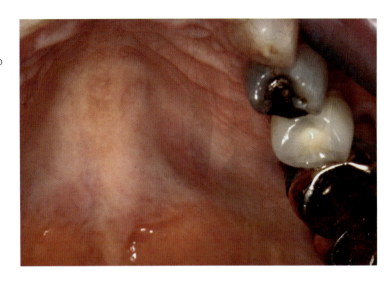

Figura 11.30
Carcinoma adenoide cístico
Grande massa ulcerada no palato.

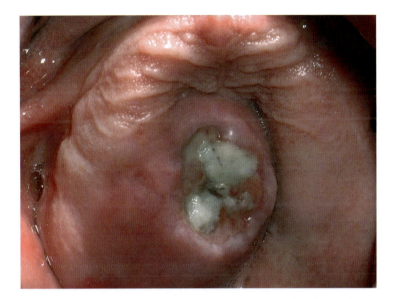

Figura 11.31
Carcinoma adenoide cístico
Tomografia computadorizada, corte axial, de um paciente com um grande carcinoma adenoide cístico do palato. O tumor invadiu a cavidade nasal e ambos os seios maxilares. (Cortesia do Dr. Kevin Riker.)

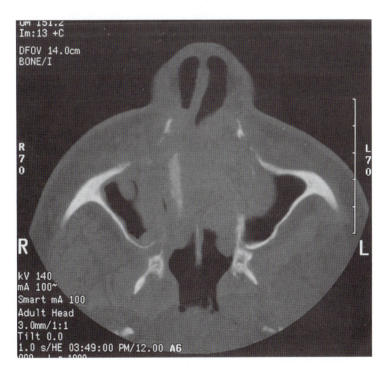

Carcinoma ex-adenoma pleomórfico

Figuras 11.32 e 11.33

O **carcinoma ex-adenoma pleomórfico** é um carcinoma de glândula salivar de alto grau que ocorre devido à transformação maligna de um adenoma pleomórfico previamente benigno. Este tumor geralmente se desenvolve na glândula parótida, onde representa 2 a 3% de todas as neoplasias da glândula parótida. É menos comum na glândula submandibular e nas glândulas salivares menores. Quando acomete glândulas salivares menores é observado com mais frequência no palato.

Várias características suportam o conceito de que esta lesão representa uma transformação maligna de um tumor previamente benigno. O carcinoma ex-adenoma pleomórfico geralmente ocorre em adultos de meia-idade e mais velhos, e a idade média é cerca de 15 anos mais alta do que para o adenoma pleomórfico. Às vezes, o paciente relatará uma história de crescimento lento da massa por vários anos, que então passa a apresentar crescimento rápido com dor ou ulceração. Finalmente, quando o tumor é examinado microscopicamente, características residuais típicas de adenoma pleomórfico são frequentemente encontradas dentro da lesão.

O tratamento e o prognóstico do carcinoma ex-adenoma pleomórfico dependem do grau de invasão e do subtipo histopatológico do componente maligno. Os tumores "não invasivos" precoces que não invadiram a cápsula do adenoma pleomórfico original têm excelente prognóstico, com quase 100% de sobrevida. Essa alteração maligna é frequentemente descoberta incidentalmente após exame microscópico de uma lesão que se pensa representar um adenoma pleomórfico. Se houver apenas invasão extracapsular mínima (≤ 1,5 mm), o prognóstico também é excelente, com taxa de sobrevida em 5 anos de 98%. Em contraste, os tumores que apresentam invasão mais ampla têm prognóstico muito mais reservado. Para esses pacientes, as taxas de sobrevida em 5 anos variam de 25 a 65%, e essas taxas caem para 10 a 35% em 15 anos. No entanto, o prognóstico para o carcinoma ex-adenoma pleomórfico altamente invasivo também depende do subtipo histopatológico específico da malignidade. Por exemplo, se o componente maligno for um tumor de baixo grau, como o adenocarcinoma polimorfo (de baixo grau), a sobrevida em 5 anos pode chegar quase a 90%.

Os tumores não invasivos e minimamente invasivos podem ser tratados de maneira semelhante aos adenomas pleomórficos (p. ex., lobectomia para tumores no lobo superficial da glândula parótida). No entanto, os tumores amplamente invasivos requerem ressecção mais agressiva, geralmente em conjunto com dissecção linfonodal regional e radioterapia adjunta.

Adenocarcinoma polimorfo (de baixo grau)

Figura 11.34

O **adenocarcinoma polimorfo** é uma neoplasia maligna da glândula salivar que surge quase exclusivamente nas glândulas salivares menores. Apenas raros exemplos foram descritos nas glândulas maiores, algumas vezes representando o componente maligno de um carcinoma ex-adenoma pleomórfico. Antes da publicação de 2017 da quarta edição da *World Health Organization Classification for Head and Neck Tumours*, essa lesão era conhecida como *adenocarcinoma polimorfo de baixo grau*. No entanto, como exemplos ocasionais podem agir de maneira mais agressiva, a designação de "baixo grau" foi abandonada.

O adenocarcinoma polimorfo representa uma das neoplasias malignas das glândulas salivares menores mais comuns, compreendendo 5 a 11% dos tumores das glândulas menores. A lesão é mais comum em adultos de meia-idade e idosos, com média de idade de 61 anos. Dois terços de todos os casos ocorrem em mulheres. A localização mais comum é o palato duro ou mole, que responde por 57 a 73% dos casos. O lábio superior e a mucosa jugal são os próximos locais mais comuns. A lesão geralmente aparece como uma massa não ulcerada de crescimento lento. Os tumores palatinos, por vezes, têm aspecto discretamente áspero e papilar da mucosa sobrejacente, o que pode ser indício clínico para o diagnóstico. Apesar da ocorrência frequente de invasão perineural microscopicamente, dor não é um achado clínico comum.

A maioria dos pacientes é diagnosticada apenas com tumor localizado e tem excelente prognóstico. Metástases linfonodais regionais têm sido descritas em 9 a 17% dos pacientes, e a metástase a distância é rara. O tratamento geralmente consiste em excisão cirúrgica ampla, que pode exigir a ressecção do osso subjacente se houver invasão óssea. Recorrência foi relatada em 9 a 29% dos pacientes, embora a maioria dos exemplos ainda possa ser controlada por nova excisão. As taxas de sobrevida de 5 anos e 10 anos da doença são 98,6% e 96,4%, respectivamente.

■ **Figura 11.32**
Carcinoma ex-adenoma pleomórfico
Tumor maciço da glândula parótida direita. A paciente relatou uma história de 10 anos de crescimento lento da massa que demonstrou crescimento súbito e rápido nos últimos 3 meses. (Cortesia do Dr. Román Carlos.)

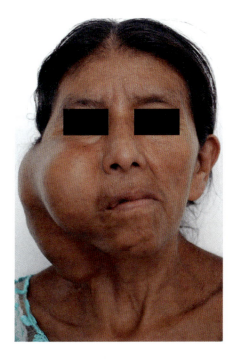

■ **Figura 11.33**
Carcinoma ex-adenoma pleomórfico
Grande massa ulcerada envolvendo quase todo o palato duro.

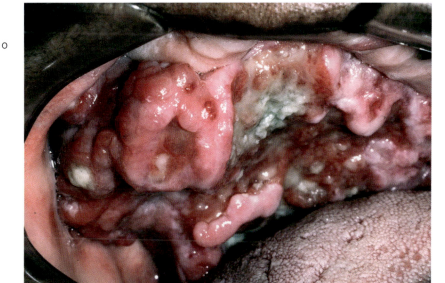

■ **Figura 11.34**
Adenocarcinoma polimorfo (baixo grau)
Massa nodular na região posterior esquerda dos palatos duro e mole. (Agradecimento ao Dr. Terry Day.)

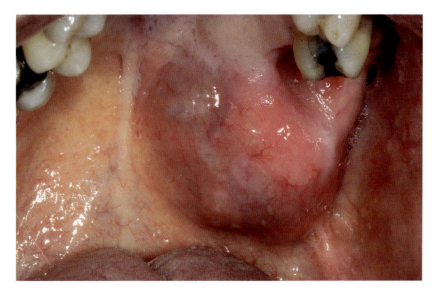

Carcinoma secretor (análogo ao de mama)

Figura 11.35

O **carcinoma secretor** é uma neoplasia de glândula salivar recentemente reconhecida e foi descrita pela primeira vez em 2010. Foi originalmente denominado *carcinoma secretor análogo ao de mama (MASC)* devido a sua semelhança com o carcinoma secretor da mama, incluindo a existência de uma translocação cromossômica que resulta na formação de uma fusão do gene *ETV6-NTRK3*. No entanto, em um esforço para padronizar a terminologia em diferentes órgãos, a quarta edição da *World Health Organization Classification for Head and Neck Tumours* (2017) recomenda o termo mais simples *carcinoma secretor*. Anteriormente, a maioria dos exemplos desse tumor havia sido categorizada como carcinoma de células acinares ou simplesmente como adenocarcinoma salivar.

O carcinoma secretor geralmente ocorre em adultos; a média de idade ao diagnóstico é de 47 anos. O tumor se desenvolve mais frequentemente na glândula parótida (58% dos casos), seguido das glândulas salivares menores (31%) e da glândula submandibular (9%). Os locais mais comuns das glândulas menores são os lábios, o palato mole e a mucosa jugal. A lesão geralmente se apresenta como uma massa indolor que cresce lentamente, embora alguns exemplos possam produzir algum desconforto.

Devido ao seu recente reconhecimento, dados sobre tratamento e prognóstico para o carcinoma secretor são um tanto limitados. As evidências atuais sugerem que a maioria dos exemplos deste tumor são malignidades de baixo grau que têm prognóstico favorável. No entanto, alguns casos mostraram recorrência local do tumor e metástase, incluindo mortes ocasionais. Além disso, exemplos mostrando microscopicamente a desdiferenciação do tumor agiram de uma maneira mais agressiva. A maioria dos casos pode ser tratada com sucesso por ressecção cirúrgica local, com radioterapia adjuvante reservada para casos que apresentem características clínicas ou microscópicas mais agressivas.

Adenocarcinoma de glândula salivar, sem outra especificação (SOE)

Figura 11.36

Apesar da variedade de neoplasias malignas de glândulas salivares que foram reconhecidas, os patologistas ainda encontram tumores que desafiam esquemas de classificação atuais. Tais tumores são tipicamente classificados como **adenocarcinoma de glândula salivar, sem outra especificação (SOE)**. Como as neoplasias salivares em geral, tais malignidades são descritas mais frequentemente na glândula parótida, seguidas pelas glândulas menores e pela glândula submandibular.

Como o adenocarcinoma de glândula salivar SOE representa um "depósito de lixo" para uma variedade de tumores inclassificáveis, é impossível descrever características clínicas típicas para essas lesões. Na maioria dos casos, a apresentação clínica (p. ex., velocidade de crescimento, presença de dor, déficits neurais, ou ulceração sobrejacente) para qualquer tumor particular provavelmente dependeria do seu potencial biológico inerente. Da mesma forma, pode ser difícil prever o comportamento de tumores colocados nessa categoria. Em geral, no entanto, seria esperado que as neoplasias com um padrão microscópico pouco diferenciado agissem de maneira mais agressiva do que os tumores mais diferenciados. A maioria dos tumores seria tratada por ressecção cirúrgica, possivelmente suplementada com radioterapia adjuvante, especialmente para lesões mais agressivas.

■ **Figura 11.35**
Carcinoma secretor (análogo ao de mama)
Massa azulada na mucosa labial inferior, que poderia ser confundida com uma mucocele.

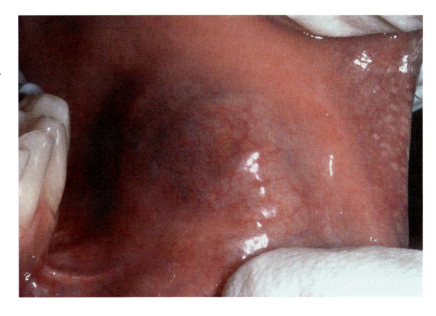

■ **Figura 11.36**
Adenocarcinoma de glândula salivar, não especificado
Massa na região lateral posterior direita do palato duro. (A úlcera central representa o local da biopsia.)

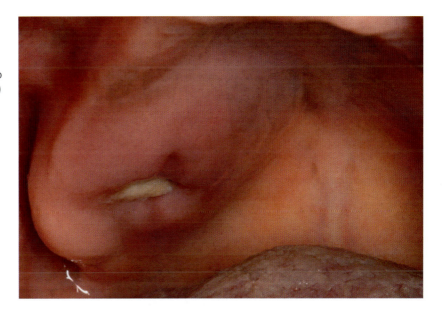

Bibliografia

Mucocele

Bezerra TM, Monteiro BV, Henriques AC, et al. Epidemiological survey of mucus extravasation phenomenon at an oral pathology referral center during a 43 year period. *Braz J Otorhinolaryngol*. 2016;82:536–542.

Chi AC, Lambert PR 3rd, Richardson MS, et al. Oral mucoceles: a clinicopathologic review of 1,824 cases, including unusual variants. *J Oral Maxillofac Surg*. 2011;69:1086–1093.

Jinbu Y, Kusama M, Itoh H, et al. Mucocele of the glands of Blandin-Nuhn: clinical and histopathologic analysis of 26 cases. *Oral Surg Oral Med Oral Pathol Oral Radiol Endod*. 2003;95:467–470.

Rânula

Harrison JD. Modern management and pathophysiology of ranula: literature review. *Head Neck*. 2010;32:1310–1320.

Kono M, Satomi T, Abukawa H, et al. Evaluation of OK-432 injection therapy as possible primary treatment of intraoral ranula. *J Oral Maxillofac Surg*. 2017;75:336–342.

Lyly A, Castrén E, Aronniemi J, et al. Plunging ranula – patient characteristics, treatment, and comparison between different populations. *Acta Otolaryngol*. 2017;137:1271–1274.

Yang Y, Hong K. Surgical results of the intraoral approach for plunging ranula. *Acta Otolaryngol*. 2014;134:201–205.

Cisto do ducto salivar

Eversole LR. Oral sialocysts. *Arch Otolaryngol*. 1987;113:51–56.

Stojanov IJ, Malik UA, Woo SB. Intraoral salivary duct cyst: clinical and histopathologic features of 177 cases. *Head Neck Pathol*. 2017;11(4):469–476. doi:10.1007/s12105-017-0810-5. [Epub 2017 Mar 27].

Takeda Y, Yamamoto H. Salivary duct cyst: its frequency in a certain Japanese population group (Tohoku districts), with special reference to adenomatous proliferation of the epithelial lining. *J Oral Sci*. 2001;43:9–13.

Sialolitíase

Kopeć T, Wierzbicka M, Kałużny J, et al. Sialadenoscopy and sialendoscopically-assisted operations in the treatment of lithiasis of the submandibular and parotid glands: our experience of 239 cases. *Br J Oral Maxillofac Surg*. 2017;54:767–771.

Kraaij S, Karagozoglu KH, Forouzanfar T, et al. Salivary stones: symptoms, aetiology, biochemical composition and treatment. *Br Dent J*. 2014;217:E23.

Kraaij S, Karagozoglu KH, Kenter YA, et al. Systemic diseases and the risk of developing salivary stones: a case control study. *Oral Surg Oral Med Oral Pathol Oral Radiol*. 2015;119:539–543.

Sigismund PE, Zenk J, Koch M, et al. Nearly 3,000 salivary stones: some clinical and epidemiologic aspects. *Laryngoscope*. 2015;125:1879–1882.

Sialoadenite

Francis CL, Larsen CG. Pediatric sialadenitis. *Otolaryngol Clin N Am*. 2014;47:763–778.

Hernandez S, Busso C, Walvekar RR. Parotitis and sialendoscopy of the parotid gland. *Otolaryngol Clin N Am*. 2016;49:381–393.

Ramakrishna J, Strychowsky J, Gupta M, et al. Sialendoscopy for the management of juvenile recurrent parotitis: a systematic review and meta-analysis. *Laryngoscope*. 2015;125:1472–1479.

Queilite glandular

Lourenço SV, Kos E, Nunes TB, et al. In vivo reflectance confocal microscopy evaluation of cheilitis glandularis: a report of 5 cases. *Am J Dermatopathol*. 2015;37:197–202.

Nico MMS, Nakano de Melo J, Lourenço SV. Cheilitis glandularis: a clinicopathological study in 22 patients. *J Am Acad Dermatol*. 2010;62:233–238.

Reiter S, Vered M, Yarom N, et al. Cheilitis glandularis: clinico-histopathological diagnostic criteria. *Oral Dis*. 2011;17:335–339.

Sialoadenose

Guggenheimer J, Close JM, Eghtesad B. Sialadenosis in patients with advanced liver disease. *Head Neck Pathol*. 2009;3:100–105.

Ihrler S, Rath C, Zengel P, et al. Pathogenesis of sialadenosis: possible role of functionally deficient myoepithelial cells. *Oral Surg Oral Med Oral Pathol Oral Radiol Endod*. 2010;110:218–223.

Mignogna MD, Fedele S, Lo Russo L. Anorexia/bulimia-related sialadenosis of palatal minor salivary glands. *J Oral Pathol Med*. 2004;33:441–442.

Síndrome de Sjögren

Aljanobi H, Sabharwal A, Krishnakumar B, et al. Is it Sjögren's syndrome or burning mouth syndrome? Distinct pathoses with similar oral symptoms. *Oral Surg Oral Med Oral Pathol Oral Radiol*. 2017;123:482–495.

Bolstad AI, Skarstein K. Epidemiology of Sjögren's syndrome – from an oral perspective. *Curr Oral Health Rep*. 2016;3:328–336.

Patel R, Shahane A. The epidemiology of Sjögren's syndrome. *Clin Epidemiol*. 2014;6:247–255.

Shiboski CH, Shiboski SC, Seror R, et al. 2016 American College of Rheumatology/European League Against Rheumatism classification criteria for primary Sjögren's syndrome: a consensus and data-driven methodology involving three international patient cohorts. *Arthritis Rheumatol*. 2017;69:35–45.

Sialometaplasia necrosante

Brannon RB, Fowler CB, Hartman KS. Necrotizing sialometaplasia: a clinicopathologic study of sixty-nine cases and review of the literature. *Oral Surg Oral Med Oral Pathol*. 1991;72:317–325.

Carlson DL. Necrotizing sialometaplasia: a practical approach to the diagnosis. *Arch Pathol Lab Med*. 2009;133:692–698.

Kaplan I, Alterman M, Kleinman S, et al. The clinical, histologic, and treatment spectrum in necrotizing sialometaplasia. *Oral Surg Oral Med Oral Pathol Oral Radiol*. 2012;114:577–585.

Adenoma pleomórfico

Friedrich RE, Li L, Knop J, et al. Pleomorphic adenoma of the salivary glands: analysis of 94 patients. *Anticancer Res*. 2005;25:1703–1705.

Mendenhall WM, Mendenhall CM, Werning JW, et al. Salivary gland pleomorphic adenoma. *Am J Clin Oncol*. 2008;31:95–99.

Valstar MH, de Ridder M, van den Broek EC, et al. Salivary gland pleomorphic adenoma in the Netherlands: a nationwide observational study of primary tumor incidence, malignant transformation, recurrence, and risk factors for recurrence. *Oral Oncol*. 2017;66:93–99.

Wu Y-C, Wang Y-P, Cheng S-J, et al. Clinicopathological study of 74 palatal pleomorphic adenomas. *J Formos Med Assoc*. 2016;115:25–30.

Tumor de Warthin

Espinoza S, Felter A, Malinvaud D, et al. Warthin's tumor of parotid gland: surgery or follow-up? Diagnostic value of a decisional algorithm with functional MRI. *Diagn Interv Imaging*. 2016;97:37–43.

Klussmann JP, Wittekindt C, Preuss SF, et al. High risk for bilateral Warthin tumor in heavy smokers—review of 185 cases. *Acta Otolaryngol*. 2006;126:1213–1217.

Sagiv D, Witt RL, Glikson E, et al. Warthin tumor within the superficial lobe of the parotid gland: a suggested criterion for diagnosis. *Eur Arch Otorhinolaryngol*. 2017;274:1993–1996.

Thangarajah T, Reddy VM, Castellanos-Arango F, et al. Current controversies in the management of Warthin tumour. *Postgrad Med J*. 2009;85:3–8.

Adenoma canalicular

Peraza AJ, Wright J, Gómez R. Canalicular adenoma: a systematic review. *J Craniomaxillofac Surg*. 2017;45:1754–1758.

Thompson LD, Bauer JL, Chiosea S, et al. Canalicular adenoma: a clinicopathologic and immunohistochemical analysis of 67 cases with a review of the literature. *Head Neck Pathol*. 2015;9:181–195.

Yoon AJ, Beller DE, Woo VL, et al. Bilateral canalicular adenomas of the upper lip. *Oral Surg Oral Med Oral Pathol Oral Radiol Endod*. 2006;102:341–343.

Carcinoma de células acinares

Biron VL, Lentsch EJ, Gerry DR, et al. Factors influencing survival in acinic cell carcinoma: a retrospective survival analysis of 2061 patients. *Head Neck*. 2015;37:870–877.

Ellis GL, Corio RL. Acinic cell adenocarcinoma: a clinicopathologic analysis of 294 cases. *Cancer.* 1983;52:542-549.

Neskey DM, Klein JD, Hicks S, et al. Prognostic factors associated with decreased survival in patients with acinic cell carcinoma. *JAMA Otolaryngol Head Neck Surg.* 2013;139:1195-1202.

Vander Poorten V, Triantafyllou A, Thompson LD, et al. Salivary acinic cell carcinoma: reappraisal and update. *Eur Arch Otorhinolaryngol.* 2016;273:3511-3531.

Carcinoma mucoepidermoide

Coca-Pelaz A, Rodrigo JP, Triantafyllou A, et al. Salivary mucoepidermoid carcinoma revisited. *Eur Arch Otorhinolaryngol.* 2015;272:799-819.

Goode RK, Auclair PL, Ellis GL. Mucoepidermoid carcinoma of the major salivary glands: clinical and histopathologic analysis of 234 cases with evaluation of grading criteria. *Cancer.* 1998;82:1217-1224.

Liu S, Ow A, Ruan M, et al. Prognostic factors in primary salivary gland mucoepidermoid carcinoma: an analysis of 376 cases in an Eastern Chinese population. *Int J Oral Maxillofac Surg.* 2014;43:667-673.

McHugh CH, Roberts DB, El-Naggar AK, et al. Prognostic factors in mucoepidermoid carcinoma of the salivary glands. *Cancer.* 2012;118:3928-3936.

Carcinoma mucoepidermide intraósseo

Bell D, Lewis C, El-Naggar AK, et al. Primary intraosseous mucoepidermoid carcinoma of the jaw: reappraisal of the MD Anderson Cancer Center experience. *Head Neck.* 2016;38:E1312-E1317.

Chan KC, Pharoah M, Lee L, et al. Intraosseous mucoepidermoid carcinoma: a review of the diagnostic imaging features of four jaw cases. *Dentomaxillofac Radiol.* 2013;42:20110162.

Merna C, Kita A, Wester J, et al. Intraosseous mucoepidermoid carcinoma: outcome review. *Laryngoscope.* 2018;doi:10.1002/lary.26832.

Zhou CX, Chen XM, Li TJ. Central mucoepidermoid carcinoma: a clinicopathologic and immunohistochemical study of 39 Chinese patients. *Am J Surg Pathol.* 2012;36:18-26.

Carcinoma adenoide cístico

Coca-Pelaz A, Rodrigo JP, Bradley PJ, et al. Adenoid cystic carcinoma of the head and neck – an update. *Oral Oncol.* 2015;51:652-661.

Ellington CL, Goodman M, Kono SA, et al. Adenoid cystic carcinoma of the head and neck: incidence and survival trends based on the 1973-2007 Surveillance, Epidemiology, and End Results data. *Cancer.* 2012;118: 4444-4451.

Lloyd S, Yu JB, Wilson LD, et al. Determinants and patterns of survival in adenoid cystic carcinoma of the head and neck, including an analysis of adjuvant radiation therapy. *Am J Clin Oncol.* 2011;34:76-81.

Suárez C, Barnes L, Silver CE, et al. Cervical lymph node metastasis in adenoid cystic carcinoma of the oral cavity and oropharynx: a collective international review. *Auris Nasus Larynx.* 2016;43:477-484.

van Weert S, Bloemena E, van der Waal I, et al. Adenoid cystic carcinoma of the head and neck: a single-center analysis of 105 consecutive cases over a 30-year period. *Oral Oncol.* 2013;49:824-829.

Carcinoma ex-adenoma pleomórfico

Antony J, Gopalan V, Smith RA, et al. Carcinoma ex pleomorphic adenoma: a comprehensive review of clinical, pathological and molecular data. *Head Neck Pathol.* 2012;6:1-9.

Chen MM, Roman SA, Sosa JA, et al. Predictors of survival in carcinoma ex pleomorphic adenoma. *Head Neck.* 2014;36:1324-1328.

Hu YH, Zhang CY, Xiz RH, et al. Prognostic factors of carcinoma ex pleomorphic adenoma of the salivary glands, with emphasis on the widely invasive carcinoma: a clinicopathologic analysis of 361 cases in a Chinese population. *Oral Surg Oral Med Oral Pathol Oral Radiol.* 2016;122:598-608.

Adenocarcinoma polimorfo (de baixo grau)

Chi AC, Neville BW. Surface papillary epithelial hyperplasia (rough mucosa) is a helpful clue for identification of polymorphous low-grade adenocarcinoma. *Head Neck Pathol.* 2015;9:244-252.

Elhakim MT, Breinholt H, Godballe C, et al. Polymorphous low-grade adenocarcinoma: a Danish national study. *Oral Oncol.* 2016;55:6-10.

Patel TD, Vazquez A, Marchiano E, et al. Polymorphous low-grade adenocarcinoma of the head and neck: a population-based study of 460 cases. *Laryngoscope.* 2015;125:1644-1649.

Seethala RR, Johnson JT, Barnes EL, et al. Polymorphous low-grade adenocarcinoma: the University of Pittsburgh experience. *Arch Otolaryngol Head Neck Surg.* 2010;136:385-392.

Fonseca I, Assaad A, Katabi N, et al. Polymorphous adenocarcinoma. In: El-Naggar AK, Chan JK, Grandis JR, et al, eds. *WHO Classification of Head and Neck Tumours.* 4th ed. Lyon: IARC; 2017:167.

Carcinoma secretor (análogo ao de mama)

Baghai F, Yazdani F, Etebarian A, et al. Clinicopathologic and molecular characterization of mammary analogue secretory carcinoma of salivary gland origin. *Pathol Res Pract.* 2017;213:1112-1118.

Bishop JA, Yonescu R, Batista D, et al. Most nonparotid "acinic cell carcinomas" represent mammary analog secretory carcinomas. *Am J Surg Pathol.* 2013;37:1053-1057.

Majewska H, Skálová A, Stodulski D, et al. Mammary analogue secretory carcinoma of salivary glands: a new entity associated with ETV6 gene rearrangement. *Virchows Arch.* 2015;466:245-254.

Skálová A, Vanecek T, Sima R, et al. Mammary analogue secretory carcinoma of salivary glands, containing the ETV6-NTRK3 fusion gene: a hitherto undescribed salivary gland tumor entity. *Am J Surg Pathol.* 2010;34:599-608.

Skálová A, Bell D, Bishop JA, et al. Secretory carcinoma. In: El-Naggar AK, Chan JK, Grandis JR, et al, eds. *WHO Classification of Head and Neck Tumours.* 4th ed. Lyon: IARC; 2017:177.

Adenocarcinoma de glândula salivar, não especificado (SOE)

Li J, Wang BY, Nelson M, et al. Salivary adenocarcinoma, not otherwise specified: a collection of orphans. *Arch Pathol Lab Med.* 2004;128:1385-1394.

Matsuba HM, Mauney M, Simpson JR, et al. Adenocarcinomas of major and minor salivary gland origin: a histopathologic review of treatment failure patterns. *Laryngoscope.* 1988;98:784-788.

Spiro RH, Huvos AG, Strong EW. Adenocarcinoma of salivary origin: clinicopathologic study of 204 patients. *Am J Surg.* 1982;144:423-431.

12

Tumores de Tecidos Moles

Fibroma (fibroma traumático), 300
Fibroma de células gigantes, 302
Mucinose oral focal, 302
Epúlide fissurada (hiperplasia fibrosa inflamatória; epúlide por dentadura), 304
Hiperplasia papilar inflamatória, 306
Pólipo fibroepitelial, 306
Tumor fibroso solitário, 308
Miofibroma, 308
Fibromatose agressiva, 308
Granuloma piogênico (hemangioma capilar lobular), 310
Epúlide granulomatosa, 312
Fibroma ossificante periférico, 312
Lesão periférica de células gigantes, 314
Lipoma, 314
Schwannoma (neurilemoma), 316
Neuroma traumático (neuroma de amputação), 318
Neuroma encapsulado em paliçada (neuroma circunscrito solitário), 318
Neurofibroma, 318
Neurofibromatose do tipo I, 320
Neoplasia endócrina múltipla do tipo 2B, 322
Tumor neuroectodérmico melanótico da infância, 324
Tumor de células granulares, 324
Epúlide congênita, 326
Rabdomioma, 326
Leiomioma, 326
Coristoma ósseo, 328
Hemangioma e malformações vasculares, 328
Malformação vascular intraóssea, 330
Malformação vascular capilar vinho-do-porto, 332
Síndrome de Sturge-Weber, 332
Malformação linfática (linfangioma; higroma cístico), 334
Rabdomiossarcoma, 336
Leiomiossarcoma, 338
Angiossarcoma, 338
Sarcoma de Kaposi, 340
Tumores metastáticos dos tecidos moles orais e maxilofaciais, 342

Fibroma (fibroma traumático)

Figuras 12.1 a 12.5

O **fibroma** é o crescimento de tecido mole semelhante a um tumor mais comum da cavidade oral. A lesão não é considerada uma neoplasia verdadeira, mas um crescimento reacional de tecido conjuntivo fibroso em resposta à irritação ou traumatismo localizado. É mais comum ao longo da linha de mordida da mucosa jugal, presumivelmente de ocorrência secundária ao traumatismo por mordida. Outros locais comuns incluem a mucosa labial, a gengiva e a borda lateral da língua. A lesão geralmente aparece como um nódulo de consistência amolecida a firme, com a coloração semelhante a mucosa adjacente. No entanto, os fibromas submetidos à irritação contínua podem exibir ulceração secundária ou uma superfície branca hiperqueratótica. Em pacientes negros, a pigmentação da mucosa subjacente pode resultar em uma cor cinza a marrom.

Fibromas podem se desenvolver em qualquer idade, mas são diagnosticados com mais frequência em adultos de meia-idade. Eles podem variar em tamanho, desde pequenas lesões de apenas alguns milímetros de diâmetro até grandes massas com vários centímetros de diâmetro. Ocasionalmente, os pacientes desenvolvem mais de uma lesão. O tratamento consiste em excisão cirúrgica conservadora; a recorrência é rara. No entanto, o tecido deve ser submetido a exame microscópico para confirmar o diagnóstico e descartar outros tumores com aspecto clínico semelhante.

■ **Figura 12.1**
Fibroma
Nódulo cor-de-rosa de superfície lisa na região anterior da mucosa jugal.

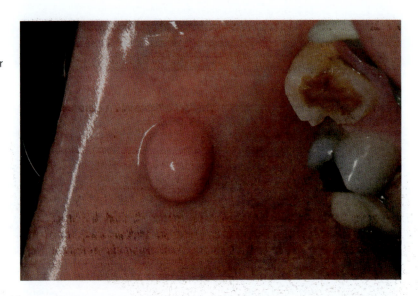

■ **Figura 12.2**
Fibroma
Nódulo grande na mucosa jugal.

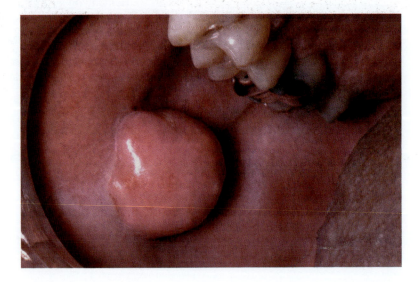

■ **Figura 12.3**
Fibroma
Massa nodular na gengiva vestibular maxilar.

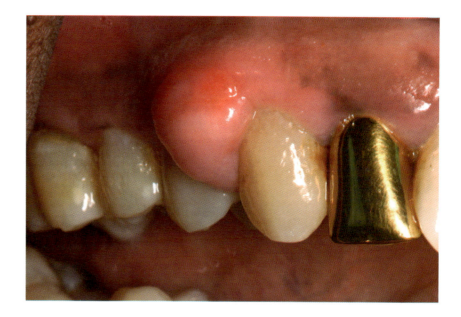

■ **Figura 12.4**
Fibroma
Nódulo cor-de-rosa na borda ventrolateral da língua.

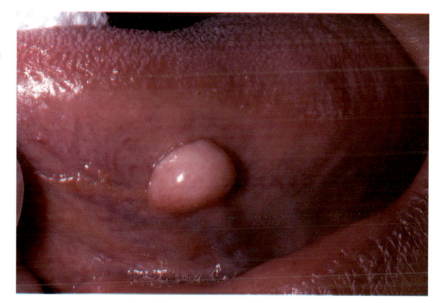

■ **Figura 12.5**
Fibroma
Pequeno nódulo na mucosa labial inferior.

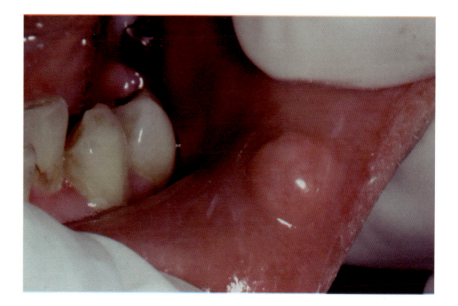

Fibroma de células gigantes

Figuras 12.6 e 12.7

O **fibroma de células gigantes** é outro crescimento tecidual oral tumoriforme composto por tecido conjuntivo fibroso. Essa lesão exibe características clínicas e microscópicas distintas que garantem sua diferenciação do fibroma traumático mais comum (discutido anteriormente). Seu nome é derivado dos grandes fibroblastos estrelados e multinucleados observados no exame histopatológico. Ao contrário do fibroma traumático, o fibroma de células gigantes não parece ser causado por traumatismo. A lesão representa aproximadamente 2 a 5% dos crescimentos fibrosos orais submetidos à biopsia.

Ao contrário do fibroma traumático, o fibroma de células gigantes ocorre mais frequentemente na gengiva do que na mucosa jugal. O palato duro e a língua também são locais comuns. A maioria dos exemplos se manifesta como pequenos crescimentos sésseis ou pediculados com menos de 1 cm de diâmetro. Muitos apresentam uma superfície rugosa e bosselada que pode ser confundida com um papiloma. A lesão pode ser cor-de-rosa ou de coloração esbranquiçada. O tratamento geralmente consiste em excisão cirúrgica conservadora; a recorrência é rara.

Curiosamente, a *papila retrocanina* de desenvolvimento apresenta características microscópicas semelhantes às do fibroma das células gigantes. As papilas retrocaninas são frequentemente lesões bilaterais que ocorrem como pápulas pequenas e rosadas na gengiva lingual dos caninos inferiores. Tais lesões são comuns, sendo relatadas em 25 a 99% das crianças e adultos jovens. No entanto, sua prevalência cai para 6 a 19% em pacientes mais velhos, o que sugere que são uma variação anatômica que desaparece com a idade. Tais lesões devem ser reconhecidas clinicamente, mas não exigem excisão.

Mucinose oral focal

Figura 12.8

A **mucinoseoral focal** é um crescimento incomum de tecido mole oral composto de tecido conjuntivo acentuadamente frouxo. Como esse tecido é relativamente acelular e contém substância fundamental abundante, tem uma aparência microscópica mixomatosa (mucinosa). Acredita-se que represente a contraparte oral da mucinose cutânea focal ou cisto mixoide cutâneo. A causa é desconhecida.

A mucinose oral focal ocorre mais frequentemente em adultos jovens e mostra uma predileção de 2 para 1 entre mulheres e homens. A localização mais comum é a gengiva, que responde por dois terços a três quartos de todos os casos. A lesão aparece como um nódulo indolor, séssil ou pediculado, que pode medir de vários milímetros a 2 cm de diâmetro. Como a cor é tipicamente semelhante à mucosa adjacente, a lesão muitas vezes mimetiza um fibroma comum. O tratamento consiste em biopsia excisional; a lesão não deve recorrer.

Figura 12.6
Fibroma de células gigantes
Lesão branca pedregosa na gengiva lingual mandibular. Tal lesão facilmente pode ser confundida com um papiloma. (Cortesia do Dr. Collin Bryant.)

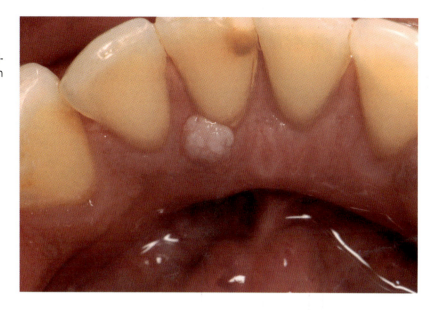

Figura 12.7
Fibroma de células gigantes
Nódulo pediculado da linha média posterior do palato duro.

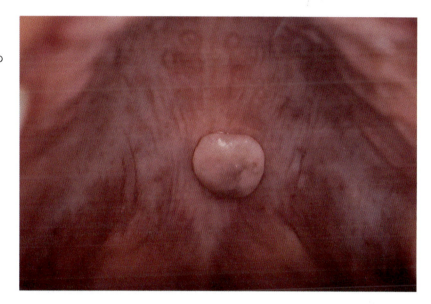

Figura 12.8
Mucinose oral focal
Massa nodular da área da papila incisiva, que mimetiza um fibroma.

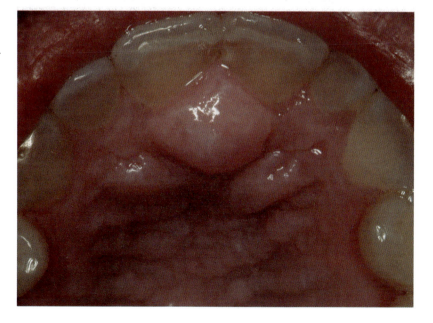

Epúlide fissurada (hiperplasia fibrosa inflamatória; epúlide por dentadura)

Figuras 12.9 a 12.12

A palavra *epúlide* é um termo genérico que se refere a um crescimento na gengiva ou na mucosa alveolar. No entanto, o uso mais conhecido deste termo está na **epúlide fissurada**, que é um supercrescimento reativo do tecido conjuntivo fibroso em resposta a uma prótese dentária mal adaptada.

A epúlide fissurada aparece como uma única dobra ou múltiplas dobras de tecido hiperplásico no vestíbulo alveolar adjacente a uma flange da prótese. Quando múltiplas dobras estão presentes, elas têm sulcos semelhantes a fissuras para acomodar a prótese – daí o termo epúlide fissurada. Logicamente, essas lesões ocorrem mais frequentemente em adultos de meia-idade e idosos, porque é mais provável que esse segmento da população se torne edêntulo e passe a usar prótese. Existe predileção significativa pelo sexo feminino, que representa dois terços a três quartos dos casos relatados.

A epúlide fissurada pode se desenvolver em qualquer arcada e as lesões são observadas com mais frequência ao longo da porção anterior da crista alveolar do que na região posterior. Ocasionalmente, tais lesões podem se desenvolver no assoalho de boca em associação com a flange lingual de uma prótese inferior. O tecido redundante é tipicamente cor-de-rosa e firme, embora a ulceração seja frequentemente observada na profundidade das fissuras. O tamanho da epúlide fissurada pode variar de pequenos crescimentos, menores do que 1 cm de comprimento, a grandes massas multilobuladas que envolvem a maior parte do vestíbulo alveolar.

O tratamento para a epúlide fissurada consiste na excisão cirúrgica e no envio do material para exame microscópico. A prótese dentária mal adaptada deve ser refeita ou reembasada para evitar a recorrência do crescimento tecidual.

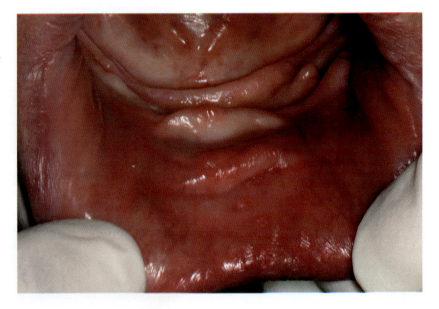

■ **Figura 12.9**
Epúlide fissurada
Dobras hiperplásicas de tecido na região do vestíbulo mandibular anterior.

Capítulo 12 Tumores de Tecidos Moles | **305**

■ **Figura 12.10**
Epúlide fissurada
Múltiplas dobras redundantes de tecido hiperplásico no vestíbulo anterior da mandíbula. (Agradecimento ao Dr. Pete Kobes.)

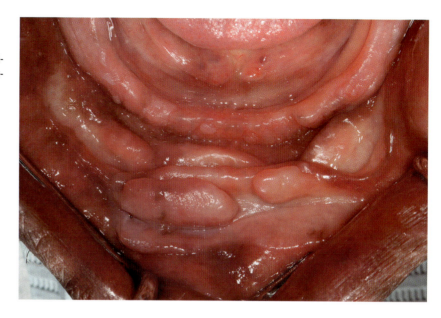

■ **Figura 12.11**
Epúlide fissurada
Mesmo paciente visto na Figura 12.10, mostrando o encaixe da dentadura entre as dobras de tecido hiperplásico. (Agradecimento ao Dr. Pete Kobes.)

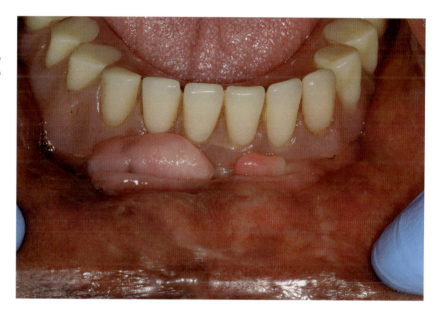

■ **Figura 12.12**
Epúlide fissurada
Tecido hiperplásico na região anterior do assoalho da boca.

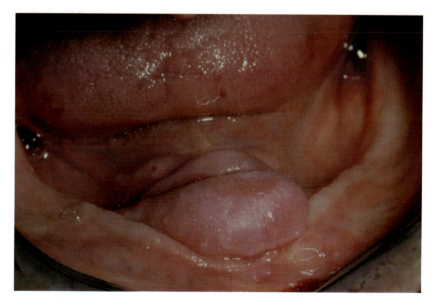

Hiperplasia papilar inflamatória

Figura 12.13

A **hiperplasia papilar inflamatória** é um crescimento excessivo da mucosa oral que geralmente ocorre abaixo de uma dentadura. Pode estar relacionada a prótese mal adaptada, má higiene da prótese ou uma prótese utilizada 24 h por dia. A *Candida* pode ser encontrada em até 20% dos casos, embora seja incerto se esses organismos desempenham um papel na patogênese ou são simplesmente patógenos secundários. Ocasionalmente, a condição também pode se desenvolver em pacientes dentados com palato alto ou que respiram pela boca.

A hiperplasia papilar inflamatória geralmente se desenvolve no palato duro, embora alguns exemplos possam ocorrer no rebordo alveolar ou na superfície de uma epúlide fissurada. A condição tipicamente se apresenta como uma hiperplasia da superfície mucosa que exibe aspecto pedregoso, coloração avermelhada e é assintomática. Casos iniciais podem ser localizados na abóbada palatina, enquanto casos avançados podem envolver praticamente todo o palato duro.

O tratamento depende da gravidade da condição. Exemplos leves podem ser controlados pela remoção da prótese, que pode reduzir a inflamação e permitir que a mucosa retorne a uma aparência mais normal. Casos relacionados à *Candida* podem apresentar alguma melhora após terapia antifúngica adequada. Casos mais avançados podem requerer a remoção cirúrgica antes da confecção de uma nova prótese. Quando o tecido é examinado microscopicamente, o epitélio às vezes demonstra hiperplasia irregular e proeminente das projeções epiteliais (*hiperplasia pseudoepiteliomatosa*), que potencialmente poderia ser confundida com um carcinoma de células escamosas. A correlação clínica e a boa comunicação entre o clínico e o patologista são importantes para excluir essa possibilidade.

Pólipo fibroepitelial

Figuras 12.14 e 12.15

Assim como a epúlide fissurada e a hiperplasia papilar inflamatória, o **pólipo fibroepitelial** é outro crescimento reativo de tecido relacionado a uma prótese dentária mal adaptada. Também conhecida como fibroma por dentadura semelhante a uma folha, a lesão se desenvolve como um crescimento pediculado no palato duro sob uma prótese total superior. A lesão aparece como uma massa mucosa plana e rosada ligada ao palato por um pedículo estreito. Quando a prótese está no lugar, essa massa é comprimida contra o palato. No entanto, quando a prótese é removida, o crescimento pode ser retirado de uma depressão subjacente da mucosa. Muitas vezes, a periferia da massa exibirá uma borda serrilhada que faz com que se pareça com uma folha de árvore. Algumas vezes, a hiperplasia papilar inflamatória adjacente também pode estar presente. O tratamento consiste em biopsia excisional seguida de reembasamento da prótese existente ou a confecção de uma nova prótese.

Figura 12.13
Hiperplasia papilar inflamatória
Alteração da mucosa da abóbada palatina, de coloração vermelha e superfície pedregosa. (Cortesia do Dr. Rhet Tucker.)

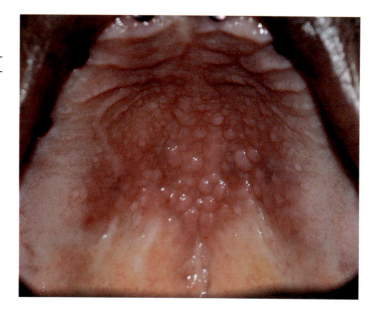

Figura 12.14
Pólipo fibroepitelial
Massa de tecido liso e mole pressionada contra a mucosa do palato sob uma dentadura.

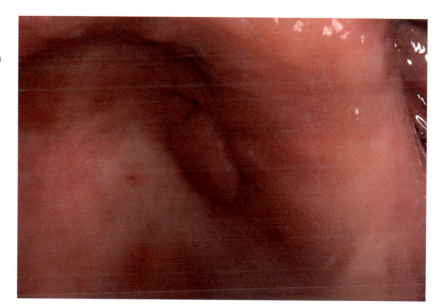

Figura 12.15
Pólipo fibroepitelial
Mesmo paciente visto na Figura 12.14, mostrando a base pediculada da lesão.

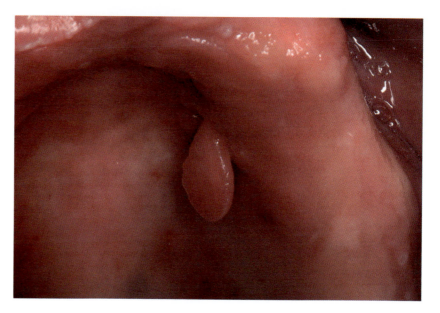

Tumor fibroso solitário

Figura 12.16

O **tumor fibroso solitário** é uma neoplasia rara de tecidos moles que exibe diferenciação fibroblástica ou miofibroblástica. Originalmente descrito em 1931 como um tumor pleural, tem sido descrito em uma variedade de outros locais, incluindo a cavidade oral. Acredita-se que tumores previamente categorizados sob o nome *hemangiopericitoma* representem variantes celulares do tumor fibroso solitário.

O tumor fibroso solitário ocorre mais frequentemente em adultos de meia-idade e não apresenta predileção por sexo. Os exemplos orais desenvolvem-se mais frequentemente na mucosa jugal, embora também tenham sido relatados casos em outros locais, incluindo lábio, língua, mucosa alveolar e assoalho de boca. A lesão aparece como uma massa nodular firme e indolor que é indistinguível clinicamente de uma variedade de outras neoplasias de tecidos moles. O tumor geralmente é bem circunscrito e se separa facilmente dos tecidos circundantes no momento da cirurgia.

O tratamento para o tumor fibroso solitário geralmente consiste em excisão cirúrgica local, embora ressecção mais ampla possa ser necessária se características microscópicas de malignidade forem identificadas. A maioria dos exemplos orais se comporta de maneira benigna, embora até 10% dos tumores extrapleurais em outros locais tenham demonstrado um comportamento maligno.

Miofibroma

Figura 12.17

O **miofibroma** é um tumor composto por miofibroblastos, células que apresentam características fibroblásticas e do músculo liso. Embora esses tumores sejam raros, a região de cabeça e pescoço é um dos locais mais comuns. Os miofibromas podem ocorrer em qualquer idade, mas as lesões se desenvolvem mais frequentemente na primeira e segunda décadas de vida (a idade média é de 23,1 anos). A maioria dos exemplos ocorre como tumores únicos, embora alguns pacientes desenvolvam lesões multicêntricas (*miofibromatose*). O local mais comum para lesões orais é no interior da mandíbula, seguido pela mucosa alveolar/gengival, mucosa jugal e língua.

Um miofibroma oral apresenta-se tipicamente como uma massa firme e indolor que é difícil de se distinguir de uma variedade de outros crescimentos de tecido mole. Lesões de tecido mole são geralmente cor-de-rosa a vermelhas, e a ulceração ocorrerá, às vezes, secundariamente a um trauma. As lesões intraósseas podem aparecer tanto como lesões radiotransparentes uniloculares como radiotransparentes mal definidas. A miofibromatose multicêntrica geralmente é diagnosticada em recém-nascidos e lactentes, que podem desenvolver de vários a mais de cem desses tumores por todo o corpo.

Miofibromas solitários devem ser tratados com excisão cirúrgica conservadora. Apenas uma pequena porcentagem de tumores recorre, o que geralmente pode ser controlado por uma nova excisão. Exemplos multifocais também raramente ocorrem de novo, e algumas vezes tais lesões podem sofrer regressão espontânea. No entanto, a miofibromatose neonatal que envolve as vísceras ou órgãos vitais às vezes age de forma agressiva e pode resultar em morte nos primeiros dias de vida.

Fibromatose agressiva

Figura 12.18

O termo *fibromatose* tem sido usado para vários crescimentos de tecido fibroso em diferentes localizações anatômicas. Por exemplo, um supercrescimento fibroso benigno bem reconhecido e limitado aos tecidos gengivais é conhecido pelo termo *fibromatose gengival*, embora essa condição não seja considerada neoplásica. Entretanto, mais tumores de tecido mole fibrosos, infiltrativos e celulares podem ocorrer; estes são denominados **fibromatose agressiva**, ou às vezes **fibromatose juvenil**, porque são observados mais frequentemente em crianças e adultos jovens. Estas lesões localmente agressivas têm um comportamento biológico considerado intermediário entre crescimentos fibrosos benignos comuns e o fibrossarcoma. Uma contraparte intraóssea semelhante é conhecida como *fibroma desmoplásico*.

A fibromatose agressiva na região de cabeça e pescoço geralmente aparece como uma massa firme e indolor que pode crescer até dimensões consideráveis, resultando em deformidade facial. O local mais comum de acometimento é a região do tecido mole paramandibular, que pode estar associada radiograficamente a uma erosão óssea subjacente irregular. Em alguns casos, a massa se desenvolve gradualmente, embora outros exemplos mostrem um crescimento mais rápido. O tratamento consiste em ressecção cirúrgica, que geralmente demanda margem generosa de tecido normal adjacente. A recorrência foi relatada em aproximadamente 30% dos casos de cabeça e pescoço, mas a metástase não ocorre. Quimioterapia adjuvante ou radioterapia às vezes podem ser empregadas para tumores recorrentes ou incompletamente ressecados.

■ **Figura 12.16**
Tumor fibroso solitário
Massa nodular na mucosa labial inferior. (Cortesia do Dr. Tom McDonald.)

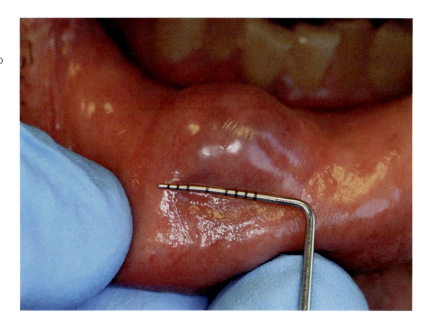

■ **Figura 12.17**
Miofibroma
Massa ulcerada originada na gengiva vestibular maxilar. (Cortesia do Dr. Patrick Coleman.)

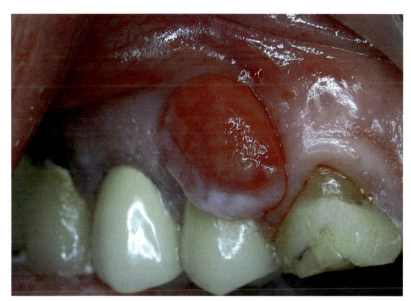

■ **Figura 12.18**
Fibromatose agressiva
Radiografia panorâmica mostra destruição óssea no corpo posterior direito e ramo da mandíbula. (Cortesia do Dr. Khaled Abughazaleh.)

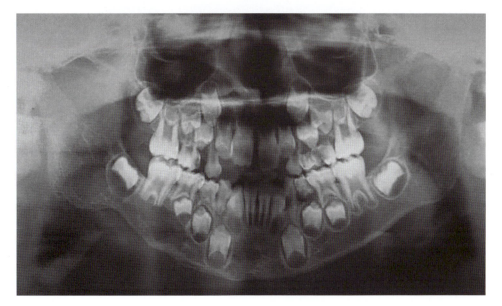

Granuloma piogênico (hemangioma capilar lobular)

Figuras 12.19 a 12.22

O **granuloma piogênico** é um crescimento de tecido de granulação semelhante a tumor que representa uma lesão reativa à irritação local, em vez de uma neoplasia verdadeira. No entanto, uma vez que muitos exemplos microscopicamente demonstram um arranjo lobular de vasos sanguíneos capilares, o termo hemangioma capilar lobular também, às vezes, é usado. O nome "granuloma piogênico" é realmente impreciso e enganoso. Tais lesões não são piogênicas (produtoras de pus), nem são inflamação granulomatosa verdadeira microscopicamente.

Granulomas piogênicos orais geralmente se apresentam como massas ulceradas que inicialmente podem demonstrar rápido crescimento. As lesões são tipicamente indolores, mas geralmente sangram com facilidade devido a sua proeminente vascularização. Os granulomas piogênicos iniciais apresentam a cor vermelha-brilhante, embora as lesões mais tardias possam tornar-se cor-de-rosa à medida que os vasos sanguíneos são gradualmente substituídos por tecido conjuntivo fibroso. O tamanho pode variar de pequenos crescimentos de apenas alguns milímetros de diâmetro a grandes massas exofíticas, pediculadas, com vários centímetros de diâmetro. A localização mais comum é a gengiva, responsável por aproximadamente 75 a 85% dos casos orais. Outros exemplos podem ocorrer na língua, nos lábios e na mucosa jugal.

Granulomas piogênicos podem ocorrer em qualquer idade, mas são mais frequentes em crianças e adultos jovens. Eles se desenvolvem mais frequentemente em mulheres do que em homens, o que, muitas vezes, é atribuído ao efeito dos hormônios femininos. É bem sabido que a prevalência é maior em mulheres durante a gravidez – tanto que tais lesões têm sido chamadas de *tumores da gravidez* ou *granuloma gravídico*. Após a gravidez, essas lesões podem regredir e sofrer maturação fibrosa para se assemelhar a um fibroma.

Granulomas piogênicos geralmente são tratados por excisão cirúrgica total. Para exemplos associados à gravidez, a remoção, às vezes, é adiada até após o parto, a menos que a lesão esteja causando problemas funcionais ou estéticos significativos. Para granulomas piogênicos da gengiva, a excisão deve se estender até o periósteo, e os dentes adjacentes devem ser raspados para a remoção de qualquer fonte subjacente de irritação, como cálculo dentário. A taxa de recorrência relatada varia de 3 a 15%, com maior risco de recorrência de lesões removidas durante a gravidez. É importante enviar o tecido excisado para exame microscópico, porque neoplasias primárias e metastáticas podem mimetizar granulomas piogênicos.

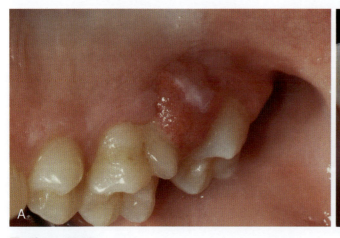 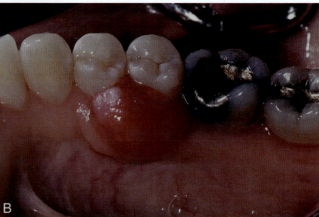

■ Figura 12.19
Granuloma piogênico
A. Massa vermelha e ulcerada na gengiva palatina. **B.** Massa ulcerada na gengiva lingual mandibular.

Figura 12.20
Granuloma piogênico
Grande massa cor-de-rosa que surge na gengiva vestibular mandibular.

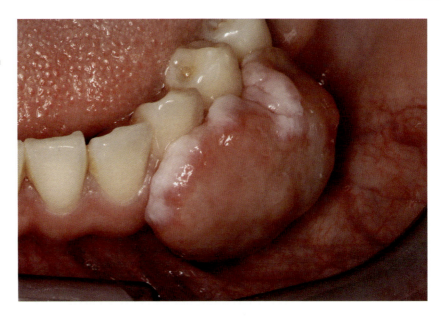

Figura 12.21
Granuloma piogênico
Massa de cor vermelha ulcerada na região dorsal anterior da língua.

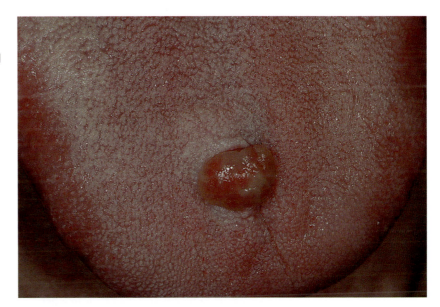

Figura 12.22
Granuloma piogênico
Grande massa ulcerada e pediculada na região anterior do dorso da língua.

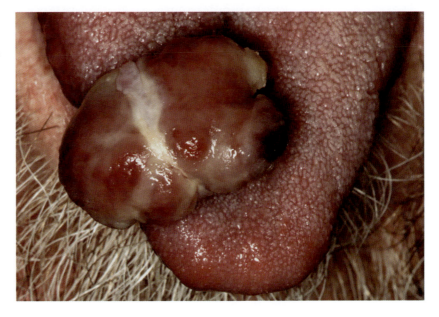

Epúlide granulomatosa

Figura 12.23

O termo **epúlide granulomatosa** é usado para crescimentos hiperplásicos de tecido de granulação que se desenvolvem nos alvéolos após extração dentária. Tais lesões assemelham-se a granulomas piogênicos e, muitas vezes, surgem secundariamente à presença de pequenas sequelas ósseas dentro do tecido de granulação no local de cicatrização alveolar. Clinicamente, a epúlide granulomatosa apresenta-se como um crescimento ulcerado nodular de tecido vermelho-rosado que emana de um alvéolo após a extração. O tratamento consiste na excisão cirúrgica da massa e curetagem do alvéolo para remover quaisquer espículas ósseas remanescentes. O exame microscópico do tecido excisado é importante para descartar a possibilidade de malignidade insuspeita, incluindo tumores primários e metastáticos da cavidade oral.

Fibroma ossificante periférico

Figuras 12.24 e 12.25

O **fibroma ossificante periférico** é um crescimento semelhante a tumor da gengiva, caracterizado por uma proliferação de tecido conjuntivo fibroso exibindo a formação de quantidades variáveis de material mineralizado. A lesão é considerada reacional e não neoplásica, e o material mineralizado provavelmente se origina de células do ligamento periosteal ou periodontal. Muitos exemplos produzem tecido ósseo ou lamelar óbvio, mas outros casos mostram formação de material semelhante a cemento ou calcificações distróficas. É possível que algumas lesões se desenvolvam inicialmente como granulomas piogênicos, que subsequentemente demonstram maturação fibrosa e mineralização. Apesar da similaridade nos nomes, esta lesão não está relacionada ao fibroma ossificante central do osso.

Os fibromas ossificantes periféricos ocorrem mais frequentemente em adolescentes e adultos jovens, com um pico de prevalência durante a segunda década de vida. Mostram uma relação de quase 2:1 entre mulheres e homens. As lesões são um pouco mais comuns na maxila e mais da metade dos casos se desenvolve na região dos incisivos/caninos. Um fibroma ossificante periférico em estágio inicial aparece como uma massa ulcerada vermelha que, muitas vezes, mimetiza um granuloma piogênico da gengiva. O crescimento tipicamente parece surgir da papila interdental e pode ser séssil ou pediculado. À medida que a lesão amadurece, pode sofrer maturação fibrosa com reepitelização da superfície ulcerada, assumindo uma aparência mais sugestiva de um fibroma traumático. A maioria dos fibromas ossificantes periféricos tem menos de 2 cm de diâmetro, embora exemplos raros tenham 6 a 9 cm de espessura. Os dentes adjacentes geralmente não são afetados, embora exemplos ocasionais tenham sido associados a perda ou migração dos dentes.

O tratamento para o fibroma ossificante periférico consiste na remoção cirúrgica, que deve incluir exame microscópico do tecido excisado. O potencial de recidiva varia de 8 a até 30%. Para minimizar o risco de recorrência, a excisão deve se estender até o periósteo e os dentes adjacentes devem ser raspados para a remoção de qualquer fonte potencial de irritação.

Figura 12.23
Epúlide granulomatosa
Tecido de granulação hiperplásico que se formou no local de extrações dentárias recentes.

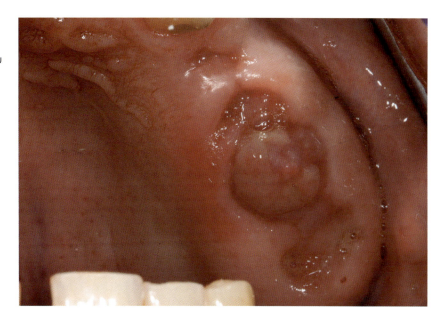

Figura 12.24
Fibroma ossificante periférico
Massa vermelha ulcerada na gengiva vestibular maxilar.

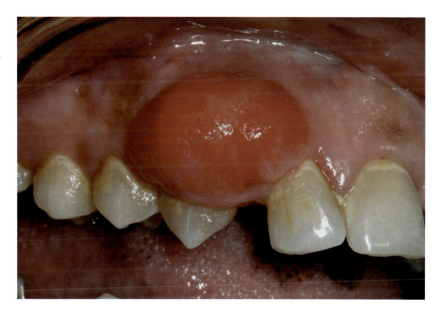

Figura 12.25
Fibroma ossificante periférico
Nódulo de coloração rosa-avermelhada na gengiva maxilar anterior.

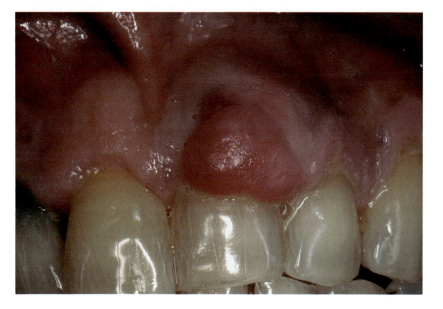

Lesão periférica de células gigantes

Figura 12.26

A **lesão periférica de células gigantes** é um tumor de crescimento relativamente comum que se desenvolve na gengiva ou no rebordo alveolar. É microscopicamente semelhante à lesão central de células gigantes do osso, sendo caracterizada por uma proliferação de células gigantes multinucleadas que se assemelham a osteoclastos. A lesão periférica de células gigantes ocorre em ampla faixa etária, com média de idade variando de 31 a 46 anos. Não há predileção significativa por sexo. A lesão ocorre com mais frequência na gengiva mandibular do que na gengiva maxilar.

A lesão periférica de células gigantes apresenta-se como uma massa vermelha a azul-arroxeada que pode ou não estar ulcerada. A lesão geralmente está presente muitos meses antes do diagnóstico. A maioria das lesões mede menos de 2 cm de diâmetro, mas exemplos maiores ocasionalmente ocorrem. A aparência clínica muitas vezes mimetiza um granuloma piogênico; no entanto, a lesão periférica de células gigantes frequentemente exibe uma tonalidade mais azul-arroxeada, diferentemente da cor vermelha brilhante típica de um granuloma piogênico. Ocasionalmente, a reabsorção em forma de taça do osso alveolar subjacente pode ser notada.

O tratamento da lesão periférica de células gigantes consiste na excisão cirúrgica completa, que deve se estender até o osso subjacente. Os dentes adjacentes devem ser raspados para a remoção de qualquer fonte de irritação que possa contribuir para a recorrência da lesão, ocorrência estimada em 10 a 18% dos casos. Em raras ocasiões, lesões periféricas de células gigantes foram relatadas em pacientes com hiperparatireoidismo. No entanto, é mais provável que "tumores marrons" do hiperparatireoidismo ocorram dentro do osso e mimetizar uma lesão central de células gigantes.

Lipoma

Figuras 12.27 e 12.28

A neoplasia verdadeira mais comum de origem mesenquimal é o **lipoma** – um tumor benigno de gordura. Esses tumores geralmente se desenvolvem no tronco e nas extremidades proximais, embora ocorram com menor frequência na região bucomaxilofacial. Os lipomas são mais comuns em pacientes obesos, embora seu metabolismo não esteja relacionado à gordura corporal normal; se um paciente com um lipoma perder peso, o tumor não diminuirá de tamanho mesmo que a gordura corporal seja perdida.

Os lipomas desenvolvem-se mais frequentemente em adultos de meia-idade e idosos. O tumor apresenta-se como uma massa nodular macia de crescimento lento que pode ser séssil ou pediculada. As localizações orais mais comuns são a mucosa jugal e vestíbulo bucal, que representam quase metade de todos os casos. No entanto, especula-se que os exemplos bucais relatados ocasionalmente possam representar uma herniação do coxim adiposo bucal através do músculo bucinador, o que resulta em uma massa que se assemelha a um tumor. Os locais intraorais menos comuns incluem a língua, o assoalho da boca e os lábios. O lipoma, muitas vezes, demonstrará um tom amarelado, embora tumores mais profundos possam parecer cor-de-rosa. O tratamento consiste em excisão cirúrgica local; a recorrência é rara.

Figura 12.26
Lesão periférica de células gigantes
Massa azul-arroxeada na gengiva vestibular maxilar.

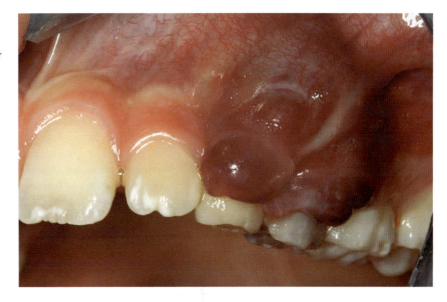

Figura 12.27
Lipoma
Massa submucosa amarelada na mucosa jugal.

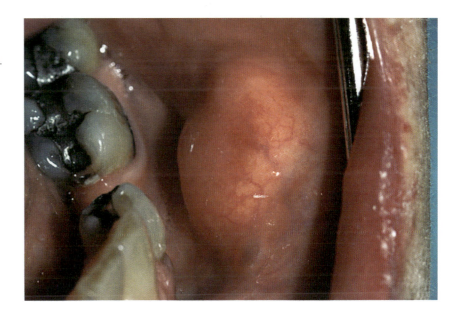

Figura 12.28
Lipoma
Grande massa de coloração rosa-amarelada na região anterior da língua.

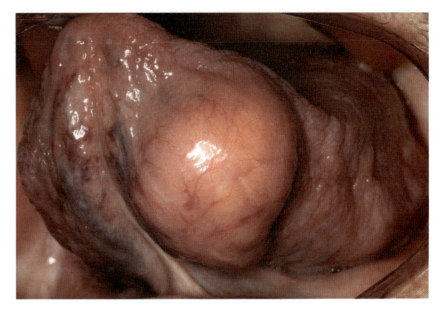

Schwannoma (neurilemoma)

Figuras 12.29 a 12.31

O **schwannoma** é um tumor neural benigno derivado das células de Schwann – as células responsáveis pela produção da bainha de mielina ao redor dos axônios dos neurônios. Embora esses tumores sejam incomuns, de um quarto a quase metade de todos os casos ocorrem na região da cabeça e do pescoço. Os schwannomas podem ocorrer como neoplasias isoladas, mas também podem se desenvolver como parte de duas síndromes hereditárias: *neurofibromatose do tipo II* e *schwannomatose*.

Os schwannomas são diagnosticados com maior frequência em adultos jovens e de meia-idade. Um schwannoma isolado em geral surge como uma massa encapsulada, firme, de consistência elástica e de crescimento lento ao longo de um tronco nervoso. O tumor é geralmente assintomático, embora alguns casos estejam associados à sensibilidade ou dor. Os schwannomas podem ocorrer em qualquer parte da cavidade oral, mas a localização mais comum é a língua. Exemplos raros de lesões intraósseas também podem se desenvolver, geralmente apresentando-se como radiotransparências uni ou multiloculares.

A neurofibromatose do tipo II é uma condição autossômica dominante causada pela mutação de um gene supressor de tumor (conhecido como *NF2*) no cromossomo 22, responsável pela produção da proteína *merlin*. Indivíduos com esse distúrbio desenvolvem schwannomas bilaterais (neuromas do acústico) do nervo auditivo-vestibular (nervo craniano VIII), que resultam em surdez, zumbido e tontura. Os pacientes também podem desenvolver schwannomas adicionais de nervos periféricos, bem como meningiomas e gliomas no sistema nervoso central. A schwannomatose está relacionada à mutação de um gene diferente no cromossomo 22 conhecido como *SMARCB1*. Pacientes com essa condição desenvolvem schwannomas múltiplos não cutâneos, mas sem tumores do nervo auditivo-vestibular. Curiosamente, os tumores nessa condição geralmente causam dor crônica.

O tratamento do schwannoma periférico solitário consiste em excisão cirúrgica local e a recorrência é rara. O tratamento cirúrgico para neuromas do acústico associados à neurofibromatose do tipo II, por causa de sua localização, é muito mais difícil, muitas vezes resultando em surdez e possível dano ao nervo facial. Radiocirurgia estereotáxica é uma abordagem alternativa que, às vezes, é usada para pacientes idosos ou frágeis com tais tumores.

■ **Figura 12.29**
Schwannoma
Tumor parafaríngeo resultando em abaulamento e assimetria do palato mole esquerdo do paciente.

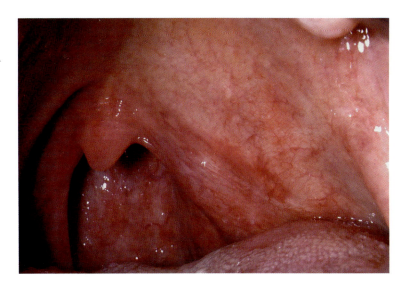

■ **Figura 12.30**
Schwannoma
Tomografia computadorizada mostra um tumor no espaço parafaríngeo esquerdo (*seta*). (Agradecimento ao Dr. Terry Day.)

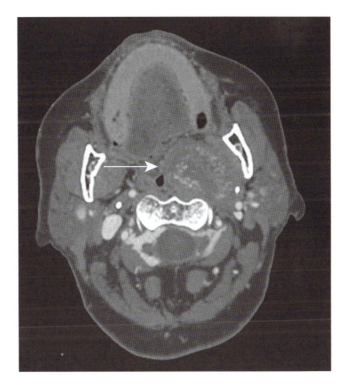

■ **Figura 12.31**
Schwannoma
Grande radiotransparência unilocular no lado direito da mandíbula, na região apical dos molares, representando um schwannoma que surgiu de um nervo mandibular. (Cortesia do Dr. Brent Mortenson.)

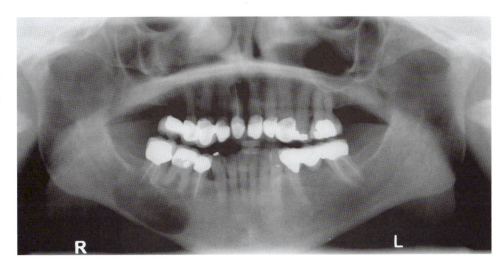

Neuroma traumático (neuroma de amputação)

Figura 12.32

O **neuroma traumático** é uma proliferação tumoral do tecido neural que se desenvolve após um nervo ter sido cortado ou danificado. Quando um nervo é danificado, o feixe nervoso distal ao local do trauma tipicamente sofre degeneração. À medida que a extremidade proximal do nervo tenta crescer ao longo da via nervosa antiga e restabelecer a inervação, pode encontrar tecido cicatricial que bloqueia seu trajeto. O crescimento do nervo na área da cicatriz produz uma massa no local.

Um neuroma traumático da mucosa oral apresenta-se como uma massa nodular de superfície lisa. Frequentemente, o paciente se queixará de alteração da sensação nervosa ou dor, que pode ser espontânea ou desencadeada pela manipulação da lesão. No entanto, nem todos os neuromas traumáticos são dolorosos. O local oral mais comum é a área do forame mentoniano, ocorrendo, presumivelmente, após a extração dentária ou o trauma subsequente do uso de uma prótese. Os pacientes podem relatar dormência ao longo da distribuição do nervo distal ao local do dano. Outras localizações orais comuns incluem a língua e o lábio inferior. Exemplos intraósseos também podem ocorrer; tal lesão pode ser observada como uma imagem radiotransparente nas radiografias orais de rotina.

O tratamento do neuroma traumático consiste na excisão cirúrgica, que deve incluir uma pequena porção do feixe do nervo proximal. A maioria dessas lesões não recidiva, embora alguns exemplos possam retornar ou estar associados à dor persistente no local.

Neuroma encapsulado em paliçada (neuroma circunscrito solitário)

Figura 12.33

O **neuroma encapsulado em paliçada** é um tumor neural incomum que tem uma predileção pela região da cabeça e do pescoço. Como a maioria dos exemplos não é verdadeiramente encapsulada e pode mostrar apenas a paliçada focal das células da lesão, alguns autores preferem o termo neuroma circunscrito solitário. Essa lesão pode não representar uma neoplasia verdadeira e especula-se que o trauma possa ter um papel em sua etiologia.

O neuroma encapsulado em paliçada se desenvolve mais frequentemente no rosto, especialmente no nariz e nas bochechas. Os exemplos orais ocorrem mais frequentemente no palato duro, na gengiva e na mucosa labial. A lesão apresenta-se tipicamente como um nódulo liso, indolor e em forma de cúpula, geralmente com menos de 1 cm de diâmetro. O tratamento consiste em excisão local conservadora; a lesão raramente recidiva.

Neurofibroma

Figura 12.34

O **neurofibroma** é uma neoplasia benigna composta de uma população mista de células de Schwann, fibroblastos perineurais e axônios. É o tumor neural periférico mais comum. A lesão é diagnosticada com mais frequência na pele, mas também ocorrem neurofibromas intraorais.

Um neurofibroma apresenta-se como uma massa nodular, mole e indolor, que cresce lentamente. O tamanho pode variar desde pequenas lesões com poucos milímetros de diâmetro até massas grandes e difusas com vários centímetros de tamanho. Os tumores solitários são diagnosticados com maior frequência em adultos jovens. Se um paciente tem múltiplos tumores, a possibilidade de neurofibromatose do tipo I deve ser fortemente considerada (ver o próximo tópico). Neurofibromas intraósseos também foram relatados; estes podem aparecer como radiotransparências uniloculares ou multiloculares.

A possibilidade de neurofibromatose deve ser descartada em qualquer paciente com neurofibroma. O tratamento para tumores solitários consiste em excisão cirúrgica; a recorrência é incomum. A transformação maligna de um neurofibroma isolado é rara, embora exista um risco significativo para o desenvolvimento de um tumor maligno da bainha do nervo periférico para pacientes com neurofibromatose.

■ **Figura 12.32**
Neuroma traumático
Pequeno nódulo cor-de-rosa no lábio superior.

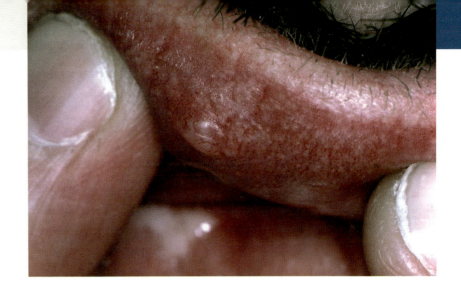

■ **Figura 12.33**
Neuroma encapsulado em paliçada
Massa nodular no palato duro na região de papila incisiva.

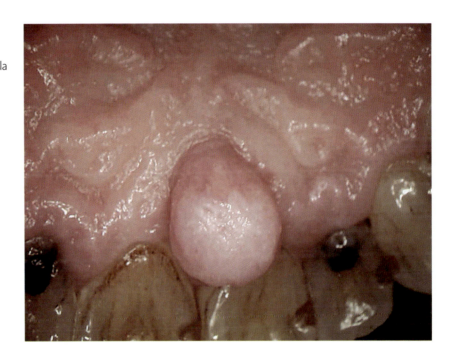

■ **Figura 12.34**
Neurofibroma
Massa nodular na região anterior do palato duro apresenta ulceração. (Cortesia do Dr. John Hall.)

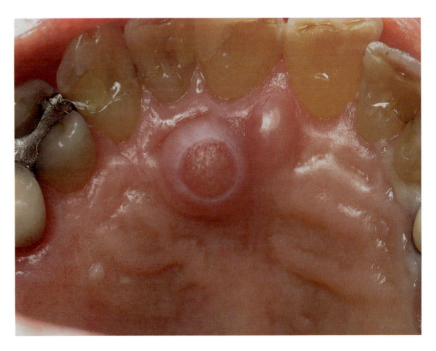

Neurofibromatose do tipo I

Figuras 12.35 a 12.38

O termo **neurofibromatose** refere-se a uma família de desordens genéticas caracterizada pelo desenvolvimento de tumores dos sistemas nervoso central e periférico. A forma mais comum é a **neurofibromatose do tipo I**, que é estimada em um a cada 2.500 a 3.000 nascimentos. Este distúrbio é causado por várias mutações do gene *NF1* no cromossomo 17, que é responsável pela produção de uma proteína supressora de tumor conhecida como *neurofibromina*. Embora a condição seja herdada como um traço autossômico dominante, cerca de metade dos pacientes afetados não têm história familiar e presumivelmente representam novas mutações genéticas.

Pacientes com esta condição desenvolvem múltiplos neurofibromas na pele e em outras partes do corpo. A condição tem expressão amplamente variável; alguns indivíduos podem ter apenas alguns tumores, enquanto outros têm literalmente centenas a milhares de lesões. Uma segunda característica comum consiste em múltiplas lesões cutâneas maculares acastanhadas conhecidas como *manchas café com leite*, assim chamadas porque sua cor lembra a do café com leite. Pigmentação semelhante a uma sarda (*sinal de Crowe*) também pode ser observada na axila ou na virilha. Outro achado frequente consiste em manchas pigmentadas na íris, conhecidas como *nódulos de Lisch*. Vários outros distúrbios podem ocorrer, incluindo baixa estatura, escoliose, macrocefalia, hipertensão arterial, feocromocitoma suprarrenal, tumores do sistema nervoso central (incluindo glioma óptico) e convulsões. Uma complicação temida é o desenvolvimento de neoplasias malignas – especialmente uma neoplasia maligna da bainha do nervo periférico, que se estima que ocorra em até 5% dos pacientes. Outras neoplasias potenciais associadas à neurofibromatose do tipo I incluem leucemia, tumor de Wilms e rabdomiossarcoma.

Manifestações orais foram descritas em 72 a 92% dos pacientes. O achado mais comum é o aumento das papilas fungiformes na língua, embora a especificidade desse achado para neurofibromatose seja desconhecida. Essa mudança pode ser sutil, mas foi relatada em até 50% dos pacientes. Neurofibromas intraorais reais ocorrem em apenas 25 a 37% dos pacientes. As manifestações radiográficas podem incluir alargamento do forame ou canal mandibular, aumento da densidade óssea, aumento do tamanho da incisura coronoide e concavidades do ramo mandibular. Alguns pacientes com neurofibromatose do tipo I podem apresentar aumento facial e oral unilateral, o que pode mimetizar hiperplasia hemifacial.

O manejo da neurofibromatose do tipo I, em geral, inclui a prevenção ou o tratamento das suas várias complicações. Os neurofibromas solitários que causam distúrbios funcionais ou estéticos podem ser removidos cirurgicamente. A vida útil média dos pacientes afetados é cerca de 8 a 15 anos menor do que a da população geral; isso está relacionado principalmente ao aumento do risco de doença vascular e neoplasias malignas. A taxa de sobrevida em 5 anos para os tumores malignos da bainha dos nervos periféricos nessa condição varia de 35 a 54%.

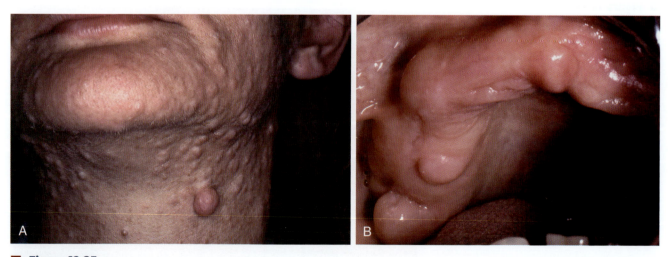

Figura 12.35
Neurofibromatose do tipo I
A. Múltiplos neurofibromas aparecem como nódulos e pápulas moles e indolores na face e no pescoço. **B.** Nódulos rosados do rebordo alveolar maxilar representam neurofibromas intraorais.

■ **Figura 12.36**
Neurofibromatose do tipo I
A. Neurofibroma difuso produz aumento facial unilateral em um menino. **B.** Mesmo paciente apresenta mancha café com leite no braço e na axila. (Agradecimento ao Dr. Terry Day.)

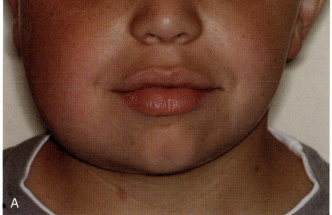
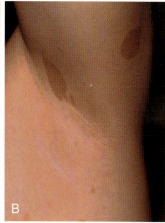

■ **Figura 12.37**
Neurofibromatose do tipo I
Sarda axilar (sinal de Crowe).

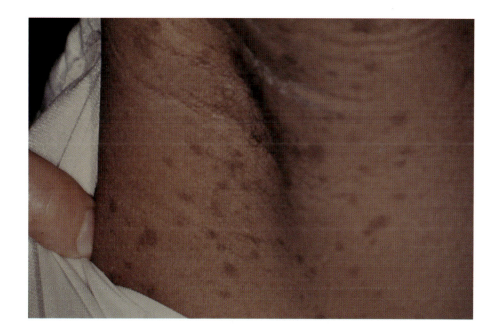

■ **Figura 12.38**
Neurofibromatose do tipo I
Crescimento tecidual que aumentou rapidamente em um paciente com neurofibromatose do tipo I. A lesão foi diagnosticada como um tumor maligno da bainha do nervo periférico.

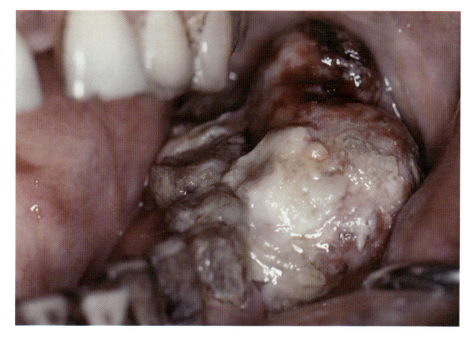

Neoplasia endócrina múltipla do tipo 2B

Figuras 12.39 a 12.42

As síndromes de **neoplasia endócrina múltipla** (NEM) são um grupo de condições hereditárias autossômicas dominantes caracterizadas por tumores ou hiperplasias de vários tecidos de origem neuroendócrina. A NEM do tipo 1 é causada por uma mutação do gene *MEN1* localizado no cromossomo 11. Pacientes com essa condição podem desenvolver vários tumores na adeno-hipófise, nas glândulas paratireoides, no pâncreas e no córtex suprarrenal. A NEM do tipo 2 abrange uma família de três distúrbios com mutações em vários locais do proto-oncogene *RET* no cromossomo 10. Todos os três desses distúrbios são caracterizados pelo desenvolvimento de um tumor agressivo da tireoide conhecido como *carcinoma medular da tireoide* (CMT). Na primeira condição, conhecida como síndrome do carcinoma medular da tireoide, os pacientes desenvolvem apenas CTM sem risco aumentado de outros tumores neuroendócrinos. Indivíduos com *NEM do tipo 2A* desenvolvem CMT, feocromocitoma suprarrenal (50% dos pacientes) e hiperparatireoidismo primário (15 a 25% dos pacientes). A *NEM do tipo 2B* tem importantes manifestações orofaciais; portanto, o restante dessa discussão se concentra nessa condição particular.

Embora o tipo 2B seja herdado como um traço autossômico dominante, aproximadamente metade dos casos não tem história familiar e representa novas mutações espontâneas. Os pacientes afetados exibem um biotipo marfanoide com membros estreitos e alongados e perda de massa muscular. O rosto também parece estreito, com lábios protuberantes devido à proliferação de feixes nervosos. As manifestações oculares podem incluir ptose, espessamento e eversão das pálpebras, bem como neuromas subconjuntivais. Neuromas múltiplos também se desenvolvem tipicamente ao longo da margem anterior da língua e bilateralmente nas comissuras. Essas lesões aparecem como pápulas ou nódulos moles, indolores, de coloração rosa ou levemente amarelada. Na ocasião, os neuromas também podem ocorrer na gengiva ou no palato. Uma tendência para a formação de diastema também foi observada.

Feocromocitomas da glândula suprarrenal se desenvolvem em, pelo menos, metade de todos os pacientes com NEM do tipo 2B. Esses tumores secretam catecolaminas, que podem produzir uma variedade de sintomas, como sudorese, diarreia, dores de cabeça, palpitações cardíacas, rubor e hipertensão grave. Outra complicação potencial é a ganglioneuromatose do sistema digestório (40% dos casos), que pode resultar em distensão abdominal, megacólon, diarreia ou constipação intestinal.

A manifestação mais significativa da NEM do tipo 2B é o desenvolvimento de CMT, que ocorre em praticamente todos os casos. Este tumor agressivo surge das células C parafoliculares da glândula tireoide, responsáveis pela produção de calcitonina. Esses tumores geralmente se desenvolvem muito cedo na infância e apresentam propensão marcada para a metástase. O tratamento de pacientes com NEM do tipo 2B consiste em diagnóstico precoce e tireoidectomia profilática, que deve ser realizada preferencialmente antes de 1 ano de idade, antes do desenvolvimento e metástase de CMT. A idade média de morte por essa neoplasia é de 21 anos.

■ **Figura 12.39**
Neoplasia endócrina múltipla do tipo 2B
Jovem com história de carcinoma medular de tireoide e feocromocitomas suprarrenais bilaterais. Observe o rosto estreito e os lábios protuberantes.

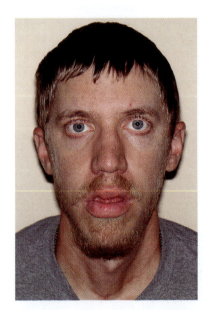

■ **Figura 12.40**
Neoplasia endócrina múltipla do tipo 2B
Mesmo paciente mostra pequena eversão da parte superior das pálpebras.

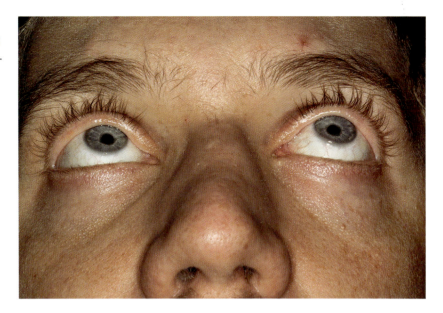

■ **Figura 12.41**
Neoplasia endócrina múltipla do tipo 2B
Mesmo paciente apresenta múltiplos neuromas nas comissuras e ao longo da margem anterior da língua.

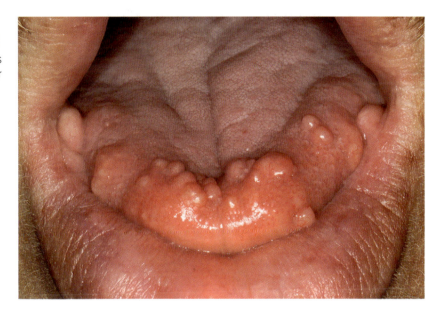

■ **Figura 12.42**
Neoplasia endócrina múltipla do tipo 2B
Mesmo paciente apresenta diastema na linha média com um neuroma na gengiva e área da papila incisiva.

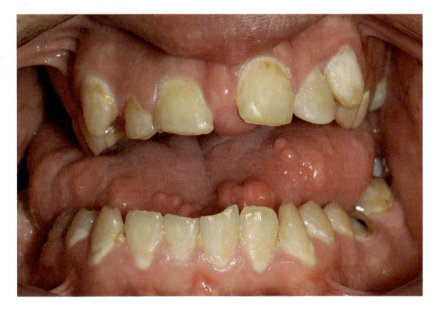

Tumor neuroectodérmico melanótico da infância

Figuras 12.43 e 12.44

O **tumor neuroectodérmico melanótico da infância** é um tumor raro, localmente agressivo, de origem da crista neural que geralmente se desenvolve durante o primeiro ano de vida. O tumor tem predileção marcante pela maxila, responsável por 62% dos casos relatados. Outros locais relatados incluem o crânio, a mandíbula, o epidídimo, os testículos e o cérebro. O tumor é composto por pequenas células neuroblásticas, bem como células maiores que contêm melanina, responsáveis pela pigmentação observada clínica e histopatologicamente.

O tumor em geral se desenvolve na porção anterior da maxila, manifestando-se como uma massa que cresce rapidamente e expande o rebordo alveolar. O exame radiográfico tipicamente mostra destruição óssea subjacente, que frequentemente está associada ao deslocamento dos dentes em desenvolvimento. Ocasionalmente, o tumor resulta em uma reação osteogênica em forma de "raios de sol", que pode mimetizar o osteossarcoma.

O tumor neuroectodérmico melanótico da infância geralmente é tratado cirurgicamente, seja por curetagem ou ressecção local com margens de 5 mm. Aproximadamente 20 a 25% dos casos irão recorrer, geralmente dentro de 6 meses após o tratamento. Embora a maioria desses tumores seja considerada benigna, cerca de 7% dos casos relatados apresentam comportamento maligno, resultando em metástase e morte. Exemplos malignos são mais propensos a surgir no crânio e no cérebro.

Tumor de células granulares

Figura 12.45

O **tumor de células granulares** é uma neoplasia mesenquimal incomum, com predileção pela cavidade oral. Seu nome é derivado dos grânulos eosinofílicos no citoplasma das células tumorais. O local mais comum no corpo para esse tumor é a língua, que representa de um terço a metade de todos os casos. O tumor também pode ser visto na pele e em outros locais da mucosa oral. Como as células costumam mostrar uma relação íntima com o músculo esquelético adjacente, originalmente pensava-se que a lesão fosse de origem muscular – daí o termo antigo *mioblastoma de células granulares*. No entanto, os pesquisadores atuais concordam que a lesão é provavelmente derivada de células de Schwann.

O tumor de células granulares é diagnosticado mais frequentemente em adultos jovens e de meia-idade, e mostra uma predileção pelo sexo feminino de 2:1. Aparece como um nódulo firme, indolor e séssil, que geralmente tem 2 cm ou menos de diâmetro.

O paciente muitas vezes tem conhecimento da lesão há muitos meses ou anos antes do diagnóstico. A lesão pode ser cor-de-rosa, embora vários tumores de células granulares apareçam nitidamente amarelos, algumas vezes mimetizando um lipoma. Alguns pacientes desenvolverão múltiplos tumores de células granulares.

O tratamento para o tumor de células granulares consiste em excisão cirúrgica local. A recorrência é incomum, mesmo que a lesão não seja totalmente removida. Microscopicamente, alguns tumores de células granulares induzirão hiperplasia pseudoepiteliomatosa do epitélio suprajacente, que pode mimetizar um carcinoma de células escamosas invasivo. É importante que o patologista esteja ciente dessa possibilidade para evitar um diagnóstico errôneo de câncer.

■ Figura 12.43
Tumor neuroectodérmico melanótico da infância
Lactente com edema pigmentado azulado no rebordo alveolar maxilar anterior.

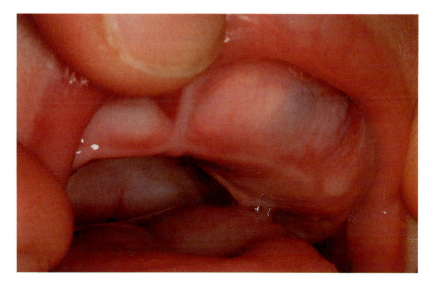

■ Figura 12.44
Tumor neuroectodérmico melanótico da infância
Tomografia computadorizada, corte axial, do mesmo paciente da Figura 12.43, mostra um tumor radiotransparente destrutivo na região anterior da maxila.

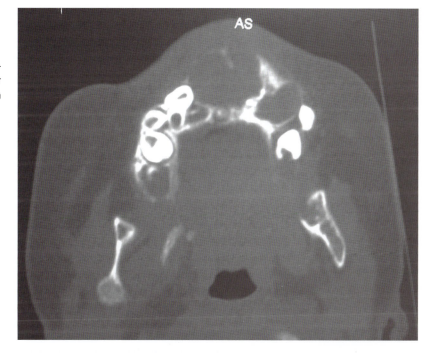

■ Figura 12.45
Tumor de células granulares
Menino de 4 anos com um nódulo amarelado ligeiramente elevado na borda lateral da língua. (Agradecimento ao Dr. Michael Tabor.)

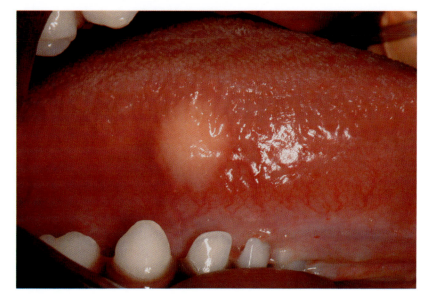

Epúlide congênita

Figura 12.46

A **epúlide congênita** é um tumor raro de histogênese incerta que é descoberta quase exclusivamente no rebordo alveolar de um recém-nascido. Embora sua aparência microscópica seja um tanto similar àquela do tumor de células granulares (discutido previamente), representa uma estrutura distinta. Uma vez que exemplos ocasionais também foram relatados na língua, alguns autores preferem o nome mais genérico de **lesão de células granulares congênita** (evitando o termo *epúlide*, que implica especificamente no crescimento que se desenvolve na gengiva ou no rebordo alveolar).

A epúlide congênita mostra predileção acentuada pelo sexo feminino; isso ocorre em quase 90% dos casos. A lesão geralmente é notada no nascimento como uma massa nodular polipoide na mucosa alveolar anterior que apresenta coloração que varia do rosa ao vermelho. Ocasionalmente, o diagnóstico pré-natal é feito durante ultrassonografia fetal. O tumor ocorre duas a três vezes mais frequentemente no rebordo maxilar do que no mandibular. A maioria dos exemplos tem menos de 2 cm de diâmetro, embora exemplos ocasionais possam medir até 7,5 cm. Em cerca de 10% dos casos, múltiplos tumores podem se desenvolver.

A epúlide congênita geralmente é tratada por excisão cirúrgica, e a lesão não foi relatada como recorrente. Curiosamente, exemplos ocasionais de regressão completa sem nenhum tratamento têm sido relatados.

Rabdomioma

Figura 12.47

Os **rabdomiomas** são tumores benignos raros do músculo estriado; podem ser divididos em dois tipos principais: cardíaco e extracardíaco. Os rabdomiomas cardíacos são lesões hamartomatosas que podem ocorrer no coração de pacientes com esclerose tuberosa. Os rabdomiomas extracardíacos são neoplasias verdadeiras que são subdivididas em subtipos genitais, adultos e fetais. Rabdomiomas genitais ocorrem nas regiões vaginal e vulvar de mulheres de meia-idade. No entanto, os subtipos adulto e fetal mostram forte predileção pela região da cabeça e do pescoço. A distinção entre esses dois últimos subtipos é baseada principalmente na maturidade do músculo esquelético formado dentro do tumor.

Tanto os rabdomiomas fetais como os adultos ocorrem com mais frequência no sexo masculino (proporção de 4 para 1 entre homens e mulheres). O subtipo adulto é visto principalmente em adultos de meia-idade e idosos, sendo, muitas vezes, relatado como massa de crescimento lento na faringe, na cavidade oral ou na laringe. Os exemplos intraorais ocorrem mais frequentemente no assoalho da boca, no palato mole e na base da língua. O tamanho do tumor pode variar desde pequenas lesões com menos de 1 cm de diâmetro até grandes massas com até 15 cm. Aproximadamente 10 a 15% dos pacientes com rabdomiomas adultos terão lesões multifocais. O rabdomioma fetal se desenvolve mais frequentemente em crianças, embora exemplos ocasionais também ocorram em adultos. Os locais mais comuns são a face e a região periauricular.

O tratamento para rabdomiomas de cabeça e pescoço tipicamente consiste em excisão cirúrgica total. Recorrência foi relatada em 16 a 27% dos casos, embora isso possa ser em grande parte devido à remoção incompleta.

Leiomioma

Figura 12.48

O **leiomioma** é um tumor benigno originário do músculo liso. Como tal, esses tumores ocorrem com mais frequência em locais que normalmente contêm quantidades significativas de músculo liso, tais como a parede uterina, o trato gastrintestinal e a pele (dos músculos eretores do pelo). Os leiomiomas da cavidade oral são bastante incomuns, principalmente decorrentes de músculo liso nas paredes dos vasos sanguíneos. Cerca de 75% dos tumores do músculo liso oral terão um componente vascular combinado e são conhecidos como *angiomiomas* (*leiomiomas vasculares*; *angioleiomiomas*). Outros tipos microscópicos incluem o *leiomioma sólido* e o *leiomioma epitelioide*. Além disso, raros crescimentos teciduais tumoriformes do músculo liso, mas de origem no desenvolvimento (hamartomas leiomiomatosos), também foram descritos na cavidade oral.

Capítulo 12 Tumores de Tecidos Moles 327

■ **Figura 12.46**
Epúlide congênita
Menina recém-nascida com uma massa nodular pediculada no rebordo alveolar maxilar anterior. (Cortesia do Dr. Larry Cunningham.)

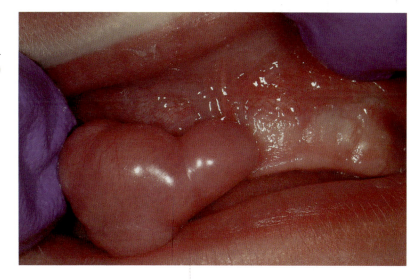

■ **Figura 12.47**
Rabdomioma adulto
Massa nodular (*seta*) na bochecha direita. (Agradecimento ao Dr. Craig Little.)

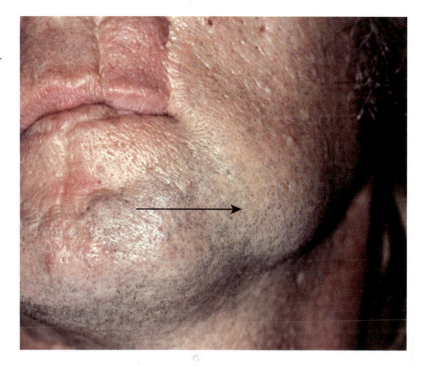

■ **Figura 12.48**
Angiomioma
Nódulo de coloração azulada no vermelhão do lábio superior. (Cortesia do Dr. Michael Kolodychak.)

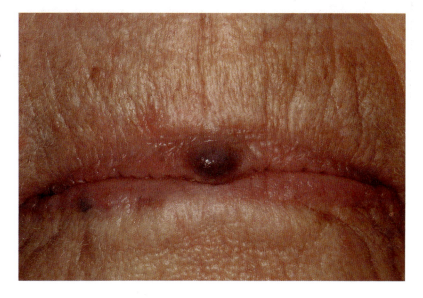

A lesão geralmente se apresenta como uma massa de tecido mole assintomática de crescimento lento, embora os leiomiomas ocasionais possam ser dolorosos. Os leiomiomas sólidos são normalmente de cor normal, mas os angiomiomas podem apresentar um tom azulado devido à vascularização associada. O tumor pode se desenvolver em qualquer parte da boca, incluindo os lábios, a mucosa jugal, a língua e o palato. Exemplos intraósseos extremamente raros também foram relatados. Os hamartomas leiomiomatosos orais ocorrem com mais frequência na gengiva maxilar anterior e na região da papila incisiva de lactentes e crianças pequenas.

Os leiomiomas orais são tratados por excisão cirúrgica local. A recorrência é rara.

Coristoma ósseo

Figura 12.49

Coristoma é um crescimento semelhante a tumor, de origem no desenvolvimento, que exibe tecido microscopicamente normal em um local anormal. O tipo mais comum de coristoma oral é composto de osso, cartilagem ou ambos. Tais lesões geralmente ocorrem como massas nodulares na região da linha média, especialmente no dorso posterior da língua, perto do forame ceco (quase 85% dos casos). As lesões também podem ser vistas na mucosa do palato. Raramente, os coristomas orais podem ser compostos por outros tipos de tecido, como tecido glial, mucosa gastrintestinal ou glândulas sebáceas.

O coristoma ósseo ou cartilaginoso geralmente aparece como uma massa dura indolor, de crescimento lento, que muitas vezes parece pediculada. Tais lesões são diagnosticadas com maior frequência na segunda e terceira décadas de vida, com uma predileção de 3:1 de mulher para homem. Um coristoma que se desenvolve no dorso posterior da língua pode estar associado a disfagia ou sensação de engasgo, mas alguns pacientes não estão cientes de sua presença. O tratamento consiste em remoção cirúrgica; a lesão não deve recidivar.

Hemangioma e malformações vasculares

Figuras 12.50 e 12.51

Dois tipos principais de anomalias vasculares foram identificados: **tumores vasculares** e **malformações vasculares**. O tumor vascular mais comum é o *hemangioma da infância*, que se desenvolve em cerca de 5% dos lactentes e mostra predileção pelo sexo feminino. Essa lesão geralmente aparece nas primeiras semanas de vida e é caracterizada por rápido crescimento de células endoteliais nos próximos 3 a 12 meses, seguido de involução gradual ao longo de um período de 5 a 9 anos. Aproximadamente 60% dessas lesões ocorrem na região de cabeça e pescoço, embora exemplos intraorais documentados sejam incomuns. Na pele, essa lesão geralmente aparece como um nódulo vermelho borrachoide (hemangioma em "morango") que mostra um ritmo de crescimento mais rápido do que o crescimento geral da criança. À medida que a lesão involui e diminui, a cor muda para um roxo opaco. Aproximadamente 90% dos hemangiomas infantis mostrarão uma resolução completa aos 9 anos, embora até 40% das lesões mostrem alguma evidência residual no local, como telangiectasia, atrofia ou cicatrização. Como a maioria dos hemangiomas da infância vai involuir, a excisão cirúrgica raramente é realizada. Para exemplos problemáticos, o tratamento com o betabloqueador propranolol pode ser usado para diminuir o tumor. A terapia com corticosteroide sistêmico ou intralesional também é, às vezes, utilizada.

Em contraste com os hemangiomas da infância, as malformações vasculares estão presentes desde o nascimento e persistem ao longo da vida. Essas lesões podem ser classificadas com base no(s) tipo(s) predominante(s) de vasos envolvidos (capilar, venoso ou arteriovenoso) e nas características hemodinâmicas (baixo fluxo *versus* alto fluxo). *Malformações capilares* (manchas vinho-do-porto) são lesões comuns que são discutidas separadamente. As *malformações venosas* são anomalias de baixo fluxo que variam de pequenas dilatações vasculares localizadas a grandes proliferações difusas de vasos sanguíneos que podem abranger vários tecidos ou órgãos contíguos. Embora essas lesões sejam consideradas presentes desde o nascimento, às vezes, elas podem não ser imediatamente aparentes. Malformações venosas geralmente aparecem em azul e são facilmente compressíveis. Tais lesões, em geral, crescem proporcionalmente com o paciente, embora o aumento da pressão vascular possa resultar em maior edema. Como essas anomalias são compostas de vasos dilatados com fluxo sanguíneo lento, pode ocorrer trombose secundária e formação de flebólitos. As *malformações arteriovenosas* são anomalias de alto fluxo caracterizadas por comunicação arterial e venosa direta. Estão presentes desde o nascimento, mas podem não ser observadas até a infância ou a vida adulta. Devido à rapidez do fluxo de sangue através dos vasos, um ruído ou vibração pode ser detectada no exame clínico.

■ **Figura 12.49**
Coristoma ósseo
Massa pediculada na junção dos palatos duro e mole, que continha um cerne de osso denso rodeado por tecido conjuntivo fibroso.

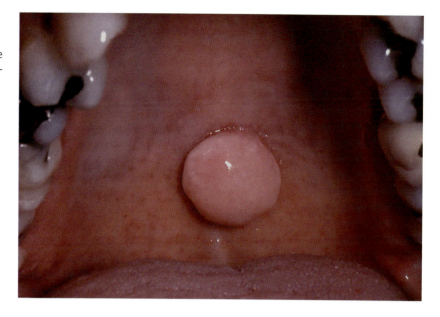

■ **Figura 12.50**
Malformação vascular venosa
Massa de coloração azul-arroxeada de longa duração no lábio superior.

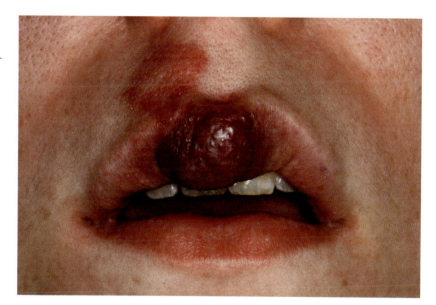

■ **Figura 12.51**
Malformação vascular venosa
Lesão difusa de coloração azul-arroxeada na mucosa labial inferior.

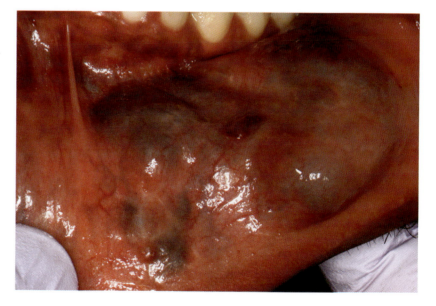

O tratamento para malformações venosas depende do tamanho e da localização da lesão. Malformações venosas pequenas e estáveis podem não requerer tratamento, exceto observação. No entanto, lesões maiores que necessitam de tratamento podem ser tratadas por uma combinação de escleroterapia e excisão cirúrgica. A escleroterapia tenta induzir a fibrose pela injeção de agentes esclerosantes, como o tetradecil sulfato de sódio, na lesão. As malformações arteriovenosas são mais difíceis de tratar devido ao risco de sangramento significativo. Se a ressecção cirúrgica for considerada necessária, a embolização pré-cirúrgica dos vasos sanguíneos que alimentam a lesão geralmente é realizada em um esforço para reduzir a perda de sangue.

Malformação vascular intraóssea

Figuras 12.52 a 12.54

Além das anomalias vasculares dos tecidos moles, malformações vasculares intraósseas também podem se desenvolver dentro dos maxilares. Essas lesões intraósseas podem representar malformações venosas de baixo fluxo ou proliferações arteriovenosas de alto fluxo. São geralmente detectadas durante as primeiras três décadas de vida e ocorrem com uma frequência três vezes maior na mandíbula do que na maxila. Alguns pacientes podem apresentar mobilidade dos dentes ou sangramento gengival, embora outros possam ser totalmente assintomáticos. Malformações de alto fluxo podem resultar em ruído ou pulsação na auscultação e palpação.

As características radiográficas das malformações vasculares intraósseas são altamente variáveis. Na maioria dos casos resulta em uma lesão radiotransparente, que pode ser unilocular, multilocular ou mal definida. Se ocorrer expansão cortical, as alterações osteofíticas podem produzir uma aparência de "raios de sol" que simula um osteossarcoma. A angiografia é útil para confirmar a natureza vascular das malformações intraósseas.

As malformações vasculares nas regiões dentárias criam desafios tanto no diagnóstico como no manejo. Devido à raridade de tais lesões, o profissional pode não considerar essa possibilidade no diagnóstico diferencial de uma lesão radiotransparente intraóssea. Portanto, a biopsia ou a extração dentária podem resultar em hemorragia inesperada, grave e potencialmente fatal, especialmente no caso de uma malformação arteriovenosa de alto fluxo. Por isso, a punção aspirativa, muitas vezes, é recomendada para avaliação inicial de qualquer lesão intraóssea não diagnosticada antes da realização da biopsia a céu aberto. O manejo de malformações vasculares intraósseas geralmente demanda abordagem em equipe, incluindo um radiologista intervencionista e um cirurgião de cabeça e pescoço. Antes da ressecção, embolização endovascular de vasos sanguíneos que alimentam a lesão é frequentemente realizada para minimizar a perda de sangue durante o procedimento cirúrgico.

■ Figura 12.52
Malformação vascular intraóssea
Radiografia panorâmica de uma malformação vascular de alto fluxo que aparece como um defeito ósseo loculado mal definido no corpo e no ramo esquerdo da mandíbula. (Cortesia do Dr. Chad Street.)

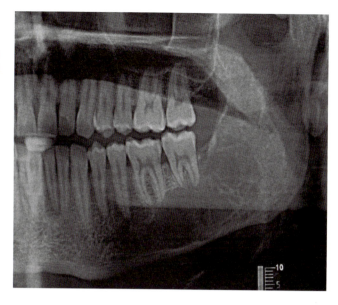

■ Figura 12.53
Malformação vascular intraóssea
Mesmo paciente da Figura 12.52 mostra o tratamento da lesão com embolização de bobina. (Cortesia do Dr. Chad Street e do Dr. Eric Carlson.)

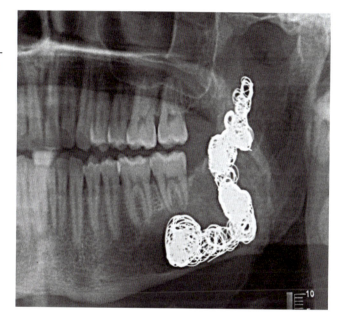

■ Figura 12.54
Malformação vascular intraóssea
Estudo por imagem mostra a embolização de bobina, que foi usada como tratamento da lesão. (Cortesia do Dr. Chad Street e do Dr. Eric Carlson.)

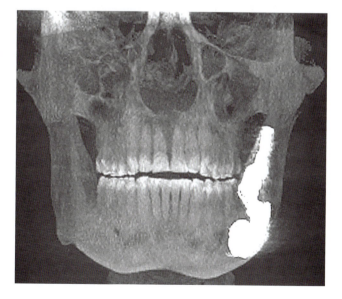

Malformação vascular capilar vinho-do-porto

Figura 12.55

A **malformação vascular capilar** é o tipo mais comum de anomalia vascular congênita, ocorrendo em 0,3% dos recém-nascidos. Devido à sua cor púrpura profunda, esses "sinais de nascença" são frequentemente chamados de **manchas vinho-do-porto**. As malformações vasculares capilares não são hereditárias, mas são causadas por mutações em mosaico somático do gene *GNAQ* no cromossomo 9. A localização mais comum é a região de cabeça e pescoço, embora essas lesões possam ocorrer em qualquer parte da pele.

Malformações vasculares capilares são observadas no nascimento como manchas cor-de-rosa a vermelhas, que gradualmente se tornam de vermelho-escuras a roxas com a idade. A maioria dos casos é unilateral na distribuição, embora algumas possam se desenvolver bilateralmente. Embora a lesão inicial seja geralmente macular, muitos exemplos posteriormente se tornarão hipertróficos, espessados e nodulares devido à ectasia vascular. Envolvimento da mucosa intraoral e hipertrofia óssea subjacente também podem ocorrer. Malformações capilares que envolvem a gengiva podem dificultar o uso do fio dental ou do tratamento odontológico devido à hemorragia.

O tratamento precoce das malformações vasculares capilares faciais com *Dye laser* pulsado pode resultar em melhora estética com risco reduzido de hipertrofia tecidual subsequente. O tratamento cirúrgico pode ser tentado para casos que resultam em hiperplasia significativa do tecido.

Síndrome de Sturge-Weber

Figuras 12.56 e 12.57

As malformações vasculares faciais vinho-do-porto às vezes podem estar associadas a uma condição mais complexa conhecida como **síndrome de Sturge-Weber**. Além da malformação capilar facial, a síndrome de Sturge-Weber também inclui malformações vasculares no olho e leptomeninges cerebrais. Semelhantemente às malformações vasculares capilares isoladas da pele, esta síndrome não é hereditária, mas é causada por uma mutação somática do gene *GNAQ*. A prevalência desta condição é estimada em 1 a cada 20.000 a 50.000 nascimentos.

A distribuição das malformações vasculares faciais parece seguir a vasculatura embriológica da face em vez do nervo trigêmeo. Por isso, o termo antigo *angiomatose encefalotrigeminal* para esta condição não é exato. Nem todos os indivíduos com manchas vinho-do-porto terão a síndrome de Sturge-Weber. Estudos mostraram que bebês com malformações vasculares vinho-do-porto que envolvem a testa ou a região frontonasal estão em maior risco para a síndrome.

As malformações vasculares oculares ipsilaterais podem afetar a pálpebra, a câmara anterior, a córnea, a coroide e a retina. O glaucoma unilateral é uma complicação frequente, sendo relatado em 30 a 70% dos pacientes. O envolvimento grave da coroide com complicações da retina pode resultar em perda de visão. As complicações mais significativas na síndrome de Sturge-Weber surgem da malformação vascular cerebral das leptomeninges (as duas camadas internas meníngeas). Essas lesões geralmente estão associadas a distúrbios convulsivos, deficiência intelectual e episódios de acidente vascular cerebral. Estudos de imagem do cérebro podem revelar calcificações "em linhas de trem" no lado afetado.

Os problemas mais importantes no tratamento para a síndrome de Sturge-Weber envolvem tentativas de controlar o transtorno convulsivo do paciente e qualquer doença ocular. Se as convulsões do paciente forem refratárias ao tratamento médico, pode-se tentar o tratamento cirúrgico (p. ex., hemisferectomia). Como os anticonvulsivantes geralmente resultam em hiperplasia gengival, esse crescimento tecidual exagerado pode complicar as tentativas de atendimento odontológico.

Figura 12.55
Malformação vascular capilar vinho-do-porto
Lesão de coloração púrpura-avermelhada plana no pescoço.

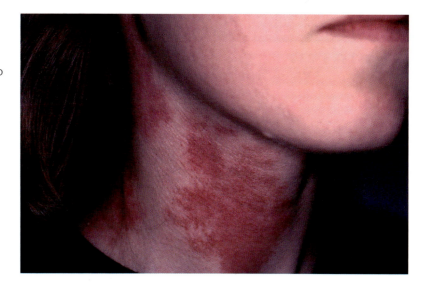

Figura 12.56
Síndrome de Sturge-Weber
Extensa mancha vinho-do-porto no rosto, incluindo a região da testa. O paciente também tem um transtorno convulsivo e déficit intelectual.

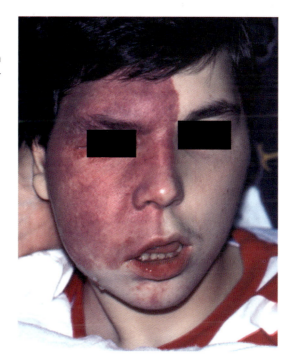

Figura 12.57
Síndrome de Sturge-Weber
Este paciente também tem uma malformação vascular capilar leve no lado esquerdo do palato mole, caracterizada por aumento da vascularização deste lado.

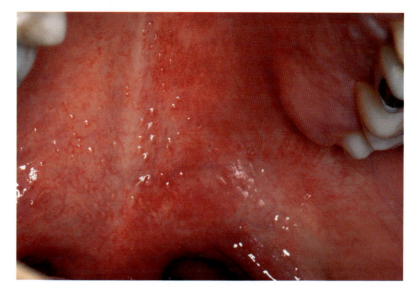

Malformação linfática (linfangioma; higroma cístico)

Figuras 12.58 a 12.60

Além de malformações vasculares compostas por vasos sanguíneos, também podem ocorrer **malformações linfáticas** de desenvolvimento. Muitas vezes conhecidos como linfangiomas, as malformações linfáticas são menos comuns que suas contrapartes vasculares, mostrando uma prevalência que varia de 1,2 a 2,8 por 1.000 nascimentos. Aproximadamente 50 a 75% dessas lesões ocorrem na região de cabeça e pescoço. Cerca de metade de todos os casos são observados ao nascimento e 90% são detectados aos 2 anos de idade.

As malformações linfáticas podem ser compostas de espaços linfáticos grandes, semelhantes a cistos (*macrocísticos*), canais linfáticos menores (*microcísticos*) ou uma combinação de vasos grandes e menores (*mistos*). As malformações linfáticas macrocíticas são mais comuns no pescoço, possivelmente porque o tecido circundante mais solto permite que os vasos se expandam. Tais lesões, também conhecidas como *higromas císticos*, ocorrem com mais frequência no triângulo posterior do que no triângulo anterior do pescoço. Eles se apresentam como massas moles e flutuantes que podem crescer bastante, às vezes resultando em dificuldade para respirar ou engolir. Às vezes, a infecção do trato respiratório superior pode levar ao rápido aumento do edema.

Em contraste, as malformações linfáticas intraorais geralmente são de natureza microcística. Essas lesões são mais comuns nos dois terços anteriores da língua, onde geralmente resultam em macroglossia. Tipicamente, os vasos linfáticos estão localizados superficialmente dentro do tecido conjuntivo, produzindo uma superfície mucosa pedregosa sugestiva de um aglomerado de vesículas. Essa aparência às vezes é descrita como se assemelhando a pudim de tapioca ou uma massa semelhante a ovas de sapo. Muitas das bolhas de superfície serão claras e translúcidas, enquanto outras podem parecer roxas devido à hemorragia secundária ou a vasos sanguíneos entremeados.

O tratamento das malformações linfáticas depende do tamanho, da localização e dos sintomas associados à lesão. Lesões estáveis menores, que não causam problemas estéticos ou funcionais, podem não requerer tratamento específico. O manejo das malformações linfáticas sintomáticas maiores inclui cirurgia ou escleroterapia. No entanto, a remoção cirúrgica total pode ser difícil devido à natureza difusa dos vasos ou à proximidade de estruturas vitais. A recorrência é comum, especialmente para lesões microcísticas na cavidade oral. A escleroterapia percutânea pode ser bem-sucedida em muitas lesões macrocísticas no pescoço. Nos EUA, o fármaco esclerosante mais utilizado é a doxiciclina, embora outros agentes incluam sulfato de tetradecilo de sódio, álcool, bleomicina e OK-432 (fora dos EUA). O prognóstico geral para malformações linfáticas é bom, embora o aumento súbito raramente possa levar à obstrução das vias respiratórias e à morte.

Figura 12.58
Malformação linfática
Pápulas translúcidas múltiplas na superfície ventral da língua representam vasos linfáticos dilatados. Algumas das bolhas parecem roxas devido a hemorragia ou capilares entremeados.

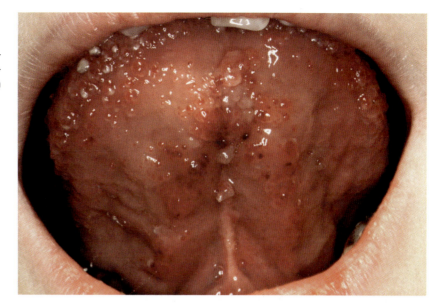

Figura 12.59
Malformação linfática
Massa composta por pápulas translúcidas no dorso da língua.

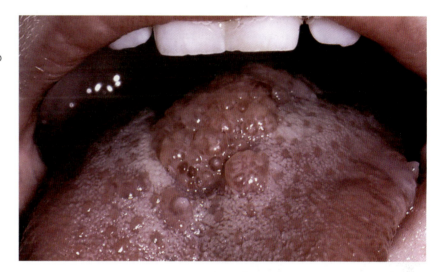

Figura 12.60
Malformação linfática
Criança com malformação linfática macrocística difusa do pescoço e da face.

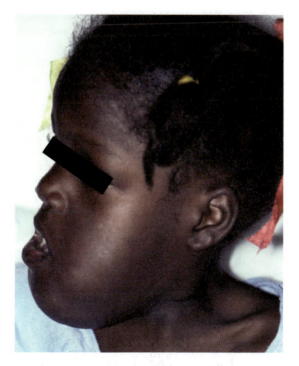

Rabdomiossarcoma

Figuras 12.61 a 12.63

Sarcomas de partes moles representam menos de 1% dos cânceres de cabeça e pescoço. O mais comum desses tumores malignos é o **rabdomiossarcoma (RMS)**, uma neoplasia agressiva que mostra diferenciação de músculo esquelético. Esse tumor é mais comum em crianças, representando cerca de metade de todos os sarcomas de tecidos moles na população pediátrica. Por outro lado, o RMS representa apenas 2 a 5% dos sarcomas de tecidos moles em adultos. Quatro variantes histopatológicas são reconhecidas: embrionária, alveolar, fusiforme-esclerosante e pleomórfica. A variante mais comum é o RMS embrionário, que tende a ocorrer durante a primeira década de vida. RMS alveolar é o segundo tipo mais comum e é observado com mais frequência em crianças mais velhas e adultos jovens. Esses tumores são caracterizados por uma de duas translocações cromossômicas que resultam em um gene de fusão *PAX3-FOXO1* ou *PAX7-FOXO1*. O RMS fusiforme-esclerosante, que pode ocorrer em crianças ou adultos, pode apresentar uma das várias mutações, incluindo os genes *NCOA2*, *VGLL2* ou *MYOD1*. O RMS pleomórfico é a variante mais rara, geralmente observada em pacientes com mais de 45 anos de idade.

No geral, aproximadamente 35% dos RMSs ocorrem na região da cabeça e do pescoço. O tumor geralmente se apresenta como uma massa indolor que apresenta rápido crescimento com infiltração dos tecidos adjacentes. Locais comuns de ocorrência incluem seios paranasais, nasofaringe, região parameníngea, região orbital e cavidade oral. O manejo de RMS geralmente consiste em uma combinação de quimioterapia, cirurgia e radioterapia. A taxa de sobrevida de 5 anos para tumores na região da cabeça e pescoço é de 63%. No entanto, a sobrevida é altamente dependente da idade do paciente e do subtipo microscópico. Para pacientes com idade inferior a 10 anos, a taxa de sobrevida global em 5 anos é de 80%, enquanto a taxa de sobrevida cai para 46% para pacientes com mais de 10 anos. Isso está provavelmente relacionado à alta proporção de casos de RMS embrionário em pacientes mais jovens, que têm um prognóstico significativamente melhor do que o RMS alveolar. Portanto, a análise genética desempenha um papel crucial na distinção entre RMS embrionário e alveolar. Além disso, no mais raro subtipo fusiforme-esclerosante de RMS, os tumores que apresentam mutações no gene *MYOD1* são mais agressivos e têm pior prognóstico do que os tumores com as fusões gênicas *NCOA2* e *VGLL2*.

■ **Figura 12.61**
Rabdomiossarcoma
Criança com uma massa azulada na mucosa alveolar da região posterior da mandíbula. (Cortesia do Dr. James Hargan.)

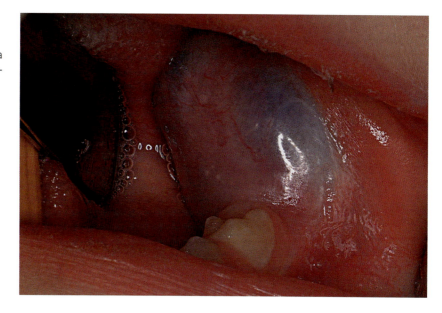

■ **Figura 12.62**
Rabdomiossarcoma
Massa de crescimento rápido na hemiface direita.

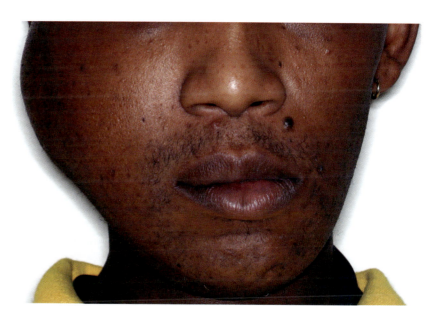

■ **Figura 12.63**
Rabdomiossarcoma
Fotografia intraoral do mesmo paciente da Figura 12.62 mostra uma massa ulcerada na mucosa jugal. O manejo consistiu em quimioterapia e ressecção cirúrgica, mas o paciente morreu posteriormente devido a um tumor metastático.

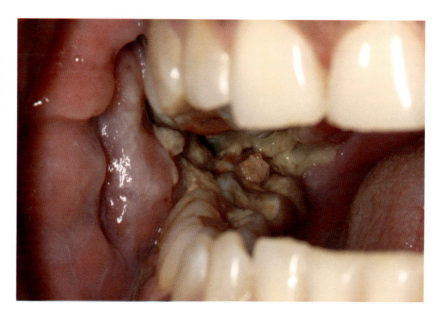

Leiomiossarcoma

Figuras 12.64 e 12.65

O **leiomiossarcoma** é uma neoplasia maligna que mostra diferenciação de músculo liso. Esses tumores são diagnosticados com mais frequência no útero e no trato gastrintestinal – locais anatômicos que normalmente possuem quantidades significativas de músculo liso. No entanto, devido à escassez de músculo liso na cavidade oral, a boca é um local raro para o leiomiossarcoma primário.

Os leiomiossarcomas orais e maxilofaciais geralmente são observados em adultos, mas podem ocorrer em uma ampla faixa etária. Curiosamente, a localização mais comum é dentro dos maxilares, representando aproximadamente dois terços de todos os casos. A maxila e a mandíbula são igualmente afetadas. O tumor geralmente se apresenta como uma massa grande, que pode ou não ser dolorosa. Destruição óssea radiotransparente é observada em tumores intraósseos. O crescimento rápido dos tumores que envolvem tecidos moles pode resultar em ulceração da superfície da mucosa sobrejacente. O tratamento do leiomiossarcoma oral geralmente consiste em ressecção cirúrgica ampla. Para tumores inoperáveis ou metastáticos, quimioterapia paliativa ou radioterapia podem ser tentadas. A taxa de sobrevida em 5 anos varia de 55 a 62%.

Angiossarcoma

Figura 12.66

O **angiossarcoma** é uma neoplasia maligna endotelial rara que pode surgir de vasos sanguíneos ou linfáticos. Vários fatores de risco incluem danos actínicos, terapia de radiação prévia, carcinógenos químicos (p. ex., cloreto de vinilo) e linfedema crônico (p. ex., pós-mastectomia). Mais da metade de todos os casos ocorrem na cabeça e no pescoço, com predileção pela pele do couro cabeludo e da testa. Esses tumores dermatológicos geralmente ocorrem em adultos mais velhos e mostram uma proporção de 2 para 1 entre homens e mulheres. O angiossarcoma da cavidade oral é extremamente raro.

O angiossarcoma cutâneo aparece pela primeira vez como uma lesão púrpura-azulada que pode ser confundida com equimose. Com o tempo, no entanto, a lesão se expande e se torna elevada, nodular e possivelmente ulcerada. O tumor, muitas vezes, parece multifocal. O angiossarcoma oral tem sido relatado com mais frequência na gengiva.

O angiossarcoma é uma malignidade agressiva cujo manejo inclui cirurgia, radioterapia e quimioterapia. No entanto, recorrência local e metástases a distância são comuns. A sobrevida global em 5 anos é de 35 a 40%, com uma sobrevida média de 16 meses. A taxa de sobrevida de 10 anos cai para 14 a 21%.

■ **Figura 12.64**
Leiomiossarcoma
Grande massa ulcerada na mucosa jugal esquerda e no vestíbulo.

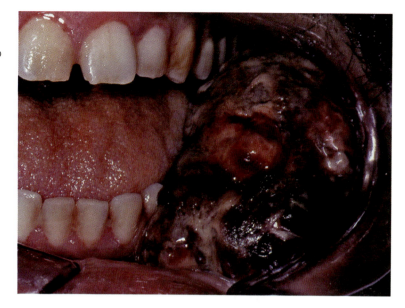

■ **Figura 12.65**
Leiomiossarcoma
Tomografia computadorizada, corte axial, do mesmo paciente da Figura 12.64 mostra massa de tecidos moles com destruição óssea subjacente.

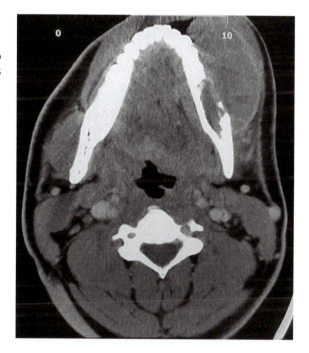

■ **Figura 12.66**
Angiossarcoma
Lesão de coloração azul-arroxeada levemente elevada no couro cabeludo. (Agradecimento ao Dr. Terry Day.)

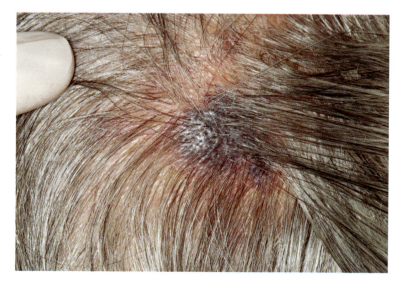

Sarcoma de Kaposi

Figuras 12.67 a 12.69

O **sarcoma de Kaposi** é uma neoplasia vascular incomum causada por herpes-vírus humano 8 (HHV-8) ou herpes-vírus associado ao sarcoma de Kaposi (KSHV). Antes da epidemia de AIDS, o sarcoma de Kaposi era uma neoplasia maligna rara, especialmente na cavidade oral. Atualmente, quatro principais subtipos de sarcoma de Kaposi são reconhecidos: (1) clássico, (2) endêmico, (3) iatrogênico (associado a transplante) e (4) epidêmico (relacionado à AIDS). Esta seção tem como foco principalmente as três primeiras formas de doença; o sarcoma de Kaposi relacionado à AIDS é discutido na seção sobre a doença HIV.

O sarcoma de Kaposi clássico tem evolução lenta, ocorrendo principalmente em homens idosos de origem mediterrânea, do Oriente Médio e do Leste Europeu – presumivelmente porque os países dessa região têm uma taxa mais alta de infecção por KSHV/HHV-8. As lesões indolores desenvolvem-se primeiro na pele das extremidades inferiores, surgindo como múltiplas máculas e placas de cor azul-púrpura. Durante um período de muitos anos, essas lesões gradualmente adotam uma morfologia mais nodular. No entanto, apenas cerca de 10 a 20% dos pacientes desenvolverão disseminação do tumor em outras partes do corpo. Manifestações orais são raras, sendo mais frequentes no palato duro.

O sarcoma de Kaposi endêmico ocorre principalmente em crianças e adultos jovens na África Subsaariana, também relacionado à alta soroprevalência do KSHV/HHV-8 nessa região. Dois subtipos são identificados. O *sarcoma de Kaposi cutâneo africano* tende a ocorrer em adultos jovens, apresentando características semelhantes ao sarcoma de Kaposi clássico. No entanto, os pacientes geralmente desenvolvem tumores disseminados mais agressivos. O *sarcoma de Kaposi linfadenopático africano* é um processo distintamente mais agressivo que ocorre em crianças pequenas, geralmente resultando em morte dentro de 2 a 3 anos. Esta forma da doença é caracterizada por tumores de crescimento rápido que envolvem linfonodos e órgãos internos.

O sarcoma de Kaposi iatrogênico é observado em pacientes recebendo terapia imunossupressora. Esta forma ocorre com mais frequência em indivíduos que realizaram transplantes de órgãos sólidos e que estão sendo tratados com agentes imunossupressores (como a ciclosporina) para evitar a rejeição de órgãos. Estima-se que o sarcoma de Kaposi iatrogênico se desenvolva em 0,5% dos pacientes transplantados renais.

O sarcoma de Kaposi não é curável, e o tratamento e o prognóstico dependem do subtipo clínico e da gravidade da doença. Pacientes com sarcoma de Kaposi clássico podem não necessitar de tratamento devido à natureza indolente das lesões. Os tumores individuais problemáticos podem ser controlados por radioterapia, excisão cirúrgica, crioterapia ou injeção de vimblastina intralesional. Para pacientes com doença mais disseminada, vários agentes quimioterápicos sistêmicos podem ser usados, incluindo doxorrubicina, paclitaxel e alfainterferona. O sarcoma de Kaposi iatrogênico em pacientes transplantados de órgãos pode ter evolução agressiva, embora a regressão do tumor possa ocorrer se a terapia imunossupressora puder ser descontinuada. Para o sarcoma de Kaposi relacionado à AIDS, a reconstituição imune com terapia antirretroviral combinada é crucial.

Figura 12.67
Sarcoma de Kaposi
Sarcoma de Kaposi clássico apresentando-se como múltiplas máculas e pápulas arroxeadas na perna.

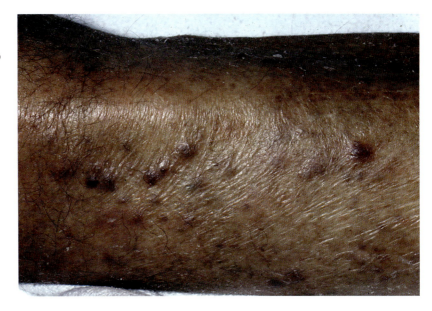

Figura 12.68
Sarcoma de Kaposi
Sarcoma de Kaposi iatrogênico em paciente transplantado renal que apresentou lesões nodulares arroxeadas difusas no rebordo alveolar maxilar.

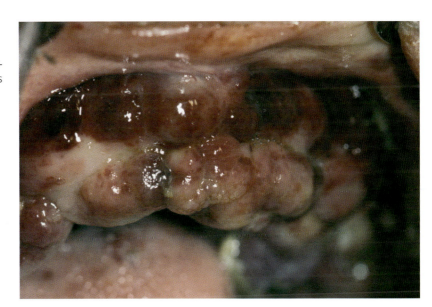

Figura 12.69
Sarcoma de Kaposi
Mesmo paciente da Figura 12.68 apresenta fileira de nódulos arroxeados no dorso da língua.

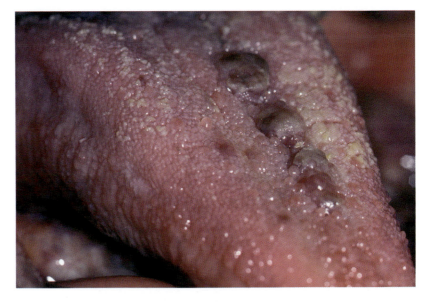

Tumores metastáticos dos tecidos moles orais e maxilofaciais

Figuras 12.70 a 12.72

Tumores metastáticos para as regiões oral e maxilofacial são incomuns, representando apenas 1 a 2% de todas as malignidades diagnosticadas nessa área. A maioria das metástases orais surge de tumores localizados na parte inferior do corpo, embora seja difícil explicar como tais lesões poderiam metastatizar para a região de cabeça e pescoço, pois se esperaria que os tumores disseminados pelo sangue fossem filtrados pelos pulmões. Uma teoria que tem sido oferecida para essas metástases envolve o *plexo de Batson,* um plexo venoso valvulado ao longo da coluna vertebral que poderia permitir a extensão retrógrada de células tumorais que contornam os pulmões. As metástases orais podem ocorrer tanto no osso como no tecido mole.

Metástases em tecido mole podem se desenvolver em qualquer parte da cavidade oral, mas a localização mais comum é a gengiva; isso representa pouco mais da metade de todos os casos. Uma metástase gengival frequentemente se apresenta como uma massa ulcerada que pode mimetizar um dos crescimentos gengivais reativos mais comuns, como granuloma piogênico ou epúlide granulomatosa. A língua é o segundo local mais comum de metástases orais, representando cerca de 22% dos casos. Essas lesões podem aparecer como um crescimento ulcerado ou uma massa submucosa.

Os tumores metastáticos para a cavidade oral são mais comuns em homens e geralmente ocorrem em pacientes de meia-idade e idosos. Nos homens, os locais de tumor primário mais comuns são o pulmão, o rim, a pele, o trato gastrintestinal e o fígado. Para as mulheres, o local primário mais comum é a mama, seguida pelos órgãos genitais femininos, rins e pulmão. Embora o diagnóstico do tumor primário já seja conhecido, é importante ressaltar que a lesão oral é o primeiro sinal de malignidade em 25% dos pacientes. O prognóstico para pacientes com metástases orais é muito ruim porque o tumor provavelmente também se disseminou para outros locais do corpo. O tratamento geralmente é paliativo.

■ **Figura 12.70**
Carcinoma de tireoide metastático
Paciente com carcinoma papilar de tireoide, que originou metástase em linfonodos cervicais no ângulo da mandíbula. (Agradecimento ao Dr. Terry Day.)

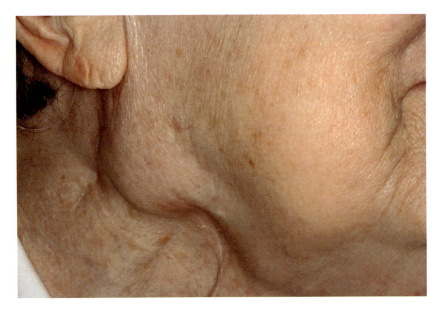

■ **Figura 12.71**
Carcinoma pulmonar metastático
Massa ulcerada na gengiva mandibular.

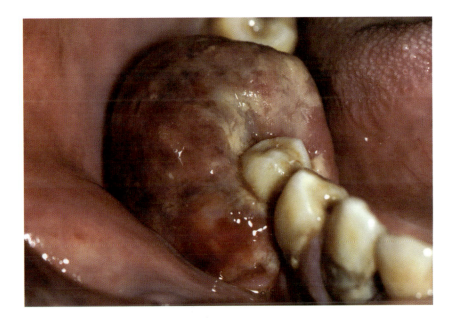

■ **Figura 12.72**
Carcinoma de células renais metastático
Massa ulcerada no rebordo alveolar edêntulo.

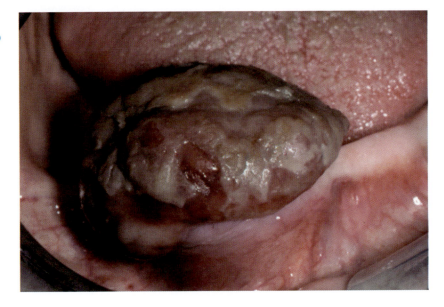

Bibliografia

Fibroma e fibroma de células gigantes
Brannon RB, Pousson RR. The retrocuspid papillae: a clinical evaluation of 51 cases. *J Dent Hyg.* 2003;77:180-184.
Gonsalves WC, Chi AC, Neville BW. Common oral lesions: part II. Masses and neoplasia. *Am Fam Physician.* 2007;75:509-512.
Houston GD. The giant cell fibroma: a review of 464 cases. *Oral Surg Oral Med Oral Pathol.* 1982;53:582-587.
Magnusson BC, Rasmusson LG. The giant cell fibroma: a review of 103 cases with immunohistochemical findings. *Acta Odontol Scand.* 1995;53:293-296.
Savage NW, Monsour PA. Oral fibrous hyperplasias and the giant cell fibroma. *Aust Dent J.* 1985;30:405-409.
Weathers DR, Callihan MD. Giant cell fibroma. *Oral Surg Oral Med Oral Pathol.* 1974;37:374-384.

Mucinose oral focal
Aldred MJ, Talacko AA, Ruljancich K, et al. Oral focal mucinosis: report of 15 cases and review of the literature. *Pathology.* 2003;35:393-396.
Buchner A, Merrell PW, Leider AS, et al. Oral focal mucinosis. *Int J Oral Maxillofac Surg.* 1990;19:337-340.
Tomich CE. Oral focal mucinosis: a clinicopathologic and histochemical study of eight cases. *Oral Surg Oral Med Oral Pathol.* 1974;38:714-724.

Épulide fissurada
Buchner A, Begleiter A, Hansen LS. The predominance of epulis fissuratum in females. *Quintessence Int.* 1984;15:699-702.
Canger EM, Celenk P, Kayipmaz S. Denture-related hyperplasia: a clinical study of a Turkish population group. *Braz Dent J.* 2009;20:243-248.
Coelho CMP, Zucoloto S, Lopes RA. Denture-induced fibrous inflammatory hyperplasia: a retrospective study in a school of dentistry. *Int J Prosthodont.* 2000;13:148-151.
Cutright DE. The histopathologic findings in 583 cases of epulis fissuratum. *Oral Surg Oral Med Oral Pathol.* 1974;37:401-411.

Hiperplasia papilar inflamatória
Bhaskar SN, Beasley JD III, Cutright DE. Inflammatory papillary hyperplasia of the oral mucosa: report of 341 cases. *J Am Dent Assoc.* 1970;81:949-952.
Budtz-Jørgensen E. Oral mucosal lesions associated with the wearing of removable dentures. *J Oral Pathol.* 1981;10:65-80.
Gual-Vaqués P, Jané-Salas E, Egido-Moreno S, et al. Inflammatory papillary hyperplasia: a systematic review. *Med Oral Patol Oral Cir Bucal.* 2017;22:e36-e42.
Salonen MAM, Raustia AM, Oikarinen KS. Effect of treatment of palatal inflammatory papillary hyperplasia with local and systemic antifungal agents accompanied by renewal of complete dentures. *Acta Odontol Scand.* 1996;54:87-91.

Pólipo fibroepitelial
Neville BW, Damm DD, Allen CM, Chi AC. Epulis fissuratum. In: *Oral and Maxillofacial Pathology.* 4th ed. St. Louis: Elsevier; 2016:475-478.
Nikitakis NG, Brooks JK. Sessile nodule on the palate. Leaflike denture fibroma. *Gen Dent.* 2011;59:76-77.

Tumor fibroso solitário
Carlos R, de Andrade BA, Canedo NH, et al. Clinicopathologic and immunohistochemical features of five new cases of solitary fibrous tumor of the oral cavity. *Oral Surg Oral Med Oral Pathol Oral Radiol.* 2016;121:390-395.
O'Regan EM, Vanguri V, Allen CM, et al. Solitary fibrous tumor of the oral cavity: clinicopathologic and immunohistochemical study of 21 cases. *Head Neck Pathol.* 2009;3:106-115.
Smith MH, Islam NM, Bhattacharyya I, et al. STAT6 reliably distinguishes solitary fibrous tumors from myofibromas. *Head Neck Pathol.* 2017;doi:10.1007/s12105-017-0836-8. [Epub ahead of print].

Miofibroma
Abramowicz S, Simon LE, Kozakewich HP, et al. Myofibromas of the jaws in children. *J Oral Maxillofac Surg.* 2012;70:1880-1884.
Foss RD, Ellis GL. Myofibromas and myofibromatosis of the oral region: a clinicopathologic analysis of 79 cases. *Oral Surg Oral Med Oral Pathol Oral Radiol Endod.* 2000;89:57-65.
Lopes RN, Alves Fde A, Rocha AC, et al. Head and neck solitary infantile myofibroma: clinicopathological and immunohistochemical features of a case series. *Acta Histochem.* 2015;117:431-436.
Smith MH, Reith JD, Cohen DM, et al. An update on myofibromas and myofibromatosis affecting the oral regions with report of 24 new cases. *Oral Surg Oral Med Oral Pathol Oral Radiol.* 2017;124:62-75.

Fibromatose
Fowler CB, Hartman KS, Brannon RB. Fibromatosis of the oral and paraoral region. *Oral Surg Oral Med Oral Pathol.* 1994;77:373-386.
Gnepp DR, Henley J, Weiss S, et al. Desmoid fibromatosis of the sinonasal tract and nasopharynx: a clinicopathologic study of 25 cases. *Cancer.* 1996;78:2572-2579.
Kruse AL, Luebbers HT, Grätz KW, et al. Aggressive fibromatosis of the head and neck: a new classification based on a literature review over 40 years (1968-2008). *Oral Maxillofac Surg.* 2010;14:227-232.
Vally IM, Altini M. Fibromatoses of the oral and paraoral soft tissues and jaws: review of the literature and report of 12 new cases. *Oral Surg Oral Med Oral Pathol.* 1990;69:191-198.

Granuloma piogênico
Bhaskar SN, Jacoway JR. Pyogenic granuloma—clinical features, incidence, histology, and result of treatment: report of 242 cases. *J Oral Surg.* 1966;24:391-398.
Cardoso JA, Spanemberg JC, Cherubini K, et al. Oral granuloma gravidarum: a retrospective study of 41 cases in southern Brazil. *J Appl Oral Sci.* 2013;21:215-218.
Daley TD, Nartey NO, Wysocki GP. Pregnancy tumor: an analysis. *Oral Surg Oral Med Oral Pathol.* 1991;72:196-199.
Gordón-Núñez MA, de Vasconcelos Carvalho M, Benevenuto TG, et al. Oral pyogenic granuloma: a retrospective analysis of 293 cases in a Brazilian population. *J Oral Maxillofac Surg.* 2010;68:2185-2188.

Epúlide granulomatosa
Ghadimi S, Chiniforush N, Najafi M, et al. Excision of epulis granulomatosa with diode laser in 8 years old boy. *J Lasers Med Sci.* 2015;6:92-95.
Leong R, Seng GF. Epulis granulomatosa: extraction sequelae. *Gen Dent.* 1998;46:252-255.

Fibroma ossificante periférico
Childers ELB, Morton I, Fryer CE, et al. Giant peripheral ossifying fibroma: a case report and clinicopathologic review of 10 cases from the literature. *Head Neck Pathol.* 2013;7:356-360.
Cuisia ZE, Brannon RB. Peripheral ossifying fibroma—a clinical evaluation of 134 pediatric cases. *Pediatr Dent.* 2001;23:245-248.
Mergoni G, Meleti M, Magnolo S, et al. Peripheral ossifying fibroma: a clinicopathologic study of 27 cases and review of the literature with emphasis on histomorphologic features. *J Indian Soc Periodontol.* 2015;19:83-87.
Walters JD, Will JK, Hatfield RD, et al. Excision and repair of the peripheral ossifying fibroma: a report of 3 cases. *J Periodontol.* 2001;72:939-944.

Lesão periférica de células gigantes
Giansanti JS, Waldron CA. Peripheral giant cell granuloma: review of 720 cases. *J Oral Surg.* 1969;17:787-791.
Katsikeris N, Kakarantza-Angelopoulou E, Angelopoulos AP. Peripheral giant cell granuloma: clinicopathologic study of 224 new cases and review of 956 reported cases. *Int J Oral Maxillofac Surg.* 1988;17:94-99.
Lester SR, Cordell KG, Rosebush MS, et al. Peripheral giant cell granulomas: a series of 279 cases. *Oral Surg Oral Med Oral Pathol Oral Radiol.* 2014;118:475-482.
Smith BR, Fowler CB, Svane TJ. Primary hyperparathyroidism presenting as a "peripheral" giant cell granuloma. *J Oral Maxillofac Surg.* 1988;46:65-69.

Lipoma
Furlong MA, Fanburg-Smith JC, Childers ELB. Lipoma of the oral and maxillofacial region: site and subclassification of 125 cases. *Oral Surg Oral Med Oral Pathol Oral Radiol Endod.* 2004;98:441-450.

Manor E, Sion-Vardy N, Joshua BZ, et al. Oral lipoma: analysis of 58 new cases and review of the literature. *Ann Diagn Pathol.* 2011;15:257-261.

Studart-Soares EC, Costa FWG, Sousa FB, et al. Oral lipomas in a Brazilian population: a 10-year study and analysis of 450 cases reported in the literature. *Med Oral Patol Oral Cir Bucal.* 2010;15:e691-e696.

Schwannoma

Butler RT, Patel RM, McHugh JB. Head and neck schwannoma: 20-year experience of a single institution excluding cutaneous and acoustic sites. *Head Neck Pathol.* 2016;10:286-291.

Chi AC, Carey J, Muller S. Intraosseous schwannoma of the mandible: a case report and review of the literature. *Oral Surg Oral Med Oral Pathol Oral Radiol Endod.* 2003;96:e54-65.

Colreavy MP, Lacy PD, Hughes J, et al. Head and neck schwannomas—a 10 year review. *J Laryngol Otol.* 2000;114:119-124.

Hoa M, Slattery WH 3rd. Neurofibromatosis 2. *Otolaryngol Clin N Am.* 2012;45:315-332.

Liu HL, Yu SY, Li GKH, et al. Extracranial head and neck schwannnomas: a study of the nerve of origin. *Eur Arch Otorhinolaryngol.* 2011;268:1343-1347.

Neuroma traumático

Jham BC, Costa NL, Batista AC, et al. Traumatic neuroma of the mandible: a case report with spontaneous remission. *J Clin Exp Dent.* 2014;6:e317-e320.

Lee EJ, Calcaterra TC, Zuckerbraun L. Traumatic neuromas of the head and neck. *Ear Nose Throat J.* 1998;77:670-676.

Sist TC Jr, Greene GW. Traumatic neuroma of the oral cavity: report of thirty-one new cases and review of the literature. *Oral Surg Oral Med Oral Pathol.* 1981;51:394-402.

Neuroma encapsulado em paliçada

Chauvin PJ, Wysocki GP, Daley TD, et al. Palisaded encapsulated neuroma of oral mucosa. *Oral Surg Oral Med Oral Pathol.* 1992;73:71-74.

Koutlas IG, Scheithauer BW. Palisaded encapsulated ("solitary circumscribed") neuroma of the oral cavity: a review of 55 cases. *Head Neck Pathol.* 2010;4:15-26.

Magnusson B. Palisaded encapsulated neuroma (solitary circumscribed neuroma) of the oral mucosa. *Oral Surg Oral Med Oral Pathol Oral Radiol Endod.* 1996;82:302-304.

Neurofibroma

Campos MS, Fontes A, Marocchio LS, et al. Clinicopathologic and immunohistochemical features of oral neurofibroma. *Acta Odontol Scand.* 2012;70:577-582.

Ellis GL, Abrams AM, Melrose RJ. Intraosseous benign neural sheath neoplasms of the jaws: report of seven new cases and review of the literature. *Oral Surg Oral Med Oral Pathol.* 1977;44:731-743.

Marocchio LS, Oliveira DT, Pereira MC, et al. Sporadic and multiple neurofibromas in the head and neck region: a retrospective study of 33 years. *Clin Oral Investig.* 2007;11:165-169.

Neurofibromatose

D'Ambrosio JA, Langlais RP, Young RS. Jaw and skull changes in neurofibromatosis. *Oral Surg Oral Med Oral Pathol.* 1988;66:391-396.

Ingham S, Huson SM, Moran A, et al. Malignant peripheral nerve sheath tumours in NF1: improved survival in women and in recent years. *Eur J Cancer.* 2011;47:2723-2728.

Lee L, Yan Y-H, Pharoah MJ. Radiographic features of the mandible in neurofibromatosis. A report of 10 cases and review of the literature. *Oral Surg Oral Med Oral Pathol Oral Radiol Endod.* 1996;81:361-367.

Neville BW, Hann J, Narang R, et al. Oral neurofibrosarcoma associated with neurofibromatosis type I. *Oral Surg Oral Med Oral Pathol.* 1991;72:456-461.

Shapiro SD, Abramovitch K, Van Dis ML, et al. Neurofibromatosis: oral and radiographic manifestations. *Oral Surg Oral Med Oral Pathol.* 1984;58:493-498.

Neoplasia endócrina múltipla do tipo 2B

Callender GG, Rich TA, Perrier ND. Multiple endocrine neoplasia syndromes. *Surg Clin North Am.* 2008;88:863-895.

Carney JA. Familial multiple endocrine neoplasia: the first 100 years. *Am J Surg Pathol.* 2005;29:254-274.

Jasim S, Ying AK, Waguespack SG, et al. Multiple endocrine neoplasia type 2B with a RET proto-oncogene A883F mutation displays a more indolent form of medullary thyroid carcinoma compared with a RET M918T mutation. *Thyroid.* 2011;21:189-192.

MacIntosh RB, Shivapuja P-K, Krzemien MB, et al. Multiple endocrine neoplasia type 2B: maxillofacial significance in 5 cases. *J Oral Maxillofac Surg.* 2014;72:2498.e1-2498.e17.

Moline J, Eng C. Multiple endocrine neoplasia type 2: an overview. *Genet Med.* 2011;13:755-764.

Tumor neuroectodérmico melanótico da infância

Azarisamani A, Petrisor D, Wright J, et al. Metastatic melanotic neuroectodermal tumor of infancy: report of a case and review of the literature. *J Oral Maxillofac Surg.* 2016;74:2431-2440.

Chaudhary A, Wakhlu A, Mittal N, et al. Melanotic neuroectodermal tumor of infancy: 2 decades of clinical experience with 18 patients. *J Oral Maxillofac Surg.* 2009;67:47-51.

Kruse-Lösler B, Gaertner C, Bürger H, et al. Melanotic neuroectodermal tumor of infancy: systematic review of the literature and presentation of a case. *Oral Surg Oral Med Oral Pathol Oral Radiol Endod.* 2006;102:204-216.

Rachidi S, Sood AJ, Patel KG, et al. Melanotic neuroectodermal tumor of infancy: a systematic review. *J Oral Maxillofac Surg.* 2015;73:1946-1956.

Tumor de células granulares

Brannon RB, Anand PM. Oral granular cell tumors: an analysis of 10 new pediatric and adolescent cases and a review of the literature. *J Clin Pediatr Dent.* 2004;29:69-74.

Collins BM, Jones AC. Multiple granular cell tumors of the oral cavity: report of a case and review of the literature. *J Oral Maxillofac Surg.* 1995;53:707-711.

Mirchandani R, Sciubba JJ, Mir R. Granular cell lesions of the jaws and oral cavity: a clinicopathologic, immunohistochemical, and ultrastructural study. *J Oral Maxillofac Surg.* 1989;47:1248-1255.

Rejas RA, Campos MS, Cortes AR, et al. The neural histogenetic origin of the oral granular cell tumor: an immunohistochemical evidence. *Med Oral Patol Oral Cir Bucal.* 2011;16:e6-e10.

Epúlide congênita

Bhatia SK, Goyal A, Ritwik P, et al. Spontaneous regression of a congenital epulis in a newborn. *J Clin Pediatr Dent.* 2013;37:297-299.

Childers ELB, Fanburg-Smith JC. Congenital epulis of the newborn: 10 new cases of a rare oral tumor. *Ann Diagn Pathol.* 2011;15:157-161.

Damm DD, Cibull ML, Geissler RH, et al. Investigation into the histogenesis of congenital epulis of the newborn. *Oral Surg Oral Med Oral Pathol.* 1993;76:205-212.

Johnson KM, Shainker SA, Estroff JA, et al. Prenatal diagnosis of congenital epulis: Implications for delivery. *J Ultrasound Med.* 2017;36:449-451.

Lack EE, Worsham GF, Callihan MD, et al. Gingival granular cell tumors of the newborn (congenital "epulis"): a clinical and pathologic study of 21 patients. *Am J Surg Pathol.* 1981;5:37-46.

Rabdomioma

Cleveland DB, Chen SY, Allen CM, et al. Adult rhabdomyoma: a light microscopic, ultrastructural, virologic, and immunologic analysis. *Oral Surg Oral Med Oral Pathol.* 1994;77:147-153.

Kapadia SB, Meis JM, Frisman DM, et al. Adult rhabdomyoma of the head and neck: a clinicopathologic and immunophenotypic study. *Hum Pathol.* 1993;24:608-617.

Kapadia SB, Meis JM, Frisman DM, et al. Fetal rhabdomyoma of the head and neck: a clinicopathologic and immunophenotypic study of 24 cases. *Hum Pathol.* 1993;24:754-765.

Zhang GZ, Zhang GQ, Xiu JM, et al. Intraoral multifocal and multinodular adult rhabdomyoma: report of a case. *J Oral Maxillofac Surg.* 2012;70:2480-2485.

Leiomioma

Damm DD, Neville BW. Oral leiomyomas. *Oral Surg Oral Med Oral Pathol.* 1979;47:343-348.

Freitas da Silva D, Fernandes IA, Wu A, et al. Oral leiomyomatous hamartoma of the anterior maxillary gingiva. *Clin Adv Periodontics.* 2016;6:190-194.

Liang H, Frederiksen NL, Binnie WH, et al. Intraosseous leiomyoma: systematic review and report of one case. *Dentomaxillofac Radiol.* 2003;32:285-290.

Liu Y, Li B, Li L, et al. Angioleiomyomas in the head and neck: a retrospective clinical and immunohistochemical analysis. *Oncol Lett.* 2014;8:241-247.

Coristoma ósseo

Chou L, Hansen LS, Daniels TE. Choristomas of the oral cavity: a review. *Oral Surg Oral Med Oral Pathol.* 1991;72:584–593.

Gorini E, Mullace M, Migliorini L, et al. Osseous choristoma of the tongue: a review of etiopathogenesis. *Case Rep Otolaryngol.* 2014;2014:373104. doi:10.1155/2014/373104.

Norris O, Mehra P. Chondroma (cartilaginous choristoma) of the tongue: report of a case. *J Oral Maxillofac Surg.* 2012;70:643–646.

Supiyaphun P, Sampatanakul P, Kerekhanjanarong V, et al. Lingual osseous choristoma: a study of eight cases and review of the literature. *Ear Nose Throat J.* 1998;77:312–318, 320, 325.

Hemangioma e malformações vasculares

Adams DM, Lucky AW. Cervicofacial vascular anomalies. I. Hemangiomas and other benign vascular tumors. *Semin Pediatr Surg.* 2006;15:124–132.

Colletti G, Frigerio A, Giovanditto F, et al. Surgical treatment of vascular malformations of the facial bones. *J Oral Maxillofac Surg.* 2014;72:1326.e1–1326.e18.

Fan X, Zhang Z, Zhang C, et al. Direct-puncture embolization of intraosseous arteriovenous malformation of jaws. *J Oral Maxillofac Surg.* 2002;60:890–896.

Fevurly RD, Fishman SJ. Vascular anomalies in pediatrics. *Surg Clin North Am.* 2012;92:769–800.

Greene AK. Management of hemangiomas and other vascular tumors. *Clin Plast Surg.* 2011;38:45–63.

Hogeling M. Propranolol for infantile hemangiomas: a review. *Curr Dermatol Rep.* 2012;1:179–185.

Huoh KC, Rosbe KW. Infantile hemangiomas of the head and neck. *Pediatr Clin North Am.* 2013;60:937–949.

Kaban LB, Mulliken JB. Vascular anomalies of the maxillofacial region. *J Oral Maxillofac Surg.* 1986;44:203–213.

Karim AB, Lindsey S, Bovino B, et al. Oral surgical procedures performed safely in patients with head and neck arteriovenous malformations: a retrospective case series of 12 patients. *J Oral Maxillofac Surg.* 2016;74:255.e1–255.e8.

Kwon EKM, Seefeldt M, Drolet BA. Infantile hemangiomas: an update. *Am J Clin Dermatol.* 2013;14:111–123.

Malformação vascular vinho-do-porto e síndrome de Sturge-Weber

Cerrati EW, O TM, Binetter D, et al. Surgical treatment of head and neck port-wine stains by means of a staged zonal approach. *Plast Reconstr Surg.* 2014;134:1003–1012.

Comi A. Current therapeutic options in Sturge-Weber syndrome. *Semin Pediatr Neurol.* 2015;22:295–301.

Dutkiewicz A-S, Ezzedine K, Mazereeuw-Hautier J, et al. A prospective study of risk for Sturge-Weber syndrome in children with upper facial port-wine stain. *J Am Acad Dermatol.* 2015;72:473–480.

Dymerska M, Kirkorian AY, Offermann EA, et al. Size of facial port-wine birthmark may predict neurologic outcome in Sturge-Weber syndrome. *J Pediatr.* 2017;188:205–209.

Lee JW, Chung HY, Cerrati EW, et al. The natural history of soft tissue hypertrophy, bony hypertrophy, and nodule formation in patients with untreated head and neck capillary malformations. *Dermatol Surg.* 2015;41:1241–1245.

Mantelli F, Bruscolini A, La Cava M, et al. Ocular manifestations of Sturge-Weber syndrome: pathogenesis, diagnosis, and management. *Clin Ophthalmol.* 2016;10:871–878.

Malformação linfática

Lerat J, Mounayer C, Scomparin A, et al. Head and neck lymphatic malformation and treatment: clinical study of 23 cases. *Eur Ann Otorhinolaryngol Head Neck Dis.* 2016;133:393–396.

Nehra D, Jacobson L, Barnes P, et al. Doxycycline sclerotherapy as primary treatment of head and neck lymphatic malformations in children. *J Pediatr Surg.* 2008;43:451–460.

Perkins JA, Manning SC, Tempero RM, et al. Lymphatic malformations: review of current treatment. *Otolaryngol Head Neck Surg.* 2010;142:795–803.

Thomas DM, Wieck MM, Grant CN, et al. Doxycycline sclerotherapy is superior in the treatment of pediatric lymphatic malformations. *J Vasc Interv Radiol.* 2016;27:1846–1856.

Wiegand S, Elvazi B, Zimmermann AP, et al. Sclerotherapy of lymphangiomas of the head and neck. *Head Neck.* 2011;33:1649–1655.

Rabdomiossarcoma

Lee RJ, Lee KK, Lin T, et al. Rhabdomyosarcoma of the head and neck: impact of demographic and clinicopathologic factors on survival. *Oral Surg Oral Med Oral Pathol.* 2017;124:271–279.

Owosho AA, Huang S-C, Chen S, et al. A clinicopathologic study of head and neck rhabdomyosarcomas showing *FOXO1* fusion-positive alveolar and *MYOD1*-mutant sclerosing are associated with unfavorable outcome. *Oral Oncol.* 2016;61:89–97.

Smith MH, Atherton D, Reith JD, et al. Rhabdomyosarcoma, spindle cell/sclerosing variant: a clinical and histopathological examination of this rare variant with three new cases from the oral cavity. *Head Neck Pathol.* 2017;doi:10.1007/s12105-017-0818-x. [Epub ahead of print].

Turner JH, Richmon JD. Head and neck rhabdomyosarcoma: a critical analysis of population-based incidence and survival data. *Otolaryngol Head Neck Surg.* 2011;145:967–973.

Leiomiossarcoma

Patel K, French C, Khariwala SS, et al. Intraosseous leiomyosarcoma of the mandible: a case report. *J Oral Maxillofac Surg.* 2013;71:1209–1216.

Schütz A, Smeets R, Driemel O, et al. Primary and secondary leiomyosarcoma of the oral and perioral region – clinicopathological and immunohistochemical analysis of a rare entity with a review of the literature. *J Oral Maxillofac Surg.* 2013;71:1132–1142.

Sedghizadeh PP, Angiero F, Allen CM, et al. Post-irradiation leiomyosarcoma of the maxilla: report of a case in a patient with prior radiation treatment for retinoblastoma. *Oral Surg Oral Med Oral Pathol Oral Radiol Endod.* 2004;97:726–731.

Vilos GA, Rapidis AD, Lagogiannis GD, et al. Leiomyosarcomas of the oral tissues: clinicopathological analysis of 50 cases. *J Oral Maxillofac Surg.* 2005;63:1461–1477.

Angiossarcoma

Albores-Saavedra J, Schwartz AM, Henson DE, et al. Cutaneous angiosarcoma. Analysis of 434 cases from the Surveillance, Epidemiology, and End Results Program, 1973-2007. *Ann Diagn Pathol.* 2011;15:93–97.

Dettenborn T, Wermker K, Schulze H-J, et al. Prognostic features in angiosarcoma of the head and neck: a retrospective monocenter study. *J Craniomaxillofac Surg.* 2014;42:1623–1628.

Nagata M, Yoshitake Y, Nakayama H, et al. Angiosarcoma of the oral cavity: a clinicopathological study and a review of the literature. *Int J Oral Maxillofac Surg.* 2014;43:917–923.

Perez MC, Padhya TA, Messina JL, et al. Cutaneous angiosarcoma: a single-institution experience. *Ann Surg Oncol.* 2013;20:3391–3397.

Sarcoma de Kaposi

Fatahzadeh M. Kaposi sarcoma: review and medical management update. *Oral Surg Oral Med Oral Pathol Oral Radiol.* 2012;113:2–16.

Hosseini-Moghaddam SM, Soleimanirahbar A, Mazzulli T, et al. Post renal transplantation Kaposi's sarcoma: a review of its epidemiology, pathogenesis, diagnosis, clinical aspects, and therapy. *Transpl Infect Dis.* 2012;14:338–345.

Radu O, Pantanowitz L. Kaposi sarcoma. *Arch Pathol Lab Med.* 2013;137:289–294.

Robey RC, Bower M. Facing up to the ongoing challenge of Kaposi's sarcoma. *Curr Opin Infect Dis.* 2015;28:31–40.

Schneider JW, Dittmer DP. Diagnosis and treatment of Kaposi sarcoma. *Am J Clin Dermatol.* 2017;18:529–539.

Tumores metastáticos dos tecidos moles orais e maxilofaciais

Hirshberg A, Shnaiderman-Shapiro A, Kaplan I, et al. Metastatic tumours to the oral cavity – pathogenesis and analysis of 673 cases. *Oral Oncol.* 2008;44:743–752.

Irani S. Metastasis to the oral soft tissues: a review of 412 cases. *J Int Soc Prev Community Dent.* 2016;6:393–401.

Lim S-Y, Kim S-A, Ahn S-G, et al. Metastatic tumours to the jaws and oral soft tissues: a retrospective analysis of 41 Korean patients. *Int J Oral Maxillofac Surg.* 2006;35:412–415.

13
Doenças Hematológicas

Hiperplasia linfoide, 348
Talassemia, 350
Hemofilia, 350
Deficiência de plasminogênio, 352
Neutropenia, 352
Trombocitopenia, 352
Leucemia, 354
Histiocitose de células de Langerhans, 354
Linfoma não Hodgkin, 356
Linfoma de Hodgkin, 358
Micose fungoide, 358
Linfoma de células T/NK, tipo nasal, 358
Mieloma múltiplo, 360
Plasmocitoma, 360

Hiperplasia linfoide

Figuras 13.1 a 13.4

O tecido linfoide é um componente importante das defesas do corpo, e esse tecido é comumente localizado na cavidade oral e adjacente à mesma. Nas áreas posteriores, compreende o anel de Waldeyer, incluindo tonsilas palatinas, adenoides e tecido linfoide subepitelial da borda lateral posterior da língua (tonsilas linguais), base da língua e orofaringe posterior. Os agregados linfoides superficiais também podem ser encontrados no assoalho da boca e no palato mole em alguns indivíduos. Eles podem ser solitários ou múltiplos, e podem aumentar se ocorrer um desafio antigênico, como uma infecção do sistema respiratório superior. Em geral, são assintomáticos e de cor normal, embora alguns sejam discretamente avermelhados, amarelados ou alaranjados, dependendo de quão superficialmente localizados ou inflamados sejam. A Figura 13.1 ilustra uma localização comum para agregados linfoides na base da úvula e, neste caso, uma tonalidade amarelada pode ser observada.

Na maioria dos casos, a hiperplasia leve dos tecidos linfoides oral e orofaríngeo pode ser diagnosticada com razoável certeza, considerando aspectos clínicos, especialmente se o aumento de volume aparecer bilateralmente e de forma simétrica. Em tais casos, a biopsia geralmente não é necessária, embora o acompanhamento clínico continuado ainda possa ser aconselhável. No entanto, exemplos não comuns de hiperplasias linfoides grandes ou assimétricas podem necessitar de biopsia para confirmação do diagnóstico, sendo que após esse procedimento nenhum tratamento é necessário.

■ **Figura 13.1**
Hiperplasia linfoide
Pápulas levemente amareladas e alaranjadas, com a mucosa da superfície lisa e intacta, localizadas na região lateral posterior direita da língua.

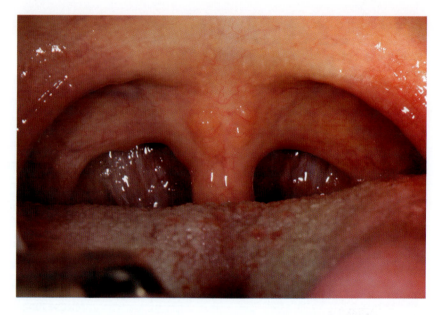

■ **Figura 13.2**
Hiperplasia linfoide
Múltiplas pápulas confluentes levemente amareladas localizadas na borda lateral da língua posterior.

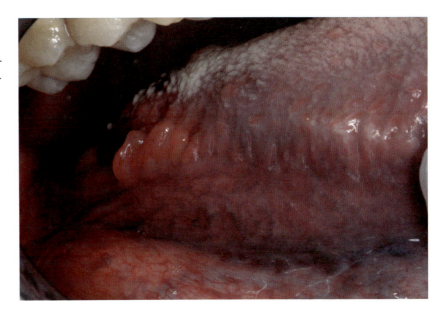

■ **Figura 13.3**
Hiperplasia linfoide
Pápulas ligeiramente amareladas e sésseis na base da úvula.

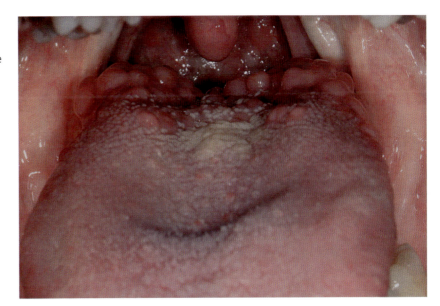

■ **Figura 13.4**
Hiperplasia linfoide
Pápulas pálidas na região anterior do assoalho da boca.

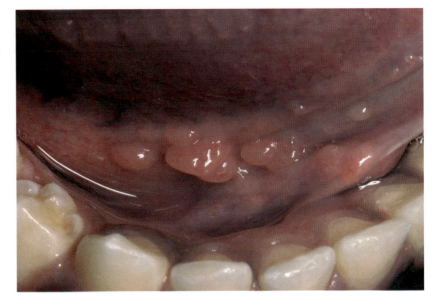

Talassemia

Figuras 13.5 e 13.6

A **talassemia** é uma anemia hemolítica hereditária de gravidade variável. Aproximadamente 20% da população mundial tem, pelo menos, um dos genes responsáveis pela talassemia. A alta frequência desta doença é atribuída principalmente à resistência antimalárica conferida pelas alterações eritrocitárias. As mutações da talassemia envolvem a cadeia α-globina ou a cadeia β-globina da molécula de hemoglobina, resultando em α-talassemia e β-talassemia, respectivamente. Embora uma única mutação proteja o indivíduo da malária, surgem problemas quando ambos os pais contribuem com genes anormais da globina. Durante a síntese normal de hemoglobina, duas cadeias de α-globina ligam-se a duas cadeias de β-globina. As quantidades das cadeias de globina devem ser iguais para que ocorra a síntese normal de hemoglobina. Quando uma mutação resulta em redução ou ausência de produção de uma cadeia de globina específica, as cadeias de globina remanescentes não podem formar uma molécula de hemoglobina normal. O acúmulo de cadeias mutadas de globina altera os eritrócitos, permitindo que eles sejam identificados como anormais e subsequentemente destruídos pelos macrófagos esplênicos. Ocorre uma anemia hipocrômica e microcítica, cuja gravidade depende do número e do tipo de mutações da cadeia globina.

Nos pacientes mais gravemente afetados, a anemia desencadeia aumento dramático na hematopoese, a maioria ocorrendo nos espaços medulares. As células precursoras hematopoéticas frequentemente sofrem apoptose, presumivelmente causada por sua anormalidade molecular. À medida que as células hematopoéticas se multiplicam nos espaços medulares, o osso se expande (às vezes, resultando em "face de esquilo") e as trabéculas ósseas são destruídas ou diluídas, causando um padrão de trabéculas finas e amplamente espaçadas em um fundo radiotransparente. Uma incidência lateral da radiografia do crânio pode mostrar aparência de "cabelo arrepiado". Atraso no crescimento e no desenvolvimento dentário também pode ser evidente.

Pacientes com apenas uma mutação de globina podem ser talassêmicos relativamente assintomáticos (talassemia menor) e podem não necessitar de tratamento. Aqueles que têm duas ou mais mutações terão uma apresentação clínica muito mais séria (talassemia maior), que requer tratamento com múltiplas transfusões de sangue combinadas à quelação de ferro. O tempo de vida desses pacientes é, geralmente, muito reduzido. A triagem pré-natal está disponível para populações com risco de talassemia, mas problemas de saúde pública significativos, muitas vezes, têm que ser abordados, incluindo a despesa do teste e o dilema de interromper ou não a gravidez.

Hemofilia

Figura 13.7

Hemofilia é um termo usado para descrever vários distúrbios hereditários da coagulação; uma mutação no gene responsável por um fator de coagulação específico resulta clinicamente em uma capacidade reduzida de formar um coágulo sanguíneo. Os pacientes com hemofilia têm uma tendência aumentada a sangrar após pequenos traumas, incluindo extrações dentárias, cirurgia periodontal e raspagem subgengival ou curetagem. As duas formas mais conhecidas de hemofilia são **hemofilia A** (deficiência de fator VIII) e **hemofilia B** (deficiência de fator IX; doença de Natal). Ambas as condições são herdadas como traços recessivos ligados ao X. Como resultado, os pacientes mais afetados são os homens. Estima-se que, aproximadamente, 1 em 5.000 homens tenham hemofilia A e 1 em 30.000 homens tenham hemofilia B.

No entanto, a **doença de von Willebrand** é a causa mais comum de coagulopatia. Esta condição é causada pela deficiência de uma molécula de transporte do fator VIII (fator de von Willebrand). O fator de von Willebrand também ajuda as plaquetas a aderirem ao tecido conjuntivo subendotelial e facilita a agregação plaqueta a plaqueta, ajudando a criar um coágulo de sangue. Acredita-se que essa condição afete 1 em 800 a 1.000 pessoas e é herdada em vários padrões. Muitos pacientes têm apenas sinais e sintomas leves; muitas vezes, o sangramento prolongado após a extração do dente leva ao diagnóstico inicial. Outros sinais potenciais incluem múltiplos episódios de epistaxe, equimoses e, nas mulheres, menorragia.

■ **Figura 13.5**
Talassemia
Lesão radiotransparente expansiva no corpo da mandíbula, com adelgaçamento do osso cortical e trabéculas finas residuais. (Cortesia do Dr. Andrew P. Wightman.)

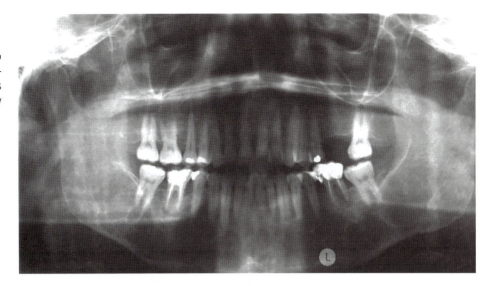

■ **Figura 13.6**
Talassemia
Tomografia computadorizada mostra o padrão "semelhante a teia de aranha" das trabéculas residuais. (Cortesia do Dr. Andrew P. Wightman.)

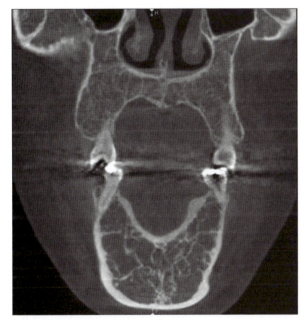

■ **Figura 13.7**
Hemofilia B
Hemorragia gengival excessiva após curetagem gengival em paciente com hemofilia B. As manifestações clínicas seriam idênticas as dos pacientes com hemofilia A.

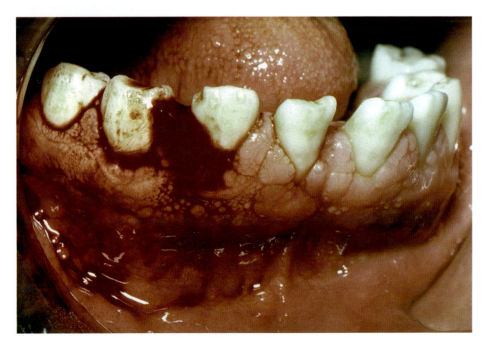

Deficiência de plasminogênio

Figura 13.8

A **deficiência de plasminogênio** representa uma doença autossômica recessiva rara que é caracterizada pela mutação do gene responsável pela produção de plasminogênio. O plasminogênio normalmente circula no soro. Com a ativação da cascata de coagulação, o plasminogênio é clivado enzimaticamente para formar plasmina. A plasmina degrada a fibrina nos coágulos sanguíneos, evitando que o coágulo se torne demasiado grande.

Esta condição afeta principalmente a mucosa, com lesões da mucosa oral se desenvolvendo em aproximadamente um terço desses pacientes. Além disso, a mucosa conjuntiva está envolvida na maioria dos pacientes, resultando em uma condição chamada "conjuntivite lenhosa". Lenhosa significa "semelhante a madeira" e os depósitos de fibrina têm consistência firme. As mucosas laríngea e vaginal também podem ser afetadas. As lesões orais podem começar na infância e são caracterizadas por áreas de aumento gengival irregular e ulcerado. As lesões têm uma aparência cremosa amarelo-clara (característica da fibrina), com a superfície irregular. A gravidade das lesões pode sofrer modificação com o tempo, e a periodontite às vezes está presente.

O tratamento é problemático porque a terapia de substituição do plasminogênio não está atualmente disponível para comercialização. As pesquisas são dificultadas pela raridade da condição. Em geral, as lesões podem ser controladas com agentes que inibem a formação de coágulos, como a heparina tópica ou a varfarina sistêmica. A expectativa de vida é essencialmente normal na maioria dos casos; além disso, a cicatrização pós-cirúrgica e a coagulação intravascular não parecem ser alteradas de forma significativa.

Neutropenia

Figura 13.9

A **neutropenia** é caracterizada por uma redução na contagem de neutrófilos para menos de 1.500/mm^2, e essa diminuição pode ser causada por vários fatores que reduzem a produção e/ou aumentam a destruição de neutrófilos. Os fármacos citotóxicos, usados para terapia imunossupressora ou quimioterapia antineoplásica, frequentemente destroem os neutrófilos. Medicamentos não citotóxicos podem precipitar uma destruição imunomediada de neutrófilos, e algumas doenças autoimunes podem produzir autoanticorpos antineutrófilos.

Outros fármacos, incluindo alguns antibióticos, diuréticos e tranquilizantes, podem diminuir a produção de neutrófilos. Diminuição da produção também é observada em anemias mielotísicas e em raras condições genéticas, tais como **neutropenia cíclica** ou **neutropenia congênita**.

Uma prevalência aumentada de úlceras orais é tipicamente observada, devido à redução na contagem de neutrófilos e à presença de muitas bactérias orais. Essas bactérias podem infectar a mucosa oral e induzir úlceras orais devido à falta de neutrófilos, talvez em resposta a pequenos traumas. Essas úlceras geralmente são crônicas, desde que a neutropenia persista. Na neutropenia cíclica, há ciclos de 21 dias de úlceras orais que correspondem à variação dos números de neutrófilos; o nadir de neutrófilos, que dura 3 a 6 dias, coincide com o aparecimento de úlceras e febre.

Antibióticos são usados para tratar úlceras neutropênicas, mas a causa da neutropenia deve ser corrigida. A higiene oral ideal deve ser mantida para minimizar a quantidade de bactérias orais. Se uma causa subjacente não puder ser eliminada, o tratamento com fator estimulante de colônias de granulócitos (G-CSF) pode ser necessário.

Trombocitopenia

Figura 13.10

Trombocitopenia refere-se a uma redução no número de plaquetas no sangue (que normalmente variam de 200.000 a 400.000/mm^3). As plaquetas são produzidas na medula hematopoética por megacariócitos. Elas desempenham um papel crítico nos eventos iniciais da hemostasia, incluindo a formação de um plugue de plaquetas, que funciona para ocluir a luz de um vaso sanguíneo que foi rompido. Uma queda significativa de plaquetas em números, portanto, resultará em uma tendência crescente de sangramento. Uma variedade de condições pode causar trombocitopenia. Estas podem ser agrupadas como distúrbios que causam (1) redução na produção de plaquetas, (2) aumento na destruição de plaquetas e (3) aumento do sequestro de plaquetas no baço.

Quando o número de plaquetas cai para menos de 100.000/mm^3, os pacientes podem apresentar sangramento dentro do tecido após pequenos traumatismos, caracterizados pela formação de petéquias.

■ **Figura 13.8**
Deficiência de plasminogênio
Gengivas cronicamente ulceradas características, com superfície irregular. (Cortesia do Dr. Ken Rasenberger.)

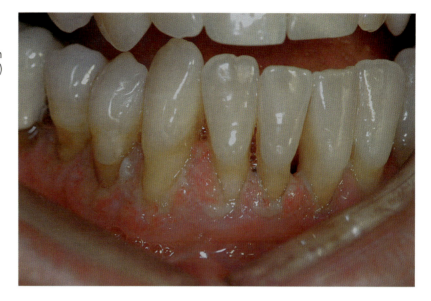

■ **Figura 13.9**
Neutropenia
Úlcera na região posterior esquerda da mucosa jugal, provavelmente secundária a pequeno traumatismo dentário.

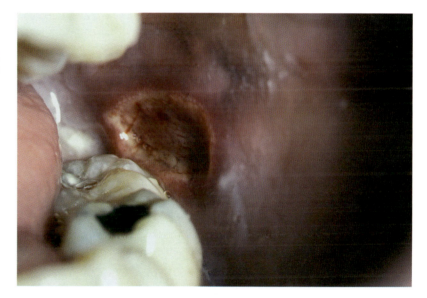

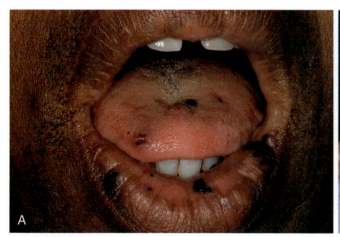
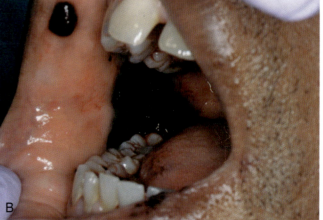

■ **Figura 13.10**
Trombocitopenia
Coleções submucosas de sangue extravasado (equimoses) são observadas em **A**, enquanto uma grande coleção de sangue extravasado (hematoma) é vista na região posterior direita em **B**. (Cortesia do Dr. Louis M. Beto.)

Quando o número de plaquetas cai para menos de 10.000/mm³, epistaxe ou sangramento significativo dos sistemas digestório, pulmonar ou urinário podem se desenvolver. Equimoses (hemorragias de tamanho médio) e hematomas (grandes acúmulos de sangue extravasado) também podem se formar, espontaneamente ou após pequenos traumatismos. Hemorragia intracraniana fatal é outro possível desfecho.

A **púrpura trombocitopênica trombótica** (PTT) é causada pela deficiência de uma enzima específica responsável pela clivagem do fator de von Willebrand (ADAMTS13). Isso resulta em moléculas de von Willebrand anormalmente grandes, causando a formação de microtrombos nos pequenos vasos sanguíneos. Como muitas plaquetas são incorporadas aos microtrombos, os números de plaquetas circulantes caem significativamente. A **púrpura trombocitopênica imunológica ("idiopática")** (PTI) pode ser aguda ou crônica. A PTI aguda normalmente ocorre na infância, em geral, após uma infecção viral. Embora a trombocitopenia grave se desenvolva, mais de 90% dos pacientes se recuperam dentro de 6 meses. A PTI crônica ocorre mais frequentemente em mulheres adultas jovens devido à destruição autoimune de plaquetas no baço. Portanto, essas pacientes podem responder à esplenectomia.

Leucemia

Figura 13.11

A leucemia representa uma gama de malignidades que surgem dos precursores das células brancas do sangue. As leucemias são geralmente classificadas de acordo com a linhagem celular precursora (*i.e.*, linfocítica ou mielomonocítica) e o curso clínico (*i.e.*, agudo ou crônico). Assim, as quatro grandes categorias de leucemia incluem leucemia linfoide aguda, leucemia linfoide crônica, leucemia mielomonocítica aguda e leucemia mieloide crônica. Numerosos subtipos de leucemia são reconhecidos nessas quatro grandes categorias, com cada subtipo tendo um perfil único além do escopo desta discussão.

A leucemia linfoide aguda geralmente é diagnosticada em crianças entre 3 e 6 anos de idade, enquanto a leucemia linfoide crônica é identificada em adultos mais velhos. A leucemia mielomonocítica aguda também é tipicamente diagnosticada em adultos com mais de 60 anos de idade. A leucemia mieloide crônica geralmente é encontrada em adultos, mas em uma faixa etária mais ampla. Os sinais e sintomas clínicos que levam o paciente a procurar atendimento médico geralmente estão relacionados à anemia mielotísica. Os pacientes podem apresentar fadiga ou falta de ar (secundária à anemia); febre, feridas que não cicatrizam e mal-estar (relacionado à infecção, secundária à neutropenia); ou hemorragia petequial ou sangramento prolongado (secundário à trombocitopenia).

Intraoralmente, a palidez da mucosa oral pode sinalizar anemia, úlceras que não cicatrizam podem refletir a neutropenia e hemorragias petequiais do palato mole podem identificar trombocitopenia. As células leucêmicas ocasionalmente formam uma massa de tecido mole conhecida como sarcoma mieloide. O aumento gengival causado pela infiltração dos tecidos moles pela leucemia mielomonocítica é uma apresentação clássica; no entanto, outras localizações intraorais ocasionalmente podem ser afetadas.

Histiocitose de células de Langerhans

Figuras 13.12 e 13.13

A histiocitose de células de Langerhans (HCL) é uma condição relativamente rara que muitos pesquisadores acreditam que represente uma proliferação neoplásica de células de Langerhans (células imunes dendríticas apresentadoras de antígeno). Essa condição tem diferentes apresentações e comportamentos biológicos que parecem depender, em alguns casos, da idade em que a doença se apresenta. Os pacientes podem ser categorizados em relação ao envolvimento de um órgão ou de múltiplos órgãos. Doença de órgão único geralmente significa apenas osso ou pele. O envolvimento de múltiplos órgãos é categorizado pelo grau de disfunção orgânica como baixo risco (pele, osso, linfonodos, hipófise) ou alto risco (pulmão, fígado, baço, medula óssea).

As crianças geralmente apresentam HCL multissistêmica de alto risco, caracterizada por uma erupção papular cutânea que tende a envolver as áreas intertriginosas e o couro cabeludo. A hepatoesplenomegalia também está frequentemente presente. Esta forma de HCL foi denominada previamente de *doença de Letterer-Siwe*, e o prognóstico geralmente é bastante ruim. Crianças ligeiramente mais velhas também podem apresentar doença multissistêmica, mas isso tende a ser menos agressivo. O envolvimento do osso produzirá lesões radiotransparentes em saca-bocado, enquanto o envolvimento da glândula hipófise pode resultar no desenvolvimento de diabetes insípido, devido à destruição das células que produzem o hormônio antidiurético. Exoftalmia (protusão do olho) pode ocorrer se as células lesionais proliferarem dentro da órbita. Anteriormente, essa tríade (lesões ósseas líticas, diabetes insípido e exoftalmia) era conhecida como *doença Hand-Schüller-Christian*. Em crianças mais velhas e adultos, a HCL geralmente se

■ **Figura 13.11**
Leucemia
Aumento grave difuso das gengivas. A coloração azul-enegrecida provavelmente está relacionada ao sangue submucoso extravasado. (Agradecimento ao Dr. Michael Tabor.)

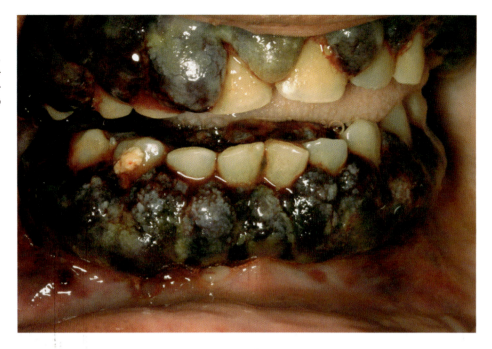

■ **Figura 13.12**
Histiocitose de células de Langerhans
Radiotransparências multifocais bem demarcadas são observadas, algumas delas semelhantes à periodontite crônica radiograficamente. (Cortesia do Dr. Scott Price.)

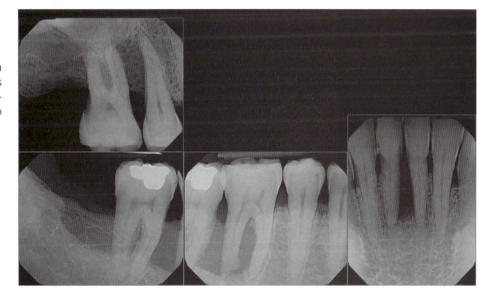

■ **Figura 13.13**
Histiocitose de células de Langerhans
Radiotransparências envolvendo o lado direito da mandíbula e a região anterior direita da maxila. Geralmente, não observamos expansão, ou existe mínima expansão. (Cortesia do Dr. Steven Anderson.)

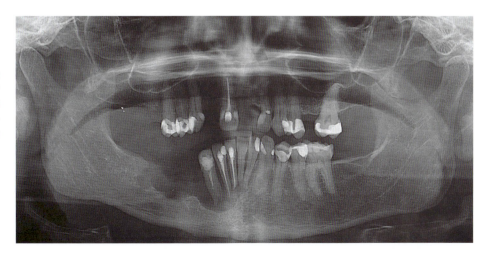

apresenta como uma lesão óssea solitária (por vezes, conhecida como *granuloma eosinofílico*), embora possam ocorrer locais multifocais. Nos maxilares, isso geralmente é descrito como uma radiotransparência circunscrita, sem expansão das corticais, que produz uma aparência de "dentes flutuando no espaço" quando envolve um segmento dentário dos maxilares. Além disso, a HCL pode mimetizar a periodontite crônica. Infrequentemente, esta condição pode se apresentar como uma lesão de tecidos moles orais que se assemelha ao carcinoma de células escamosas devido à presença de ulceração e superfície irregular.

Lesões isoladas dos maxilares podem ser tratadas com curetagem, geralmente com bom prognóstico; no entanto, lesões dos maxilares mais extensas e multifocais podem exigir radioterapia de baixa dose ou injeções intralesionais de corticosteroides, dependendo da acessibilidade das lesões. A doença agressiva de múltiplos órgãos em crianças geralmente é tratada com quimioterapia sistêmica, semelhante àquela dada para o linfoma.

Linfoma não Hodgkin

Figuras 13.14 a 13.16

Os linfomas não Hodgkin representam um grupo diversificado de malignidades derivadas principalmente de células que se diferenciaram ao longo da linha de precursores linfocitários. Aproximadamente 90% de todos os linfomas são linfomas não Hodgkin. Estas neoplasias malignas crescem como massas sólidas, com 60 a 70% dos linfomas não Hodgkin desenvolvendo-se inicialmente nos nódulos linfáticos e o restante desenvolvendo-se em locais extranodais, incluindo os tecidos moles orais e dentro dos maxilares. A maioria desses linfomas não Hodgkin (85 a 90%) são de diferenciação de linfócitos B, embora alguns tipos sejam derivados de linfócitos T.

Os pacientes mais afetados são adultos, embora o linfoma não Hodgkin ocorra ocasionalmente em crianças. Essas lesões que surgem nos linfonodos têm essencialmente uma apresentação clínica idêntica ao linfoma de Hodgkin (ver tópico seguinte), com um desenvolvimento de um ou mais linfonodos firmes a endurecidos e assintomáticos na região cervical. Inicialmente, esses linfonodos são móveis, mas com o tempo, o tumor se estende além da cápsula, resultando em linfonodos que se fixam ao tecido circundante. Embora a maioria dos pacientes com linfoma não Hodgkin seja assintomática, em alguns casos a neoplasia está associada a sinais e sintomas sistêmicos, como suores noturnos, febre, prurido, fadiga ou perda de peso inexplicável em um curto período de tempo.

Quando essa neoplasia se desenvolve nos tecidos moles orais, o paciente geralmente exibe um edema não definido, relativamente mal definido, que pode variar na consistência de macia a firme. Sítios intraorais comuns incluem a junção do palato duro e mole com o vestíbulo oral, embora qualquer região anatômica da cavidade oral possa ser afetada, incluindo os maxilares. A ulceração secundária da massa tumoral pode ser observada.

Uma variedade de lesões benignas e malignas podem ser consideradas no diagnóstico diferencial. Os linfomas no palato são muitas vezes confundidos com um abscesso palatino, embora a última lesão geralmente seja dolorosa e não seja identificada drenagem purulenta quando a massa tumoral é incisada. Os linfomas no palato também frequentemente imitam os tumores menores das glândulas salivares. A biopsia é necessária para fazer o diagnóstico. Embora lâminas coradas com hematoxilina e eosina possam apresentar características consistentes com linfoma não Hodgkin, imuno-histoquímica e testes citogenéticos do tecido são necessários para categorizar o tipo preciso de linfoma. A mais recente classificação de linfoma não Hodgkin da Organização Mundial de Saúde relaciona 65 formas diferentes dessa malignidade, com aproximadamente um terço desses tipos de linfoma descritos na região oral.

Após o estabelecimento do diagnóstico, uma avaliação médica completa é necessária para determinar a extensão, ou estágio, do processo. Isso normalmente inclui um exame físico completo que é complementado com exames de tomografia por emissão de pósitrons (PET) combinados com exames de tomografia computadorizada (TC).

O tratamento do linfoma não Hodgkin varia amplamente, dependendo do subtipo específico de linfoma e do estágio da doença. No caso de linfomas de baixo grau, o tratamento inicial pode consistir simplesmente em monitoramento atento. Para outras formas de linfoma, as opções de tratamento incluem radioterapia (com ou sem quimioterapia), vários regimes quimioterápicos, transplante de células-tronco e transplante de medula óssea alogênico. O tipo de tratamento muitas vezes é especificamente adaptado com base nas características microscópicas e imuno-histoquímicas do tumor. Por exemplo, a forma mais comum de linfoma não Hodgkin que afeta a cavidade oral é o linfoma difuso de grandes células B (LDGCB). Esta neoplasia maligna é tipicamente tratada com quimioterapia de múltiplos fármacos, combinada com rituximabe, que é um anticorpo monoclonal dirigido contra o CD20, um antígeno de superfície dos linfócitos B. Para pacientes com LDGCB localizada, o prognóstico é relativamente bom, com uma taxa de sobrevida de 5 anos de 80%. Naturalmente, cada um dos vários tipos de linfoma não Hodgkin tem seu próprio prognóstico específico, que também depende do estágio da doença, bem como da idade e da saúde geral do paciente.

■ **Figura 13.14**
Linfoma não Hodgkin
Múltiplos linfonodos confluentes que apresentam comprometimento avançado por linfoma não Hodgkin. As tumefações são assintomáticas, de consistência firme e fixadas à palpação.

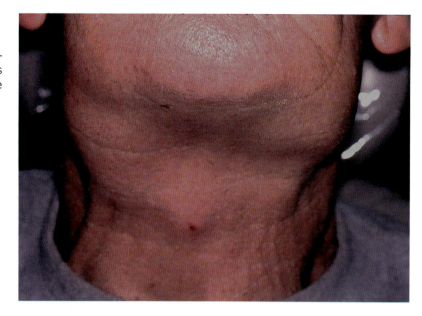

■ **Figura 13.15**
Linfoma não Hodgkin
Tumefação assintomática de consistência elástica na mucosa do palato.

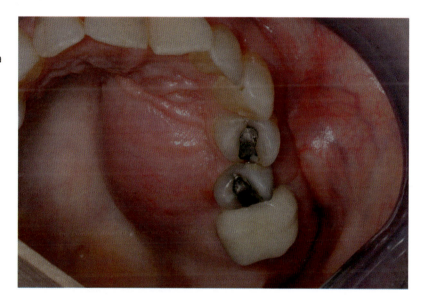

■ **Figura 13.16**
Linfoma não Hodgkin
Uma massa ulcerada no processo alveolar maxilar edêntulo. Embora os linfomas de células B tenham a tendência de formar massas, também podem desenvolver ulceração secundária.

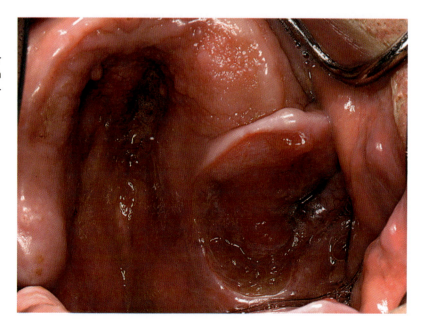

Linfoma de Hodgkin

Figura 13.17

O **linfoma de Hodgkin** é uma neoplasia maligna que afeta principalmente os linfonodos e é derivada de linfócitos B. Durante muitas décadas, houve um debate sobre se este era realmente um distúrbio neoplásico e se o termo *doença de Hodgkin* deveria ser utilizado. Surpreendentemente, os linfócitos B mutantes compreendem apenas 1 a 3% das células nos linfonodos envolvidos, o que é bem diferente do que se observa no linfoma não Hodgkin. O linfoma de Hodgkin tem sido associado à infecção pelo vírus Epstein-Barr (EBV), mas a etiologia precisa não é clara.

O linfoma de Hodgkin apresenta padrão epidemiológico bimodal, com um pico de incidência na 2ª a 3ª décadas de vida e outro pico na 7ª década. Os linfonodos cervicais estão mais comumente envolvidos, embora os linfonodos axilares, mediastinais e inguinais também sejam afetados. Os pacientes geralmente desenvolvem um ou mais linfonodos aumentados de tamanho, de consistência firme e assintomáticos em um local anatômico específico. Se a condição não for tratada, a neoplasia maligna pode se espalhar para outros linfonodos na região anatômica contígua e, por fim, para o baço e outros órgãos extralinfáticos. O envolvimento oral é raro.

Pacientes com linfoma de Hodgkin podem desenvolver sinais e sintomas sistêmicos semelhantes ao linfoma não Hodgkin. Aqueles sem sinais ou sintomas adicionais são designados "categoria A", enquanto aqueles com sudorese noturna inexplicável, febre, perda de peso inexplicável e/ou prurido generalizado são designados "categoria B." Os pacientes da categoria A tendem a ter melhor prognóstico que os da categoria B.

Micose fungoide

Figura 13.18

Alguns linfomas não Hodgkin derivados de linfócitos T podem ter uma afinidade pelo envolvimento da pele. Assim como os linfomas derivados de linfócitos B, esses linfomas cutâneos de células T são um grupo heterogêneo. A **micose fungoide** é o linfoma cutâneo de células T mais comum. O nome "micose fungoide" foi designado no século XIX, antes que a causa real da doença fosse conhecida. Os médicos da época incorretamente acreditavam que as alterações na pele observadas nesses pacientes eram causadas por uma infecção fúngica.

Esta condição geralmente afeta adultos de meia-idade ou idosos e tem um curso prolongado, muitas vezes ao longo de uma década ou mais. Geralmente progride através de três estágios: mancha, placa e tumor. O estágio de mancha apresenta-se como áreas eritematosas, escamosas e maculares na pele, que podem ser confundidas com psoríase. O estágio da placa é caracterizado por lesões eritematosas, levemente elevadas, refletindo a proliferação dos linfócitos T neoplásicos na epiderme e na derme superficial. Como esses linfócitos continuam proliferando, o estágio do tumor se torna evidente. Além disso, um processo agressivo de estágio final, conhecido como *síndrome de Sezary*, pode se desenvolver, o qual é caracterizado por linfócitos T malignos na circulação. Este quadro representa essencialmente uma leucemia de células T. Eritrodermia esfoliativa desenvolve-se nesses pacientes.

O envolvimento oral foi descrito, mas é identificado em apenas uma pequena porcentagem dos casos relatados. As lesões geralmente são descritas como manchas eritematosas ou áreas de ulceração que envolvem gengivas, mucosa palatina ou língua de um paciente com micose fungoide conhecida.

Linfoma de células T/NK, tipo nasal

Figura 13.19

O **linfoma de células T/NK, tipo nasal**, é uma neoplasia maligna que ocorre com mais frequência em asiáticos e populações indígenas das Américas, particularmente na América Central e na América do Sul. Este tumor também está fortemente associado à infecção pelo vírus Epstein-Barr (EBV).

Ao contrário de muitos linfomas de células B, que tendem a produzir massas tumorais, esse linfoma de células T geralmente causa destruição significativa dos tecidos. Os pacientes mais afetados estão na quinta a sexta décadas de vida quando diagnosticados. Obstrução nasal, dor, epistaxe e secreção nasal são sinais e sintomas iniciais comuns. Aproximadamente 40% desses pacientes apresentam sinais e sintomas sistêmicos, como perda de peso, febre, sudorese noturna ou prurido inexplicáveis. Essa neoplasia maligna geralmente cresce rapidamente, destruindo as estruturas da face média e produzindo uma massa tumoral ulcerada. Na apresentação inicial, a maioria dos pacientes terá doença localizada, mas o tumor geralmente se espalha rapidamente para outros locais.

■ **Figura 13.17**
Linfoma de Hodgkin
Aumento dos linfonodos submandibulares direitos devido ao envolvimento por linfoma de Hodgkin. (Cortesia do Dr. John Lovas.)

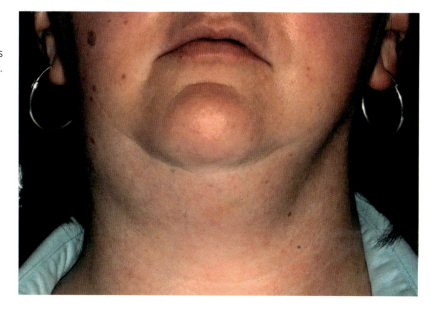

■ **Figura 13.18**
Micose fungoide
A alteração eritematosa da gengiva vestibular superior direita representando o envolvimento da mucosa oral pela micose fungoide. O paciente também apresentava lesões nos membros.

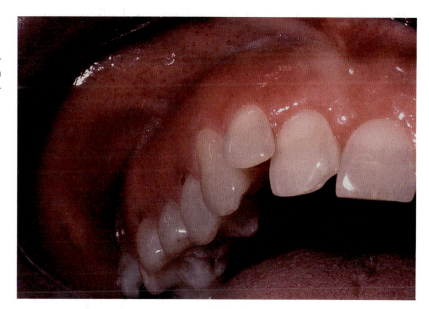

■ **Figura 13.19**
Linfoma de células T/NK
Um processo ulcerativo destrutivo, característico de muitos linfomas de células T.

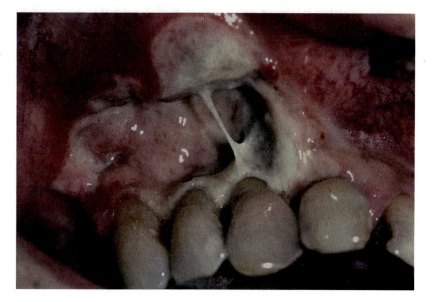

Por muitos anos, os patologistas ficaram confusos quanto à natureza exata desse processo, e vários nomes foram aplicados no passado: granuloma letal da linha média, reticulose polimórfica, doença destrutiva idiopática da linha média e assim por diante. Ao contrário da maioria dos outros linfomas, que têm uma população uniforme e monomórfica de células tumorais, essa lesão parece ser composta por uma variedade de diferentes células inflamatórias. Entretanto, métodos moleculares modernos identificaram uma população clonal de linfócitos T no meio de outras células inflamatórias atraídas para a área do tumor.

Mieloma múltiplo

Figuras 13.20 e 13.21

O **mieloma múltiplo** é uma proliferação neoplásica de plasmócitos e é a segunda neoplasia hematológica mais comum após o linfoma não Hodgkin. Representa aproximadamente 1% de todos os cânceres. Um plasmócito mutado dá origem a essa neoplasia maligna, resultando no que é denominado uma proliferação "monoclonal" – em outras palavras, um tumor que se desenvolveu a partir de um linfócito B mutado que possui as características de um plasmócito. Como os plasmócitos são monoclonais, eles são capazes de produzir um único componente de imunoglobulina (que é completamente não funcional). Às vezes, uma imunoglobulina inteira anormal é produzida, e isso é identificado como uma gamopatia monoclonal, porque muita quantidade de apenas um tipo de imunoglobulina está presente. A porção da cadeia leve da molécula de imunoglobulina pode estar entre os componentes anormais produzidos pelos plasmócitos lesionais, resultando potencialmente em uma quantidade maciça de proteína de cadeia leve circulando na corrente sanguínea. Quando esse produto da cadeia leve "transborda" para a urina, é conhecida como *proteína Bence Jones*. Se essa proteína da cadeia leve for depositada nos tecidos moles do paciente, ela aparece como um material eosinofílico acelular chamado amiloide. Uma coloração especial chamada *vermelho Congo* realça os depósitos de amiloide, que exibem birrefringência verde-maçã característica quando a lâmina é observada com luz polarizada.

O mieloma múltiplo é uma condição um pouco mais comum em homens do que em mulheres, e a maioria dos pacientes tem mais de 50 anos, sendo a média de idade no diagnóstico de aproximadamente 69 anos de idade. Por motivos que não são claros, o mieloma múltiplo é duas vezes mais comum na população negra, em comparação com a população branca.

Como esse tumor surge de uma célula precursora da medula óssea e começa a crescer dentro do osso, a queixa mais comum é a dor óssea. Geralmente, vários ossos do esqueleto estão envolvidos, e isso pode incluir os maxilares. Às vezes, as células tumorais deslocam as células hematopoéticas normais da medula óssea, resultando na redução da produção de granulócitos, plaquetas e eritrócitos. Em tais casos, diz-se que uma anemia mielotísica se desenvolveu, e os pacientes podem apresentar febre relacionada à infecção, sangramento prolongado ou fadiga acompanhada de falta de ar.

Existem duas maneiras principais pelas quais o mieloma múltiplo pode afetar diretamente a região oral. Primeiro, os plasmócitos neoplásicos podem proliferar dentro dos maxilares, produzindo áreas radiotransparentes "em saca-bocado" ou radiotransparentes irregulares. Segundo, se os plasmócitos malignos produzem quantidades significativas de proteína de cadeia leve, então isso pode ser depositado em vários locais anatômicos como amiloide (descrito anteriormente), incluindo os rins e os tecidos moles do corpo, especialmente a língua. Pacientes com envolvimento de língua terão uma língua aumentada, muitas vezes com múltiplos depósitos nodulares submucosos e perda de função devido à deposição de amiloide intramuscular.

O tratamento do mieloma múltiplo evoluiu rapidamente nas últimas 2 a 3 décadas. Os regimes quimioterápicos atuais podem incluir exametazona (um corticosteroide potente) combinada com um agente alquilante (por exemplo, melfalana), um análogo da talidomida (por exemplo, lenalidomida) e um inibidor do proteassoma (por exemplo, bortezomibe). O transplante de células-tronco também pode ser realizado. A taxa de sobrevida em 5 anos antes de 2000 foi em média de 40%, porém aumentou para 60% desde 2010. O sucesso do tratamento ainda depende do estágio da doença, com a doença mais avançada tendo pior prognóstico.

Plasmocitoma

Figura 13.22

O plasmocitoma representa uma proliferação monoclonal de plasmócitos neoplásicos em apenas um local anatômico; no entanto, essas lesões têm a capacidade de evoluir para mieloma múltiplo. Os plasmocitomas representam apenas 5% das neoplasias de plasmócitos e podem se desenvolver tanto no osso quanto nos tecidos moles, sendo este último identificado como plasmocitoma extramedular. Essa lesão afeta os homens aproximadamente duas vezes mais que as mulheres, e é tipicamente

■ **Figura 13.20**
Mieloma múltiplo
Envolvimento mandibular relativamente leve pelo mieloma múltiplo, caracterizado por várias radiotransparências em "saca-bocado". (Cortesia do Dr. Phil Prickett.)

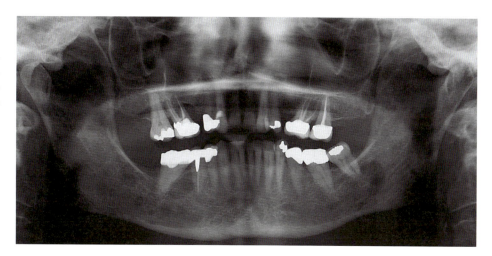

■ **Figura 13.21**
Mieloma múltiplo
Um exemplo mais avançado de envolvimento mandibular pelo mieloma múltiplo mostra radiotransparências irregulares e confluentes com a destruição do osso cortical.

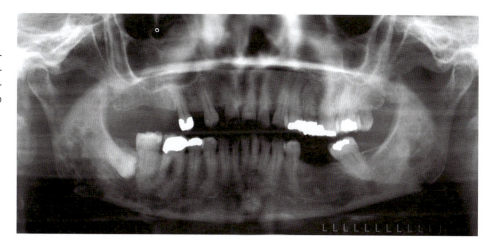

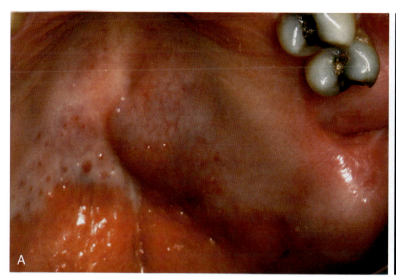
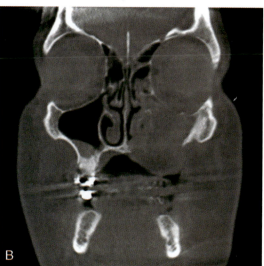

■ **Figura 13.22**
Plasmocitoma
Tumefação no palato **A** representando proliferação monoclonal de plasmócitos que surgiu na maxila, ocupando o seio maxilar esquerdo e destruindo o osso nesta área **B**.

diagnosticada aproximadamente 10 anos antes do mieloma múltiplo. O plasmocitoma solitário do osso é encontrado mais comumente nas vértebras, enquanto a maioria dos plasmocitomas extramedulares afeta o sistema respiratório superior, incluindo a cavidade oral. Para o plasmocitoma ósseo, a dor óssea é frequentemente o sintoma inicial, enquanto o plasmocitoma extramedular se apresenta como aumento de volume dos tecidos moles.

O tratamento mais comum é irradiação localizada, mas curetagem e/ou quimioterapia sistêmica também podem ser utilizadas. O controle inicial da doença é tipicamente observado, com quase 95% mostrando aparente eliminação do tumor; no entanto, isso geralmente não é uma cura permanente. Independentemente do tratamento, a progressão para mieloma múltiplo ocorre em aproximadamente 60% dos pacientes cujos plasmocitomas surgem dentro do osso. No entanto, os plasmocitomas extramedulares se transformam em mieloma múltiplo em apenas aproximadamente 5% dos casos.

Bibliografia

Hiperplasia linfoide

Jham BC, Binmadi NO, Scheper MA, et al. Follicular hyperplasia of the palate: case report and literature review. *J Craniomaxillofac Surg*. 2009;37:79–82.

Neville BW, Damm DD, Allen CM, Chi AC. Lymphoid hyperplasia. In: *Oral and Maxillofacial Pathology*. 4th ed. St. Louis: Elsevier; 2016:533–534.

Talassemia

Hattab FN. Patterns of physical growth and dental development in Jordanian children and adolescents with thalassemia major. *J Oral Sci*. 2013;55:71–77.

Li C-K. New trend in the epidemiology of thalassemia. *Best Pract Res Clin Obstet Gynaecol*. 2017;39:16–26.

Shang X, Xu X. Update in the genetics of thalassemia: what clinicians need to know. *Best Pract Res Clin Obstet Gynaecol*. 2017;39:3–15.

Hemofilia

Castaman G, Linari S. Diagnosis and treatment of von Willebrand disease and rare bleeding disorders. *J Clin Med*. 2017;6:45–52.

Franchini M, Mannucci PM. Von Willebrand factor (Vonvendi®): the first recombinant product licensed for the treatment of von Willebrand disease. *Expert Rev Hematol*. 2016;9:825–830.

Kruse-Jarres R, Singleton TC, Leissinger CA. Identification and basic management of bleeding disorders in adults. *J Am Board Fam Med*. 2014;27:549–564.

Mistry T, Dogra N, Chauhan K, Shahani J. Perioperative considerations in a patient with hemophilia A: a case report and review of literature. *Anesth Essays Res*. 2017;11:243–245.

Paddock M, Chapin J. Bleeding diatheses. Approach to the patient who bleeds or has abnormal coagulation. *Prim Care*. 2016;43:637–650.

Peyvandi F, Garagiola I, Young G. The past and future of haemophilia: diagnosis, treatments, and its complications. *Lancet*. 2016;388:187–197.

Tamagond SB, Hugar SI, Patil A, et al. Christmas disease: diagnosis and management of a haemorrhagic diathesis following dentofacial trauma. *BMJ Case Rep*. 2015;2015:pii: bcr2014203790. doi:10.1136/bcr-2014-203790.

Deficiência de plasminogênio

Conforti FM, Felice GD, Bernaschi P, et al. Novel plasminogen and hyaluronate sodium eye drop formulation for a patient with ligneous conjunctivitis. *Am J Health Syst Pharm*. 2016;73:556–561.

Celkan T. Plasminogen deficiency. *J Thromb Thrombolysis*. 2017;43:132–138.

Neering SH, Adyani-Fard S, Klocke A, et al. Periodontitis associated with plasminogen deficiency: a case report. *BMC Oral Health*. 2015;15:59–70.

Waschulewski IK, Gökbuget AY, Christiansen NM, et al. Immunohistochemical analysis of the gingiva with periodontitis of type I plasminogen deficiency compared to gingiva with gingivitis and periodontitis and healthy gingiva. *Arch Oral Biol*. 2016;72:75–86.

Neutropenia

Dale DC. How I diagnosis and treat neutropenia. *Curr Opin Hematol*. 2016;23:1–4.

Makaryan V, Zeidler C, Bolyard AA, et al. The diversity of mutations and clinical outcomes for ELANE-associated neutropenia. *Curr Opin Hematol*. 2015;22:3–11.

Okolo ON, Katsanis E, Yun S, et al. Allogeneic transplant in ELANE and MEFV mutation-positive severe cyclic neutropenia: review of prognostic factors for secondary severe events. *Case Rep Hematol*. 2017; Article ID 5375793.

Park MS, Tenenbaum HC, Dror Y, et al. Oral health comparison between children with neutropenia and healthy controls. *Spec Care Dentist*. 2014;34:12–18.

Sames E, Paterson H, Li C. Hydroxychloroquine-induced agranulocytosis in a patient with long-term rheumatoid arthritis. *Eur J Rheumatol*. 2016;3:91–92.

Trombocitopenia

Abu-Hishmeh M, Sattar A, Zarlasht F, et al. Systemic lupus erythematosus presenting as refractory thrombotic thrombocytopenic purpura: a diagnostic and management challenge. A case report and concise review of the literature. *Am J Case Rep*. 2016;17:782–787.

Johnson B, Fletcher SJ, Morgan NV. Inherited thrombocytopenia: novel insights into megakaryocyte maturation, proplatelet formation and platelet lifespan. *Platelets*. 2016;27:519–525.

Lee E-J, Lee AI. Thrombocytopenia. *Prim Care Clin Office Pract*. 2016;43:543–557.

Larkin CM, Santos-Martinez M-J, Ryan T, et al. Sepsis-associated thrombocytopenia. *Thromb Res*. 2016;141:11–16.

Narayan N, Rigby S, Carlucci S. Sulfasalazine-induced immune thrombocytopenia in a patient with rheumatoid arthritis. *Clin Rheumatol*. 2017;36:477–479.

Sanchis-Picó C, Morales-Angulo C, García-Zornoza R. Haemorrhagic lesions in oral mucosa as the presentation of idiopathic thrombocytopenic purpura. *Acta Otorrinolaringol Esp*. 2015;66:e20–e21.

Leucemia

Inaba H, Greaves M, Mullighan CG. Acute lymphoblastic leukaemia. *Lancet*. 2013;381(9881).

Ferrara F, Schiffer CA. Acute myeloid leukaemia in adults. *Lancet*. 2013;381:484–495.

Apperly JF. Chronic myeloid leukaemia. *Lancet*. 2015;385:1447–1459.

Favaro-Francisconi C, Jardim-Caldas R, Oliveira-Martins LJ, et al. Leukemic oral manifestations and their management. *Asian Pac J Cancer Prev*. 2016;17:911–915.

Tamamyan G, Kadia T, Ravandi F, et al. Frontline treatment of acute myeloid leukemia in adults. *Crit Rev Oncol Hematol*. 2017;110:20–34.

Histiocitose de células de Langerhans

Bezdjian A, Alarfaj AA, Varma N, et al. Isolated Langerhans cell histiocytosis bone lesion in pediatric patients: systematic review and treatment algorithm. *Otolaryngol Head Neck Surg*. 2015;153:751–757.

Divya KS. Oral manifestation of Langerhans cell histiocytosis mimicking inflammation. *Indian J Dent Res*. 2014;25:228–230.

El Demallawy D, Young JL, De Nanassy J, et al. Langerhans cell histiocytosis: a comprehensive review. *Pathology*. 2015;47:294–301.

Emile J-F, Abla O, Fraitag S, et al. Revised classification of histiocytoses and neoplasms of the macrophage-dendritic cell lineages. *Blood*. 2016;127:2672–2681.

Ferreira-Gonçalves C, Oliveira-Morais M, Gonçalves-Alencar RC, et al. Solitary Langerhans cell histiocytosis in an adult: case report and literature review. *BMC Res Notes*. 2016;9:19–24.

Haroche J, Cohen-Aubart F, Rollins BJ, et al. Histiocytoses: emerging neoplasia behind inflammation. *Lancet Oncol.* 2017;18:e113–e125.

Linfoma não Hodgkin

Armitage JO, Gascoyne RD, Lunning MA, et al. Non-Hodgkin lymphoma. *Lancet.* published on-line January 30, 2017.

Mugnaini EN, Ghosh N. Lymphoma. *Prim Care Clin Office Pract.* 2016;43:661–675.

Perry AM, Diebold J, Nathwani BN, et al. Non-Hodgkin lymphoma in the developing world: review of 4539 cases from the International Non-Hodgkin Lymphoma Classification Project. *Haematologica.* 2016;101:1244–1250.

Sirsath NT, Lakshmaiah KC, Das U, et al. Primary extranodal non-Hodgkin's lymphoma of oral cavity - A single centre retrospective study. *J Cancer Res Ther.* 2014;10:945–950.

Linfoma de Hodgkin

Ali H, Naresh K, Aqel NM. Primary nodular lymphocyte predominant Hodgkin lymphoma of the palate: a rare incidence which was also associated with progressive transformation of germinal centres of cervical lymph node. *J Egypt Natl Canc Inst.* 2013;25:161–163.

Bröckelmann PJ, Angelopoulou MK, Vassilakopoulos TP. Prognostic factors in Hodgkin lymphoma. *Semin Hematol.* 2016;53:155–164.

Engert A, Raemaekers J. Treatment of early-stage Hodgkin lymphoma. *Semin Hematol.* 2016;53:165–170.

Gallamini A, Hutchings M, Ramadan S. Clinical presentation and staging of Hodgkin lymphoma. *Semin Hematol.* 2016;53:148–154.

Mathas S, Hartmann S, Küppers R. Hodgkin lymphoma: pathology and biology. *Semin Hematol.* 2016;53:139–147.

Ng AK, van Leeuwen FE. Hodgkin lymphoma: late effects of treatment and guidelines for surveillance. *Semin Hematol.* 2016;53:209–215.

Vassilakopoulos TP, Johnson PWM. Treatment of advanced-stage Hodgkin lymphoma. *Semin Hematol.* 2016;53:171–179.

Micose fungoide

Bassuner J, Miranda RN, Emge DA, et al. Mycosis fungoides of the oral cavity: fungating tumor successfully treated with electron beam radiation and maintenance bexarotene. *Case Rep Dermatol Med.* 2016; Article ID 5857935.

Desai M, Liu S, Parker S. Clinical characteristics, prognostic factors, and survival of 393 patients with mycosis fungoides and Sézary syndrome in the southeastern United States: a single-institution cohort. *J Am Acad Dermatol.* 2015;72:276–285.

Furue M, Kadono T. New aspects of the clinicopathological features and treatment of mycosis fungoides and Sézary syndrome. *J Dermatol.* 2015;42:941–944.

Junkins-Hopkins JM. Aggressive cutaneous T-cell lymphomas. *Semin Diagn Pathol.* 2017;34:44–59.

Xu L, Pang H, Zhu J, et al. Mycosis fungoides staged by ^{18}F-flurodeoxyglucose positron emission tomography/computed tomography – case report and review of literature. *Medicine (Baltimore).* 2016;95(45):e5044.

Linfoma de células T/NK, tipo nasal

Gru AA, Haverkos BH, Freud AG, et al. The Epstein-Barr virus (EBV) in T cell and NK cell lymphomas: time for a reassessment. *Curr Hematol Malig Rep.* 2015;10:456–467.

Kreisel FH. Hematolymphoid lesions of the sinonasal tract. *Head Neck Pathol.* 2016;10:109–117.

Makita S, Tobinai K. Clinical features and current optimal management of natural killer/T-cell lymphoma. *Hematol Oncol Clin North Am.* 2017;31:239–253.

Michot J-M, Mazeron R, Danu A, et al. Concurrent etoposide, steroid, high-dose ara-C, and platinum chemotherapy with radiation therapy in localized extranodal natural killer (NK)/T-cell lymphoma, nasal type. *Eur J Cancer.* 2015;51:2386–2395.

Pillai V, Tallarico M, Bishop MR, et al. Mature T- and NK-cell non-Hodgkin lymphoma in children and young adolescents. *Br J Haematol.* 2016;173:573–581.

Mieloma múltiplo

Cardoso RC, Gerngross PJ, Hofstede TM, et al. The multiple oral presentations of multiple myeloma. *Support Care Cancer.* 2014;22:259–267.

Castillo JJ. Plasma cell disorders. *Prim Care Clin Office Pract.* 2016;43:677–691.

Kazandjian D. Multiple myeloma epidemiology and survival: a unique malignancy. *Semin Oncol.* 2016;43:676–681.

Moreau P, Rajkumar SV. Multiple myeloma – translation of trial results into reality. *Lancet.* 2016;388:111–113.

Scott K, Hayden PJ, Will A, et al. Bortezomib for the treatment of multiple myeloma. *Cochrane Database Syst Rev.* 2016;(4):Art. No.: CD010816,

Plasmocitoma

Amini B, Yellapragada S, Shah S, et al. State-of-the-art imaging and staging of plasma cell dyscrasias. *Radiol Clin N Am.* 2016;54:581–596.

Basile FG, Shi M, Sullivan M. Solitary plasmacytoma of the uvula. *Am J Hematol.* 2014;89:660–661.

Finsinger P, Grammatico S, Chisini M, et al. Clinical features and prognostic factors in solitary plasmacytoma. *Br J Haematol.* 2016;172:554–560.

14
Patologia Óssea

- Osteopetrose, 366
- Displasia cleidocraniana 368
- Defeito osteoporótico focal da medula óssea, 368
- Osteosclerose idiopática, 370
- Osteólise maciça (doença do osso fantasma; doença de Gorham; síndrome de Gorham-Stout), 372
- Doença de Paget do osso (osteíte deformante), 372
- Lesão central de células gigantes, 374
- Querubismo, 376
- Cisto ósseo aneurismático, 378
- Cisto ósseo simples (cisto ósseo traumático; cisto ósseo solitário; cavidade óssea idiopática), 378
- Displasia fibrosa, 380
- Displasia cemento-óssea (displasia óssea), 382
- Displasia cemento-óssea periapical (displasia cementária periapical), 382
- Displasia cemento-óssea focal, 382
- Displasia cemento-óssea florida, 384
- Fibroma ossificante, 386
- Fibroma ossificante juvenil, 388
- Osteoma, 388
- Síndrome de Gardner, 390
- Fibroma desmoplásico, 392
- Osteoblastoma, 392
- Cementoblastoma, 394
- Osteossarcoma, 396
- Sarcoma de Ewing, 400
- Condrossarcoma, 400
- Condrossarcoma mesenquimal, 402
- Tumores metastáticos nos maxilares, 404

Osteopetrose

Figuras 14.1 a 14.3

O termo **osteopetrose** engloba uma família de distúrbios ósseos metabólicos hereditários raros que são caracterizados pelo aumento acentuado da densidade óssea. Essas condições estão relacionadas à função defeituosa ou diferenciação dos osteoclastos, o que resulta em diminuição do processo normal de reabsorção óssea. Várias mutações genéticas já foram identificadas nestes distúrbios, incluindo padrões de herança autossômico recessivo e autossômico dominante. A osteopetrose apresenta um amplo espectro de gravidade clínica e três principais padrões são reconhecidos:

1. Tipo autossômico recessivo infantil ("maligno")
2. Tipo autossômico recessivo intermediário
3. Tipo autossômico dominante adulto ("benigno")

A osteopetrose autossômica recessiva infantil é a forma mais grave da doença e geralmente é diagnosticada no nascimento ou na primeira infância. Embora os ossos sejam mais densamente mineralizados, a natureza frágil desses ossos torna o paciente sujeito a múltiplas fraturas patológicas. A formação óssea deficiente está associada a inúmeras manifestações clínicas, incluindo macrocefalia, bossa frontal proeminente, exoftalmia, hipertelorismo, micrognatia e baixa estatura. Como os espaços medulares normais são substituídos por ossos densos, os pacientes tipicamente desenvolvem anemia secundária com hematopoese extramedular compensatória e hepatoesplenomegalia. Além disso, a granulocitopenia aumenta o risco de várias infecções. A falha na reabsorção óssea normal frequentemente causa estreitamento do forame craniano com compressão da saída dos nervos cranianos, o que pode resultar em cegueira, surdez e paralisia do nervo facial. Os ossos mais densos desses pacientes correm maior risco de infecção, sendo que a ocorrência de osteomielite nos maxilares após infecções dentárias ou extrações é uma complicação comum.

Radiograficamente, os ossos parecerão mais densos e mais radiopacos, com perda de distinção entre os ossos cortical normal e esponjoso. Bandas paralelas de osso denso podem produzir aspecto de "osso dentro do osso". Nos maxilares, pode tornar-se mais difícil identificar as raízes dentárias no contexto de um osso mais denso. Esse osso denso também pode levar à falha da erupção dentária.

A osteopetrose autossômica recessiva intermediária pode resultar em manifestações clínicas semelhantes, porém mais leves. Pacientes com esse subtipo geralmente não são diagnosticados ao nascimento, mas podem ser identificados mais tarde, na infância, após o desenvolvimento de fraturas ósseas.

A osteopetrose autossômica dominante adulta é a forma mais branda da doença, que geralmente não é detectada até a adolescência ou a idade adulta. O aumento da densidade óssea afeta principalmente o esqueleto axial, ao contrário dos ossos longos. Em muitos casos, o paciente é assintomático e não desconfia de qualquer problema. No entanto, outros pacientes sentirão dor óssea, fraturas e evidências de compressão do nervo craniano. A insuficiência da medula é rara. Radiografias dentárias podem revelar aumento da densidade óssea generalizada, o que pode tornar a mandíbula mais suscetível a infecção secundária ou fratura.

A osteopetrose autossômica recessiva infantil não tratada tem prognóstico ruim, com a maioria dos pacientes morrendo na primeira década de vida. Como existem múltiplas formas genéticas de osteopetrose, o teste genético é recomendado para identificar a mutação específica subjacente à doença. O transplante de células-tronco hematopoéticas é uma grande promessa para muitas crianças afetadas porque pode prevenir ou reverter as manifestações ósseas; no entanto, esta abordagem não funciona em alguns subtipos genéticos da doença. Além disso, a identificação de um doador adequado pode ser difícil, e o transplante de medula óssea traz um risco considerável. Suplementação de cálcio e vitamina D pode ser administrada para o tratamento de hipocalcemia e hiperparatireoidismo. Interferona gama-1b pode reduzir a massa óssea e melhorar a resposta a infecções. A terapia com corticosteroides, às vezes, também é empregada para estimular a reabsorção óssea e aumentar os glóbulos vermelhos do sangue. A antibioticoterapia adequada é necessária para tratar a osteomielite secundária, e isso pode ser complementado com oxigenoterapia hiperbárica.

A osteopetrose autossômica dominante adulta pode não requerer nenhum tratamento específico, especialmente se for descoberta como um achado incidental. No entanto, como o envolvimento dos maxilares pode predispor o paciente à osteomielite secundária, o atendimento odontológico regular é importante para manter uma dentição saudável e identificar os primeiros sinais de infecção.

Capítulo 14 Patologia Óssea 367

■ **Figura 14.1**
Osteopetrose
Jovem com osteomielite mandibular e múltiplas fístulas cutâneas secundárias à osteopetrose infantil. (Agradecimento ao Dr. Dan Sarasin.)

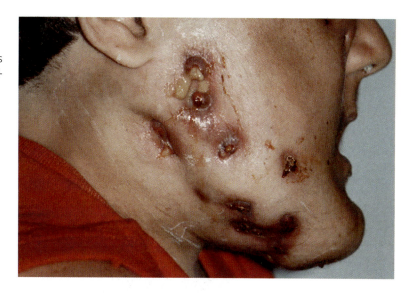

■ **Figura 14.2**
Osteopetrose
TC de crânio do paciente da Figura 14.1. Observe o espessamento e a esclerose densa do osso. (Agradecimento ao Dr. Dan Sarasin.)

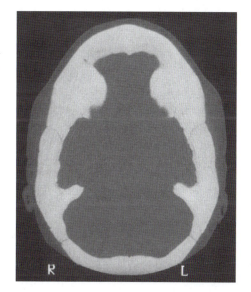

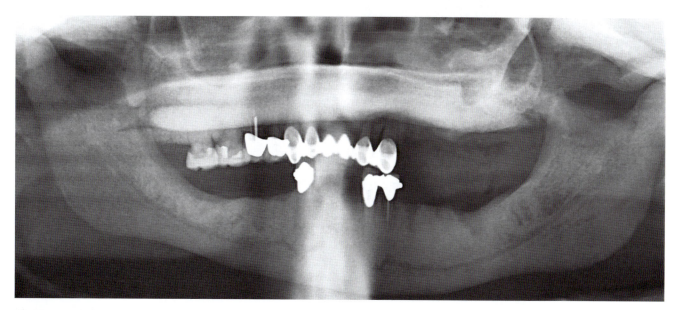

■ **Figura 14.3**
Osteopetrose
Esclerose difusa da mandíbula em paciente com osteopetrose do adulto. (Cortesia do Dr. Patrick Coleman.)

Displasia cleidocraniana

Figuras 14.4 e 14.5

A **displasia cleidocraniana** é um distúrbio hereditário raro que afeta a formação de ossos e dentes. Esta condição autossômica dominante é causada por mutações no *gene RUNX2* (também conhecido como *CBFA1*), responsável pela produção de uma proteína envolvida na formação óssea e dentária. Estima-se que a displasia cleidocraniana ocorra em 1 a cada 1.000.000 de pessoas. Até 40% dos casos não têm histórico familiar do distúrbio e aparentemente representam novas mutações genéticas.

Como o nome sugere, a displasia cleidocraniana está associada à formação defeituosa das clavículas e do crânio. As clavículas geralmente parecem acentuadamente hipoplásicas ou descontínuas; a ausência total das clavículas é observada em cerca de 10% dos pacientes afetados. Como resultado, os ombros podem exibir uma aparência caída, fazendo com que o pescoço do paciente pareça mais longo. Além disso, o aumento da mobilidade muitas vezes pode permitir que o paciente aproxime seus ombros anteriormente. O crânio é geralmente aumentado, exibindo bossas frontais e parietais proeminentes. As suturas cranianas e fontanelas tipicamente mostram fechamento tardio e podem permanecer abertas durante toda a vida. O exame radiográfico frequentemente revela centros secundários de ossificação nas linhas de sutura, resultando nos chamados ossos wormianos.

Anormalidades de vários outros ossos também podem ser identificadas, incluindo anomalias pélvicas, escápulas hipoplásicas, braquidactilia e escoliose. Os pacientes frequentemente são de baixa estatura. As características faciais incluem hipertelorismo ocular e base nasal larga com depressão da ponte nasal. Os seios paranasais podem estar ausentes ou subdesenvolvidos. A formação defeituosa do osso temporal e da tuba auditiva pode resultar em perda da audição e suscetibilidade a infecções recorrentes do ouvido. Intraoralmente, muitos pacientes apresentam um palato estreito e ogival, e há um aumento da prevalência de fenda palatina. A mandíbula pode mostrar trabeculado grosseiro, ramos estreitos e processos coronoides delgados com curvatura distal. À medida que o paciente envelhece, prognatismo mandibular pode se desenvolver.

No entanto, a manifestação oral mais marcante é a ausência da erupção da maior parte da dentição permanente, que está associada à retenção excessiva dos dentes decíduos. Além disso, múltiplos dentes supranumerários não irrompidos muitas vezes estão presentes. Tem sido sugerido que a ausência da erupção dentária está relacionada à falta de formação secundária de cemento nas raízes, embora este conceito tenha sido contestado por outros estudos.

Pacientes com displasia cleidocraniana têm uma expectativa de vida normal. O tratamento odontológico pode ser complexo, muitas vezes exigindo a extração de dentes decíduos retidos e quaisquer dentes supranumerários, seguidos por erupção assistida ortodonticamente de dentes permanentes retidos. Frequentemente, a cirurgia ortognática associada também é necessária. No entanto, o sucesso do tratamento pode variar e uma reabilitação protética adequada pode ser necessária. Implantes dentários têm sido usados com sucesso em alguns casos.

Defeito osteoporótico focal da medula óssea

Figura 14.6

A presença de medula óssea hematopoética nos maxilares não é incomum, embora a distribuição e a quantidade de medula óssea possam variar de paciente para paciente. Ocasionalmente, a medula hematopoética é suficiente para produzir um defeito radiotransparente que pode ser difícil de distinguir de outras lesões ósseas radiotransparentes. Tais lesões são conhecidas como **defeitos osteoporóticos focais da medula óssea**.

Os defeitos medulares dos maxilares são achados assintomáticos incidentais, observados com maior frequência na parte posterior da mandíbula de mulheres adultas. Tais lesões são frequentemente encontradas em áreas edêntulas do osso alveolar, possivelmente secundárias ao crescimento de células hematopoéticas que preenchem o local após uma extração. Radiograficamente, a lesão aparece como uma radiotransparência aparente que pode variar de vários milímetros a vários centímetros de diâmetro. As bordas radiográficas podem aparecer bem circunscritas em radiografias panorâmicas, embora a lesão possa se apresentar mal definida em radiografias periapicais. O exame minucioso frequentemente revela trabeculado ósseo fino intralesional, o que pode ser um achado útil para o diagnóstico.

A maioria dos defeitos osteoporóticos focais da medula óssea pode ser diagnosticada com razoável confiança em exames radiográficos. Entretanto, se o diagnóstico for incerto, a biopsia, às vezes, é realizada para descartar outras lesões ósseas. O prognóstico é excelente, e tais espaços medulares isolados não estão associados a problemas sistêmicos, como osteoporose generalizada, anemia ou outros distúrbios hematológicos. No entanto, o deslocamento de implantes dentários para o interior dos defeitos medulares osteoporóticos focais raramente foi relatado.

Figura 14.4
Displasia cleidocraniana
Este jovem consegue aproximar seus ombros por causa da ausência de clavículas.

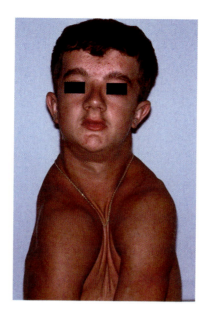

Figura 14.5
Displasia cleidocraniana
Múltiplos dentes não erupcionados e supranumerários.

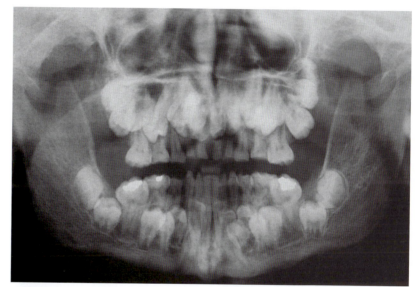

Figura 14.6
Defeito osteoporótico focal da medula óssea
Diminuição do osso trabecular entre o segundo pré-molar e o primeiro molar inferior produz um defeito radiotransparente. (Cortesia do Dr. Michael Piepenbring.)

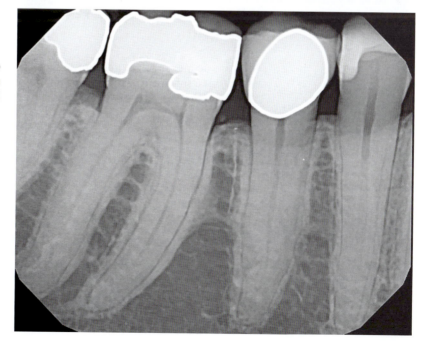

Osteosclerose idiopática

Figuras 14.7 a 14.10

Osteosclerose idiopática é um termo usado para descrever zonas localizadas de aumento da densidade óssea sem uma causa conhecida. Essas lesões são comuns nos maxilares, com uma prevalência global estimada de 5%. Diferentemente da osteíte condensante, não existe uma fonte óbvia de inflamação, como um dente não vital, que pudesse induzir essa formação óssea. No entanto, em alguns casos, pode ser difícil distinguir entre essas duas lesões.

A osteoesclerose idiopática dos maxilares é vista principalmente na mandíbula, representando aproximadamente 90% dos casos. A maioria dos casos ocorre na região do segundo pré-molar ao segundo molar. A lesão geralmente é descoberta durante a primeira a terceira décadas de vida, como um achado radiográfico incidental. As radiografias tipicamente revelam uma área de radiopacidade circunscrita e não expansiva abaixo ou entre as raízes dentárias. A maioria dos casos mede de 2 mm a 2 cm de diâmetro, e não há halo radiotransparente. Alguns pacientes podem desenvolver múltiplas lesões; em tais casos, pode ser prudente descartar a possibilidade de osteomas associados à síndrome de Gardner. Exemplos ocasionais ocorrem em torno da coroa de um dente em desenvolvimento, impedindo sua erupção. Em raras ocasiões, o osso denso resulta em movimento dentário ou reabsorção radicular.

Uma vez descobertos, muitos casos de osteoesclerose idiopática permanecerão estáveis sem alterações. Os exemplos descobertos em crianças podem aumentar lentamente de tamanho, tornando-se estáveis quando o paciente atinge a maturidade. Na maioria dos casos, o diagnóstico pode ser feito radiograficamente com razoável certeza, não sendo necessária a realização de biopsia. No entanto, a biopsia pode ser justificada para casos incomuns em que o diagnóstico é incerto (p. ex., casos associados à reabsorção radicular, desconforto leve ou evidência de expansão cortical). Alguns casos de osteoesclerose idiopática diminuem de tamanho ou desaparecem com o tempo.

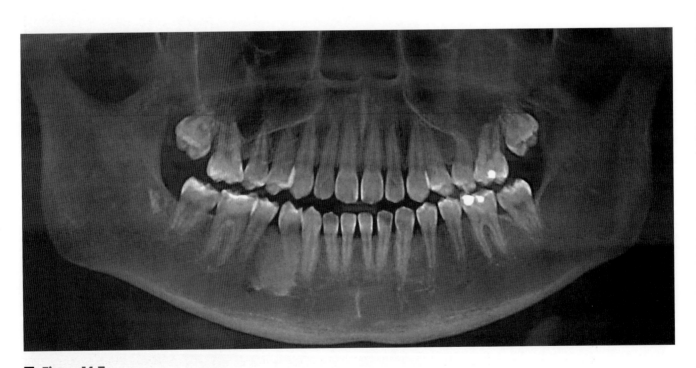

■ **Figura 14.7**
Osteosclerose idiopática
O osso denso e esclerótico é observado entre e apicalmente aos pré-molares inferiores direitos. (Cortesia do Dr. Anthony Spina.)

■ Figura 14.8
Osteoesclerose idiopática
Uma lesão radiopaca circunscrita é observada entre os ápices do segundo pré-molar e do primeiro molar inferior esquerdo. (Cortesia do Dr. William R. Anderson.)

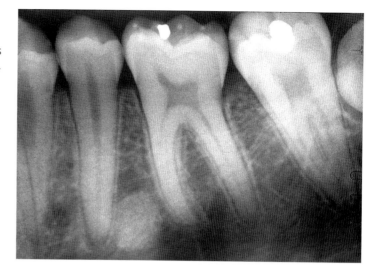

■ Figura 14.9
Osteoesclerose idiopática
Uma zona bem definida de esclerose óssea é observada no ápice do primeiro molar inferior direito. Essa lesão resultou em reabsorção das raízes dentárias – uma ocorrência incomum em casos de osteoesclerose idiopática. (Cortesia do Dr. Jeff Laro.)

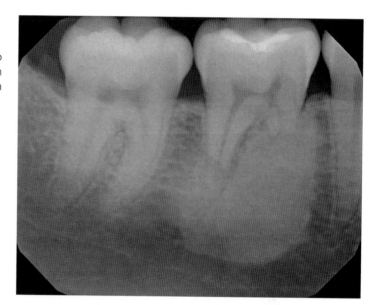

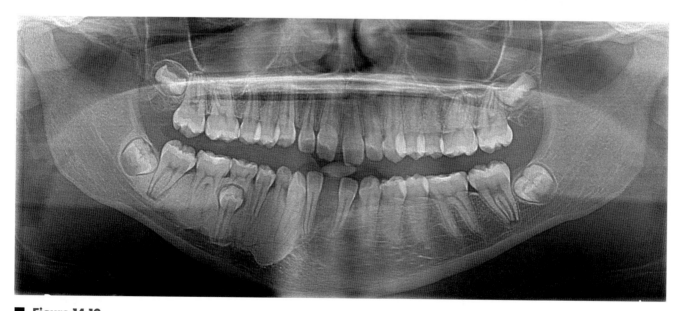

■ Figura 14.10
Osteoesclerose idiopática
Esclerose difusa do osso alveolar na mandíbula, lado direito. (Cortesia do Dr. Terry Ellis.)

Osteólise maciça (doença do osso fantasma; doença de Gorham; síndrome de Gorham-Stout)

Figura 14.11

A **osteólise maciça** é uma condição rara que resulta na destruição progressiva de um ou mais ossos. A causa desta doença é desconhecida; várias teorias incluem proliferação de tecido de granulação induzida por trauma, atividade osteoclástica acelerada mediada por interleucina-6, hiperplasia vascular linfática e agenesia ou função anormal de células C da tireoide.

A osteólise maciça pode ocorrer em qualquer idade, mas é diagnosticada com mais frequência em crianças e adultos jovens. Aproximadamente 30% dos casos envolvem o esqueleto craniofacial, sendo a mandíbula o local mais frequente da região de cabeça e pescoço. O envolvimento de múltiplos ossos contíguos não é incomum. Pacientes com envolvimento dos maxilares geralmente apresentam dor, edema e mobilidade dentária, o que pode ser confundido inicialmente com uma infecção odontogênica. Deslocamento mandibular ou fratura patológica eventualmente podem ocorrer. O exame radiográfico revela zonas radiotransparentes mal definidas de destruição óssea, que se estendem e pioram com o tempo, à medida que mais estrutura óssea é dissolvida. O exame microscópico do osso reabsorvido geralmente revela fibrose e hiperplasia vascular consistindo principalmente em vasos linfáticos.

O prognóstico para essa condição é altamente imprevisível. A destruição óssea pode continuar ao longo de um período de meses a anos, resultando em perda completa do(s) osso(s) afetado(s). No entanto, em alguns casos, o processo pode se estabilizar apenas com perda óssea parcial. Casos graves que envolvem as costelas, a coluna ou a mandíbula podem resultar em morte secundária por obstrução das vias respiratórias, insuficiência respiratória, quilotórax e compressão da medula espinal. Diferentes abordagens de tratamento incluem: ressecção cirúrgica, radioterapia, bisfosfonatos, denosumabe, cálcio, vitamina D e quimioterapia. No entanto, a resposta à terapia é variável e, muitas vezes, insatisfatória.

Doença de Paget do osso (osteíte deformante)

Figuras 14.12 e 14.13

A **doença de Paget do osso** é um distúrbio do metabolismo ósseo que resulta em renovação óssea acelerada. A causa dessa doença é incerta, embora possa envolver uma combinação de fatores genéticos e ambientais. De 10 a 20% dos pacientes têm história familiar desse distúrbio, metade dos quais apresentará mutações no gene *SQSTM1*. Diferenças geográficas significativas são observadas na prevalência da doença de Paget, com as maiores taxas observadas no Reino Unido e outras populações de ascendência britânica. Na década de 1990, o exame radiográfico mostrou uma prevalência estimada tão alta quanto 2 em pacientes com idade acima de 55 anos no Reino Unido. No entanto, a doença é rara na Escandinávia, na Índia e no Extremo Oriente. Por motivos obscuros, a frequência dessa condição parece estar diminuindo rapidamente em algumas populações, com taxas de prevalência que podem ser de apenas 10 a 20% da observada 20 a 30 anos atrás.

A doença de Paget do osso geralmente é diagnosticada em pacientes com mais de 50 anos, e a maioria dos estudos revela uma predileção pelo sexo masculino. Tanto a forma monostótica quanto a forma poliostótica da doença podem ocorrer. Os ossos mais comumente envolvidos incluem fêmur, vértebras, crânio, esterno e pélvis. A doença inicial é caracterizada pela reabsorção osteoclástica excessiva, que é seguida em fases posteriores pelo aumento da atividade osteoblástica. Níveis de fosfatase alcalina sérica, um marcador de atividade osteoblástica, são significativamente elevados e podem ser usados para monitorar o sucesso do tratamento.

O sintoma mais comum é a dor óssea, que é relatada em aproximadamente metade dos casos. Remodelação acelerada eventualmente leva à expansão óssea, deformação e má qualidade óssea. O envolvimento de ossos de sustentação pode resultar em arqueamento das pernas e alteração na marcha. Fraturas patológicas também podem ocorrer. O aumento do crânio pode causar um aumento na circunferência da cabeça, o que classicamente está associado à necessidade de um tamanho maior de chapéu. Além disso, o aumento ósseo do crânio pode produzir compressão nervosa, manifestada clinicamente por surdez, deficiência visual e paralisia dos nervos cranianos.

(Especula-se que a perda auditiva de Beethoven possa ter sido relacionada à doença de Paget.) As complicações secundárias incluem insuficiência cardíaca congestiva, estenose aórtica e aterosclerose.

O envolvimento dos maxilares é relatado em aproximadamente 17% dos pacientes, com uma relação maxila-mandíbula de 2:1. A expansão do osso alveolar pode causar formação de diastema entre os dentes ou desajuste das próteses. O aumento grave da maxila pode levar à obstrução nasal, obliteração sinusal e uma deformidade facial semelhante a um leão, conhecida como *leontíase óssea*. Durante as

■ **Figura 14.11**
Osteólise maciça
Extensa destruição de quase toda a mandíbula. (Cortesia do Dr. Mark Ludlow.)

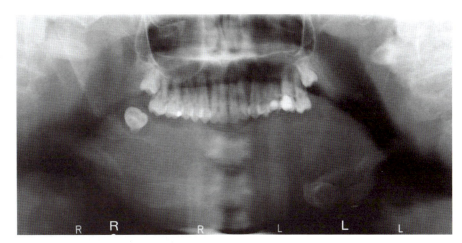

■ **Figura 14.12**
Doença de Paget do osso
Radiografia mostra neoformação óssea e aumento do crânio com aspecto "algodonoso". (Cortesia do Dr. Reg Munden.)

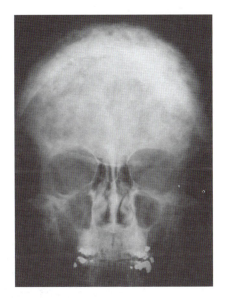

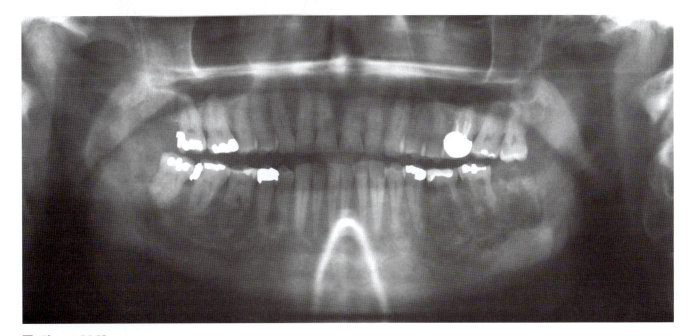

■ **Figura 14.13**
Doença de Paget do osso
Um homem de 41 anos de idade com alterações radiopacas e radiotransparentes difusas em torno das raízes dos dentes inferiores. Biopsia e subsequente exame de sangue levaram ao diagnóstico de doença de Paget de início precoce.

fases iniciais da doença, o osso pode parecer menos denso radiograficamente devido à atividade osteoclástica. No entanto, com o passar do tempo, o osso desenvolve zonas de esclerose, às vezes descritas como tendo aparência de "algodão". Nos maxilares, hipercementose dos dentes pode ser encontrada.

A doença de Paget leve e assintomática pode não requerer nenhum tratamento. Pacientes com dor óssea ou envolvimento mais extensivo geralmente são tratados com bisfosfonatos, como uma única infusão de ácido zoledrônico. O prognóstico na maioria dos casos é excelente. No entanto, a transformação maligna em osteossarcoma ou outros sarcomas foi descrita em menos de 1% dos pacientes com doença de Paget. Esses tumores têm um prognóstico extremamente ruim. Um risco aumentado para o desenvolvimento do tumor de células gigantes do osso também se observa.

Lesão central de células gigantes

Figuras 14.14 a 14.17

A **lesão central de células gigantes** é uma patologia destrutiva incomum dos maxilares composta de células gigantes multinucleadas semelhantes aos osteoclastos. A causa dessa lesão é desconhecida, e há debate se ela representa um processo reativo ou uma neoplasia benigna. Quando descrito inicialmente, utilizou-se o termo *granuloma central "reparativo" de células gigantes*, porque se pensava que a lesão poderia representar uma resposta à hemorragia local induzida por trauma. No entanto, não há evidências convincentes para apoiar a ideia de que isso representa um processo reparador, especialmente tendo em vista a natureza destrutiva dessas lesões. Embora exista semelhança microscópica, acredita-se que a lesão central de células gigantes represente uma entidade diferente do *tumor de células gigantes* dos ossos extragnáticos. No entanto, foram notificados exemplos raros de tumores de células gigantes ósseos verdadeiros nos maxilares.

As lesões de células gigantes centrais ocorrem mais frequentemente em crianças e adultos jovens; mais de 60% dos casos são diagnosticados antes dos 30 anos de idade. A lesão é encontrada duas vezes mais em mulheres do que em homens. As lesões de células gigantes têm uma predileção pelas porções anteriores dos maxilares, e aproximadamente 70% dos exemplos se desenvolvem na mandíbula. Não é incomum que as lesões mandibulares cruzem a linha média. Muitos casos são relativamente não agressivos, apresentando crescimento lento e indolor com pouca expansão. No entanto, outras lesões podem demonstrar um crescimento mais rápido com expansão significativa, perfuração cortical, reabsorção radicular e dor. O exame radiográfico tipicamente revela uma zona radiotransparente de destruição óssea que pode ser relativamente bem delineada, mas sem bordas escleróticas. No entanto, alguns casos podem parecer multiloculares com uma margem periférica esclerótica. O tamanho pode variar de pequenos exemplos não agressivos medindo menos de 1 cm a grandes lesões agressivas exibindo mais de 10 cm de diâmetro.

Microscopicamente, a lesão mostra um número variável de células gigantes multinucleadas em um fundo de células mononucleares e hemorragia. Devido à natureza hemorrágica dessas lesões, elas tipicamente demonstram uma cor marrom arroxeada ao exame macroscópico, que pode ser uma pista para o diagnóstico no momento da biopsia. No entanto, outras lesões de células gigantes hemorrágicas podem ter um aspecto macroscópico e microscópico semelhante, tais como o tumor marrom do hiperparatireoidismo. Além disso, múltiplas lesões semelhantes à lesão central de células gigantes podem ocorrer em várias condições genéticas, incluindo o querubismo (ver próximo tópico), síndrome de Noonan/síndrome das múltiplas lesões de células gigantes, síndrome de Ramon, síndrome de Jaffe-Campanacci e neurofibromatose tipo I.

■ **Figura 14.14**
Lesão central de células gigantes
Lesão radiotransparente na região anterior da mandíbula resultando em deslocamento dos dentes.

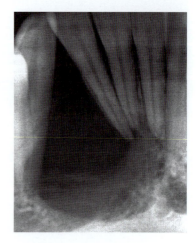

Figura 14.15
Lesão central de células gigantes
Lesão radiotransparente expansiva na região anterior da maxila, linha média.

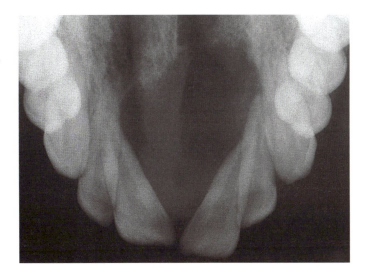

Figura 14.16
Lesão central de células gigantes
Paciente edêntulo com massa expansiva na região anterior esquerda da maxila. (Agradecimento ao Dr. Michael Tabor.)

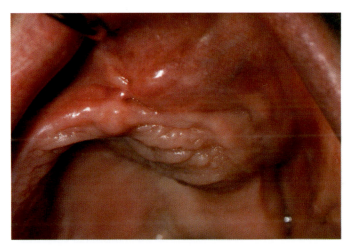

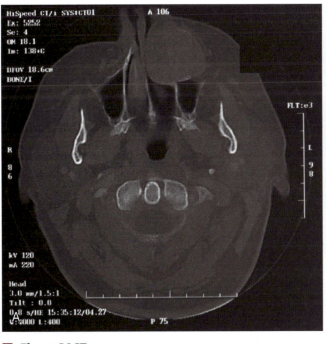
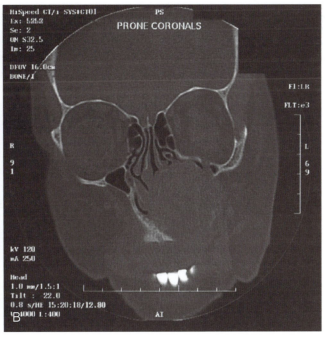

Figura 14.17
Lesão central de células gigantes
Imagens de tomografia computadorizada, cortes axial e coronal, do mesmo paciente da Figura 14.16, que demonstram uma massa sólida estendendo-se até a região do seio maxilar e da cavidade nasal. (Agradecimento ao Dr. Michael Tabor.)

O tratamento mais comum para a lesão central de células gigantes dos maxilares é a curetagem, especialmente para exemplos menores e menos agressivos. No entanto, a recorrência é observada em aproximadamente 20% dos casos. Lesões recorrentes podem ser tratadas por nova curetagem com osteotomia periférica ou por ressecção local. Várias modalidades adicionais de tratamento têm sido usadas para a lesão central de células gigantes maiores e mais agressivas, na tentativa de minimizar a taxa de morbidade cirúrgica, embora a taxa de sucesso tenha sido inconsistente. Estes incluem alfainterferona 2a por via subcutânea, calcitonina intranasal, medicamentos antirreabsortivos (p. ex., bisfosfonatos ou denosumabe) e injeções intralesionais de corticoides.

Querubismo

Figuras 14.18 a 14.20

O **querubismo** é uma doença hereditária rara dos maxilares que geralmente é causado por mutações no gene *SH3BP2*. Os pacientes afetados têm atividade osteoclástica aumentada que resulta em lesões ósseas expansivas e líticas, mas não se sabe por que a doença afeta primariamente os maxilares. O querubismo é herdado como um traço autossômico dominante, embora alguns pacientes não tenham história familiar e pareçam abrigar novas mutações genéticas. A doença apresenta expressividade clínica variável.

O querubismo muitas vezes é diagnosticado quando o paciente tem 3 a 6 anos de idade, embora exemplos mais leves da doença possam não ser detectados até mais tarde na infância. Indivíduos afetados apresentam expansão óssea indolor dos maxilares com bochechas rechonchudas que se assemelham a querubins angelicais, como visto em pinturas da Renascença. Às vezes, observa-se linfadenopatia cervical, o que pode contribuir para a aparência edemaciada. Exemplos mais leves podem afetar apenas a parte posterior da mandíbula, mas outros casos exibem envolvimento significativo tanto em maxila como mandíbula. Em casos graves que afetam a maxila, a inclinação para cima dos olhos e a retração das pálpebras inferiores podem expor a esclera inferior, produzindo a expressão que tem sido descrita como "olhos voltados para o céu".

O exame radiográfico dos maxilares revela lesões radiotransparentes expansivas bilaterais, simétricas, que geralmente são multiloculares. Pacientes com expressão leve podem apresentar lesões somente na região de molares posteriores/ramo mandibular. No entanto, indivíduos com doença mais grave demonstrarão envolvimento difuso em ambos os maxilares. Em geral, observa-se deslocamento de vários dentes em desenvolvimento, bem como as impacções dentárias e a reabsorção radicular. Microscopicamente, as lesões do querubismo mostram uma proliferação de células gigantes semelhante à observada na lesão central de células gigantes. Os resultados laboratoriais geralmente mostram níveis normais de cálcio e paratormônio, o que ajuda a descartar o hiperparatireoidismo.

O tratamento de pacientes com querubismo pode ser um desafio. Na maioria dos casos, as lesões melhorarão após a puberdade e retornarão a uma aparência mais normal durante o início da idade adulta (embora alterações radiográficas residuais menos graves possam persistir por toda a vida). Portanto, o tratamento cirúrgico precoce durante a infância geralmente é evitado, se possível. No entanto, exemplos agressivos incomuns podem exigir intervenção cirúrgica apropriada durante as fases ativas da doença, como curetagem, ressecção, enxerto ósseo ou recontorno. O tratamento odontológico pode incluir extração de dentes retidos, terapia ortodôntica e reabilitação protética de dentes perdidos. O tratamento médico tem sido realizado em alguns pacientes com querubismo, incluindo calcitonina, interferona, adalimumabe, bifosfonatos e tracolimo. No entanto, estudos são necessários para avaliar a utilidade de tais medicamentos.

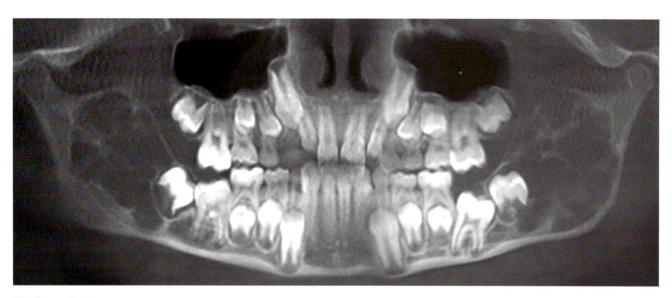

■ **Figura 14.18**
Querubismo
Radiografia panorâmica mostra lesões radiotransparentes multiloculares bilaterais na região posterior da mandíbula. (Cortesia do Dr. Rob Naples.)

■ **Figura 14.19**
Querubismo
Uma menina de 7 anos apresenta aumento simétrico e indolor da mandíbula e da maxila. (Cortesia do Dr. Parish Sedghizadeh.)

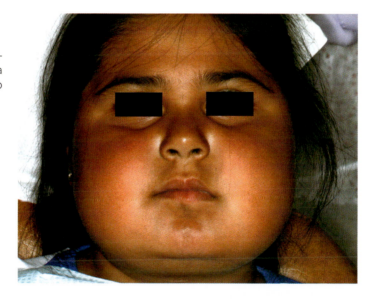

■ **Figura 14.20**
Querubismo
Radiografia panorâmica da mesma paciente da Figura 14.19 mostra alterações multiloculares difusas na maxila e na mandíbula. (Cortesia do Dr. Parish Sedghizadeh.)

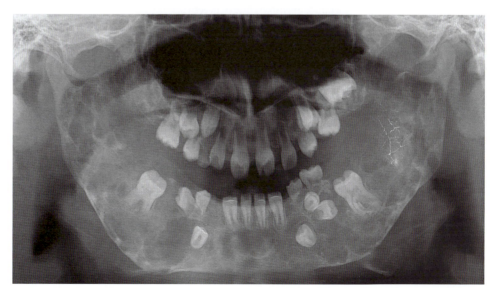

Cisto ósseo aneurismático

Figura 14.21

O **cisto ósseo aneurismático** é um processo ósseo destrutivo atípico que é mais comum em ossos longos e vértebras; apenas 2% dos casos ocorrem nos maxilares. É caracterizado por espaços semelhantes a cistos cheios de sangue que são cercados por uma proliferação de células gigantes semelhante à observada em uma lesão central de células gigantes. Muitos cistos ósseos aneurismáticos agora são classificados como neoplasias devido à evidência citogenética de uma translocação envolvendo o oncogene *USP6*. No entanto, outros exemplos parecem representar um processo reativo que se desenvolve após o trauma ou como um fenômeno secundário dentro de uma lesão óssea preexistente (como uma lesão fibro-óssea).

Cistos ósseos aneurismáticos dos maxilares ocorrem com mais frequência durante as primeiras 3 décadas de vida; a idade média de ocorrência é de 21 anos. A lesão é mais comum na mandíbula que na maxila, e a vasta maioria dos casos desenvolve-se nas regiões posteriores dos maxilares. A apresentação clínica mais comum é uma tumefação do osso envolvido que se expande rapidamente. Alguns casos podem estar associados a dor ou mobilidade dentária. Radiograficamente, a lesão pode aparecer como uma radiotransparência unilocular ou multilocular com bordas bem ou mal definidas. Expansão óssea não é incomum, o que pode resultar em uma distensão em forma de balão ou "explosão" da cortical óssea delgada sobrejacente. Por causa dos múltiplos espaços cistiformes cheios de sangue na lesão, o aspecto macroscópico tem sido descrito como semelhante a uma "esponja encharcada de sangue". Cistos ósseos aneurismáticos das mandíbulas em geral são tratados por enucleação e curetagem, que podem ser complementadas com criocirurgia. No entanto, a ressecção em bloco pode ser necessária para exemplos mais agressivos ou recorrentes. Uma taxa de recorrência estimada de 13% foi relatada para cistos ósseos aneurismáticos das mandíbulas.

Cisto ósseo simples (cisto ósseo traumático; cisto ósseo solitário; cavidade óssea idiopática)

Figuras 14.22 e 14.23

O **cisto ósseo simples** é uma cavidade vazia ou cheia de líquido que se desenvolve dentro do osso. Apesar de seu nome, essa lesão não tem revestimento epitelial e não representa um cisto verdadeiro. A causa de cistos ósseos simples é incerta. O termo sinônimo *cisto ósseo traumático* baseia-se na teoria de que a lesão pode surgir em decorrência de um evento traumático que causa hemorragia intraóssea. Se o hematoma intraósseo não se curar e não se organizar adequadamente, então uma cavidade pseudocística pode permanecer dentro do osso. No entanto, este conceito tem sido questionado porque uma história de trauma frequentemente não pode ser estabelecida. Outra teoria sugere que o acúmulo de líquido intersticial no osso leva à formação subsequente da cavidade. Em alguns casos os cistos ósseos simples se desenvolvem em associação com uma lesão fibro-óssea preexistente.

Cistos ósseos simples podem ocorrer em quase todos os ossos, incluindo os maxilares. A maioria dos casos é descoberta em crianças, com pico de prevalência durante a segunda década de vida. Nenhuma predileção por sexo é observada para cistos ósseos simples isolados dos maxilares. No entanto, exemplos que ocorrem secundariamente à displasia cemento-óssea geralmente são diagnosticados em adultos de meia-idade, especialmente mulheres negras.

Os cistos ósseos simples dos maxilares geralmente ocorrem na mandíbula, sendo muitas vezes descobertos como achados incidentais no exame radiográfico. No entanto, alguns casos podem produzir uma expansão óssea indolor. A lesão frequentemente exibe uma radiotransparência unilocular relativamente bem definida, embora alguns exemplos podem ser multiloculares ou mal definidos. Muitas vezes, a radiotransparência parece estar elevada entre as raízes dentárias mandibulares. O córtex ósseo sobrejacente pode se apresentar mais adelgaçado, especialmente quando ocorre expansão. Exemplos multifocais têm sido descritos, muitas vezes associados à displasia cemento-óssea florida.

Como um cisto ósseo simples não pode ser diagnosticado com segurança em exames radiográficos, a exploração cirúrgica e a biopsia de qualquer conteúdo geralmente é recomendada para descartar outros possíveis diagnósticos. Ao acessar a lesão, o cirurgião pode encontrar líquido serossanguinolento ou a cavidade pode aparecer praticamente vazia. O feixe neurovascular da mandíbula, às vezes, é observado livremente dentro da cavidade óssea. Após a exploração, a maioria dos cistos ósseos simples das mandíbulas será preenchido por uma nova formação óssea e será resolvido em um período de 12 a 17 meses. Uma baixa taxa de recidiva (1 a 2%) foi relatada na maioria dos estudos. No entanto, os casos associados à displasia cemento-óssea têm uma taxa muito maior de persistência ou recorrência.

■ **Figura 14.21**
Cisto ósseo aneurismático
Lesão multilocular expansiva no ângulo e no ramo da mandíbula direita em uma criança pequena. (Cortesia do Dr. Mojgan Ghazi.)

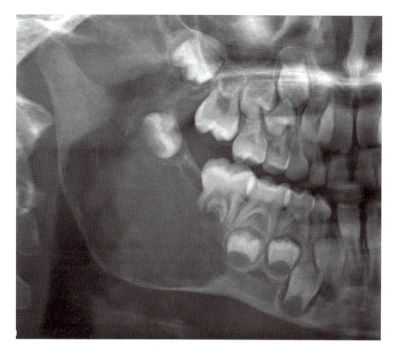

■ **Figura 14.22**
Cisto ósseo simples
Lesão radiotransparente na região de molares inferiores entre as raízes dos dentes. (Agradecimento ao Dr. Jensen Turner.)

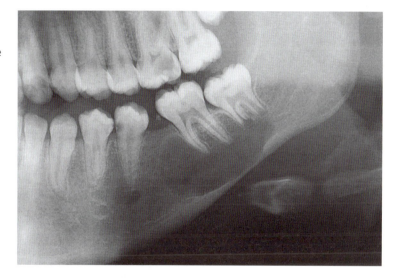

■ **Figura 14.23**
Cisto ósseo simples
Imagem radiotransparente bem circunscrita na região apical dos dentes incisivos inferiores de jovem do sexo masculino. Após biopsia, uma cavidade vazia foi encontrada. (Cortesia do Dr. Paul Shirley.)

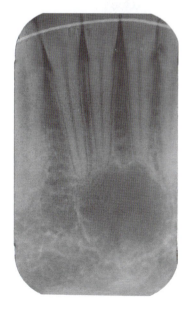

Displasia fibrosa

Figuras 14.24 a 14.27

A **displasia fibrosa** é uma desordem rara da formação óssea causada por uma mutação ativadora somática do gene *GNAS*. A gravidade da condição é determinada pelo tempo dessa mutação pós-zigótica durante a embriogênese. Se a mutação ocorre no início da vida embrionária, então a progênie das células mutadas pode afetar vários tecidos em desenvolvimento, incluindo múltiplos ossos (displasia fibrosa poliostótica), melanócitos e órgãos endócrinos. Mais comumente, a mutação *GNAS* ocorre mais tarde no desenvolvimento, o que resulta em doença localizada que afeta apenas um único sítio ósseo (displasia fibrosa monostótica). A doença é caracterizada por substituição do osso normal por tecido conjuntivo fibroso, que então exibe a formação de novas trabéculas ósseas imaturas. Devido à combinação de tecido fibroso e tecido ósseo neoformado, a displasia fibrosa é classificada como uma das lesões fibro-ósseas benignas.

A displasia fibrosa monostótica pode ocorrer em qualquer osso, incluindo os maxilares. A maxila é afetada com mais frequência que a mandíbula. As lesões maxilares podem envolver ossos adjacentes ao zigoma ou crânio – um padrão conhecido como *displasia fibrosa craniofacial*. A displasia fibrosa geralmente é observada durante as duas primeiras décadas de vida como uma expansão unilateral indolor de crescimento lento. Casos graves podem provocar significativa assimetria facial, deslocamento dentário e má oclusão. As radiografias tipicamente revelam uma radiopacidade difusa em vidro fosco com margens mal definidas. As lesões maxilares frequentemente resultam em obliteração do seio maxilar. Ocasionalmente, a displasia fibrosa mandibular mostra uma aparência radiotransparente nas radiografias panorâmicas, embora outras radiografias dentárias demonstrem habitualmente uma aparência mais clássica em vidro fosco. Em raras ocasiões, o padrão radiopaco pode se assemelhar a uma impressão digital.

Quando mais de um osso é afetado, a doença é referida como displasia fibrosa poliostótica. Alguns pacientes mostrarão envolvimento de apenas alguns ossos, enquanto outros podem ter mais da metade do esqueleto afetado. Lesões em ossos longos podem resultar em dor, fraturas patológicas e deformidades. A *síndrome de McCune-Albright* refere-se à combinação de displasia fibrosa poliostótica, manchas café com leite irregulares na pele e vários distúrbios endócrinos. Esta variante grave ocorre mais frequentemente em mulheres, que podem exibir puberdade precoce, bem como outras endocrinopatias (p. ex., hipertireoidismo, hiperparatireoidismo, hipercortisolismo, excesso de hormônio de crescimento). Quando lesões ósseas poliostóticas ocorrem apenas em combinação com manchas café com leite na pele, então o termo *síndrome de Jaffe-Lichtenstein* é usado.

A displasia fibrosa craniofacial leve não exige tratamento específico, embora uma biopsia geralmente seja obtida para confirmação do diagnóstico. Para pacientes com expansão significativa e assimetria facial, o recontorno cirúrgico do osso afetado pode ser realizado. Se possível, geralmente é recomendado que o tratamento cirúrgico deva ser adiado até o final da adolescência após o paciente ter parado de crescer, porque a intervenção precoce pode apenas estimular a lesão a crescer ainda mais rapidamente. Após o recontorno, a lesão pode crescer lentamente até a idade adulta, por vezes necessitando de procedimentos ósseos adicionais para redução do volume. Terapia ortodôntica e cirurgia ortognática podem ser utilizadas para corrigir desarmonias oclusais.

Na maioria dos casos, o prognóstico para pacientes com displasia fibrosa é excelente. No entanto, exemplos raros de transformação maligna em osteossarcoma foram documentados. Muitas dessas neoplasias malignas se desenvolveram em pacientes que foram tratados no passado com radioterapia.

■ **Figura 14.24**
Displasia fibrosa
Radiopacidade difusa em vidro fosco na maxila posterior direita.

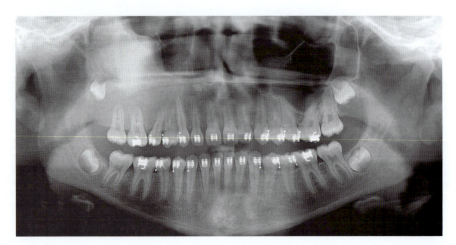

■ **Figura 14.25**
Displasia fibrosa
Alteração radiopaca em vidro fosco que se assemelha a uma impressão digital. (Cortesia do Dr. Mark Freeland.)

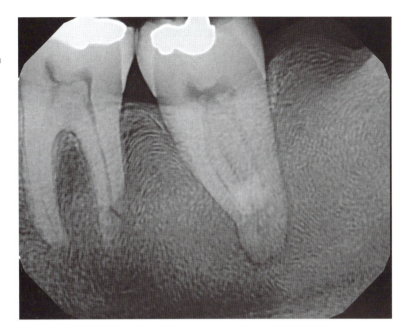

■ **Figura 14.26**
Displasia fibrosa
Imagem de TC, corte coronal, mostra radiopacidade expansiva em vidro fosco da maxila esquerda com extensão para a região do seio maxilar anterior.

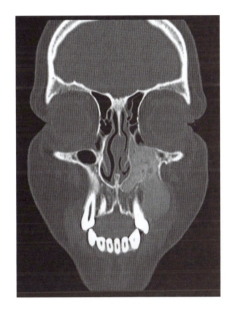

■ **Figura 14.27**
Displasia fibrosa (síndrome de Jaffe-Lichtenstein)
Jovem do sexo masculino apresenta displasia fibrosa poliostótica. **A.** Uma grande área de pigmentação café com leite é vista na panturrilha. **B.** Imagem tomográfica computadorizada, corte coronal, mostra aumento ósseo difuso do crânio e da maxila.

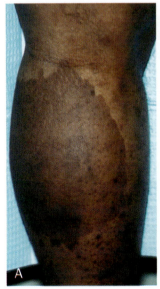 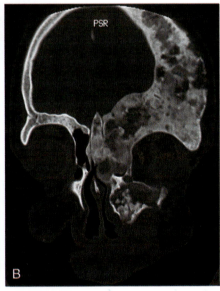

Displasia cemento-óssea (displasia óssea)

A **displasia cemento-óssea** é uma condição fibro-óssea que ocorre nas áreas dentárias das mandíbulas. Com base em sua frequente associação com raízes dentárias, além de evidências microscópicas mostrando a produção tanto de osso quanto de um produto semelhante a cemento, teorizou-se que essas lesões surgem de células do ligamento periodontal. Três diferentes padrões clínicos de displasia cemento-óssea são reconhecidos, os quais variam em gravidade: (1) **periapical**, (2) **focal** e (3) **florida**.

Displasia cemento-óssea periapical (displasia cementária periapical)

Figuras 14.28 e 14.29

A forma mais comum e mais reconhecida da doença é a **displasia cemento-óssea periapical**. Esta condição mostra uma predileção marcante para as mulheres, que superam os homens em uma margem de mais de 10:1. Além disso, há uma forte predileção pelos negros, que representam pelo menos 70% dos casos diagnosticados. A maioria dos casos é descoberta incidentalmente em adultos jovens e de meia-idade, quando as radiografias são feitas para outros fins. Raramente é o diagnóstico feito antes dos 20 anos de idade.

As lesões precoces apresentam-se classicamente como múltiplas radiotransparências periapicais associadas às raízes dos dentes anteriores da mandíbula. Alguns casos podem ocorrer como uma área radiotransparente envolvendo um único ápice radicular, ou múltiplas lesões podem coalescer para formar uma única radiotransparência que engloba vários dentes. Ocasionalmente, lesões adicionais são observadas nos ápices dos dentes posteriores, o que pode ser visto como uma progressão para a displasia cemento-óssea "florida", espectro final da doença. Embora as radiotranparências individuais possam se assemelhar a um granuloma periapical ou a um cisto periapical, os dentes associados devem ser vitais (a menos que sejam desprovidos de vitalidade por motivo não relacionado). Com o tempo, as lesões sofrem calcificação central, resultando em aspecto misto radiotransparente/radiopaca. As lesões tardias tornam-se primariamente radiopacas com um halo radiotransparente. A maioria das lesões são não expansivas e raramente excedem 1 cm de diâmetro.

A displasia cemento-óssea periapical raramente causa problemas. Na maioria dos casos, o diagnóstico pode ser feito com razoável certeza graças a imagens radiográficas, a biopsia geralmente não é, portanto, necessária. O reconhecimento desta condição é importante para evitar um diagnóstico errôneo de doença pulpar/periapical e tratamento endodôntico desnecessário.

Displasia cemento-óssea focal

Figura 14.30

Na **displasia cemento-óssea focal**, o paciente desenvolve uma lesão única – na maioria das vezes, em um local de extração dentária na região posterior da mandíbula. Tal como a displasia cemento-óssea periapical, as lesões focais são diagnosticadas com maior frequência em mulheres negras durante a terceira a sexta décadas de vida. A lesão geralmente é descoberta quando as radiografias são obtidas para algum outro propósito. As lesões iniciais aparecem como uma radiotransparência bem definida que pode ser difícil de distinguir de outras lesões, como um cisto residual. No entanto, ao longo do tempo, a lesão desenvolverá um padrão misto radiotransparente/radiopaco, tornando-se quase totalmente radiopaco nos estágios posteriores. O diagnóstico de displasia cemento-óssea focal muitas vezes pode ser feito com razoável certeza nas características radiográficas e clínicas. Entretanto, a biopsia às vezes pode ser considerada necessária se outras lesões radiotransparentes/radiopacas, como o fibroma ossificante central, não puderem ser descartadas. Estas duas lesões fibro-ósseas podem ter características microscópicas semelhantes, embora os achados cirúrgicos sejam úteis na distinção entre eles. As lesões de displasia cemento-óssea geralmente apresentam-se fragmentadas quando submetidas à biopsia, enquanto os fibromas ossificantes centrais exibem uma aparência mais sólida, muitas vezes separando-se facilmente do osso como uma ou várias massas grandes.

A displasia cemento-óssea focal costuma ter bom prognóstico. No entanto, lesões tardias e densamente escleróticas podem se tornar infectadas secundariamente, o que pode exigir a remoção cirúrgica do osso morto/cemento.

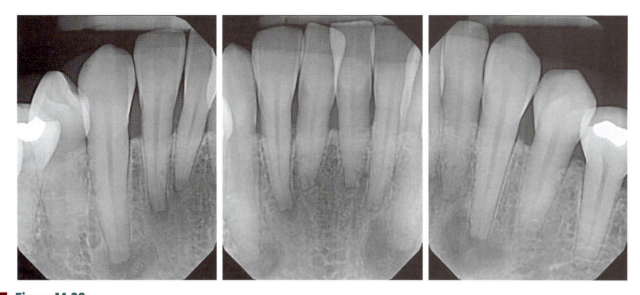

■ **Figura 14.28**
Displasia cemento-óssea periapical
Múltiplas imagens radiotransparentes envolvendo os dentes inferiores anteriores em uma mulher negra de 50 anos de idade. (Cortesia do Dr. Walker Pendarvis.)

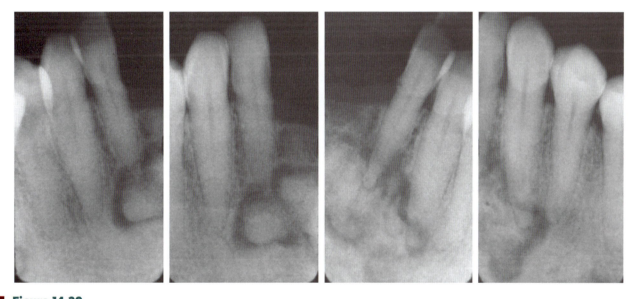

■ **Figura 14.29**
Displasia cemento-óssea periapical
Múltiplas lesões em estágio tardio confluentes apresentam mineralização central proeminente com uma borda radiotransparente.

■ **Figura 14.30**
Displasia cemento-óssea focal
Lesão mista radiotransparente/radiopaca bem circunscrita em um local de extração prévia na região posterior esquerda da mandíbula.

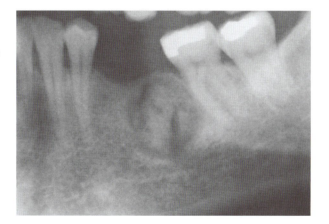

Displasia cemento-óssea florida

Figuras 14.31 a 14.34

A **displasia cemento-óssea florida** representa o extremo do espectro da displasia cemento-óssea. Os pacientes desenvolvem lesões multifocais que podem envolver todos os quatro quadrantes das mandíbulas. A doença mandibular geralmente é mais significativa e difundida do que o envolvimento maxilar, às vezes resultando em lesões confluentes apicais em toda a dentição. A displasia cemento-óssea florida mostra uma predileção ainda mais forte por mulheres negras, sendo diagnosticada principalmente em pacientes de meia-idade e idosas.

De forma semelhante a outros padrões de displasia cemento-óssea, as lesões floridas demonstrarão três fases radiográficas em sua evolução: radiotransparentes, radiotransparentes/radiopacas mistas e quase totalmente radiopacas. Infelizmente, devido à natureza avascular e disseminada das lesões escleróticas de fase tardia, os pacientes correm risco significativo de desenvolver osteomielite secundária após infecção ou extração dentária. Em áreas desdentadas, fragmentos de cemento/osso esclerótico não vital podem ficar expostos no rebordo alveolar rodeados por osso alveolar que sofre reabsorção. Outra complicação potencial é a formação secundária de cisto ósseo simples em associação com uma ou mais dessas lesões fibro-ósseas. Ao contrário dos cistos ósseos simples isolados observados em crianças, essas cavidades ósseas em pacientes com displasia cemento-óssea florida geralmente não se resolvem após a exploração cirúrgica.

O diagnóstico de displasia cemento-óssea florida geralmente pode ser feito com base nas características clínicas e radiográficas. Devido ao risco de infecção secundária em lesões tardias, biopsia e intervenções cirúrgicas devem ser evitadas, se possível. Os pacientes devem ser encorajados a manter uma excelente higiene oral para evitar qualquer tipo de doença pulpar ou periodontal que possa introduzir bactérias nas lesões. A osteomielite secundária no contexto de uma displasia cemento-óssea florida é de difícil tratamento devido à natureza difundida e, muitas vezes, confluente do produto mineralizado densamente esclerótico. A antibioticoterapia isoladamente pode não resolver a infecção, e tentativas de ressecção cirúrgica do osso morto podem ser seguidas pela disseminação da infecção para lesões adjacentes. No entanto, saucerização e remoção do sequestro ósseo às vezes são necessárias.

Em raras ocasiões, pacientes com displasia cemento-óssea podem desenvolver uma expansão tumoral de uma ou mais lesões, situação denominada *displasia cemento-óssea expansiva*. Tais lesões foram relatadas com mais frequência na mandíbula de mulheres negras e podem exigir ressecção cirúrgica.

■ **Figura 14.31**
Displasia cemento-óssea florida
Múltiplas lesões radiotransparentes e radiopacas confluentes nos ápices dos dentes inferiores. (Cortesia do Dr. James Sutton.)

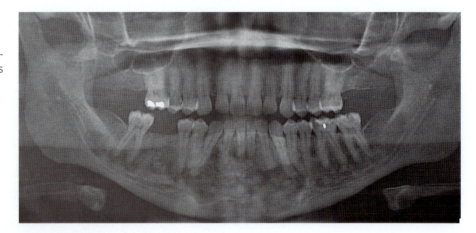

Capítulo 14 Patologia Óssea   385

■ **Figura 14.32**
Displasia cemento-óssea florida
Múltiplas lesões radiotransparentes e radiopacas em todo o corpo da mandíbula. Também parece existir envolvimento mais leve da maxila. (Cortesia do Dr. Tom McDonald.)

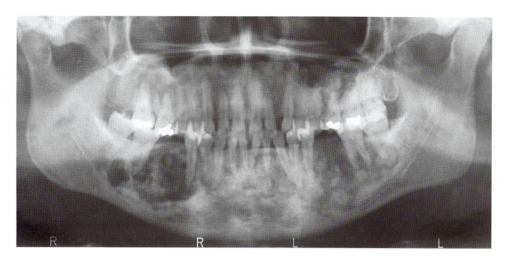

■ **Figura 14.33**
Displasia cemento-óssea florida
Um segmento de sequestro de osso e cemento é visto na mandíbula esquerda. Existem lesões menores adicionais na maxila posterior direita e na mandíbula. (Cortesia do Dr. Robert Crooks.)

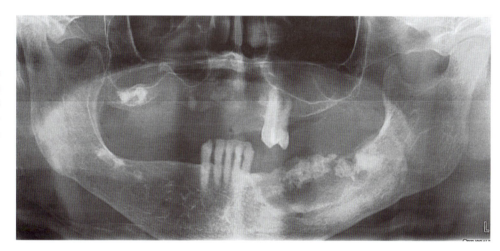

■ **Figura 14.34**
Displasia cemento-óssea florida
Formação de cistos ósseos simples secundários resultou em um defeito radiotransparente difuso ao redor dos dentes inferiores. (Cortesia da Dr. Laura Summers.)

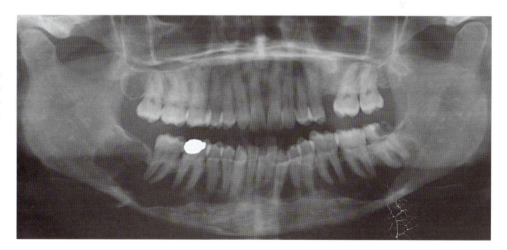

Fibroma ossificante

Figuras 14.35 a 14.38

O **fibroma ossificante** é uma neoplasia incomum que, muitas vezes, foi confundida com a displasia cemento-óssea focal antes da separação dessas duas entidades na década de 1990. O tumor ocorre mais frequentemente em mulheres adultas jovens, e o corpo da mandíbula é tipicamente afetado. Clinicamente, o aumento de volume é um sinal característico. Como essas lesões normalmente não causam dor espontânea ou à palpação, elas são frequentemente identificadas quando o paciente faz radiografias dentárias de rotina. O exame radiográfico mostra uma lesão radiotransparente unilocular bem definida com calcificação variável intralesional. À medida que o tumor aumenta, reabsorção radicular e movimento dos dentes podem ocorrer, assim como adelgaçamento e arqueamento externo da cortical.

Estas lesões são caracterizadas microscopicamente por proliferação celular bem circunscrita de células fusiformes em um estroma moderadamente colagenoso. Ocasionalmente, uma cápsula bem desenvolvida está presente. Quantidades variadas de produto mineralizado podem ser encontradas em todo o tecido da lesão, e o componente mineralizado pode assemelhar-se a trabéculas ósseas ou esférulas de cemento. O tratamento consiste em enucleação cirúrgica, que geralmente é realizada facilmente porque o tumor é destacado facilmente do osso circundante. A recidiva é incomum, com a taxa de recorrência média de casos relatados na literatura sendo pouco mais de 10%. Se vários fibromas ossificantes centrais forem identificados em um paciente, isso deve desencadear investigação diagnóstica para descartar a condição relativamente rara conhecida como *síndrome do hiperparatireoidismo e tumores maxilomandibulares*.

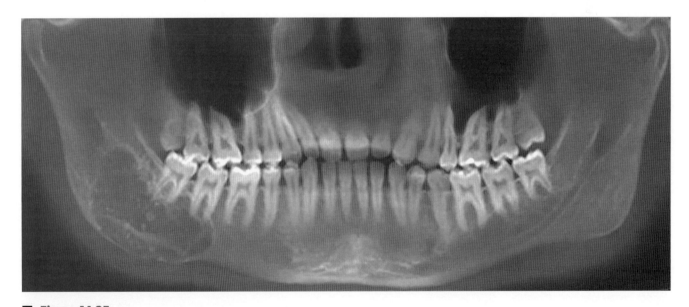

■ **Figura 14.35**
Fibroma ossificante
Observa-se uma lesão radiotransparente expansiva bem delimitada, que contém áreas radiopacas dispersas, na região posterior direita da mandíbula. A expansão produziu acentuado adelgaçamento da cortical da mandíbula.

■ Figura 14.36
Fibroma ossificante
Esta radiotransparência bem delimitada do corpo direito da mandíbula também contém alguns focos mineralizados. A lesão causou reabsorção da cortical inferior da mandíbula. (Cortesia do Dr. Richard Marks.)

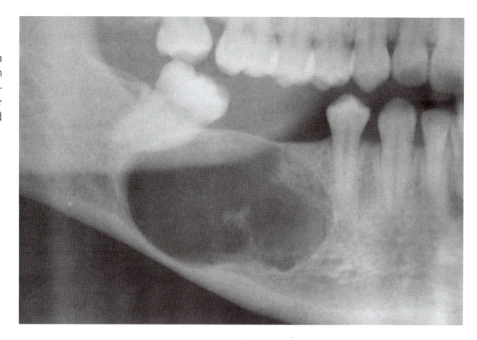

■ Figura 14.37
Fibroma ossificante
Macroscopia da lesão vista na Figura 14.36. A cápsula bem definida dessa lesão geralmente resulta em uma massa tumoral semelhante à batata.

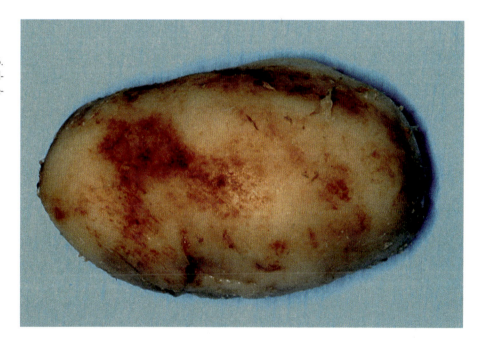

■ Figura 14.38
Fibroma ossificante
A superfície de corte do tumor vista na Figura 14.37 revela uma massa sólida de coloração branco-amarelada.

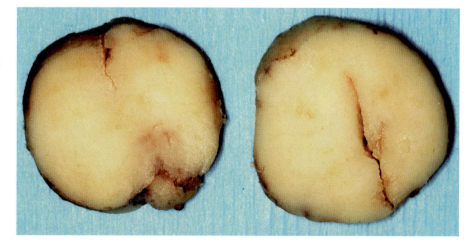

Fibroma ossificante juvenil

Figuras 14.39 e 14.40

O **fibroma ossificante juvenil** é uma neoplasia relativamente rara que, como o nome indica, tipicamente se desenvolve em pacientes mais jovens, em geral, na primeira ou segunda décadas de vida. Nos maxilares, o local mais comum para essa lesão é a maxila, embora outros ossos craniofaciais possam ser afetados. Com base em suas características microscópicas, duas formas dessa lesão foram descritas: *trabecular* e *psamomatoide*. A variante psamomatoide tende a se desenvolver nos ossos cranianos, e a variante trabecular parece favorecer os maxilares. Lesões maxilares podem apresentar um crescimento relativamente rápido. As radiografias mostram uma área radiotransparente unilocular inicialmente, mas à medida que a lesão cresce, uma aparência multilocular pode se desenvolver. O osso cortical se torna mais fino à medida que a lesão se expande. A tomografia computadorizada (TC) mostra vários graus de calcificação intralesional em algumas lesões, uma característica que está consistentemente associada à forma trabecular do tumor. Em outras lesões, a TC identifica um padrão em "vidro fosco", e isso está relacionado à variante psamomatoide. Ambos os tipos de fibroma ossificante juvenil têm bordas bem definidas.

O padrão trabecular do fibroma ossificante juvenil é caracterizado por uma proliferação de células fusiformes celulares com trabéculas delicadas de tecido ósseo e células gigantes multinucleadas benignas e dispersas. O padrão psamomatoide exibe calcificações acelulares arredondadas em um fundo fibroblástico celular.

O tratamento consiste em curetagem ou excisão cirúrgica, sendo que a extensão da cirurgia depende do tamanho e do local anatômico do tumor. Para pequenas lesões, a curetagem completa é frequentemente um tratamento adequado; entretanto, lesões grandes podem exigir ressecção em bloco ou ressecção com reconstrução. As taxas de recorrência em algumas séries foram relatadas como sendo de 30 a 50%.

Osteoma

Figura 14.41

O **osteoma** raramente envolve os maxilares, embora locais anatômicos adjacentes, como os ossos dos seios, possam ser afetados. Nos maxilares, o corpo mandibular e a região condilar são os locais mais acometidos. A lesão geralmente é assintomática, a menos que se desenvolva em um local onde o aumento de volume possa ser detectado ou seu crescimento coincide com outras estruturas anatômicas. O osteoma é geralmente identificado em adultos, muitas vezes como um achado radiográfico. O tumor aparece como uma área bem radiopaca em imagens radiográficas. Microscopicamente, essas lesões consistem em proliferação benigna do osso lamelar denso vital. Em alguns casos, a distinção entre um osteoma e uma exostose é difícil de ser feita e ocorre quase que de forma arbitrária.

Se o tratamento for necessário, a remoção cirúrgica conservadora é resolutiva. Se múltiplos osteomas são observados nos ossos craniofaciais, então a possibilidade da síndrome de Gardner deve ser considerada (ver próximo tópico).

Figura 14.39
Fibroma ossificante juvenil
Esta lesão radiotransparente expansiva multilocular com calcificação focal se estende da região do canino inferior direito até o primeiro molar inferior esquerdo. (Cortesia do Dr. David Bender.)

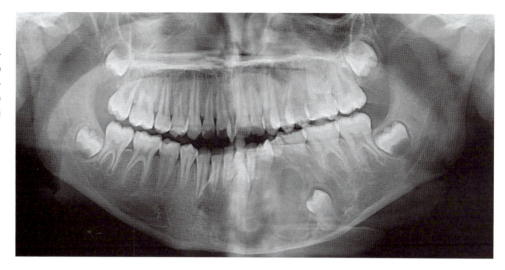

Figura 14.40
Fibroma ossificante juvenil
Essa imagem de TC, corte coronal, mostra a mesma lesão descrita na Figura 14.39. Grande expansão é evidente, bem como áreas de mineralização intratumorais. (Cortesia do Dr. David Bender.)

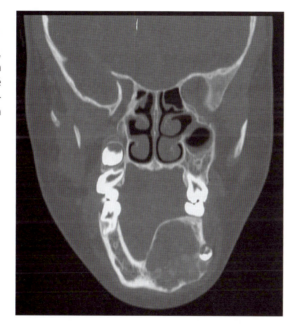

Figura 14.41
Osteoma
Essa radiopacidade bem delimitada e uniformemente densa está associada à superfície do osso cortical posterior da mandíbula. (Cortesia do Dr. Chuck Hobart.)

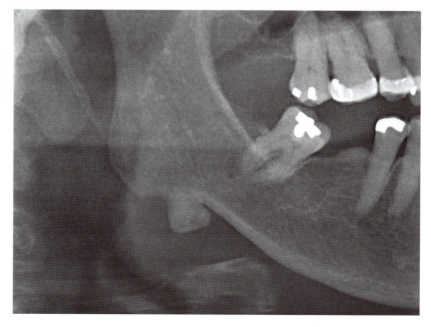

Síndrome de Gardner

Figuras 14.42 a 14.44

A **síndrome de Gardner** representa uma pequena proporção do espectro da *polipose adenomatosa familiar (PAF)* de mutações genéticas, todas causadas por mutações do gene supressor de tumor *APC*. A condição resultante é caracterizada pelo desenvolvimento em uma idade relativamente precoce de lesões pré-cancerosas (pólipos adenomatosos) no cólon. Os pólipos geralmente chegam a centenas e, se persistirem, acabam se transformando em adenocarcinoma do cólon. O gene *APC* mutado é herdado de forma autossômica dominante, com alto grau de penetrância e expressão gênica variável. Na maioria dos casos, existe história familiar de síndrome de Gardner, embora 20 a 30% pareçam ser novas mutações do gene *APC*.

Os pacientes afetados pela síndrome de Gardner, além dos pólipos do cólon, desenvolvem múltiplos osteomas que envolvem principalmente os ossos craniofaciais. Os osteomas geralmente começam a se desenvolver na segunda década de vida. A presença dos osteomas envolvendo os maxilares em geral iniciará uma avaliação para descartar a síndrome de Gardner. Outros sinais incluem aumento do número de cistos epidermoides, dentes impactados e supranumerários, odontomas e desenvolvimento de neoplasias fibrosas localmente agressivas, conhecidas como tumores desmoides. A hipertrofia congênita do epitélio pigmentar da retina é um achado oftalmológico que ocorre esporadicamente como uma mácula marrom isolada na retina. Pacientes com quatro ou mais desses pontos retinais são muito propensos a ter síndrome de Gardner.

O tratamento da síndrome de Gardner consiste principalmente em aconselhamento genético e colectomia. Aproximadamente metade desses pacientes desenvolve adenocarcinoma do cólon antes dos 30 anos de idade, portanto a colectomia completa em uma idade relativamente jovem muitas vezes é aconselhada. Se isso não for realizado, quase 100% dos pacientes desenvolverão câncer de cólon aos 50 anos. Aproximadamente 20% desses pacientes desenvolvem tumores desmoides, sobretudo na região abdominal. Esses crescimentos fibrosos agressivos são pouco delimitados e frequentemente recorrem após a excisão cirúrgica, embora não causem metástases. A radioterapia tem sido usada para gerenciar tumores não ressecáveis. Mesmo que não sejam consideradas malignas, essas neoplasias geralmente têm um impacto pronunciado na qualidade de vida do paciente. A remoção de cistos epidermoides e osteomas pode ser considerada se estas lesões estiverem associadas a alterações estéticas ou funcionais significativas.

■ **Figura 14.42**
Síndrome de Gardner
Nódulo de superfície lisa na região posterior direita da mandíbula, formado de tecido ósseo, representando um osteoma. (Cortesia do Dr. Jason Sheikh.)

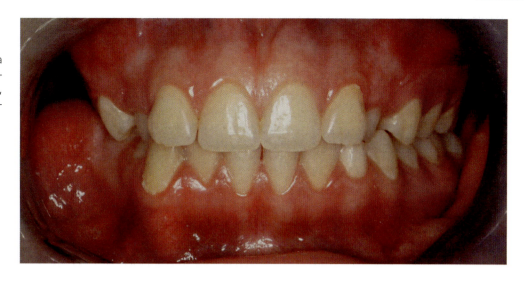

■ **Figura 14.43**
Síndrome de Gardner
Radiografia panorâmica do paciente representado na Figura 14.42, mostra um proeminente osteoma radiopaco bem delimitado na região posterior direita da mandíbula, bem como numerosos osteomas adicionais envolvendo a maxila e outras áreas mandibulares. (Cortesia do Dr. Molly Cohen.)

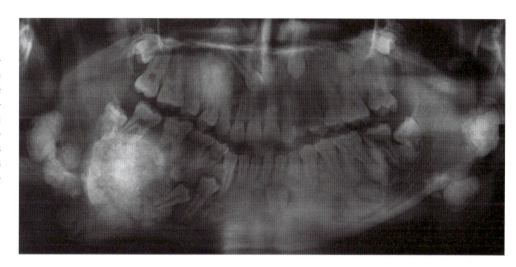

■ **Figura 14.44**
Síndrome de Gardner
Tomografia computadorizada, corte axial, do mesmo paciente das Figuras 14.42 e 14.43, exibe numerosos osteomas na mandíbula. (Cortesia do Dr. Molly Cohen.)

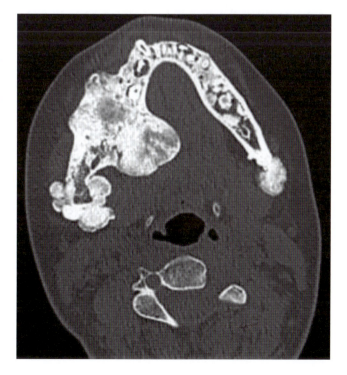

Fibroma desmoplásico

Figuras 14.45 e 14.46

O **fibroma desmoplásico** é uma neoplasia rara de diferenciação fibroblástica considerada benigna, mas localmente agressiva. Este tumor surge no osso e uma contraparte de tecido mole, a *fibromatose agressiva*, também é reconhecida. Geralmente essas lesões são identificadas em adultos jovens, e a mandíbula é o osso mais comumente afetado, embora esse tumor também possa se desenvolver no fêmur, nos ossos pélvicos, no rádio e na tíbia. Radiograficamente, o fibroma desmoplásico apresenta-se como uma lesão radiotransparente que inicialmente pode ser unilocular, mas à medida que o tumor cresce, uma aparência multilocular expansiva se desenvolve, geralmente com adelgaçamento ou perfuração do osso cortical. As margens da lesão podem ser delimitadas, mas as margens indefinidas, muitas vezes, também são observadas, presumivelmente por causa da natureza infiltrativa da neoplasia.

As características histopatológicas do fibroma desmoplásico consistem tipicamente em proliferação de células fibroblásticas que se dispõem em fascículos em um fundo densamente colagenoso. Figuras mitóticas são escassas ou ausentes.

O tratamento dessa lesão consiste essencialmente em excisão cirúrgica, cuja extensão depende do tamanho e do local anatômico do tumor. Pequenas lesões podem ser tratadas com curetagem, mas grandes lesões podem exigir ressecção cirúrgica e reconstrução. As recorrências são mais prováveis com abordagens cirúrgicas conservadoras, devido à natureza infiltrativa dessa neoplasia.

Osteoblastoma

Figura 14.47

O **osteoblastoma** é um tumor ósseo benigno raro que é significativo porque pode ser confundido histopatologicamente com o osteossarcoma. Os osteoblastomas são encontrados com mais frequência na coluna, embora os maxilares também possam estar envolvidos. Esse tumor tipicamente se apresenta em indivíduos mais jovens, em geral, na segunda ou terceira década de vida. A maioria dos osteoblastomas desenvolve-se dentro da cavidade medular dos maxilares, mas osteoblastomas periosteais têm sido relatados. Dor espontânea ou à palpação é um sintoma inicial comum, e o aumento de volume muitas vezes é um sinal encontrado. Embora a maioria dessas lesões sejam radiotransparentes uniloculares, as características radiográficas podem ser um pouco diversas. A variação é vista no grau de calcificação intralesional existente, podendo variar de mínima a densamente radiopaca. As margens radiográficas do tumor também podem variar, com algumas lesões bem definidas e outras mal definidas.

Histopatologicamente, essa neoplasia é caracterizada por osteoblastos arredondados que rodeiam material osteoide lesional ou trabéculas ósseas. A maioria dos osteoblastomas apresenta células gigantes multinucleadas benignas difusas e um padrão vascular bastante proeminente. As mitoses geralmente não são proeminentes, e não devem ser observadas evidências de necrose ou invasão de tecido normal adjacente.

O tratamento consiste em excisão cirúrgica, que pode variar de agressiva curetagem a uma ressecção em bloco, dependendo do tamanho e da localização anatômica do tumor. A recorrência é incomum.

■ **Figura 14.45**
Fibroma desmoplásico
Observa-se uma lesão radiotransparente multilocular mal definida na região posterior esquerda da mandíbula. (Cortesia do Dr. Jonathan Bailey.)

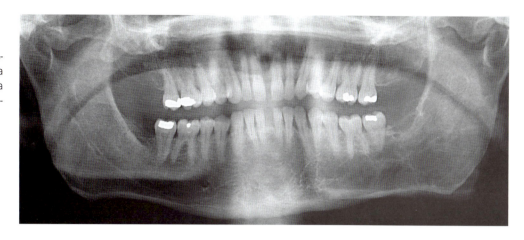

■ **Figura 14.46**
Fibroma desmoplásico
Tomografia computadorizada, corte axial, do paciente da Figura 14.45 mostra uma lesão radiotransparente mal definida com discreta expansão e perfuração do córtex lingual da mandíbula. (Cortesia do Dr. Jonathan Bailey.)

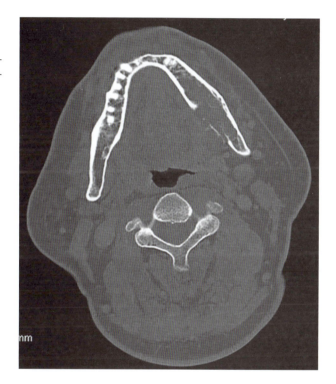

■ **Figura 14.47**
Osteoblastoma
Corte sagital de imagem tomográfica mostra um grande tumor misto radiotransparente/radiopaco, bem delimitado, na região anterior da maxila. (Cortesia do Dr. Michael Zetz.)

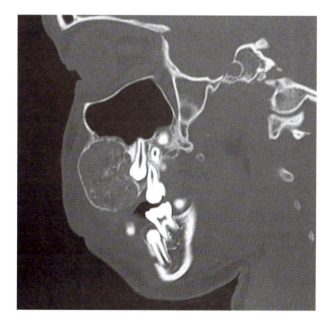

Cementoblastoma

Figuras 14.48 a 14.50

O **cementoblastoma** é uma neoplasia benigna rara, de certa forma controversa, que é considerada um tumor ósseo por algumas autoridades e um tumor odontogênico por outros. Esta lesão tem algumas características histopatológicas em comum com o osteoblastoma, e também é conhecida por ser mal interpretada como osteossarcoma. Assim como o osteoblastoma, o cementoblastoma tende a ocorrer em indivíduos mais jovens, sendo a maioria diagnosticada antes dos 30 anos de idade. Dor e aumento de volume geralmente são as queixas iniciais. A maioria dos cementoblastomas se desenvolve na mandíbula, particularmente na região do primeiro molar permanente, embora tenham sido descritos exemplos na maxila e na dentição decídua.

As características radiográficas do cementoblastoma podem, às vezes, serem virtualmente patognomônicas para esse tumor. Essas características incluem a fusão de uma massa radiopaca circunscrita com a raiz reabsorvida de um dente, e uma borda radiotransparente uniforme em torno da massa radiopaca. Cementoblastomas que são identificados no início de seu desenvolvimento podem não apresentar todos esses achados diagnósticos.

Microscopicamente, o cementoblastoma é composto de trabéculas entrelaçadas e tecido mineralizado que se assemelham ao cemento. Este material é fundido à raiz reabsorvida do dente afetado. As trabéculas mineralizadas são revestidas por células arredondadas, consideradas como cementoblastos por alguns pesquisadores. As trabéculas na periferia do cementoblastoma geralmente são orientadas perpendicularmente à superfície externa em um padrão irradiante.

O tratamento consiste na enucleação, embora, às vezes, isso ocasione a perda do dente fundido ao cementoblastoma. Se o tumor estiver fundido à raiz de um dente multirradicular, alguns clínicos sugerem a extração da raiz afetada e a enucleação do cementoblastoma associados ao tratamento endodôntico dos canais radiculares restantes não afetados. Isso permite que o dente permaneça no lugar. A recorrência do cementoblastoma após a enucleação é possível se toda a lesão não for removida. Uma grande série e revisão de literatura relataram uma taxa de recorrência geral de 22%.

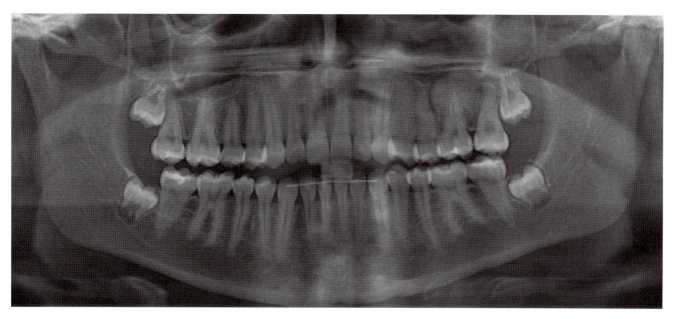

■ **Figura 14.48**
Cementoblastoma
Radiografia panorâmica mostra lesão radiopaca com halo radiotransparente associada às raízes do primeiro molar superior esquerdo. (Cortesia do Dr. Louis M. Beto.)

■ **Figura 14.49**
Cementoblastoma
O dente e tumor associado, mostrados na Figura 14.48, mostram uma fusão característica da lesão com as raízes do dente afetado. (Cortesia do Dr. Louis M. Beto.)

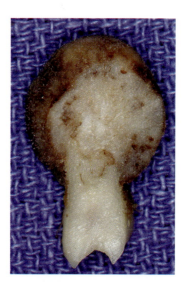

■ **Figura 14.50**
Cementoblastoma
Radiografia panorâmica mostra um grande cementoblastoma em desenvolvimento na região posterior esquerda da mandíbula de um menino de 9 anos de idade. Expansão da cortical inferior da mandíbula é evidente.

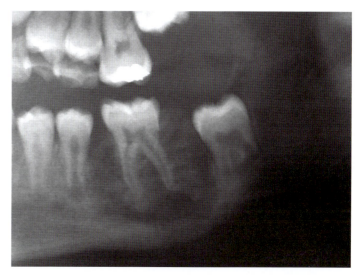

Osteossarcoma

Figuras 14.51 a 14.59

O **osteossarcoma** é uma neoplasia óssea relativamente rara que às vezes se desenvolve nos maxilares. A maioria dos osteossarcomas tem origem na cavidade medular do osso, mas uma pequena porcentagem pode surgir da superfície periosteal. Embora a idade média dos pacientes com osteossarcoma dos ossos longos seja de aproximadamente 18 a 24 anos, o osteossarcoma dos maxilares ocorre, em média, cerca de 10 a 15 anos depois. Os pacientes costumam reclamar de dor e/ou aumento de volume dos maxilares, embora parestesia ou perda de dentes também possam estar presentes. Radiograficamente, o osteossarcoma é caracterizado por uma lesão radiotransparente expansiva mal definida, com radiopacidade variável. Expansão ou destruição do osso cortical é frequentemente observada. Quando o tumor cresce nos tecidos moles adjacentes, as radiografias podem identificar calcificações irradiantes, um padrão que foi descrito como semelhantes a "raios de sol". Este achado é observado em cerca de 25% dos osteossarcomas dos maxilares. Se o tumor estiver adjacente aos dentes, é comum que a lesão invada o espaço do ligamento periodontal, produzindo acentuado alargamento do espaço e destruição da lâmina dura. As raízes dos dentes podem mostrar evidências de reabsorção, resultando em uma aparência pontiaguda da raiz.

As características microscópicas do osteossarcoma podem ser diversas, mas áreas do tumor devem apresentar algum grau de produção de osteoide (osso imaturo) pelas células neoplásicas. Alguns osteossarcomas, especialmente dos maxilares, produzirão abundante cartilagem no tumor; no entanto, áreas que mostram a produção definitiva de osteoide pelas células tumorais indicam um diagnóstico de osteossarcoma condroblástico, e não condrossarcoma.

O tratamento do osteossarcoma tem evoluído nas últimas décadas e o prognóstico melhorou significativamente. Ao tratar osteossarcomas de ossos longos, a quimioterapia pré-operatória é geralmente realizada antes da ressecção ampla da neoplasia. No entanto, este protocolo parece ter resultados ambíguos para o osteossarcoma dos maxilares. A radioterapia não parece ser eficaz. A excisão cirúrgica radical, seguida por reconstrução, parece ser a melhor abordagem para essas lesões atualmente. O prognóstico do osteossarcoma dos maxilares depende do estágio do tumor, da idade do paciente no momento do diagnóstico, do tamanho do tumor e se o tumor é identificado microscopicamente nas margens cirúrgicas. Um melhor prognóstico está associado a doença em estágio inicial, idade mais jovem ao diagnóstico, tamanho pequeno do tumor e ausência de tumor nas margens cirúrgicas. A sobrevida global em 5 anos da doença é de aproximadamente 60 a 70%, como mostra uma série mais recente de casos, embora os pacientes possam desenvolver recorrências após o período de 5 anos.

■ **Figura 14.51**
Osteossarcoma
Grande massa óssea na região anterior da mandíbula que se estende tanto por vestibular quanto por lingual. A superfície exibe áreas de ulceração e telangiectasia. (Agradecimento ao Dr. Charles Ferguson.)

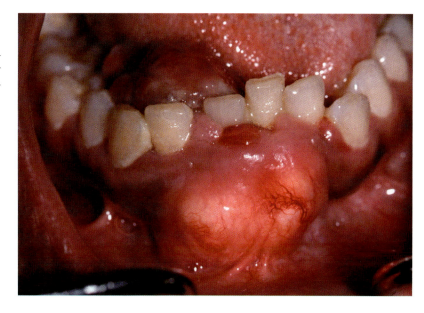

■ **Figura 14.52**
Osteossarcoma
Radiografia periapical do paciente representado na Figura 14.51 mostra o alargamento característico do espaço do ligamento periodontal e a perda da lâmina dura que pode ser observada em osteossarcoma dos maxilares. (Agradecimento ao Dr. Charles Ferguson.)

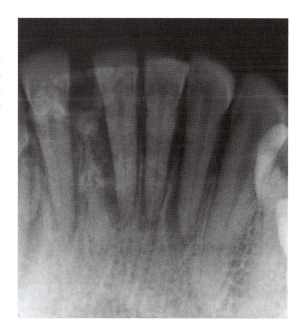

■ **Figura 14.53**
Osteossarcoma
Uma grande massa tumoral ulcerada envolvendo os dentes mandibulares posteriores direitos. (Agradecimento ao Dr. Terry Day.)

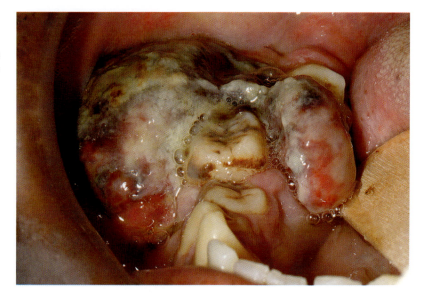

■ **Figura 14.54**
Osteossarcoma
Radiografia panorâmica do mesmo paciente da Figura 14.53, mostra uma lesão radiotransparente grande e mal definida na região posterior direita da mandíbula, com adelgaçamento da borda inferior. (Cortesia do Dr. Tom Rollar.)

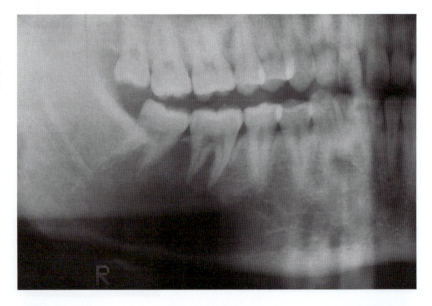

■ **Figura 14.55**
Osteossarcoma
Nódulo ulcerado envolvendo o processo alveolar palatino posterior esquerdo. (Cortesia do Dr. Steven Bengtson.)

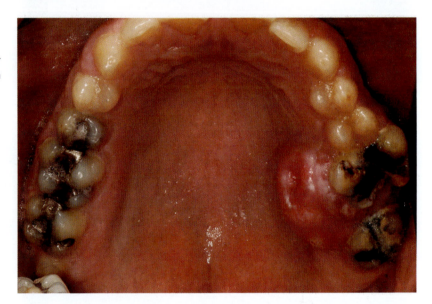

■ **Figura 14.56**
Osteossarcoma
Radiografia periapical do mesmo paciente da Figura 14.55 mostra uma lesão mista radiotransparente/radiopaca mal definida na maxila posterior esquerda. (Cortesia do Dr. Steven Bengtson.)

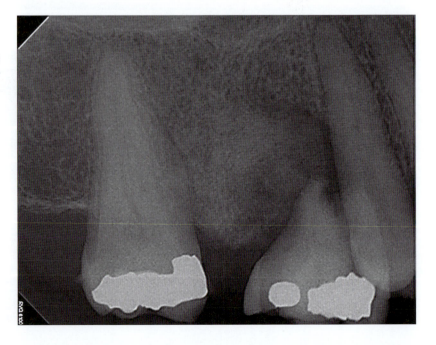

Capítulo 14 Patologia Óssea

■ **Figura 14.57**
Osteossarcoma
Lesão radiotransparente grande e mal definida envolvendo a região anterior da mandíbula e causando adelgaçamento e destruição da cortical inferior da mandíbula. (Cortesia do Dr. Alexander Balaci.)

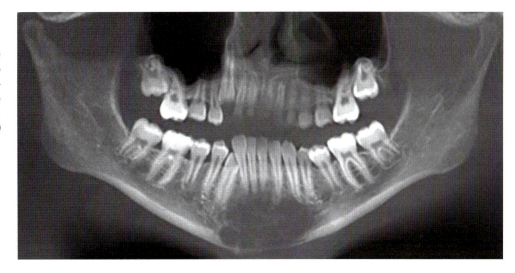

■ **Figura 14.58**
Osteossarcoma
Corte coronal de imagem tomográfica do mesmo paciente da Figura 14.57 mostra calcificação intralesional, bem como afilamento e destruição da cortical inferior esquerda. (Cortesia do Dr. Alexander Balaci.)

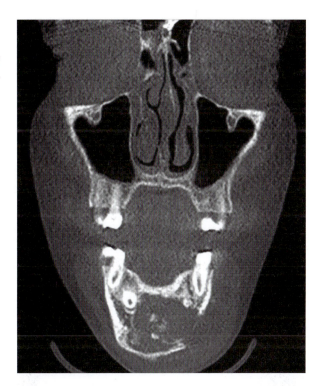

■ **Figura 14.59**
Osteossarcoma
Corte sagital de imagem tomográfica do mesmo paciente da Figura 14.57, mostra calcificação intralesional, bem como perfuração da cortical vestibular. Observam-se áreas mineralizadas irradiadas dentro da massa tumoral protuberante, sugerindo um padrão em "raios de sol". (Cortesia do Dr. Alexander Balaci.)

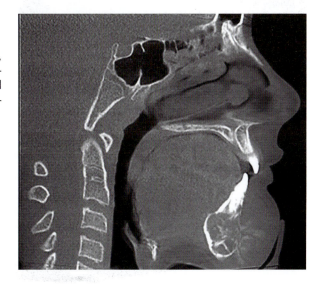

Sarcoma de Ewing

Figura 14.60

O **sarcoma de Ewing** é uma neoplasia maligna rara que geralmente surge no osso. Atualmente, acredita-se que este tumor se diferencia ao longo das linhagens de células-tronco mesenquimais que possuem um componente neural. O sarcoma de Ewing clássico é a entidade mais comum da família de tumores de Ewing, que compartilham certas características citogenéticas. O sarcoma de Ewing tipicamente afeta indivíduos mais jovens, e a maioria dos pacientes tem entre 5 e 30 anos de idade no momento do diagnóstico. Geralmente os ossos longos estão envolvidos, mas o tumor pode se desenvolver na pelve, na coluna ou nas costelas. Muito raramente, esta malignidade ocorre nas mandíbulas. O paciente pode apresentar dor espontânea e à palpação, tumefação e sinais e sintomas sistêmicos, como febre, perda de peso ou anemia. Inicialmente, esse tumor pode ser de difícil detecção em radiografias simples, porque as alterações no osso medular podem ser sutis. Depois que a lesão perfura o osso cortical, o desenvolvimento de um padrão de "casca de cebola" pode ser evidente na superfície do osso, embora isso seja visto com maior frequência em lesões de ossos longos.

Histopatologicamente, o sarcoma de Ewing é muitas vezes referido como um "tumor de pequenas células azuis", que é um termo descritivo que se aplica a várias malignidades pouco diferenciadas. Lâminas de células pequenas e arredondadas, cada uma com um núcleo que ocupa a maior parte do citoplasma, caracterizam essa malignidade. Estudos imuno-histoquímicos e citogenéticos são necessários para fazer um diagnóstico definitivo.

O manejo consiste em PQT combinada com cirurgia e/ou radioterapia. O prognóstico melhorou nas últimas décadas e fatores que parecem melhorar o prognóstico incluem ter menos de 15 anos de idade no momento do diagnóstico e ter doença localizada. Um estudo sugeriu que o sarcoma de Ewing dos maxilares também pode ter um prognóstico ligeiramente melhor em comparação com outros locais.

Condrossarcoma

Figuras 14.61 e 14.62

O condrossarcoma representa uma neoplasia maligna muito incomum de diferenciação cartilaginosa que ocorre principalmente em adultos de meia-idade ou idosos. A maioria dos condrossarcomas surge nos ossos da pelve e da cintura escapular, mas ocasionalmente os maxilares são afetados. Os condrossarcomas convencionais são tumores de crescimento lento, e os sinais e sintomas geralmente incluem aumento de volume que pode ser acompanhado por dor. As características radiográficas são semelhantes ao osteossarcoma, em que a neoplasia é expansiva, tem margens mal definidas e se apresenta como uma lesão radiotransparente com graus variáveis de radiopacidade. Alargamento do ligamento periodontal dos dentes adjacentes ao tumor também pode ser observado.

Microscopicamente, o condrossarcoma convencional é caracterizado por proliferação infiltrativa de cartilagem atípica ou condroide, sem evidências de produção de osteoide pelas células tumorais. Dependendo do grau de atipia celular, atividade mitótica e necrose, essas lesões podem ser descritas como de baixo grau e alto grau. Os condrossarcomas de baixo grau costumam parecer bem brandos, e a maioria dos casos de "condroma" dos maxilares mais tarde são diagnosticados como condrossarcomas de baixo grau, baseados em sua tendência de ocorrer localmente. Os condrossarcomas de alto grau costumam ser mais agressivos, com maior potencial de metástase.

O tratamento do condrossarcoma é muito semelhante ao do osteossarcoma, embora, ao contrário do osteossarcoma, a quimioterapia não seja útil nessa neoplasia maligna. A excisão cirúrgica ampla sem esvaziamento cervical é geralmente usada para tratar esse tumor. A maioria das mortes relacionadas ao condrossarcoma dos maxilares é causada por doença recorrente incontrolável, em vez de metástases a distância. A taxa de sobrevida em 5 anos é tipicamente relatada entre 80 e 90%, embora a sobrevida por doença, em 10 anos, caia para cerca de 70%.

Capítulo 14 Patologia Óssea 401

■ **Figura 14.60**
Sarcoma de Ewing
Radiografia panorâmica mostra destruição óssea mal definida, padrão "roído de traças", com deslocamento e reabsorção dos dentes na região posterior direita da mandíbula em paciente jovem. (Cortesia do Dr. Mojgan Ghazi.)

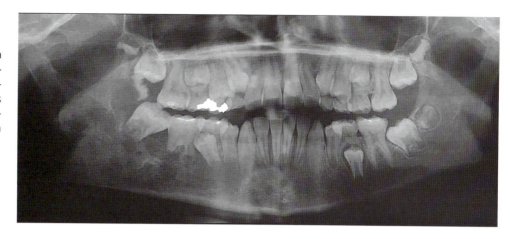

■ **Figura 14.61**
Condrossarcoma
Uma grande massa endurecida envolvendo a região lingual posterior esquerda da mandíbula em uma mulher de meia-idade.

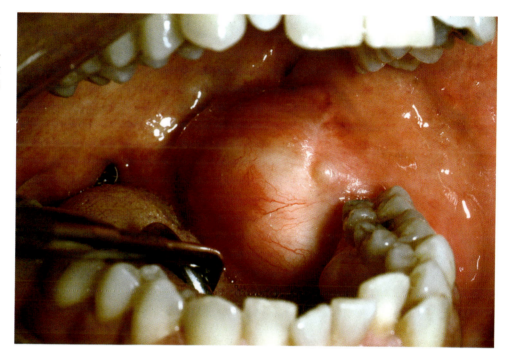

■ **Figura 14.62**
Condrossarcoma
Radiografia panorâmica da mesma paciente da Figura 14.61 mostra uma lesão mista radiotransparente/radiopaca, mal definida, expansiva, envolvendo a região posterior esquerda da mandíbula.

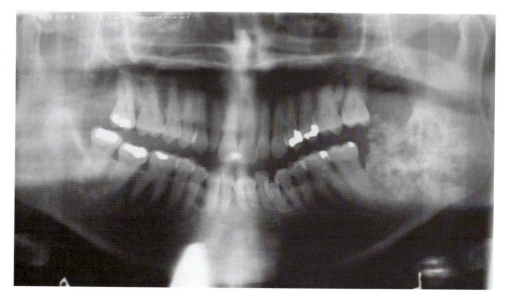

Condrossarcoma mesenquimal

Figuras 14.63 a 14.65

O **condrossarcoma mesenquimal** é uma neoplasia maligna rara de diferenciação cartilaginosa que tende a ocorrer em um grupo etário mais jovem, comparado ao condrossarcoma convencional, com a maioria dos pacientes com menos de 30 anos de idade. As costelas e os maxilares estão entre os locais mais comuns de envolvimento desse tumor, embora uma porcentagem significativa também possa se desenvolver nos tecidos moles. Dor, parestesia e aumento de volume estão entre as queixas mais comuns relacionadas ao condrossarcoma mesenquimal dos maxilares. Radiograficamente, a lesão apresenta-se tipicamente como uma área radiotransparente mal delimitada que pode ter pontos radiopacos.

Este tumor é caracterizado histopatologicamente por proliferação de pequenas células indiferenciadas com pouco citoplasma. Entremeadas entre essas células indiferenciadas encontram-se ilhotas de cartilagem hialina que são produzidas pelo tumor. Estudos imuno-histoquímicos muitas vezes são usados para confirmar o diagnóstico.

Infelizmente, comparado ao condrossarcoma convencional, o prognóstico do condrossarcoma mesenquimal é significativamente pior, em parte devido à sua maior capacidade de originar metástases. O tratamento desta neoplasia maligna consiste em ressecção cirúrgica, muitas vezes combinada com poliquimioterapia (PQT). Pacientes que apresentam doença metastática têm pior prognóstico, assim como pacientes que apresentam evidências de tumor nas margens de sua ressecção. A taxa de sobrevida global em 5 anos para o condrossarcoma mesenquimal dos maxilares está geralmente na faixa de 50 a 60%, embora esse número possa continuar diminuindo ao longo do tempo por causa de recidiva local ou metástases tardias.

Figura 14.63
Condrossarcoma mesenquimal
Massa ulcerada na região posterior esquerda do palato duro. (Cortesia do Dr. Terry Day.)

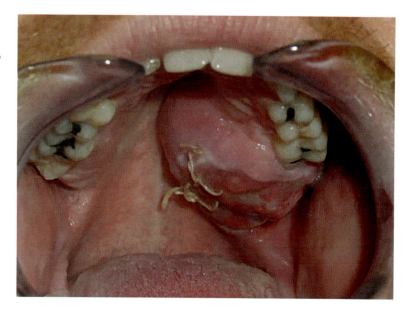

Figura 14.64
Condrossarcoma mesenquimal
Tomografia computadorizada, corte coronal, do mesmo paciente da Figura 14.62 mostra tumor preenchendo o seio maxilar esquerdo. Existem alguns focos radiopacos intratumorais. (Cortesia do Dr. Terry Day.)

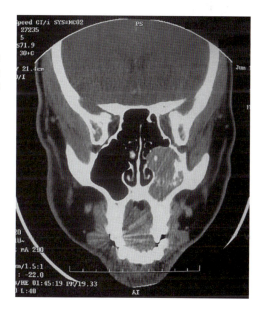

Figura 14.65
Condrossarcoma mesenquimal
Radiografia periapical mostra lesão radiotransparente mal definida que causou reabsorção e divergência das raízes dos pré-molares. (Cortesia do Dr. Michael Robinson.)

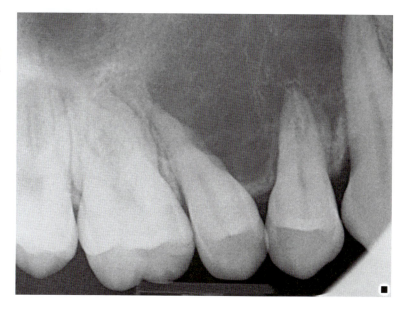

Tumores metastáticos nos maxilares

Figuras 14.66 a 14.69

Ocasionalmente ocorrem **tumores metastáticos nos maxilares**, e essas lesões podem representar a disseminação de neoplasias malignas originadas virtualmente de qualquer sítio anatômico do corpo. A via mais provável de disseminação é através do *plexo paravertebral de veias de Batson*, que não têm válvulas, possibilitando o fluxo cefálico do sangue (e de qualquer êmbolo tumoral) quando a pressão intra-abdominal é aumentada. A idade média dos pacientes afetados encontra-se tipicamente na sexta década de vida. Os depósitos metastáticos podem se apresentar clinicamente de várias maneiras, com as lesões potencialmente causando aumento de volume, ulceração, hemorragia, dor, parestesia, dormência ou mobilidade dos dentes na área da lesão. Radiograficamente, essas lesões geralmente se apresentam como imagens radiotransparentes com margens mal definidas, embora em alguns casos, os tumores metastáticos induzam resposta osteoblástica e pareçam radiopacos. Este último achado é observado com mais frequência no adenocarcinoma metastático de próstata. Quando a lesão metastática está próxima do ápice de um dente, pode ser confundida com um processo inflamatório periapical. Em aproximadamente 20 a 25% dos casos, o depósito metastático é o primeiro indício de que o paciente tem uma neoplasia maligna, e uma investigação para identificar o tumor primário é então iniciada.

Os achados microscópicos são tão diversos quanto as várias fontes primárias de tumores. Como resultado, a doença metastática histopatologicamente pode ter características microscópicas do carcinoma espinocelular, carcinoma de células renais, melanoma, adenocarcinoma de qualquer um dos órgãos glandulares (p. ex., mama, tireoide, próstata), carcinoma hepatocelular, e assim por diante, dependendo do tipo do tumor primário.

Na maior parte dos casos, o tratamento da doença metastática nas mandíbulas é paliativo. A maioria dos pacientes com metástase para os maxilares sucumbe à doença dentro de 1 a 2 anos após o diagnóstico.

■ Figura 14.66
Adenocarcinoma metastático do pulmão
Esta radiografia panorâmica mostra uma lesão radiotransparente grande e mal definida na região posterior direita da mandíbula. Após a biopsia desta lesão, exames adicionais revelaram o tumor pulmonar primário. (Cortesia do Dr. Martin Steed.)

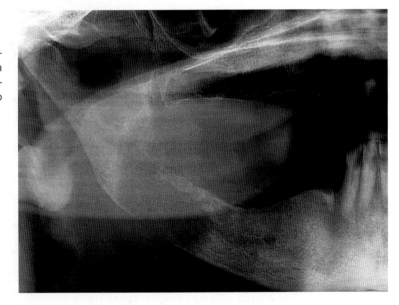

Figura 14.67
Melanoma metastático
Radiografia periapical da maxila anterior mostra uma lesão radiotransparente mal definida que facilmente poderia ser confundida com doença pulpar/periapical. A biopsia revelou melanoma metastático. (Cortesia do Dr. Cornelious Slaton.)

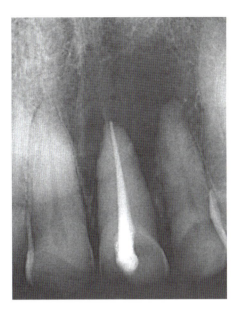

Figura 14.68
Carcinoma metastático da tireoide
Um aumento de volume proeminente é evidente na região posterior esquerda da mandíbula em uma paciente com carcinoma da tireoide. (Agradecimento ao Dr. Terry Day.)

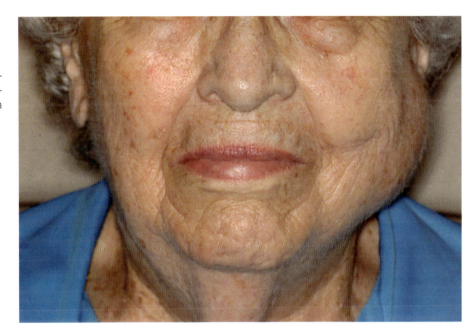

Figura 14.69
Carcinoma metastático da tireoide
Radiografia panorâmica da mesma paciente da Figura 14.68 identifica uma lesão radiotransparente grande e mal definida no ramo esquerdo da mandíbula. A lesão afilou e perfurou o osso cortical. (Agradecimento ao Dr. Terry Day.)

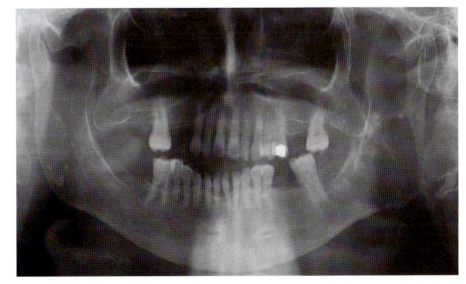

Bibliografia

Osteopetrose

Bollerslev J, Henriksen K, Nielsen MF, et al. Autosomal dominant osteopetrosis revisited: lessons from recent studies. *Eur J Endocrinol*. 2013;169:R39–R57.

Oğütcen-Toller M, Tek M, Sener I, et al. Intractable bimaxillary osteomyelitis in osteopetrosis: review of the literature and current therapy. *J Oral Maxillofac Surg*. 2010;68:167–175.

Sobacchi C, Schulz A, Coxon FP, et al. Osteopetrosis: genetics, treatment and new insights into osteoclast function. *Nat Rev Endocrinol*. 2013;9:522–536.

Wu CC, Econs MJ, DiMeglio LA, et al. Diagnosis and management of osteopetrosis: consensus guidelines from the osteopetrosis working group. *J Clin Endocrinol Metab*. 2017;102:3111–3123.

Displasia cleidocraniana

Bufalino A, Paranaíba LMR, Gouvêa AF, et al. Cleidocranial dysplasia: oral features and genetic analysis of 11 patients. *Oral Dis*. 2012;18:184–190.

D'Alessandro G, Tagariello T, Piana G. Cleidocranial dysplasia: etiology and stomatognathic and craniofacial abnormalities. *Minerva Stomatol*. 2010;59:117–127.

Farrow E, Nicot R, Wiss A, et al. Cleidocranial dysplasia: a review of clinical, radiological, genetic implications and a guidelines proposal. *J Craniofac Surg*. 2017 Nov 17;doi:10.1097/SCS.0000000000004200. [Epub ahead of print].

Roberts T, Stephen L, Beighton P. Cleidocranial dysplasia: a review of the dental, historical, and practical implications with an overview of the South African experience. *Oral Surg Oral Med Oral Pathol Oral Radiol*. 2013;115:46–55.

Defeito osteoporótico focal da medula óssea

Barker BF, Jensen JL, Howell FV. Focal osteoporotic marrow defects of the jaws. *Oral Surg Oral Med Oral Pathol*. 1974;38:404–413.

Lee SC, Jeong CH, Im HY, et al. Displacement of dental implants into the focal osteoporotic bone marrow defect: a report of three cases. *J Korean Assoc Oral Maxillofac Surg*. 2013;39:94–99.

Makek M, Lello GE. Focal osteoporotic bone marrow defects of the jaws. *J Oral Maxillofac Surg*. 1986;44:268–273.

Osteosclerose idiopática

MacDonald-Jankowski DS. Idiopathic osteosclerosis in the jaws of Britons and of the Hong Kong Chinese: radiology and systematic review. *Dentomaxillofac Radiol*. 1999;28:357–363.

Petrikowski CG, Peters E. Longitudinal radiographic assessment of dense bone islands of the jaws. *Oral Surg Oral Med Oral Pathol Oral Radiol Endod*. 1997;83:627–634.

Sisman Y, Ertas ET, Ertas H, et al. The frequency and distribution of idiopathic osteosclerosis of the jaw. *Eur J Dent*. 2011;5:409–414.

Tolentino Ede S, Gusmão PH, Cardia GS, et al. Idiopathic osteosclerosis of the jaw in a Brazilian population: a retrospective study. *Acta Stomatol Croat*. 2014;48:183–192.

Osteólise maciça

Al-Jamali J, Glaum R, Kassem A, et al. Gorham-Stout syndrome of the facial bones: a review of pathogenesis and treatment modalities and report of a case with a rare cutaneous manifestations. *Oral Surg Oral Med Oral Pathol Oral Radiol*. 2012;114:e23–e29.

Gataa IS, Nader NH, Abdallah DT. Massive craniofacial Gorham disease treated successfully by cisplatin and 5-fluorouracil with ten years of follow-up: a case report and literature review. *J Oral Maxillofac Surg*. 2016;74:1774–1782.

Gondivkar SM, Gadbail AR. Gorham-Stout syndrome: a rare clinical entity and review of literature. *Oral Surg Oral Med Oral Pathol Oral Radiol Endod*. 2010;109:e41–e48.

Kim MK, Hong JR, Kim SG, et al. Fatal progression of Gorham disease: a case report and review of the literature. *J Oral Maxillofac Surg*. 2015;73:2352–2360.

Doença de Paget do osso

Al-Rashid M, Ramkumar DB, Raskin K, et al. Paget disease of bone. *Orthop Clin North Am*. 2015;46:577–585.

Tan A, Ralston SH. Clinical presentation of Paget's disease: evaluation of a contemporary cohort and systematic review. *Calcif Tissue Int*. 2014;95:385–392.

Tuck SP, Layfield R, Walker J, et al. Adult Paget's disease of bone: a review. *Rheumatology (Oxford)*. 2017;56:2050–2059.

Valenzuela EN, Pietschmann P. Epidemiology and pathology of Paget's disease of bone – a review. *Wien Med Wochenschr*. 2017;167:2–8.

Lesão central de células gigantes

da Silva NG, Carreira AS, Pedreira EN, et al. Treatment of central giant cell lesions using bisphosphonates with intralesional corticosteroid injections. *Head Face Med*. 2012;8:23.

DeLange J, van den Akker HP. Clinical and radiological features of central giant-cell lesions of the jaw. *Oral Surg Oral Med Oral Pathol Oral Radiol Endod*. 2005;99:464–470.

Naidu A, Malmquist MP, Denham CA, et al. Management of central giant cell granuloma with subcutaneous denosumab therapy. *J Oral Maxillofac Surg*. 2014;72:2469–2484.

Tabrizi R, Fardisi S, Zamiri B, et al. Can calcitonin nasal spray reduce the risk of recurrence of central giant cell granuloma of the jaws? A double-blind clinical trial. *Int J Oral Maxillofac Surg*. 2016;45:756–759.

Whitaker SB, Waldron CA. Central giant cell lesions of the jaws: a clinical, radiologic and histopathologic study. *Oral Surg Oral Med Oral Pathol*. 1993;75:199–208.

Querubismo

Machado RA, Pontes HA, Pires FR, et al. Clinical and genetic analysis of patients with cherubism. *Oral Dis*. 2017;23:1109–1115.

Redfors M, Jensen JL, Storhaug K, et al. Cherubism: panoramic and CT features in adults. *Dentomaxillofac Radiol*. 2013;42:20130034. doi:10.1259/dmfr.20130034.

Stoor P, Suomalainen A, Kemola M, et al. Craniofacial and dental features in six children with cherubism. *J Craniofac Surg*. 2017;28:1806–1811.

Cisto ósseo aneurismático

Henriques AC, Carvalho Mde V, Miguel MC, et al. Clinical pathological analysis of nine cases of aneurysmal bone cyst of the jaws in a Brazilian population. *Eur Arch Otorhinolaryngol*. 2012;269:971–976.

Motamedi MH, Behroozian A, Azizi T, et al. Assessment of 120 maxillofacial aneurysmal bone cysts: a nationwide quest to understand this enigma. *J Oral Maxillofac Surg*. 2014;72:1523–1530.

Motamedi MH, Navi F, Eshkevari PS, et al. Variable presentations of aneurysmal bone cysts of the jaws: 51 cases treated during a 30-year period. *J Oral Maxillofac Surg*. 2008;66:2098–2103.

Sun ZJ, Zhao YF, Yang RL, et al. Aneurysmal bone cysts of the jaws: analysis of 17 cases. *J Oral Maxillofac Surg*. 2010;68:2122–2128.

Cisto ósseo simples

Martins-Filho PR, Santos Tde S, Araújo VL, et al. Traumatic bone cyst of the mandible: a review of 26 cases. *Braz J Otorhinolaryngol*. 2012;78:16–21.

Peacock ME, Krishna R, Gustin JW, et al. Retrospective study on idiopathic bone cavity and its association with cementoosseous dysplasia. *Oral Surg Oral Med Oral Pathol Oral Radiol*. 2015;119:e246–e251.

Suei Y, Taguchi A, Nagasaki T, et al. Radiographic findings and prognosis of simple bone cyst of the jaws. *Dentomaxillofac Radiol*. 2012;39:65–71.

Suei Y, Taguchi A, Tanimoto K. Simple bone cyst of the jaws: evaluation of treatment outcome by review of 132 cases. *J Oral Maxillofac Surg*. 2007;65:918–923.

Displasia fibrosa

Akintoye SO, Boyce AM, Collins MT. Dental perspectives in fibrous dysplasia and McCune-Albright syndrome. *Oral Surg Oral Med Oral Pathol Oral Radiol*. 2013;116:e149–e155.

MacDonald-Jankowski D. Fibrous dysplasia: a systematic review. *Dentomaxillofac Radiol*. 2009;38:196–215.

Ricalde P, Magliocca KR, Lee JS. Craniofacial fibrous dysplasia. *Oral Maxillofac Surg Clin North Am*. 2012;24:427–441.

Waldron CA, Giansanti JS. Benign fibro-osseous lesions of the jaws. I. Fibrous dysplasia of the jaws. *Oral Surg Oral Med Oral Pathol*. 1973;35:190–201.

Displasia cemento-óssea

Alsufyani NA, Lam EWN. Cemento-osseous dysplasia of the jaw bones: key radiographic features. *Dentomaxillofac Radiol*. 2011;40:141–146.

Fenerty S, Shaw W, Verma R, et al. Florid cemento-osseous dysplasia: review of an uncommon fibro-osseous lesion of the jaw with important clinical implications. *Skeletal Radiol*. 2017;46:581–590.

Kawai T, Hiranuma H, Kishino M, et al. Cemento-osseous dysplasia of the jaws in 54 patients: a radiographic study. *Oral Surg Oral Med Oral Pathol Oral Radiol Endod*. 1999;87:107–114.

MacDonald-Jankowski DS. Focal cemento-osseous dysplasia: a systematic review. *Dentomaxillofac Radiol*. 2008;37:350–360.

Neville BW, Albenesius RJ. The prevalence of benign fibro-osseous lesions of periodontal ligament origin in black women: a radiographic survey. *Oral Surg Oral Med Oral Pathol*. 1986;62:340–344.

Raubenheimer EJ, Noffke CE, Boy SC. Osseous dysplasia with gross jaw expansion: a review of 18 lesions. *Head Neck Pathol*. 2016;10:437–443.

Su L, Weathers DR, Waldron CA. Distinguishing features of focal cemento-osseous dysplasias and cemento-ossifying fibromas. I. A pathologic spectrum of 316 cases. *Oral Surg Oral Med Oral Pathol Oral Radiol Endod*. 1997;84:301–309.

Fibroma ossificante

Abramovitch K, Rice DD. Benign fibro-osseous lesions of the jaws. *Dent Clin North Am*. 2016;60:167–193.

Ahmad M, Gaalaas L. Fibro-osseous and other lesions of bone in the jaws. *Radiol Clin North Am*. 2018;56:91–104.

Mainville GN, Turgeon DP, Kauzman A. Diagnosis and management of benign fibro-osseous lesions of the jaws: a current review for the dental clinician. *Oral Dis*. 2017;23:440–450.

Parfitt J, Harris M, Wright JM, et al. Tumor suppressor gene mutation in a patient with a history of hyperparathyroidism–jaw tumor syndrome and healed generalized osteitis fibrosa cystica: a case report and genetic pathophysiology review. *J Oral Maxillofac Surg*. 2015;73:194.e1–194.e9.

Su L, Weathers DR, Waldron CA. Distinguishing features of focal cemento-osseous dysplasias and cemento-ossifying fibromas I. A pathologic spectrum of 316 cases. *Oral Surg Oral Med Oral Pathol Oral Radiol Endod*. 1997;84:301–309.

Woo S-B. Central cemento-ossifying fibroma: primary odontogenic or osseous neoplasm? *J Oral Maxillofac Surg*. 2015;73:S87–S93.

Fibroma ossificante juvenil

Aboujaoude S, Aoun G. Juvenile trabecular ossifying fibroma of the maxilla: a case report. *Med Arch*. 2016;70:470–472.

Barrena-López C, Bollar-Zabala A, Úrculo-Bareño E, et al. Cranial juvenile psammomatoid ossifying fibroma: case report. *J Neurosurg Pediatr*. 2016;17:318–323.

Becker M, Stefanelli S, Rougemont A-L, et al. Non-odontogenic tumors of the facial bones in children, and adolescents: role of multiparametric imaging. *Neuroradiology*. 2017;59:327–342.

Han J, Hu L, Zhang C, et al. Juvenile ossifying fibroma of the jaw: a retrospective study of 15 cases. *Int J Oral Maxillofac Surg*. 2016;45:368–376.

Maria A, Sharma Y, Malik M. Juvenile ossifying fibroma of mandible: a case report. *J Maxillofac Oral Surg*. 2013;12:447–450.

Owosho AA, Hughes MA, Prasad JL, et al. Psammomatoid and trabecular juvenile ossifying fibroma: two distinct radiologic entities. *Oral Surg Oral Med Oral Pathol Oral Radiol*. 2014;118:732–738.

Osteoma

Dell'Aversana-Orabona G, Salzano G, Iaconetta G, et al. Facial osteomas: fourteen cases and a review of literature. *Eur Rev Med Pharmacol Sci*. 2015;19:1796–1802.

Manjunatha BS, Das N, Sutariya R, et al. Peripheral osteoma of the body of mandible. *BMJ Case Rep*. 2013;doi:10.1136/bcr-2013-009857.

Sanchez-Burgos R, González Martín-Moro J, Arias-Gallo J, et al. Giant osteoma of the ethmoid sinus with orbital extension: craniofacial approach and orbital reconstruction. *Acta Otorhinolaryngol Ital*. 2013;33:431–434.

Tavares de Souza N, Lopes-Cavalcante RC, Aparecida de Albuquerque-Cavalcante M, et al. An unusual osteoma in the mandibular condyle and the successful replacement of the temporomandibular joint with a custom-made prosthesis: a case report. *BMC Res Notes*. 2017;10:727.

Síndrome de Gardner

Agrawal D, Newaskar V, Shrivastava S, et al. External manifestations of Gardner's syndrome as the presenting clinical entity. *BMJ Case Rep*. 2014; doi:10.1136/bcr-2013-200293.

Cristofaro MG, Giudice A, Amantea M, et al. Gardner's syndrome: a clinical and genetic study of a family. *Oral Surg Oral Med Oral Pathol Oral Radiol*. 2013;115:e1–e6.

Dahl NA, Sheil A, Knapke S, et al. Gardner fibroma: clinical and histopathologic implications of germline APC mutation association. *J Pediatr Hematol Oncol*. 2016;38:e154–e157.

de Marchis ML, Tonelli F, Quaresmini D, et al. Desmoid tumors in familial adenomatous polyposis. *Anticancer Res*. 2017;37:3357–3366.

Guignard N, Cartier C, Crampette L, et al. Gardner's syndrome presenting with a fibromatous tumour of the parotid. *Eur Ann Otorhinolaryngol Head Neck Dis*. 2016;133:357–359.

Herford AS, Stoffella E, Tandon R. Osteomas involving the facial skeleton: a report of 2 cases and review of the literature. *Oral Surg Oral Med Oral Pathol Oral Radiol*. 2013;115:e1–e6.

Li W, Zhou T, Li Q, et al. Intestinal perforation during chemotherapeutic treatment of intra-abdominal desmoid tumor in patients with Gardner's syndrome: report of two cases. *World J Surg Oncol*. 2016;14:178.

Turina M, Pavlik CM, Heinimann K, et al. Recurrent desmoids determine outcome in patients with Gardner syndrome: a cohort study of three generations of an APC mutation-positive family across 30 years. *Int J Colorectal Dis*. 2013;28:865–872.

Fibroma desmoplásico

Ferri A, Leporati M, Corradi D, et al. Huge desmoplastic fibroma of the paediatric mandible: surgical considerations and follow-up in three cases. *J Craniomaxillofac Surg*. 2013;41:367–370.

Oliveira-Gondak R, Brum-Corrêa M, Vieira da Costa M, et al. Maxillary desmoplastic fibroma with initial symptoms suggestive of sinusitis. *Oral Surg Oral Med Oral Pathol Oral Radiol*. 2013;116:e510–e513.

Ramírez-Skinner H, Vargas A, Solar A, et al. Desmoplastic fibroma of the mandible in a pediatric patient: a case report of resection and reconstruction with a six-year follow-up. *J Oral Maxillofac Surg*. 2017;75:1568.e1–1568.e10.

Woods TR, Cohen DM, Islam MN, et al. Desmoplastic fibroma of the mandible: a series of three cases and review of literature. *Head Neck Pathol*. 2015;9:196–204.

Osteoblastoma

Barlow E, Davies AM, Cool WP, et al. Osteoid osteoma and osteoblastoma: novel histological and immunohistochemical observations as evidence for a single entity. *J Clin Pathol*. 2013;66:768–774.

Harrington C, Accurso BT, Kalmar JR, et al. Aggressive osteoblastoma of the maxilla: a case report and review of the literature. *Head Neck Pathol*. 2011;5:165–170.

Kashikar S, Steinle M, Reich R, et al. Epithelioid multinodular osteoblastoma of the mandible: a case report and review of literature. *Head Neck Pathol*. 2016;10:182–187.

Shah S, Kim J-E, Huh K-H, et al. Recurrent osteoblastoma of the maxilla. *Dentomaxillofac Radiol*. 2013;42:20100263.

Strobel K, Merwald M, Huellner M, et al. Osteoblastoma of the mandible mimicking osteosarcoma in FDG PET/CT imaging. *Clin Nucl Med*. 2013;38:143–144.

Yalcinkaya U, Doganavsargil B, Sezak M, et al. Clinical and morphological characteristics of osteoid osteoma and osteoblastoma: a retrospective single-center analysis of 204 patients. *Ann Diagn Pathol*. 2014;18:319–325.

Cementoblastoma

Abrahams JM, McClure SA. Pediatric odontogenic tumors. *Oral Maxillofacial Surg Clin N Am*. 2016;28:45–58.

Brannon RB, Fowler CB, Carpenter WM, et al. Cementoblastoma: an innocuous neoplasm? A clinicopathologic study of 44 cases and review of the literature with special emphasis on recurrence. *Oral Surg Oral Med Oral Pathol Oral Radiol Endod*. 2002;93:311–320.

Monti LM, Moraes-Souza AM, Pires-Soubhia AM, et al. Cementoblastoma: a case report in deciduous tooth. *Oral Maxillofac Surg*. 2013;17:145-149.

Urs AB, Singh H, Rawat G, et al. Cementoblastoma solely involving maxillary primary teeth – a rare presentation. *J Clin Pediatr Dent*. 2016;40:147-151.

Osteossarcoma

Anderson ME. Update on survival in osteosarcoma. *Orthop Clin North Am*. 2016;47:283-292.

Baumhoer D, Brunner P, Eppenberger-Castori S, et al. Osteosarcomas of the jaws differ from their peripheral counterparts and require a distinct treatment approach. Experiences from the DOESAK Registry. *Oral Oncol*. 2014;50:147-153.

Ferrari D, Codecà C, Battisti N, et al. Multimodality treatment of osteosarcoma of the jaw: a single institution experience. *Med Oncol*. 2014;31:171.

Gibbs J, Henderson-Jackson E, Bui MM. Bone and soft tissue pathology. Diagnostic and prognostic implications. *Surg Clin North Am*. 2016;96:915-962.

Green JT, Mills AM. Osteogenic tumors of bone. *Semin Diagn Pathol*. 2014;31:21-29.

Gutowski CJ, Basu-Mallick A, Abraham JA. Management of bone sarcoma. *Surg Clin North Am*. 2016;96:1077-1106.

Lee RJ, Arshi A, Schwartz HC, et al. Characteristics and prognostic factors of osteosarcoma of the jaws. A retrospective cohort study. *JAMA Otolaryngol Head Neck Surg*. 2015;141:470-477.

Purgina B, Lai CK. Distinctive head and neck bone and soft tissue neoplasms. *Surg Pathol Clin*. 2017;10:223-279.

Singer SR, Creanga AG. Diagnostic imaging of malignant tumors in the orofacial region. *Dent Clin North Am*. 2016;60:143-165.

Stewart BD, Reith JD, Knapik JA, et al. Bone- and cartilage-forming tumors and Ewing sarcoma: an update with a gnathic emphasis. *Head Neck Pathol*. 2014;8:454-462.

White SM. Malignant lesions in the dentomaxillofacial complex. *Radiol Clin N Am*. 2018;56:63-76.

Sarcoma de Ewing

Choi E-YK, Gardner JM, Lucas DR, et al. Ewing sarcoma. *Semin Diagn Pathol*. 2014;31:39-47.

Grevener K, Haveman LM, Ranft A, et al. Management and outcome of Ewing sarcoma of the head and neck. *Pediatr Blood Cancer*. 2016;63:604-610.

Ko E, Brouns EREA, Korones DN, et al. Primary Ewing sarcoma of the anterior mandible localized to the midline. *Oral Surg Oral Med Oral Pathol Oral Radiol*. 2013;115:e46-e50.

Owosho AA, Ko E, Rosenberg HI, et al. Primary Ewing family of tumors of the jaw has a better prognosis compared to tumors of extragnathic sites. *J Oral Maxillofac Surg*. 2016;74:973-981.

Condrossarcoma

Gutowski CJ, Basu-Mallick A, Abraham JA. Management of bone sarcoma. *Surg Clin North Am*. 2016;96:1077-1106.

MacIntosh RB, Khan F, Waligora BM. Chondrosarcoma of the temporomandibular disc: behavior over a 28-Year observation period. *J Oral Maxillofac Surg*. 2015;73:465-474.

Qasem SA, DeYoung BR. Cartilage-forming tumors. *Semin Diagn Pathol*. 2014;31:10-20.

Singer SR, Creanga AG. Diagnostic imaging of malignant tumors in the orofacial region. *Dent Clin North Am*. 2016;60:143-165.

Stewart BD, Reith JD, Knapik JA, et al. Bone- and cartilage-forming tumors and Ewing sarcoma: an update with a gnathic emphasis. *Head Neck Pathol*. 2014;8:454-462.

White SM. Malignant Lesions in the dentomaxillofacial complex. *Radiol Clin N Am*. 2018;56:63-76.

Condrossarcoma mesenquimal

Frezza AM, Cesari M, Baumhoer D, et al. Mesenchymal chondrosarcoma: prognostic factors and outcome in 113 patients. A European Musculoskeletal Oncology Society study. *Eur J Cancer*. 2015;51:374-381.

Pelliteri PK, Ferlito A, Fagan JJ, et al. Mesenchymal chondrosarcoma of the head and neck. *Oral Oncol*. 2007;43:970-975.

Singh RK, Varshney S, Bist SS, et al. Mesenchymal chondrosarcoma of the mandible: a rare malignant tumor. *Ear Nose Throat J*. 2014;93:E18.

Tsuda Y, Ogura K, Hakozaki M, et al. Mesenchymal chondrosarcoma: a Japanese Musculoskeletal Oncology Group (JMOG) study on 57 patients. *J Surg Oncol*. 2017;115:760-767.

Tumores metastáticos dos maxilares

Corrêa-Pontes FS, Paiva-Fonseca F, Souza de Jesus S, et al. Nonendodontic lesions misdiagnosed as apical periodontitis lesions: series of case reports and review of literature. *J Endod*. 2014;40:16-27.

Hirshberg A, Berger B, Allon I, et al. Metastatic tumors to the jaws and mouth. *Head Neck Pathol*. 2014;8:463-474.

Kolokythas A, Miloro MB, Olsson AB, et al. Metastatic pancreatic adenocarcinoma to the mandibular condyle: a rare clinical presentation. *J Oral Maxillofac Surg*. 2014;72:83-88.

Owosho AA, Xu B, Kadempour A, et al. Metastatic solid tumors to the jaw and oral soft tissue: a retrospective clinical analysis of 44 patients from a single institution. *J Craniomaxillofac Surg*. 2016;44:1047-1053.

Torregrossa VR, Faria KM, Bicudo MM, et al. Metastatic cervical carcinoma of the jaw presenting as periapical disease. *Int Endod J*. 2016;49:203-211.

15
Cistos e Tumores Odontogênicos

Cisto dentígero, 410
Cisto de irrupção (hematoma de irrupção), 412
Cisto da bifurcação vestibular, 412
Queratocisto odontogênico, 414
Síndrome do carcinoma basocelular nevoide (síndrome de Gorlin), 416
Cisto odontogênico ortoqueratinizado, 420
Cisto periodontal lateral (cisto odontogênico botrioide), 420
Cisto gengival do adulto, 422
Cisto gengival do recém-nascido, 422
Cisto odontogênico calcificante (tumor dentinogênico de células fantasmas; cisto de Gorlin), 424
Cisto odontogênico glandular (sialocisto odontogênico), 426
Carcinoma originado de cistos odontogênicos, 426

Ameloblastoma, 428
Ameloblastoma unicístico, 434
Ameloblastoma periférico, 434
Carcinoma ameloblástico, 436
Carcinoma odontogênico de células claras, 436
Tumor odontogênico adenomatoide, 438
Tumor odontogênico epitelial calcificante (tumor de Pindborg), 440
Tumor odontogênico escamoso, 440
Fibroma ameloblástico, 442
Fibrossarcoma ameloblástico, 442
Fibro-odontoma ameloblástico, 444
Odontoma complexo, 444
Odontoma composto, 446
Fibroma odontogênico central, 448
Fibroma odontogênico periférico, 448
Mixoma odontogênico, 450

Cisto dentígero

Figuras 15.1 a 15.4

O esmalte dentário é formado pelos ameloblastos, uma camada especializada de células do epitélio interno do órgão do esmalte. Após a formação do esmalte estar completa, esse epitélio permanece como uma fina camada de células (conhecida como *epitélio reduzido do esmalte*), que envolve a coroa do dente não irrompido. Se o dente não irromper, o fluido pode acumular entre este epitélio e a coroa do dente, formando o que é conhecido como **cisto dentígero**. Esta lesão é o cisto de desenvolvimento mais comum de origem odontogênica, compreendendo 17 a 20% de cistos nos maxilares.

Logicamente, os cistos dentígeros são mais comuns ao redor dos dentes que frequentemente se apresentam inclusos. A região de terceiro molar inferior é o local mais acometido, representando 65 a 75% de todos os casos. Outros locais menos frequentes incluem as regiões de canino superior, terceiro molar superior e segundo pré-molar inferior. Os cistos dentígeros raramente se desenvolvem ao redor dos dentes decíduos. Embora possam ocorrer em qualquer idade, a maioria dos casos é diagnosticada em adolescentes e adultos jovens. Há discreta predileção pelo sexo masculino.

A maioria dos cistos dentígeros é descoberta durante exames radiográficos de rotina ou quando uma radiografia é obtida para investigar a causa da não irrupção de um dente. A lesão geralmente aparece como uma área radiotransparente unilocular bem delimitada com uma borda radiopaca ao redor da coroa do dente não irrompido. Cistos dentígeros associados a pré-molares inferiores às vezes ocorrem abaixo de molares decíduos não vitais. Existe uma teoria que diz que a inflamação periapical do dente decíduo causa a separação do epitélio reduzido do esmalte da coroa do pré-molar em desenvolvimento, resultando no que tem sido denominado de *cisto dentígero inflamatório*.

Um cisto dentígero pequeno pode ser difícil de se distinguir radiograficamente de um folículo dentário hiperplásico, mas se o espaço radiotransparente tiver mais de 3 a 4 mm de diâmetro, um cisto deve ser considerado. Em raras ocasiões, os cistos dentígeros alcançam dimensões consideráveis, resultando no deslocamento do dente, reabsorção de raízes dentárias adjacentes e evidências clínicas de expansão. No entanto, imagens radiotransparentes pericoronárias grandes devem ser vistas com maior suspeita, porque geralmente representam uma lesão odontogênica mais agressiva, como o queratocisto odontogênico ou o ameloblastoma. Microscopicamente, a maioria dos cistos dentígeros é revestida por epitélio pavimentoso estratificado, que normalmente é aderido ao dente na junção cemento-esmalte. O revestimento também pode apresentar células mucosas dispersas, especialmente em cistos maiores.

Os cistos dentígeros geralmente são tratados pela enucleação do cisto em conjunto com a remoção do dente associado. Nos casos em que as raízes dentárias estão intimamente associadas ao nervo mandibular, a remoção da coroa pode ser realizada em vez da remoção total do dente. Para cistos particularmente grandes, biopsia inicial e marsupialização podem ser consideradas, possibilitando a descompressão e a diminuição da lesão antes da enucleação total. Finalmente, quando a manutenção do dente é desejada e considerada viável, a remoção do cisto e o acompanhamento da irrupção do dente por um ortodontista podem ser considerados.

Após a remoção, qualquer lesão radiotransparente pericoronária significativa deve ser submetida à biopsia para confirmação do diagnóstico, porque, às vezes, até uma pequena lesão semelhante ao cisto dentígero pode ser comprovadamente um ameloblastoma em estágio inicial ou um queratocisto odontogênico ao exame microscópico. Além disso, raros exemplos de carcinoma de células escamosas e carcinoma mucoepidermoide intraósseo podem surgir dos revestimentos de cistos dentígeros.

■ **Figura 15.1**
Cisto dentígero
Uma menina de 14 anos de idade com uma pequena imagem radiotransparente ao redor da coroa do segundo molar inferior direito. Essa lesão seria difícil de distinguir de um folículo dental hiperplásico. (Cortesia da Dr. Laura Summers.)

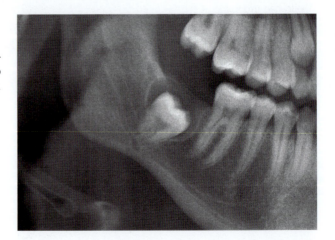

■ **Figura 15.2**
Cisto dentígero
Macroscopia da peça mostra a cápsula cística ligada ao dente na junção amelocementária.

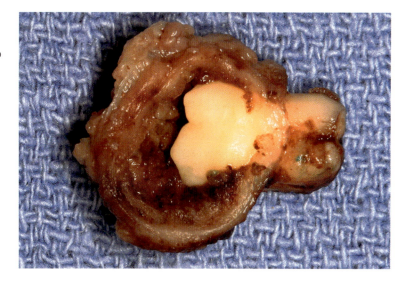

■ **Figura 15.3**
Cisto dentígero
Grande imagem radiotransparente associada ao terceiro molar inferior esquerdo impactado em posição mesioangular. (Cortesia do Dr. Jason Ford.)

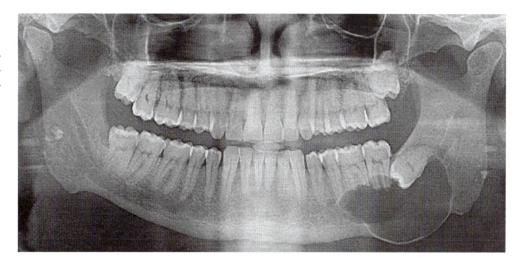

■ **Figura 15.4**
Cisto dentígero "inflamatório"
Imagem radiotransparente associada ao primeiro molar inferior direito decíduo não vital e ao primeiro pré-molar mandibular direito não irrompido. (Cortesia do Dr. Michael Nichols.)

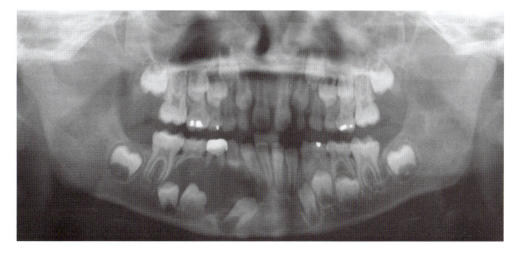

Cisto de irrupção (hematoma de irrupção)

Figura 15.5

O **cisto de irrupção** pode ser considerado uma variante do cisto dentígero que ocorre no tecido mole sobrejacente a um dente em irrupção. De forma semelhante à sua contraparte intraóssea, o cisto de irrupção é causado pela separação do epitélio reduzido do esmalte e tecidos foliculares da coroa do dente. O lúmen do cisto pode conter principalmente líquido claro ou hemorragia secundária – daí o termo **hematoma de irrupção**.

Os cistos de irrupção quase sempre são diagnosticados antes dos 12 anos de idade, o que corresponde ao período ativo de irrupção do dente. Há uma predileção pelo sexo masculino, que varia de 1,4:1-2:1 em diferentes estudos. Os cistos de irrupção ocorrem mais frequentemente em associação aos dentes incisivos e molares da dentição decídua ou permanente. A lesão aparece como aumento de volume cupuliforme translúcido e, muitas vezes azulado, na mucosa alveolar. Ocasionalmente, há mais de uma lesão.

A maioria dos cistos de irrupção não demanda tratamento porque a lesão se romperá com a irrupção do dente na superfície. No entanto, se a irrupção do dente parece ser impedida pela lesão, então uma pequena incisão pode ser feita no cisto para liberar o fluido e expor a coroa do dente. O dente deve então ser capaz de irromper por conta própria.

Cisto da bifurcação vestibular

Figuras 15.6 e 15.7

O **cisto da bifurcação vestibular** é um cisto odontogênico inflamatório incomum de patogênese incerta. Como alguns exemplos se desenvolvem em associação com a *extensão cervical do esmalte* na face vestibular do dente associado, especula-se que essa projeção do esmalte poderia interferir na adesão do ligamento periodontal na área de furca. Como o dente prossegue para irrupção, a inflamação nos tecidos perifoliculares poderiam então induzir a formação de cistos na face vestibular do dente. O termo *cisto paradental*, às vezes, é usado de forma intercambiável com o cisto da bifurcação vestibular. No entanto, como este termo geralmente é usado em referência a lesões encontradas ao longo da face distal e distovestibular dos terceiros molares, a distinção de um cisto dentígero inflamado pode ser difícil e um pouco arbitrária.

Os cistos da bifurcação vestibular ocorrem com maior frequência ao longo da face vestibular do primeiro molar inferior, embora alguns casos envolvam o segundo molar. Cistos associados aos primeiros molares geralmente ocorrem entre as idades de 5 e 9 anos, enquanto os exemplos que ocorrem nos segundos molares se desenvolvem mais tarde, no início da adolescência. O paciente frequentemente nota um aumento de volume sensível ao longo da face vestibular do molar, que pode estar em processo de irrupção. A sondagem periodontal geralmente revela uma bolsa profunda na área. As radiografias geralmente mostram uma lesão radiotransparente unilocular ao redor das raízes do dente envolvido. A TC demonstrará a localização vestibular característica da lesão, com inclinação das raízes dentárias para a cortical lingual. De um quarto a um terço dos pacientes terão lesões bilaterais.

Os cistos da bifurcação vestibular geralmente podem ser tratados com sucesso por enucleação e curetagem. Alguns cirurgiões podem optar por usar material de enxerto ósseo no local da cirurgia. Vale ressaltar que o dente associado não precisa ser extraído. Após a cirurgia, o local geralmente cicatriza bem sem sequela adicional. Vários artigos descrevem a resolução bem-sucedida de alguns casos utilizando-se irrigação diária com solução salina e peróxido de hidrogênio, ou mesmo casos que melhoram sem tratamento.

Capítulo 15 Cistos e Tumores Odontogênicos 413

■ **Figura 15.5**
Cisto de irrupção
Lactente com edema azulado da mucosa alveolar anterior da maxila sobrepondo um incisivo central primário não irrompido. (Cortesia do Dr. Michael Day.)

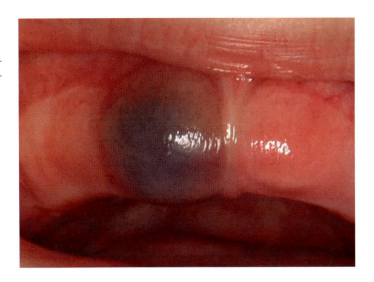

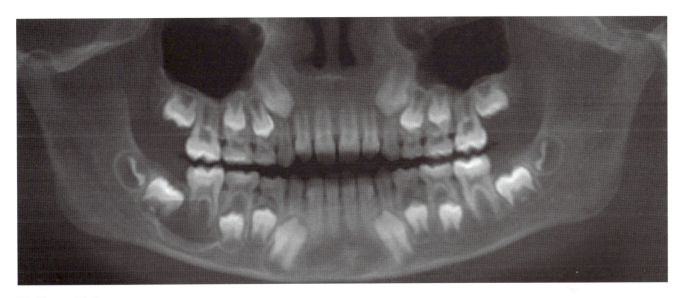

■ **Figura 15.6**
Cisto da bifurcação vestibular
Radiografia panorâmica mostra uma imagem radiotransparente associada às raízes do primeiro molar inferior direito. (Cortesia do Dr. Kenneth Blais.)

■ **Figura 15.7**
Cisto de bifurcação vestibular
Tomografia computadorizada do paciente da Figura 15.6, cortes axial e coronal. Observe a localização da imagem radiotransparente na face vestibular do dente. (Cortesia do Dr. Kenneth Blais.)

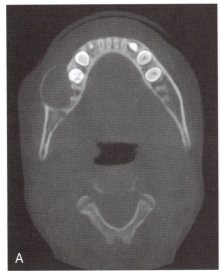
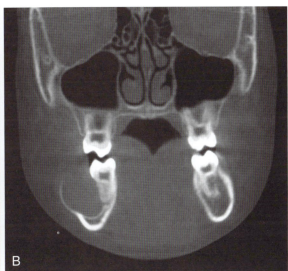

Queratocisto odontogênico

Figuras 15.8 a 15.11

O **queratocisto odontogênico** é um cisto odontogênico de desenvolvimento relativamente comum que representa aproximadamente 10 a 14% de todos os cistos da mandíbula. É definido por suas características microscópicas, que incluem camada basal em paliçada e a produção de queratina (principalmente sob a forma de paraqueratina). Baseado em seu comportamento potencialmente agressivo e achados moleculares, tem havido controvérsias se esta lesão deve ser classificada como cisto ou tumor. Na mais recente classificação da Organização Mundial de Saúde (2017) o queratocisto odontogênico é descrito como cisto odontogênico de desenvolvimento.

O queratocisto (ou ceratocisto) odontogênico ocorre em uma ampla faixa etária, com pico de prevalência da segunda a quarta décadas de vida. Há uma ligeira predileção pelo sexo masculino, com uma razão homem mulher de 3:2. A lesão é mais comum na região dos molares/ramo da mandíbula, responsável por metade de todos os casos. Um pequeno queratocisto odontogênico geralmente aparece como uma imagem radiotransparente unilocular bem circunscrita que é descoberta incidentalmente no exame radiográfico. Lesões avançadas podem ter aspecto multilocular, e estar associadas à expansão e afilamento da cortical óssea sobrejacente. Do ponto de vista do diagnóstico diferencial, o queratocisto odontogênico pode mimetizar vários outros cistos e tumores odontogênicos. Em 25 a 40% dos casos, a lesão será associada à coroa de um dente não irrompido, assemelhando-se a um cisto dentígero. Às vezes, um cisto ocorrerá no local em que um dente não se desenvolve corretamente, produzindo uma lesão anteriormente conhecida como *cisto primordial*. Pequenos exemplos que ocorrem entre as raízes dos dentes podem ser confundidos com cistos periodontais laterais. Os queratocistos odontogênicos, às vezes, se desenvolvem na região de linha média da maxila em pacientes mais velhos e, portanto, essas lesões podem ser confundidas com cistos do ducto nasopalatino. Finalmente, lesões localizadas sob as raízes dentárias podem mimetizar cistos periapicais.

O diagnóstico do queratocisto odontogênico é importante por três motivos: (1) tem potencial para crescimento significativo; (2) apresentam alta taxa de recorrência (estimada em 20 a 25%); e (3) às vezes eles estão associados à síndrome do carcinoma basocelular nevoide. A maioria dos queratocistos odontogênicos é tratada por enucleação e curetagem. Se o diagnóstico é conhecido ou existe a suspeita no momento da cirurgia, a osteotomia pode ser realizada para reduzir o risco de recorrência. Alguns cirurgiões defendem o uso da solução de Carnoy para cauterizar a cavidade óssea (embora o uso da solução de Carnoy não seja atualmente utilizada em muitos hospitais). Os queratocistos odontogênicos grandes, às vezes, são tratados inicialmente por marsupialização e inserção de um tubo de drenagem, que pode promover a diminuição da lesão e o espessamento fibroso da parede do cisto antes da remoção total subsequente. Em casos raros, os cistos particularmente grandes podem exigir ressecção e enxerto. Independentemente do tamanho da lesão ou da modalidade de tratamento, o acompanhamento clínico continuado do paciente é necessário devido ao alto potencial de recorrência do queratocisto odontogênico. Como as recorrências podem não se manifestar em até 10 anos ou mais, o monitoramento a longo prazo é importante. Além do mais, qualquer paciente com queratocisto odontogênico deve ser avaliado clinicamente para descartar a possibilidade da síndrome do carcinoma basocelular nevoide (ver próximo tópico).

■ Figura 15.8
Queratocisto odontogênico

A. Imagem radiotransparente bem circunscrita no ramo mandibular direito associada à coroa do terceiro molar em desenvolvimento. **B.** Radiografia tirada 6 meses depois, que mostra a diminuição da lesão após a inserção de um tubo de polietileno (*seta*). (Cortesia do Dr. Brad Gregory.)

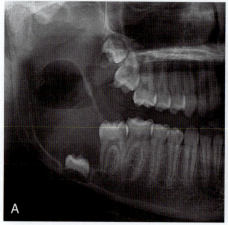
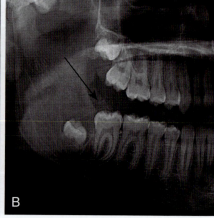

■ **Figura 15.9**
Queratocisto odontogênico
Imagem radiotransparente bem circunscrita na região posterior esquerda da mandíbula no local de um terceiro molar ausente. (Cortesia do Dr.Gregg Jowers.)

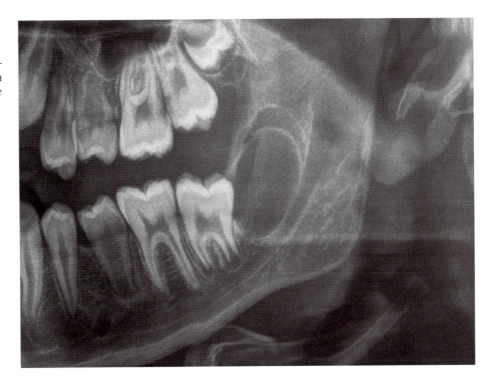

■ **Figura 15.10**
Queratocisto odontogênico
A. Imagem radiotransparente localizada entre e apicalmente às raízes dos incisivos centrais superiores, que poderia ser confundida com um cisto do ducto nasopalatino. **B.** Imagem radiotransparente localizada entre e apicalmente às raízes do canino superior esquerdo e primeiro pré-molar. (Cortesia do Dr. Patrick Coleman e do Dr. Edward Marshall.)

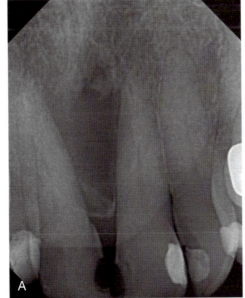
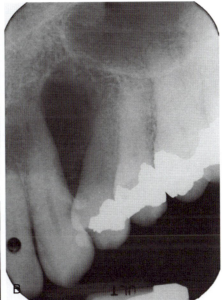

■ **Figura 15.11**
Queratocisto odontogênico
Grande lesão multilocular no corpo posterior esquerdo e ramo da mandíbula. (Cortesia do Dr. Jason Rosetti.)

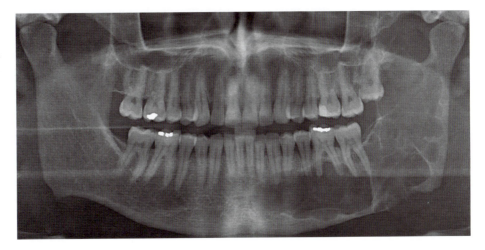

Síndrome do carcinoma basocelular nevoide (síndrome de Gorlin)

Figuras 15.12 a 15.20

A **síndrome do carcinoma basocelular nevoide (síndrome de Gorlin)** é um distúrbio hereditário autossômico dominante incomum que é causado pela mutação do gene *patched (PTCH1)*, um gene supressor de tumor localizado no cromossomo 9. Embora a frequência desta condição possa variar dependendo da população que está sendo estudada, a prevalência total é estimada em 1 em 60.000 indivíduos. Aproximadamente 35 a 50% dos pacientes afetados não têm história familiar e representam novas mutações genéticas. Indivíduos com esse distúrbio podem apresentar uma grande variedade de manifestações clínicas, incluindo um risco muito maior de desenvolver múltiplos carcinomas basocelulares da pele.

A manifestação oral mais comum e significativa da síndrome do carcinoma basocelular nevoide é a tendência de desenvolver queratocistos odontogênicos, que ocorrem em até 90% dos pacientes afetados. Como esses cistos geralmente começam a se formar durante a infância, sua presença costuma ser o primeiro sinal que pode levar ao diagnóstico. O desenvolvimento de mais de um queratocisto odontogênico é fortemente sugestivo da síndrome.

Vários carcinomas basocelulares se desenvolvem, geralmente começando antes dos 20 anos de idade. No entanto, há grande variação no número desses cânceres de pele; alguns pacientes podem desenvolver apenas alguns tumores, enquanto outros têm literalmente centenas dessas lesões que se desenvolvem ao longo da vida. Os carcinomas basocelulares tendem a ocorrer com mais frequência em áreas de dano solar, embora os pacientes também possam desenvolver tumores em áreas pouco expostas à luz solar. Uma variação racial significativa também é observada em relação ao desenvolvimento desses cânceres de pele. Aproximadamente 90% dos pacientes brancos com esta síndrome exibirão carcinomas basocelulares, enquanto apenas cerca de 40% dos pacientes negros desenvolverão essas lesões. Outra manifestação cutânea comum é a presença de lesões que apresentam pequenas depressões nas palmas das mãos e plantas dos pés, que ocorrem em 65 a 85% dos pacientes. Em raras ocasiões, os carcinomas basocelulares podem se desenvolver na base dessas lesões.

Pacientes com síndrome de Gorlin frequentemente exibem fácies característica com bossas frontal e temporoparietal proeminentes, hipertelorismo leve e moderado prognatismo. Um achado comum em radiografias de crânio consiste em calcificações ao longo da foice cerebral e tentório do cerebelo. As radiografias de tórax geralmente revelam costelas bífidas fundidas ou achatadas. Outras anomalias esqueléticas podem incluir cifoescoliose, espinha bífida oculta e metacarpais encurtados. Várias outras anormalidades também ocorrem com frequência aumentada, como fenda labial/palatina, tórax escavado (*pectus excavatum*), fibromas ovarianos, fibromas cardíacos, meduloblastoma e meningioma.

Os cistos dos maxilares em pacientes com síndrome de Gorlin são tratados de maneira similar aos queratocistos odontogênicos isolados. É necessário monitoramento radiográfico periódico para avaliar possíveis recidivas ou desenvolvimento de novos cistos em outras áreas. O reconhecimento precoce dessa síndrome é importante para que os pacientes possam ser aconselhados a evitar exposição excessiva à luz ultravioleta, o que pode desencadear o desenvolvimento dos cânceres de pele.

Como os carcinomas basocelulares em pacientes com síndrome de Gorlin têm uma menor carga mutacional e maior estabilidade genômica em comparação aos carcinomas basocelulares esporádicos, eles frequentemente exibem um curso clínico menos agressivo. No entanto, a morbidade associada ao desenvolvimento de múltiplos tumores pode ser considerável. Além disso, mortes ocasionais secundárias a tumores agressivos que se estendem até a base do crânio ou outras estruturas vitais foram documentadas. Os carcinomas basocelulares individuais podem ser removidos cirurgicamente. A administração intermitente de vismodegibe (inibidor de baixo peso molecular da via Hedgehog) mostrou-se promissora no tratamento de carcinomas basocelulares em pacientes com essa condição.

■ **Figura 15.12**
Síndrome do carcinoma basocelular nevoide
Vários queratocistos odontogênicos nos ramos mandibulares e na região da linha média da maxila. (Cortesia do Dr. James Strider.)

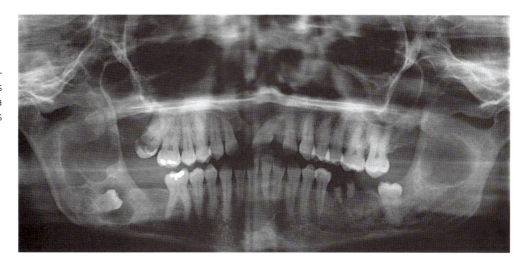

■ **Figura 15.13**
Síndrome do carcinoma basocelular nevoide
Vários queratocistos odontogênicos da mandíbula e região posterior esquerda da maxila. (Cortesia do Dr. Leslie Heffez.)

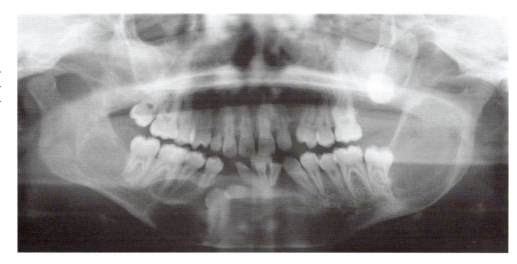

■ **Figura 15.14**
Síndrome do carcinoma basocelular nevoide
Extensas áreas radiotransparentes comprometendo grande parte da mandíbula e região posterior da maxila, que correspondem a múltiplos queratocistos odontogênicos.

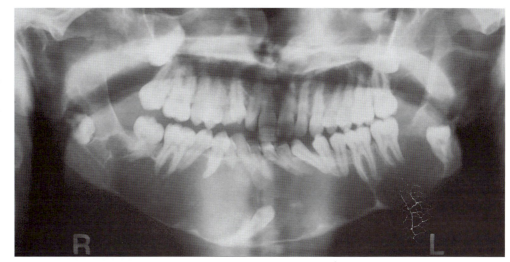

■ **Figura 15.15**
Síndrome do carcinoma basocelular nevoide
Aspiração de um queratocisto odontogênico revela um líquido cremoso que corresponde à queratina.

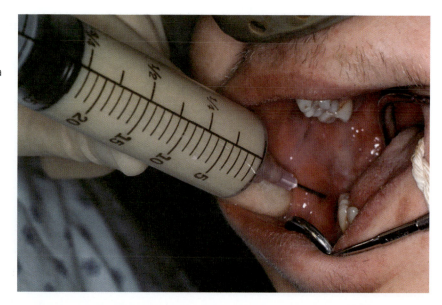

■ **Figura 15.16**
Síndrome do carcinoma basocelular nevoide
Lesões puntiformes na sola do pé.

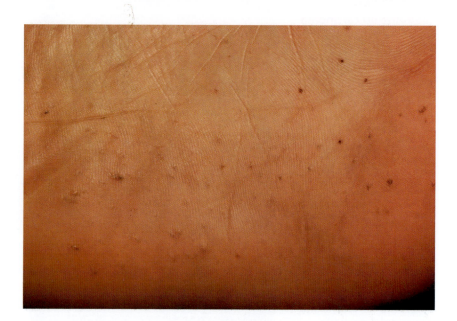

■ **Figura 15.17**
Síndrome do carcinoma basocelular nevoide
Lesão eritematosa e escamosa no pé, que representa um carcinoma basocelular.

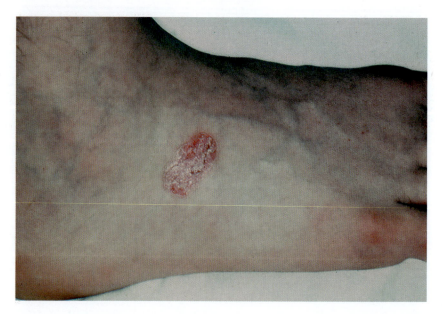

■ **Figura 15.18**
Síndrome do carcinoma basocelular nevoide
Alterações cicatriciais extensas na face e no couro cabeludo secundárias à remoção de múltiplos carcinomas basocelulares.

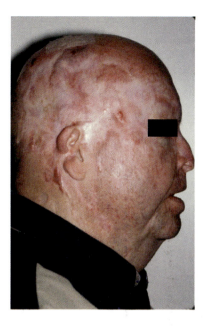

■ **Figura 15.19**
Síndrome do carcinoma basocelular nevoide
Imagem de tomografia computadorizada, corte coronal, mostra calcificação na região medial da foice do cerebelo. (Cortesia do Dr. Steven Anderson.)

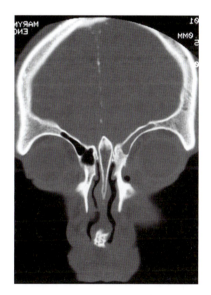

■ **Figura 15.20**
Síndrome do carcinoma basocelular nevoide
Radiografia de tórax mostra a presença de costelas bífidas (*seta*). (Cortesia do Dr. Steven Anderson.)

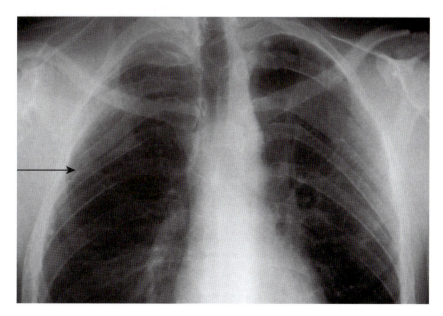

Cisto odontogênico ortoqueratinizado

Figura 15.21

O queratocisto odontogênico é bem reconhecido por suas características microscópicas únicas, que incluem uma camada basal colunar ou cuboidal em paliçada e capacidade de produzir paraqueratina, na qual permanecem os núcleos epiteliais. No entanto, outros cistos odontogênicos sem a camada basal em paliçada podem produzir exclusivamente ortoqueratina, onde os núcleos são perdidos. Como esses cistos são biologicamente diferentes dos queratocistos odontogênicos, eles são classificados separadamente em sua própria categoria e conhecidos como **cistos odontogênicos ortoqueratinizados**.

O cisto odontogênico ortoqueratinizado é diagnosticado com maior frequência em adultos jovens e mostra razão 2:1 entre homens e mulheres. Tem predileção pelas áreas posteriores dos maxilares, e aproximadamente 75% dos casos ocorrem na mandíbula. A lesão geralmente aparece como uma imagem radiotransparente unilocular, embora exemplos ocasionais possam ser multiloculares. De metade a dois terços dos casos estão associados a um dente impactado, de forma semelhante ao cisto dentígero. O tamanho pode variar de pequenos cistos com menos de 1 cm de diâmetro até lesões maiores medindo mais de 7 cm em sua maior dimensão. Um raro exemplo de um paciente com múltiplos cistos odontogênicos ortoqueratinizados foi relatado.

Os cistos odontogênicos ortoqueratinizados podem ser tratados por enucleação e curetagem. O risco de recorrência é estimado em 2%, o que é muito menor do que o potencial de recorrência do queratocisto odontogênico. Além disso, o cisto odontogênico ortoqueratinizado não tem sido associado a síndrome do carcinoma basocelular nevoide.

Cisto periodontal lateral (cisto odontogênico botrioide)

Figuras 15.22 e 15.23

O **cisto periodontal lateral** é um tipo de cisto odontogênico de desenvolvimento que surge a partir de remanescentes do epitélio da lâmina dentária. Esse cisto exibe as mesmas características microscópicas de sua contraparte de tecido mole, o cisto gengival do adulto (ver próximo tópico). Como seu próprio nome indica, o cisto periodontal lateral ocorre tipicamente entre as raízes de dois dentes. No entanto, deve ser distinguido de outros cistos e tumores que podem surgir entre as raízes dentárias, como cisto radicular lateral, queratocisto odontogênico e ameloblastoma em estágio inicial.

Embora o cisto periodontal lateral seja "de desenvolvimento", ele não se desenvolve em crianças, mas, em geral, é visto em adultos da quarta a sétima décadas de vida. Aproximadamente 75% dos casos ocorrem na mandíbula, com predileção acentuada pela área dos dentes incisivo central – incisivo lateral – canino – pré-molar. Os casos da maxila tendem a ocorrer na região dos mesmos dentes. O cisto periodontal lateral em geral é descoberto como um achado incidental no exame radiográfico, embora alguns casos possam produzir clinicamente uma discreta expansão. A lesão geralmente aparece como uma imagem radiotransparente unilocular bem circunscrita adjacente às raízes dos dentes. O deslocamento das raízes é visto ocasionalmente, mas a reabsorção radicular raramente é observada. Os dentes adjacentes são vitais (a menos que o tratamento de canal tenha sido realizado por outros motivos). Cistos periodontais laterais podem também se desenvolver em áreas desdentadas do osso alveolar. Além disso, poucos casos de pacientes com cistos periodontais laterais múltiplos foram relatados.

Ocasionalmente, essa lesão apresenta um padrão de crescimento multicístico, manifestando-se como uma imagem radiotransparente multilocular. O termo **cisto odontogênico botrioide** é usado para tais lesões por sua aparência macroscópica parecer um pequeno cacho de uvas.

O cisto periodontal lateral é tratado por enucleação local ou curetagem, que, em geral, podem ser realizadas em danos aos dentes adjacentes. A recorrência de cistos periodontais laterais é rara. Entretanto, os cistos odontogênicos botrioides têm risco de recorrência mais significativo, estimado em 21,7%. Portanto, o tratamento cirúrgico mais agressivo, como realização de osteotomia periférica, pode ser considerado para casos de cistos botrioides.

■ **Figura 15.21**
Cisto odontogênico ortoqueratinizado
Imagem radiotransparente unilocular associada ao terceiro molar inferior esquerdo em posição mesioangular. (Cortesia do Dr. Jeffrey Simmons.)

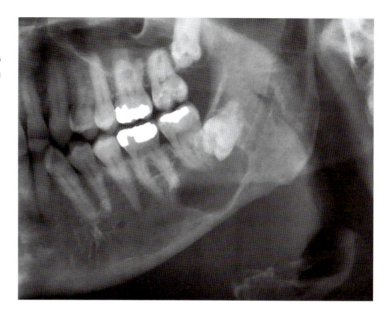

■ **Figura 15.22**
Cisto periodontal lateral
Observa-se imagem radiotransparente unilocular delimitada por halo radiopaco entre as raízes do incisivo lateral e do canino.

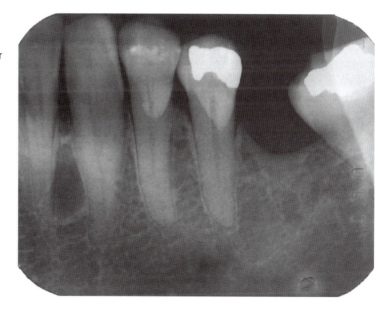

■ **Figura 15.23**
Cisto periodontal lateral (tipo botrioide)
Imagem radiotransparente levemente multilocular entre as raízes do canino inferior direito e primeiro pré-molar. (Agradecimento ao Dr. Artur Aburad de Carvalhosa.)

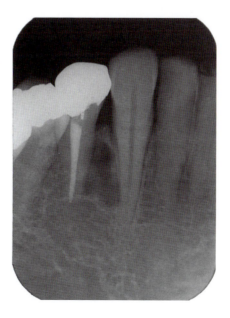

Cisto gengival do adulto

Figuras 15.24 e 15.25

O **cisto gengival do adulto** é um cisto de desenvolvimento incomum que surge de resquícios do epitélio da lâmina dentária nos tecidos moles gengivais. Representa a contraparte de tecido mole do cisto periodontal lateral.

Como o cisto periodontal lateral, o cisto gengival do adulto ocorre principalmente em pessoas de meia-idade e adultos mais velhos. Tem uma predileção pela região dos incisivos centrais e laterais, caninos e pré-molares mandibulares, sendo que essa região é responsável por 60 a 75% de todos os casos. Exemplos na maxila também tendem a ocorrer na mesma região. A lesão quase sempre se desenvolve na gengiva vestibular em vez da lingual. Ocasionalmente, o cisto gengival do adulto pode ocorrer em áreas desdentadas do rebordo alveolar.

Clinicamente, este cisto geralmente se apresenta como aumento de volume indolor, cupuliforme, que pode ser azul ou translúcido devido ao seu conteúdo líquido. A maioria dos exemplos tem 5 mm ou menos de tamanho. Em alguns casos, reabsorção subjacente do osso alveolar é observada no momento da cirurgia. De fato, alguns cistos estão localizados parcialmente nos tecidos moles e parcialmente dentro do osso, o que poderia levantar um questionamento sobre se eles devem ser classificados como um cisto periodontal lateral. No entanto, como essas duas lesões realmente representam a mesma entidade, isso se torna um ponto discutível.

O tratamento do cisto gengival do adulto consiste em excisão conservadora local. O prognóstico é excelente e a recorrência não é esperada.

Cisto gengival do recém-nascido

Figura 15.26

Os **cistos gengivais do recém-nascido** são pequenos cistos cheios de queratina comumente observados no rebordo alveolar de recém-nascidos. Acredita-se que essas anomalias do desenvolvimento surjam de resquícios do epitélio da lâmina dentária dentro dos tecidos moles gengivais. O termo *nódulos de Bohn* às vezes é aplicado a essas lesões, embora esse nome também tenha sido usado para pequenos cistos de desenvolvimento semelhantes que ocorrem ao longo da junção do palato duro e mole.

Se for realizado exame minucioso e detalhado da cavidade oral, os cistos gengivais do recém-nascido são lesões comuns que foram descritas em mais da metade das crianças em alguns estudos. Eles aparecem como pápulas brancas ou branco-amareladas assintomáticas na superfície alveolar. Nenhum tratamento é realizado porque as lesões desaparecem espontaneamente nos primeiros 2 meses de vida, provavelmente de forma secundária à ruptura e ao contato com a superfície da mucosa.

■ **Figura 15.24**
Cisto gengival do adulto
Aumento de volume levemente azulado e translúcido na gengiva vestibular entre o incisivo lateral inferior direito e o canino.

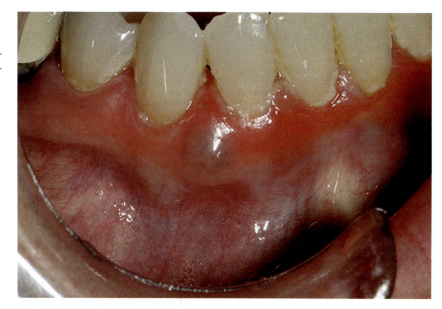

■ **Figura 15.25**
Cisto gengival do adulto
Aumento de volume pequeno e azulado na gengiva vestibular do canino inferior direito.

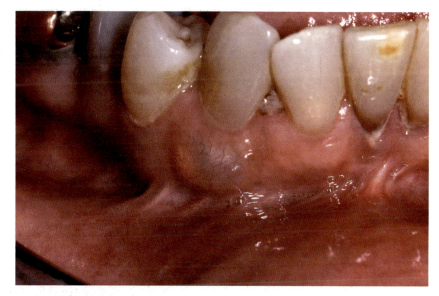

■ **Figura 15.26**
Cistos gengivais do recém-nascido
Múltiplas pápulas amareladas na gengiva vestibular superior anterior de um recém-nascido. (Cortesia da Dra. Beatriz Aldape e da Dra. Rana Alshagroud.)

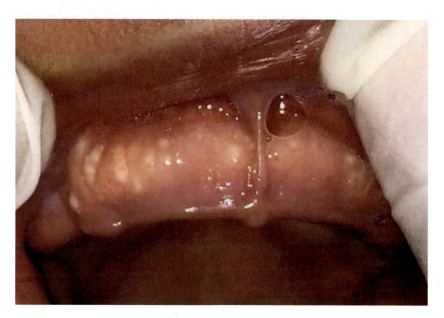

Cisto odontogênico calcificante (tumor dentinogênico de células fantasmas; cisto de Gorlin)

Figuras 15.27 a 15.30

Originalmente descrito por Gorlin *et al.* em 1962, o **cisto odontogênico calcificante** é uma lesão rara de origem odontogênica que pode mostrar uma variedade de padrões clinicopatológicos. As características microscópicas básicas assemelham-se a um ameloblastoma cístico, mas na lesão também há células fantasmas características, calcificações e, muitas vezes, um produto dentinoide. Como a maioria das lesões nesse espectro cresce principalmente como um cisto, geralmente são classificados como um dos cistos odontogênicos. No entanto, alguns autores recomendam a classificação como um tumor, baseados em suas características genéticas e porque alguns exemplos crescem em uma forma sólida, tumoral (**tumor dentinogênico de células fantasmas**). Cerca de 20% dos casos estão associados à formação de odontoma. Exemplos raros também foram relatados em combinação com outros tumores odontogênicos, como tumor odontogênico adenomatoide, fibroma ameloblástico e ameloblastoma.

A média de idade ao diagnóstico é de 30 anos e a maioria dos casos é encontrada na segunda até a quarta décadas de vida. Embora os cistos odontogênicos calcificantes possam se desenvolver em qualquer parte dos maxilares, quase dois terços dos casos são vistos na região dos incisivos e caninos. A lesão ocorre na maxila e mandíbula com igual frequência. Em cerca de um terço dos casos, a lesão está associada a um dente impactado, na maioria das vezes, um canino. O tamanho pode variar desde pequenas lesões com menos de 1 cm de diâmetro até grandes lesões expansivas medindo até 12 cm. Radiograficamente, a lesão geralmente aparece como uma lesão radiotransparente unilocular bem circunscrita, que pode ou não evidenciar calcificações centrais ou formação de odontomas adjacentes. Casos maiores podem parecer como lesões multiloculares.

De 5 a 17% dos casos ocorrem perifericamente nos tecidos moles gengivais, aparecendo como um crescimento pediculado. A idade média para aparecimento dos cistos odontogênicos calcificantes periféricos (51 anos) é significativamente mais alta do que a dos cistos odontogênicos calcificantes intraósseos, apresentando uma prevalência de pico bimodal na segunda e na sexta a oitava décadas de vida. Eles são mais propensos a ocorrer na mandíbula (65%) do que na maxila (35%). As lesões periféricas também aparecem com mais frequência como tumores sólidos semelhantes a tumores ("tumor dentinogênico de células fantasmas periférico").

Apesar de apresentar características microscópicas básicas semelhantes às do ameloblastoma, o cisto odontogênico calcificante geralmente pode ser tratado por enucleação e curetagem com um bom prognóstico. Recorrência foi relatada em menos de 5% dos casos, e os exemplos periféricos parecem ter um resultado similarmente bom. Exemplos raros de transformação maligna foram relatados (*carcinoma odontogênico de células fantasmas*), que têm um comportamento imprevisível.

■ Figura 15.27
Cisto odontogênico calcificante
Imagem radiotransparente/radiopaca mista bem circunscrita localizada entre as raízes do incisivo lateral inferior direito e canino. (Cortesia do Dr. Elliott Maxwell.)

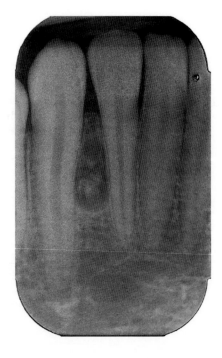

Figura 15.28
Cisto odontogênico calcificante
Imagem tomográfica mostra uma radiotransparência expansiva no lado direito da mandíbula. (Agradecimento ao Dr. Martin Steed.)

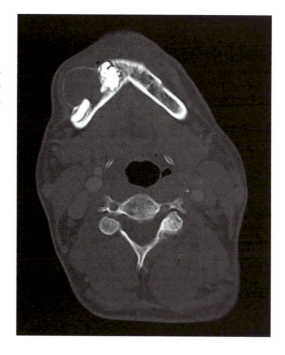

Figura 15.29
Cisto odontogênico calcificante
Grande imagem radiotransparente no ramo da mandíbula, lado direito, associada a um terceiro molar incluso. (Cortesia da Dra. Antonia Kolokythas.)

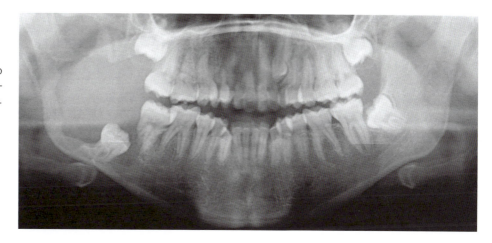

Figura 15.30
Cisto odontogênico calcificante periférico
Massa nodular na gengiva inferior lingual, com ulceração secundária. (Cortesia do Dr. Mark Anderson.)

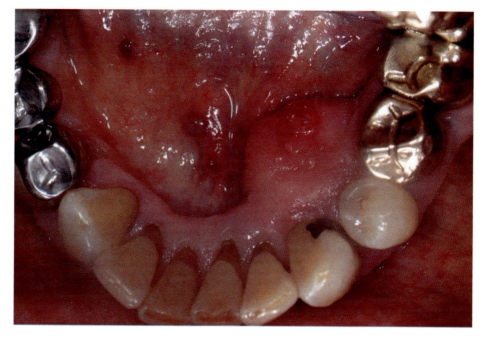

Cisto odontogênico glandular (sialocisto odontogênico)

Figura 15.31

O **cisto odontogênico glandular** é um raro cisto de desenvolvimento de origem odontogênica que apresenta, microscopicamente, características glandulares. Sua semelhança com o tecido salivar, incluindo células mucosas e espaços semelhantes a glândulas, é considerada evidência da pluripotencialidade do epitélio odontogênico. Além disso, esse cisto frequentemente inclui características microscópicas semelhantes ao cisto periodontal lateral, sugerindo que essas duas lesões são entidades relacionadas.

O cisto odontogênico glandular ocorre com mais frequência em adultos de meia-idade, com média de idade ao diagnóstico de 48 anos. Quase 75% dos casos ocorrem na mandíbula, mais frequentemente na região anterior. Não é incomum que as lesões mandibulares anteriores cruzem a linha média. O tamanho da lesão pode variar de pequenos cistos uniloculares com menos de 1 cm de diâmetro a grandes lesões multiloculares que se estendem da região molar de um lado da mandíbula até a região molar oposta. Cistos odontogênicos glandulares maiores geralmente resultam em evidência clínica de expansão, afilamento da cortical suprajacente e deslocamento dos dentes. Em raras ocasiões, a dor ou a parestesia podem ser produzidas por cistos maiores.

A maioria dos exemplos de cisto odontogênico glandular é tratada inicialmente por enucleação ou curetagem. No entanto, esse cisto é conhecido por seu potencial de recorrência, estimado em 22 a 30%. Portanto, o seguimento clínico e radiográfico contínuo a longo prazo é importante. Alguns cirurgiões recomendam a ressecção em bloco para cistos odontogênicos glandulares maiores e mais agressivos.

Carcinoma originado de cistos odontogênicos

Figuras 15.32 e 15.33

Em raras ocasiões, um carcinoma espinocelular intraósseo primário parece surgir do revestimento de um cisto odontogênico preexistente. Essa transformação maligna foi relatada como se desenvolvendo muitas vezes de um cisto periapical ou residual. O carcinoma também pode surgir de outros tipos de cistos odontogênicos – especialmente cistos dentígeros, queratocistos odontogênicos e cistos odontogênicos ortoqueratinizados. Embora tais malignidades possam ocorrer em uma ampla faixa etária, elas são observadas com maior frequência em pacientes de meia-idade e idosos. A média de idade dos pacientes em vários estudos variou de 52 a 60 anos. Os homens são afetados duas vezes mais que as mulheres.

Os sinais/sintomas iniciais mais comuns incluem dor e aumento de volume. No entanto, os carcinomas em estágio inicial podem ser totalmente assintomáticos, sendo descobertos como achados radiográficos incidentais sugestivos de um processo cístico benigno. Tais lesões precoces podem aparecer como imagens radiotransparentes uniloculares bem circunscritas. Entretanto, lesões mais avançadas frequentemente demonstram destruição óssea irregular que pode incluir perfuração cortical e reabsorção dentária irregular.

O tratamento desses carcinomas exige habitualmente ampla ressecção local da porção envolvida da mandíbula, bem como dissecção seletiva dos linfonodos. A radioterapia adjuvante geralmente é justificada. Como poucos estudos são relatados, a avaliação precisa do prognóstico é difícil. No entanto, uma série relatou taxa de sobrevida global de 2 anos de 62%, com a taxa de sobrevida de 5 anos caindo para 38%.

■ Figura 15.31
Cisto odontogênico glandular
Imagem radiotransparente localizada na região anterior da mandíbula que deslocou as raízes dos dentes. (Cortesia do Dr. Taylor McGuire.)

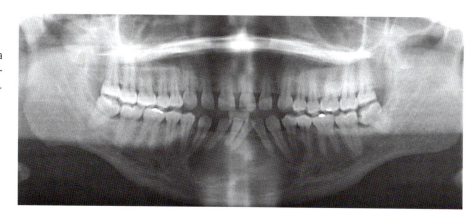

■ Figura 15.32
Carcinoma originado de um cisto odontogênico
Uma pequena imagem radiotransparente ao redor da coroa do terceiro molar inferior esquerdo impactado, que revelou um carcinoma surgindo do revestimento de um cisto dentígero. (Cortesia do Dr. Chris Jo.)

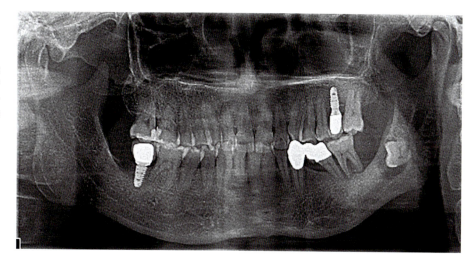

■ Figura 15.33
Carcinoma originado de um cisto odontogênico
Grande imagem radiotransparente multilocular no corpo posterior esquerdo e ramo da mandíbula em um garoto de 15 anos de idade. (Cortesia da Dra. Alessandra Schmitt.)

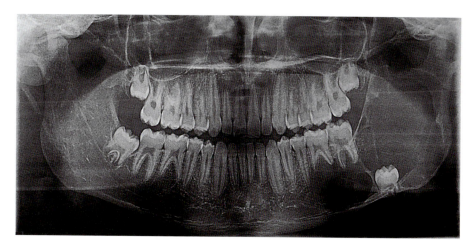

Ameloblastoma

Figuras 15.34 a 15.45

O **ameloblastoma** é considerado o segundo tumor odontogênico mais comum, sendo precedido em frequência somente por odontomas (embora muitos patologistas bucomaxilofaciais considerem o odontoma como um hamartoma odontogênico, em vez de uma neoplasia verdadeira). No entanto, essa neoplasia ainda é uma entidade bastante incomum quando comparada a outras lesões não odontogênicas da cavidade oral. Os ameloblastomas surgem do epitélio odontogênico que está primariamente associado a duas fontes: restos epiteliais odontogênicos que permanecem nos maxilares após a conclusão da odontogênese e o revestimento dos cistos odontogênicos. Embora o termo *ameloblastoma* se refira à semelhança das células da lesão com os ameloblastos, responsáveis pela deposição de esmalte, esse tumor não possui componente de tecido duro. Análise genética molecular da lesão identificou certos genes (p. ex., o gene da amelogenina) que são tipicamente encontrados em ameloblastos. O ameloblastoma é considerado uma neoplasia benigna, mas localmente agressiva, geralmente confinada ao osso. No entanto, sem tratamento, tais tumores podem atingir enormes proporções.

O ameloblastoma pode ser observado em praticamente qualquer idade, da primeira à nona década de vida, embora a média de idade na maioria das grandes séries de casos seja geralmente entre 30 e 40 anos. A proporção de acometimento entre homens e mulheres é essencialmente igual. As lesões mandibulares representam 80 a 85% dos casos, enquanto as lesões maxilares compreendem 15 a 20% desses tumores. Aproximadamente 2% dos ameloblastomas ocorrem nos tecidos moles, e esses ameloblastomas são discutidos em uma seção separada mais adiante no texto. Clinicamente, o ameloblastoma pode produzir aumento de volume dos maxilares ou pode ser descoberto após o exame radiográfico de rotina. Às vezes, o aumento de volume pode se tornar grande o suficiente para ser percebido extraoralmente. Pacientes infrequentemente podem queixar-se de sensibilidade, dor, parestesia ou dormência. Se o tumor produzir um aumento de volume intraoral significativo, poderá ocorrer ulceração secundária da superfície, embora isso seja incomum.

A aparência radiográfica do ameloblastoma pode variar consideravelmente, dependendo da duração e do padrão de crescimento do tumor. Na fase inicial de um ameloblastoma, uma lesão radiotransparente unilocular é caracteristicamente identificada. À medida que a neoplasia continua a crescer, ela pode continuar a ter a mesma aparência, ou pode desenvolver bordas irregulares e um padrão de crescimento multilocular. Lesões maiores geralmente causam o afilamento das corticais e expansão da mandíbula. O ameloblastoma desmoplásico é uma forma histopatologicamente distinta do tumor, que pode ter uma aparência radiográfica diferente do ameloblastoma de rotina. Embora alguns ameloblastomas desmoplásicos possam ter o típico padrão multilocular, outros podem se apresentar como uma lesão mista radiotransparente e radiopaca, semelhante a uma lesão fibro-óssea.

Os ameloblastomas são conhecidos por terem vários padrões histopatológicos, embora a maioria dos padrões parece ter pouco ou nenhum impacto sobre o comportamento biológico do tumor. (Uma possível exceção é o ameloblastoma unicístico, que será discutido mais adiante.) Os padrões folicular, acantomatoso, de células basais, plexiforme, granular e desmoplásico são observados na maioria dos ameloblastomas multiloculares sólidos. A maioria desses padrões têm uma característica comum: a presença de células colunares com núcleos hipercromáticos na periferia das ilhotas e cordões tumorais. Os núcleos são tipicamente orientados para longe da membrana basal, e os citoplasmas são claros. Essa característica pode ser mais difícil de ser identificada no ameloblastoma desmoplásico, mas, às vezes, é encontrada, principalmente após a obtenção de múltiplas seções mais profundas do tumor.

O tratamento do ameloblastoma é controverso, embora a maioria dos cirurgiões considere um certo grau de respeito devido ao seu comportamento biológico localmente agressivo. Ainda que o ameloblastoma não invada o osso cortical, pode expandir e causar o afilamento desse osso durante um período de anos. Estudos têm mostrado que a invasão do tumor no osso esponjoso adjacente é comum, e a frente invasiva pode se estender de 5 a 7 mm além do limite radiográfico aparente do tumor. A curetagem simples tem sido historicamente associada a taxas de recorrência de até 90% em algumas séries. A maioria das autoridades no assunto recomenda ressecção da lesão com uma margem de 1 a 2 cm. Às vezes, isso é feito com uma ressecção em bloco, mas, em alguns casos, a ressecção segmentar é necessária, seguida de reconstrução imediata ou tardia. Os ameloblastomas maxilares geralmente requerem uma abordagem cirúrgica mais agressiva, porque o osso nessa região é relativamente fino e, portanto, mais facilmente destruído pelo tumor. Além disso, a recorrência de um ameloblastoma maxilar é preocupante devido ao potencial para o tumor se estender superiormente para a base do crânio, onde poderia se tornar irressecável e, por fim, fatal. Não raramente, a radioterapia tem sido usada como opção primária ou adjuvante para lesões que não são passíveis de excisão cirúrgica, embora os resultados desse tratamento tenham sido diversos.

O prognóstico para os ameloblastomas tratados com estas diretrizes é geralmente bom, embora a recorrência ainda seja possível. Monitorar o paciente por, pelo menos, 10 anos após o tratamento é, em geral, recomendado, mas casos raros de recidivas que se desenvolvem após 20 anos ou mais foram documentados.

■ **Figura 15.34**
Ameloblastoma
Imagem radiotransparente unilocular bem definida associada à coroa de um terceiro molar impactado, simulando um cisto dentígero. (Cortesia do Dr. Doug Oliver.)

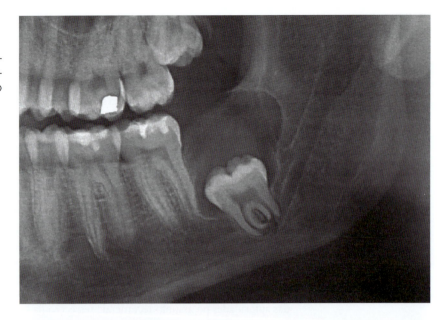

■ **Figura 15.35**
Ameloblastoma
Aumento de volume na região posterior direita da mandíbula. (Agradecimento ao Dr. Michael Tabor.)

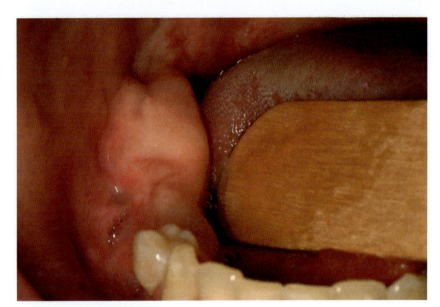

■ **Figura 15.36**
Ameloblastoma
Radiografia panorâmica do paciente da Figura 15.35 demonstra uma imagem radiotransparente multilocular expansiva na região posterior direita da mandíbula. (Agradecimento ao Dr. Michael Tabor.)

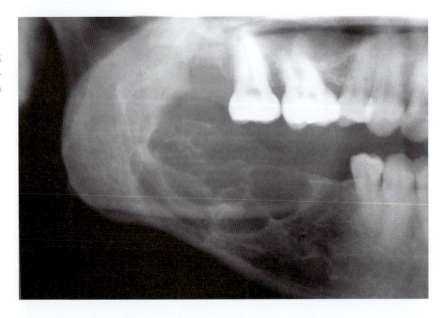

Figura 15.37
Ameloblastoma
Imagem radiotransparente unilocular na região anterior direita da mandíbula. Tal lesão poderia ser facilmente confundida com um cisto periodontal lateral. (Cortesia do Dr. Mark Baker.)

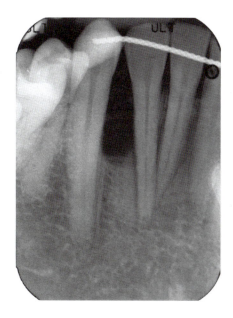

Figura 15.38
Ameloblastoma
Imagem radiotransparente unilocular entre as raízes dos primeiro e segundo molares inferiores esquerdos, com reabsorção radicular associada do dente 36. (Cortesia do Dr. Mark Lawhon.)

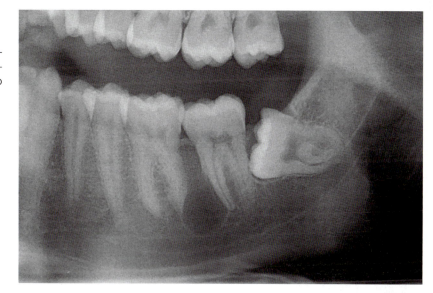

Figura 15.39
Ameloblastoma
Mesmo paciente da Figura 15.38 apresenta aumento significativo no tamanho desta lesão 1 ano depois, com reabsorção acentuada das raízes dos dentes 36 e 37. (Cortesia do Dr. Mark Lawhon.)

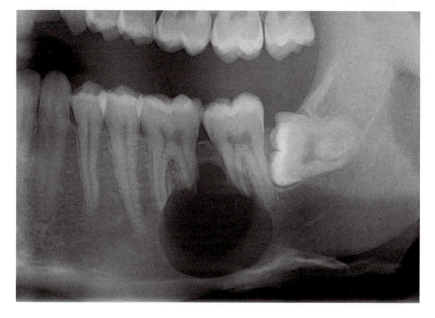

Figura 15.40
Ameloblastoma
Uma grande imagem radiotransparente na região posterior esquerda da maxila, observada no exame radiográfico panorâmico. (Cortesia do Dr. Derek Dunlap.)

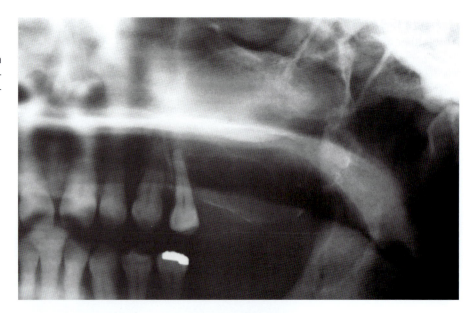

Figura 15.41
Ameloblastoma
Imagem de TC do mesmo paciente da Figura 15.40 mostra que essa lesão preenche o seio maxilar esquerdo e invade a cavidade nasal. (Cortesia do Dr. Derek Dunlap.)

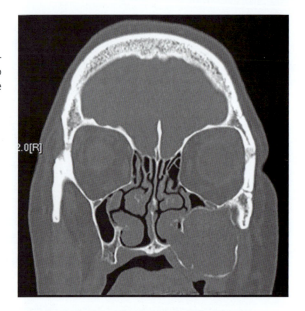

Figura 15.42
Ameloblastoma desmoplásico
Extensa imagem radiotransparente multilocular expansiva com áreas de radiopacidade envolvendo o corpo esquerdo e a sínfise da mandíbula. Microscopicamente, essa lesão foi diagnosticada como um ameloblastoma desmoplásico. (Cortesia da Dra. Denise Clark.)

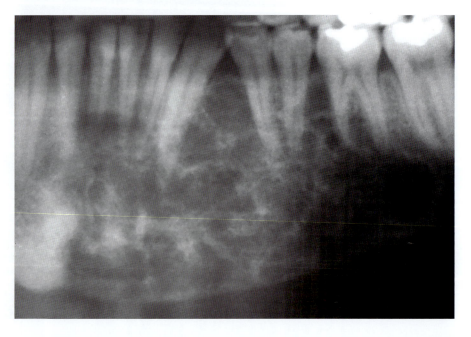

■ **Figura 15.43**
Ameloblastoma
O potencial de crescimento do ameloblastoma é demonstrado pelo enorme tumor que afeta a mandíbula deste homem de 24 anos. (Cortesia do Dr. Timothy Bartholomew.)

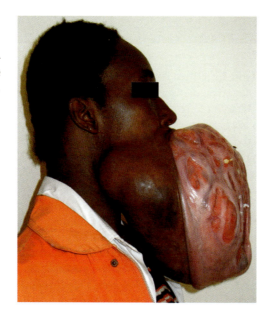

■ **Figura 15.44**
Ameloblastoma
Tomadas radiográficas lateral e anteroposterior do tumor do mesmo paciente da Figura 15.43. (Cortesia do Dr. Timothy Bartholomew.)

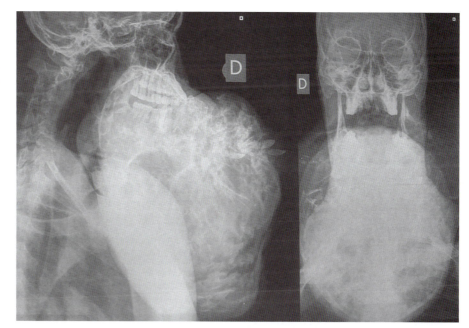

■ **Figura 15.45**
Ameloblastoma
A. Ressecção de um ameloblastoma mandibular. **B.** Imagem radiográfica da mesma lesão. (Cortesia do Dr. Mary Richardson.)

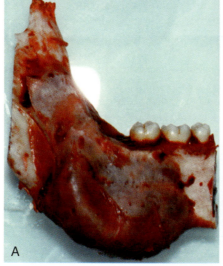 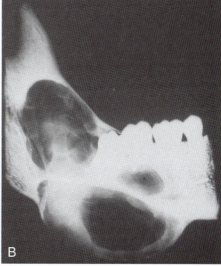

Ameloblastoma unicístico

Figuras 15.46 e 15.47

O **ameloblastoma unicístico** compreende um grupo de ameloblastomas que são caracterizados microscopicamente por uma única cavidade cística revestida por epitélio ameloblástico. A definição dessa lesão evoluiu ao longo das décadas e, atualmente, três diferentes subtipos são reconhecidos, com base em suas características histopatológicas: luminal, intraluminal e mural. O tipo luminal mostra apenas um revestimento ameloblástico fino semelhante a um cisto. O revestimento cístico é visto no tipo intraluminal, além da proliferação ameloblástica no lúmen da lesão. Revestimento cístico similar é visto no tipo mural, embora cordões invasivos e ilhotas de células ameloblásticas se estendam a partir desse revestimento até a parede do tecido conjuntivo. Como diferentes definições deste processo foram aplicadas ao longo dos anos na literatura, a avaliação da frequência e do comportamento biológico dessas lesões pode ser desafiadora. Revisões mais recentes desse processo parecem indicar que os subtipos luminal e intraluminal têm um comportamento biológico menos agressivo, mas o subtipo mural se comporta essencialmente como um ameloblastoma sólido ou multicístico. Ameloblastomas unicísticos tendem a ocorrer em pessoas mais jovens, em comparação com ameloblastomas multiloculares sólidos, com a idade média ocorrendo frequentemente durante a segunda década de vida. Esta lesão é frequentemente associada a um dente impactado, mimetizando radiograficamente um cisto dentígero.

Alguns pesquisadores sugeriram que o diagnóstico preciso dos subtipos de ameloblastoma unicístico exige avaliação coordenada dos achados radiográficos, clínicos e histopatológicos. Este último aspecto é particularmente importante, porque uma biopsia incisional de uma grande imagem radiotransparente pode não ser representativa de toda a lesão. O patologista pode presumir incorretamente que o diagnóstico é ameloblastoma unicístico com um padrão de crescimento luminal, quando na verdade outras áreas podem mostrar infiltração mural pelo tumor. Por isso, o exame de múltiplas áreas de toda a lesão é necessário para avaliar se o envolvimento mural pelas células neoplásicas está presente.

A classificação precisa é importante porque o tratamento e o prognóstico dependem do subtipo de ameloblastoma unicístico existente. Os tipos luminal e intraluminal podem ser tratados com curetagem agressiva, e uma baixa taxa de recorrência é relatada para lesões tratadas dessa maneira. No entanto, o tipo mural requer tratamento mais agressivo, semelhante ao do ameloblastoma multicístico sólido, como descrito no tópico anterior.

Ameloblastoma periférico

Figura 15.48

Quando um ameloblastoma se desenvolve em tecido mole, o termo **ameloblastoma periférico** é aplicado, embora a designação de ameloblastoma extraósseo também possa ser usada. Aproximadamente 2% dos ameloblastomas se apresentam desta forma, e o tumor geralmente é encontrado na gengiva de adultos. No entanto, exemplos raros são descritos na mucosa jugal. A lesão geralmente se apresenta como um nódulo séssil assintomático, de crescimento lento, e nenhuma evidência radiográfica de origem óssea subjacente deve ser identificada. Ocasionalmente, uma ligeira extração ou saucerização do osso subjacente é evidente, embora não deva existir evidência de componente intraósseo distinto. O diagnóstico diferencial clínico geralmente inclui nódulos gengivais mais comuns, como fibroma, fibroma ossificante periférico ou granuloma piogênico. Microscopicamente, o ameloblastoma periférico parece idêntico a sua contraparte intraóssea.

O ameloblastoma periférico é muito menos agressivo que o ameloblastoma que se desenvolve no osso. Geralmente, a excisão conservadora simples é realizada e a taxa de recorrência relatada varia de 10 a 20%. No entanto, a cirurgia conservadora adicional tipicamente resulta na erradicação do tumor.

Figura 15.46
Ameloblastoma unicístico
Imagem radiotransparente unilocular grande, bem definida, no ramo posterior esquerdo da mandíbula em um adolescente. (Cortesia da Dra. Antonia Kolokythas.)

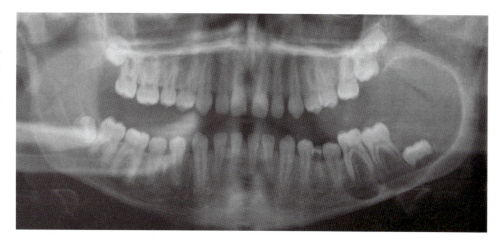

Figura 15.47
Ameloblastoma unicístico
Imagem radiotransparente bem definida se estendendo até o ramo e associada à coroa de um segundo molar inferior direito impactado. (Cortesia do Dr. Robert Coles.)

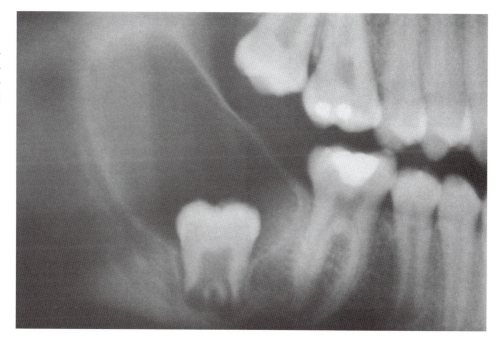

Figura 15.48
Ameloblastoma periférico
Nódulo séssil de superfície lisa na gengiva inserida vestibular inferior.

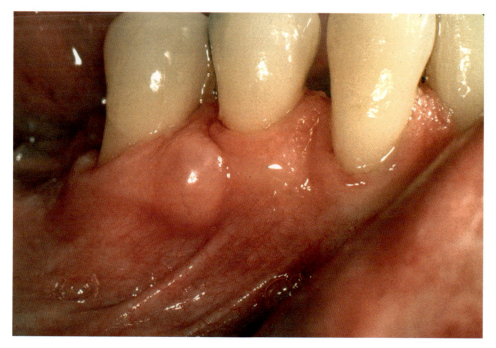

Carcinoma ameloblástico

Figuras 15.49 e 15.50

O **carcinoma ameloblástico** é uma neoplasia maligna rara que pode se desenvolver a partir de um ameloblastoma preexistente, ou surgir *de novo* de outras fontes de epitélio odontogênico. Essa neoplasia maligna se desenvolve em uma ampla faixa etária, da primeira à nona décadas de vida, embora a idade mediana seja geralmente da quinta à sexta décadas. Os homens são afetados com uma frequência ligeiramente maior que as mulheres na maioria dos casos e, de forma semelhante ao ameloblastoma, a maioria dessas lesões se desenvolve na região posterior da mandíbula. Os pacientes geralmente apresentam dor, aumento de volume, disfagia e trismo; mas ulceração, perda dos dentes e hemorragia também podem ser observados. Radiograficamente, o carcinoma ameloblástico geralmente exibe as características da maioria das neoplasias intraósseas, como expansão, destruição do osso cortical, margens irregulares, reabsorção dentária ou fratura patológica.

Histopatologicamente, o carcinoma ameloblástico lembra vagamente o ameloblastoma, em que as células na periferia das ilhotas tumorais frequentemente exibem núcleos em paliçada. Outras evidências são mais características de malignidade, tais como núcleos aumentados e hipercromáticos, aumento na razão núcleo/citoplasma, variação no tamanho e forma nuclear e celular, aumento na atividade mitótica e vários graus de necrose.

O tratamento consiste em excisão cirúrgica ampla a radical na maioria dos casos, dependendo do tamanho da lesão e da presença clínica de metástases em linfonodos. O prognóstico varia com o estágio da doença, embora a sobrevida global em 5 anos seja em geral relatada entre 60 e 70%.

Carcinoma odontogênico de células claras

Figura 15.51

O **carcinoma odontogênico de células claras** é uma neoplasia maligna odontogênica rara descrita pela primeira vez na literatura em 1985, como *tumor odontogênico de células claras*. Desde então, aproximadamente 100 casos foram documentados, e a natureza maligna desta lesão foi confirmada. A maioria desses tumores se desenvolve na região posterior da mandíbula de adultos de meia-idade, e uma predileção pelo sexo feminino é encontrada. Os pacientes geralmente apresentam uma queixa de aumento de volume que após surgir, apresenta crescimento por muitos meses. Por fim, a dor desenvolve-se, embora possa não ser uma característica inicial. Menos comumente, mobilidade dentária, hemorragia ou ulceração podem ser observadas. Do ponto de vista radiográfico, a lesão pode se apresentar como uma imagem radiotransparente expansiva, mal definida ou como imagem multilocular radiotransparente semelhante ao ameloblastoma.

As características histopatológicas muitas vezes têm alguma semelhança com o ameloblastoma, mostrando ilhotas invasivas e cordões de células epiteliais com algum grau de paliçada nuclear das células na periferia das ilhotas; no entanto, as células lesionais com citoplasma claro representam um componente proeminente do tumor. Outras neoplasias malignas de células claras, como o carcinoma de células renais metastático, precisam ser descartadas. Um rearranjo gênico *EWSRI-ATF1* característico pode ser identificado na maioria desses tumores. No entanto, esse achado também está associado ao carcinoma de células claras hialinizante, uma neoplasia maligna da glândula salivar que tipicamente se desenvolve nos tecidos moles orais.

O tratamento consiste na remoção cirúrgica ampla com margens de segurança livres de tumor. Se houver indicação clínica, o esvaziamento cervical pode ser apropriado. Os tumores ressecados com margens positivas frequentemente recorrem, embora metástase seja relativamente incomum, afetando principalmente os linfonodos cervicais e pulmões. A taxa de sobrevida de 5 anos para pacientes com carcinoma odontogênico de células claras é geralmente relatada como estando na faixa de 80 a 90%.

■ **Figura 15.49**
Carcinoma ameloblástico
Massa eritematosa grande, ulcerada, com superfície irregular que envolve o lado direito da mandíbula. (Agradecimento à Dra. Kelley Lybrand.)

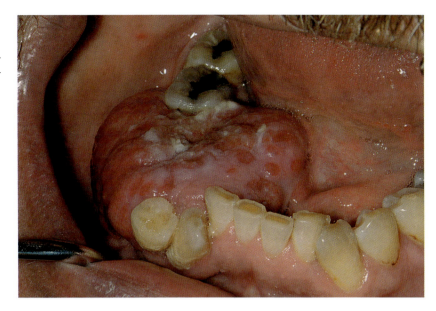

■ **Figura 15.50**
Carcinoma ameloblástico
Radiografia panorâmica do mesmo paciente da Figura 15.49 mostra uma imagem radiotransparente multilocular expansiva na região posterior direita da mandíbula, com reabsorção radicular e afilamento da borda inferior da mandíbula. A face anterior da lesão parece mal delimitada, compatível com malignidade. (Agradecimento à Dra. Kelley Lybrand.)

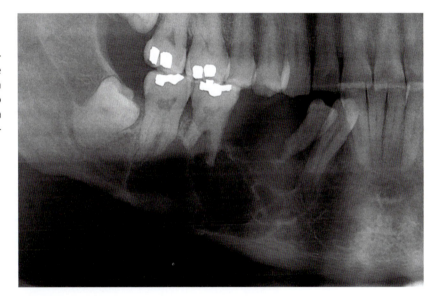

■ **Figura 15.51**
Carcinoma odontogênico de células claras
Imagem radiotransparente multilocular com margens mal definidas em diversas áreas, simulando doença inflamatória periapical. (Cortesia do Dr. John Werther.)

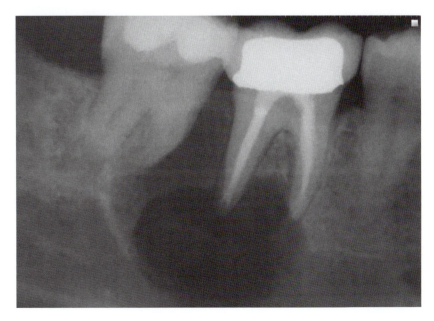

Tumor odontogênico adenomatoide

Figuras 15.52 a 15.55

O **tumor odontogênico adenomatoide** (TOA) é uma lesão benigna muito incomum que tende a ocorrer em uma faixa etária mais jovem, sendo a maioria identificada na segunda ou terceira décadas de vida. Embora o termo *adenoameloblastoma* tenha sido originalmente usado para este tumor, foi abandonado porque, ao contrário do ameloblastoma, o TOA tem comportamento biológico muito pouco agressivo. Em contraste com muitas outras neoplasias odontogênicas, o TOA é encontrado mais frequentemente na maxila, anteriormente aos dentes molares. As mulheres são mais acometidas do que os homens. Em muitos casos, a lesão é identificada no exame radiográfico de rotina, embora às vezes ocorra aumento de volume local. O TOA raramente tem sido descrito na gengiva, apresentando-se como um pequeno nódulo na região vestibular anterior da maxila. Radiograficamente, o TOA apresenta-se como uma imagem radiotransparente unilocular que pode ou não estar associada à coroa de um dente impactado. Aqueles que estão relacionados a um dente impactado podem ser confundidos com um cisto dentígero, embora a imagem radiotransparente geralmente se estenda apicalmente, além da junção cemento-esmalte. Além disso, focos radiopacos espalhados às vezes podem ser identificados nesses tumores.

Histopatologicamente, o TOA exibe uma cápsula bem desenvolvida. As células lesionais são caracterizadas por aglomerados de células fusiformes e células basaloides que estão dispostas em trabéculas entrelaçadas. Entremeadas ao longo da lesão encontram-se estruturas parecidas com ductos, das quais deriva o termo "adenomatoide" (semelhante a um tumor glandular). Calcificações em forma de gota também podem ser vistas em algumas lesões.

O tratamento consiste em enucleação simples. A natureza encapsulada da lesão, sem dúvida, é responsável pela facilidade de sua remoção completa, e raramente ocorre recorrência.

■ **Figura 15.52**
Tumor odontogênico adenomatoide
Observa-se imagem radiotransparente unilocular expansiva na maxila anterior direita associada à coroa do incisivo lateral não irrompido. Alguns focos radiopacos aparecem superiormente à lesão. (Cortesia do Dr. Drane Oliphant.)

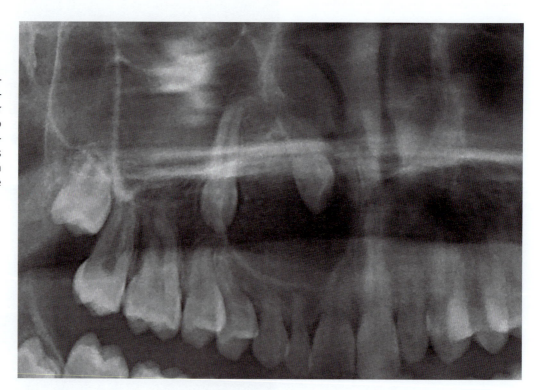

■ **Figura 15.53**
Tumor odontogênico adenomatoide
Observa-se uma imagem radiotransparente unilocular bem definida associada ao canino inferior esquerdo. A radiotransparência se estende apicalmente além da junção cemento-esmalte. Focos radiopacos também são vistos dentro da lesão. (Cortesia da Dra. Sarah Proulx.)

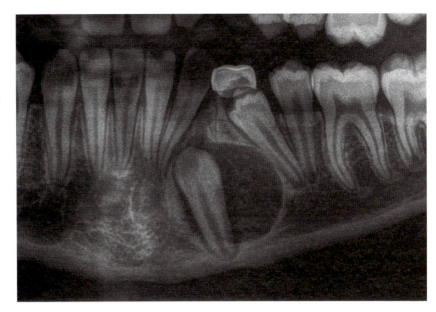

■ **Figura 15.54**
Tumor odontogênico adenomatoide
Observa-se expansão vestibular proeminente na área do canino inferior direito. (Agradecimento ao Dr. Michael Tabor.)

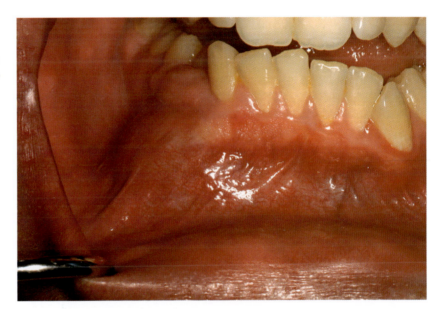

■ **Figura 15.55**
Tumor odontogênico adenomatoide
Radiografia panorâmica do mesmo paciente da Figura 15.54 mostra deslocamento acentuado das raízes do canino inferior direito e do primeiro pré-molar causado por uma lesão radiotransparente unilocular bem definida. (Agradecimento ao Dr. Michael Tabor.)

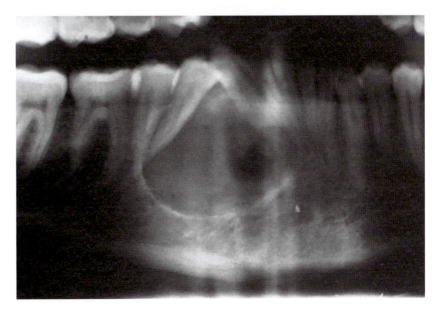

Tumor odontogênico epitelial calcificante (tumor de Pindborg)

Figuras 15.56 e 15.57

Também conhecido como o *tumor de Pindborg* (em homenagem ao patologista oral dinamarquês que o descreveu pela primeira vez), o **tumor odontogênico epitelial calcificante** (TOEC) é uma neoplasia benigna rara dos maxilares que se supõe surgir do estrato intermediário do órgão do esmalte. A lesão pode ser encontrada em uma ampla faixa etária, com a média de idade na maioria dos casos sendo encontrada na quinta década e sem predileção por sexo. Muitas vezes, o TOEC é detectado na avaliação radiográfica de rotina, apresentando-se como uma imagem radiotransparente unilocular ou multilocular bem demarcada que tende a desenvolver radiopacidades centrais com o aumento da idade do paciente. Frequentemente, o tumor é encontrado em associação com a coroa de um dente impactado. Os sinais clínicos geralmente consistem em aumento de volume. Ainda menos comumente, TOEC periférico pode se desenvolver nos tecidos moles gengivais, e raros exemplos de TOEC multifocal envolvendo os maxilares também foram descritos.

Microscopicamente, o TOEC é caracterizado por ninhos, lençóis e cordões de células poligonais com abundante citoplasma eosinofílico. Depósitos de amiloide associados ao tumor devem ser evidentes com a coloração pelo método do vermelho Congo. Calcificações são relatadas em menos da metade dessas lesões, e alguns dos focos de mineralização podem exibir um padrão de anéis concêntricos, um achado que tem sido descrito como *anéis de Liesegang*.

O tratamento consiste em excisão conservadora, porque essa neoplasia é muito menos agressiva do que o ameloblastoma. A taxa de recorrência é de 15% e parece estar associada às lesões tratadas com curetagem simples. Recorrências são geralmente tratadas prontamente por nova excisão. Exemplos muito raros de TOEC maligno foram descritos.

Tumor odontogênico escamoso

Figura 15.58

O **tumor odontogênico escamoso** (TOE) é uma neoplasia odontogênica benigna muito rara, que é significativa, porque pode ser erroneamente diagnosticada como carcinoma espinocelular pelo patologista que não conhece essa entidade. O TOE pode surgir dos restos epiteliais de Malassez, o que é sugerido pela sua localização frequente entre as raízes de dois dentes adjacentes, ou de restos da lâmina dentária. Muitas vezes, essa lesão é identificada no exame radiográfico de rotina de um paciente adulto, embora, ocasionalmente, a mobilidade dentária ou o desconforto leve na área da lesão possam ser evidenciados. Se ocorrer edema, geralmente é discreto. Nas radiografias esse tumor é caracterizado por uma imagem radiotransparente interradicular que pode ter uma forma triangular. Casos multifocais são raros, mas já foram descritos.

Histopatologicamente, numerosas ilhotas bem definidas de células escamosas são encontradas dentro de um fundo de tecido conjuntivo fibroso normal. Tanto o carcinoma espinocelular como o ameloblastoma acantomatoso poderiam ser considerados no diagnóstico diferencial microscópico desse tumor; no entanto, não deve haver evidência de atipias celulares ou nucleares nem paliçada dos núcleos na periferia das ilhotas tumorais. Ocasionalmente, focos de proliferação epitelial escamosa reativa que se assemelham ao TOE são observados surgindo do revestimento de um cisto odontogênico inflamado, embora esses achados microscópicos não sejam considerados neoplásicos. O termo *proliferação odontogênica escamosa tumoriforme* tem sido aplicada a esse fenômeno.

O tratamento do TOE consiste em curetagem completa ou excisão conservadora. Recorrências foram relatadas, embora possam ser controladas por excisão adicional. Uma taxa de recorrência definitiva não está disponível porque esse tumor é muito raro. Um exemplo aceitável de transformação maligna de TOE foi relatado.

Figura 15.56
Tumor odontogênico epitelial calcificante
Radiografia oclusal mostra uma imagem radiotransparente expansiva bem delimitada com radiopacidades centrais associada a vários dentes mandibulares impactados. (Cortesia do Dr. James Lemon.)

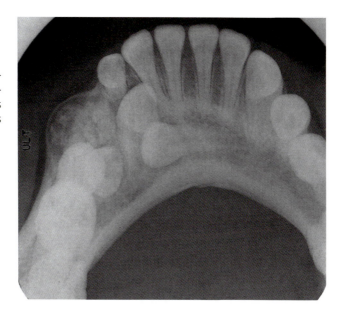

Figura 15.57
Tumor odontogênico epitelial calcificante
Observa-se uma imagem radiotransparente unilocular bem delimitada em associação à coroa do terceiro molar inferior direito impactado e deslocado. (Cortesia do Dr. George Arquitt.)

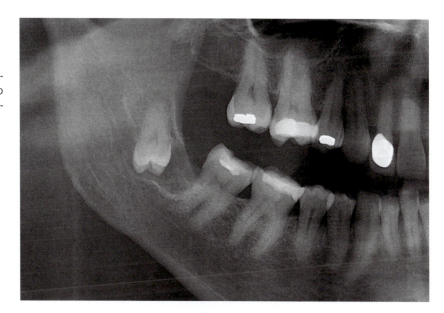

Figura 15.58
Tumor odontogênico escamoso
Uma imagem radiotransparente interradicular de formato triangular está presente entre o canino superior e primeiro pré-molar. (De Haghighat K, Kalmar JR, Mariotti AJ: Squamous odontogenic tumor: diagnosis and management. *J Periodontol*. 202; 73: 653-656.)

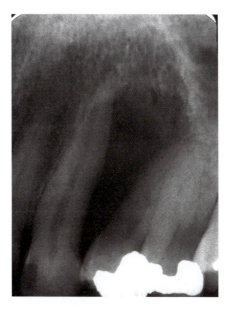

Fibroma ameloblástico

Figura 15.59

O **fibroma ameloblástico** representa uma neoplasia mista epitelial/ectomesenquimal odontogênica benigna. Esse tumor é geralmente identificado nas primeiras duas décadas de vida, e a ausência de irrupção dentária pode sugerir a realização de exame radiográfico que revela uma lesão radiotransparente bem definida associada a um dente incluso na região posterior da mandíbula, onde aproximadamente 80% dessas lesões são encontradas. Normalmente, a radiotransparência é unilocular, embora lesões maiores possam ter um padrão multilocular. Ocasionalmente há tumefação, sobretudo em lesões grandes. Raros exemplos de fibroma ameloblástico que se desenvolvem nos tecidos moles gengivais também foram relatados.

Histopatologicamente, o fibroma ameloblástico é caracterizado por ninhos e cordões de epitélio odontogênico que se assemelham à lâmina dentária, e os cordões de epitélio são observados em um fundo de tecido conjuntivo mixoide que se assemelha à papila dentária. Alguns casos foram diagnosticados incorretamente como ameloblastoma porque o patologista não estava familiarizado com o significado do componente ectomesenquimal desta lesão.

O tratamento do fibroma ameloblástico é a excisão conservadora. Embora a recorrência seja possível, parece ser um evento incomum, com a maioria das séries relatando taxas de recorrência inferiores a 18%. Se a recorrência ocorrer, uma abordagem cirúrgica mais agressiva pode ser apropriada. Alguns pesquisadores observaram que múltiplas recorrências desse tumor podem potencialmente contribuir para o desenvolvimento do raro fibrossarcoma ameloblástico (ver tópico seguinte).

Fibrossarcoma ameloblástico

Figuras 15.60 e 15.61

O **fibrossarcoma ameloblástico** é uma neoplasia maligna odontogênica muito rara que pode ocorrer *de novo*, embora um terço desses tumores pareçam evoluir de um fibroma ameloblástico (ver tópico anterior). Vários casos relatados se desenvolveram após tentativas frustradas de tratamento de um fibroma ameloblástico recorrente ou um fibro-odontoma ameloblástico. Não se sabe se as cirurgias repetidas são responsáveis pela transformação maligna ou se o tumor é inerentemente mais agressivo e, portanto, mais provável de ocorrer novamente. Além disso, a possibilidade de que os relatos de tais casos têm maior probabilidade de serem documentados e publicados na literatura odontológica/médica (o chamado viés de publicação) não pode ser excluído. Os homens são mais afetados que as mulheres, e, como o fibroma ameloblástico, as lesões são geralmente encontradas na região posterior da mandíbula. A idade média no diagnóstico desse tumor é aproximadamente uma década posterior à do fibroma ameloblástico. Os pacientes geralmente apresentam sinais e sintomas sugestivos de malignidade, incluindo dor, parestesia, aumento de volume, perda dos dentes e/ou ulceração. As radiografias mostram uma lesão radiotransparente mal definida com margens irregulares na maioria dos casos.

Histopatologicamente, a neoplasia tem um padrão bifásico, semelhante ao fibroma ameloblástico; no entanto, o componente ectomesenquimal parece hipercelular e exibe atipias nucleares e celulares significativas, geralmente com atividade mitótica pronunciada. Na maioria dos casos, o componente epitelial parece pouco comum; entretanto, alguns exemplos foram relatados nos quais tanto o componente epitelial quanto o ectomesenquimal sofreram transformação maligna, resultando em um *carcinossarcoma ameloblástico*.

O tratamento consiste em excisão cirúrgica radical, com radioterapia e/ou esvaziamento cervical, conforme indicado para certos casos, dependendo da apresentação clínica. Taxas de sobrevida de 5 anos precisas são difíceis de determinar por causa da raridade dessa neoplasia, embora a mortalidade pareça estar mais associada à doença local não controlada do que à metástase generalizada.

Figura 15.59
Fibroma ameloblástico
Essa grande imagem radiotransparente está associada a três dentes retidos na região posterior direita da mandíbula de um paciente jovem. (Cortesia da Dra. Susie Lin.)

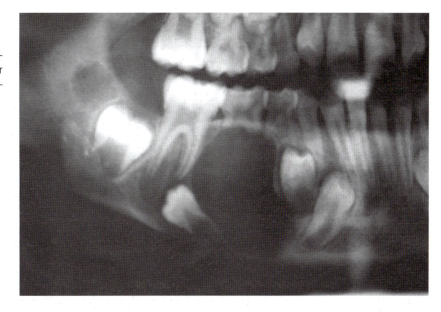

Figura 15.60
Fibrossarcoma ameloblástico
Observa-se grande massa tumoral ulcerada na região posterior direita da mandíbula. (Cortesia do Dr. Sam McKenna.)

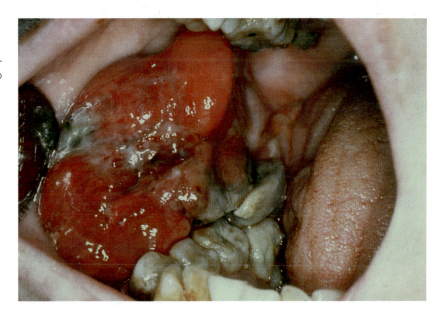

Figura 15.61
Fibrossarcoma ameloblástico
Radiografia panorâmica da lesão da Figura 15.60 mostra uma radiotransparência multilocular destrutiva na região posterior direita da mandíbula. Observa-se um molar impactado próximo à borda inferior da mandíbula. (Cortesia do Dr. Sam McKenna.)

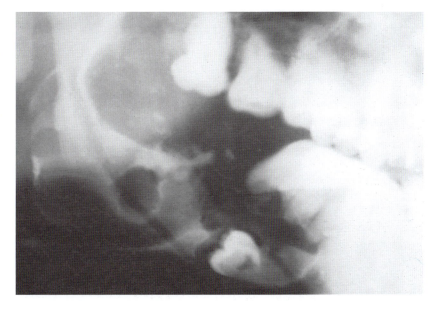

Fibro-odontoma ameloblástico

Figuras 15.62 e 15.63

O fibro-odontoma ameloblástico (FOA) é definido como um tumor odontogênico misto que representa uma combinação de um fibroma ameloblástico com um odontoma. O FOA é uma lesão controversa, e algumas autoridades preferem classificá-lo como um odontoma em desenvolvimento (ver os próximos dois tópicos). Embora isto possa acontecer em alguns casos, existem exemplos desse tumor que parecem ter uma quantidade tão significativa de tecido semelhante ao fibroma ameloblástico que seria altamente improvável que tal lesão se diferenciasse completamente em um odontoma. O FOA é tipicamente diagnosticado na primeira e na segunda décadas de vida, apresentando-se como um aumento de volume associado à ausência de irrupção de um dente posterior. A lesão é mais frequente na mandíbula do que na maxila, e os homens são mais acometidos do que as mulheres. Radiograficamente, verifica-se uma lesão radiotransparente bem delimitada com vários graus de radiopacidade central recobrindo um dente incluso, geralmente um molar.

Microscopicamente, este tumor bifásico consiste em um componente de fibroma ameloblástico em conjunto com um odontoma, geralmente um odontoma complexo (ver tópico seguinte).

A excisão cirúrgica conservadora ou uma curetagem minuciosa são geralmente usadas para tratar essas lesões, e uma revisão dos casos relatados com acompanhamento adequado encontrou uma taxa de recorrência de pouco menos de 8%. Em cada um dos tumores recorrentes, a excisão inicial inadequada foi descrita como o motivo da recorrência.

Odontoma complexo

Figura 15.64

Odontomas são os mais comuns dos tumores odontogênicos, e muitas autoridades consideram-nos hamartomas, e não neoplasias verdadeiras. O **odontoma complexo** se desenvolve mais frequentemente nos quadrantes posteriores das mandíbulas, e é frequentemente descoberto radiograficamente durante a primeira ou segunda década de vida, quando o paciente é avaliado por ausência de irrupção de um dente posterior. Ocasionalmente, aumento de volume é o sinal da apresentação clínica. As radiografias mostram tipicamente uma imagem radiotransparente bem demarcada com graus variáveis de radiopacidade, geralmente cobrindo um dente impactado.

Histopatologicamente, o odontoma complexo é caracterizado por uma mistura aleatória de tecidos duros e moles odontogênicos. Embora estruturas dentiformes não sejam formadas, os componentes odontogênicos mantêm seu relacionamento normal um com o outro; ou seja, os ameloblastos estão associados à matriz do esmalte e a papila dentária está associada ao desenvolvimento da dentina. Toda a lesão é cercada por uma cápsula de tecido conjuntivo, semelhante a um folículo dental.

A enucleação simples do odontoma complexo é o tratamento de escolha, embora lesões grandes possam requerer procedimentos reconstrutivos após a remoção.

Figura 15.62
Fibro-odontoma ameloblástico
Uma lesão radiotransparente bem definida com radiopacidade central cobre o segundo molar inferior direito impactado em um menino de 7 anos de idade. (Cortesia do Dr. Lee Moore.)

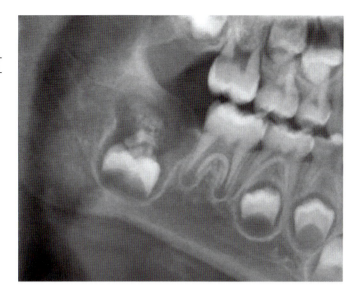

Figura 15.63
Fibro-odontoma ameloblástico
Observa-se uma lesão radiotransparente expansiva e bem definida na região posterior esquerda da mandíbula sobrejacente a um terceiro molar inferior esquerdo impactado, que está deslocado distalmente. Focos radiopacos estão associados à coroa do dente impactado. (Cortesia do Dr. Dominick Adornato.)

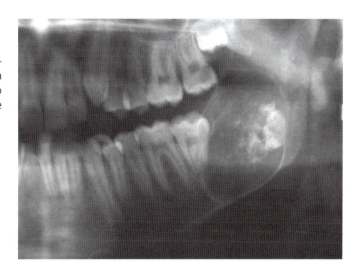

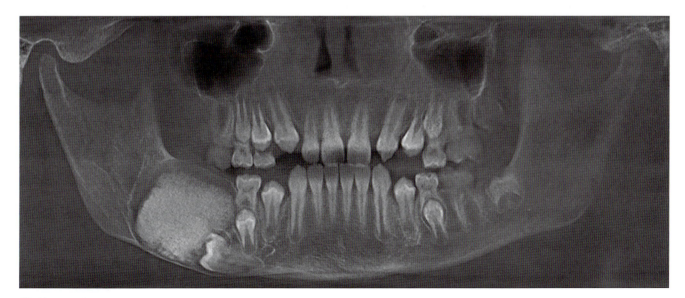

Figura 15.64
Odontoma complexo
Uma grande radiotransparência bem delimitada com proeminente radiopacidade central cobre a coroa do primeiro molar inferior direito, que está deslocado em direção à borda inferior da mandíbula. (Cortesia do Dr. Samer Joudeh.)

Odontoma composto

Figuras 15.65 a 15.68

O **odontoma composto** apresenta-se clinicamente de maneira semelhante ao odontoma complexo, embora a tendência seja o primeiro ocorrer com maior frequência nos segmentos anteriores dos maxilares. A ausência de irrupção de um dos dentes permanentes anteriores superiores em uma criança é frequentemente encontrada nessa lesão. Radiograficamente, uma lesão radiotransparente unilocular é evidente, com o aspecto central ocupado por quantidades variáveis de pequenas estruturas dentiformes malformadas. Menos frequentemente, os odontomas se apresentam nos tecidos moles gengivais. Histopatologicamente, o odontoma composto difere do odontoma complexo, em que os tecidos duros e moles odontogênicos são organizados ordenadamente na forma de pequenos dentes malformados.

Assim como o odontoma complexo, a enucleação é o tratamento. Recorrência não é esperada em qualquer tipo de odontoma.

■ Figura 15.65
Odontoma composto

Uma imagem radiotransparente bem delimitada com estruturas radiopacas centrais que se assemelham a dentículos malformados. A lesão está se formando entre as raízes de dois dentes anteriores. (Cortesia do Dr. James Wilson.)

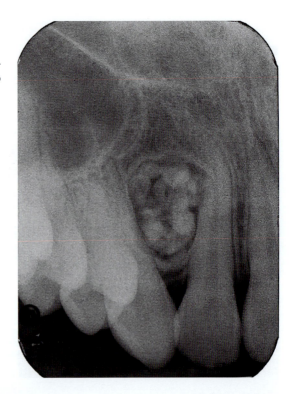

■ **Figura 15.66**
Odontoma composto
Uma aparência semelhante à imagem anterior é observada, embora o odontoma envolva a coroa de um dente incisivo superior impactado neste caso.

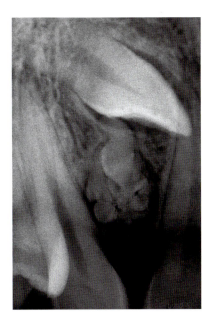

■ **Figura 15.67**
Odontoma composto
Agrupamento de dentes pequenos e malformados entre o incisivo lateral e o canino inferiores. (Cortesia do Dr. James Moore.)

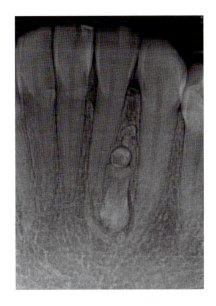

■ **Figura 15.68**
Odontoma composto
Estruturas dentiformes pequenas e malformadas que compõem o componente de tecido duro de um odontoma composto.

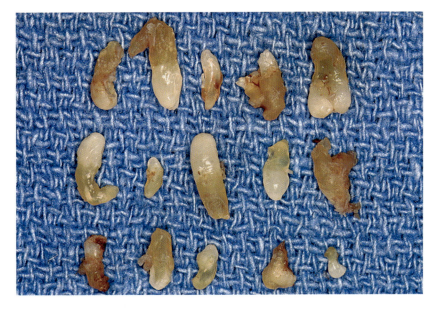

Fibroma odontogênico central

Figuras 15.69 e 15.70

O **fibroma odontogênico central** (FOC) representa uma neoplasia benigna incomum de diferenciação odontogênica ectomesenquimal. As mulheres são mais acometidas do que os homens em uma relação de 2:1, e o tumor ocorre igualmente na maxila e na mandíbula. No entanto, na maxila, o FCO se desenvolve na região anterior, enquanto as lesões mandibulares são mais frequentemente encontradas na região dos molares. Por definição, esse tumor se desenvolve dentro dos maxilares, apresentando-se tipicamente como uma imagem radiotransparente unilocular que pode provocar aumento de volume. Fibromas maiores podem ter aspecto radiográfico multilocular. Focos radiopacos foram descritos em menos de 15% dessas neoplasias. As lesões na maxila geralmente causam uma fissura ou sulco na mucosa palatina que envolve o tumor. A reabsorção das raízes dentárias adjacentes muitas vezes é evidente, além de espalhar as raízes pelo tumor.

As características histopatológicas do FOC podem ser variáveis, sendo algumas delas compostas por tecido conjuntivo fibroso que é caracterizado por células fibroblásticas arredondadas contidas em colágeno de frouxo a relativamente denso. Ninhos e cordões de epitélio odontogênico estão espalhados esparsamente por toda a lesão. Outros FOCs podem ser compostos de tecido conjuntivo celular em associação a cordões abundantes e ninhos de epitélio odontogênico. Calcificações de vários tipos, como mineralizações dentinoides ou semelhantes a cemento, têm maior probabilidade de estarem associadas a essa forma de FOC. Muito raramente, áreas centrais semelhantes à lesão de células gigantes podem ser encontradas neste tumor. O tratamento consiste em curetagem completa ou excisão conservadora, e as taxas de recorrência são geralmente baixas na maioria das séries de casos relatados.

Fibroma odontogênico periférico

Figura 15.71

O **fibroma odontogênico periférico** é um tumor benigno incomum de diferenciação ectomesenquimal que se desenvolve nos tecidos moles das gengivas. Clinicamente, esta lesão é idêntica ao *fibroma ossificante periférico*, apresentando-se como um nódulo gengival firme, de crescimento lento e superfície lisa que pode ser ulcerado. No entanto, nenhuma particularidade clínica específica é evidente.

Histopatologicamente, o fibroma odontogênico periférico é caracterizado por uma proliferação celular de tecido conjuntivo fibroso que está associada a ninhos e cordões de epitélio odontogênico. Calcificações estão algumas vezes dispersas pela lesão. O tratamento consiste em excisão conservadora, e a maioria dos relatos descreve uma taxa de recidiva na faixa de 20 a 30%, embora o número de casos relatados com acompanhamento adequado seja relativamente pequeno e possa ser distorcido em direção às lesões recorrentes.

Capítulo 15 Cistos e Tumores Odontogênicos 449

■ **Figura 15.69**
Fibroma odontogênico central
Observa-se uma depressão na mucosa palatina que reveste um fibroma odontogênico central neste paciente. (Cortesia do Dr. Michael Poth.)

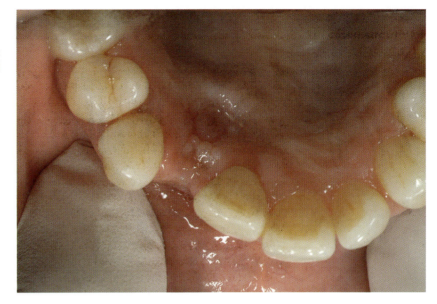

■ **Figura 15.70**
Fibroma odontogênico central
Uma radiografia periapical do mesmo paciente da Figura 15.69 revela uma imagem radiotransparente bem delimitada, um tanto multilocular. (Cortesia do Dr. Michael Poth.)

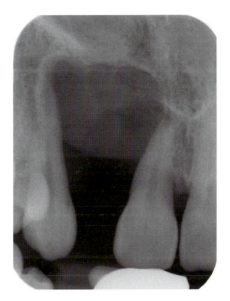

■ **Figura 15.71**
Fibroma odontogênico periférico
Existe um nódulo de superfície lisa e de cor normal na gengiva vestibular anterior do lado direito da maxila. (Cortesia do Dr. John Russo.)

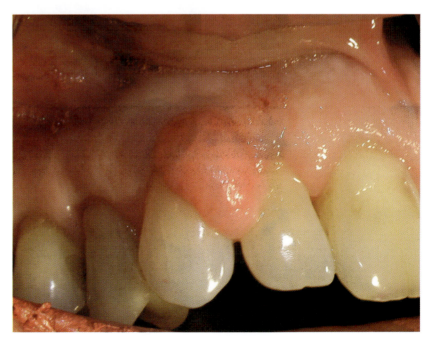

Mixoma odontogênico

Figuras 15.72 e 15.73

O **mixoma odontogênico** representa uma neoplasia incomum de diferenciação odontogênica ectomesenquimal. Embora os mixomas possam se desenvolver em vários locais de tecidos moles, a única localização intraóssea parece ser os maxilares; portanto, a suposição é de que esses tumores são de origem odontogênica. Esse tumor é diagnosticado com maior frequência na segunda a quarta décadas de vida, e a mandíbula é afetada com maior frequência do que a maxila na maioria das séries relatadas. Nenhuma predileção significativa por sexo é observada. O aumento de volume é o sinal mais comum, identificado em mais da metade desses pacientes, na maioria das séries. A dor também está associada a essas lesões, ocorrendo tipicamente em aproximadamente um terço dos casos. O mixoma odontogênico também pode ser descoberto quando se obtêm radiografias dentárias de rotina e, quando o tumor é pequeno, uma aparência radiográfica unilocular muitas vezes é observada. Em casos maiores, um padrão multilocular é mais frequentemente encontrado, com uma configuração trabecular interna que foi descrita como um padrão de favo de mel, bolhas de sabão, ou, às vezes, como trabéculas finas semelhantes a teias de aranha percorrendo a lesão.

Histopatologicamente, o mixoma odontogênico é uma proliferação paucicelular de tecido conjuntivo frouxo com células fusiformes ou estreladas arranjadas ao acaso, fixadas em substância fundamental abundante. Em algumas lesões, podem-se observar restos de epitélio odontogênico. Muitas vezes, o tecido lesional invadirá as trabéculas do osso esponjoso adjacente.

O tratamento do mixoma odontogênico requer a remoção completa do tecido lesional, e como há tendência de invadir o osso esponjoso, os procedimentos cirúrgicos utilizados para tratar essa lesão são frequentemente semelhantes aos usados para o ameloblastoma. As taxas de recorrência do mixoma odontogênico geralmente variam de 10 a 30% na maioria das séries relatadas. Taxas de recorrência mais altas são geralmente relatadas quando esta lesão é tratada com curetagem, em vez de excisão com uma margem de 1,0 a 1,5 cm.

Figura 15.72
Mixoma odontogênico
Imagem radiotransparente multilocular no corpo da mandíbula no lado esquerdo, associada aos ápices dos pré-molares e molares endodonticamente tratados. (Cortesia do Dr. Mark Spinazze.)

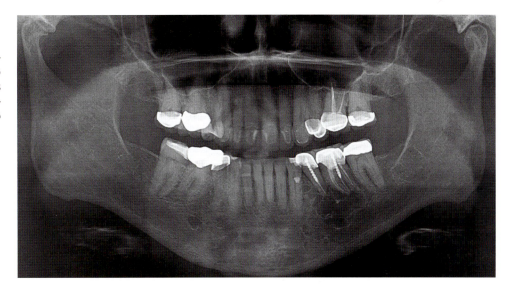

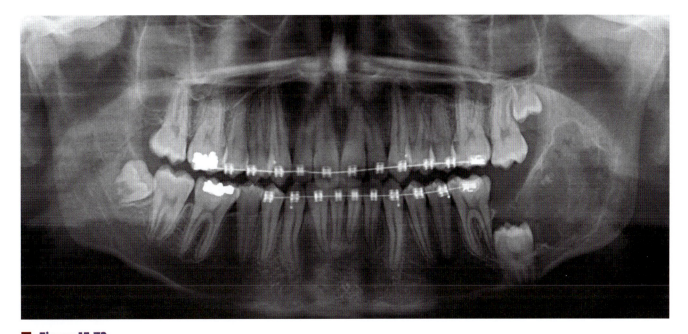

Figura 15.73
Mixoma odontogênico
Uma grande imagem radiotransparente multilocular está associada ao segundo molar inferior esquerdo impactado e se estende até o ramo esquerdo da mandíbula. (Cortesia da Dra. Antonia Kolokythas.)

Bibliografia

Cisto dentígero

Henien M, Sproat C, Kwok J, et al. Coronectomy and dentigerous cysts: a review of 68 patients. *Oral Surg Oral Med Oral Pathol Oral Radiol*. 2017; 123:670-674.

Lin HP, Wang YP, Chen HM, et al. A clinicopathologic study of 338 dentigerous cysts. *J Oral Pathol Med*. 2013;42:462-467.

Yao L, Xu X, Ren M, et al. Inflammatory dentigerous cyst of mandibular first premolar associated with endodontically treated primary first molar: a rare case report. *Eur J Paediatr Dent*. 2015;16:201-204.

Zhang LL, Yang R, Zhang L, et al. Dentigerous cyst: a retrospective clinicopathological analysis of 2082 dentigerous cysts in British Columbia, Canada. *Int J Oral Maxillofac Surg*. 2010;39:876-882.

Cisto de irrupção

Aguiló L, Cibrián R, Bagán JV, et al. Eruption cysts: retrospective clinical study of 36 cases. *ASDC J Dent Child*. 1998;65:102-106.

Bodner L, Goldstein J, Sarnat H. Eruption cysts: a clinical report of 24 new cases. *J Clin Pediatr Dent*. 2004;28:183-186.

Şen-Tunç E, Açikel H, Şaroğlu-Sönmez I, et al. Eruption cysts: a series of 66 cases with clinical features. *Med Oral Patol Oral Cir Bucal*. 2017;22:e228-e232.

Cisto da bifurcação vestibular

Levarek RE, Wiltz MJ, Kelsch RD, et al. Surgical management of the buccal bifurcation cyst: bone grafting as a treatment adjunct to enucleation and curettage. *J Oral Maxillofac Surg*. 2014;72:1966-1973.

Philipsen HP, Reichart PA, Ogawa I, et al. The inflammatory paradental cyst: a critical review of 342 cases from a literature survey, including 17 new cases from the author's files. *J Oral Pathol Med*. 2004;33:147-155.

Pompura JR, Sàndor GKB, Stoneman DW. The buccal bifurcation cyst: a prospective study of treatment outcomes in 44 sites. *Oral Surg Oral Med Oral Pathol Oral Radiol Endod*. 1997;83:215-221.

Shohat I, Buchner A, Taicher S. Mandibular buccal bifurcation cyst: enucleation without extraction. *Int J Oral Maxillofac Surg*. 2003;32:610-613.

Queratocisto odontogênico

Brannon RB. The odontogenic keratocyst—a clinicopathologic study of 312 cases. Part I: clinical features. *Oral Surg Oral Med Oral Pathol*. 1976;42:54-72.

Chrcanovic BR, Gomez RS. Recurrence probability for keratocystic odontogenic tumors: an analysis of 6427 cases. *J Craniomaxillofac Surg*. 2017;45:244-251.

Finkelstein MW, Hellstein JW, Lake KS, et al. Keratocystic odontogenic tumor: a retrospective analysis of genetic, immunohistochemical and therapeutic features. Proposal of a multicenter clinical survey tool. *Oral Surg Oral Med Oral Pathol Oral Radiol*. 2013;116:75-83.

Li T-J. The odontogenic keratocyst: a cyst, or a cystic neoplasm? *J Dent Res*. 2011;90:133-142.

Myoung H, Hong S-P, Hong S-D, et al. Odontogenic keratocyst: review of 256 cases for recurrence and clinicopathological parameters. *Oral Surg Oral Med Oral Pathol Oral Radiol Endod*. 2001;91:328-333.

Speight P, Devilliers P, Li T-J, et al. Odontogenic keratocyst. In: El-Naggar AK, Chan JK, Grandis JR, et al, eds. *WHO Classification of Head and Neck Tumours*. 4th ed. Lyon: IARC; 2017:235-236.

Síndrome do carcinoma basocelular nevoide

Bree AF, Shah MR; BCNS Colloquium Group. Consensus statement from the first international colloquium on basal cell nevus syndrome (BCNS). *Am J Med Genet A*. 2011;155:2091-2097.

Carlson ER, Oreadi D, McCoy JM. Nevoid basal cell carcinoma syndrome and the keratocystic odontogenic tumor. *J Oral Maxillofac Surg*. 2015;73:S77-S86.

Chiang A, Jaju PD, Batra P, et al. Genomic stability in syndromic basal cell carcinoma. *J Invest Dermatol*. 2017;doi:10.1016/j.jid.2017.09.048.

Gorlin RJ. Nevoid basal cell carcinoma (Gorlin) syndrome. *Genet Med*. 2004;6:530-539.

Solis DC, Kwon GP, Ransohoff KJ, et al. Risk factors for basal cell carcinoma among patients with basal cell nevus syndrome. Development of a basal cell nevus syndrome patient registry. *JAMA Dermatol*. 2017;153:189-192.

Cisto odontogênico ortoqueratinizado

Cheng YS, Liang H, Wright J, et al. Multiple orthokeratinized odontogenic cysts: a case report. *Head Neck Pathol*. 2015;9:153-157.

Dong Q, Pan S, Sun LS, et al. Orthokeratinized odontogenic cyst: a clinicopathologic study of 61 cases. *Arch Pathol Lab Med*. 2010;134:271-275.

MacDonald-Jankowski DS. Orthokeratinized odontogenic cyst: a systemic review. *Dentomaxillofac Radiol*. 2010;39:455-467.

Cisto periodontal lateral

Chrcanovic BR, Gomez RS. Gingival cyst of the adult, lateral periodontal cyst, and botryoid odontogenic cyst: an updated systematic review. *Oral Dis*. 2017 Nov 20; doi:10.1111/odi.12808. [Epub ahead of print].

Cohen D, Neville B, Damm D, et al. The lateral periodontal cyst: a report of 37 cases. *J Periodontol*. 1984;55:230-234.

Santos PP, Freitas VS, Freitas Rde A, et al. Botryoid odontogenic cyst: a clinicopathologic study of 10 cases. *Ann Diagn Pathol*. 2011;15:221-224.

Siponen M, Neville BW, Damm DD, et al. Multifocal lateral periodontal cysts: a report of 4 cases and review of the literature. *Oral Surg Oral Med Oral Pathol Oral Radiol Endod*. 2011;111:225-233.

Cisto gengival do adulto

Bell RC, Chauvin PJ, Tyler MT. Gingival cyst of the adult: a review and report of eight cases. *J Can Dent Assoc*. 1997;63:533-535.

Chrcanovic BR, Gomez RS. Gingival cyst of the adult, lateral periodontal cyst, and botryoid odontogenic cyst: an updated systematic review. *Oral Dis*. 2017 Nov 20;doi:10.1111/odi.12808. [Epub ahead of print].

Giunta JL. Gingival cysts in the adult. *J Periodontol*. 2002;73:827-831.

Nxumalo TN, Shear M. Gingival cyst in adults. *J Oral Pathol Med*. 1992;21:309-313.

Cisto gengival do recém-nascido

Cataldo E, Berkman M. Cysts of the oral mucosa in newborns. *Am J Dis Child*. 1968;116:44-48.

Fromm A. Epstein's pearls, Bohn's nodules and inclusion cysts of the oral cavity. *J Dent Child*. 1967;34:275-287.

Monteagudo B, Labandeira J, Cabanillas M, et al. Prevalence of milia and palatal and gingival cysts in Spanish newborns. *Pediatr Dermatol*. 2012; 29:301-305.

Paula JDR, Dezan CC, Frossard WTG, et al. Oral and facial inclusion cysts in newborns. *J Clin Pediatr Dent*. 2006;31:127-129.

Cisto odontogênico calcificante

Chrcanovic BR, Gomez RS. Peripheral calcifying cystic odontogenic tumour and peripheral dentinogenic ghost cell tumor: an updated systematic review of 117 cases reported in the literature. *Acta Odontol Scand*. 2016;74:591-597.

Hong SP, Ellis GL, Hartman KS. Calcifying odontogenic cyst: a review of ninety-two cases with reevaluation of their nature as cysts or neoplasms, the nature of the ghost cells and subclassification. *Oral Surg Oral Med Oral Pathol*. 1991;72:56-64.

Ledesma-Montes C, Gorlin RJ, Shear M, et al. International collaborative study on ghost cell odontogenic tumours: calcifying cystic odontogenic tumour, dentinogenic ghost cell tumour and ghost cell odontogenic carcinoma. *J Oral Pathol Med*. 2008;37:302-308.

Yukimori A, Oikawa Y, Morita KI, et al. Genetic basis of calcifying cystic odontogenic tumors. *PLoS ONE*. 2017;12(6):e0180224.

Cisto odontogênico glandular

Chrcanovic BR, Gomez RS. Glandular odontogenic cyst: an updated analysis of 169 cases reported in the literature. *Oral Dis*. 2017 Jul 26;doi:10.1111/odi.12719. [Epub ahead of print].

Fowler CB, Brannon RB, Kessler HP, et al. Glandular odontogenic cyst: analysis of 46 cases with special emphasis on microscopic criteria for diagnosis. *Head Neck Pathol*. 2011;5:364-375.

Gardner DG, Kessler HP, Morency R, et al. The glandular odontogenic cyst: an apparent entity. *J Oral Pathol*. 1988;17:359-366.

Kaplan I, Anavi Y, Hirshberg A. Glandular odontogenic cyst: a challenge in diagnosis and treatment. *Oral Dis*. 2008;14:575-581.

Carcinoma originado de cistos odontogênicos

Bodner L, Manor E, Shear M, et al. Primary intraosseous squamous cell carcinoma arising in an odontogenic cyst – a clinicopathologic analysis of 116 reported cases. *J Oral Pathol Med.* 2011;40:733-738.

Borrás-Ferreres J, Sánchez-Torres A, Gay-Escoda C. Malignant changes developing from odontogenic cysts: a systematic review. *J Clin Exp Dent.* 2016; 8:e622-e628.

Chaisuparat R, Coletti D, Kolokythas A, et al. Primary intraosseous odontogenic carcinoma arising in an odontogenic cyst or de novo: a clinicopathologic study of six new cases. *Oral Surg Oral Med Oral Pathol Oral Radiol Endod.* 2006;101:196-202.

Lukandu OM, Micha CS. Primary intraosseous squamous cell carcinoma arising from keratocystic odontogenic tumor. *Oral Surg Oral Med Oral Pathol Oral Radiol.* 2015;120:e204-e209.

Ameloblastoma

Bilodeau EA, Collins BM. Odontogenic cysts and neoplasms. *Surg Pathol.* 2017;10:177-222.

Kennedy WR, Werning JW, Kaye FJ, et al. Treatment of ameloblastoma and ameloblastic carcinoma with radiotherapy. *Eur Arch Otorhinolaryngol.* 2016;273:3293-3297.

Milman T, Ying G-S, Pan W, et al. Ameloblastoma: 25 Year experience at a single institution. *Head Neck Pathol.* 2016;10:513-520.

Parmar S, Al-Qamachi L, Aga H. Ameloblastomas of the mandible and maxilla. *Curr Opin Otolaryngol Head Neck Surg.* 2016;24:148-154.

Ameloblastoma unicístico

Arora S. Unicystic ameloblastoma: a perception for the cautious interpretation of radiographic and histological findings. *J Coll Physicians Surg Pak.* 2015;25:761-764.

Lau SL, Samman N. Recurrence related to treatment modalities of unicystic ameloblastoma: a systematic review. *Int J Oral Maxillofac Surg.* 2006; 35:681-690.

Samuel S, Mistry FK, Chopra S, et al. Unicystic ameloblastoma with mural proliferation: conservative or surgical approach? *BMJ Case Rep.* 2014;doi: 10.1136/bcr-2014-206273.

Singh T, Wiesenfeld D, Clement J, et al. Ameloblastoma: demographic data and treatment outcomes from Melbourne, Australia. *Aust Dent J.* 2015;60:24-29.

Ameloblastoma periférico

Chhina S, Rathore AS. Peripheral ameloblastoma of gingiva with cytokeratin 19 analysis. *BMJ Case Rep.* 2015;doi:10.1136/bcr-2015-210227.

Filizzola AI, Bartholomeu-dos-Santos TC, Pires FR. Ameloblastomas: clinicopathological features from 70 cases diagnosed in a single oral pathology service in an 8-year period. *Med Oral Patol Oral Cir Bucal.* 2014;19:e556-e561.

Lascane NA, Sedassari BT, Alves Fde A, et al. Peripheral ameloblastoma with dystrophic calcification: an unusual feature in non-calcifying odontogenic tumors. *Braz Dent J.* 2014;25:253-256.

Saghravanian N, Salehinejad J, Ghazi N, et al. A 40-year retrospective clinicopathological study of ameloblastoma in Iran. *Asian Pac J Cancer Prev.* 2016;17:619-623.

Carcinoma ameloblástico

Fitzpatrick SG, Hirsch SA, Listinsky CM, et al. Ameloblastic carcinoma with features of ghost cell odontogenic carcinoma in a patient with suspected Gardner syndrome. *Oral Surg Oral Med Oral Pathol Oral Radiol.* 2015;119:e241-e245.

Gunaratne DA, Coleman HG, Lim L, et al. Ameloblastic carcinoma. *Am J Case Rep.* 2015;16:415-419.

Lee RJ, Tong EL, Patel R, et al. Epidemiology, prognostic factors, and management of malignant odontogenic tumors: an analysis of 295 cases. *Oral Surg Oral Med Oral Pathol Oral Radiol.* 2015;120:616-621.

Loyola AM, Cardoso SV, de Faria PR, et al. Ameloblastic carcinoma: a Brazilian collaborative study of 17 cases. *Histopathol.* 2016;69:687-701.

Martínez-Martínez M, Mosqueda-Taylor A, Carlos R, et al. Malignant odontogenic tumors: a multicentric Latin American study of 25 cases. *Oral Dis.* 2014;20:380-385.

Matsushita Y, Fujita S, Yanamoto S, et al. Spindle cell variant of ameloblastic carcinoma: a case report and literature review. *Oral Surg Oral Med Oral Pathol Oral Radiol.* 2016;121:e54-e61.

Carcinoma odontogênico de células claras

Ginat DT, Villaflor V, Cipriani NA. Oral cavity clear cell odontogenic carcinoma. *Head Neck Pathol.* 2016;10:217-220.

Kalsi AS, Williams SP, Shah KA, et al. Clear cell odontogenic carcinoma: a rare neoplasm of the maxillary bone. *J Oral Maxillofac Surg.* 2014;72:935-938.

Loyola AM, Cardoso SV, de Faria PR, et al. Clear cell odontogenic carcinoma: report of 7 new cases and systematic review of the current knowledge. *Oral Surg Oral Med Oral Pathol Oral Radiol.* 2015;120:483-496.

Yancoskie AE, Sreekantaiah C, Jacob J, et al. EWSR1 and ATF1 rearrangements in clear cell odontogenic carcinoma: presentation of a case. *Oral Surg Oral Med Oral Pathol Oral Radiol.* 2014;118:e115-e118.

Tumor odontogênico adenomatoide

Adisa AO, Lawal AO, Effiom OA, et al. A retrospective review of 61 cases of adenomatoid odontogenic tumour seen in five tertiary health facilities in Nigeria. *Pan African Med J.* 2016;24:102. doi:10.11604/pamj.2016.24.102.9400.

de Matos FR, Nonaka CF, Pinto LP, et al. Adenomatoid odontogenic tumor: retrospective study of 15 cases with emphasis on histopathologic features. *Head Neck Pathol.* 2012;6:430-437.

Ide F, Muramatsu T, Ito Y, et al. An expanded and revised early history of the adenomatoid odontogenic tumor. *Oral Surg Oral Med Oral Pathol Oral Radiol.* 2013;115:646-651.

Naidu A, Slater LJ, Hamao-Sakamoto A, et al. Adenomatoid odontogenic tumor with peripheral cemento-osseous reactive proliferation: report of 2 cases and review of the literature. *Oral Surg Oral Med Oral Pathol Oral Radiol.* 2016;122:e86-e92.

Philipsen HP, Khongkhunthiang P, Reichart PA. The adenomatoid odontogenic tumour: an update of selected issues. *J Oral Pathol Med.* 2016;45: 394-398.

Tumor odontogênico epitelial calcificante

Azevedo R, Mosqueda-Taylor A, Carlos R, et al. Calcifying epithelial odontogenic tumor (CEOT): a clinicopathologic and immunohistochemical study and comparison with dental follicles containing CEOT-like areas. *Oral Surg Oral Med Oral Pathol Oral Radiol.* 2013;116:759-768.

Chen Y, Wang TT, Gao Y, et al. A clinicopathologic study on calcifying epithelial odontogenic tumor: with special reference to Langerhans cell variant. *Diagn Pathol.* 2014;9:37.

Munteanu C, Pirici D, Stepan AE, et al. Maxillary calcifying epithelial odontogenic tumor with sinus and buccal vestibule extension: a case report and immunohistochemical study. *Diagn Pathol.* 2016;11:134.

Rydin K, Sjöström M, Warfvinge G. Clear cell variant of intraosseous calcifying epithelial odontogenic tumor: a case report and review of the literature. *Oral Surg Oral Med Oral Pathol Oral Radiol.* 2016;122:e125-e130.

Shetty SJ, Pereira T, Desai RS. Peripheral clear cell variant of calcifying epithelial odontogenic tumor: case report and review of the literature. *Head Neck Pathol.* 2016;10:481-485.

Zhang A, Chaw SY, Talacko AA, et al. Central calcifying epithelial odontogenic tumour in the posterior maxilla: a case report. *Aust Dent J.* 2016;61:381-385.

Tumor odontogênico escamoso

Badni M, Nagaraja A, Kamath VV. Squamous odontogenic tumor: a case report and review of the literature. *J Oral Maxillofac Pathol.* 2012;16:113-117.

Brierley DJ, Hunter KD. Odontogenic tumours. *Diagn Histopathol.* 2015;21: 370-379.

Elmuradi S, Mair Y, Suresh L, et al. Multicentric squamous odontogenic tumor: a case report and review of the literature. *Head Neck Pathol.* 2017;11: 168-174.

Verhelst PJ, Grosjean L, Shaheen E, et al. Surgical management of an aggressive multifocal squamous odontogenic tumor. *J Oral Maxillofac Surg.* 2017 Jul 21;doi:10.1016/j.joms.2017.07.153. [Epub ahead of print]; pii: S0278 2391(17)30948-5.

Fibroma ameloblástico

Buchner A, Vered M. Ameloblastic fibroma: a stage in the development of a hamartomatous odontoma or a true neoplasm? Critical analysis of 162 previously reported cases plus 10 new cases. *Oral Surg Oral Med Oral Pathol Oral Radiol.* 2013;116:598-606.

Chen Y, Li T-J, Gao Y, et al. Ameloblastic fibroma and related lesions: a clinicopathologic study with reference to their nature and interrelationship. *J Oral Pathol Med.* 2005;34:588–595.

Cohen DM, Bhattacharyya I. Ameloblastic fibroma, ameloblastic fibro-odontoma, and odontoma. *Oral Maxillofac Surg Clin North Am.* 2004;16:375–384.

Darling MR, Daley TD. Peripheral ameloblastic fibroma. *J Oral Pathol Med.* 2006;35:190–192.

Melo Lde A, Barros AC, Sardinha Sde C, et al. Ameloblastic fibroma: a rare case report with 7-year follow-up. *Srp Arh Celok Lek.* 2015;143:190–194.

Nelson BL, Folk GS. Ameloblastic fibroma. *Head Neck Pathol.* 2009;3:51–53.

Fibrossarcoma ameloblástico

Carlos-Bregni R, Mosqueda-Taylor A, Meneses-Garcia A. Ameloblastic fibrosarcoma of the mandible: report of two cases and review of the literature. *J Oral Pathol Med.* 2001;30:316–320.

Gilani SM, Raza A, Al-Khafaji BM. Ameloblastic fibrosarcoma: a rare malignant odontogenic tumor. *Eur Ann Otorhinolaryngol Head Neck Dis.* 2014;131:53–56.

Mohsenifar Z, Behrad S, Abbas FM. Epithelial dysplasia in ameloblastic fibrosarcoma arising from recurrent ameloblastic fibroma in a 26-year-old Iranian man. *Am J Case Rep.* 2015;16:548–553.

Pourdanesh F, Mohamadi M, Moshref M, et al. Ameloblastic fibrosarcoma of the mandible with distant metastases. *J Oral Maxillofac Surg.* 2015;73:2067.e1–2067.e7.

Fibro-odontoma ameloblástico

Abrahams JM, McClure SA. Pediatric odontogenic tumors. *Oral Maxillofacial Surg Clin N Am.* 2016;28:45–58.

Boxberger NR, Brannon RB, Fowler CB. Ameloblastic fibro-odontoma: a clinicopathologic study of 12 cases. *J Clin Pediatr Dent.* 2011;35:397–404.

Buchner A, Kaffe I, Vered M. Clinical and radiological profile of ameloblastic fibro-odontoma: an update on an uncommon odontogenic tumor based on a critical analysis of 114 cases. *Head Neck Pathol.* 2013;7:54–63.

Chrcanovic BR, Gomez RS. Ameloblastic fibrodentinoma and ameloblastic fibro-odontoma: an updated systematic review of cases reported in the literature. *J Oral Maxillofac Surg.* 2017;75:1425–1437.

Cohen DM, Bhattacharyya I. Ameloblastic fibroma, ameloblastic fibro-odontoma, and odontoma. *Oral Maxillofac Surg Clin North Am.* 2004;16:375–384.

Gantala R, Gotoor SG, Kumar RV, et al. Ameloblastic fibro-odontoma. *BMJ Case Rep.* 2015;doi:10.1136/bcr-2015-209739.

Martínez Martínez M, Romero CS, Piña AR, et al. Pigmented ameloblastic fibro-odontoma: clinical, histological, and immunohistochemical profile. *Int J Surg Pathol.* 2015;23:52–60.

Nelson BL, Thompson LDR. Ameloblastic fibro-odontoma. *Head Neck Pathol.* 2014;8:168–170.

Odontoma complexo

Arora A, Donald PM. Complex odontomas hindering eruption of maxillary permanent teeth: a radiological perspective. *BMJ Case Rep.* 2016;doi:10.1136/bcr-2016-216797.

Bereket C, Çakır-Özkan N, Şener İ, et al. Complex and compound odontomas: analysis of 69 cases and a rare case of erupted compound odontoma. *Niger J Clin Pract.* 2015;18:726–730.

Dagrus K, Purohit S, Manjunatha BS. Dentigerous cyst arising from a complex odontoma: an unusual presentation. *BMJ Case Rep.* 2016;doi:10.1136/bcr-2016-214936.

Sun L, Sun Z, Ma X. Multiple complex odontoma of the maxilla and the mandible. *Oral Surg Oral Med Oral Pathol Oral Radiol.* 2015;120:e11–e16.

Odontoma composto

Cohen DM, Bhattacharyya I. Ameloblastic fibroma, ameloblastic fibro-odontoma, and odontoma. *Oral Maxillofac Surg Clin North Am.* 2004;16:375–384.

Erdogan Ö, Keceli O, Öztunc H, et al. Compound odontoma involving the four quadrants of the jaws: a case report and review of the literature. *Quintessence Int.* 2014;45:341–344.

Machado C de V, Henriques Knop LA, Barreiros Siquara da Rocha MC, et al. Impacted permanent incisors associated with compound odontoma. *BMJ Case Rep.* 2015;doi:10.1136/bcr-2014-208201.

Tuczyńska A, Bartosik D, Abu-Fillat Y, et al. Compound odontoma in the mandible – case study and literature review. *Dev Period Med.* 2015;19:484–489.

Fibroma odontogênico central

Eversole LR. Odontogenic fibroma, including amyloid and ossifying variants. *Head Neck Pathol.* 2011;5:335–343.

Handlers JP, Abrams AM, Melrose RJ, et al. Central odontogenic fibroma: clinicopathologic features of 19 cases and review of the literature. *J Oral Maxillofac Surg.* 1991;49:46–54.

Mosqueda-Taylor A, Martínez-Mata G, Carlos-Bregni R, et al. Central odontogenic fibroma: new findings and report of a multicentric collaborative study. *Oral Surg Oral Med Oral Pathol Oral Radiol Endod.* 2011;112:349–358.

Tosios KI, Gopalakrishnan R, Koutlas IG. So-called hybrid central odontogenic fibroma/central giant cell lesion of the jaws. A report on seven additional cases, including an example in a patient with cherubism, and hypotheses on the pathogenesis. *Head Neck Pathol.* 2008;2:333–338.

Upadhyaya JD, Cohen DM, Islam MN, et al. Hybrid central odontogenic fibroma with giant cell granuloma-like lesion: a report of three additional cases and review of the literature. *Head Neck Pathol.* Published on-line 2017 August 7;doi:10.1007/s12105-017-0845-7.

Fibroma odontogênico periférico

Alaeddini M, Salehizadeh S, Baghaii F, et al. A retrospective analysis of peripheral odontogenic fibroma in an Iranian population. *J Oral Maxillofac Surg.* 2010;68:2099–2103.

Buchner A, Merrell PW, Carpenter WM. Relative frequency of peripheral odontogenic tumors: a study of 45 new cases and comparison with studies from the literature. *J Oral Pathol Med.* 2006;35:385–391.

Reddy SV, Medikonda SK, Konda A, et al. A rare benign odontogenic neoplasm: peripheral odontogenic fibroma. *BMJ Case Rep.* 2014;doi:10.1136/bcr-2013-201065.

Ritwik P, Brannon RB. Peripheral odontogenic fibroma: a clinico-pathologic study of 151 cases and review of the literature with special emphasis on recurrence. *Oral Surg Oral Med Oral Pathol Oral Radiol Endod.* 2010;110:357–363.

Truschnegg A, Acham S, Kiefer BA, et al. Epulis: a study of 92 cases with special emphasis on histopathological diagnosis and associated clinical data. *Clin Oral Invest.* 2016;20:1757–1764.

Mixoma odontogênico

Hammad HM, Hasen YM, Odat A-AM, et al. Odontogenic myxoma with diffuse calcifications: a case report and review of a rare histologic feature. *Oral Surg Oral Med Oral Pathol Oral Radiol.* 2016;122:e116–e124.

Kawase-Koga Y, Saijo H, Hoshi K, et al. Surgical management of odontogenic myxoma: a case report and review of the literature. *BMC Research Notes.* 2014;7:214.

Lahey E, Woo S-B, Park H-K. Odontogenic myxoma with diffuse calcifications: a case report and review of the literature. *Head Neck Pathol.* 2013;7:97–102.

Murphy C, Hayes R, McDermott M, et al. Odontogenic myxoma of the maxilla: surgical management and case report. *Ir J Med Sci.* 2017;186:243–246.

Titinchi F, Hassan BA, Morkel JA, et al. Odontogenic myxoma: a clinicopathological study in a South African population. *J Oral Pathol Med.* 2016;45:599–604.

16

Doenças Dermatológicas

Displasia ectodérmica, 456
Nevo branco esponjoso, 456
Paquioníquia congênita, 458
Disqueratose intraepitelial benigna hereditária, 460
Displasia mucoepitelial hereditária, 460
Disqueratose congênita, 462
Xeroderma pigmentoso, 462
Doença de Darier, 464
Disqueratoma verrucoso, 464
Síndrome de Peutz-Jeghers, 466
Telangiectasia hemorrágica hereditária, 466
Esclerose tuberosa, 468
Síndrome do hamartoma múltiplo (síndrome de Cowden), 470

Epidermólise bolhosa, 472
Pênfigo, 474
Pênfigo paraneoplásico, 476
Penfigoide das mucosas, 478
Eritema multiforme, 480
Eritema migratório, 482
Líquen plano, 484
Estomatite ulcerativa crônica, 488
Doença do enxerto *versus* hospedeiro, 488
Lúpus eritematoso, 490
Esclerose sistêmica, 492
Síndrome CREST, 494
Psoríase, 494
Acantose *nigricans*, 496

Displasia ectodérmica

Figuras 16.1 e 16.2

Aproximadamente 170 condições hereditárias diferentes e bem definidas compõem o grupo de distúrbios que se enquadram no título de **displasia ectodérmica**. Esses distúrbios são caracterizados por aplasia ou hipoplasia de estruturas anatômicas derivadas do ectoderma, incluindo a pele e seus anexos, unhas e dentes. Qualquer um dos vários tipos de padrões de herança pode estar associado à displasia ectodérmica, dependendo do tipo específico. Um dos exemplos mais comuns e amplamente conhecidos é a displasia ectodérmica hipo-hidrótica ligada ao cromossomo X. Esses pacientes geralmente têm número reduzido de glândulas sudoríparas (portanto, hipo-hidrótica); cabelo fino e esparso; oligodontia com dentes anteriores com formato cônico e uma deformidade no nariz conhecida como nariz em sela. Outras características que podem ser evidentes incluem sobrancelhas e cílios escassos; unhas quebradiças e distróficas; rugas finas perioculares e hipoplasia da face média.

Por causa da redução nas glândulas sudoríparas écrinas e da subsequente diminuição da produção de suor, esses pacientes são frequentemente intolerantes a temperaturas quentes. A redução do número de dentes e a forma dos dentes resultam em problemas funcionais e estéticos.

O aconselhamento genético é apropriado para esses pacientes e suas famílias. O tratamento dos distúrbios odontológicos pode ser difícil, exigindo a experiência de especialistas em próteses e, potencialmente, especialistas em implantes. Aparelhos fixos e removíveis, bem como *overdentures* (prótese total especial, que apresenta fixação aumentada graças a "botões de encaixe de precisão" que são instalados na parte interna da prótese e que se fixam em encaixes em 2 ou 3 dentes ou implantes existentes na boca do paciente), podem ser confeccionados. Para crianças mais velhas, a colocação de implantes dentários pode melhorar as possibilidades de restauração.

Nevo branco esponjoso

Figura 16.3

O **nevo branco esponjoso** é um processo benigno hereditário que é causado por várias mutações dos genes responsáveis pela produção de queratina 4 ou 13. Este distúrbio autossômico dominante incomum é caracterizado por placas brancas que acometem a mucosa oral, embora as mucosas nasal, vaginal, esofágica e anal também possam ser afetadas.

As lesões orais geralmente são detectadas na primeira ou na segunda décadas de vida, geralmente apresentando-se como placas brancas bilaterais espessas, envolvendo a mucosa jugal. Essas lesões geralmente têm margens imprecisas, ao contrário da leucoplaquia, que geralmente exibe margens nitidamente delimitadas. Outros locais da mucosa oral também podem ser afetados, incluindo mucosa labial, mucosa lingual, assoalho da boca e palato. Tipicamente, as lesões são assintomáticas, embora possam ser suscetíveis a ocorrência de candidíase sobreposta, o que poderia resultar em algum grau de irritação. Pode existir história familiar, mas esta não é necessária para o diagnóstico porque o paciente afetado pode ter uma nova mutação genética.

A biopsia das lesões mostra uma camada espessa e superficial de paraqueratina e aumento da espessura da camada espinhosa, geralmente com as células dessa camada exibindo citoplasma claro. A visualização em maior aumento demonstra que as células da camada espinhosa normalmente mostram condensação eosinofílica perinuclear dos tonofilamentos de queratina – achado este, característico. Frequentemente, esse achado é mais evidente após o exame de citologia esfoliativa corada por Papanicolaou. O tratamento geralmente não é necessário devido à natureza benigna da condição. No entanto, o profissional de saúde deve estar ciente do nevo branco esponjoso para evitar confusão com a leucoplaquia, que é potencialmente maligna.

■ **Figura 16.1**
Displasia ectodérmica
Cabelo escasso e ausência de cílios e sobrancelha em um paciente acometido pela displasia ectodérmica hipo-hidrótica ligada ao cromossomo X. (Cortesia do Dr. Marco T. Padilla.)

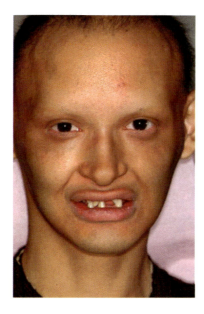

■ **Figura 16.2**
Displasia ectodérmica
Mesmo paciente da Figura 16.1 apresenta um número reduzido de dentes com coroas de formato cônico. (Cortesia do Dr. Marco T. Padilla.)

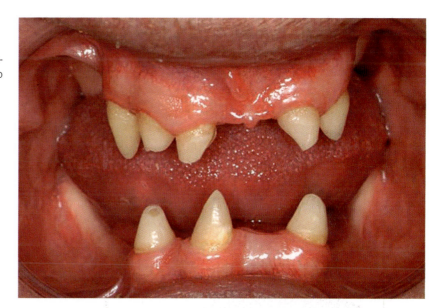

■ **Figura 16.3**
Nevo branco esponjoso
Placas brancas difusas encontradas bilateralmente na mucosa jugal.

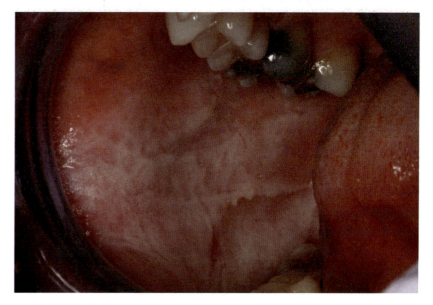

Paquioníquia congênita

Figuras 16.4 a 16.6

Paquioníquia congênita compreende um pequeno grupo de condições consideradas parte do espectro das displasias ectodérmicas. Esta doença rara é causada pela mutação de um dos vários genes específicos de queratina, incluindo *queratina 6a, 6b, 16* ou *17*. No passado, a paquioníquia congênita foi subdividida no tipo de Jackson-Lawler e no tipo de Jadassohn-Lewandowsky; no entanto, a análise genética moderna revela agora que a classificação baseada na queratina geneticamente modificada específica é mais precisa e apropriada. A maioria dos pacientes com lesões orais proeminentes apresenta mutações da *queratina 6a*, embora as outras mutações também possam ter algum grau de manifestação oral.

Em muitos casos, as lesões cutâneas são as características mais proeminentes dessa condição, sendo as alterações na aparência das unhas as mais evidentes. Devido ao acúmulo de queratina sob o leito ungueal, as unhas desenvolvem uma configuração tubular em uma idade muito precoce. Eventualmente, esta deformidade pode levar à perda da unha. Lesões grossas, semelhantes a calos, se formam nas superfícies palmar e plantar, e as lesões plantares podem se tornar fissuradas e dolorosas. As alterações plantares são sintomáticas, presumivelmente devido ao desenvolvimento de bolhas que se formam sob a camada espessa de queratina. O acúmulo de queratina nos folículos pilosos resulta em um padrão de pápulas puntiformes cutâneas.

Intraoralmente, placas brancas tendem a se desenvolver no dorso e na lateral da língua, embora outras áreas que estão sujeitas a trauma crônico de fricção, como o palato, a mucosa jugal e a mucosa alveolar, podem desenvolver queratoses semelhantes. Pacientes portadores de mutações da *queratina 17* tendem a apresentar dentes neonatais; no entanto, as alterações queratóticas da mucosa oral não são observadas com frequência nesses indivíduos.

Assim como no nevo esponjoso branco, as lesões orais da paquioníquia congênita são inofensivas e não exigem tratamento. O tratamento das lesões palmares e plantares e da unha pode ser um desafio. A remoção de unhas infectadas pode ser necessária, e tentativas de reduzir o grau de acúmulo de queratina devem ser contínuas. Os retinoides podem ajudar nesse processo, mas os efeitos colaterais desses medicamentos às vezes limitam seu uso. O aconselhamento genético é apropriado para pacientes com essa condição, e o diagnóstico pré-natal pode ser realizado por análise genética de amostras de vilosidades coriônicas.

■ **Figura 16.4**
Paquioníquia congênita
Hiperqueratose plantar espessa e fissurada.

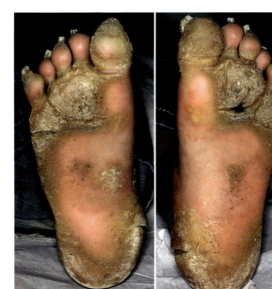

■ **Figura 16.5**
Paquioníquia congênita
As unhas tubulares e arqueadas resultam do aumento da produção inapropriada de queratina.

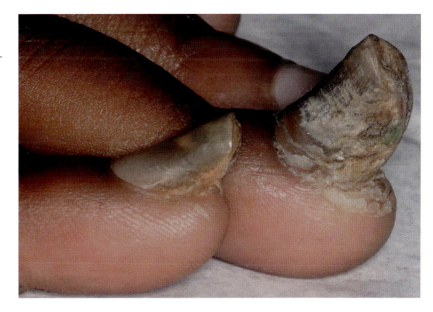

■ **Figura 16.6**
Paquioníquia congênita
Observam-se placas brancas sutis na mucosa jugal deste paciente, embora a gravidade do acometimento possa variar.

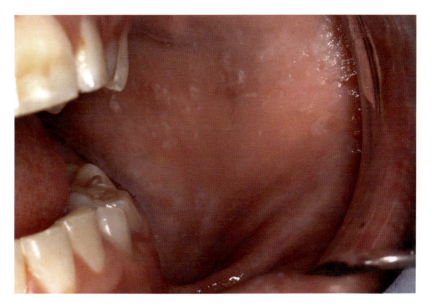

Disqueratose intraepitelial benigna hereditária

Figuras 16.7 e 16.8

A **disqueratose intraepitelial benigna hereditária (DIBH)** é uma condição hereditária autossômica dominante muito rara que afeta as mucosas oral e conjuntival. A DIBH foi inicialmente descrita em uma população isolada (nativos americanos Haliwa-Saponi), na área nordeste da Carolina do Norte, nos EUA. Mas, já foram relatados alguns casos de indivíduos afetados que não parecem ter relação com esse grupo. A alteração genética que causa essa patologia continua a ser debatida.

As lesões geralmente começam a se desenvolver na infância, apresentando-se como placas gelatinosas ou granulares com vascularização acentuada envolvendo a conjuntiva bulbar. Ocasionalmente, as placas crescem sobre a córnea, obstruindo a visão. A irritação pode estar associada às lesões oculares, e alguns pacientes relatam variação sazonal em sua gravidade.

As lesões orais geralmente se apresentam como placas brancas espessadas e assintomáticas das mucosas vestibular e labial, assoalho da boca e língua. Microscopicamente, essas lesões mostram acentuada acantose e paraqueratose com alterações disqueratóticas, incluindo um padrão de "célula dentro da célula" no epitélio lesional.

Nenhum tratamento é necessário para essa condição benigna, particularmente no que diz respeito às lesões orais. Lágrimas artificiais podem fornecer algum alívio para pacientes que desenvolvem irritação ocular, e a tentativa de remoção das placas conjuntivais gelatinosas pode resultar em recorrência. No entanto, a ocorrência de deficiência visual significativa é relativamente incomum.

Displasia mucoepitelial hereditária

Figura 16.9

A **displasia mucoepitelial hereditária** é uma condição autossômica dominante rara que também pode ocorrer esporadicamente. Essa condição é caracterizada por células epiteliais que não se desenvolvem normalmente, embora o mecanismo preciso para esse desenvolvimento interrompido não seja claro. Os tecidos da pele, dos pelos/cabelo e das mucosas podem ser afetados, com células atípicas sendo encontradas no exame histopatológico, embora estas não tenham potencial pré-maligno. Como as células epiteliais da mucosa parecem microscopicamente atípicas, os esfregaços de Papanicolaou podem ser interpretados como câncer ou alterações pré-malignas. Por esse motivo, histerectomia foi realizada inapropriadamente em alguns casos.

Clinicamente, esses pacientes apresentam alopecia (queda de pelos/cabelo) que afeta o couro cabeludo, as sobrancelhas e os cílios. Os pelos/fios de cabelo parecem grossos. Eritema conjuntival, erosões da córnea, catarata e nistagmo podem ocorrer e os pacientes geralmente apresentam comprometimento da visão. Uma erupção cutânea geralmente se desenvolve na região perineal dos recém-nascidos/lactentes afetados. Complicações pulmonares tendem a se desenvolver mais tarde na vida e incluem a ruptura dos alvéolos, pneumonia recorrente, fibrose pulmonar e pneumotórax.

As alterações da mucosa oral consistem principalmente em uma aparência vermelha brilhante marcante da mucosa palatina, afetando principalmente o palato duro anterior. Em menor grau, as gengivas e a língua também podem ser acometidas. Apesar do eritema, as lesões são essencialmente assintomáticas. Outras superfícies mucosas, incluindo a mucosa vaginal anteriormente mencionada, podem ser afetadas.

O aconselhamento genético é um aspecto importante do tratamento dessa condição, e as mulheres devem alertar seus profissionais de saúde quanto a esse transtorno, para que seu exame preventivo não seja mal interpretado. A reavaliação das complicações pulmonares é adequada à medida que esses pacientes vão envelhecendo.

Figura 16.7
Disqueratose intraepitelial benigna hereditária
Mucosa jugal apresenta um espessamento esbranquiçado. (Cortesia da Dra. Alice Curran.)

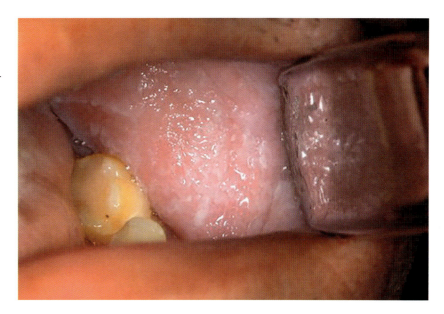

Figura 16.8
Disqueratose intraepitelial benigna hereditária
Placa gelatinosa da conjuntiva bulbar do olho esquerdo. (Cortesia da Dra. Valerie Murrah.)

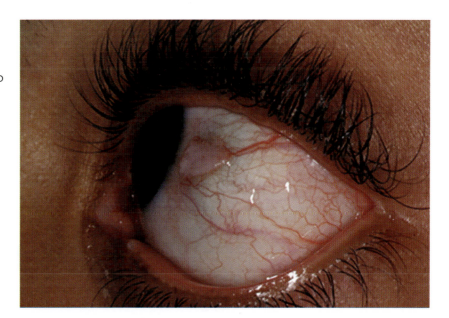

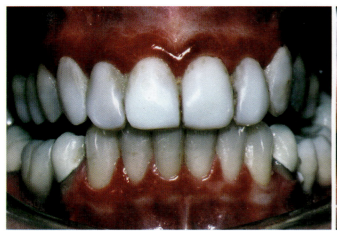
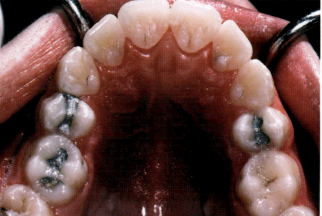

Figura 16.9
Displasia mucoepitelial hereditária
Aspecto vermelho marcante das gengivas inseridas e da região anterior da mucosa do palato duro.

Disqueratose congênita

Figuras 16.10 e 16.11

A **disqueratose congênita** também é considerada uma das displasias ectodérmicas. Essa condição rara é causada pela mutação de qualquer um dos nove genes diferentes responsáveis pela produção da telomerase e seus fatores associados, necessários para manter o comprimento dos telômeros cromossômicos. Os telômeros são encontrados nas extremidades dos cromossomos e, normalmente, em cada divisão celular, tendem a encurtar. A atividade da telomerase acrescenta parte desse comprimento de volta, mas eventualmente os telômeros se tornam muito curtos e a célula sofre senescência, como todo o organismo faz. Um dos genes que é responsável por manter o comprimento dos telômeros é o *DKC1*. Como a mutação no gene *DKC1* foi a primeira identificada na disqueratose congênita, e essa mutação foi herdada como um distúrbio recessivo ligado ao cromossomo X, a suposição foi de que todos os casos de disqueratose congênita foram herdados dessa maneira. Sabe-se agora que outras mutações que podem causar esse distúrbio podem ter padrões de herança autossômica dominante ou recessiva.

As características da disqueratose congênita começam a aparecer, em média, por volta dos 8 anos de idade. A leucoplaquia oral, a distrofia ungueal (incluindo a perda de unhas), a hiperpigmentação reticular e a hipopigmentação da pele do dorso e do tronco constituem uma tríade de características associadas a essa patologia. O risco de desenvolvimento de carcinoma de células escamosas oral é muito alto, com a média de idade do diagnóstico sendo de 32 anos. As taxas de carcinoma espinocelular cutâneo são elevadas, assim como os cânceres gastrintestinais. A insuficiência da medula óssea, a chamada síndrome mielodisplásica, também é comum, e esses pacientes correm o risco de desenvolver leucemia mielomonocítica aguda. Além disso, esses pacientes correm risco aumentado de fibrose pulmonar, provavelmente como resultado da degeneração das células epiteliais de revestimento dos pulmões, com substituição por uma resposta fibroblástica. Aproximadamente 10 a 15% dos indivíduos com disqueratose congênita morrerão devido à fibrose pulmonar.

O diagnóstico de disqueratose congênita pode ser feito com base na tríade de principais características clínicas, embora não ocorram em todos os pacientes. Nesses casos, estudos genéticos moleculares podem identificar telômeros encurtados, que são tipicamente menores que o primeiro percentil de comprimento.

O tratamento dessa patologia é desafiador. O aconselhamento genético é certamente apropriado. O transplante de medula óssea pode ser útil na redução do risco de neoplasias malignas hematopoéticas, mas o regime de condicionamento antes do próprio transplante pode resultar em dano tecidual que leva a complicações como a fibrose pulmonar.

Xeroderma pigmentoso

Figura 16.12

O **xeroderma pigmentoso** é um distúrbio autossômico recessivo raro que se caracteriza pela extrema sensibilidade da pele na exposição à luz ultravioleta. Pacientes afetados são suscetíveis a queimaduras causadas por exposição ao sol e pelo desenvolvimento de numerosas neoplasias malignas cutâneas em uma idade muito precoce, muitas vezes começando na primeira década de vida. A condição é causada pela mutação de qualquer um dos sete diferentes genes que participam no reparo do DNA por excisão de nucleotídios. Quando os queratinócitos cutâneos são expostos à luz ultravioleta, danos à estrutura normal do DNA ocorrerão. Sem reconhecimento, eliminação e reparo desse DNA danificado, podem ocorrer mutações de queratinócitos, um processo que leva a um risco muito maior de desenvolvimento de neoplasias malignas.

As alterações cutâneas são geralmente notadas pela primeira vez quando uma criança afetada é exposta pela primeira vez à luz solar, resultando em queimaduras graves após um pequeno período de exposição. Os carcinomas basocelulares e carcinomas de células escamosas se desenvolvem na primeira década de vida, e o melanoma tipicamente se apresenta na segunda década. Variação na cor da pele (poiquilodermia) aparece como áreas com quantidades variáveis de pigmentação da melanina. Formação de catarata e outros distúrbios oculares, nanismo, hipoplasia gonadal e degeneração neurológica também podem ser observados. Um aumento no risco de desenvolvimento de carcinoma de células escamosas na região anterior da língua foi descrito nesses pacientes.

Não existe cura para o xeroderma pigmentoso. Os pacientes que evitam toda a exposição à luz ultravioleta (luz solar) terão um atraso no início do aparecimento das neoplasias malignas cutâneas. Tumores precoces podem ser removidos, seguidos por enxertos de pele de áreas não expostas da pele.

A morte geralmente está relacionada a complicações de carcinoma epidermoide cutâneo ou melanoma metastático.

Figura 16.10
Disqueratose congênita
A língua é atrófica e exibe áreas focais de leucoplaquia.

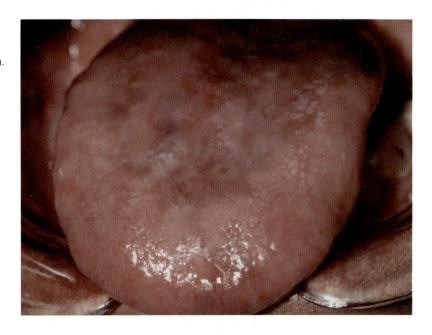

Figura 16.11
Disqueratose congênita
A ausência das unhas é uma das várias manifestações cutâneas dessa patologia.

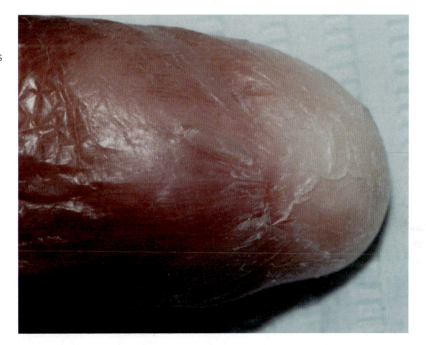

Figura 16.12
Xeroderma pigmentoso
Este paciente de 21 anos de idade fez vários procedimentos para remover neoplasias malignas cutâneas e queratoses actínicas na pele da face.

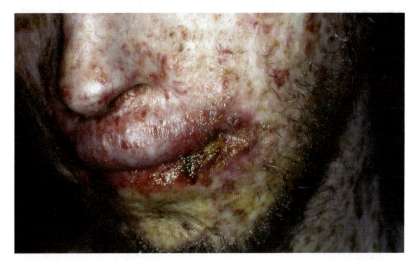

Doença de Darier

Figuras 16.13 e 16.14

A **doença de Darier**, também conhecida como *queratose folicular*, é uma condição autossômica dominante causada pela mutação do gene *ATP2A2*. Esse gene codifica o retículo sarco/endoplasmático ATPase tipo 2 (SERCA2), que é uma bomba de cálcio associada ao retículo endoplasmático. Embora esse distúrbio possa ser observado em famílias, até 50% dos casos podem representar novas mutações. Atualmente, o mecanismo pelo qual o metabolismo alterado do cálcio causa as alterações observadas no epitélio da superfície é desconhecido.

Lesões cutâneas da doença de Darier geralmente são observadas durante a infância, aparecendo como pápulas vermelho-acastanhadas, às vezes tão numerosas que coalescem. A pele facial, assim como a pele do tronco e do peito podem ser afetadas preferencialmente. Acúmulos de queratina às vezes podem se tornar malcheirosos.

Lesões orais apresentam-se como pápulas brancas e achatadas que podem ser esparsas; no entanto, eles podem ser tão numerosos que produzem uma textura pedregosa. O palato duro e as gengivas aderidas são tipicamente afetados.

As lesões cutâneas tendem a ser desconfortáveis em temperaturas quentes ou ambientes úmidos; portanto, minimizar essas situações é desejável. O tratamento é direcionado para reduzir a quantidade de queratina. Isto pode ser feito removendo a queratina acumulada com abrasão moderada ou pelo uso de agentes queratolíticos. De forma alternativa, retinoides sistêmicos podem ser prescritos, e estes parecem limitar a produção de queratina. No entanto, deve-se ter cuidado com os efeitos colaterais dos retinoides.

Disqueratoma verrucoso

Figura 16.15

O **disqueratoma verrucoso**, também conhecido como *doença de Darier localizada*, é uma lesão muito incomum que pode se desenvolver na pele ou na mucosa oral. A causa é desconhecida, embora as características microscópicas sejam muito semelhantes às da doença de Darier.

Intraoralmente, a condição é caracterizada pelo desenvolvimento de uma pequena pápula, com menos de 5 mm de diâmetro, na mucosa queratinizada do palato ou na gengiva inserida. A pápula pode mostrar um tampão branco central de queratina, embora este tampão possa ser eliminado, deixando uma área central avermelhada. A lesão geralmente é assintomática. O diagnóstico é estabelecido por biopsia excisional, que é resolutiva.

Capítulo 16 Doenças Dermatológicas   465

■ **Figura 16.13**
Doença de Darier
Pápulas e erosões eritematosas confluentes caracterizam as lesões cutâneas dessa condição.

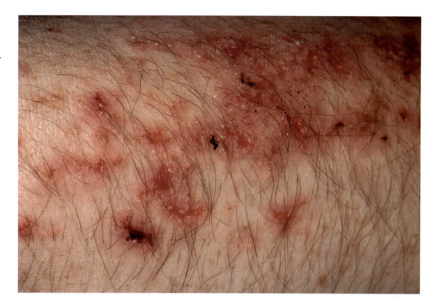

■ **Figura 16.14**
Doença de Darier
Numerosas pápulas umbilicadas acometem o palato duro e as gengivas inseridas.

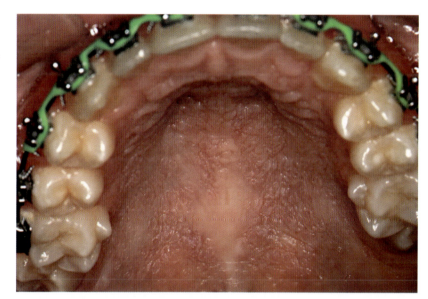

■ **Figura 16.15**
Disqueratoma verrucoso
Pápula solitária com erosão eritematosa central que se desenvolveu após a perda do tampão de queratina. (Cortesia do Dr. Jeff Barnes.)

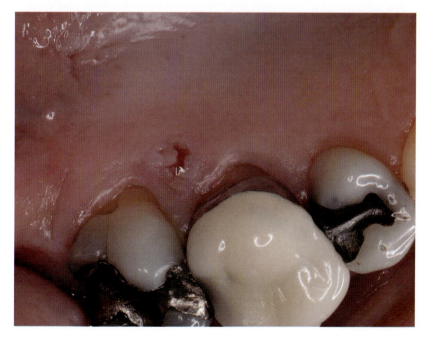

Síndrome de Peutz-Jeghers

Figura 16.16

A **síndrome de Peutz-Jeghers** é uma condição autossômica dominante que é causada pela mutação de um gene supressor de tumor, *STK11*, que codifica para uma serina/treonina quinase. Os indivíduos afetados têm pólipos que se formam principalmente no intestino delgado, mas estes não sofrem transformação maligna. Como os pólipos podem se tornar relativamente grandes, a intussuscepção (o deslizamento de um segmento proximal do intestino para um segmento distal) pode causar problemas significativos devido à potencial necrose isquêmica do intestino envolvido, resultando em ruptura, derrame de conteúdo e peritonite. No entanto, esses pacientes têm um aumento na incidência de câncer no trato gastrintestinal (embora os pólipos não aparentem sofrer transformação maligna), ovário, mama e trato reprodutivo masculino e feminino.

Em muitos casos, as lesões orais são a primeira indicação da doença. Lesões maculares marrons que se assemelham a sardas desenvolvem-se na pele ao redor dos orifícios do corpo, como boca, nariz, órgãos genitais e ânus. As lesões também podem se estender intraoralmente para envolver a mucosa jugal e a língua; os dedos também podem ser afetados.

Esses pacientes e suas famílias devem receber aconselhamento genético. Além disso, recomenda-se a avaliação periódica para monitorar o desenvolvimento da intussuscepção, bem como de neoplasias malignas.

Telangiectasia hemorrágica hereditária

Figuras 16.17 e 16.18

A **telangiectasia hemorrágica hereditária (THH)**, também conhecida como síndrome de *Osler-Weber-Rendu*, é uma condição autossômica dominante incomum que é causada pela mutação de dois genes, embora a apresentação clínica de ambas as mutações seja bastante semelhante. ATHH1 é causada pela mutação do gene *endoglina (ENG)* (localizado no cromossomo 9). Por outro lado, a THH2 é causada pela mutação no gene *quinase tipo receptor de ativina-1* (*ALK1; ACVRL1*), localizado no cromossomo 12. Essas mutações resultam no desenvolvimento de múltiplas malformações vasculares superficiais envolvendo a mucosa nasal e outras superfícies mucosas. Muitas vezes, o diagnóstico dessa patologia é sugerido por uma história de epistaxe frequente. Uma avaliação posterior pode identificar membros adicionais da família afetados.

As lesões orais são caracterizadas por lesões vermelhas múltiplas, planas a ligeiramente elevadas, geralmente de 1 a 2 mm de diâmetro. Após a diascopia (ato de pressionar uma lâmina de vidro limpa contra a lesão), o esmaecimento da lesão deve ser facilmente demonstrado, pois o sangue nos vasos lesionais é empurrado para dentro da vasculatura circundante. As lesões orais são geralmente observadas nos lábios, mucosa labial, mucosa jugal e língua, mas qualquer sítio intraoral pode ser afetado.

Embora essas pequenas lesões telangiectásicas não apresentem nenhum problema com relação aos cuidados odontológicos, a ablação a *laser* das lesões que representem problemas estéticos pode ser considerada. Uma porcentagem significativa desses pacientes, particularmente aqueles com THH1, demonstrou apresentar *shunt* vascular pulmonar ou cerebral, o que pode predispor à formação de abscessos cerebrais. Para evitar que isso aconteça, alguns pesquisadores recomendam que antibióticos profiláticos sejam prescritos antes dos procedimentos odontológicos que causam bacteriemia.

Capítulo 16 Doenças Dermatológicas 467

■ **Figura 16.16**
Síndrome de Peutz-Jeghers
Várias sardas (efélides), variando da cor marrom a preto, são geralmente encontradas em um padrão periorificial, embora a mucosa oral muitas vezes também seja afetada. (Cortesia do Dr. Asadur Jorge Tchekmedyian.)

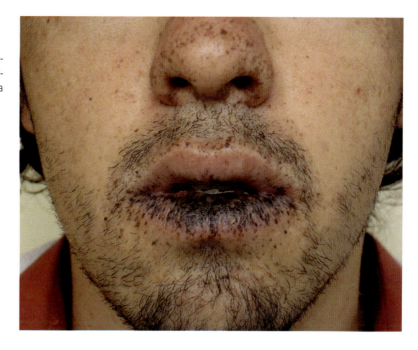

■ **Figura 16.17**
Telangiectasia hemorrágica hereditária
Estas pápulas e máculas eritematosas no dorso da língua representam coleções superficiais focais de pequenos vasos sanguíneos.

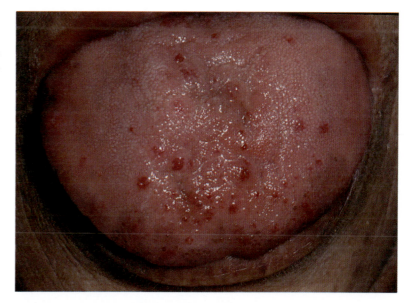

■ **Figura 16.18**
Telangiectasia hemorrágica hereditária
Observam-se lesões vasculares no palato duro desse paciente.

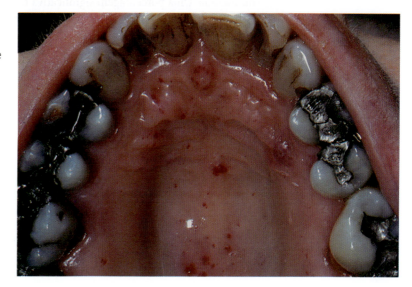

Esclerose tuberosa

Figuras 16.19 a 16.21

A **esclerose tuberosa** é uma condição autossômica dominante incomum que é causada por mutações associadas a um dos dois genes supressores de tumor – *TSC1* e *TSC2* – que são encontrados nos cromossomos 9 e 16, respectivamente. A mutação de qualquer um desses genes resulta em um padrão característico de achados clínicos, incluindo deficiência intelectual, uma variedade de tumores hamartomatosos e distúrbios convulsivos. Acredita-se que os crescimentos hamartomatosos sejam induzidos pelo rompimento de uma via supressora de tumor que não funciona mais normalmente. Pacientes com a mutação *TSC2* parecem ter uma apresentação mais grave.

Os *angiofibromas* da pele facial são uma das lesões mais comuns observadas na esclerose tuberosa, apresentando-se como múltiplas pápulas pequenas (1 a 3 mm) que se desenvolvem primariamente na pele perinasal, especialmente nos sulcos nasolabiais. Pápulas semelhantes de superfície lisa, denominadas *fibromas periungueais*, podem ser encontradas na pele adjacente às unhas. As *placas de Chagrém* são hamartomas superficiais do tecido conjuntivo que produzem áreas aveludadas da pele. Pequenas áreas ovoides de hipopigmentação, denominadas *máculas em folhas de freixo*, são observadas comumente na esclerose tuberosa e são mais bem visualizadas usando-se uma iluminação UV (lâmpada de Wood). Outros hamartomas característicos associados à esclerose tuberosa incluem o angiomiolipoma do rim e rabdomioma cardíaco.

A esclerose tuberosa deriva seu nome dos densos crescimentos hamartomatosos semelhantes a batatas ("tubérculos") do cérebro que são frequentemente identificados na necropsia de um indivíduo afetado. Outros achados do sistema nervoso central incluem distúrbios convulsivos, que ocorrem em muitos desses pacientes, e deficiência intelectual, encontrados em aproximadamente um terço dos pacientes.

Manifestações orais podem incluir pápulas fibrosas da gengiva vestibular anterior, embora outros locais como língua, lábios, palato e mucosa jugal, também possam ser afetados. O aumento gengival que foi relatado nesses pacientes é provavelmente causado pelo tratamento do distúrbio convulsivo associado a fenitoína, na maioria dos casos. As radiolucências das maxilas podem também se desenvolver e, após a biopsia, estas lesões tipicamente contêm tecido conjuntivo fibroso denso. Defeitos no esmalte são relativamente comuns nesses pacientes, especialmente na face vestibular dos dentes anteriores permanentes.

Aconselhamento genético é recomendado para pacientes e famílias afetadas por este transtorno. O teste genético pré-natal para as mutações responsáveis pode ser usado para o planejamento familiar, se desejado. O tratamento do distúrbio convulsivo do paciente com esclerose tuberosa é importante, embora também seja necessário monitorar outros possíveis problemas associados.

■ **Figura 16.19**
Esclerose tuberosa
As pápulas envolvendo a pele da linha média da face representam angiofibromas. (Cortesia do Dr. Alfredo Aguirre.)

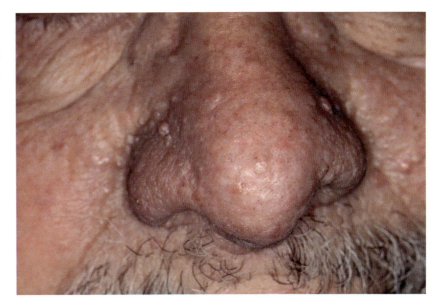

■ **Figura 16.20**
Esclerose tuberosa
Os fibromas periungueais são um achado característico nessa condição.

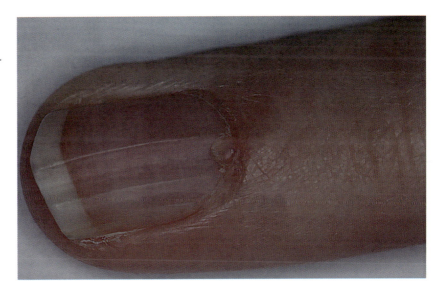

■ **Figura 16.21**
Esclerose tuberosa
Pápulas e nódulos múltiplos podem ocasionalmente afetar a mucosa oral. (Cortesia do Dr. Alfredo Aguirre.)

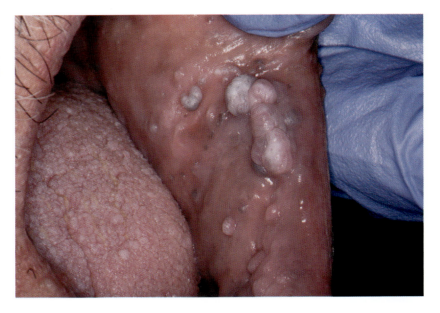

Síndrome do hamartoma múltiplo (síndrome de Cowden)

Figuras 16.22 a 16.24

A **síndrome do hamartoma múltiplo**, também conhecida como *síndrome de Cowden*, é uma condição autossômica dominante rara que recebeu o nome do primeiro paciente identificado. É causada por uma mutação do gene *PTEN (homólogo da fosfatase e tensina deletado no cromossomo 10)*, que tem características sobrepostas a outros distúrbios associados a mutações desse gene, incluindo síndrome Proteus-*like*, síndrome de Bannayan-Riley-Ruvalcaba e doença de Lhermitte-Duclos (um tumor hamartomatoso do cerebelo). Embora vários tumores e hamartomas benignos diferentes se desenvolvam nesta síndrome, o aspecto mais importante é que se observa um aumento da incidência de várias neoplasias malignas, incluindo carcinoma de mama, carcinoma folicular da tireoide, carcinoma ovariano e endometrial e adenocarcinoma gastrintestinal.

As manifestações mucocutâneas estão entre os sinais mais comuns desse distúrbio, ocorrendo na primeira ou segunda década de vida. Os hamartomas do folículo piloso chamados *triquilemomas* ocorrem como múltiplas pápulas pequenas na pele facial ao redor dos olhos, nariz e boca. Os *pólipos fibroepiteliais* orais são muito comuns, afetando a mucosa labial, a mucosa jugal, o dorso de língua e as gengivas. Pequenas placas queratóticas superficiais, chamadas *queratoses acrais*, podem afetar a superfície dorsal das mãos, e as queratoses palmares também podem se desenvolver.

Uma variedade de tumores benignos também pode se desenvolver, como lipomas, angiomas, pólipos do trato gastrintestinal e da uretra, adenomas da tireoide e tumores do sistema nervoso central, como o meningioma.

O diagnóstico é baseado na apresentação clínica e exige a identificação de um certo número de características que foram designadas como critérios maiores e menores. Atualmente, testes genéticos para esse distúrbio, embora muitas vezes realizados, não são completamente confiáveis como ferramenta de diagnóstico, principalmente porque a mutação no *PTEN* não pode ser detectada em todos os pacientes com diagnóstico bem documentado desta condição.

O manejo inclui aconselhamento genético de pacientes e suas famílias. O tratamento dos tumores benignos e hamartomas é realizado conforme a necessidade. O monitoramento cuidadoso desses pacientes quanto ao desenvolvimento de neoplasias malignas é obrigatório, e alguns pesquisadores recomendam a mastectomia profilática para mulheres afetadas, devido ao alto risco de desenvolver câncer de mama.

■ **Figura 16.22**
Síndrome do hamartoma múltiplo
Pápulas múltiplas envolvem a mucosa queratinizada e não queratinizada. (Cortesia do Dr. Lynn Wallace.)

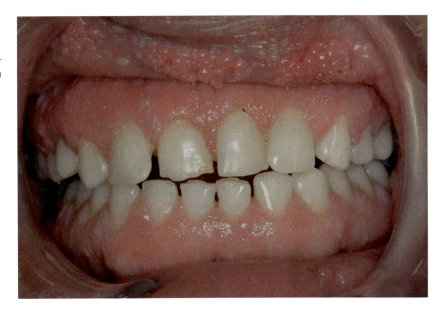

■ **Figura 16.23**
Síndrome do hamartoma múltiplo
Pápulas múltiplas no dorso da língua. (Cortesia do Dr. Lynn Wallace.)

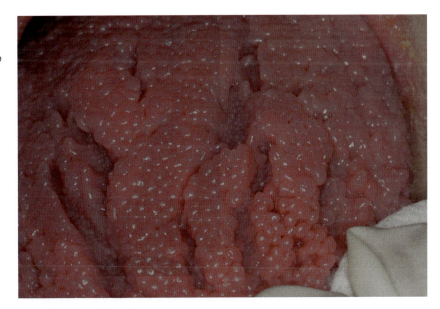

■ **Figura 16.24**
Síndrome do hamartoma múltiplo
Múltiplas pápulas no palato duro. (Cortesia do Dr. Lynn Wallace.)

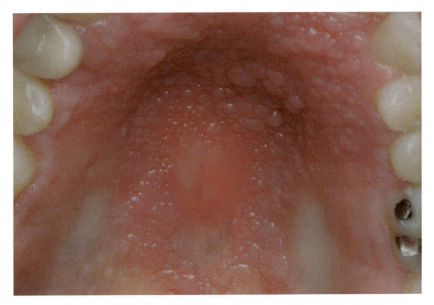

Epidermólise bolhosa

Figuras 16.25 e 16.26

Epidermólise bolhosa (EB) refere-se a um grupo de condições hereditárias incomuns caracterizadas pela mutação de pelo menos um dos vários mecanismos de adesão de células epiteliais superficiais. Às vezes, o alvo afetado está relacionado à ligação das células epiteliais umas às outras e, em outros casos, à ligação do tecido epitelial ao tecido conjuntivo. Todas as formas de EB apresentam algum grau de fragilidade da pele. Algumas formas da condição são bastante suaves e apenas constituem um incômodo (p. ex., EB tipo simples), enquanto outras formas são letais ou seriamente debilitantes (como EB tipo juncional). Pelo menos 44 diferentes subtipos de EB foram descritos, e estes estão distribuídos em quatro grandes grupos, a maioria tendo um padrão de herança autossômica dominante ou autossômica recessiva. Além disso, há uma rara doença bolhosa autoimune adquirida, conhecida como *EB adquirida*, que não é hereditária. A discussão será centrada no tipo distrófico porque têm maior relevância para a região oral. Tanto a EB distrófica autossômica dominante como a autossômica recessiva têm mutações no gene *COL7A1*, responsável pela produção de colágeno tipo VII. A expressão fenotípica parece refletir o grau em que a mutação interrompe a produção de colágeno tipo VII normal.

Pacientes com EB distrófica dominante desenvolverão vesículas e bolhas com danos relativamente pequenos. As lesões afetam áreas da pele que são mais traumatizadas, como dedos, cotovelos ou joelhos. As bolhas se rompem e acabam se curando com formação de cicatrizes. Durante um período de anos, as unhas são normalmente perdidas como resultado de lesões repetidas. Vesículas e bolhas orais também podem ocorrer, e não é incomum que o vestíbulo bucal seja reduzido em profundidade devido às aderências que se desenvolvem após a ruptura das bolhas. No entanto, esta condição geralmente não é fatal.

Em contraste, a EB distrófica recessiva é uma doença bolhosa mais grave. Os pacientes afetados desenvolvem bolhas com trauma mínimo, tanto na pele quanto intraoralmente. O tratamento dessa condição requer a minimização de qualquer tipo de traumatismo por atrito na pele, embora seja virtualmente impossível evitar a formação de bolhas. O tratamento das lesões cutâneas desnudas após o rompimento das bolhas é desafiador devido à contaminação bacteriana secundária e à formação de cicatriz após a cura. O desenvolvimento eventual do carcinoma de células escamosas cutâneo nessas áreas é comum. Os dedos das mãos e dos pés ficam envoltos em tecido cicatricial, após múltiplos episódios de formação de bolhas, cicatrização e desenvolvimento de aderências. Isso resulta na chamada deformidade das mãos em "luvas de boxe".

Vesículas e bolhas orais podem se desenvolver quando o paciente ingere qualquer alimento que tenha alguma resistência à mastigação e à deglutição. A escovação dentária de rotina resulta em descamação do epitélio gengival e, como resultado da diminuição da higiene bucal e de uma dieta mole, muitas vezes rica em carboidratos, a taxa de cárie dentária aumenta acentuadamente. A microstomia e a anquiloglossia resultam de múltiplos episódios de formação de bolhas periorais e intraorais, com subsequente cicatrização, contratura e aderências.

A abordagem do tratamento depende do tipo de EB. Aconselhamento genético é geralmente apropriado. A EB distrófica recessiva é uma das formas mais desafiadoras dessa condição, que normalmente requer informações de vários médicos, dentistas, enfermeiras e fisioterapeutas. Tratamentos tópicos com flúor e uma dieta não cariogênica devem ser instituídos desde a mais tenra idade. Se os procedimentos de restauração dentária forem necessários, eles devem ser realizados de forma atraumática, se possível.

■ **Figura 16.25**
Epidermólise bolhosa
A. Múltiplas áreas de cicatrizes se desenvolvem após a cura das bolhas associadas à forma autossômica recessiva da epidermólise bolhosa. Hipopigmentação e hiperpigmentação secundárias são evidentes. **B.** A chamada deformidade em forma de "luva de box" da mão, resultado de múltiplos episódios de bolhas e cicatrização dos dedos. Normalmente, os ossos dos dedos são incorporados na massa do tecido. (Agradecimento à Dra. Michelle Ziegler.)

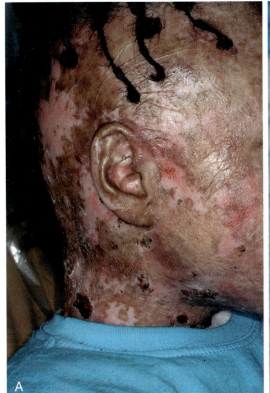
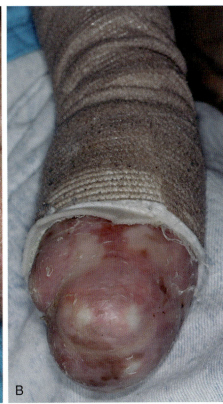

■ **Figura 16.26**
Epidermólise bolhosa
Mesmo paciente da Figura 16.25 apresenta erosões orais e periorais e ulcerações superficiais. (Agradecimento à Dra. Michelle Ziegler.)

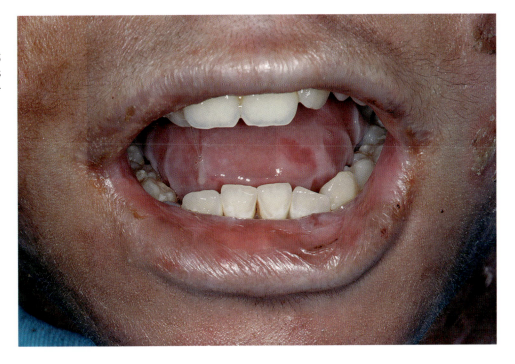

Pênfigo

Figuras 16.27 a 16.30

Embora vários tipos diferentes de **pênfigo** tenham sido descritos, o único que apresenta envolvimento significativo da mucosa oral é o **pênfigo vulgar**. Esses distúrbios autoimunes raros são caracterizados pela produção de anticorpos que são direcionados contra os componentes desmossômicos conhecidos como desmogleína 1 e desmogleína 3. A desmogleína 3 é uma parte crítica do mecanismo de ligação desmossomal que liga uma célula epitelial a outra. Como resultado deste ataque de anticorpos aos desmossomos, as células epiteliais da superfície se desprendem umas das outras e uma bolha intraepitelial é produzida clinicamente. Por se tratar de um processo intraepitelial, o teto da bolha é bastante fino e frágil.

O pênfigo vulgar afeta principalmente adultos, embora haja relatos da doença na infância. Na maioria dos casos, a mucosa oral é o primeiro local de envolvimento. As bolhas podem se desenvolver em praticamente qualquer superfície da mucosa oral, embora tenham vida curta e se rompam logo após a formação, deixando erosões avermelhadas e úlceras rasas com margens irregulares. Essas lesões tendem a migrar, cicatrizando em uma área e se desenvolvendo em outra, e geralmente são dolorosas. Eventualmente, as bolhas começam a se formar na pele, onde tendem a produzir bolhas flácidas que se rompem dentro de algumas horas a dias, deixando erosões e crostas eritematosas.

O diagnóstico é feito examinando microscopicamente uma amostra de biopsia da área perilesional e identificando a fenda intraepitelial que geralmente se desenvolve logo acima da camada basal. A confirmação do diagnóstico é feita através da realização de estudos de imunofluorescência direta em uma biopsia retirada de mucosa de aspecto normal, mantida em solução de Michel. O soro também pode ser submetido a estudos de imunofluorescência indireta ou ensaio de imunoabsorção enzimática (ELISA) se o paciente estiver em um centro de atendimento terciário que realiza esses testes.

Antes do desenvolvimento da terapia imunossupressora moderna, os pacientes com pênfigo geralmente morriam de complicações de sua doença, como desidratação, infecção e desequilíbrio eletrolítico. Atualmente, aproximadamente 90% desses pacientes experimentarão remissão e controle de sua doença. O tratamento geralmente consiste em corticosteroides sistêmicos que são administrados com outro fármaco modulador do sistema imune (o chamado agente poupador de esteroides) para reduzir a dose de corticosteroide enquanto se controla as lesões do paciente. Esses agentes poupadores de esteroides incluem azatioprina, micofenolato mofetila, metotrexato, ciclofosfamida e outros. Casos que não respondem a essa terapia podem ser tratados com rituximabe ou imunoglobulina intravenosa (IVIg). No entanto, complicações do tratamento imunossupressor podem resultar em morte, geralmente por infecção. No passado, 60 a 90% desses pacientes morreram dessa doença; com regimes imunossupressores modernos, a taxa de mortalidade é de 5 a 10%.

■ **Figura 16.27**
Pênfigo vulgar
Bolha parcialmente rompida na pele.

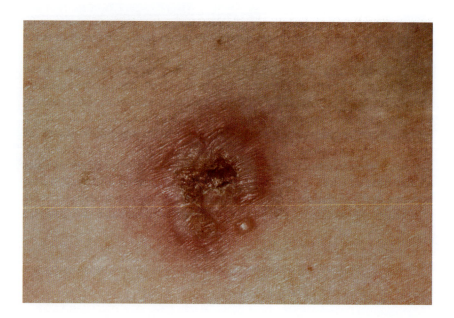

Figura 16.28
Pênfigo vulgar
Erosões irregulares da mucosa jugal.

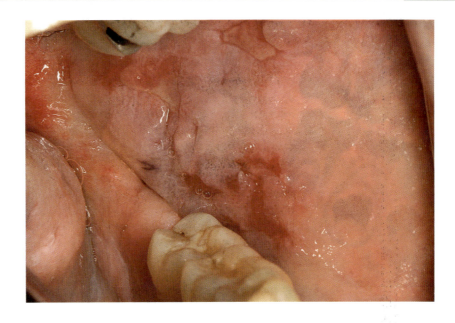

Figura 16.29
Pênfigo vulgar
Eritema e ulceração na mucosa palatina.

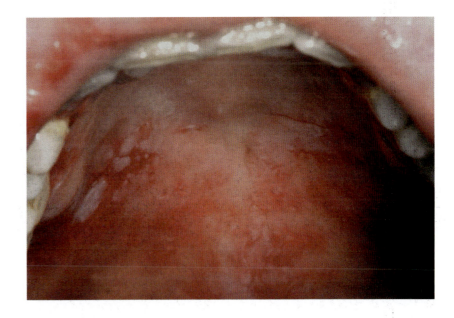

Figura 16.30
Pênfigo vulgar
Erosões na gengiva inserida vestibular da mandíbula.

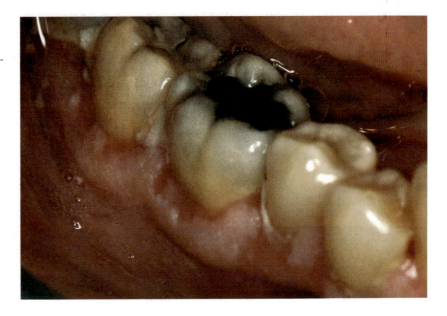

Pênfigo paraneoplásico

Figuras 16.31 a 16.34

O **pênfigo paraneoplásico** é uma condição autoimune rara que geralmente parece ser desencadeada pela presença de um processo linforreticular maligno, mais comumente um linfoma linfocítico ou leucemia. Proliferações linfoides benignas, como a doença de Castleman, além de outras neoplasias malignas linforreticulares, também podem ser responsáveis. Embora este seja um processo autoimune, semelhante ao pênfigo vulgar, há um número muito maior de anticorpos que são direcionados contra muitos alvos antigênicos diferentes da mucosa oral, respiratória e genital, bem como da pele. Os linfócitos T citotóxicos também podem desempenhar um papel em alguns casos. Como resultado, a apresentação desta doença é muito mais grave do que o pênfigo vulgar. O pênfigo paraneoplásico pode ter características clínicas sobrepostas ao pênfigo, penfigoide, eritema multiforme e líquen plano.

Os pacientes afetados podem exibir pápulas cutâneas liquenoides eritematosas, vesículas e bolhas; conjuntivite grave que pode levar a cicatrizes; e sintomas pulmonares relacionados à bronquiolite obliterante. Uma variedade de lesões orais pode se desenvolver, incluindo crostas hemorrágicas no vermelhão dos lábios, ulcerações superficiais disseminadas precedidas por vesículas e bolhas, e áreas de eritema com estrias liquenoides. Normalmente, o paciente já foi diagnosticado com linfoma ou leucemia, mas em um terço dos casos relatados, o aparecimento de pênfigo paraneoplásico resultou na descoberta da neoplasia.

O diagnóstico de pênfigo paraneoplásico é muitas vezes atrasado porque o paciente geralmente está recebendo quimioterapia agressiva para uma neoplasia linforreticular, e esse tratamento prejudica a capacidade do paciente de combater a infecção. Consequentemente, o pênfigo paraneoplásico é muito confundido com uma infecção viral ou bacteriana, e é somente após semanas de tratamento antibiótico sem resultados e cultura negativa que o diagnóstico correto é considerado e confirmado. A biopsia do tecido perilesional pode mostrar uma mucosite liquenoide que é combinada com ambas as fendas, intraepitelial e subepitelial. Embora a imunofluorescência direta possa mostrar características da deposição de anticorpos dentro do tecido, a imunofluorescência indireta usando epitélio de bexiga de rato como substrato é considerado um teste diagnóstico mais definitivo. Isso deve identificar padrões diagnósticos de deposição intraepitelial e de membrana basal de autoanticorpos circulantes no soro do paciente.

Se a condição é causada por um tumor benigno, como doença de Castleman ou timoma, a excisão cirúrgica, às vezes, resulta em remissão do pênfigo paraneoplásico. O tratamento de casos associados a neoplasias malignas pode ser muito desafiador, pois a terapia imunossupressora que é necessária para controlar a produção anormal de anticorpos também pode permitir que o tumor do paciente se repita. A redução adicional no *status* imunológico do paciente aumentará o risco de infecções graves. O prognóstico geralmente é considerado ruim, com algumas séries relatando uma taxa de mortalidade de 90% para esses pacientes.

■ **Figura 16.31**
Pênfigo paraneoplásico
Bolhas na palma da mão.

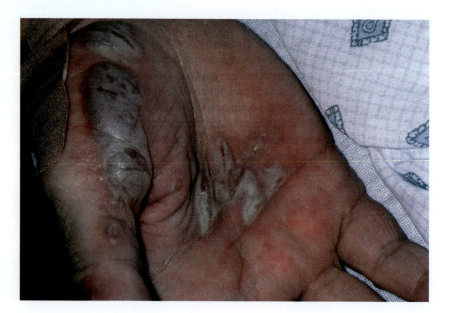

Figura 16.32
Pênfigo paraneoplásico
Cicatrização da conjuntiva com ulceração e crostas hemorrágicas na pele periocular.

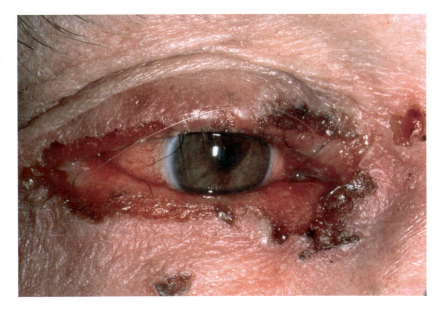

Figura 16.33
Pênfigo paraneoplásico
Ulceração e crostas hemorrágicas no vermelhão dos lábios.

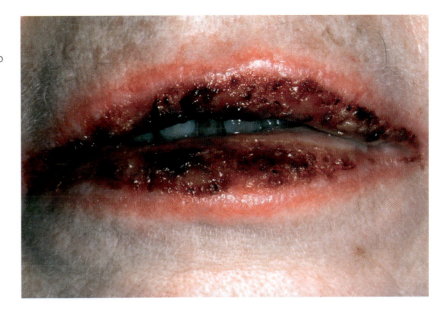

Figura 16.34
Pênfigo paraneoplásico
Erosões e ulcerações com estrias liquenoides brancas adjacentes nas superfícies dorsal e lateral da língua.

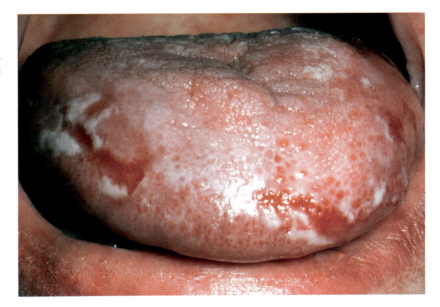

Penfigoide das mucosas

Figuras 16.35 a 16.38

O **penfigoide das mucosas (PM)**, também conhecido como penfigoide cicatricial, é um grupo de doenças autoimunes que se caracterizam pela formação de vesículas e bolhas que acometem principalmente as superfícies mucosas (oral, conjuntival, laríngea, nasal, vaginal). Aproximadamente 20% desses pacientes também podem ter lesões cutâneas. Esse distúrbio é causado pela produção de autoanticorpos que são direcionados contra qualquer um dos vários alvos antigênicos que compõem a membrana basal da mucosa. Os sítios anatômicos e a gravidade da doença são frequentemente dependentes de qual componente da membrana basal é alvo do ataque de anticorpos.

A maioria dos pacientes que desenvolvem PM são adultos mais velhos, e as crianças raramente são afetadas. Indivíduos podem observar vesículas ou bolhas desenvolvendo-se na mucosa oral, particularmente na gengiva e no palato, embora qualquer local da cavidade oral pode ser afetado. As bolhas se rompem dentro de algumas horas, deixando uma ulceração irregular e rasa com bordas lisas. Conforme algumas lesões se curam, outras se desenvolvem em outros locais. A cicatrização intraoral geralmente não é uma característica proeminente.

Embora as úlceras orais sejam dolorosas e incômodas, a complicação mais significativa dessa condição é o envolvimento na conjuntiva, que pode levar à cegueira se não for identificado precocemente e tratado adequadamente. O primeiro sinal do PM na conjuntiva é a fibrose subepitelial, um processo que requer identificação por um exame microscópico oftalmológico com lâmpada de fenda. Com a atividade lesional contínua, a fibrose causa ruptura das várias glândulas que lubrificam a superfície do olho, causando secura significativa. Isso leva à inflamação da conjuntiva, e cicatrizes (sinéquias) podem se formar entre a conjuntiva bulbar (globo ocular) e a palpebral. Eventualmente ocorre cegueira.

O diagnóstico é estabelecido através da identificação de uma fenda subepitelial após exame da mucosa perilesional utilizando microscopia de luz de rotina. Além disso, a mucosa normal adjacente deve ser submetida à solução de Michel para estudos de imunofluorescência direta, o que deve confirmar uma banda linear de imunorreagentes (geralmente C3 e IgG) na zona da membrana basal. Uma vez estabelecido o diagnóstico, o encaminhamento do paciente para exame oftalmológico é apropriado, e este deve ser repetido a cada 6 meses.

O PM pode responder a uma variedade de tratamentos, e isso pode refletir o fato de que esse processo é provavelmente uma variedade de diferentes doenças com uma característica imunopatológica comum. O tratamento é inicialmente dirigido para a presença de envolvimento ocular, que tipicamente requer terapia imunossupressora sistêmica. Se houver apenas lesões orais, o tratamento é baseado em quão extensas elas são. Com a doença limitada, os corticosteroides tópicos podem controlar adequadamente o problema. Com uma doença mais extensa, medicações como corticosteroides sistêmicos, dapsona, micofenolato mofetila ou outros fármacos imunossupressores e imunomoduladores, como o rituximabe, podem ser apropriados.

Figura 16.35
Penfigoide das mucosas

Bolhas e vesículas intactas envolvendo a mucosa do palato mole. Observa-se uma úlcera rasa com periferia eritematosa adjacente às bolhas, representando uma área na qual o teto da bolha foi perdido.

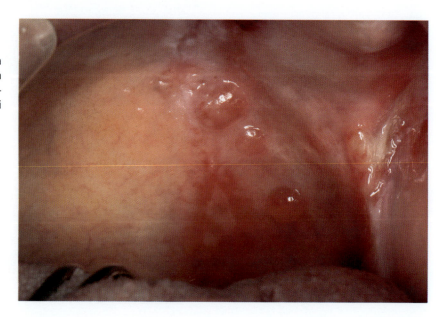

■ **Figura 16.36**
Penfigoide das mucosas
Exemplo relativamente leve, apresentando-se como gengiva eritematosa, a chamada gengivite descamativa.

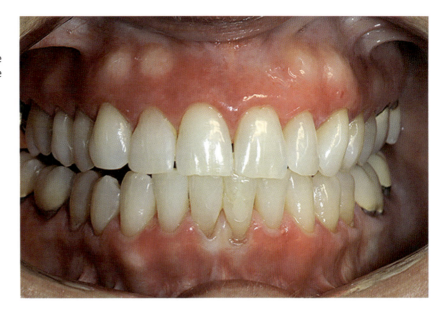

■ **Figura 16.37**
Penfigoide das mucosas
Um exemplo mais grave de envolvimento gengival, provavelmente exacerbado pelo acúmulo de placa bacteriana.

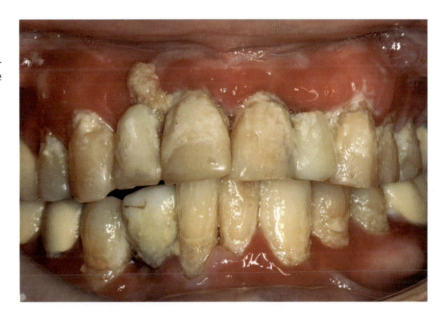

■ **Figura 16.38**
Penfigoide das mucosas
Envolvimento da conjuntiva, demonstrando uma banda de tecido cicatricial entre as conjuntivas bulbar e palpebral (formação de simbléfaro).

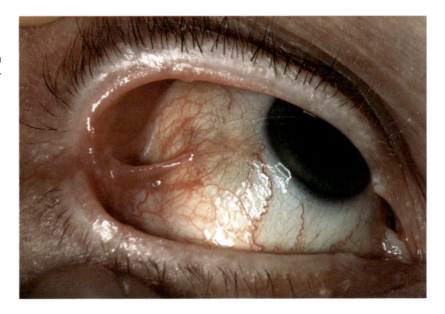

Eritema multiforme

Figuras 16.39 a 16.42

O eritema multiforme é uma doença mucocutânea incomum que é provavelmente autoimune, embora os mecanismos patogênicos precisos não sejam claros. Infecções precedentes por herpesvírus ou micoplasma são frequentemente descritas, e talvez estes de alguma forma desencadeiem a doença. Menos comumente, a exposição a um medicamento parece iniciar a doença. Observa-se uma gama de gravidade, com formas mais leves designadas como *eritema multiforme menor*, quando apenas a pele ou mucosa oral está envolvida; casos mais graves são denominados *eritema multiforme maior*, quando a pele está envolvida, além de, pelo menos, dois locais da mucosa.

O início desta condição é relativamente rápido, com lesões que se desenvolvem dentro de 1 ou 2 dias. As lesões cutâneas são vermelhas, palpáveis e geralmente arredondadas, desenvolvendo-se inicialmente nas extremidades. Pode-se observar variação na aparência das lesões (portanto, o termo "multiforme" = "muitas formas"), com algumas sendo maculares e algumas ligeiramente elevadas. A lesão em alvo ou olhos de boi é considerada um sinal clássico de eritema multiforme, aparecendo como círculos vermelhos concêntricos, lembrando um alvo. As lesões orais geralmente se apresentam como úlceras grandes e rasas, com margens irregulares e periferia eritematosa. Afetam principalmente a mucosa não queratinizada, com apenas raros exemplos descritos de envolvimento das gengivas ou palato duro. Os pacientes ficam bastante desconfortáveis e têm problemas para comer e beber, por isso pode ocorrer desidratação.

O diagnóstico é baseado nas características clínicas, especialmente se as lesões em alvo estiverem presentes. Embora o início rápido seja menos característico quando comparado a outras condições imunobolhosas e erosivas, a biopsia é realizada para descartar essas outras condições. As características microscópicas do eritema multiforme são sugestivas, mas não patognomônicas, e requerem correlação clínica para chegar ao diagnóstico.

Esta condição é tipicamente autolimitada, e geralmente as lesões se resolvem em um período de várias semanas. O eritema multiforme crônico tem sido descrito, e isso pode responder à medicação antiviral, presumivelmente porque o herpesvírus desencadeante é suprimido. Um curto período de corticosteroides sistêmicos em dose moderada pode acelerar a cura de alguns indivíduos. Recorrências acontecem ocasionalmente, e por motivos desconhecidos, tendem a se desenvolver na primavera e no outono.

A **síndrome de Stevens-Johnson** e a **necrólise epidérmica tóxica (NET)** foram consideradas como representantes das formas graves de eritema multiforme, mas a tendência atual é colocá-las em categorias separadas. O agente desencadeante desses distúrbios geralmente é um medicamento, e não uma infecção. Estas condições podem ser precedidas por febre ou doença semelhante à gripe, seguidas pelo desenvolvimento de lesões eritematosas não palpáveis que inicialmente se desenvolvem no tronco. As úlceras orais são comuns, semelhantes às do eritema multiforme. A NET é caracterizada por grandes bolhas cutâneas que se desfazem rapidamente, resultando em áreas significativas de pele desnuda. Os pacientes são suscetíveis à infecção e ao desequilíbrio eletrolítico e normalmente são tratados da mesma forma que pacientes que sofreram queimaduras. A taxa de mortalidade da NET geralmente se aproxima de 30%, apesar de tais cuidados.

■ **Figura 16.39**
Eritema multiforme
Crostas hemorrágicas características dos lábios.

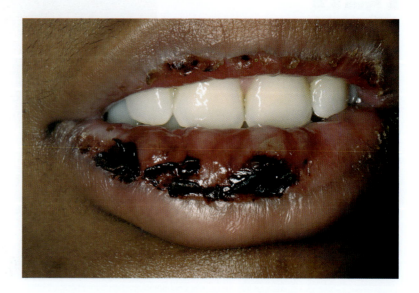

■ **Figura 16.40**
Eritema multiforme
Lesões maculares eritematosas redondas na pele palmar.

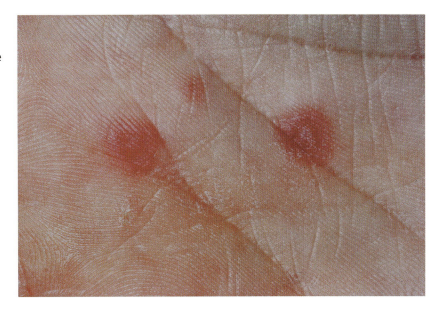

■ **Figura 16.41**
Eritema multiforme
Úlceras rasas com bordas irregulares que afetam principalmente a mucosa não queratinizada. Este paciente teve uma história de exposição a sulfa 1 semana antes.

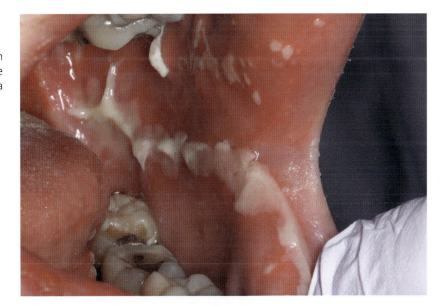

■ **Figura 16.42**
Eritema multiforme
Mesmo paciente da Figura 16.41 após 1 semana de tratamento com xarope de prednisolona.

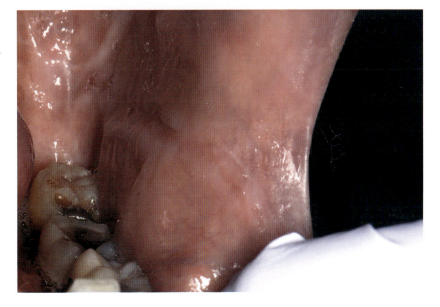

Eritema migratório

Figuras 16.43 a 16.46

O **eritema migratório** (glossite migratória benigna; língua geográfica) é uma condição inflamatória comum de etiologia desconhecida. As lesões microscopicamente se assemelham às da psoríase cutânea, e alguns estudos sugerem que pacientes com psoríase podem ter uma prevalência aumentada de eritema migratório oral.

O diagnóstico de eritema migratório geralmente não requer biopsia devido às suas características clínicas muito evidentes. As lesões aparecem como manchas eritematosas e atrofia acentuadamente demarcada das papilas filiformes do dorso da língua, com tendência a envolver as bordas laterais. Cada mancha geralmente tem uma borda linear amarelo-esbranquiçada pela qual é parcial ou completamente englobada. As áreas lesionais persistem por um período variável, depois a inflamação diminui e as papilas se regeneram. Outros locais do dorso da língua, então, desenvolvem lesões. Embora o dorso da língua seja o local mais comum de envolvimento, a borda lateral e o ventre da língua também são afetados com bastante frequência. Muito raramente, o palato mole, a mucosa jugal ou a mucosa labial podem desenvolver essas lesões, que são caracterizadas por manchas vermelhas demarcadas parcial ou completamente circundadas por bordas lineares amarelas e brancas. Na maioria dos casos, as lesões são assintomáticas, mas alguns indivíduos podem queixar-se de uma leve sensação de queimação com alimentos quentes, condimentados ou ácidos quando as lesões estão ativas.

Na maioria dos casos, o tratamento não é necessário. Se a sensação de ardor for grave o suficiente, a aplicação tópica de uma fina camada de gel de um corticosteroide mais potente pode proporcionar algum alívio.

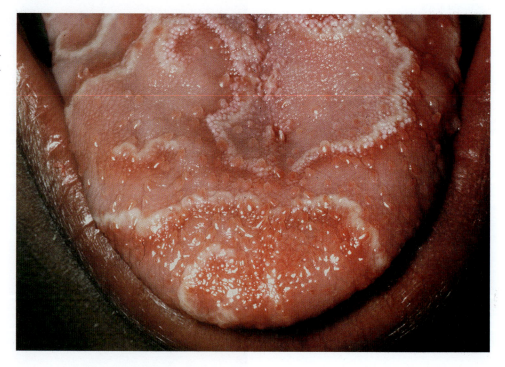

■ **Figura 16.43**
Eritema migratório
Manchas atróficas eritematosas circundadas por bordas lineares amarelo-esbranquiçadas.

■ **Figura 16.44**
Eritema migratório
Lesões eritematosas ovoides com bordas amarelo-claras levemente elevadas na língua e no assoalho da boca.

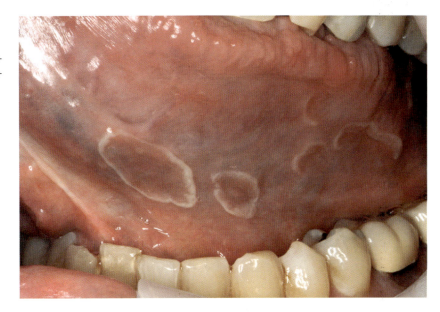

■ **Figura 16.45**
Eritema migratório
Envolvimento da mucosa labial inferior.

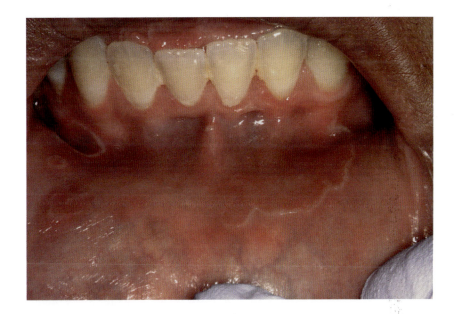

■ **Figura 16.46**
Eritema migratório
Lesão semicircular e anular na mucosa do palato mole. (Cortesia do Dr. Walter Colon.)

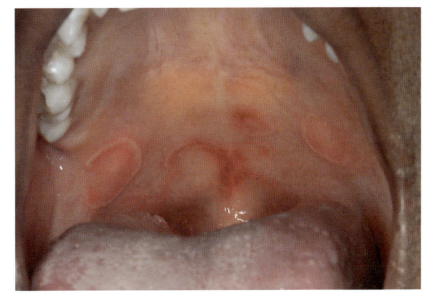

Líquen plano

Figuras 16.47 a 16.55

O **líquen plano** é uma doença autoimune que foi originalmente descrita como uma condição da pele em 1869. A causa é desconhecida, embora tenha havido muitas pesquisas realizadas em relação a sua patogênese. As lesões cutâneas aparecem como pápulas púrpuras, poligonais e pruriginosas que afetam a pele dos tornozelos, a base da coluna vertebral e os punhos com mais frequência.

O envolvimento oral pode ser categorizado como lesões reticulares e erosivas, que provavelmente refletem a intensidade da reação imunológica. O líquen plano reticular é caracterizado pela distribuição simétrica de linhas brancas entrelaçadas, às vezes com pequenas pápulas ou placas brancas na mucosa jugal posterior. Além desses locais, as gengivas, o dorso e a lateral da língua são áreas comuns de envolvimento. Menos frequentemente, o vermelhão dos lábios, a mucosa labial, o assoalho da boca e a mucosa palatina podem ser afetados, mas as lesões em mucosa jugal bilateralmente também devem estar presentes. Se elas não são evidentes, então outras condições "liquenoides" (lesões que clinicamente mimetizam o líquen plano oral) devem ser consideradas.

O líquen plano oral erosivo é visto como úlceras superficiais que podem variar de tamanho, circundadas por uma zona de eritema com estrias brancas radiais na periferia. Distribuição simétrica na mucosa jugal é esperada, e isso pode ser acompanhado por manifestação gengival (um padrão clínico da chamada gengivite descamativa) ou na língua. Como a maioria dos distúrbios imunomediados, a condição pode ter momentos de exacerbação e remissão sem tratamento, e não é incomum que os pacientes apresentem líquen plano reticular em uma consulta e líquen plano erosivo na próxima consulta semanas mais tarde.

A biopsia é frequentemente realizada para descartar outros distúrbios imunomediados e condições potencialmente malignas. Embora os aspectos microscópicos do líquen plano oral sejam característicos, não são patognomônicos. Uma variedade de outras doenças pode se assemelhar ao padrão apresentado de hiperqueratose, espessura irregular da camada espinhosa, cristas epiteliais pontiagudas, degeneração da camada basal e intenso infiltrado inflamatório crônico subepitelial. Em geral, é necessária uma correlação clínica para descartar condições como reação liquenoide por amálgama, gengivite liquenoide de corpo estranho, reação liquenoide a drogas, estomatite de contato, doença do enxerto contra hospedeiro, lúpus eritematoso ou uma apresentação liquenoide precoce da leucoplaquia verrucosa proliferativa. Estudos de imunofluorescência direta seriam necessários para descartar também a estomatite ulcerativa crônica.

O tratamento do líquen plano será necessário dependendo dos sintomas do paciente. A maioria dos casos de líquen plano reticular é assintomática e não requer tratamento. Aproximadamente 25% dos casos de líquen plano oral terão candidíase superposta, e isso pode causar uma sensação de queimação, assim como a perda de nitidez das estrias reticulares. O tratamento com ciclos de clotrimazol por via oral deve aliviar os sintomas 1 a 2 dias após o início de um tratamento de 10 dias, e muitas vezes não é necessário tratamento adicional. Muitos pacientes com líquen plano erosivo são sintomáticos devido às suas ulcerações, e tipicamente se queixam de dor associada com a alimentação salgada, ácida e bebidas alcoólicas. O tratamento com gel corticosteroide tópico, aplicado como uma fina camada apenas nas áreas doloridas, 4 vezes/dia (após as refeições e na hora de dormir), geralmente resulta na resolução das úlceras. No entanto, o retratamento periódico das lesões geralmente é necessário devido à natureza recorrente da patologia.

■ **Figura 16.47**
Líquen plano
Imagem aproximada de uma lesão do líquen plano cutâneo. Observe as linhas brancas (estrias de Wickham) na superfície da placa eritematosa.

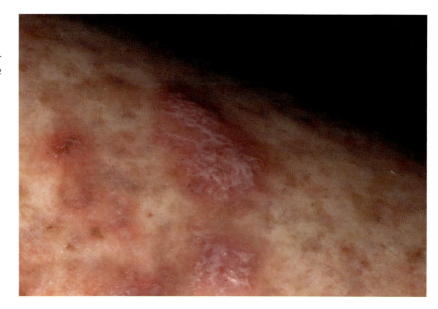

■ **Figura 16.48**
Líquen plano
Exemplo clássico de líquen plano oral reticular. Envolvimento bilateral é esperado.

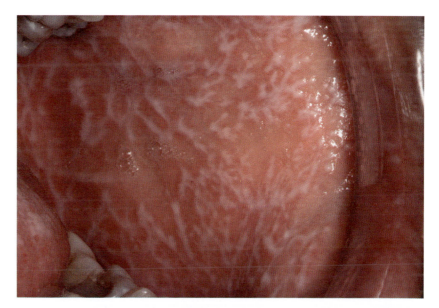

■ **Figura 16.49**
Líquen plano
Entrelaçamento de lesões lineares brancas (reticular) que tendem a ter um padrão radiante na periferia em algumas áreas. Esse processo acometeu a mucosa jugal de uma pessoa negra, e uma melanose reativa benigna foi observada.

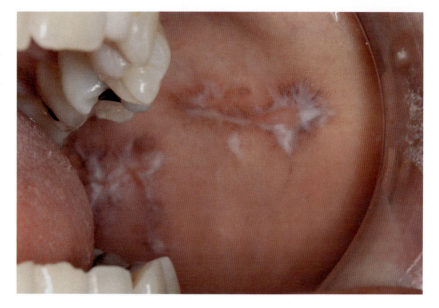

Figura 16.50
Líquen plano
Placas brancas e estrias periféricas no dorso da língua.

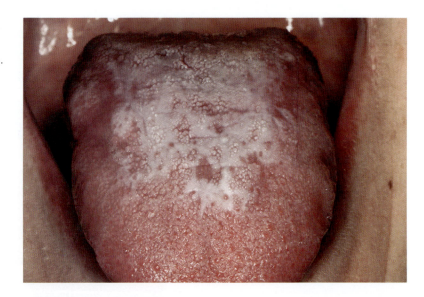

Figura 16.51
Líquen plano
Estrias brancas reticulares no vermelhão do lábio inferior.

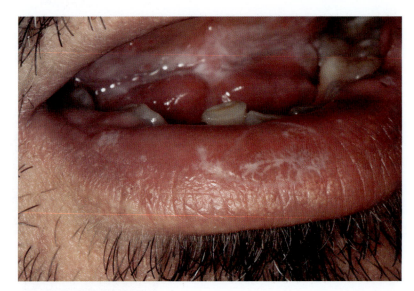

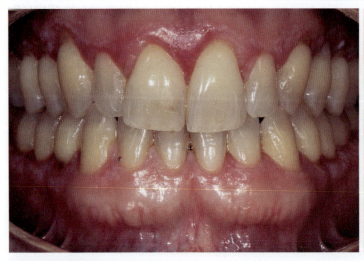
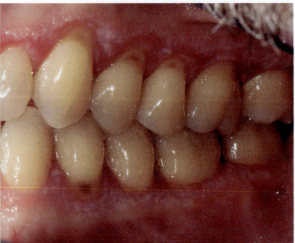

Figura 16.52
Líquen plano
Lesões gengivais apresentam zonas eritematosas com estrias periféricas. O envolvimento da mucosa jugal também seria esperado. Caso contrário, condições como gengivite liquenoide por corpo estranho ou estomatite de contato precisam ser consideradas no diagnóstico diferencial.

■ **Figura 16.53**
Líquen plano
Estrias brancas com erosões centrais na mucosa jugal direita.

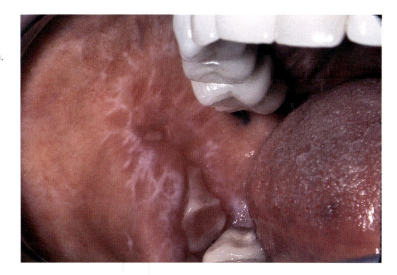

■ **Figura 16.54**
Líquen plano
Mesmo paciente da Figura 16.53 apresenta lesões semelhantes na mucosa jugal esquerda.

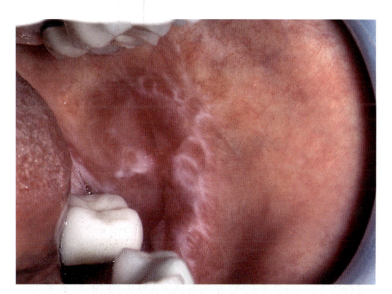

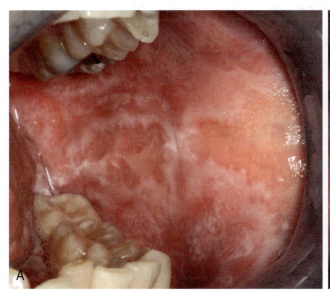
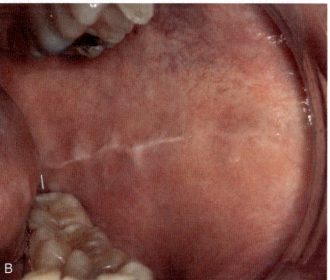

■ **Figura 16.55**
Líquen plano
A. Líquen plano reticular e erosivo relativamente grave envolve a mucosa jugal. **B.** Mesmo paciente 1 mês após a aplicação de uma preparação de gel de corticosteroide tópico superpotente nas lesões, 4 vezes/dia durante várias semanas. Uma linha alba é observada, mas o líquen plano desapareceu.

Estomatite ulcerativa crônica

Figura 16.56

A **estomatite ulcerativa crônica**, descrita pela primeira vez em 1989, é um processo liquenoide imunomediado relativamente raro que afeta principalmente a mucosa oral, embora o envolvimento da pele também tenha sido descrito. A condição é muitas vezes confundida clínica e histopatologicamente com o líquen plano erosivo ou outras condições liquenoides, e estudos de imunofluorescência direta são necessários para se concluir o diagnóstico.

Este distúrbio tem uma predileção por mulheres adultas e tipicamente envolve a língua, a mucosa jugal e/ou a gengiva. Um padrão de gengivite descamativa não é incomum, mas qualquer local da mucosa oral pode ser afetado. Observam-se áreas atróficas, erosivas e ulceradas com finas estrias brancas periféricas, embora geralmente as estrias não sejam tão definidas como no líquen plano. Essas lesões aumentam e diminuem em gravidade, e tendem a curar sem formar cicatriz. Posteriormente se desenvolvem em outra área. Muitas vezes, o padrão simétrico de distribuição observado no líquen plano oral não está presente.

A investigação diagnóstica para essa condição geralmente é iniciada quando um paciente apresenta lesões orais que parecem resistentes à corticoterapia tópica. Os achados histopatológicos foram relatados como inadequados para distinção entre líquen plano oral e estomatite ulcerativa crônica. Quando a imunofluorescência direta é realizada, há imunorreatividade positiva dos núcleos das células epiteliais nas camadas basal e parabasal. Estudos de imunofluorescência indireta, usando esôfago de porquinho-da-índia ou macaco como substrato, pode fornecer apoio adicional para o diagnóstico.

Embora alguns pacientes possam responder à aplicação tópica de corticosteroide em gel, isso nem sempre acontece. Em tais situações, deve-se considerar o tratamento com hidroxicloroquina, um medicamento antimalárico que é frequentemente usado para o tratamento de outras condições autoimunes. Exame oftalmológico periódico e estudos hematológicos são necessários se este medicamento for utilizado, devido aos seus potentes efeitos colaterais.

Doença do enxerto versus hospedeiro

Figuras 16.57 e 16.58

A **doença enxerto *versus* hospedeiro (DEVH)** é uma condição observada em um número significativo de pacientes que foram submetidos a um transplante alogênico de medula óssea ou de células-tronco, geralmente como parte da terapia para leucemia ou outros distúrbios que ameaçam a vida. Agentes citotóxicos e radiação são usadas para destruir as células malignas, mas no processo, as células hematopoéticas do próprio paciente são eliminadas. Para restaurar as células hematopoéticas do paciente, a medula óssea ou as células-tronco de um doador compatível com o antígeno de leucócito humano (HLA) são obtidas e infundidas no paciente (hospedeiro). Infelizmente, essas compatibilidades geralmente não são perfeitas. As células imunes enxertadas podem então detectar antígenos de superfície das células do hospedeiro, reconhecendo-as como sendo "estranhas" e, subsequentemente, montando um ataque nas células hospedeiras. Assim, o termo "doença do enxerto *versus* hospedeiro" foi aplicado ao distúrbio que resultou desse ataque.

Embora quaisquer tecidos do paciente hospedeiro possam ser afetados, a pele e a mucosa oral estão comumente envolvidas, produzindo um padrão que pode mimetizar o líquen plano ou a esclerose sistêmica. Às vezes, as lesões orais são a única manifestação desta doença, apresentando-se em vários padrões, incluindo estrias brancas finas ou pontos brancos pontiagudos que tipicamente afetam a mucosa labial, a língua ou a mucosa jugal. Erosões e ulcerações também podem se desenvolver dentro das áreas de estrias brancas, semelhantes ao líquen plano erosivo; no entanto, várias infecções, incluindo herpesvírus e infecções fúngicas profundas, podem precisar ser descartadas por causa da imunossupressão do paciente. Ulceração e formação de crostas nos lábios podem se desenvolver, especialmente na DEVH aguda. Além disso, esses pacientes terão um risco aumentado de desenvolver carcinoma de células escamosas oral; portanto, a biopsia pode ser necessária para descartar esse processo. Os pacientes podem se queixar de boca seca, tipicamente como resultado do ataque do tecido das glândulas salivares pelas células imunes enxertadas.

O diagnóstico da DEVH oral baseia-se na história clínica associada aos achados histopatológicos da mucosite liquenoide, embora a intensidade do infiltrado inflamatório não seja tão grande na DEVH como é no líquen plano oral. Observa-se também o envolvimento das glândulas salivares, causando destruição das estruturas acinares, seguida de fibrose.

A prevenção da DEVH talvez seja o melhor tratamento, e a compatibilidade dos tipos de HLA do doador e do receptor diminuirá a gravidade da condição. Os pacientes que desenvolvem DEVH são tratados com corticosteroides sistêmicos e vários agentes poupadores de esteroides, bem como fármacos imunomoduladores, como o micofenolato de mofetila e a ciclosporina. As lesões orais da

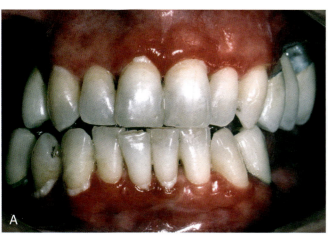
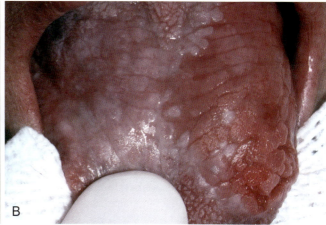

■ Figura 16.56
Estomatite ulcerativa crônica
A. A mucosa gengival eritematosa poderia sugerir penfigoide ou líquen plano, mas estudos de imunofluorescência direta confirmaram o diagnóstico de estomatite ulcerativa crônica. **B.** Alterações atróficas e queratóticas no dorso da língua também apresentam aspecto liquenoide, exigindo estudos de imunofluorescência direta para o diagnóstico.

■ Figura 16.57
Doença enxerto *versus* hospedeiro
Alterações liquenoides na mucosa jugal e na língua.

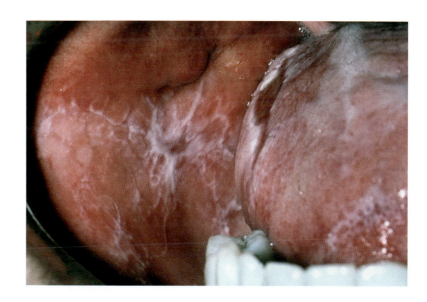

■ Figura 16.58
Doença do enxerto *versus* hospedeiro
Ulcerações difusas no palato duro.

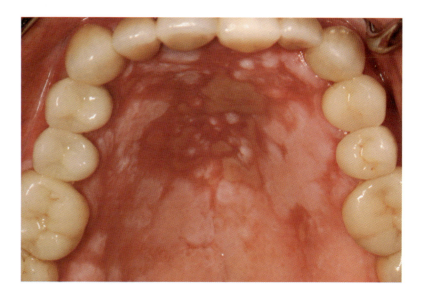

DEVH geralmente são tratadas com corticosteroides tópicos, e se houver úlceras, então os anestésicos tópicos podem ser usados para aliviar a dor até que a cura ocorra. Quando há envolvimento significativo das glândulas salivares, os lubrificantes orais de venda livre podem trazer algum alívio. Os estimulantes salivares podem ser úteis se restar tecido salivar intacto suficiente. Solução tópica de fluoreto de sódio neutro a 1% deve ser aplicada diariamente para inibir a cárie dentária cervical.

Lúpus eritematoso

Figuras 16.59 a 16.62

O **lúpus eritematoso** é um distúrbio imunomediado que pode se manifestar como uma doença cutânea relativamente branda (**lúpus eritematoso cutâneo crônico [LECC]**), doença sistêmica grave (**lúpus eritematoso sistêmico [LES]**) ou uma doença intermediária (**lúpus eritematoso subagudo [LESA]**). O LES é caracterizado pela desregulação dos linfócitos T e B do sistema imunológico, resultando em danos significativos a vários sistemas orgânicos, incluindo a pele, os rins, o coração, os vasos sanguíneos e as articulações. O LECC ataca principalmente a pele, produzindo manchas vermelhas e escamosas que podem cicatrizar. As características do LESA encontram-se entre as outras duas formas.

O LES tende a afetar predominantemente mulheres jovens, e os sinais e sintomas podem ser relativamente inespecíficos nos estágios iniciais da doença. Febre, mal-estar, artrite, perda de peso e fadiga são frequentemente observados, assim como eritema característico que envolve a pele da região malar e a ponte nasal, denominada "eritema malar em formato de asas de borboleta". O envolvimento renal se desenvolve em 30 a 40% dos casos desses pacientes e pode levar à insuficiência renal. Pericardite e endocardite vegetante ocorrem em aproximadamente 50% dos pacientes com LES. As manchas eritematoescamosas do LECC geralmente aparecem na pele do rosto e frequentemente pioram com a exposição ao sol. As lesões orais do LES e do LECC podem parecer muito semelhantes ao líquen plano erosivo, embora no LES, as lesões podem ter caráter inespecífico, ou mesmo granulomatoso. Tais lesões ocorrem em uma porcentagem significativa de pacientes com LES, afetando principalmente lábios, língua, mucosa jugal e palato duro.

O diagnóstico de LES pode ser desafiador em suas fases iniciais, e a American Rheumatism Association desenvolveu uma lista de achados laboratoriais e clínicos que, no contexto apropriado, poderiam indicar um diagnóstico de LES. Os aspectos histopatológicos característicos, mas não patognomônicos, geralmente mostram uma mucosite liquenoide com inflamação perivascular. Exames sorológicos frequentemente identificam níveis elevados de autoanticorpos, alguns inespecíficos; entretanto, se autoanticorpos direcionados contra o DNA ou proteína Sm forem identificados, isso é bastante específico para o diagnóstico de LES. Esses achados sorológicos geralmente não ocorrem no LECC ou no LESA.

Pacientes com qualquer forma de lúpus eritematoso devem evitar a exposição solar, se possível. Casos leves de LES podem ser tratados com agentes anti-inflamatórios não esteroidais em conjunto com a hidroxicloroquina, um fármaco antimalárico que parece modular a resposta inflamatória. Casos mais graves de LES podem exigir tratamento com agentes imunossupressores e imunomoduladores mais potentes. A maioria dos casos de LECC e LES pode ser tratada com corticosteroides tópicos.

O prognóstico do LES pode variar consideravelmente de pessoa para pessoa, embora 95% desses pacientes estejam vivos 5 anos após o diagnóstico. No entanto, em 20 anos, a taxa de sobrevivência cai para 75%. O prognóstico do LECC e LESA é muito melhor, e alguns desses casos podem se resolver completamente após vários anos.

■ Figura 16.59
Lúpus eritematoso
Placas escamosas vermelhas, com áreas de regressão e melanose pós-inflamatória envolvendo a pele exposta ao sol.

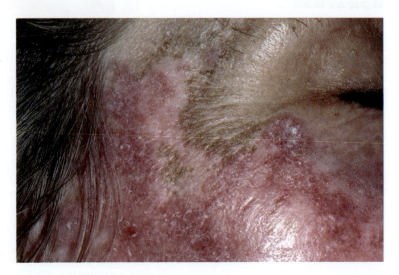

■ **Figura 16.60**
Lúpus Eritematoso
Placas arredondadas eritematosas ("discoides"), escamosas, do lúpus eritematoso cutâneo crônico.

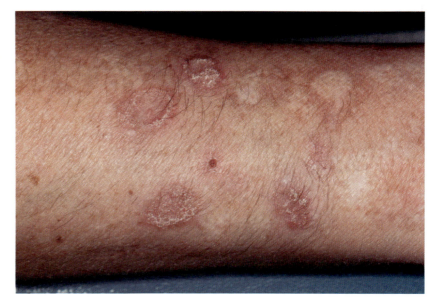

■ **Figura 16.61**
Lúpus eritematoso
As lesões da mucosa oral muitas vezes parecem semelhantes às do líquen plano, mostrando áreas de eritema associadas a placas brancas e estrias que afetam a mucosa jugal.

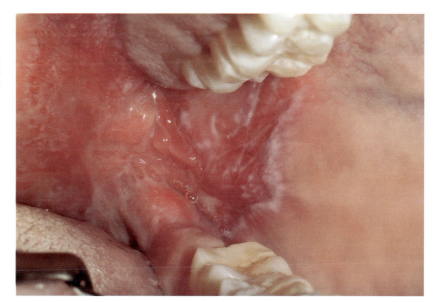

■ **Figura 16.62**
Lúpus eritematoso
Lesão característica mostrando uma placa mista vermelha e branca que envolve a região média/posterior do palato duro.

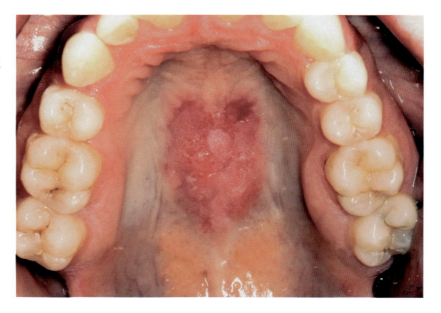

Esclerose sistêmica

Figuras 16.63 a 16.66

A **esclerose sistêmica** (**esclerodermia**) é uma doença autoimune incomum que é caracterizada pela deposição anormal de colágeno em várias regiões anatômicas do corpo. A patogênese precisa da esclerose sistêmica é desconhecida. Às vezes a condição parece permanecer limitada à pele da face e dos membros e é designada como esclerose sistêmica cutânea limitada. Em outros casos, a deposição de colágeno começa na pele, mas se torna mais difundida, e isso é chamado de *esclerose sistêmica cutânea difusa*.

A esclerose sistêmica comumente afeta mulheres de meia-idade ou mais velhas e muitas vezes é detectada pela primeira vez devido a alterações cutâneas que são caracterizadas por pele muito firme e inelástica. Se as mãos forem afetadas, os dedos ficam fixos em uma deformidade em forma de garra conhecida como esclerodactilia (literalmente, "dedos duros"). O fenômeno de Raynaud muitas vezes se desenvolve nesses pacientes. Insuficiência renal com hipertensão arterial concomitante é observada com o envolvimento dos rins. A deposição de colágeno nos pulmões resulta em perda da elasticidade pulmonar, causando hipertensão pulmonar e subsequente insuficiência cardíaca.

Quando a pele da face é envolvida, o rosto tem uma aparência suave, com atrofia da asa do nariz e microstomia. A pele ao redor da boca pode desenvolver um padrão de "alça de bolsa". Os pacientes podem ter dificuldade para colocar próteses dentárias, e os procedimentos de higiene bucal tornam-se difíceis. A disfagia ocorre devido à deposição de colágeno na parede do esôfago, e o restante do sistema digestório também pode estar envolvido.

As radiografias mostram tipicamente o alargamento generalizado do espaço do ligamento periodontal. Ocasionalmente, reabsorção do queixo, do côndilo, do processo coronoide ou do ramo posterior da mandíbula é identificada.

O diagnóstico da esclerose sistêmica baseia-se nas manifestações clínicas, incluindo alterações da pele e fenômeno de Raynaud, combinadas com os achados histopatológicos e sorológicos. A biopsia da pele ou mucosa envolvida identifica substancial deposição de colágeno denso no tecido conjuntivo superficial. Estudos sorológicos podem mostrar anticorpos anticentrômero, consistentes com a esclerose sistêmica cutânea limitada (assim como a síndrome CREST), enquanto os anticorpos antitopoisomerase são observados mais frequentemente na esclerose sistêmica cutânea difusa.

O tratamento dessa condição pode ser desafiador e, atualmente, não há medicamentos que revertam a doença. As complicações geralmente são tratadas à medida que se desenvolvem. Por exemplo, a disfagia é tratada com dilatação esofágica periódica; o fenômeno de Raynaud é tratado com vasodilatadores, como fármacos bloqueadores dos canais de cálcio, ou pela suspensão de hábitos como o tabagismo. Inibidores da angiotensina podem ser usados no tratamento da hipertensão arterial causada por insuficiência renal.

Procedimentos de higiene oral podem ser difíceis devido à imobilidade dos dedos e microstomia; portanto, recomenda-se o uso de escova de dentes elétrica. Ocasionalmente, próteses dentárias especializadas são fabricadas com dobradiças para facilitar a sua inserção e remoção.

O prognóstico da esclerose sistêmica cutânea limitada é melhor do que o da forma difusa, com 75 a 80% dos pacientes sobrevivendo em média 10 anos após o diagnóstico. Aproximadamente 55 a 60% dos pacientes com a forma difusa conseguem sobreviver 10 anos. As mortes estão tipicamente relacionadas a complicações pulmonares ou cardíacas da doença.

■ **Figura 16.63**
Esclerose sistêmica (esclerodermia)
Face semelhante a máscara, atrofia da asa do nariz e rugas periorais em "alça de bolsa" que caracterizam mudanças na pele facial. (Cortesia do Dr. Malcolm Miracle.)

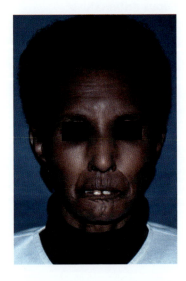

Capítulo 16 Doenças Dermatológicas | 493

■ **Figura 16.64**
Esclerose sistêmica
Esclerodactilia e deformidade em formato de garra dos dedos. (Cortesia do Dr. Malcolm Miracle.)

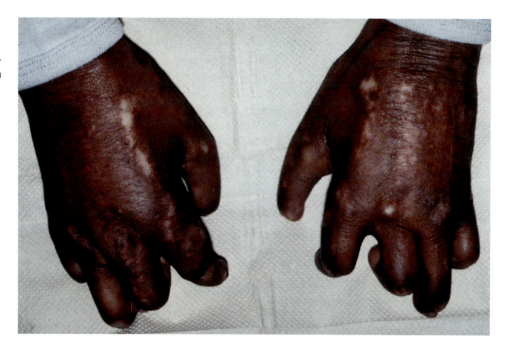

■ **Figura 16.65**
Esclerose sistêmica
Alargamento generalizado do espaço do ligamento periodontal. (Cortesia do Dr. Michele Ravenel.)

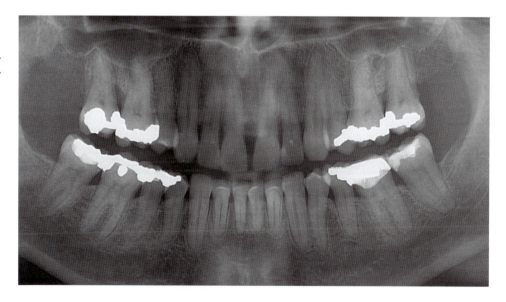

■ **Figura 16.66**
Esclerose sistêmica
Reabsorção acentuada do ramo e do processo coronoide da mandíbula bilateralmente, além do alargamento generalizado dos espaços do ligamento periodontal.

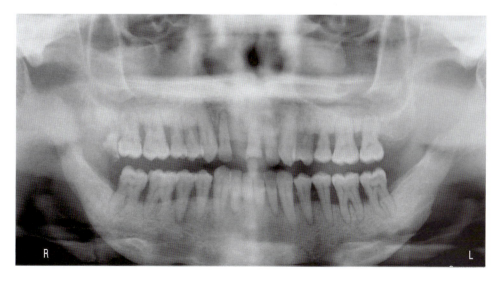

Síndrome CREST

Figuras 16.67 e 16.68

A **síndrome CREST** é uma condição incomum relacionada à esclerose sistêmica (esclerodermia), e alguns pesquisadores acham que essa é uma forma limitada de esclerose sistêmica cutânea. O acrônimo significa **C**alcinose cutânea, fenômeno de **R**aynaud, disfunção **E**sofágica, esclerodactilia (do inglês, **S**clerodacyly) e **T**elangiectasias, que são as principais características do distúrbio. A calcinose cutânea refere-se a calcificações distróficas na derme superficial. À palpação, essas lesões são móveis e se assemelham a pedras, variando de 0,5 a 2,0 cm, sob a pele. O fenômeno de Raynaud é uma condição que pode ocorrer como um problema isolado, mas é visto com maior frequência em vários distúrbios autoimunes. Após a exposição a temperaturas frias, ocorre vasoconstrição nas artérias que suprem as mãos, cortando o fluxo sanguíneo quase completamente e fazendo com que os dedos percam a cor e se tornem brancos pálidos. Depois de alguns minutos, as paredes arteriais relaxam e o sangue corre para os dedos, causando congestão que parece clinicamente azulada. Após vários minutos de aquecimento, os vasos sanguíneos aumentam o fluxo sanguíneo, resultando em uma cor vermelha escura. Diferentes graus de dor podem acompanhar o processo. A disfunção esofágica é causada pela deposição de colágeno na parede do esôfago, interrompendo assim a deglutição normal. Os estágios iniciais podem ser identificados com uma esofagografia com bário e, em casos mais avançados, o paciente tem dificuldade para engolir. A esclerodactilia refere-se às mudanças que ocorrem nos dedos desses pacientes. A pele fica firme e brilhante, e os dedos se curvam em uma deformidade fixa em forma de garra. As telangiectasias que se desenvolvem nessa condição parecem semelhantes àquelas vistas na telangiectasia hemorrágica hereditária, apresentando-se como lesões levemente avermelhadas, geralmente com apenas 2 a 3 mm de diâmetro. São frequentemente distribuídas nos lábios e na pele do rosto, mas também podem envolver a pele dos dedos.

O diagnóstico geralmente é baseado nas características clínicas, embora estudos sorológicos que identificam anticorpos anticentrômero característicos associados a essa condição também possam ser solicitados.

O tratamento da síndrome de CREST é semelhante ao da esclerose sistêmica cutânea localizada. Às vezes, as lesões da calcinose cutânea tornam-se sintomáticas e precisam ser excisadas. O monitoramento de hipertensão pulmonar e cirrose biliar primária é prudente, embora ocorram com menos frequência e mais tardiamente em comparação com a esclerose sistêmica (esclerodermia).

Psoríase

Figura 16.69

A **psoríase** é uma das condições mais comuns na prática dermatológica, afetando aproximadamente 2% da população dos EUA. Esta doença pode variar em gravidade, sendo as lesões cutâneas, por vezes, muito problemáticas. A causa é desconhecida, mas, de acordo com os conceitos atuais, tanto os fatores autoimunes quanto inflamatórios participam na sua patogênese, resultando em aumento da renovação da epiderme. A psoríase tende a ter um componente genético, embora fatores ambientais também participem em sua patogênese.

Clinicamente, a lesão principal da psoríase consiste em uma placa eritematosa com uma escama queratótica prateada em sua superfície. Os cotovelos, os joelhos e o couro cabeludo são frequentemente afetados, embora em alguns pacientes as lesões sejam mais extensas. O prurido é um sintoma proeminente em alguns pacientes. Além disso, até 30% dos pacientes afetados desenvolverão artrite psoriásica, geralmente cerca de uma década após o surgimento das lesões cutâneas. As lesões orais são bastante incomuns e geralmente assintomáticas. Frequentemente, elas aumentam e diminuem em conjunção com as lesões da pele.

Na maioria dos casos, o diagnóstico da psoríase é feito clinicamente, com base nos achados cutâneos característicos. Se o diagnóstico está em questão, a biopsia mostra um padrão característico. As lesões intraorais podem se assemelhar microscopicamente às da psoríase em pele, mas outras lesões, como eritema migratório e reação à canela, também podem apresentar uma mucosite psoriasiforme. Por este motivo, é necessária uma correlação clínica, mostrando a esperada remissão e exacerbação que espelha a atividade das lesões da pele.

Existem vários tratamentos para a psoríase, dependendo da gravidade do envolvimento. A exposição à luz solar (ultravioleta, UV) pode ajudar nos casos mais leves, mas os corticosteroides tópicos e os análogos da vitamina D3 são a base do tratamento. Terapia sistêmica pode ser necessária para psoríase moderada a grave, incluindo retinoides, ciclosporina, psoraleno e terapia com ultravioleta A (PUVA), ou metotrexato. Vários novos agentes biológicos (p. ex., etanercepte, adalimumabe, infliximabe, ixekizumabe) foram desenvolvidos para bloquear diferentes vias inflamatórias. As lesões orais da psoríase geralmente não exigem tratamento, mas foi relatado que a terapia para as lesões cutâneas também melhora as lesões orais.

Figura 16.67
Síndrome CREST
Palidez das falanges distais, característica do fenômeno de Raynaud. (Cortesia do Dr. Brent Martin.)

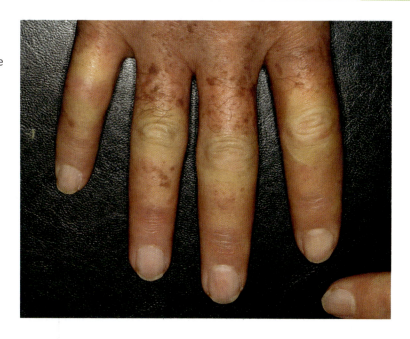

Figura 16.68
Síndrome CREST
Múltiplas máculas eritematosas, representando telangiectasias que se desenvolveram no vermelhão dos lábios.

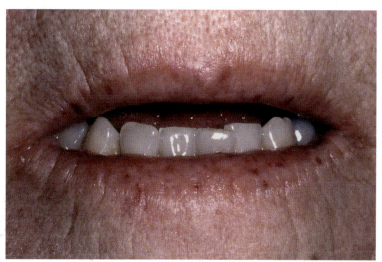

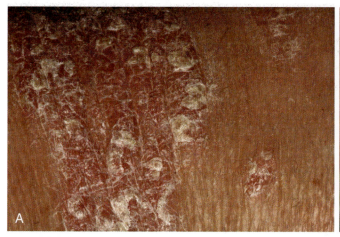
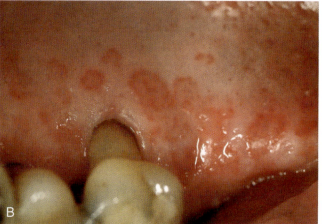

Figura 16.69
Psoríase
A. Lesões cutâneas caracterizadas por placas eritematosas sobrepostas por escamas queratóticas prateadas. **B.** Lesões orais caracterizadas por máculas arredondadas a serpiginosas, levemente eritematosas, com bordas vermelhas marcantes envolvendo a mucosa queratinizada. (Cortesia do Dr. Robert T. Jensen.)

Acantose *nigricans*

Figuras 16.70 e 16.71

A **acantose *nigricans*** é um processo cutâneo que ocorre nas formas benigna e maligna. A acantose *nigricans* benigna é comumente observada em pacientes obesos ou diabéticos, geralmente afetando as áreas intertriginosas do corpo. Lesões orais não são encontradas nesta forma da condição. A acantose *nigricans* maligna também envolve a pele, mas se desenvolve em associação com neoplasias malignas internas, geralmente um adenocarcinoma gastrintestinal. A acantose *nigricans* maligna ocorre com muito menos frequência do que a forma benigna da doença. Ao contrário da acantose *nigricans* benigna, as lesões orais foram descritas em 40 a 50% dos casos de acantose *nigricans* maligna.

As lesões cutâneas da acantose *nigricans* geralmente se apresentam como áreas aveludadas, de coloração marrom ou preta. No cenário de diabetes ou obesidade, geralmente desenvolvem-se nas dobras corporais (áreas intertriginosas), como as axilas ou a região inguinal. A acantose *nigricans* maligna parece idêntica à acantose *nigricans* benigna, mas as lesões podem ser mais disseminadas. As lesões orais aparecem como áreas finamente papilares no lábio e mucosa jugal, que mostram mínima ou nenhuma pigmentação em comparação com a sua contraparte cutânea. Ocasionalmente, o paciente não sabe que está com câncer e, por esse motivo, a acantose *nigricans* é um marcador cutâneo de malignidade interna.

As características histopatológicas da acantose *nigricans* consistem em um padrão papilar de hiperqueratose e acantose, acompanhadas por graus variáveis de pigmentos de melanina. Esses achados devem ser correlacionados com o quadro clínico da pele e lesões orais para chegar ao diagnóstico correto.

Embora o processo possa parecer inócuo, deve-se determinar se ele representa a forma mais comum de acantose *nigricans* associada a diabetes melito e obesidade ou se é um exemplo de acantose *nigricans* maligna. O tratamento da causa subjacente (diabetes melito ou obesidade) pode resultar na resolução da acantose *nigricans* benigna. Se houver suspeita de acantose *nigricans* maligna, a busca por neoplasia maligna está indicada. A acantose *nigricans* maligna pode mostrar redução após o tratamento da neoplasia maligna. Muitas vezes, o tumor responsável é relativamente avançado; portanto, o prognóstico desses indivíduos, infelizmente, é reservado.

■ **Figura 16.70**
Acantose *nigricans*
Alteração cutânea marrom aveludada do pescoço posterior em mulher com acantose *nigricans* maligna. (Cortesia do Dr. Robert Roddy.)

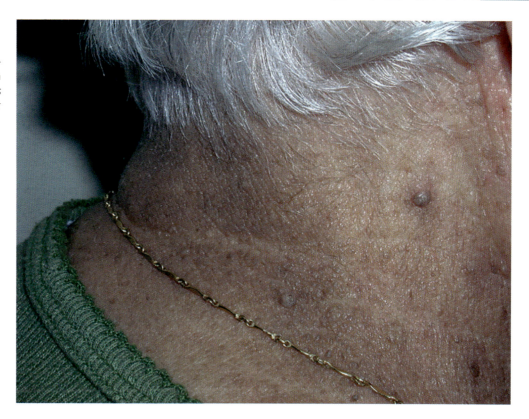

■ **Figura 16.71**
Acantose *nigricans*
A mesma paciente da Figura 16.70, com alteração difusa e finamente papilar da mucosa jugal. Após o reconhecimento de suas lesões orais, a paciente foi diagnosticada com adenocarcinoma endometrial e submetida a excisão cirúrgica e quimioterapia. No entanto, o tumor rapidamente voltou e a paciente morreu 11 meses depois. (Cortesia do Dr. Robert Roddy.)

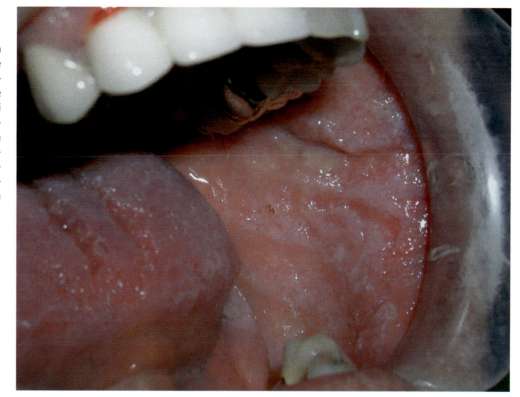

Bibliografia

Displasia ectodérmica

Bergendal B. Orodental manifestations in ectodermal dysplasia – a review. *Am J Med Genet Part A.* 2014;164A:2465–2471.

Itin PH. Etiology and pathogenesis of ectodermal dysplasias. *Am J Med Genet Part A.* 2014;164A:2472–2477.

Koyuncuoglu CZ, Metin S, Saylan I, et al. Full-mouth rehabilitation of a patient with ectodermal dysplasia with dental implants. *J Oral Implantol.* 2014;40:715–721.

Pagnan NAB, Visinoni ÁF. Update on ectodermal dysplasias clinical classification. *Am J Med Genet Part A.* 2014;164A:2415–2423.

Trzeciak WH, Koczorowski R. Molecular basis of hypohidrotic ectodermal dysplasia: an update. *J Appl Genetics.* 2016;57:51–61.

Visinoni ÁF, Lisboa-Costa T, Pagnan NAB, et al. Ectodermal dysplasias: clinical and molecular review. *Am J Med Genet Part A.* 2009;149A:1980–2002.

Wu Y, Zhang C, Squarize CH, et al. Oral rehabilitation of adult edentulous siblings severely lacking alveolar bone due to ectodermal dysplasia: a report of 2 clinical cases and a literature review. *J Oral Maxillofac Surg.* 2015;73:1733.e1–1733.e12.

Nevo branco esponjoso

Cai W, Chen Z, Jiang B, et al. Keratin 13 mutations associated with oral white sponge nevus in two Chinese families. *Meta Gene.* 2014;2:374–383.

Kimura M, Nagao T, Machida J, et al. Mutation of keratin 4 gene causing white sponge nevus in a Japanese family. *Int J Oral Maxillofac Surg.* 2013; 42:615–618.

Martelli H, Mourão-Pereira S, Martins-Rocha T, et al. White sponge nevus: report of a three-generation family. *Oral Surg Oral Med Oral Pathol Oral Radiol Endod.* 2007;103:43–47.

Paquioníquia congênita

Forrest CE, Casey G, Mordaunt DA, et al. Pachyonychia congenita: a spectrum of KRT6a mutations in Australian patients. *Pediatric Dermatol.* 2016; 33:337–342.

Gönül M, Gül Ü, Arzu Kılıç A, et al. A case of pachyonychia congenita with unusual manifestations: an unusual type or a new syndrome? *Int J Dermatol.* 2015;54:334–337.

Jiráková A, Rajská L, Rob F, et al. First case of pachyonychia congenital in the Czech Republic. *Dermatol Ther.* 2015;28:10–12.

Wilson NJ, O'Toole EA, Milstone LM, et al. The molecular genetic analysis of the expanding pachyonychia congenita case collection. *Br J Dermatol.* 2014;171:343–355.

Disqueratose intraepitelial benigna hereditária

Bui T, Young JW, Frausto RF, et al. Hereditary benign intraepithelial dyskeratosis: report of a case and reexamination of the evidence for locus heterogeneity. *Ophthalmic Genet.* 2016;37:76–80.

Cummings TJ, Dodd LG, Eedes CR, et al. Hereditary benign intraepithelial dyskeratosis. An evaluation of diagnostic cytology. *Arch Pathol Lab Med.* 2008;132:1325–1328.

Haisley-Royster CA, Allingham RR, Klintworth GK, et al. Hereditary benign intraepithelial dyskeratosis: report of two cases with prominent oral lesions. *J Am Acad Dermatol.* 2001;45:634–636.

Displasia mucoepitelial hereditária

Boralevi F, Haftek M, Vabres P, et al. Hereditary mucoepithelial dysplasia: clinical, ultrastructural and genetic study of eight patients and literature review. *Br J Dermatol.* 2005;153:310–318.

Halawa M, Abu-Hasan MN, ElMallah MK. Hereditary mucoepithelial dysplasia and severe respiratory distress. *Respiratory Medicine Case Reports.* 2015;15:27–29.

Hernández-Martin A, Colmenero I, Torrelo A. Hereditary mucoepithelial dysplasia: report of two sporadic cases. *Pediatr Dermatol.* 2012;29:311–315.

Disqueratose congênita

Alter BP, Giri N, Savage SA, et al. Squamous cell carcinomas in patients with Fanconi anemia and dyskeratosis congenita: a search for human papillomavirus. *Int J Cancer.* 2013;133:1513–1515.

Barbaro PM, Ziegler DS, Reddel RR. The wide-ranging clinical implications of the short telomere syndromes. *Intern Med J.* 2016;46:393–403.

Gramatges MM, Bertuch AA. Short telomeres: from dyskeratosis congenita to sporadic aplastic anemia and malignancy. *Transl Res.* 2013;162: doi:10.1016/j.trsl.2013.05.003.

Xeroderma pigmentoso

Black JO. Xeroderma pigmentosum. *Head Neck Pathol.* 2016;10:139–144.

Bodner L, Manor E, Friger MD, et al. Oral squamous cell carcinoma in patients twenty years of age or younger – review and analysis of 186 reported cases. *Oral Oncol.* 2014;50:84–89.

Dupuya A, Sarasina A. DNA damage and gene therapy of xeroderma pigmentosum, a human DNA repair-deficient disease. *Mutat Res.* 2015;776: 2–8.

Karass M, Naguib MM, Elawabdeh N, et al. Xeroderma pigmentosa: three new cases with an in depth review of the genetic and clinical characteristics of the disease. *Fetal Pediatr Pathol.* 2015;34:120–127.

Mareddy S, Reddy J, Babu S, et al. Xeroderma pigmentosum: man deprived of his right to light. *Sci World J.* 2013;2013:8. Article ID 534752.

Doença de Darier

Anuset D, Goutorbe C, Bernard P, et al. Efficacy of oral alitretinoin for the treatment of Darier disease: a case report. *J Am Acad Dermatol.* 2014; 71: e46–e48.

Takagi A, Kamijo M, Ikeda S. Darier disease. *J Dermatol.* 2016;43:275–279.

Vender R, Vender R. Acral hemorrhagic Darier's disease: a case report. *J Cutan Med Surg.* 2016;20:478–480.

Disqueratoma verrucoso

Allon I, Buchner A. Warty dyskeratoma/focal acantholytic dyskeratosis – an update on a rare oral lesion. *J Oral Pathol Med.* 2012;41:261–267.

Peters SM, Roll KS, Philipone EM, et al. Oral warty dyskeratoma of the retromolar trigone: an unusual presentation of a rare lesion. *JAAD Case Reports.* 2017;3:336–338.

Síndrome de Peutz-Jeghers

Chan TC, Sirlin C. Abdominal pain in a young man with oral pigmentations. *J Emergency Med.* 2016;50:335–336.

Duan S-X, Wang G-H, Zhong J, et al. Peutz-Jeghers syndrome with intermittent upper intestinal obstruction: a case report and review of the literature. *Medicine (Baltimore).* 2017;96:17.

Meserve EEK, Nucci MR. Peutz-Jeghers syndrome pathobiology, pathologic manifestations, and suggestions for recommending genetic testing in pathology reports. *Surg Pathol.* 2016;9:243–268.

Ponti G, Tomasi A, Manfredini M, et al. Oral mucosal stigmata in hereditary-cancer syndromes: from germline mutations to distinctive clinical phenotypes and tailored therapies. *Gene.* 2016;582:23–32.

Shaco-Levy R, Jasperson KW, Martin K, et al. Morphologic characterization of hamartomatous gastrointestinal polyps in Cowden syndrome, Peutz-Jeghers syndrome, and juvenile polyposis syndrome. *Human Pathol.* 2016;49:39–48.

Telangiectasia hemorrágica hereditária

Albiñana V, Zafra MP, Colau J, et al. Mutation affecting the proximal promoter of *Endoglin* as the origin of hereditary hemorrhagic telangiectasia type 1. *BMC Med Genet.* 2017;18:20.

Chin CJ, Rotenberg BW, Witterick IJ. Epistaxis in hereditary hemorrhagic telangiectasia: an evidence based review of surgical management. *J Otolaryngol Head Neck Surg.* 2016;45:3.

Geisthoff UW, Nguyen H-L, Röth A, et al. How to manage patients with hereditary haemorrhagic telangiectasia. *Br J Haematol.* 2015;171:443–452.

Hopp RN, Cardoso de Siqueira D, Sena-Filho M, et al. Oral vascular malformation in a patient with hereditary hemorrhagic telangiectasia: a case report. *Spec Care Dentist.* 2013;33:150–153.

Parambil JG. Hereditary hemorrhagic telangiectasia. *Clin Chest Med.* 2016; 37:513–521.

Sautter NB, Smith TL. Treatment of hereditary hemorrhagic telangiectasia–related epistaxis. *Otolaryngol Clin N Am.* 2016;49:639–654.

Esclerose tuberosa

Araújo Lde J, Muniz GB, Santos E, et al. Tuberous sclerosis complex diagnosed from oral lesions. *Sao Paulo Med J.* 2013;131:351–355.

Chernoff KA, Schaffer JV. Cutaneous and ocular manifestations of neurocutaneous syndromes. *Clin Dermatol.* 2016;34:183-204.

DiMario FJ Jr, Sahin M, Ebrahimi-Fakhari D. Tuberous sclerosis complex. *Pediatr Clin N Am.* 2015;62:633-648.

Ebrahimi-Fakhari D, Meyer S, Vogt T, et al. Dermatological manifestations of tuberous sclerosis complex (TSC). *J Dtsch Dermatol Ges.* 2017;15(7):695-700.

Islam MP, Roach ES. Tuberous sclerosis complex. In: *Handbook of Clinical Neurology.* Vol. 132. 3rd series. 2015:98-109, [Chapter 6].

Magliocca KR, Bhattacharyya I, Wolfrom RB, et al. Multiple impacted teeth and associated pericoronal tissue abnormality in tuberous sclerosis complex. *J Oral Maxillofac Surg.* 2012;70:2581-2584.

Síndrome do hamartoma múltiplo

Gosein MA, Narinesingh D, Nixon CA, et al. Multi-organ benign and malignant tumors: recognizing Cowden syndrome: a case report and review of the literature. *BMC Res Notes.* 2016;9:388.

Luana Flores I, Aranda Romo S, Tejeda Nava FJ, et al. Oral presentation of 10 patients with Cowden syndrome. *Oral Surg Oral Med Oral Pathol Oral Radiol.* 2014;117:e301-e310.

Mukamal LV, Ferreira AF, Jacques Cde, et al. Cowden syndrome: review and report of a case of late diagnosis. *Int J Dermatol.* 2012;51:1494-1499.

Ponti G, Tomasi A, Manfredini M, et al. Oral mucosal stigmata in hereditary-cancer syndromes: from germline mutations to distinctive clinical phenotypes and tailored therapies. *Gene.* 2016;582:23-32.

Epidermólise bolhosa

Fine J-D, Bruckner-Tuderman L, Eady RAJ, et al. Inherited epidermolysis bullosa: updated recommendations on diagnosis and classification. *J Am Acad Dermatol.* 2014;70:1103-1126.

Gonzalez ME. Evaluation and treatment of the newborn with epidermolysis bullosa. *Sem Perinatol.* 2013;37:32-39.

Kummer TR, Müller Nagano HC, Schaefer Tavares S, et al. Oral manifestations and challenges in dental treatment of epidermolysis bullosa dystrophica. *J Dent Child.* 2013;80:97-100.

Laimer M, Prodinger C, Bauer JW. Hereditary epidermolysis bullosa. *J Dtsch Dermatol Ges.* 2015;13(11):1125-1133.

McPhie A, Merkel K, Lossius M, et al. Newborn infant with epidermolysis bullosa and ankyloglossia. *J Pediatr Health Care.* 2016;30:390-395.

Pênfigo

Cholera M, Chainani-Wu N. Management of pemphigus vulgaris. *Adv Ther.* 2016;33:910-958.

Magliocca KR, Fitzpatrick SG. Autoimmune disease manifestations in the oral cavity. *Surg Pathol.* 2017;10:57-88.

McMillan R, Taylor J, Shephard M, et al. World Workshop on Oral Medicine VI: a systematic review of the treatment of mucocutaneous pemphigus vulgaris. *Oral Surg Oral Med Oral Pathol Oral Radiol.* 2015;120: 132-142.

Santoro FA, Stoopler ET, Werth VP. Pemphigus. *Dent Clin North Am.* 2013;57:597-610.

Svecova D. Pemphigus vulgaris: a clinical study of 44 cases over a 20-year period. *Int J Dermatol.* 2015;54:1138-1144.

Pênfigo paraneoplásico

Al Zamel G, Micheletti RG, Nasta SD, et al. The importance of multidisciplinary healthcare for paraneoplastic pemphigus. *Spec Care Dentist.* 2015; 35:143-147.

Broussard KC, Leung TG, Moradi A, et al. Autoimmune bullous diseases with skin and eye involvement: cicatricial pemphigoid, pemphigus vulgaris, and pemphigus paraneoplastica. *Clin Dermatol.* 2016;34:205-213.

Ghandi N, Ghanadan A, Azizian M-R, et al. Paraneoplastic pemphigus associated with inflammatory myofibroblastic tumour of the mediastinum: a favourable response to treatment and review of the literature. *Australas J Dermatol.* 2015;56:120-123.

Healy WJ, Peters S, Nana-Sinkam SP. A middle-aged man presenting with unexplained mucosal erosions and progressive dyspnea. *BMJ Case Rep.* 2015;doi:10.1136/bcr-2014-208677.

Ohzono A, Sogame R, Li X, et al. Clinical and immunological findings in 104 cases of paraneoplastic pemphigus. *Br J Dermatol.* 2015;173:1447-1452.

Su Z, Liu G, Liu J, et al. Paraneoplastic pemphigus associated with follicular dendritic cell sarcoma: report of a case and review of literature. *Int J Clin Exp Pathol.* 2015;8:11983-11994.

Wieczorek M, Czernik A. Paraneoplastic pemphigus: a short review. *Clin Cosmet Investig Dermatol.* 2016;9:291-295. eCollection 2016.

Yong AA, Tey HL. Paraneoplastic pemphigus. *Australasian J Dermatol.* 2013; 54:241-250.

Penfigoide das mucosas

Broussard KC, Leung TG, Moradi A, et al. Autoimmune bullous diseases with skin and eye involvement: cicatricial pemphigoid, pemphigus vulgaris, and pemphigus paraneoplastica. *Clin Dermatol.* 2016;34:205-213.

Di Zenzo G, Carrozzo M, Chan LS. Urban legend series: mucous membrane pemphigoid. *Oral Dis.* 2014;20:35-54.

Maley A, Warren M, Haberman I, et al. Rituximab combined with conventional therapy versus conventional therapy alone for the treatment of mucous membrane pemphigoid (MMP). *J Am Acad Dermatol.* 2016;74:835-840.

Queisi MM, Zein M, Lamba N, et al. Update on ocular cicatricial pemphigoid and emerging treatments. *Survey Ophthalmol.* 2016;61:e314-e317.

Taylor J, McMillan R, Shephard M, et al. World Workshop on Oral Medicine VI: a systematic review of the treatment of mucous membrane pemphigoid. *Oral Surg Oral Med Oral Pathol Oral Radiol.* 2015;120:161-171.

Xu HH, Werth VP, Parisi E, et al. Mucous membrane pemphigoid. *Dent Clin North Am.* 2013;57:611-630.

Yasukochi A, Teye K, Ishii N, et al. Clinical and immunological studies of 332 Japanese patients tentatively diagnosed as anti-BP180-type mucous membrane pemphigoid: a novel BP180 C-terminal domain enzyme-linked immunosorbent assay. *Acta Derm Venereol.* 2016;96:762-767.

Eritema multiforme

Brown RS. Oral erythema multiforme: trends and clinical findings of a large retrospective: European case series. *Oral Surg Oral Med Oral Pathol Oral Radiol.* 2016;121:681.

Celentano A, Tovaru S, Yap T, et al. Oral erythema multiforme: trends and clinical findings of a large retrospective European case series. *Oral Surg Oral Med Oral Pathol Oral Radiol.* 2015;120:707-716.

Farquharson AA, Stoopler ET, Houston AM, et al. Erythema multiforme major secondary to a cosmetic facial cream: first case report. *Oral Surg Oral Med Oral Pathol Oral Radiol.* 2016;121:e10-e15.

Hsu DY, Brieva J, Silverberg NB, et al. Morbidity and mortality of Stevens-Johnson syndrome and toxic epidermal necrolysis in United States adults. *J Invest Dermatol.* 2016;136:e1387-e1397.

Kohanim S, Palioura S, Saeed HN, et al. Stevens-Johnson syndrome/toxic epidermal necrolysis - a comprehensive review and guide to therapy. I. Systemic disease. *Ocul Surf.* 2016;14:2-19.

Langley A, Anooshiravani N, Kwan S, et al. Erythema multiforme in children and *Mycoplasma pneumoniae* aetiology. *J Cutan Med Surg.* 2016;20: 453-457.

Samim F, Auluck A, Zed C, et al. Erythema multiforme: a review of epidemiology, pathogenesis, clinical features, and treatment. *Dent Clin N Am.* 2013; 57:583-596.

Sawada T, Suehiro M. Erythema multiforme associated with *Chlamydophila pneumoniae* infection: a report of two cases and a mini-literature review. *J Dermatol.* 2015;42:336-337.

Spencer S, Buhary T, Coulson I, et al. Mucosal erosions as the presenting symptom in erythema multiforme: a case report. *Br J Gen Pract.* 2016;doi: 10.3399/bjgp16X684205.

Yamane Y, Matsukura S, Watanabe Y, et al. Retrospective analysis of Stevens-Johnson syndrome and toxic epidermal necrolysis in 87 Japanese patients – Treatment and outcome. *Allergol Int.* 2016;65:e74e81.

Eritema migratório

Alikhani M, Khalighinejad N, Ghalaiani P, et al. Immunologic and psychologic parameters associated with geographic tongue. *Oral Surg Oral Med Oral Pathol Oral Radiol.* 2014;118:68-71.

Cigic L, Galic T, Kero D, et al. The prevalence of celiac disease in patients with geographic tongue. *J Oral Pathol Med.* 2016;45:791-796.

Mangold AR, Torgerson RR, Rogers RS. Diseases of the tongue. *Clin Dermatol.* 2016;34:458-469.

Picciani BL, Domingos TA, Teixeira-Souza T. Geographic tongue and psoriasis: clinical, histopathological, immunohistochemical and genetic correlation - a literature review. *An Bras Dermatol.* 2016;91:410-421.

Picciani BLS, Souza TT, de Carla B, et al. Geographic tongue and fissured tongue in 348 patients with psoriasis: correlation with disease severity. *Sci World J.* 2015;2015:7. http://dx.doi.org/10.1155/2015/564326. Article ID 564326.

Rezaei F, Safarzadeh M, Mozafari H, et al. Prevalence of geographic tongue and related predisposing factors in 7-18 year-old students in Kermanshah, Iran 2014. *Glob J Health Sci*. 2015;7(5):ISSN 1916-9736 E-ISSN 1916-9744.

Scariot R, Dias Batistab TB, Olandoskic M, et al. Host and clinical aspects in patients with benign migratory glossitis. *Arch Oral Biol*. 2017;73:259–268.

Zadik Y, Drucker S, Pallmon S. Migratory stomatitis (ectopic geographic tongue) on the floor of the mouth. *J Am Acad Dermatol*. 2011;65:459–460.

Líquen plano

Aghbari SMH, Abushouk AI, Attia A, et al. Malignant transformation of oral lichen planus and oral lichenoid lesions: a meta-analysis of 20095 patient data. *Oral Oncol*. 2017;68:92–102.

Alrashdan MS, Cirillo N, McCullough M. Oral lichen planus: a literature review and update. *Arch Dermatol Res*. 2016;308:539–551.

Cheng Y-SL, Gould A, Kurago Z, et al. Diagnosis of oral lichen planus: a position paper of the American Academy of Oral and Maxillofacial Pathology. *Oral Surg Oral Med Oral Pathol Oral Radiol*. 2016;122:332–354.

De Rossi SS, Ciarrocca K. Oral lichen planus and lichenoid mucositis. *Dent Clin N Am*. 2014;58:299–313.

Fitzpatrick SG, Hirsch SA, Gordon SC. The malignant transformation of oral lichen planus and oral lichenoid lesions. A systematic review. *JADA*. 2014;145:45–56.

Kurago ZB. Etiology and pathogenesis of oral lichen planus: an overview. *Oral Surg Oral Med Oral Pathol Oral Radiol*. 2016;122:72–80.

Mravak-Stipetić M, Lončar-Brzak B, Bakale-Hodak I, et al. Clinicopathologic correlation of oral lichen planus and oral lichenoid lesions: a preliminary study. *Sci World J*. 2014;2014:6. http://dx.doi.org/10.1155/2014/746874. Article ID 746874.

Olson MA, Rogers III RS, Bruce AJ. Oral lichen planus. *Clin Dermatol*. 2016;34:495–504.

Estomatite ulcerativa crônica

Qari H, Villasante C, Richert J, et al. The diagnostic challenges of separating chronic ulcerative stomatitis from oral lichen planus. *Oral Surg Oral Med Oral Pathol Oral Radiol*. 2015;120:622–627.

Solomon LW, Aguirre A, Neiders M, et al. Chronic ulcerative stomatitis: clinical, histopathologic, and immunopathologic findings. *Oral Surg Oral Med Oral Pathol Oral Radiol Endod*. 2003;96:718–726.

Lúpus eritematoso

Chowdhary VR. Broad concepts in management of systemic lupus erythematosus. *Mayo Clin Proc*. 2017;92:744–761.

Khatibi M, Shakoorpour AH, Jahromi ZM, et al. The prevalence of oral mucosal lesions and related factors in 188 patients with systemic lupus erythematosus. *Lupus*. 2012;21:1312–1315.

Nico MMS, Bologna SB, Lourenço SV. The lip in lupus erythematosus. *Clin Exp Dermatol*. 2014;39:563–569.

Simões DM, Fava M, Figueiredo MA, et al. Oral manifestations of lupus erythematosus – report of two cases. *Gerodontology*. 2013;30:303–308.

Thong B, Olsen NJ. Systemic lupus erythematosus diagnosis and management. *Rheumatol*. 2017;56:i3–i13.

Doença enxerto *versus* hospedeiro

Chaudhry HM, Bruce AJ, Wolf RC, et al. The incidence and severity of oral mucositis among allogeneic hematopoietic stem cell transplantation patients: a systematic review. *Biol Blood Marrow Transplant*. 2016;22: e605–e616.

Ion D, Stevenson K, Woo S-B, et al. Characterization of oral involvement in acute graft-versus-host disease. *Biol Blood Marrow Transplant*. 2014;20:e1717–e1721.

Jamil MO, Mineishi S. State-of-the-art acute and chronic GVHD treatment. *Int J Hematol*. 2015;101:452–466.

Kuten-Shorrer M, Woo S-B, Treister NS. Oral graft-versus-host disease. *Dent Clin N Am*. 2014;58:351–368.

Weng X, Xing Y, Cheng B. Multiple and recurrent squamous cell carcinoma of the oral cavity after graft-versus-host disease. *J Oral Maxillofac Surg*. 2017;75:1899–1905.

Yuan A, Chai X, Martins F, et al. Oral chronic GVHD outcomes and resource utilization: a subanalysis from the chronic GVHD consortium. *Oral Dis*. 2016;22:235–240.

Esclerose sistêmica

Baron M, Hudson M, Dagenais M, et al. Relationship between disease characteristics and oral radiologic findings in systemic sclerosis: results from a Canadian oral health study. *Arthritis Care Res*. 2016;68:673–680.

Baron M, Hudson M, Tatibouet S, et al. Relationship between disease characteristics and orofacial manifestations in systemic sclerosis: Canadian systemic sclerosis oral health study III. *Arthritis Care Res (Hoboken)*. 2015;67:681–690.

Gyger G, Baron M. Systemic sclerosis. Gastrointestinal disease and its management. *Rheum Dis Clin N Am*. 2015;41:459–473.

Pope JE, Johnson SR. New classification criteria for systemic sclerosis (scleroderma). *Rheum Dis Clin N Am*. 2015;41:383–398.

Simeón-Aznar CP, Fonollosa-Plá V, Tolosa-Vilella C, et al. Registry of the Spanish Network for Systemic Sclerosis: survival, prognostic factors, and causes of death. *Medicine (Baltimore)*. 2015;94:1–9.

Stern EP, Denton CP. The pathogenesis of systemic sclerosis. *Rheum Dis Clin N Am*. 2015;41:367–382.

Volkmann ER, Furst DE. Management of systemic sclerosis-related skin disease. A review of existing and experimental therapeutic approaches. *Rheum Dis Clin N Am*. 2015;41:399–417.

Síndrome CREST

Bonnecaze AK. Raynaud's phenomenon in limited cutaneous systemic sclerosis. *BMJ Case Rep*. 2015;doi:10.1136/bcr-2015-212911.

Chamberlain AJ, Walker NPJ. Successful palliation and significant remission of cutaneous calcinosis in CREST syndrome with carbon dioxide laser. *Dermatol Surg*. 2003;968–970.

Daoussis D, Antonopoulos I, Liossis S-NC, et al. Treatment of systemic sclerosis-associated calcinosis: a case report of rituximab-induced regression of CREST-related calcinosis and review of the literature. *Semin Arthritis Rheum*. 2012;41:822–829.

Psoríase

Brooks JK, Kleinman JW, Modly CE, et al. Resolution of psoriatic lesions on the gingiva and hard palate following administration of adalimumab for cutaneous psoriasis. *Cutis*. 2017;99:139–142.

Kim WB, Jerome D, Yeung J. Diagnosis and management of psoriasis. *Can Fam Physician*. 2017;63:278–285.

Liang Y, Sarkar MK, Tsoi LC, et al. Psoriasis: a mixed autoimmune and autoinflammatory disease. *Curr Opin Immunol*. 2017;49:1–8.

Mattsson U, Warfvinge G, Jontell M. Oral psoriasis - a diagnostic dilemma: a report of two cases and a review of the literature. *Oral Surg Oral Med Oral Pathol Oral Radiol*. 2015;120:e183–e189.

Picciani BL, Domingos TA, Teixeira-Souza T. Geographic tongue and psoriasis: clinical, histopathological, immunohistochemical and genetic correlation - a literature review. *An Bras Dermatol*. 2016;91:410–421.

Picciani BLS, Souza TT, de Carla B, et al. Geographic tongue and fissured tongue in 348 patients with psoriasis: correlation with disease severity. *Sci World J*. 2015;2015:7. http://dx.doi.org/10.1155/2015/564326. Article ID 564326.

Acantose *nigricans*

Bustan RS, Wasim D, Yderstræde KB, et al. Specific skin signs as a cutaneous marker of diabetes mellitus and the prediabetic state – a systematic review. *Dan Med J*. 2017;64:A5316.

Chu H-W, Li J-M, Chen G-F, et al. Oral malignant acanthosis nigricans associated with endometrial adenocarcinoma. *Int J Oral Science*. 2014;6: 247–249.

Kutlubay Z, Engin B, Bairamov O, et al. Acanthosis nigricans: a fold (intertriginous) dermatosis. *Clin Dermatol*. 2015;33:466–470.

Ramirez-Amador V, Esquivel-Pedraza L, Caballero-Mendoza E, et al. Oral manifestations as a hallmark of malignant acanthosis nigricans. *J Oral Pathol Med*. 1999;28:278–281.

Zhang N, Qian Y, Feng AP. Acanthosis nigricans, tripe palms, and sign of Leser-Trélat in a patient with gastric adenocarcinoma: case report and literature review in China. *Int J Dermatol*. 2015;54:338–342.

17

Manifestações Orais de Doenças Sistêmicas

Icterícia, 502
Proteinose lipoide, 502
Amiloidose, 504
Xantelasma, 504
Escorbuto, 504
Anemia ferropriva, 506
Pelagra, 506
Anemia perniciosa, 508
Raquitismo, 510
Raquitismo resistente à vitamina D, 512
Hipofosfatasia, 512
Hiperparatireoidismo, 514
Osteodistrofia renal, 516
Doença de Addison, 516
Diabetes melito, 518
Doença de Crohn, 518
Pioestomatite vegetante, 520
Estomatite urêmica, 520

Icterícia

Figura 17.1

Icterícia é o termo usado para descrever o aumento da concentração de bilirrubina (> 3 mg/dℓ) na circulação, resultando em coloração amarelada da pele e da mucosa oral. A bilirrubina é o produto normal da decomposição da hemoglobina, que é liberada dos eritrócitos degenerados ao final de seu período de vida de 120 dias. A hemoglobina é absorvida pelos macrófagos, convertendo-a em biliverdina. A biliverdina é então convertida em bilirrubina não conjugada, que é lipossolúvel e facilmente absorvida pelas membranas celulares dos hepatócitos. Os hepatócitos convertem a bilirrubina não conjugada em bilirrubina conjugada, que é hidrossolúvel, e esta é coletada na vesícula biliar como um componente da bile. A bile é então liberada no intestino delgado durante a digestão e, por fim, é excretada nas fezes.

Se os níveis de bilirrubina no soro forem aumentados suficientemente, este composto é depositado em vários tecidos, incluindo a pele e a esclera. Isso resulta em coloração amarelada, também conhecida como icterícia. Isso não deve ser confundido com *hipercarotenemia*, elevação dos níveis de caroteno, um pigmento alimentar encontrado em frutas e vegetais amarelos ou laranja. A hipercarotenemia pode resultar em pele amarelada, mas as escleras são poupadas.

Embora em alguns indivíduos os níveis elevados de bilirrubina sejam normais, icterícia deve ser preocupante, e a avaliação para identificar a causa deve ser realizada. Vários exames hematológicos devem ser realizados, incluindo a determinação dos níveis de bilirrubina conjugada e não conjugada. Se níveis elevados de bilirrubina não conjugada forem encontrados, então condições que causam destruição prematura de eritrócitos podem ser responsáveis, incluindo várias anemias hemolíticas (doenças autoimunes, talassemia, anemia falciforme) e outras anormalidades eritrocitárias. Se forem identificados níveis aumentados de bilirrubina conjugada, as condições associadas a danos no próprio fígado devem ser consideradas causas potenciais. Várias formas de hepatite (p. ex., virais, relacionadas ao consumo de álcool etílico, outras toxinas) e cirrose, bem como outros distúrbios que podem causar obstrução biliar, como neoplasias malignas neste local anatômico, resultariam em níveis elevados de bilirrubina conjugada na circulação.

O tratamento da icterícia é, portanto, direcionado para corrigir a causa subjacente dos níveis elevados de bilirrubina na corrente sanguínea.

Proteinose lipoide

Figuras 17.2 e 17.3

A **proteinose lipoide**, também conhecida como *hialinose cutânea e mucosa*, é uma doença autossômica recessiva rara, causada pela mutação do gene *ECM1*, que codifica a proteína 1 da matriz extracelular, uma glicoproteína. A deposição de material acelular hialinizado nas pregas vocais durante a infância faz com que os gritos do bebê sejam roucos e possam levar à descoberta inicial do distúrbio. Mais tarde na vida, o indivíduo afetado irá desenvolver lesões faciais acneiformes, bem como pápulas muito pequenas ao longo das margens das pálpebras. Eventualmente a mucosa oral e a pele podem desenvolver alterações papulosas e nodulares amareladas. Intraoralmente, a língua é frequentemente afetada, além dos lábios, da mucosa jugal e dos pilares tonsilares. Em alguns pacientes, calcificações intracranianas podem se formar nos lobos temporais do cérebro, e essas calcificações podem ser responsáveis por distúrbios convulsivos que acontecem ocasionalmente. A natureza precisa do material hialinizado é desconhecida, mas parece ser constituído de compostos relacionados à membrana basal, incluindo laminina e colágeno dos tipos IV e V.

O aconselhamento genético é apropriado para pais de pessoas com este transtorno. O tratamento é limitado à redução cirúrgica das lesões que causam problemas funcionais significativos, como o alargamento das pregas vocais que prejudica as vias respiratórias. O recontorno cirúrgico para fins estéticos pode às vezes ser realizado, geralmente de forma limitada. A vida útil desses pacientes geralmente não é reduzida significativamente.

Capítulo 17 Manifestações Orais de Doenças Sistêmicas

■ **Figura 17.1**
Icterícia
Esclera amarela de paciente com colangite esclerosante do fígado.

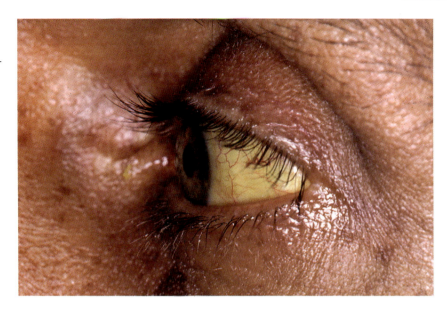

■ **Figura 17.2**
Proteinose lipoide
Nódulos submucosos na mucosa labial.

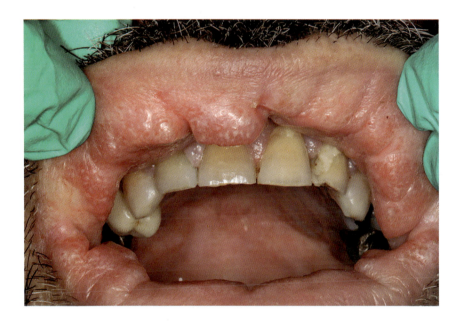

■ **Figura 17.3**
Proteinose lipoide
Nódulos submucosos bilaterais na mucosa jugal.

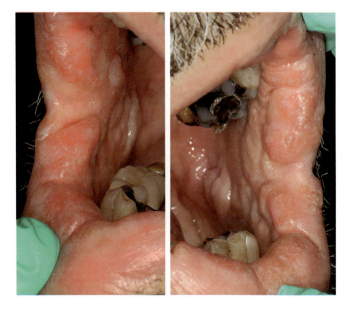

Amiloidose

Figura 17.4

A **amiloidose** é um grupo de condições que se caracterizam pela deposição de uma proteína fibrilar insolúvel, principalmente nos tecidos moles do corpo. Aproximadamente 30 proteínas diferentes foram associadas a este processo, e cada tipo de amiloidose está associado a uma proteína específica. Algumas formas de amiloidose são herdadas, enquanto outras são adquiridas. Em todos os casos, os depósitos da proteína têm uma estrutura molecular que tem sido descrita como folha beta pregueada. Por causa dessa estrutura estereoquímica, o corante vermelho Congo liga-se preferencialmente ao material amiloide e exibe exclusivamente uma birrefringência verde-maçã brilhante quando visualizado com luz polarizada, confirmando o diagnóstico de amiloidose.

O tipo de amiloidose mais frequentemente observado dentro da cavidade oral é causado pela deposição de componentes monoclonais da cadeia leve da molécula de imunoglobulina, que geralmente são produzidos por plasmócitos anormais. Esta apresentação é conhecida como amiloidose AL e está frequentemente associada ao mieloma múltiplo. Deposição difusa dentro da língua, produzindo macroglossia, é a característica oral mais comum da amiloidose AL, mas a mucosa labial e jugal também podem estar envolvidas. Além disso, a biopsia de glândulas salivares labiais frequentemente demonstrará deposição de amiloide em casos de amiloidose sistêmica.

Depois que o amiloide é confirmado microscopicamente, mais análises são necessárias para determinar o diagnóstico porque os vários tipos de amiloidose têm predileção pela deposição em diferentes locais e apresentam diferentes tratamentos e prognósticos. Pacientes afetados por amiloidose sistêmica geralmente têm um mau prognóstico, porque o amiloide se acumula no coração e nos rins, interrompendo a função desses órgãos vitais e resulta em morte.

Xantelasma

Figura 17.5

Os xantomas cutâneos compreendem uma variedade de lesões amareladas da pele que são caracterizadas pelo acúmulo de macrófagos carregados de lipídios na derme superficial. A mais comum dessas condições é conhecida como xantelasma. O xantelasma se desenvolve na pele periorbital de adultos, e as lesões geralmente se apresentam como pápulas e placas moles bilaterais, coalescentes. A pálpebra superior está envolvida com mais frequência do que a inferior. Depósitos amiloides periorbitários podem mimetizar o xantelasma clinicamente, mas essas lesões são firmes e não são amarelas.

O tratamento geralmente é iniciado por motivos estéticos. Excisão cirúrgica ou ablação a *laser* podem ser realizadas, embora a recorrência das lesões seja bastante comum.

Alguns estudos descobriram que os pacientes afetados podem ter hiperlipidemia com mais frequência do que uma população controle. Portanto, o encaminhamento do paciente para avaliação médica pode ser apropriado.

Escorbuto

Figura 17.6

O **escorbuto** é uma condição que resulta da deficiência dietética prolongada de vitamina C (ácido ascórbico). A vitamina C é necessária para a síntese e manutenção normal do colágeno, um constituinte significativo da maioria dos tecidos conjuntivos. Embora o escorbuto seja relativamente incomum nos dias de hoje, certas populações estão em risco, incluindo crianças autistas, alcoólatras, pacientes psiquiátricos e idosos, os quais podem ter um repertório dietético limitado. Pacientes com doença do enxerto contra o hospedeiro podem desenvolver escorbuto porque alimentos ácidos irritam a mucosa oral. Além disso, pacientes com condições associadas ao excesso de ferro, como anemia falciforme e talassemia, podem adquirir essa condição, pois o excesso de ferro nos tecidos aumenta a degradação da vitamina C.

Os sintomas iniciais do escorbuto podem ser inespecíficos, incluindo irritabilidade, fadiga e mal-estar. Com a deficiência persistente, surgem queratoses perifoliculares, hemorragias petequiais e dores articulares. A hiperplasia gengival difusa com hemorragia e ulceração gengival também está entre os primeiros sinais de escorbuto. Perda óssea periodontal e esfoliação dos dentes eventualmente ocorrem. Hematomas subperiosteais, atraso na cicatrização de feridas e equimoses causadas por pequenos traumas representam achados clínicos mais tardiamente no curso da doença.

A pesquisa cuidadosa de uma história alimentar que demonstre a falta significativa de alimentos ricos em vitamina C será altamente sugestiva dessa doença. Se o diagnóstico estiver em dúvida, os níveis séricos de ácido ascórbico podem ser solicitados. Com a suplementação de vitamina C, uma melhora acentuada geralmente é observada em poucas semanas.

■ **Figura 17.4**
Amiloidose
Aumento de volume difuso e firme da língua, resultando em aspecto recortado das bordas laterais. (Cortesia do Dr. Gregory Erena.)

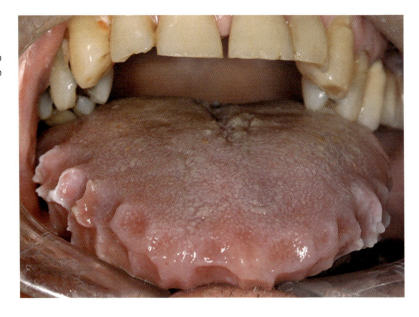

■ **Figura 17.5**
Xantelasma
Placas amarelas moles na pele periorbital.

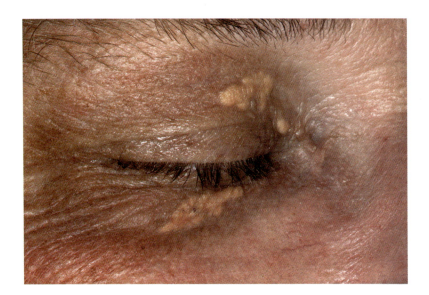

■ **Figura 17.6**
Escorbuto
Hemorragia gengival espontânea com formação de equimoses e hematomas na mucosa oral. (Cortesia do Dr. James Hargan.)

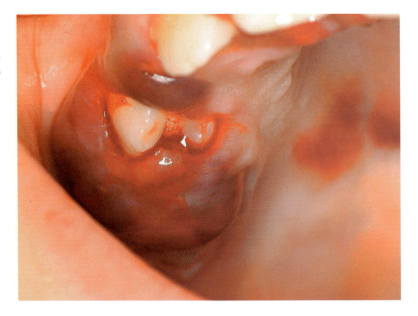

Anemia ferropriva

Figuras 17.7 e 17.8

A **anemia ferropriva** é a forma mais comum de anemia e, nos Estados Unidos, estima-se que 1 a 2% dos homens adultos e 10% das mulheres adultas podem ser afetados. O ferro é um componente necessário da hemoglobina transportadora de oxigênio, e a deficiência pode resultar da redução da absorção de ferro ou do aumento da demanda de ferro relacionada à destruição de eritrócitos.

Como em qualquer anemia, os sinais e sintomas refletem a capacidade reduzida de transporte de oxigênio do sangue, resultando em fadiga, palidez das membranas mucosas e falta de ar. Os sinais e sintomas orais incluem queilite angular, atrofia das papilas dorsais da língua e sensação de queimação da língua.

O diagnóstico de anemia ferropriva é baseado em estudos hematológicos, incluindo hemograma completo com parâmetros eritrocitários, hemoglobina, hematócrito, níveis de ferritina sérica e capacidade de ligação do ferro. Uma vez estabelecido o diagnóstico, a causa deve ser investigada para determinar se a deficiência está relacionada a fatores dietéticos, problemas de absorção de ferro ou aumento do *turnover* dos eritrócitos. O aumento do *turnover* dos eritrócitos aumenta a demanda por ferro quando os eritrócitos são perdidos por hemorragia (p. ex., úlcera gástrica, carcinoma do cólon ulcerado, menorragia) e precisam ser substituídos. Somente após a causa específica ser identificada, a terapia apropriada pode ser instituída.

Depois que o problema subjacente é corrigido, os estoques de ferro normalmente precisam ser restaurados pela administração de ferro suplementar, seja VO ou intravenosa.

Pelagra

Figura 17.9

Uma deficiência de niacina (vitamina B3; ácido nicotínico) resulta na condição conhecida como **pelagra**. A niacina é um componente essencial do dinucleotídio de nicotinamida e adenina (NAD$^+$) e do fosfato de dinucleotídio de adenina e nicotinamida (NADP$^+$), que são enzimas críticas para uma variedade de reações vitais de oxirredução. Esta vitamina é encontrada no feijão, ovos, leite e farinha enriquecida com vitamina, e pequenas quantidades são armazenadas no fígado, embora o corpo possa sintetizar niacina a partir do triptofano da dieta. Portanto, uma dieta que é deficiente nesta vitamina resultará em pelagra em um tempo relativamente curto. As características mais importantes da pelagra são designadas pelos "4 Ds": diarreia, dermatite, demência e morte (do inglês, *death*). A demência geralmente envolve irritabilidade, depressão e delírios. A dermatite que se desenvolve é geralmente mais grave em áreas expostas ao sol.

Intraoralmente, estomatite e glossite podem ser observadas, e a língua apresenta aspecto eritematoso e liso.

Embora essa condição seja relativamente rara em países desenvolvidos, indivíduos cujas dietas consistem principalmente em alimentos à base de milho, que normalmente contêm niacina e triptofano mínimos, podem desenvolver a pelagra. As concentrações urinárias de N-metil-nicotinamida estarão significativamente reduzidas, confirmando o diagnóstico.

O tratamento consiste em nicotinamida oral, que é uma niacinamida que, quando administrada por via oral, geralmente tem menos efeitos colaterais gastrintestinais do que a própria niacina. A dermatite relacionada à pelagra normalmente começará a ser resolvida dentro de alguns dias após o início desta terapia.

■ **Figura 17.7**
Anemia ferropriva
Queilite angular bilateral.

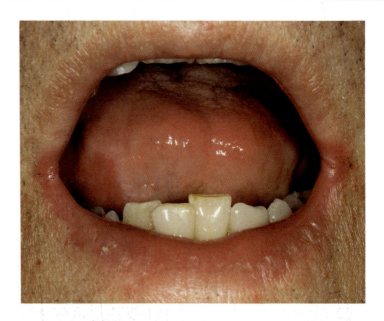

■ **Figura 17.8**
Anemia ferropriva
Manchas eritematosas afetam a mucosa inferior e lateral da língua.

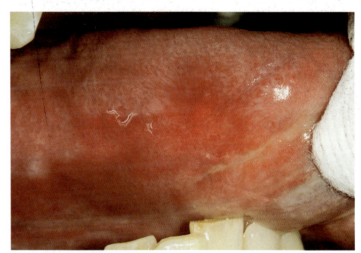

■ **Figura 17.9**
Pelagra
Pele áspera e escamosa com hiperpigmentação de áreas expostas ao sol. A faixa pálida no dorso do pé estava coberta por uma tira de sandália. (Cortesia da Dra. Sylvie Brener.)

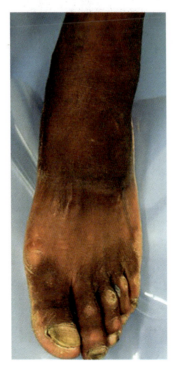

Anemia perniciosa

Figuras 17.10 a 17.12

A **anemia perniciosa** é uma condição imunomediada que é caracterizada por baixos níveis de cobalamina (vitamina B_{12}), necessária para a síntese de ácidos nucleicos e, portanto, para a divisão celular normal. Assim, a deficiência dessa vitamina resulta em hematopoese prejudicada, assim como afeta qualquer tecido que normalmente tem um *turnover* rápido, como as células do revestimento gastrintestinal. A cobalamina (ou *fator extrínseco*) é encontrada em alimentos derivados de animais, e é necessária para que a divisão celular normal ocorra. O fator extrínseco liga-se ao *fator intrínseco*, que é produzido pelas *células parietais* do revestimento do estômago, e o complexo de fator intrínseco/cobalamina é preferencialmente absorvido pelas células do revestimento do intestino delgado, após o qual é disseminado por todo o corpo pela corrente sanguínea. Os autoanticorpos dirigidos contra as células parietais e o fator intrínseco resultam na inibição da absorção de cobalamina, e com níveis reduzidos desta molécula, há atividade mitótica prejudicada das células hematopoéticas. As células hematopoéticas que são produzidas parecem anormais e incluem neutrófilos hipersegmentados e eritrócitos aumentados. O termo *anemia megaloblástica* é aplicado a essa condição por causa desses grandes eritrócitos (que também são observados na deficiência de folato).

Os sintomas iniciais da anemia perniciosa geralmente incluem fadiga, fraqueza e falta de ar, mas eventualmente sintomas neurológicos, como parestesias simétricas e dormência, se desenvolvem. O envolvimento do sistema nervoso central também pode resultar em dificuldade para andar e demência.

Os sinais e sintomas orais podem incluir componentes neurológicos, como dor na mucosa oral ou sensação de queimação. Isto pode ser acompanhado por manchas maculares vermelhas e glossite atrófica.

A avaliação de um paciente com suspeita de anemia perniciosa inclui hemograma completo com parâmetros eritrocitários. Se uma anemia megaloblástica for identificada, então os níveis séricos de cobalamina e folato podem ser solicitados. Se os níveis séricos de cobalamina estiverem baixos, então os ensaios de anticorpos antiparietais e de anticorpos antifator intrínseco devem ser obtidos. Embora anticorpos contra células parietais possam ser encontrados em até 90% dos pacientes com anemia perniciosa, eles não são específicos, porque também podem ser encontrados em várias outras doenças autoimunes. Os anticorpos antifator intrínseco são encontrados em aproximadamente 70% dos pacientes afetados e são bastante específicos para anemia perniciosa.

O tratamento geralmente consiste em injeções intramusculares de cobalamina em intervalos regulares, porque os anticorpos antifator intrínseco no sistema digestório podem inibir a absorção dessa vitamina. Alguns estudos têm encontrado que grandes doses de cobalamina administradas por via oral podem superar a falta de fator intrínseco por causa da alta concentração da vitamina. É importante distinguir a anemia perniciosa da deficiência de folato, pois a suplementação com folato melhorará o estado hematológico, mas as questões neurológicas associadas à anemia perniciosa piorarão. O monitoramento desses pacientes para a ocorrência de carcinoma gástrico é prudente, pois alguns estudos sugerem que a incidência dessa neoplasia está aumentada em áreas de gastrite atrófica que se desenvolvem na anemia perniciosa.

Figura 17.10
Anemia perniciosa
Manchas eritematosas com margens mal definidas afetam a borda lateral direita da língua.

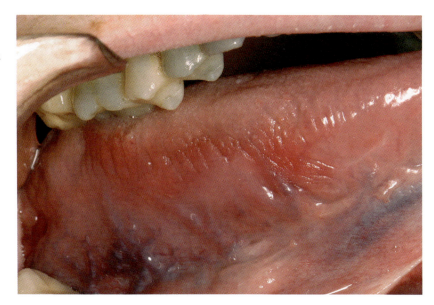

Figura 17.11
Anemia perniciosa
O mesmo paciente da Figura 17.10 apresenta uma mancha eritematosa semelhante que afeta a borda lateral esquerda da língua. Essas lesões geralmente são múltiplas e podem afetar qualquer local da mucosa oral.

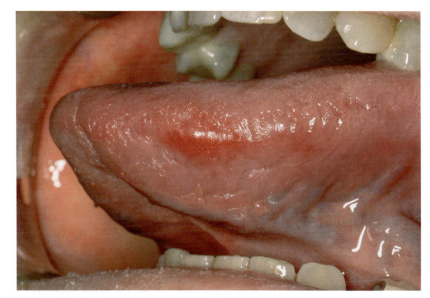

Figura 17.12
Anemia perniciosa
Mancha eritematosa envolve a mucosa labial superior.

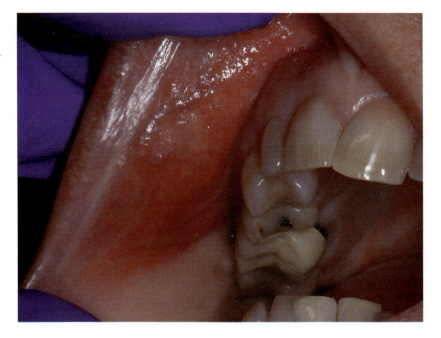

Raquitismo

Figuras 17.13 a 17.15

Níveis inadequados de vitamina D durante os primeiros anos de desenvolvimento levam à condição conhecida como **raquitismo**. As manifestações desse distúrbio inicialmente podem ser notadas por volta dos 2 ou 3 anos de idade, quando as crianças afetadas desenvolvem placas epifisárias alargadas e amplas ao longo do esqueleto, porque as trabéculas de osteoide que se formam nessas áreas carecem de cálcio para mineralização apropriada. Como a vitamina D é necessária para a absorção de cálcio do intestino, sua deficiência resulta em cálcio reduzido na corrente sanguínea, o que afeta as estruturas calcificadas em desenvolvimento do corpo, incluindo os dentes. O metabolismo do cálcio e o papel que a vitamina D desempenha na manutenção de níveis adequados de cálcio no corpo representam um conjunto complexo de pesos e contrapesos. A maioria dos investigadores classifica a vitamina D como um hormônio em vez de uma vitamina verdadeira. Na maioria dos casos, a deficiência de vitamina D não está relacionada à dieta, porque o precursor é produzido na pele pela ação da luz ultravioleta no 7-desidrocolesterol. Isso resulta na formação de pré-vitamina D_3, que é então convertida em vitamina D_3 (colecalciferol). No fígado, a vitamina D_3 é transformada em 25-hidroxivitamina D_3 (25-OH-vitamina D_3), que é então alterada nas células do rim para a sua forma ativa final, $1\alpha,25$-di-hidroxivitamina D_3. A vitamina D_3 ativa é necessária para a absorção do cálcio do intestino e interage com o paratormônio (PTH) para garantir níveis adequados de cálcio na corrente sanguínea.

Na maioria dos casos de raquitismo, a falta de exposição solar adequada leva a níveis reduzidos de vitamina D. Fatores como pele com concentrações elevadas de melanina (a melanina absorve a luz ultravioleta [UV]), doenças que exigem confinamento em ambientes fechados, latitudes mais altas e roupas que cobrem a maior parte da pele contribuem para a deficiência de vitamina D. Na maioria dos países desenvolvidos, leite e cereais são fortificados com vitamina D, embora o raquitismo possa se desenvolver em crianças que são amamentadas exclusivamente por leite materno por um longo período de tempo e não são expostas à luz solar.

A absorção reduzida de cálcio resulta em osteoide pouco calcificado no osso em desenvolvimento e o osso resultante é bastante fraco. Quando a criança começa a andar, ocorre arqueamento ou distorção dos membros inferiores. Hipotonia e fraqueza musculares, ambas relacionadas à diminuição do cálcio sérico, também sinalizam deficiência de vitamina D. Os centros ativos de crescimento do esqueleto são aumentados, resultando em edema proeminente das junções costocondrais (o chamado rosário raquítico). A fontanela anterior do crânio geralmente permanece aberta em crianças com raquitismo. A deficiência de vitamina D durante a primeira infância, quando os dentes estão se desenvolvendo, causa defeitos hipocalcificados significativos nos dentes.

O tratamento consiste em suplementação oral diária com colecalciferol. Se a deficiência de cálcio parece estar contribuindo para o raquitismo do paciente, os suplementos de cálcio também devem ser administrados.

Capítulo 17 Manifestações Orais de Doenças Sistêmicas   511

■ **Figura 17.13**
Raquitismo
Hipoplasia do esmalte em paciente com raquitismo. Neste caso, a criança tinha sido amamentada exclusivamente com leite materno e teve pouca exposição à luz solar. (Cortesia da Dra. Pamela McDonald.)

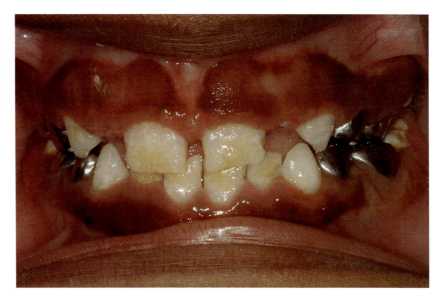

■ **Figura 17.14**
Raquitismo
Radiografia do mesmo paciente da Figura 17.13 identifica a hipoplasia de esmalte dos incisivos centrais. O esmalte desses dentes é formado nos primeiros anos de vida e, portanto, foi mais afetado pela deficiência dietética de vitamina D. (Cortesia da Dra. Pamela McDonald.)

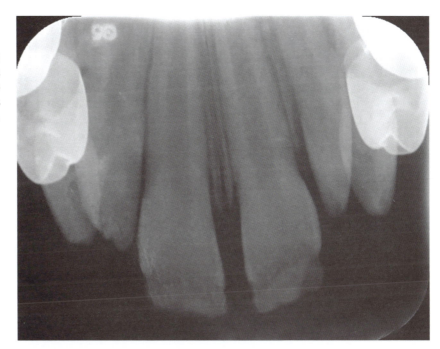

■ **Figura 17.15**
Raquitismo
Radiografia do mesmo paciente da Figura 17.13 mostra hipoplasia do esmalte e hipocalcificação da coroa do primeiro molar permanente inferior. (Cortesia da Dra. Pamela McDonald.)

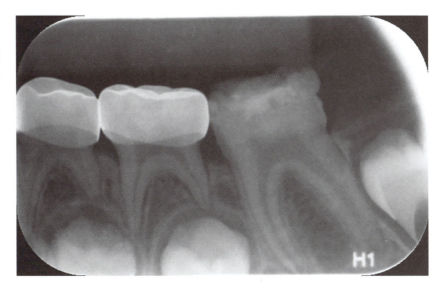

Raquitismo resistente à vitamina D

Figuras 17.16 e 17.17

O **raquitismo resistente à vitamina D (RRVD)**, também conhecido como *raquitismo hipofosfatêmico familiar*, representa um grupo de condições hereditárias que se caracterizam pela perda de fosfato na urina (levando a níveis reduzidos de fosfato sérico), níveis baixos a normais de vitamina D e elevados níveis de FGF23 (fator de crescimento de fibroblastos 23). Os pacientes desenvolvem muitos dos sinais de raquitismo, incluindo arqueamento dos membros inferiores na infância, altura reduzida e dor óssea. A maioria dos casos de RRVD é herdada como uma característica dominante ligada ao X, causada pela mutação do gene *PHEX* (*gene regulador de fosfato com atividade endopeptídica no cromossomo X*). Quando o *PHEX* é mutado, os níveis de FGF23 são aumentados, e isso aumenta a perda de fosfato pelo rim. O RRVD dominante ligado ao X ocorre em uma frequência de 1 em 20.000, mas formas autossômicas dominantes e recessivas menos comuns também são descritas e envolvem mutações de genes diferentes.

Os achados orais são significativos porque a dentição exibe uma variedade de anormalidades, incluindo esmalte fino e defeitos na dentina que podem se estender até a junção dentina-esmalte. Uma lâmina dura mal definida é frequentemente visualizada radiograficamente, assim como raízes curtas. Os dentes têm câmaras pulpares aumentadas e os cornos pulpares alongados alcançam as cúspides dos dentes. Isso resulta em suscetibilidade dos dentes à exposição pulpar e necrose, tanto espontânea como causada por atrito e abrasão. Os dentes não vitais desenvolvem inflamação periapical que resulta em formação de abscesso e múltiplas fístulas. Isso pode ser intrigante para o clínico porque os dentes não são cariados. Alguns pesquisadores também sugeriram que a periodontite é mais prevalente e grave em pacientes afetados por RRVD.

O tratamento das manifestações esqueléticas do RRVD inclui a administração de suplementos orais de fosfato em conjunto com calcitriol, a forma ativa da vitamina D. Esta terapia melhora alguns dos parâmetros sorológicos, mas um impacto modesto no crescimento e desenvolvimento é geralmente observado, e alguns pacientes podem não responder totalmente.

O tratamento dos problemas odontológicos inclui cuidadoso exame clínico e radiográfico periódico, e os selantes dentários têm sido recomendados por alguns pesquisadores para prevenir a exposição pulpar. O tratamento endodôntico de dentes com sinais de necrose pulpar ou doença inflamatória periapical também é recomendado. Restaurações completas da coroa podem ser desafiadoras devido à reduzida quantidade de dentina existente nas coroas dos dentes. Com relação à periodontite, estudos descobriram que pacientes adultos portadores de RRVD, que fazem suplementação com fosfato e suplementos ativos de vitamina D desde a infância, apresentam menos destruição periodontal.

Hipofosfatasia

Figura 17.18

A **hipofosfatasia** representa um grupo de distúrbios hereditários que se caracterizam por uma diminuição da fosfatase alcalina tecidual inespecífica. Padrões de herança autossômica dominante e autossômica recessiva já foram descritos, e devido à variedade de mutações responsáveis por essa condição, o espectro de características clínicas e gravidade do envolvimento é amplo. Discussão detalhada de cada uma dessas variedades – odonto-hipofosfatasia, adulta, infantil, da infância, perinatal, pseudo-hipofosfatasia e hipofosfatasia pré-natal benigna – está além do escopo deste texto.

A odonto-hipofosfatasia é provavelmente a variante mais comum e tem o menor impacto na saúde geral do paciente. Indivíduos afetados experimentam perda prematura da dentição decídua, tipicamente os dentes incisivos. Nenhum outro problema significativo surge, e tempo normal de vida é esperado. A hipofosfatasia perinatal e infantil são condições graves que aparecem precocemente na vida. A hipofosfatasia perinatal é evidente no nascimento, e a hipomineralização grave do esqueleto está presente. Esses pacientes geralmente morrem logo após o nascimento. A hipofosfatasia infantil pode ser identificada aos 6 meses de idade e é caracterizada por deformidades relacionadas à hipomineralização do osso. Aproximadamente 50% de mortalidade pode ser esperada. A forma da infância de hipofosfatasia é tipicamente identificada após os 6 meses de idade e pode mostrar uma série de expressões, de leve a grave. Na forma grave, há perda prematura de toda a dentição decídua, enquanto nos casos leves apenas alguns dentes são perdidos prematuramente. Muitas das características esqueléticas observadas no raquitismo pode ser evidente em exemplos graves. O diagnóstico de hipofosfatasia depende da identificação da diminuição da fosfatase alcalina sérica no cenário clínico apropriado (história médica, exame físico, achados laboratoriais de rotina, características radiográficas). Como os níveis de fosfatase alcalina variam durante a vida, faixas de referência ajustadas por idade e sexo devem ser usadas. Amostras de sangue e urina podem ser testadas para o aumento da fosfoetanolamina, que é outra característica

Figura 17.16
Raquitismo resistente à vitamina D
Câmaras pulpares alongadas e amplas, características do raquitismo resistente à vitamina D. Observe os dentes que se tornaram não vitais devido a essa condição, exigindo terapia endodôntica. (Cortesia da Dr. Pamela McDonald.)

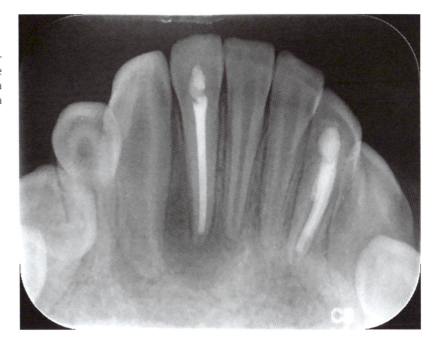

Figura 17.17
Raquitismo resistente à vitamina D
As câmaras pulpares alargadas e alongadas geralmente se estendem até a porção coronal da dentina, aumentando o risco de exposição pulpar relacionada a pequenos traumas. (Cortesia da Dr. Pamela McDonald.)

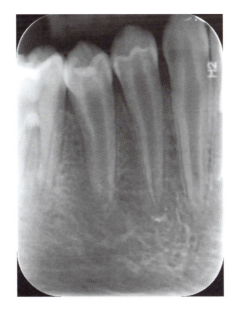

Figura 17.18
Hipofosfatasia
Perda prematura da dentição anterior mandibular.

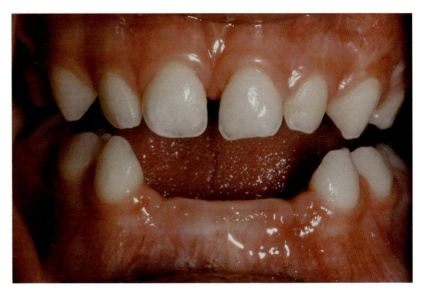

da hipofosfatasia. Dentes decíduos que são eliminados prematuramente podem ser examinados histopatologicamente para evidenciar cemento reduzido ou ausente.

A conduta consiste em aconselhamento genético para os pais e paciente. O tratamento é essencialmente focado no cuidado sintomático, como a cirurgia ortopédica para ajudar a corrigir deformidades e fraturas esqueléticas. A substituição protética da dentição perdida também é apropriada.

Hiperparatireoidismo

Figuras 17.19 a 17.22

O excesso de produção do paratormônio, seja autônomo ou fisiológico, é denominado **hiperparatireoidismo** (HPT). O HPT primário representa a produção autônoma de paratormônio (PTH), geralmente por um adenoma de glândula paratireoide (80 a 85% dos casos), embora hiperplasia de glândula paratireoide (10 a 15%) ou carcinoma de glândula paratireoide (1%) possam ser os responsáveis. Um motivo fisiológico para o HPT é observado em pacientes com doença renal em estágio terminal, porque eles geralmente apresentam baixos níveis séricos de cálcio. Os baixos níveis de cálcio estão relacionados com a perda de cálcio pelo rim e à falta de absorção de cálcio do intestino, este último causado pela falta de produção de vitamina D ativa por rins danificados. Esta produção de paratormônio que é estimulada por níveis de cálcio é denominada de *HPT secundário*. O paratormônio interage com os osteoblastos para estimular a diferenciação de osteoclastos. Os osteoclastos então reabsorvem o osso, liberando cálcio na corrente sanguínea. Sob tal estimulação contínua, as glândulas paratireoides geralmente se tornam hiperplásicas e, ocasionalmente, evoluem para adenomas de funcionamento autônomo. Esta condição é denominada *HPT terciário* e é geralmente identificada após o paciente ser submetido a transplante renal e os níveis de cálcio não retornarem ao normal.

A maioria dos casos de HPT é assintomática e é identificada por exames laboratoriais de rotina que são solicitados durante exames físicos anuais, geralmente em pacientes com mais de 60 anos. Existem sinais e sintomas desta condição que são considerados característicos, a saber, aumento da prevalência de cálculos renais; várias alterações ósseas, como tumores marrons do osso; e úlceras duodenais.

As alterações radiográficas observadas nos maxilares incluem perda generalizada da lâmina dura, que representa uma das primeiras alterações esqueléticas observadas nos exames de imagem. As falanges terminais também são afetadas no início deste processo. O padrão trabecular do osso muitas vezes é descrito como "vidro fosco". Os tumores marrons tendem a ocorrer mais tardiamente no curso desse distúrbio e podem causar uma lesão radiotransparente em qualquer osso, incluindo os maxilares. Essas lesões representam um processo reativo composto de tecido de granulação, células gigantes do tipo osteoclastos e hemorragia abundante com hemossiderina. Os eritrócitos e a hemossiderina fixados em formol têm coloração marrom, assim, o termo "tumor marrom".

O tratamento do HPT primário ou terciário consiste na remoção cirúrgica do tecido lesionado da glândula paratireoide, que é identificado por cintilografia das glândulas paratireoides com sestamibi-99mTc). O HPT secundário é tratado com suplementos de cálcio, análogos ativos da vitamina D e agentes quelantes de fosfato sem cálcio, que reduzem os níveis séricos de fosfato. Às vezes, a excisão cirúrgica das glândulas paratireoides hiperplásicas também é necessária nessa situação.

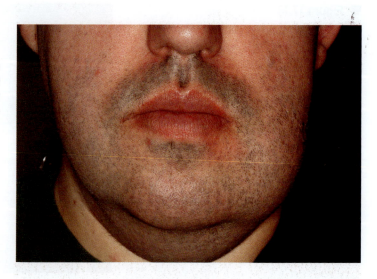

■ Figura 17.19
Hiperparatireoidismo
Apresentação inicial de um paciente com um adenoma de glândula paratireoide que estava produzindo paratormônio. O aumento de volume no lado esquerdo da face é causado por uma massa intraoral, representando um tumor marrom do hiperparatireoidismo.

Figura 17.20
Hiperparatireoidismo
Radiografia panorâmica do mesmo paciente da Figura 17.19 demonstra uma lesão radiotransparente mal definida no corpo da mandíbula à esquerda. Biopsia mostrou uma lesão de células gigantes e os exames sorológicos identificaram níveis aumentados de paratormônio produzidos por um adenoma de glândula paratireoide.

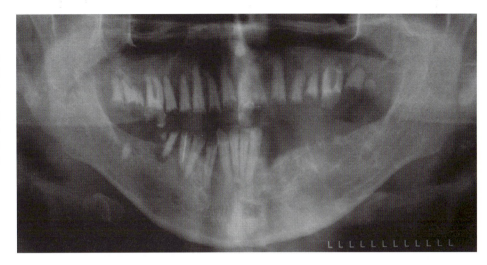

Figura 17.21
Hiperparatireoidismo
Mesmo paciente da Figura 17.20 apresenta uma massa ulcerada que representa um tumor marrom do hiperparatireoidismo relacionado a um adenoma da glândula paratireoide que exteriorizou.

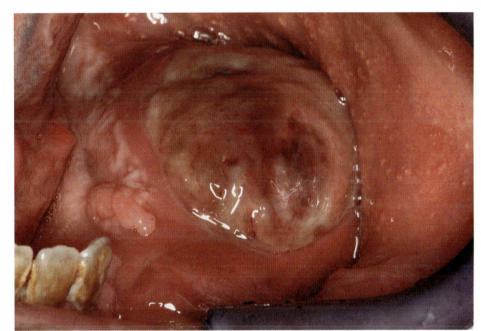

Figura 17.22
Hiperparatireoidismo
Mesmo paciente da Figura 17.20 várias semanas após a remoção do adenoma de glândula paratireoide apresenta mucosa oral intacta e redução no tamanho da lesão.

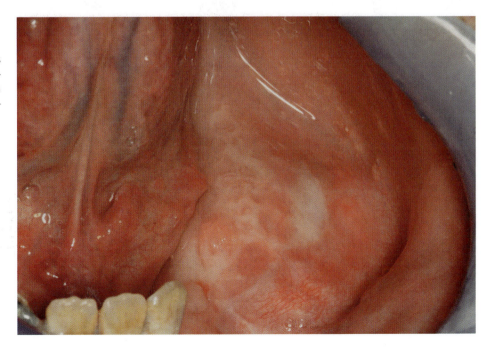

Osteodistrofia renal

Figuras 17.23 e 17.24

A **osteodistrofia renal** (ODR) é uma complicação significativa e comum da doença renal crônica (DRC), e apenas um componente do distúrbio ósseo mineral (DMO) da DRC. A patogênese da ODR é complexa, envolvendo interações anormais e desequilíbrios entre paratormônio, metabólitos da vitamina D, níveis séricos de cálcio e fosfato, os rins e o fator de crescimento de fibroblastos 23, com consequente comprometimento da fisiologia óssea normal. As crianças afetadas mostrarão prejuízo no crescimento e distorção dos ossos longos, e os adultos terão incidência aumentada de fraturas, além da expansão dos ossos afetados.

Envolvimento dos ossos faciais por ODR é frequentemente observado, mas a magnitude do comprometimento varia consideravelmente. Essas lesões costumam ter uma alta taxa de renovação do tecido ósseo. Nos casos iniciais, um padrão radiográfico "sal e pimenta" pode se desenvolver devido a focos esparsos de atividade osteoclástica e atividade osteoblástica. Esse padrão é particularmente evidente em radiografias de crânio. Os espaços medulares são geralmente substituídos por tecido conjuntivo, e o termo *osteíte fibrosa cística* tem sido aplicado às alterações radiográficas, embora a porção "cística" do nome refira-se apenas às áreas de reabsorção óssea e não à formação verdadeira de cisto. Outros pacientes apresentam aspecto de vidro fosco difusa do osso, incluindo a reabsorção da lâmina dura, como descrito no hiperparatireoidismo. Uma porcentagem menor de pacientes, a maioria dos quais com ODR mal controlada, desenvolverá expansão óssea, caracterizada por aumento difuso dos maxilares. Embora historicamente isso tenha sido chamado de *leontíase óssea*, alguns pesquisadores sugeriram que um termo mais adequado seria *osteíte fibrosa renal expansiva*.

O transplante renal é o tratamento ideal para essa condição, mas a falta de doadores compatíveis e o insucesso em transplantes prévios são barreiras significativas. Os pacientes geralmente são tratados pela redução de fosfato na dieta, agentes quelantes de fosfato sem cálcio e suplementação ativa de vitamina D na tentativa de corrigir o balanço sorológico entre íons cálcio e fosfato.

Doença de Addison

Figura 17.25

A doença de Addison, também conhecida como *hipoadrenocorticismo* ou *insuficiência suprarrenal primária*, é uma condição caracterizada pela destruição do córtex suprarrenal, com subsequente redução na produção de hormônios esteroides. Antes da síntese da cortisona por bioquímicos em 1949, esta doença era uniformemente fatal. Em países industrializados, 80 a 90% dos casos são causados por ataques autoimunes ao tecido glandular, porém em regiões menos desenvolvidas do mundo, a tuberculose é a principal causa. Apesar de condições hereditárias poderem resultar em hipofunção suprarrenal, estas são raras; no entanto, se a doença de Addison ocorrer em uma criança, causas genéticas devem ser consideradas.

As manifestações iniciais da doença de Addison podem ser bastante inespecíficas e o diagnóstico tardio da condição é comum. Produção reduzida de hormônios glicocorticoides e mineralocorticoides resultam inicialmente em sinais e sintomas bastante inespecíficos, incluindo fadiga, vômitos, perda de apetite, perda de peso e dor abdominal. Se ânsia por sal ou aumento da pigmentação da pele ("bronzeamento" da pele) estiverem entre os primeiros sinais/sintomas, estes podem sugerir o diagnóstico. A pigmentação ocorre porque a circulação dos níveis de esteroides é reduzida, e a pituitária anterior é estimulada a produzir hormônio adrenocorticotrófico (ACTH). O ACTH também reage com um receptor nos melanócitos para estimular a produção de melanina. A pigmentação oral também pode se desenvolver, afetando principalmente lábios, mucosa jugal e gengiva. O diagnóstico é confirmado pelo teste de estímulo com dose padrão de corticotrofina, no qual o ACTH sintético é injetado e o nível de cortisol é medido. Se não houver aumento significativo na produção de cortisol, o diagnóstico de doença de Addison primária é confirmado.

Se a condição não for diagnosticada, o paciente pode ter insuficiência suprarrenal aguda, também conhecida como *crise addisoniana*, que é um evento potencialmente fatal. A insuficiência suprarrenal aguda pode ocorrer enquanto o paciente está sob tratamento e é identificada quando o paciente apresenta vômito, dor abdominal, hipotensão grave e choque. A crise addisoniana é uma emergência clínica e precisa ser tratada no hospital.

O tratamento consiste em reposição hormonal vitalícia, incluindo um glicocorticoide, como a hidrocortisona, potencialmente associada a um mineralocorticoide, como a fludrocortisona. Como o córtex suprarrenal normalmente é responsável por toda a produção de androgênios nas mulheres, aquelas que apresentam redução da libido ou sintomas de depressão podem se beneficiar do tratamento com um androgênio, como desidroepiandrosterona (DHEA). O monitoramento cuidadoso dos níveis hormonais e parâmetros sanguíneos de rotina é necessário, e a hidrocortisona deve ser aumentada durante períodos de estresse, como durante uma doença grave ou cirurgia de grande porte.

■ **Figura 17.23**
Osteodistrofia renal
Expansão da maxila em um paciente com osteodistrofia renal, resultando em uma massa dura no palato.

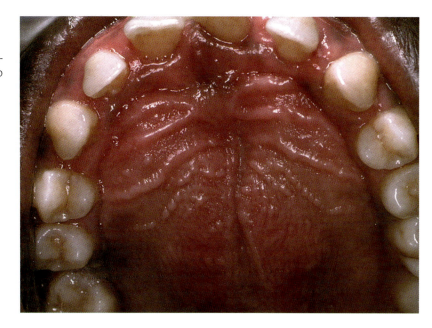

■ **Figura 17.24**
Osteodistrofia renal
Radiografia demonstra o padrão em vidro fosco associado à osteodistrofia renal. Observe a perda de lâmina dura ao redor dos dentes.

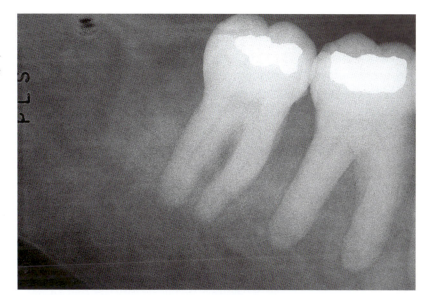

■ **Figura 17.25**
Doença de Addison
Pigmentação marrom difusa da gengiva inserida em paciente branco com doença de Addison.

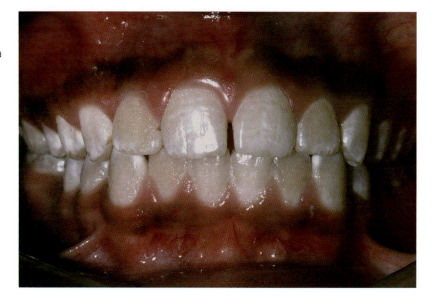

Diabetes melito

Figura 17.26

Diabetes melito (DM) é considerado um grupo de distúrbios causados por metabolismo alterado dos carboidratos, resultando em níveis cronicamente elevados de glicose no sangue (hiperglicemia). A maioria dos casos de DM está relacionada com diminuição da produção de insulina (DM do tipo 1, representando 5 a 10% de todos os diabéticos) ou um impacto reduzido da insulina nos tecidos-alvo, conhecido como resistência à insulina (DM do tipo 2). DM do tipo 1 é frequentemente causada pelo ataque imunológico das células beta produtoras de insulina das ilhotas pancreáticas, o DM do tipo 2 geralmente está associado à obesidade. Uma discussão aprofundada do DM está além do escopo deste texto. No entanto, o impacto desta doença sistêmica comum é grande, sendo que as complicações são a principal causa de doença renal em estágio terminal (DRET), cegueira em adultos e amputações de membros inferiores que não estão relacionadas ao traumatismo. Aceleração significativa da doença vascular periférica e da doença da artéria coronária (DAC) está associada a essa condição, bem como à suscetibilidade à infecção. O diagnóstico é baseado na glicemia em jejum, teste de tolerância à glicose e níveis de hemoglobina A1c (hemoglobina glicada).

Embora não sejam reconhecidas lesões orais específicas do DM, muitos autores identificaram alterações das mucosas oral e periodontal que parecem ser mais prevalentes e mais graves em pacientes diabéticos. A periodontite é vista com mais frequência no DM, e a gravidade é geralmente pior do que na população controle não diabética. A inflamação gengival também parece ser mais pronunciada em pacientes diabéticos, em comparação com pacientes não diabéticos com controle semelhante da placa dentária. Modestas melhorias nos níveis de hemoglobina A1c de pacientes diabéticos foram demonstradas quando a periodontite é tratada e a saúde gengival é mantida.

Doença de Crohn

Figuras 17.27 e 17.28

A **doença de Crohn** (DC), também conhecida como *ileíte regional*, é uma doença inflamatória intestinal de etiologia incerta. A condição ocorre principalmente nos países industrializados e pode se apresentar em qualquer idade, embora dois picos de frequência – da segunda à terceira décadas de vida e na sexta década – sejam identificados na maioria das grandes séries. Embora o local mais comum de envolvimento com DC seja o segmento terminal do íleo, qualquer porção do sistema digestório, desde a boca até o ânus, pode ser afetada.

Os pacientes podem apresentar sinais e sintomas inespecíficos, incluindo cólicas abdominais, diarreia, náuseas, perda de peso, vômito e febre. A persistência desses sinais/sintomas geralmente acionará a investigação para descartar a DC.

Lesões orais são encontradas em alguns pacientes com DC, embora a frequência precisa seja difícil de ser avaliada, porque os pacientes com DC também podem desenvolver lesões orais comuns que podem não estar relacionadas à sua doença sistêmica. Além disso, as lesões orais podem se desenvolver antes do diagnóstico de DC. Várias alterações da mucosa oral já foram descritas, incluindo úlceras, aparência "em calçada de seixos" da mucosa, edema dos lábios, marcas na mucosa e aumento de volume eritematoso das gengivas. Alguns pesquisadores descreveram as úlceras orais como se assemelhando a ulcerações aftosas. Em muitos casos, as úlceras têm configuração linear e fissurada, localizada na profundidade do vestíbulo bucal, e estas parecem ser mais sugestivas de DC. Pregas hiperplásicas paralelas de tecido que se assemelham a epúlide fissurada também foram descritas nos vestíbulos bucais desses pacientes. Além disso, a pioestomatite vegetante (ver próximo tópico) pode se desenvolver na DC, mas essa condição incomum está mais frequentemente associada à colite ulcerativa.

Os achados histopatológicos são característicos, mas não patognomônicos. A inflamação granulomatosa não necrosante pode ser encontrada, embora isso não seja identificado em todas as amostras de biopsia gastrintestinal. Muitas vezes a inflamação granulomatosa será vista em biopsias das lesões orais. O diagnóstico de DC é baseado principalmente na apresentação clínica, combinada com achados endoscópicos, histopatológicos e radiológicos. Estudos sorológicos são frequentemente úteis na exclusão de outras condições, mas nenhum teste específico é diagnóstico para DC.

O tratamento clínico é geralmente iniciado com corticosteroides sistêmicos, sendo administrados para suprimir o processo inflamatório anormal, seguido por várias classes diferentes de fármacos para manter a remissão. A maioria dos pacientes com DC acabará necessitando de cirurgia para ressecção de um segmento intestinal estenosado ou correção de uma fístula cutânea ou vaginal.

■ **Figura 17.26**
Diabetes melito
Lesões gengivais hiperplásicas e vermelhas brilhantes, características de diabetes melito mal controlado.

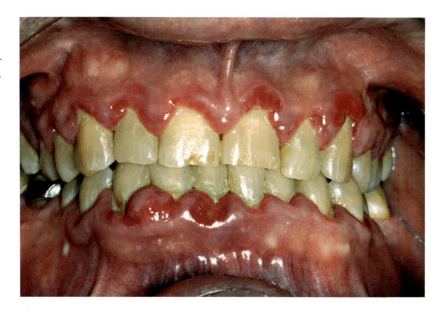

■ **Figura 17.27**
Doença de Crohn
Alterações corrugadas e semelhantes a seixos em mucosa jugal bilateral em paciente com doença de Crohn. (Cortesia do Dr. John Lovas.)

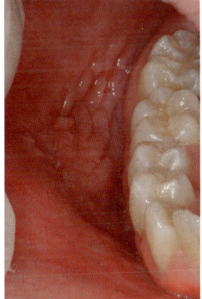
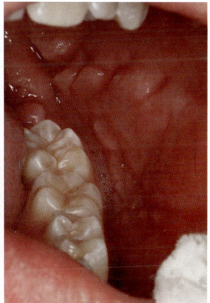

■ **Figura 17.28**
Doença de Crohn
Aumento gengival eritematoso com ulceração semelhante a afta envolvendo o vestíbulo labial anterior mandibular em uma mulher de 20 anos de idade. Múltiplas biopsias do sistema digestório identificaram inflamação granulomatosa não necrosante em apenas dois locais: gengiva e íleo terminal.

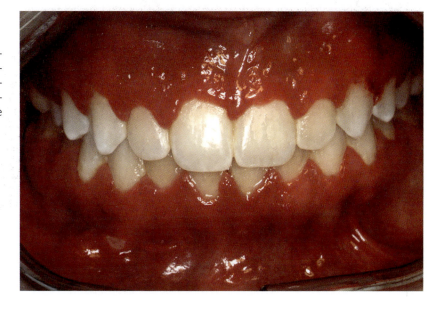

Pioestomatite vegetante

Figuras 17.29 e 17.30

A **pioestomatite vegetante** é uma manifestação incomum de doença inflamatória intestinal, e a maioria dos casos está associada à colite ulcerativa. Alguns pacientes com doença de Crohn também apresentam pioestomatite vegetante. Uma condição semelhante da pele, conhecida como *piodermatite vegetante*, pode se desenvolver simultaneamente em algumas situações.

A pioestomatite vegetante apresenta-se como lesões da mucosa circulares branco-amareladas, levemente elevadas, que podem afetar a maioria dos locais da mucosa oral, embora mucosa jugal, mucosa labial, gengiva e palato pareçam ser mais acometidos. As lesões são frequentemente descritas como tendo uma aparência clínica de "rastros de caracol". Para alguns pacientes as lesões são relativamente assintomáticas, mas outros podem se queixar de dor espontânea ou à palpação/compressão.

O diagnóstico é feito, às vezes, com base na aparência clínica característica das lesões. A biopsia mostrará um padrão único de microabscessos compostos principalmente por eosinófilos na camada espinhosa do epitélio superficial. Podem existir graus variados de edema intraepitelial, simulando uma fenda intraepitelial. Habitualmente, a pioestomatite vegetante desaparece quando a doença inflamatória intestinal é tratada. Ocasionalmente, este processo se desenvolve antes do diagnóstico da doença inflamatória intestinal. Nesses casos, as lesões responderão à aplicação de preparações mais potentes de gel de corticosteroide tópico.

Estomatite urêmica

Figura 17.31

A **estomatite urêmica** é uma condição rara que se desenvolve em pacientes com doença renal em estágio terminal. Os pacientes que não estão recebendo hemodiálise adequada apresentam, tipicamente, níveis sanguíneos bastante elevados de ureia. Acredita-se que a ureia seja secretada na saliva dos pacientes afetados. Pensa-se que as lesões sejam causadas pela ação da urease, produzida pela microflora oral, na ureia da saliva, liberando amônia e causando lesão química na mucosa oral.

Pacientes com estomatite urêmica queixam-se de dor difusa na mucosa oral e perda do paladar ou desenvolvimento de disgeusia. Placas brancas frouxamente aderentes são encontradas principalmente na língua e na mucosa jugal. Descrições microscópicas desse processo são incomuns, mas a maioria descreve hiperparaqueratose peculiar com acantose e inflamação mínima.

O tratamento consiste em diálise renal, que corrige os níveis sanguíneos de ureia e elimina o substrato da ureia da saliva. As lesões orais geralmente desaparecem em alguns dias.

Figura 17.29
Pioestomatite vegetante
Pústulas superficiais, algumas das quais sugerem um padrão de "rastro de caracol".

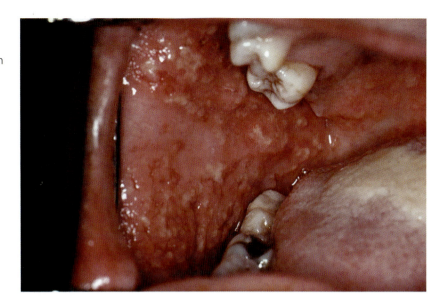

Figura 17.30
Pioestomatite vegetante
Mesmo paciente da Figura 17.29, 5 dias após a terapia com corticosteroides.

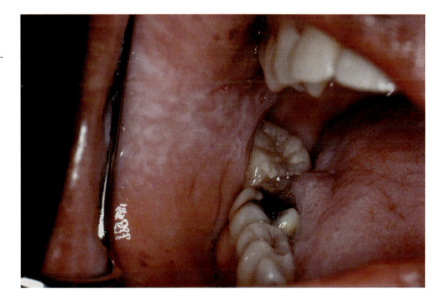

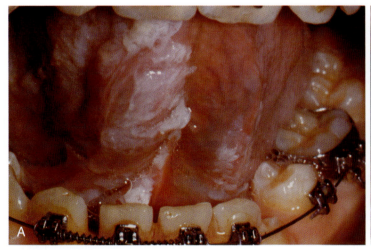
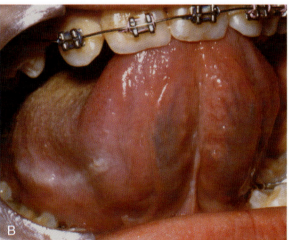

Figura 17.31
Estomatite urêmica
A. Placas brancas na parte inferior da língua em um paciente que sofre de insuficiência renal crônica. **B.** Mesmo paciente apresenta resolução das placas brancas após diálise renal. (Cortesia do Dr. William Ross.)

Bibliografia

Icterícia

Carroll WJ, Peck T, Jenkins TL. Periocular, periorbital, and orbital pathology in liver disease. *Surv Ophthalmol*. 2017;62:e134–e149.

Fargo MV, Grogan SP, Saguil A. Evaluation of jaundice in adults. *Am Fam Physician*. 2017;95:164–168.

Pratt DS, Kaplan MM. Jaundice. In: Longo DL, Fauci AS, Kasper DL, et al, eds. *Harrison's Principles of Internal Medicine*. 18th ed. New York: McGraw-Hill; 2012:324–329.

Winger J, Michelfelder A. Diagnostic approach to the patient with jaundice. *Prim Care*. 2011;38:469–482.

Proteinose lipoide

Callizo M, Ibáñez-Flores N, Laue J, et al. Eyelid lesions in lipoid proteinosis or Urbach-Wiethe disease: case report and review of the literature. *Orbit*. 2011;30:242–244.

Kartal D, Çınar SL, Kartal L, et al. Lipoid proteinosis. *Acta Dermatovenerol APA*. 2016;25:19–21.

Molina-Ruiz AM, Cerroni L, Kutzner H, et al. Cutaneous deposits. *Am J Dermatopathol*. 2014;36:1–48.

Ranjan R, Goel K, Sarkar R, et al. Lipoid proteinosis: a case report in two siblings. *Dermatol Online J*. 2015;21:20.

Amiloidose

Ankarcrona M, Winblad B, Monteiro C, et al. Current and future treatment of amyloid diseases. *J Intern Med*. 2016;280:177–202.

Gertz M. CME information: immunoglobulin light chain amyloidosis: 2016 update on diagnosis, prognosis, and treatment. *Am J Hematol*. 2016;91:947–956.

Mangold AR, Torgerson RR, Rogers III RS. Diseases of the tongue. *Clin Dermatol*. 2016;34:458–469.

Pau M, Reinbacher KE, Feichtinger M, et al. Surgical treatment of macroglossia caused by systemic primary amyloidosis. *Int J Oral Maxillofac Surg*. 2013;42:294–297.

Suzuki T, Kusumoto S, Yamashita T, et al. Labial salivary gland biopsy for diagnosing immunoglobulin light chain amyloidosis: a retrospective analysis. *Ann Hematol*. 2016;95:279–285.

Wechalekar AD, Gillmore JD, Hawkins PN. Systemic amyloidosis. *Lancet*. 2016;387:2641–2654.

Xantelasma

Dey A, Aggarwal R, Dwivedi S, et al. Cardiovascular profile of xanthelasma palpebrarum. *Biomed Res Int*. 2013;3. Article ID 932863.

Frew JW, Murrell DF, Haber RM. Fifty shades of yellow: a review of the xanthodermatoses. *Int J Dermatol*. 2015;54:1109–1123.

Heng JK, Chua SH, Goh CL, et al. Treatment of xanthelasma palpebrarum with a 1064-nm, Q-switched Nd:YAG laser. *J Am Acad Dermatol*. 2017;77:728–734.

Kavoussi H, Ebrahimi A, Rezaei M, et al. Serum lipid profile and clinical characteristics of patients with xanthelasma palpebrarum. *An Bras Dermatol*. 2016;91:468–471.

Sayin I, Ayli M, Oğuz AK, et al. Xanthelasma palpebrarum: a new side effect of nilotinib. *BMJ Case Rep*. 2016;doi:10.1136/bcr-2015-213511.

Escorbuto

Golriz F, Donnelly LF, Devaraj S, et al. Modern American scurvy—experience with vitamin C deficiency at a large children's hospital. *Pediatr Radiol*. 2017;47:214–220.

Hafez D, Saint S, Griauzde J, et al. A deficient diagnosis. *N Engl J Med*. 2016;374:1369–1374.

Harrison LB, Nash MJ, Fitzmaurice D, et al. Investigating easy bruising in an adult. *BMJ*. 2017;356:j251. doi:10.1136/bmj.j251. Published 9 February 2017.

Kletzel M, Powers K, Hayes M. Scurvy: a new problem for patients with chronic GVHD involving mucous membranes; an easy problem to resolve. *Pediatr Transplant*. 2014;18:524–526.

Ma NS, Thompson C, Weston S. Brief report: scurvy as a manifestation of food selectivity in children with autism. *J Autism Dev Disord*. 2016;46:1464–1470.

Singh S, Richards SJ, Lykins M, et al. An underdiagnosed ailment: scurvy in a tertiary care academic center. *Am J Med Sci*. 2015;349:372–373.

Anemia ferropriva

Betesh AL, Santa Ana CA, Cole JA, et al. Is achlorhydria a cause of iron deficiency anemia? *Am J Clin Nutr*. 2015;102:9–19.

Cascio MJ, DeLoughery TG. Anemia: evaluation and diagnostic tests. *Med Clin N Am*. 2017;101:263–284.

DeLoughery TG. Iron deficiency anemia. *Med Clin N Am*. 2017;101:319–332.

Lu S-Y. Perception of iron deficiency from oral mucosa alterations that show a high prevalence of *Candida* infection. *J Formosan Med Assoc*. 2016;115: e619–e627.

Powell DJ, Achebe MO. Anemia for the primary care physician. *Prim Care Clin Office Pract*. 2016;43:527–542.

Wu Y-C, Wang Y-P, Chang JY-F, et al. Oral manifestations and blood profile in patients with iron deficiency anemia. *J Formosan Med Assoc*. 2014;113:e83–e87.

Pelagra

Crook MA. The importance of recognizing pellagra (niacin deficiency) as it still occurs. *Nutrition*. 2014;30:729–730.

Gupta Y, Shah I. Ethionamide-induced pellagra. *J Tropical Pediatr*. 2015;61: 301–303.

Kitamura S, Hata H, Shimizu H. Dark-violaceous lesions on the dorsa of both hands. *Clin Exp Dermatol*. 2015;40:941–942.

Mooney SJ, Knox J, Morabia A. The Thompson-McFadden Commission and Joseph Goldberger: contrasting 2 historical investigations of pellagra in cotton mill villages in South Carolina. *Am J Epidemiol*. 2014;180: 235–244.

Terada N, Kinoshita K, Taguchi S, et al. Wernicke encephalopathy and pellagra in an alcoholic and malnourished patient. *BMJ Case Rep*. 2015;doi:10.1136/bcr-2015-209412.

Anemia perniciosa

Bizzaro N, Antico A. Diagnosis and classification of pernicious anemia. *Autoimmun Rev*. 2014;13:565–568.

Couderc A-L, Camalet J, Schneider S, et al. Cobalamin deficiency in the elderly: aetiology and management: a study of 125 patients in a geriatric hospital. *J Nutr Health Aging*. 2015;19:234–239.

Green R. Vitamin B12 deficiency from the perspective of a practicing hematologist. *Blood*. 2017;129:2603–2611.

Green R, Mitra AD. Megaloblastic anemias: nutritional and other causes. *Med Clin N Am*. 2017;101:297–317.

Powell DJ, Achebe MO. Anemia for the primary care physician. *Prim Care Clin Office Pract*. 2016;43:527–542.

Shipton MJ, Thachil J. Vitamin B12 deficiency – a 21st century perspective. *Clin Med*. 2015;15:145–150.

Raquitismo

DeLuca HF. Vitamin D: historical overview. *Vitamins Hormones*. 2016;100.

Gittoes NJL. Vitamin D – what is normal according to latest research and how should we deal with it? *Clin Med*. 2016;16:171–174.

Kalra S. Vitamin D deficiency: pragmatic suggestions for prevention and treatment. *J Pak Med Assoc*. 2017;67:1116–1118.

Prentice A. Nutritional rickets around the world. *J Steroid Biochem Mol Biol*. 2013;136:201–206.

Reid IR. What diseases are causally linked to vitamin D deficiency? *Arch Dis Child*. 2016;101:185–189.

Raquitismo resistente à vitamina D

Biosse-Duplan M, Coyac BR, Bardet C, et al. Phosphate and vitamin D prevent periodontitis in X-Linked hypophosphatemia. *J Dent Res*. 2017;96:388–395.

Capelli S, Donghi V, Maruca K, et al. Clinical and molecular heterogeneity in a large series of patients with hypophosphatemic rickets. *Bone*. 2015;79:143–149.

Che H, Roux C, Etcheto A, et al. Impaired quality of life in adults with X-linked hypophosphatemia and skeletal symptoms. *Eur J Endocrinol*. 2016; 174:325–333.

Li S-S, Gu J-M, Yu W-J, et al. Seven novel and six de novo *PHEX* gene mutations in patients with hypophosphatemic rickets. *Int J Mol Med*. 2016;38:1703–1714.

Sabandal MMI, Robotta P, Bürklein S, et al. Review of the dental implications of X-linked hypophosphataemic rickets (XLHR). *Clin Oral Invest.* 2015;19:759-768.

Souza AP, Kobayashi TY, Lourenço-Neto N, et al. Dental manifestation of patient with vitamin D-resistant rickets. *J Appl Oral Sci.* 2013;21:601-606.

Hipofosfatasia

Foster BL, Ramnitz MS, Gafni RI, et al. Rare bone diseases and their dental, oral, and craniofacial manifestations. *Crit Rev Oral Biol Med.* 2014;93:7S-19S.

Hollis A, Arundel P, High A, et al. Current concepts in hypophosphatasia: case report and literature review. *Int J Paediatr Dent.* 2013;23:153-159.

Whyte MP. Hypophosphatasia: enzyme replacement therapy brings new opportunities and new challenges. *J Bone Mineral Res.* 2017;32:667-675.

Whyte MP. Hypophosphatasia: an overview for 2017. *Bone.* 2017;102:15-25.

Hiperparatireoidismo

Duan K, Gomez-Hernandez K, Mete O. Clinicopathological correlates of hyperparathyroidism. *J Clin Pathol.* 2015;68:771-787.

Dulfer RR, Franssen GJH, Hesselink DA, et al. Systematic review of surgical and medical treatment for tertiary hyperparathyroidism. *Br J Surg.* 2017;104:804-813.

Guarnieri V, Seaberg RM, Kelly C, et al. Large intragenic deletion of CDC73 (exons 4-10) in a three-generation hyperparathyroidism-jaw tumor (HPT-JT) syndrome family. *BMC Med Genet.* 2017;18:83.

Mathews JW, Winchester R, Alsaygh N, et al. Hyperparathyroidism-jaw tumor syndrome: an overlooked cause of severe hypercalcemia. *Am J Med Sci.* 2016;352:302-305.

Rodríguez-Portillo M, Rodríguez-Ortiz ME. Secondary hyperparathyroidism: pathogenesis, diagnosis, preventive and therapeutic strategies. *Rev Endocr Metab Disord.* 2017;18:79-95.

Salam SN, Khwaja A, Wilkie ME. Pharmacological management of secondary hyperparathyroidism in patients with chronic kidney disease. *Drugs.* 2016;76:841-852.

Stephen AE, Mannstadt M, Hodin RA. Indications for surgical management of Hyperparathyroidism. A review. *JAMA Surg.* 2017;152:878-882.

Wilhelm SM, Wang TS, Ruan DT, et al. The American Association of Endocrine Surgeons guidelines for definitive management of primary hyperparathyroidism. *JAMA Surg.* 2016;151:959-968.

Yang Q, Sun P, Li J, et al. Skeletal lesions in primary hyperparathyroidism. *Am J Med Sci.* 2015;349:321-327.

Yuen NK, Ananthakrishnan S, Campbell MJ. Hyperparathyroidism of renal disease. *Perm J.* 2016;20:79-83.

Osteodistrofia renal

Baracaldo RM, Bao D, Iampornpipopchai P, et al. Facial disfigurement due to osteitis fibrosa cystica or brown tumor from secondary hyperparathyroidism in patients on dialysis: a systematic review and an illustrative case report. *Hemodialysis Int.* 2015;19:583-592.

Guimarães-Henriques JC, de Melo Castilho JC, Jacobs R, et al. Severe secondary hyperparathyroidism and panoramic radiography parameters. *Clin Oral Invest.* 2014;18:941-948.

Kemper MJ, van Husen M. Renal osteodystrophy in children: pathogenesis, diagnosis and treatment. *Pediatrics.* 2014;26:180-186.

Lundquist AL, Nigwekar SU. Optimal management of bone mineral disorders in chronic kidney disease and ESRD. *Curr Opin Nephrol Hypertens.* 2016;25:120-126.

Raubenheimer EJ, Noffke CE, Hendrik HD. Recent developments in metabolic bone diseases: a gnathic perspective. *Head Neck Pathol.* 2014;8:475-481.

Raubenheimer EJ, Noffke CE, Mohamed A. Expansive jaw lesions in chronic kidney disease: review of the literature and a report of two cases. *Oral Surg Oral Med Oral Pathol Oral Radiol.* 2015;119:340-345.

Rodríguez-Portillo M, Rodríguez-Ortiz ME. Secondary hyperparthyroidism: pathogenesis, diagnosis, preventive and therapeutic strategies. *Rev Endocr Metab Disord.* 2017;18:79-95.

Doença de Addison

Bain A, Stewart M, Mwamure P, et al. Addison's disease in a patient with hypothyroidism: autoimmune polyglandular syndrome type 2, Bain A, et al. *BMJ Case Rep.* 2015;doi:10.1136/bcr-2015-210506.

Bensing S, Hulting A-L, Husebye ES, et al. Epidemiology, quality of life and complications of primary adrenal insufficiency: a review. *Eur J Endocrinol.* 2016;175:R107-R116.

Burton C, Cottrell E, Edwards J. Addison's disease: identification and management in primary care. *Br J Gen Practice.* 2015;65:488-490.

Charmandari E, Nicolaides NC, Chrousos GP. Adrenal insufficiency. *Lancet.* 2014;383:2152-2167.

Gondak R-O, da Silva-Jorge R, Jorge J, et al. Oral pigmented lesions: clinicopathologic features and review of the literature. *Med Oral Patol Oral Cir Bucal.* 2012;17:e919-e924.

Michels A, Michels N. Addison disease: early detection and treatment principles. *Am Fam Physician.* 2014;89:563-568.

Diabetes melito

Fierabracci A. Type 1 Diabetes in autoimmune polyendocrinopathy-candidiasis-ectodermal dystrophy syndrome (APECED): a "rare" manifestation in a "rare" disease. *Int J Mol Sci.* 2016;17:1106.

Gilbert MP. Screening and treatment by the primary care provider of common diabetes complications. *Med Clin N Am.* 2015;99:201-219.

González-Serrano J, Serrano J, López-Pintor RM, et al. Prevalence of oral mucosal disorders in diabetes mellitus patients compared with a control group. *J Diabetes Res.* 2016;2016:11. Article ID 5048967.

López-Pintor RM, Casañas E, González-Serrano J, et al. Xerostomia, hyposalivation, and salivary flow in diabetes patients. *J Diabetes Res.* 2016;2016:15. Article ID 4372852.

Meah F, Juneja R. Insulin tactics in type 2 diabetes. *Med Clin N Am.* 2015;99:157-186.

Preshaw PM, Bissett SM. Periodontitis oral complication of diabetes. *Endocrinol Metab Clin N Am.* 2013;42:849-867.

Stephens E. Insulin therapy in type 1 diabetes. *Med Clin N Am.* 2015;99:145-156.

Thomas CC, Philipson LH. Update on diabetes classification. *Med Clin N Am.* 2015;99:1-16.

Doença de Crohn

Alawi F. An update on granulomatous diseases of the oral tissues. *Dent Clin North Am.* 2013;57:657-671.

Feuerstein JD, Cheifetz AS. Crohn disease: epidemiology, diagnosis, and management. *Mayo Clin Proc.* 2017;92:1088-1103.

Laass MW, Roggenbuck D, Conrad K. Diagnosis and classification of Crohn's disease. *Autoimmun Rev.* 2014;13:467-471.

Laranjeira N, Fonseca J, Meira T, et al. Oral mucosa lesions and oral symptoms in inflammatory bowel disease patients. *Arq Gastroenterol.* 2015;52:105-110.

Muhvić-Urek M, Tomac-Stojmenović M. Mijandrušić-Sinčić B: Oral pathology in inflammatory bowel disease. *World J Gastroenterol.* 2016;22:5655-5667.

Pereira MS, Munerato MC. Oral manifestations of inflammatory bowel diseases: two case reports. *Clin Med Res.* 2016;14:46-52.

Pioestomatite vegetante

Clark LG, Tolkachjov SN, Bridges AG, et al. Pyostomatitis vegetans (PSV)-pyodermatitis vegetans (PDV): a clinicopathologic study of 7 cases at a tertiary referral center. *J Am Acad Dermatol.* 2016;75:578-584.

Magliocca KR, Fitzpatrick SG. Autoimmune disease manifestations in the oral cavity. *Surg Pathol.* 2017;10:57-88.

Thrash B, Patel M, Shah KR, et al. Cutaneous manifestations of gastrointestinal disease - part II. *J Am Acad Dermatol.* 2013;68:211.e1-211.e33.

Wu YH, Chang JYF, Chen H-M, et al. Pyostomatitis vegetans: an oral manifestation of inflammatory bowel disease. *J Formosan Med Assoc.* 2015;114:672-e673.

Estomatite urêmica

Leão JC, Gueiros LAM, Segundo AVL, et al. Uremic stomatitis in chronic renal failure. *Clinics.* 2005;60:259-262.

Liao C-Y. Uremic stomatitis. *Quarterly J Med.* 2017;110:247-248.

Proctor R, Kumar N, Stein A, et al. Oral and dental aspects of chronic renal failure. *J Dent Res.* 2005;84:199-208.

Índice Alfabético

A
Abfração, 46, 48
– dano, 48
Abrasão, 46
Abscesso(s), 82
– localização, 80
– palatino, 80
– periodontal, 102
– – exame clínico, 102
– – tratamento, 102
– peritonsilares, 134
Abuso de substâncias
– tratamento, 184
Acantose, 248
– nigricans, 496
Ácido acetilsalicílico (AAS), 176
Ácido fólico, 100
Ácido poli-L-láctico, 188
Aconselhamento genético, 460, 502
Acromegalia, 66
Actinomicose, 118
– aguda ou crônica, 118
– cervicofacial, 118
– fatores predisponentes, 118
Adenoameloblastoma, 438
Adenocarcinoma
– de glândula salivar, 294
– – sem outra especificação (SOE), 294
– – – ressecção cirúrgica, 294
– polimorfo (de baixo grau), 292
Adenocarcinomas nasossinusais, 262
Adenoma
– canalicular, 286
– – tratamento, 286
– pleomórfico, 284
Advisory Committee on Immunization Practices (ACIP), 150
Aftas, 162
– herpetiformes, 208
Agentes
– anestésicos tópicos, 142
– antimaláricos, 196
– antivirais, 142
– imunossupressores, 146
Aggregatibacter actinomycetemcomitans, bactéria, 104
Alterações pigmentares mucocutâneas, 196
Altura ápico-oclusal, 66
Ameloblastoma, 428
– idade, 428
– multicístico, 434
– periférico, 434
– sólido, 434
– unicístico, 434
– – classificação, 434
Ameloblastos, 42, 410
Amelogênese
– imperfeita, 46, 52
– – hipocalcificada, 70
– – hipomadura, 70
– – hipoplásica, 70
– – padrões de herança, 70
– – variantes, 70
American Rheumatism Association, 490
Amiloidose, tipos, 504
Anéis concêntricos de calcificação, 80
Anéis de Liesegang, 440
Anel
– de tecido linfoide, 110
– de Waldeyer, 110

Anemia
– ferropriva, 506
– – diagnóstico, 506
– – sintomas, 506
– hemolítica hereditária, 350
– megaloblástica, 508
– mielotísica, 354, 360
– perniciosa, 508
– – sintomas, 508
– – tratamento, 508
Anfotericina B lipossomal, 138
Angina de Ludwig, 88
– fatores predisponentes, 88
– manejo, 88
Angioedema, 216
– causa, 216
– tratamento, 216
Angiofibromas, 468
Angioleiomiomas, 326
Angiomatose
– encefalotrigeminal, 332
Angiomiomas, 326
Angiossarcoma, 338
– cutâneo, 338
Anodontia, 54
Anomalia
– congênita, 2
– oral, 2
– óssea, 16
– vascular, 14
Anquiloglossia, 8
– anterior, 8
– lactentes, 8
– língua presa, 8
– posterior, 8
Anquilose, 54
– causa, 54
Antibióticos
– tópicos, 112
Antibioticoterapia, 366
Antígeno de leucócito humano (HLA), 488
Antígeno leucocitário de histocompatibilidade (HLA), 100
Anti-inflamatórios não esteroides (AINEs), 22
Aplainamento, 66
Artéria de calibre persistente, 14
Articulação temporomandibular (ATM), 22
Artrite, 66
– reumatoide
– – tratamento off-label, 196
Aspergillus
– *flavus*, 136
– *fumigatus*, 136
Aspergilose, 136
– exame clínico, 136
– tratamento, 136
Atrição, 46
– incisal, 46
– oclusal, 46
Atrofia hemifacial progressiva (síndrome de Parry-Romberg), 32
Aumento
– gengival, 354
– ósseo do crânio, 372
Autoanticorpos
– antineutrófilos, 352
– variedade, 282
Autoinoculação, 142
– em crianças, 144

Autotratamento de dores de dente, 176
Avaliação de amigdalectomia, 10
Azitromicina, 100

B
Bacilos
– anaeróbicos, 118
– gram-positivos, 118
– microaerofílicos, 118
Bilirrubina, 502
Biofilmes
– bacterianos, 130
– fúngicos, 130
Biopsia excisional, 190
Biotipo marfanoide, 322
Bisfosfonatos, 180, 374
Blastomicose, 132
– extrapulmonar, 132
– predileções, 132
– tratamento, 132
Blastomyces dermatitidis, 132
"Boca de metanfetamina", 182
Bócio tireoidiano, 66
Bola fúngica, 136
– nasossinusais, 136
Bolsa periodontal, 102
Borda incisal, 60
Bráquetes ortodônticos, 94
Bruxismo, 46

C
Calcificação(ões)
– intralesional, 388
– no sistema ductal salivar, 278
– variável intralesional, 388
Calcinose, 66
– tumoral, 74
Cálculo
– pulpar, 80
– – fatores hereditários, 80
– – tratamento endodôntico, 80
– salivar, 278
Calendula officinalis, 184
Câmara pulpar, 66
Canais acessórios, 68
Câncer(es)
– de orofaringe, 255
– orais
– – tendências epidemiológicas, 254
– oral, 248
Cancerização de campo, 240
Candida albicans, 126
Candidíase
– eritematosa, 128
– – candidíase atrófica aguda, 128
– – distribuição das lesões, 128
– hiperplásica crônica, 130
– multifocal crônica, 128
– oral associada ao HIV, 154
– – apresentação clínica, 154
– – manifestação oral, 154
– pseudomembranosa, 126
– – doença leve, 126
– – HIV, 126
– – tratamento, 126
Carcinoma(s), 30
– adenoide cístico, 290
– – metástases, 290

– ameloblástico, 436
– – tratamento, 436
– basocelular(es), 264, 416, 462
– – nevoide, 414, 420
– – variante(s), 264
– – – em forma de morfeia (esclerosante), 264
– – – pigmentadas, 264
– – – superficial, 264
– de células
– – acinares, 286
– – – prognóstico, 288
– – escamosas, 410
– – – oral e orofaríngeo, 254
– – fusiformes, 262
– do seio maxilar, 262
– espinocelular, 254
– – intraósseo primário, 426
– – invasivo, 246
– – oral
– – – aspecto clínico, 166
– – – dados epidemiológicos, 164
– – – HIV, 164
– – – risco, 164
– – ex-adenoma pleomórfico, 284, 292
– indiferenciado nasossinusal, 262
– medular da tireoide (CMT), 322
– mucoepidermoide, 288
– – intraósseo, 288, 410
– odontogênico de células
– – claras, 436
– – tratamento, 436
– – fantasmas, 424
– originado de cistos odontogênicos, 426
– – sinais/sintomas, 426
– – tratamento, 426
– sarcomatoide, 262
– secretor (análogo ao de mama), 294
– – MASC, 294
– verrucoso, 262
Carcinossarcoma, 262
– ameloblástico, 442
Cáries
– relacionadas à xerostomia, 178
Cavidade
– óssea idiopática, 378
– pseudocística, 378
Caxumba viral, 280
Cegueira, 366
Célula(s)
– acinares salivares, 280
– dentinoclásticas, 50
– de Schwann, 316
– espumosas, 228
– neuroblásticas, 324
– parietais, 508
– xantomatosas, 228
Celulite, 88
Cementoblastoma, 394
– tratamento, 394
Cementoclastos, 50
Centers for Disease Control and Prevention, 102
Ceratocisto, 414
Cicatriz periapical, 84
– intervenção cirúrgica, 84
Ciclosporina, 100
Cirurgia ortognática, 368
Cistadenoma papilar linfomatoso, 286
Cisto(s)
– cirúrgico ciliado, 194
– – medidas preventivas, 194
– congênitos, 26
– da bifurcação, 66
– da bifurcação vestibular, 412
– da fenda branquial (cisto linfoepitelial cervical), 30
– de Gorlin, 424
– de implantação cirúrgica, 194
– de implante respiratório, 194
– de inclusão epitelial, 28
– de irrupção, 412
– dentígero, 410
– dermoide, 30
– – tratamento, 30
– do canal nasopalatino (cisto do canal incisivo), 26
– do ducto nasopalatino, 26
– do ducto salivar, 276
– do ducto tireoglosso, 30
– – infra-hióideos, 30

– – supra-hióideos, 30
– – tratamento, 30
– epidermoide (cisto infundibular), 28
– – tratamento, 28
– gengival
– – do adulto, 422
– – – tratamento, 422
– – do recém-nascido, 422
– istmo-catágeno, 28
– linfoepitelial oral, 32
– maxilar pós-operatório, 194
– odontogênico, 409–454
– – botrioide, 420
– – calcificante, 424
– – – idade, 424
– – glandular, 426
– – ortoqueratinizado, 420, 426
– ósseo
– – aneurismático, 378
– – simples, 378
– – solitário, 378
– – traumático, 378
– – ósseo estático, 24
– ósseo latente, 24
– paradental, 412
– periapical, 86
– – persistente, 84
– – residual, 86
– – tratamento, 86
– pericoronário, 56
– periodontal apical, 86
– periodontal lateral, 420
– pilar, 28
– radicular, 86
– – lateral, 86
– ruptura, 28
– sebáceos, 28
– traumático ciliar, 194
– triquilemal, 28
Citomegalovírus (CMV), 146
Classificação de Shields, 72
Coagulopatia, 350
Cobalamina, 508
Coccidiodes
– immitis, 134
– posadasii, 134
Coccidioidomicose, 134
– disseminação, 134
– envolvimento oral, 134
– tratamento, 134
Colecalciferol, 510
Compostos tóxicos, 198
Concrescência, 60
Condilectomia, 16
Côndilo bífido, 16
Condiloma(s)
– acuminado, 226
– planos, 116
Condrossarcoma, 400
– grau, 400
– mesenquimal, 402
– tratamento, 402
Conjuntivite lenhosa, 352
Coristoma
– cartilaginoso, 328
– ósseo, 328
– tratamento, 328
Corno pulpar central, 62
Coroa(s)
– bífida, 60
– dentárias, 52
Coronoidectomia, 16
Coronoidotomia, 16
Córtex, 90
Corticosteroide, 98
– intralesional, 250
Coxim retromolar, 6
Crescimento
– endofítico, 255
– exofítico, 255
– gengival, 100
– tecidual oral
– – tumoriforme composto, 302
Crioterapia, 94, 184
Criptas tonsilares, 32, 110
Crise addisoniana, 516
Cúspide em garra, 62

D
Defeito(s)
– coronais, 80
– da dentina, 72
– – associados à sialofosfoproteína dentinária, 72
– de Stafne, 24
– – sexo masculino, 24
– do esmalte, 68
– – associados a síndromes, 68
– – fatores ambientais, 42
– – – causas, 42
– – osteoporótico focal da medula óssea, 368
– – prognóstico, 368
Deficiência(s)
– de plasminogênio, 352
– – tratamento, 352
– nutricionais, 126
Dente(s)
– aspiração, 58
– avulsionados reimplantados, 50
– decíduos, 52
– duplos, 60
– em desenvolvimento, 44
– evaginado, 62
– – asiáticos, 62
– – inuítes, 62
– – nativos americanos, 62
– extração, 58
– fantasmas, 74
– flexão repetida, 48
– fusão, 60
– – problemas estéticos, 60
– inferiores, 82
– invaginado, 64
– – coronário de Oehlers, 64
– natal, 58
– – manejo, 58
– – neonatais, 58
– permanentes, 56
– supranumerários, 56
– surgimento, 54
– vestibularizados, 46
Dentição decídua, 46, 56
Dentifrício, 210
Dentinogênese imperfeita (DGI), 72
– padrões, 72
Deposição, 66
Depressão mandibular lingual da glândula salivar, 24
Dermatose papulosa negra, 230
Desgaste dentário, 46
Desidroepiandrosterona (DHEA), 516
Desinfecção dentária, 130
Desmogleína 3, 474
Desobstrução do canal radicular, 82
Diabetes melito (DM), 518
Diascopia, 14, 186
Dilaceração, 68
Dinucleotídio, 506
Disfunção esofágica, 494
Displasia
– cementária periapical, 382
– cemento-óssea, 378, 382
– – florida, 378, 384
– – focal, 382
– – gravidade, 382
– – periapical, 382
– – prognóstico, 384
– cleidocraniana, 56, 368
– dentinária do tipo 1, 74
– ectodérmica, 456
– – hipo-hidrótica, 456
– fibrosa, 380
– – craniofacial, 380
– – monostótica, 380
– – poliostótica, 380
– – prognóstico, 382
– mucoepitelial hereditária, 460
– odontomaxilar segmentar, 36
– óssea, 382
Disqueratoma
– verrucoso, 464
– – diagnóstico, 464
Disqueratose
– congênita, 462
– – características, 462
– – diagnóstico, 462
– – tratamento, 462

– intraepitelial benigna hereditária (DIBH), 460
Dissecção de linfonodos, 266
Disseminação extrapulmonar, 134
Distodente, 56
Distomolar, 56
Distrofia ungueal, 106
Distúrbio ósseo mineral (DMO), 516
Distúrbio(s)
– autossômico, 74
– de esmalte, 42
– – padrão, 42
– dentais
– – gravidade, 44
– – terapia antineoplásica, 44
– genéticos raros, 252
– imunomediados, 484
– linfoproliferativos, 162
– oral potencialmente maligno, 240, 246
Doença(s)
– alérgicas, 205–222
– autolimitada, 152
– da artéria coronária (DAC), 518
– da Polpa, 79–92
– de Addison, 516
– de Castleman, 476
– de Crohn (DC), 186, 518
– de Darier, 464
– – localizada, 464
– de glândula salivar
– – associada ao HIV, 162
– de Heck, 226
– de Letterer-Siwe, 354
– de Lhermitte-Duclos, 470
– de Paget, 66
– – do osso, 372
– – monostótica, 372
– – poliostótica, 372
– – prognóstico, 374
– de Riga-Fede, 58
– dermatológicas, 455–500
– de Sutton, 206
– de von Willebrand, 350
– do osso fantasma, 372
– enxerto *versus* hospedeiro (DEVH), 488
– – diagnóstico, 488
– – prevenção, 488
– fúngicas, 136
– Hand-Schüller-Christian, 354
– hematológicas, 347–364
– imunológicas, 205–222
– laríngea, 132
– linfoproliferativas, 216
– mão-pé-boca, 152
– – manifestações clínicas, 152
– – medidas preventivas, 152
– – taxas de morbidade, 152
– – transmissão, 152
– periapical, 79–92
– periodontal, 160
– – manejo, 160
– por arranhadura de gato, 120
– – diagnóstico, 120
– – terapia de suporte, 120
– pulmonar crônica, 134
– renal em estágio terminal (DRET), 518
– sistêmicas
– – manifestações orais, 501–524
Dor de garganta, 110
Drenagem purulenta, 82
Ductos, 26
Dye laser, 332

E
EBV, 166
Edema
– gengival eritematoso, 102
– nodular mole, 274
Efeito Tyndall, 236
Efélides (sardas), 234
– exame clínico, 234
Enamelomas. *Ver também* Pérolas de esmalte
Endocrinopatias, 380
Enucleação
– tumor parotídeo, 284
Epidermólise bolhosa (EB), 472
– distrófica, 472
– tratamento, 472

Epitélio
– juncional, 94
– pseudoestratificado colunar, 86
– reduzido do esmalte, 410
– sulcular, 94
Epúlide
– congênita, 326
– – excisão cirúrgica, 326
– fissurada, 304
– – tamanho, 304
– granulomatosa, 312
– – tratamento, 312
– por dentadura, 304
Eritema
– gengival linear, 160
– migratório, 482
– – diagnóstico, 482
– – língua geográfica, 10
– – tratamento, 482
– multiforme, 480
– – diagnóstico, 480
– – maior, 480
– – menor, 480
Eritroleucoplaquia, 240, 246
Eritroplaquia, 255
Eritroplasia, 246
– exame microscópico, 246
– tratamento, 246
Erosão, 46, 48
Erupção
– da dentição, 58
– ectópica, 56
Escama queratótica, 494
Esclerodermia, 492
– linear "*en coup de sabre*", 32
Esclerose
– sistêmica, 492
– – cutânea difusa, 492
– – diagnóstico, 492
– – tratamento, 492
– tuberosa, 468
Escorbuto, 504
– sintomas, 504
Esmalte dentário, 42, 410
– hipomaturação, 44
– hipoplasia, 42
– mosqueado, 44
– opacidades, 42
Estomatite
aftosa, 162
– – associada ao HIV, 162
– – – manejo, 162
– – – subtipos clínicos, 162
– – do tipo maior, 206
– – do tipo menor, 206
– – herpetiforme, 208
– – recorrente, 206
– – opções terapêuticas, 206
– alérgica de contato aos dentifrícios, 210
– de contato ao aldeído cinâmico, 220
– – tratamento, 220
– medicamentosa, 218
– necrosante, 160
– nicotínica, 238
– protética, 130
– – candidíase atrófica crônica, 130
– – fatores, 130
– – tratamento, 130
– ulcerativa crônica, 488
– venenata, 210
Estomatite urêmica, 520
Estrutura dentária, 46
Estruturas anexiais, 6
Exame
– histopatológico, 98
– microscópico, 90
Exametazona, 360
Excisão cirúrgica, 190
Exodontia, 68
Exostose(s), 18, 182
– causa, 18
– palatinas, 18
– subpôntica
– – reacional (hiperplasia óssea subpôntica)
– – – hiperplasia óssea, 18
– – subpôntica reativa, 19
– vestibular, 19

Extensão cervical de esmalte, 66, 412
Extração
– dentária, 82
– retardar, 58
Extravasamento de mucina, 276
Extremos de idade, 126

F
Fácies leonina, 114
Fala hipernasal (hipernasalidade), 2
Febre reumática, 66
Feixe neurovascular, 378
Fenda
– labial (FL), 2
– – associada à FP, 2
– – frequência, 2
– – isolada, 2
– orofacial, 2
– – distúrbios relacionados, 2
– – manejo, 2
– palatina (FP), 2
– – frequência, 2
– – submucosa, 2
Fenômeno de Raynaud, 492
Feocromocitomas, 322
Fibroma(s)
– ameloblástico, 442
– – tratamento, 442
– cardíacos, 416
– de células gigantes, 302
– desmoplásico, 308, 392
– – tratamento, 392
– fibroma traumático, 300
– odontogênico
– – central (FOC), 448
– – – características histopatológicas, 448
– – periférico, 448
– ossificante, 386
– – juvenil, 388
– – – psamomatoide, 388
– – – trabecular, 388
– – – tratamento, 388
– – periférico, 312, 448
– – – tratamento, 312
– ovarianos, 416
– pacientes negros, 300
– periungueais, 468
– tratamento, 300
Fibromatose
– agressiva, 308, 392
– gengival, 98, 308
– juvenil, 308
Fibro-odontoma ameloblástico (FOA), 444
Fibrose submucosa oral, 250
– tratamento, 250
Fibrossarcoma
– ameloblástico, 442
– – tratamento, 442
Fissura labial crônica, 184
Fístula cutânea, 82
– causas, 82
Flora subgengival, 102
Fluoreto
– de estanho, 52
– exposição, 44
Fluorose dentária, 44, 52
Fluxo salivar baixo, 48
Food and Drug Administration, 138
Formação
– da coroa, 44
– dos dentes, 42
– – cronologia, 42
Fosfato de dinucleotídio de adenina e nicotinamida (NADP+), 506
Fosfoetanolamina, 512
Fosseta(s)
– da comissura labial, 4
– labiais paramedianas, 4
– pré-auriculares, 4
Frênulo, 8
Fungos
– infecções, 125–140

G
Ganglioneuromatose
– do sistema digestório, 322

Índice Alfabético

Gânglio(s)
- geniculado, 150
- sensitivos, 144
- trigeminal, 144
Geminação, 60
- problemas estéticos, 60
Gene
- ATP2A2, 464
- CBFA1, 368
- COL7A1, 472
- da catepsina C (CTSC), 104
- – mutações, 104
- DKC1, 462
- DLX3, 68
- ECM1, 502
- endoglina (ENG), 466
- GNAQ, 332
- GNAS, 380
- MEN1, 322
- *patched* (PTCH1), 416
- PHEX, 512
- PTEN, 470
- quinase tipo receptor de ativina 1 (ALK1; ACVRL1), 466
- RUNX2, 368
- SQSTM1, 372
- STK11, 466
Gengivas, 100
Gengivectomia, 98
Gengivite, 94
- apresentação clínica, 94
- difusa, 94
- espongiótica juvenil localizada, 94
- fatores locais, 94
- fatores sistêmicos, 94
- manejo, 94
- marginal, 94
- moriforme, 216
- papilar, 94
- plasmocitária, 96
- por corpo estranho, 98
- – aparência clínica, 98
- ulcerativa necrosante, 96, 160
- – cuidados, 96
- – exame clínico, 96
Gengivoestomatite, 142
- herpética aguda, 142
- – manejo, 142
Glândula(s)
- de Blandin-Nuhn, 274
- hiperplásicas, 6
- parótida, 278
- salivar, 274
- sebáceas, 6
- sinonasais, 288
- tireoide, 10
Glossite romboide mediana, 128
- etiologia, 128
- predileção, 128
Goma, 116
Granuloma, 84
- central "reparativo" de células gigantes, 374
- eosinofílico, 356
- gravídico, 310
- letal da linha média, 360
- periapical (granuloma dentário), 84
- – manejo, 84
- piogênico, 310, 342
- traumático, 172
- – etiopatogenia, 172
- – lesões, 172
- ulcerativo traumático com eosinofilia estromal, 172
Granulomatose
- com poliangiite, 216
- – tratamento, 216
- de Wegener, 184, 214
- orofacial, 186, 214
- – tratamento, 214
Grânulos
- de enxofre, 118
- de Fordyce, 6, 232

H
Hábitos parafuncionais, 186
Hanseníase (doença de Hansen), 114
- cicatrização, 114
- hospedeiro, 114

- transmissão, 114
- tratamento, 114
- *virchowiana*, 114
Helicobacter pylori, 186
Hemangioma, 328
- capilar lobular, 310
- da infância, 328
Hemangiopericitoma, 308
Hematoma de irrupção, 412
Hemi-hiperplasia, 34
- complexa, 34
- complicações, 34
- tratamento, 34
Hemofilia, 350
- A, 350
- B, 350
Hemoglobina, 350
Hemorragia
- em mucosa ou submucosa, 186
- manejo, 188
- padrões, 186
- periódica, 144
Herpangina, 152
- tratamento, 152
Herpes
- intraoral
- – crônico, 146
- – – exame clínico, 146
- – recorrente, 146
- – – procedimentos, 146
- – tratamento, 146
- labial, 144
- – métodos alternativos, 144
- – padrão clínico, 144
Herpes-vírus
- humano 8 (HHV-8), 340
- simples (HSV)
- – infecção primária, 144
Herpes-vírus simples (HSV), 142
- soroprevalência, 142
Herpes-zóster (cobreiro), 150
- idade avançada, 150
- lesões intraorais, 150
- manejo, 150
Hialinose
- cutânea, 502
- mucosa, 502
Higiene bucal, 94
Higroma cístico, 334
Hiperatividade melanocítica, 232
Hipercarotenemia, 502
Hipercementose, 66
Hiperdontia, 56
Hiperfracionamento, 178
Hiperparaqueratose, 210
- peculiar, 520
Hiperparatireoidismo (HPT), 514
- secundário, 514
- terciário, 514
Hiperpigmentação fármaco-induzida, 196
Hiperplasia
- condilar, 16
- – tipos, 16
- – tratamento, 16
- coronoide, 16
- – casos bilaterais, 16
- – tratamento, 16
- epitelial
- – focal, 226
- – multifocal, 226
- – – exame clínico, 226
- fibrosa inflamatória, 304
- gengival
- – espongiótica juvenil localizada, 94
- – fármaco-induzida, 100
- hemifacial, 34, 320
- leve, 348
- linfoide, 348
- – cística, 162
- – oral e orofaríngeo, 348
- papilar inflamatória, 306
- pseudoepiteliomatosa, 306, 324
- sebácea, 230
- – exame clínico, 230
Hiperqueratose, 248
Hipoadrenocorticismo, 516
Hipodontia, 44, 54

Hipofosfatasia, 512
Hipomaturação branca ou amarela, 42
Hipomineralização, 512
Hipoplasia de Turner, 42
Hipotireoidismo, 10
Hipotonia, 510
Histamina, 216
Histiocitose de células de Langerhans (HCL), 354
Histoplasma capsulatum, 132, 162
Histoplasmose, 132
- associada ao HIV, 162
- exame clínico, 164
- fatal, 164
- lesões orais, 132
- manejo, 164
- morbidade e mortalidade, 162
- tratamento, 132
Hormônio adrenocorticotrófico (ACTH), 516

I
Icterícia, 502
- tratamento, 502
Ileíte regional, 518
Impetigo, 112
- bolhoso, 112
- medidas preventivas, 112
Implantes dentários, 36
Imunoglobulina E (IgE), 136
Imunossupressão, 126, 156
Incisivo(s), 42
- de Hutchinson, 118
- em forma de pá, 62
- – asiáticos, 62
- – inuítes, 62
- – nativos americanos, 62
Infecção(ões)
- bacterianas, 109–124
- cutâneas sobrepostas, 106
- fúngica oral, 126
- odontogênica, 82
- oportunistas, 162
- periodontal, 82
- virais, 141–168
Infraoclusão, 54
Inibidores do mTOR, 180
Insuficiência
- suprarrenal primária, 516
- velofaríngea, 2
International Agency for Research on Cancer, 254
Invaginação(ões)
- congênitas, 4
- mucosas, 4
- tipos, 64

J
Junção
- amelocementária, 46
- cemento-esmalte, 410
- esmalte-dentina, 72
- mucogengival, 196

K
Khat (catinona), 96

L
Lábio duplo, 2
Lactoperoxidase, 178
Lágrimas artificiais, 460
Lâmpada de Wood, 468
Laser de excímero, 184
Leiomioma(s), 326
- orais, 328
- vasculares, 326
Leiomiossarcoma, 338
- orais e maxilofaciais, 338
- tratamento, 338
Leishmania
- espécies, 136
Leishmaniose, 136–138
- cutânea, 136
- fatores de risco, 136
- mucocutânea, 138
- padrões clínicos, 136
- tratamento, 138
Lentigo
- actínico, 234
- – tratamento, 234

– solar, 234
Lesão(ões)
– central de células gigantes, 374
– de células granulares congênita, 326
– do usuário de rapé, 248
– endofíticas, 255
– fibro-óssea, 378
– físicas e químicas, 169-204
– hamartomatosas, 326
– herpéticas, 146
– hiperqueratótica, 130
– linfoepitelial benigna, 162, 282
– melanocíticas orais, 232
– multicêntricas, 308
– periférica de células gigantes, 314
– – tratamento, 314
– radiotransparente, 330
– – intraóssea, 330
– – pericoronária, 410
Leucemia, 354
– linfoide, 354
– mieloide crônica, 196
Leucoedema, 8
– aspecto, 9
Leucoplaquia, 240, 255
– abordagens, 244
– delgada, 240
– diagnóstico, 244
– espessa, 240
– salpicada, 240
– verrucosa, 244
– – proliferativa, 244
Leucoplaquia pilosa oral, 156
– associada ao HIV, 156
– diagnóstico, 156
– exame clínico, 156
Ligamento
– estilo-hióideo, 22
– periodontal, 50, 90
Linfadenopatia
– associada ao HIV, 162
– – tratamento, 162
– cervical, 148
– generalizada persistente, 162
Linfangioma, 334
Linfócito B mutado, 360
Linfocitose atípica, 148
Linfoma(s)
– associado ao HIV, 164
– – manejo, 164
– – subtipos, 164
– cutâneo de células T, 358
– de Burkitt, 164
– de células T/NK
– – tipo nasal, 358
– de Hodgkin, 358
– difuso de grandes células B (LDGCB), 356
– MALT, 282
– não Hodgkin, 164, 356
Linfonodos, 120
Língua
– fissurada, 10
– pilosa
– – causas, 12
– – negra, 12
– – saburrosa, 12
Linha alba, 170
– faixa etária, 170
Linhas de Beau, 152
Linimento de Minard, 176
Lipofuscina, 196
Lipoma, 314
– tratamento, 314
Líquen plano, 484
– biopsia, 484
– oral, 484
– tratamento, 484
Líquido crevicular, 52
Locais extranodais, 356
Lucoplaquia por Candida. *Ver também* Candidíase hiperplásica crônica
Lúmen, 86
Lúpus eritematoso, 490
– cutâneo crônico (LECC), 490
– sistêmico (LES), 490
– prognóstico, 490
– subagudo (LESA), 490

M
Macrocísticos, 334
Macrodontia, 58
Mácula melanótica oral (melanose focal oral), 232
– tratamento, 232
Malassez, 86
Malformação(ões)
– arteriovenosas, 328
– capilares, 328
– linfática, 334
– – tratamento, 334
– óssea, 16
– vascular(es), 328
– – capilar vinho-do-porto, 332
– – – tratamento, 332
– – intraóssea, 330
– venosas, 328
Malignidades, 162
– limítrofe, 252
Mancha(s)
– café com leite, 320
– eritematoescamosas, 490
– senil, 234
– vinho-do-porto, 332
Manifestações
– extraorais, 98
– orofaciais, 118
Material endógeno, 52
Matriz extracelular, 98
Maxilectomia medial, 228
Medicação antifúngica, 154
Medula hematopoética, 352
Meduloblastoma, 416
Megacariócitos, 352
Megadontia, 58
Melanoacantoma oral, 232
– melanoacantose
– – sintomas, 234
Melanoma, 266
– cutâneo, 266
– disseminação superficial, 266
– lentiginoso acral, 266
– lentigo maligno, 266
– nodular, 266
– primário, 266
– tratamento, 266
Melanoníquia longitudinal, 232
Melanose
– fumante, 198
Membrana
– de Schneider, 226
– fibrinopurulenta, 142, 146
Meningioma, 416
Mesiodente, 56
Metanfetamina, 182
– efeitos, 182
– tratamento, 182
Metástase(s), 262
– linfonodais regionais, 292
Metilenodioximetanfetamina (MDMA, ecstasy), 176
Micose
– endêmica, 132
– fungoide, 358
Microabrasão, 44
Microcísticos, 334
Microdontia, 44, 58
– generalizada, 58
Microvasculatura, 128
Mieloma múltiplo, 360
Mineralizações dentinoides, 448
Minociclina, 52, 196
Mioblastoma de células granulares, 324
Miofibroma, 308
– solitários, 308
Miofibromatose, 308
Mixoma odontogênico, 450
– tratamento, 450
Molare(s), 80
– de Moon, 118
– de Mulberry
– – de Fournier, 118
Molusco contagioso, 228
– tratamento, 228
Monitoramento clínico, 234
Mononucleose infecciosa, 148
– transmissão, 148

– tratamento, 148
Morsicatio, 170, 220
– exame microscópico, 170
– linguarum, 156
– mucosae oris, 170
Mucinose oral focal, 302
– gengiva, 302
– tratamento, 302
Mucocele, 274
– superficial, 274
Mucormicose, 134-136
– fatores de risco, 134
– ficomicose, 134
– padrões clínicos, 136
– rinocerebral, 136
– tratamento, 136
– zigomicose, 134
Mucosa(s)
– laríngea, 352
– sobrejacente, 2
– vaginal, 352
Mucosite
– oral
– – exame oral, 176
– – induzida por quimioterapia, 176
– – induzida por radioterapia, 178
– – – tratamento, 178
– – medidas preventivas, 176
– psoriasiforme, 494
Músculo gênio-hióideo, 30
Mutação de globina, 350

N
National Surveyon Drug Use and Health, 182
Necrólise epidérmica tóxica (NET), 480
Necrose
– dos maxilares, 180
– palatina, 138
Neoplasia(s), 286
– benigna, 252
– endócrina múltipla do tipo 2B, 322
– malignas linforreticulares, 476
– metastáticas, 310
– mista epitelial/ectomesenquimal, 442
– primárias, 310
Neurofibroma, 318
– intraósseos, 318
Neurofibromatose, 318
– do tipo I, 320
Neurofibromina, 320
Neuroma
– circunscrito solitário, 318
– de amputação, 318
– encapsulado em paliçada, 318
– – tratamento, 318
– traumático, 318
– – tratamento, 318
Neutropenia, 352
– cíclica, 352
– congênita, 352
Nevo(s)
– azul, 236
– – comum e celular, 236
– – exame clínico, 236
– branco esponjoso, 456
– – biopsia, 456
– cutâneos, 236
– intramucosos, 236
– melanocítico, 236
– – adquirido, 236
– – estágios, 236
Níveis hidroaéreos, 120
Nódulo(s), 82
– de Bohn, 26, 422
– de esmalte, 64
– de Lisch, 320
– fibrocalcificado, 112
– móveis, 28
– ósseos, 20
– vermelho borrachoide, 328
Noma, 114
– crianças, extrema pobreza, 116
– fatores de risco, 114
– manejo, 116
North American Contact Dermatitis Group, 220
Noz de betel, 250
Núcleo de dentina, 64

Índice Alfabético

O
Odontodisplasia regional, 74
– sinais e sintomas, 74
Odonto-hipofosfatasia, 512
Odontoma
– complexo, 444
– – enucleação, 444
– composto, 446
– – enucleação, 446
Oligodontia, 54, 456
Oncogene USP6, 378
Opioides, 184
Organização Mundial da Saúde, 112
Órgãos extralinfáticos, 358
Ortoqueratina, 420
Ossos
– gnáticos, 90
– *wormianos*, 368
Osteíte
– condensante, 90
– – tratamento, 90
– deformante, 372
– fibrosa
– – cística, 516
– – renal expansiva, 516
Osteoblastoma, 392
– tratamento, 394
Osteodistrofia renal (ODR), 516
Osteólise maciça, 372
– prognóstico, 372
Osteoma, 390
– tratamento, 390
Osteomielite
– aguda, 88
– – mandíbula, 88
– – maxila, 88
– – supurativa, 88
– – tratamento, 88
– crônica, 88
– – tratamento, 90
– de Garrè, 90
– esclerosante, 90
– – difusa, 90
– – focal, 90
– – subtipos, 90
Osteonecrose dos maxilares
– relacionada à medicação (OMRM), 180
Osteopetrose, 366
– padrões, 366
Osteorradionecrose, 180
– mandíbula, 180
– risco, 180
Osteosclerose, 68
– idiopática, 370
– – maxilares, 370
Osteossarcoma, 396
– tratamento, 396
Osteotomia de LeFort I, 194
Overdentures, 456
Overlay, 70
Oxigenoterapia hiperbárica adjunta, 180

P
Padrão de crescimento multicístico, 420
Palato, 126
– duro, 318
Palpação, 80
Panarício herpético, 144
– lesões, 144
– sequelas, 144
– vesículas, 144
Papanicolaou, 456
Papila(s)
– fungiformes, 320
– retrocanina, 302
Papilite lingual transitória, 210
– variantes sintomáticas, 210
Papiloma(s)
– escamoso, 224
– – tratamento, 224
– nasossinusais, 226
– – etiopatogenia, 226
– – tipos, 226
Papilomavírus humano (HPV), 166, 224
– lesões relacionadas, 156
– vacinação, 226

Pápulas, 7
– fendidas, 116
Paquioníquia congênita, tipos, 458
Paracoccidioides
– *brasiliensis*, 134
– *lutzii*, 134
Paracoccidioidomicose, 134
– endêmica, 134
– lesões orais, 134
– manejo, 134
– padrões clínicos, 134
Paralisia do nervo facial, 366
Paramolar, 56
Paraqueratina, 414, 456
Parasitas, 136
Paratormônio (PTH), 510
Parotidite, 280
Parúlide, 82
Patologia
– bucomaxilofacial, 224
– da glândula salivar, 273–298
– dentária, 41–78
– epitelial, 223–272
– óssea, 365–408
– periodontal, 93–108
Peeling químico, 234
Pelagra, 506
– tratamento, 506
Pele fotodanificada, 234
Pênfigo, 474
– diagnóstico, 474, 476
– paraneoplásico, 476
– vulgar, 474
Penfigoide das mucosas (PM), 478
– diagnóstico, 478
Penicilina, 118
Perda patológica, 46
Perfuração palatina
– induzida por opioide, 184
Periadenite mucosa necrótica recorrente (PMNR), 206
Pericoronarite, 102
– aguda, 104
– crônica, 104
– tratamento, 104
Perimólise, 48
Periodontite, 102, 518
– agressiva, 104
– – generalizada, 104
– – localizada, 104
– crônica, 160
– fatores de risco, 102
– tipos, 102
– tratamento, 102
– ulcerativa necrosante, 160
Periodontite progressiva localizada, 64
Período prodrômico variável, 142
Periostite
– ossificante, 90
– proliferativa, 90
Pérola(s)
– de Epstein, 26
– de esmalte, 64
Petéquias
– palatinas, 188
– por felação, 188
Pigmentação
– dentária, 52
– – extrínseca, 52
– – intrínseca, 52
– efeito adverso, 196
– induzida por minociclina, 196
– por bactérias, 52
– por bismuto, 13
Pilocarpina, 280
Piodermatite vegetante, 520
Pioestomatite vegetante, 520
– diagnóstico, 520
Placa(s), 52
– dentária, 94
– – controle, 100
– – – inadequado, 100
– hiperqueratótica, 238
– mucosas, 116
Plaquetas, 352
Plasmina, 352
Plasminogênio, 352

Plasmocitoma, 360
– extramedular, 362
– solitário, 362
– tratamento, 362
Plexo
– de Batson, 342
– paravertebral de veias de Batson, 404
Pneumocystis jiroveci, 160
Pneumonia, 160
Poliangiite, 214
Pólipo(s)
– do cólon, 390
– fibroepitelial, 306
– – tratamento, 306
– pulpar, 80
Polipose adenomatosa familiar (PAF), 390
Pólipos fibroepiteliais, 470
Poliquimioterapia (PQT), 404
Poro central, 4
Pré-cemento, 50
Preenchimentos estéticos, 188
– material, 188
Pregas
– palatofaríngeas, 110
– palatoglossais, 110
Pré-molar mandibular, 62
Prevotella intermedia, 96
Procedimento
– de Caldwell-Luc, 194
– de Sistrunk, 30
Processo
– estiloide, 22
– hipertrófico, 280
– inflamatório periapical, 406
– liquenoide imunomediado, 488
Proliferação
– neoplásica de plasmócitos, 360
– odontogênica escamosa tumoriforme, 440
Proteína Bence Jones, 360
Proteinose lipoide, 502
Prótese dentária
– higiene deficiente, 130
– mal adaptada, 304
Protozoários
– infecções, 125–140
Pseudocisto antral, 194
– exame radiográfico, 194
Psoríase, 494
Pulpite hiperplásica, 80
Púrpura trombocitopênica
– imunológica (PTI), 354
– – aguda, 354
– – crônica, 354
– trombótica (PTT), 354

Q
Queilite
– actínica, 252
– – exame clínico, 252
– – fatores de risco, 252
– – tratamento, 252
– angular, 130
– – tratamento, 130
– de Miescher, 214
– esfoliativa, 184
– – exame clínico, 184
– glandular, 280
– granulomatosa, 214
Queimaduras
– elétricas, 174
– – tratamento, 174
– químicas, 176
– – tratamento, 176
– térmicas, 174
Queratina, 28
– 6a, 458
– 6b, 458
– 16, 458
– 17, 458
Queratoacantoma, 252
– condições hereditárias, 254
– solitários, 254
– tratamentos alternativos, 254
Queratocisto, 410
– odontogênico, 414
– importância, 414
Queratoconjuntivite seca, 282

Queratose(s)
– actínica, 252
– da bolsa de tabaco, 248
– do rebordo alveolar, 238
– do tabaco sem fumaça, 248
– perifoliculares, 504
– seborreica, 230
– – predileção, 230
Querubismo, 376
– lesões, 376
– tratamento, 376
Quimioterapia, 146

R
Rabdomioma, 326
– cardíacos, 326
– extracardíacos, 326
– tratamento, 326
Rabdomiossarcoma, 336
– fusiforme-esclerosante, 336
– RMS, 336
Radiografia(s)
– interproximais (*bite wing*), 80
– periapicais, 50, 80
Radiolucências, 468
Radioterapia, 146, 288, 392
Radiotransparência, 24
– multilocular, 288
– periapical, 84
– unilocular, 288
Rágades, 118
Raízes supranumerárias, 68
Rânula, 276
– mergulhante, 276
– tratamentos, 276
Raquitismo, 510
– hipofosfatêmico familiar, 512
– resistente à vitamina D (RRVD), 512
– – tratamento, 512
– tratamento, 510
Reabsorção, 50
– externa, 50
– interna, 50
– óssea, 366
Reação(ões)
– imunomediada, 206
– liquenoide, 484
– liquenoides orais ao amálgama, 212
– medicamentosas crônicas da mucosa, 218
– – abordagem, 218
Rearranjo gênico EWSRI-ATF1, 436
Recessão
– gengival, 102
– pulpar, 62
Reepitelização, 312
Região
– anogenital, 226
– maxilofacial, 1–40
– – defeitos de desenvolvimento, 1–40
– oral, 1–40
– – defeitos de desenvolvimento, 1–40
– periauricular, 326
Remoção, 54
– a *laser*, 190
– do esmalte, 66
– do sequestro ósseo, 386
Resina acetal, 70
Resistência à insulina, 518
Ressecção
– cirúrgica, 10
– conservadora, 284
Ressonância magnética (RM), 10, 192
Reticulose polimórfica, 360
Retinoide, 458
Rinotomia lateral, 228
Rolha tonsilar, 110
Rota da seda, 208

S
Saliva, 48
Sarcoidose oral, 212
Sarcoma
– de Ewing, 400
– – clássico, 400
– – manejo, 400
– de Kaposi, 340
– – cutâneo africano, 340

– – iatrogênico, 340
– – KSHV, 340
– – linfadenopático africano, 340
– – relacionado à AIDS, 158
– – subtipos, 340
– – tratamento, 158
Saucerização, 386
Schwannoma (neurilemoma), 316
Schwannomatose, 316
Sequestro
– espontâneo, 182
– mandibular lingual, 182
Serviço de Saúde Pública dos EUA, 44
Shunt vascular
– cerebral, 466
– pulmonar, 466
Sialectasia puntiforme, 282
Sialoadenite, 280
– aguda, 280
– bacteriana, 280
– crônica, 280
– mioepitelial, 282
Sialoadenose, 280
– tratamento, 280
Sialocisto odontogênico, 426
Sialofosfoproteína dentinária (DSPP), 72
Sialogogos, 178
Sialolitíase, 278
Sialólitos, 278
Sialometaplasia necrosante, 282
– prognóstico, 284
Sífilis, 116
– cofatores, 116
– congênita, 118
– – tratamento, 118
– investigação diagnóstica, 116
– manifestações clínicas, 116
– primária, 116
– secundária, 116
– terciária, 116
– úlcera, 116
Sinal de Leser-Trélat, 230
Síndrome(s)
– Berardinelli-Seip, 62
– brânquio-otorrenal, 30
– CREST, 492
– – diagnóstico, 494
– – tratamento, 494
– da artéria carotídea, 22
– da imunodeficiência adquirida, 154
– das múltiplas lesões de células gigantes, 376
– de Ascher, 2
– – características, 2
– de Bannayan-Riley-Ruvalcaba, 470
– de Bazex-Dupré-Christol, 264
– de Beckwith-Wiedemann, 34
– de Behçet, 208
– de Cowden, 470
– de Cross, 98
– de Down, 186
– de Eagle, 22
– de Gardner, 56, 370, 390
– – tratamento, 392
– de Gorham, 372
– de Gorham-Stout, 372
– de Gorlin, 416
– de Jaffe-Campanacci, 376
– de Jaffe-Lichtenstein, 380
– de Kabuki, 4
– de Laugier-Hunziker, 232
– – tratamento, 232
– de Loeys-Dietz, 2
– de McCune-Albright, 380
– de Melkersson-Rosenthal, 10, 214
– de Muir-Torre, 230
– de Munchausen, 172
– de Murray-Puretic-Drescher, 98
– de Noonan, 376
– de Papillon-Lefèvre, 104
– – manejo, 106
– de Peutz-Jeghers, 466
– de Ramon, 376
– de Ramsay Hunt, 150
– de Reye, 148
– de Rutherford, 98

– de Sezary, 358
– de Sjögren, 48, 178, 282
– de Stevens-Johnson, 480
– de Sturge-Weber, 332
– – tratamento, 332
– de van der Woude, 2
– de Zimmermann-Laband, 98
– do carcinoma basocelular nevoide, 416
– do hamartoma múltiplo, 98, 470
– – manejo, 470
– do hiperparatireoidismo, 388
– do pterígio poplíteo, 4
– Ellis-van Creveld, 62
– estilocarotídea, 22
– estilo-hióidea, 22
– incontinência pigmentar acromiante, 62
– Mohr, 62
– Proteus-like, 470
– retroviral aguda, 162
– Rubinstein-Taybi, 62
– seca, 282
– Sturge-Weber, 62
– trico-dento-óssea, 68
Sintomas prodrômicos, 144
Sinusite, 120
– antibióticos, 120
– bactérias, 120
– fúngica alérgica, 136
– maxilar, 120
– tratamento, 120
Sistema respiratório
– infecções, 10
Solução de Carnoy, 414
Staphylococcus aureus, 130
Streptococcus pyogenes, 276
Subsalicilato de bismuto, 12
Sulco
– anteroposterior, 16
– de desenvolvimento, 62
– – cárie, 62
– mentoniano, 82
– transversal, 16
Sulfeto de hidrogênio bacteriano, 52
Superfície(s)
– oclusais, 48
– tonsilares, 148
– ventrolateral
– – língua, 14
Surdez, 366

T
Tabagismo, 12, 198
Talassemia, 350
– mutações, 350
Talismãs subcutâneos, 192
Tatuagem(ns)
– cosmética, 192
– intencionais, 192
– – respostas inflamatórias, 192
– por amálgama, 190
Taurodontia, 66
– bilateral, 66
– unilateral, 66
Tecido
– de granulação, 50
– – inflamado, 86
– linfoide, 30, 348
Técnica inadequada de escovação, 46
Telangiectasia hemorrágica hereditária (THH), 466
Telomerase, 462
Tensões oclusais, 48
Terapia(s)
– antibiótica de largo espectro, 126
– antifúngica, 128
– antirretroviral, 158
– – combinada, 154
– antiviral profilática, 146
– com corticosteroide, 328
– com iodo radioativo, 10
– endodôntica, 64, 68
Teratoma, 30
Testes sorológicos, 116
Tetradecil sulfato de sódio,, 330
Tireoide lingual, 10
– cintilografia, 11

– prevalência, 10
Tirosinoquinase, 196
Tomografia
– computadorizada de feixe cônico (TCFC), 80
– computadorizada (TC), 10
– por emissão de pósitrons (PET), 356
Tonsilectomia, 110
Tonsilite, 110
– patógenos, 110
– viral aguda, 110
Tonsilólitos, 110
– assintomáticos e sintomáticos, 110
Tórax escavado, 416
Tórus
– assintomáticos, 20
– mandibular, 18, 182
– palatino, 18
– – populações asiáticas, 22
– – subtipos, 22
Trabéculas, 394
Transplante renal, 516
Transposição, 54
– padrão, 54
Tratamento a *laser*, 94
Trato aerodigestivo superior, 262
Traumatismo
– dentário, 54
– iatrogênico, 186
– mecânico, 172
Tríade de Hutchinson, 118
Trombocitopenia, 352
Trombose, 14
Tuberculose (TB), 112
– ativa, 114
– fatores de risco, 112
– lesões orais, 114
Tumor(es)
– benigno de gordura, 314
– bifásico, 444
– da gengiva, 312
– da gravidez, 310
– de células
– – gigantes, 374

– – granulares, 324
– – – tratamento, 324
– dentinogênico de células fantasmas, 424
– de Pindborg, 440
– de tecidos moles, 299–346
– de Warthin, 286
– – ressecção cirúrgica, 286
– de Wilms, 34, 320
– do nervo auditivo-vestibular, 316
– fibroso solitário, 308
– híbridos, 262
– marrom, 514
– maxilomandibulares, 388
– metastáticos
– – dos tecidos moles
– – – maxilofaciais, 342
– – – orais, 342
– – nos maxilares, 404
– misto benigno, 284
– neuroectodérmico melanótico da infância, 324
– odontogênico, 409–454
– – adenomatoide (TOA), 438
– – tratamento, 438
– – de células claras, 436
– – epitelial calcificante (TOEC), 440
– – escamoso (TOE), 440
– palatinos, 290
Turnover, 506

U
Úlcera, 82
– eosinofílica, 172
– traumática, 172
– – condição hereditária, 172
Ulceração
– oral
– – com sequestro ósseo, 182
– – – exame clínico, 182
– – por cunilíngua, 188
Ultrassonografia (US), 10
Unidades acinares, 282
Úvula bífida (úvula fendida), 2

V
Variante
– papuloqueratótica, 210
– psamomatoide, 388
Varicela (catapora), 148
– crianças, 148
– gravidade, 148
Varicosidades (varizes), 14
Variz trombosada, 14
Vasculite sistêmica, 216
Vermelhectomia, 280
Verruga(s)
– orais, 224
– vulgar (verruga comum), 224
– – exame clínico, 224
– – tratamento, 224
Vesículas, 112
Vida embrionária, 30
Vírus
– Coxsackie, 152
– da imunodeficiência humana (HIV), 112, 154
– – lesões associadas, 156
– – lesões relacionadas, 156
– do molusco contagioso (VMC), 228
– Epstein-Barr (EBV), 148, 244
– varicela-zóster (VZV), 148
Vitalidade pulpar, 64
Vitamina K, 58

W
World Health Organization Classification for Head and Neck Tumours, 292

X
Xantelasma, 504
Xantoma(s)
– cutâneos, 504
– verruciforme, 228
– – etiologia, 228
– – exame clínico, 228
Xeroderma pigmentoso, 462
Xeroftalmia, 282
Xerostomia, 126, 178, 282